GESTÃO EM SAÚDE

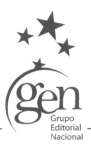

O GEN | Grupo Editorial Nacional – maior plataforma editorial brasileira no segmento científico, técnico e profissional – publica conteúdos nas áreas de ciências da saúde, exatas, humanas, jurídicas e sociais aplicadas, além de prover serviços direcionados à educação continuada e à preparação para concursos.

As editoras que integram o GEN, das mais respeitadas no mercado editorial, construíram catálogos inigualáveis, com obras decisivas para a formação acadêmica e o aperfeiçoamento de várias gerações de profissionais e estudantes, tendo se tornado sinônimo de qualidade e seriedade.

A missão do GEN e dos núcleos de conteúdo que o compõem é prover a melhor informação científica e distribuí-la de maneira flexível e conveniente, a preços justos, gerando benefícios e servindo a autores, docentes, livreiros, funcionários, colaboradores e acionistas.

Nosso comportamento ético incondicional e nossa responsabilidade social e ambiental são reforçados pela natureza educacional de nossa atividade e dão sustentabilidade ao crescimento contínuo e à rentabilidade do grupo.

GESTÃO EM SAÚDE

Gonzalo Vecina Neto
Médico pela Faculdade de Medicina de Jundiaí.
Mestre em Administração de Empresas pela Escola de Administração de Empresas
da Fundação Getulio Vargas (FGV-EAESP).
Professor Assistente da Faculdade de Saúde Pública da Universidade de São Paulo.
Superintendente Corporativo do Hospital Sírio-Libanês.

Ana Maria Malik
Médica pela Faculdade de Medicina da Universidade de São Paulo.
Mestre em Administração de Empresas pela Escola de Administração de Empresas
da Fundação Getulio Vargas (FGV-EAESP).
Doutora em Medicina Preventiva pela Universidade de São Paulo.
Professora Titular e Pesquisadora da FGV-EAESP.
Coordenadora do GVsaúde. Diretora Adjunta do PROAHSA.
Presidente do Conselho da Associação Latina para Análise de Sistemas de Saúde (ALASS).
Professora Convidada da Faculdade de Medicina da Universidade de São Paulo.

Segunda edição

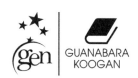

- Os autores deste livro e a editora empenharam seus melhores esforços para assegurar que as informações e os procedimentos apresentados no texto estejam em acordo com os padrões aceitos à época da publicação, *e todos os dados foram atualizados pelos autores até a data da entrega dos originais à editora.* Entretanto, tendo em conta a evolução das ciências, as atualizações legislativas, as mudanças regulamentares governamentais e o constante fluxo de novas informações sobre os temas que constam do livro, recomendamos enfaticamente que os leitores consultem sempre outras fontes fidedignas, de modo a se certificarem de que as informações contidas no texto estão corretas e de que não houve alterações nas recomendações ou na legislação regulamentadora.

- Os autores e a editora se empenharam para citar adequadamente e dar o devido crédito a todos os detentores de direitos autorais de qualquer material utilizado neste livro, dispondo-se a possíveis acertos posteriores caso, inadvertida e involuntariamente, a identificação de algum deles tenha sido omitida.

- **Atendimento ao cliente: (11) 5080-0751 | faleconosco@grupogen.com.br**

- Direitos exclusivos para a língua portuguesa
  Copyright © 2016 by
  EDITORA GUANABARA KOOGAN LTDA.
  Uma editora integrante do GEN | Grupo Editorial Nacional
  Travessa do Ouvidor, 11
  Rio de Janeiro – RJ – CEP 20040-040
  www.grupogen.com.br

- Reservados todos os direitos. É proibida a duplicação ou reprodução deste volume, no todo ou em parte, em quaisquer formas ou por quaisquer meios (eletrônico, mecânico, gravação, fotocópia, distribuição pela Internet ou outros), sem permissão, por escrito, da EDITORA GUANABARA KOOGAN LTDA.

- Capa: Bruno Sales
  Editoração eletrônica: Anthares

- Ficha catalográfica

V515g
2. ed.

Vecina Neto, Gonçalo
Gestão em saúde / Gonzalo Vecina Neto, Ana Maria Malik. - 2. ed. - [Reimpr.]. - Rio de Janeiro : Guanabara Koogan, 2024.
il

ISBN 978-85-277-2861-4

1. Serviços de saúde - Administração. I. Malik, Ana Maria. II. Título.

15-27351	CDD: 362.11068
	CDU: 614.2:658

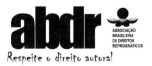

Agradecimentos

Agradecemos aos nossos leitores, que prontamente se interessaram pela temática e pelo conteúdo desta segunda edição. Somos gratos ainda aos nossos colaboradores, tanto aos que revisaram e atualizaram seus textos como aos que mantiveram sua contribuição anterior. Saudamos também os que contribuíram pela primeira vez nesta edição, pela valiosa colaboração.

Homenageamos um colaborador em especial, professor Paulo Antonio de Carvalho Fortes, que participou da primeira edição, mas que nos deixou em 2015. Sua contribuição para uma temática ainda insuficientemente explorada na saúde merece ser lembrada, e nos sentimos orgulhosos de poder publicá-la. A ele, nossa homenagem, nosso respeito e nossas saudades.

À Aline Cassi Yukimitsu, agradecemos o incansável trabalho realizado no apoio à produção deste livro, no contato com os autores, na organização das revisões; enfim, Aline foi uma colaboradora de todas as horas, sem a qual não poderíamos finalizar esta obra.

Muito obrigado!

Ana Maria & Gonzalo

Colaboradores

Afonso José de Matos
Administrador de Empresas pela Universidade de Caxias do Sul. Mestre em Finanças pela Fundação Getulio Vargas. Doutor em Saúde Pública pela Faculdade de Medicina da Universidade de São Paulo. Diretor Presidente da Planisa Planejamento e Organização de Instituições de Saúde S/S Ltda.

Alessandra Santana Destra
Enfermeira do Serviço de Controle de Infecção Hospitalar do Hospital Nove de Julho. Graduação e Especialização em Infectologia e Epidemiologia Hospitalar pela Escola Paulista de Medicina da Universidade Federal de São Paulo (UNIFESP/EPM). Mestre pela Disciplina de Infectologia da UNIFESP/EPM.

Álvaro Escrivão Junior
Médico pela Faculdade de Medicina de Botucatu da Universidade Estadual Paulista (UNESP). Doutor em Medicina Preventiva pela Faculdade de Medicina da Universidade de São Paulo. Professor da Escola de Administração de Empresas de São Paulo da Fundação Getulio Vargas (FGV-EAESP). Coordenador Adjunto do Centro de Estudos em Planejamento e Gestão de Saúde (GVsaúde).

André Alexandre Osmo
Médico e Doutor pela Faculdade de Medicina da Universidade de São Paulo. Especialista em Administração de Serviços de Saúde pela Faculdade de Saúde Pública da Universidade de São Paulo. Superintendente de Novos Negócios do Hospital Sírio-Libanês.

André Cezar Medici
Administrador Público pela Escola Brasileira de Administração Pública da Fundação Getulio Vargas (FGV-EBAP). Doutor em História Econômica pela Universidade de São Paulo. Mestre em Economia pela Universidade de Campinas. Economista Sênior de Saúde do Banco Mundial em Washington (EUA).

Antonieta Elisabete Magalhães Oliveira
Bacharel em Química pelo Instituto de Química da Universidade Federal do Rio de Janeiro. Mestre em Administração Contábil-Financeira pela Escola de Administração de Empresas de São Paulo da Fundação Getulio Vargas (FGV-EAESP). Doutora em Administração de Empresas pela FGV-EAESP. Professora do Departamento de Contabilidade, Finanças e Controle da FGV-EAESP. Professora da Escola de Direito de São Paulo da FGV (FGV-EDESP).

Antonio Carlos Cascão
Engenheiro Civil pela Faculdade de Engenharia da Universidade Federal de Uberlândia. Superintendente de Engenharia e Obras do Hospital Sírio-Libanês.

Antonio Carlos Onofre de Lira
Médico pela Universidade Federal da Paraíba. Especialização em Administração Hospitalar e de Serviços de Saúde pela Faculdade de Saúde Pública da Universidade de São Paulo. Doutor em Informática Médica pelo Departamento de Patologia da Faculdade de Medicina da Universidade de São Paulo. Superintendente Técnico Hospitalar do Hospital Sírio-Libanês.

Antonio Eduardo Antonietto Junior
Graduação em Medicina pela Faculdade de Medicina de Sorocaba da PUC/SP. Residência Médica em Clínica Médica pelo INAMPS. Médico Sanitarista da Secretaria de Saúde do Estado de São Paulo, com curso de especialização em Saúde Pública pela Faculdade de Medicina da Santa Casa de São Paulo. Especialização em Administração Hospitalar e de Serviços de Saúde pelo Programa de Estudos Avançados em Administração Hospitalar e da Saúde – PROAHSA – Hospital das Clínicas da Faculdade de Medicina da USP. Gerente de Relacionamento com Corpo Clínico do Hospital Sírio-Libanês.

Antonio Gibertoni Junior
Graduação em Engenharia Elétrica e Eletrônica pela Fundação Educacional de Barretos. Pós-Graduação em Engenharia Clínica pela Universidade de Campinas. Especialização em Engenharia Clínica pela Universidade de Tóquio. Gerente de Engenharia Clínica no Hospital Israelita Albert Einstein.

Antonio Tadeu Fernandes
Graduação em Medicina pela Faculdade de Medicina da USP. Mestrado em Medicina pela Faculdade de Medicina da USP. Diretor da Faculdade INESP. Experiência na área de Medicina, com ênfase em Controle de infecção, atuando principalmente nos seguintes temas: infecção hospitalar, cuidados intensivos neonatais, controle de infecções, infecção neonatal e precauções padrão.

Ariane Nadólskis Severine
Nutricionista pela Universidade São Camilo. Mestre em Ciências da Saúde pela UNIFESP. Especialização em Gestão da Atenção à Saúde pela Fundação Dom Cabral. Gerente de Serviços de Alimentação do Hospital Sírio-Libanês.

Bárbara do Nascimento Caldas
Graduação em Medicina pela Universidade Federal Fluminense (UFF). Mestre em Administração de Empresas pela Escola de Administração de Empresas de São Paulo da Fundação Getulio Vargas (FGV-EAESP). Médica do Instituto Nacional de Cardiologia/Ministério da Saúde.

Beatriz de Faria Leão
Médica pela Faculdade de Medicina da Universidade Federal do Rio Grande do Sul. Doutora pela UNIFESP. Pós-Doutorado em Informática em Saúde pela Universidade Erasmus de Rotterdam – Holanda. Consultora em Informática em Saúde – B Leão Informática em Saúde S/C Ltda. Coordenadora do Curso de Especialização em Informática em Saúde – Hospital Sírio-Libanês/Instituto de Ensino e Pesquisa. Presidente da Sociedade Brasileira de Informática em Saúde – SBIS 2014-2015.

Cláudia Valentina de Arruda Campos
Graduação em Administração de Empresas, pela Escola de Administração de Empresas de São Paulo da Fundação Getulio Vargas, e em Psicologia, pela Pontifícia Universidade Católica de São Paulo (PUC-SP). Mestre em Administração Pública e Governo pela Fundação Getulio Vargas. Especialista em Cooperação Internacional no Instituto Nacional de Propriedade Industrial.

Daniela Camarinha
Administradora de Empresas pela Universidade Mackenzie. Mestre em Administração (Gestão Estratégica das Organizações) pela Universidade Nove de Julho. Sócia da You Care – Acesso e Marketing na Saúde.

Denise Schout
Médica pela Faculdade de Medicina de Santo Amaro. Doutora do Departamento de Medicina Preventiva pela Faculdade de Medicina da Universidade de São Paulo. Atualmente trabalha no Laboratório de Investigação Médica do Departamento de Medicina Preventiva da Faculdade de Medicina da Universidade de São Paulo. Responsável pelo Sistema Integrado de Indicadores Hospitalares da Associação Nacional de Hospitais Privados (ANAHP).

Eugenio Vilaça Mendes
Cirurgião-Dentista e Doutor pela Faculdade de Odontologia da Universidade Federal de Minas Gerais. Consultor Independente em Saúde Pública.

Fábio Patrus Mundim Pena
Administrador de Empresas pela Faculdade de Ciências Econômicas da Universidade Federal de Minas Gerais. Mestre em Administração de Empresas pela Escola de Administração de Empresas de São Paulo da Fundação Getulio Vargas, com ênfase em Administração Hospitalar e de Sistemas de Saúde. MBA em Gestão Empresarial pela Fundação Dom Cabral. Superintendente de Gestão de Pessoas e Qualidade do Hospital Sírio-Libanês.

Fernanda Martins Viana
Médica pela FCM/UNICAMP. Mestre em Administração de Empresas pela EAESP/Fundação Getulio Vargas. Médica pesquisadora associada do GV saúde. Médica especializada em Administração Hospitalar e Serviços de Saúde.

Gastão Wagner de Souza Campos
Médico pela Faculdade de Ciências da Saúde da Universidade de Brasília. Professor titular em Saúde Coletiva pela Faculdade de Ciências Médicas da Universidade de Campinas (Unicamp).

Gizelma de Azevedo Simões Rodrigues
Graduação em Enfermagem Médico-Cirúrgica pela Pontifícia Universidade Católica de Petrópolis. Pós-Graduação em Saúde Pública, pela Universidade Estadual do Rio de Janeiro, em Administração Hoteleira, pelo Senac-SP, e em Gestão Ambiental, pela UNIFESP. Gerente de Hospedagem do Hospital Sírio-Libanês.

Helen Maria Benito Scapolan Petrolino
Graduação em Enfermagem e Obstetrícia pela Escola de Enfermagem da Universidade de São Paulo. Mestrado em Enfermagem na Saúde do Adulto Institucionalizado pela Escola de Enfermagem da Universidade de São Paulo. Gerente de Desenvolvimento de Enfermagem da Sociedade Beneficente de Senhoras – Hospital Sírio-Libanês.

Inês Pereira
Bacharel em Administração Pública. Mestre e Doutora em Administração de Empresas pela FGV-EAESP. Cursos de extensão na Case Western Reserve University e na Università C. L. Bocconi. Participante do Summer School – Management of Creativity in an Innovation Society (HEC Montreal – Universitat de Barcelona). Professora da FGV-EAESP. Coordenadora de cursos de Educação Executiva da FGV desde 1999. Chefe do Departamento de Marketing da FGV-EAESP.

Ivana Lucia Correa Pimentel de Siqueira
Graduada em Enfermagem pela Universidade Federal de São Paulo. Doutora em Enfermagem pela Universidade de São Paulo. Mestre em Enfermagem pela Universidade Federal de São Paulo. Especialista em Administração, pela Fundação Getulio Vargas – São Paulo, e em Enfermagem em Cuidados Intensivos, pela Universidade de São Paulo. Licenciatura Plena em Enfermagem pela Pontifícia Universidade Católica de São Paulo. Superintendente de Atendimento e Operações do Hospital Sírio-Libanês. Professora do Curso de Mestrado Profissional em Gestão de Tecnologia e Inovação em Saúde do Instituto de Ensino e Pesquisa do Hospital Sírio-Libanês.

João Carlos Bross
Arquiteto pela Faculdade de Arquitetura e Urbanismo da atual Universidade Presbiteriana Mackenzie (1956). Professor do Departamento de Produção e Operações Empresariais da Escola de Administração de Empresas de São Paulo da Fundação Getulio Vargas e do Programa de Estudos Avançados em Administração Hospitalar e da Saúde (PROAHSA – 1977-2009). Professor da Pós-Graduação de Economia e Gestão em Saúde do Centro Paulista de Economia em Saúde, da Unifesp. Fundador e Primeiro Presidente da Associação Brasileira para o Desenvolvimento do Edifício Hospitalar (ABDEH). Diretor da empresa BROSS Consultoria & Arquitetura S/C Ltda.

José Marcelo Amatuzzi de Oliveira
Médico pela Escola Paulista de Medicina da Universidade Federal de São Paulo. Doutor pelo Departamento de Diagnóstico por Imagem da Escola Paulista de Medicina da Unifesp. Clinical Fellowship na Cleveland Clinic Foundation, Ohio (EUA). MBA Executivo Internacional na Fundação Instituto de Administração (FIA). Superintendente de Negócios do A.C. Camargo Cancer Center.

Laura Maria Cesar Schiesari
Médica pediatra. Mestre em Saúde Pública pela Faculdade de Saúde Pública – Universidade de São Paulo (1999). Doutora em Medicina pela Faculdade de Medicina da Universidade de São Paulo. Trabalhou em hospitais públicos e privados, no Brasil e no exterior. Foi consultora na área de gestão e avaliação de Organizações da Sociedade Civil. Consultora em Gestão em Saúde. Professora convidada do GV Saúde e do Instituto de Ensino Pesquisa do Hospital Sírio-Libanês.

Lincoln de Assis Moura Junior
Engenheiro Eletrônico pela Escola de Engenharia de São Carlos da Universidade de São Paulo. PhD pelo Imperial College, London. Presidente da Zilics eHealth.

Lucila Pedroso da Cruz
Médica pela Faculdade de Ciências Médicas da Santa Casa de São Paulo. Mestre em Administração de Empresas, área de concentração em Administração Hospitalar e de Sistemas de Saúde, pela Escola de Administração de Empresas de São Paulo da Fundação Getulio Vargas. Diretora do PROAHSA: cooperação entre a Faculdade de Medicina da Universidade de São Paulo (FMUSP), o Hospital das Clínicas da FMUSP e a FGV-EAESP. Diretora do Hospital Auxiliar de Cotoxó do HCFMUSP.

Luiz Fernando Figueiredo
Médico graduado pela Faculdade de Medicina de Jundiaí. Residência Médica em Medicina Social e Comunitária pela Faculdade de Medicina da Universidade de São Paulo. Especialista em Administração em Saúde pela FGV-PROAHSA. Presidente da BRC Soluções em Saúde.

Luiz Francisco Cardoso
Superintendente de Pacientes Internados do Hospital Sírio-Libanês. Professor Livre-Docente da FMUSP.

Luiz Gastão Mange Rosenfeld
Médico formado pela Faculdade de Medicina da Santa Casa de São Paulo. Especialista AMB em Patologia Clínica e Hematologia Clínica. Foi Vice-Presidente médico e atual Relações Institucionais da DASA.

Márcia Aparecida do Amaral
Médica pela Escola Paulista de Medicina da UNIFESP. Especialista em Saúde Pública pela Faculdade de Saúde Pública da USP. Doutora em Saúde Coletiva pela Faculdade de Ciências Médicas da Unicamp. Secretária Executiva do Ministério da Saúde (2011-2014). Consultora na área de Planejamento e Gestão em Saúde.

Marcos Bosi Ferraz

Médico formado pela UNIFESP. Mestre e Doutor em Reumatologia pela UNIFESP. Mestre em Epidemiologia Clínica pela McMaster University, Canadá. Pós-Doutorado em Economia da Saúde pela McMaster University, Canadá. Professor Adjunto do Departamento da Disciplina de Economia e Gestão em Saúde, Departamento de Medicina, UNIFESP. Professor e Diretor do Grupo Interdepartamental de Economia da Saúde (GRIDES) da UNIFESP.

Marcos Fumio Koyama

Médico graduado pela Faculdade de Medicina da Universidade de São Paulo. Mestre em Administração de Empresas pela Escola de Administração de Empresas de São Paulo da Fundação Getulio Vargas. Gerente Médico da Unibanco AIG Saude Seguradora S/A (2004-2007). Diretor Executivo do Instituto de Radiologia do HCFMUSP (2007-2009) e do Instituto do Câncer do Estado de São Paulo (ICESP – 2008-2010). Superintendente do Hospital das Clínicas da Faculdade de Medicina da Universidade de São Paulo (2011-2014) e do Hospital São Joaquim da Beneficência Portuguesa de São Paulo (desde 2014).

Maria Olivia Vaz Fernandes

Enfermeira. Especialização em Administração e Planejamento de Sistemas de Saúde pela Faculdade de Medicina de Marília (FAMEMA). Coordenadora do MBA Gestão em Saúde e Controle de Infecção.

Nelson Hamerschlak

Professor Livre-Docente pela USP. Coordenador Médico do Centro de Oncologia e Hematologia Familia Dayan Daycoval do Hospital Israelita Albert Einstein.

Paulo Antonio de Carvalho Fortes (*in memoriam*)

Médico Pediatra e Sanitarista. Professor Titular da Faculdade de Saúde Pública da Universidade de São Paulo. Presidente da Sociedade Brasileira de Bioética (2009-2011). Membro da Câmara Técnica de Bioética do CREMESP (2000-2014).

Paulo Roberto de Mendonça Motta

Doutor (PhD) e Mestre (MA) pela Universidade de North Carolina (EUA). Professor Titular da Escola de Administração Pública e de Empresas da Fundação Getulio Vargas (EBAPE-FGV). Consultor de empresas, de instituições públicas – nacionais e internacionais. Presidente da Academia Brasileira de Ciência da Administração.

Pedro Ribeiro Barbosa

Vice-Presidente de Gestão e Desenvolvimento Institucional da Fiocruz. Doutor em Saúde Pública pela Escola Nacional de Saúde Pública Sergio Arouca – Fiocruz.

Pubenza López Castellanos

Médica formada pela Universidade de São Paulo. Mestre em Administração de Empresas pela Escola de Administração de Empresas de São Paulo da Fundação Getulio Vargas (FGV-EAESP). Diretora Hospitalar do Instituto de Responsabilidade Social Sírio-Libanês.

Regina Maria Yatsue Conishi

Enfermeira pela Escola de Enfermagem da Universidade de São Paulo. Mestre em Administração de Serviços de Enfermagem pela Escola de Enfermagem da Universidade de São de Paulo. Gerente Administrativa de Enfermagem da Sociedade Beneficente de Senhoras – Hospital Sírio-Libanês. Especialista em Administração/Gestão de Serviços de Saúde pela Faculdade de Saúde Pública/Faculdade de Medicina da Universidade de São Paulo e pelo Instituto de Ensino e Pesquisa Hospital Sírio-Libanês/Fundação Dom Cabral.

Roberto de Queiroz Padilha

Médico formado pela Faculdade de Medicina de Marília (FAMEMA). Doutor em Medicina pela Universidade Federal de São Paulo (UNIFESP). Diretor de Ensino do Instituto Sírio-Libanês de Ensino e Pesquisa. Coordenador do Mestrado profissional de Gestão, Tecnologia e Inovação em Saúde.

Rodrigo Almeida de Macedo

Administrador de Empresas. Mestre em administração de empresas pela FGV-EAESP com intercâmbio acadêmico na Anderson School Of Managment na UCLA. Trabalhou no Grupo Fleury na área de novos negócios e no Hospital Nove de Julho como Gestor da Qualidade. Superintendente de Suprimentos e Logística do Hospital Sírio-Libanês, com experiência nas áreas de engenharia e operações. Membro do GVSaúde e Professor de cursos de gestão em saúde.

Saide Jorge Calil

Engenheiro Elétrico pela Universidade Mackenzie. PhD em Engenharia Biomédica pela Universidade de Londres. Professor Titular da Universidade Estadual de Campinas (Unicamp).

Salim Lamha Neto

Engenheiro industrial pela Faculdade de Engenharia Industrial (FEI). Acadêmico da Academia Brasileira de Administração Hospitalar. Sócio-fundador, ex-presidente e membro do Conselho da Associação Brasileira para o Desenvolvimento do Edifício Hospitalar (ABDEH). Sócio-fundador da MHA Engenharia Ltda.

Tin Hung Ho

Médico sanitarista. Graduado pela Faculdade de Medicina de Marília (FAMEMA). Pós-graduado pela Faculdade de Medicina da Universidade de São Paulo e pela Escola de Administração de Empresas de São Paulo da Fundação Getulio Vargas. Gerente Médico do Hospital São Joaquim da Beneficência Portuguesa de São Paulo.

Vanessa Meirelles Pereira Danzini

Gerontóloga pela Universidade de São Paulo (USP). Especialização em Administração (CEAG-FGV) – Escola de Administração de Empresas de São Paulo da Fundação Getulio Vargas (FGV-EAESP). Gerente de Apoio das Áreas Clínicas do Hospital São Joaquim – Hospital Beneficência Portuguesa de São Paulo.

Wilson Reinhardt Filho

Farmacêutico bioquímico pela Universidade de São Paulo. Especialização em Administração Hospitalar pela Fundação Getulio Vargas. Sócio da empresa de consultoria NC Administração em Sistemas de Saúde.

Apresentação

Por que publicar a segunda edição deste livro? Um dos motivos é que, desde quando entregamos à editora os originais da primeira, sabíamos que aquele conteúdo precisaria ser complementado e modificado no futuro, em razão das constantes atualizações pelas quais ele passa.

Desejamos que este livro seja útil a todos os interessados na área. Ao escrevê-lo, nossa proposta foi produzir um conteúdo que auxilie os que se interessam por gestão em (ou de) serviços de saúde, para aprenderem ou, ao menos, terem a oportunidade de conhecer o assunto. O propósito de uma obra como esta é não só abordar temas clássicos ou que tendem a se tornar clássicos, mas também trazer à tona o que é novo – aquilo de que se começa a falar e sobre o qual ainda não há necessariamente experiência consolidada, mas que deve constar de um livro de referência. É saber selecionar os tópicos mais relevantes, porque não é intenção dos autores criar uma enciclopédia.

Um dos assuntos aqui tratados é o fato de algumas atividades profissionais, embora vitais para o funcionamento dos serviços, terem características que variam entre serviços, setores (públicos e privados) e tipos de atendimento.

Além disso, a obra apresenta algumas temáticas contemporâneas sob a forma de caso, os quais são representativos da realidade atual e uma das melhores maneiras de se tentar aplicar no cotidiano o conhecimento adquirido. Escritos mais uma vez por jovens executivos – integrantes das áreas pública e privada –, esses casos sempre dependem da localização de seu observador para que sejam solucionados. No entanto, na discussão deles pode-se eventualmente considerar irrelevante o conhecimento, porque as soluções o extrapolam, trabalhando no âmbito das pessoas, das suas aspirações e vaidades.

Assumimos como uma das nossas missões na elaboração deste livro a proposta de trabalhar na fronteira do conhecimento. Temos, porém, a humildade de reconhecer que, nos seus diferentes capítulos, essa fronteira não se coloca de modo homogêneo, até porque a priorização é observada de diversas maneiras. Dependendo do ponto de vista, cada capítulo, e até a tradução dos assuntos, ganhou uma dimensão específica. O olhar de um especialista a respeito de determinado serviço não é igual ao de seu gestor. Por exemplo, um médico intensivista tem visão distinta, se comparada à de um enfermeiro do setor. O seu gestor vê a unidade de um terceiro modo ainda, diferente do contemplado pelo gestor de custos ou pelo gestor de qualidade. Logo, as fronteiras sempre precisam ser testadas e, quando prontas para o novo paradigma, forçadas. Por sinal, prontidão para as mudanças deveria ser uma característica de todos os gestores. Por outro lado, dedicar um capítulo específico (ou determinada parte do livro) a essas fronteiras requereria de cada um dos autores uma revisão ao menos anual da obra, sob pena de não merecer o título que recebe. Tal como na edição anterior, devemos a conclusão desta obra a Aline Cassi Yukimitsu, pela gentileza e prontidão, e a Ramilson Almeida, por sua persistência.

Esperamos ter alcançado mais uma vez nosso objetivo – oferecer aos leitores uma obra útil não só para os que desconhecem os serviços de saúde e querem entendê-los, como também para que os que já os conhecem, mas desejam compreender melhor o que ocorre em sua gestão e, principalmente, adotar este texto como base para estudos mais profundos. Pretendemos ter apontado para a importância de se respeitar cada cidadão, usuário dos serviços de saúde, paciente e profissional – não de maneira circunstancial, mas de modo mais consistente. Por fim, o nosso respeito a todos os leitores, de quem aguardamos críticas e sugestões. As referentes à primeira edição foram bem recebidas e consideradas para a elaboração desta segunda.

Boa leitura!

Ana Maria & Gonzalo

Sumário

Parte 1 Processo de Assistência à Saúde, 1

1 Evolução da Assistência à Saúde no Mundo e no Brasil até o SUS, 3

2 A Epidemiologia e o Processo de Assistência à Saúde, 15

3 Redes de Atenção à Saúde | Uma Mudança na Organização e na Gestão dos Sistemas de Atenção à Saúde, 32

4 Sistemas de Financiamento e Gestão Hospitalar | Uma Aplicação ao Caso Brasileiro, 50

5 Organização do Trabalho e Gestão do Cuidado em Saúde | Uma Metodologia de Cogestão, 72

6 Estrutura dos Serviços Privados de Saúde no Brasil, 84

Parte 2 Gestão na Assistência à Saúde, 101

7 Decisão e Formulação de Políticas | Imposições do Contexto Administrativo, 103

8 Gestão Estratégica em Saúde, 113

9 Processo Gerencial, 130

10 Avaliação de Resultados, 147

11 Estruturas Jurídico-institucionais e Modelos de Gestão para Hospitais e Outros Serviços de Saúde, 155

12 Gestão de Pessoas em Hospitais, 168

13 Gestão Financeira e de Custos, 177

14 Avaliação Econômica em Saúde, 192

15 Gestão de Suprimentos e Medicamentos, 199

16 Marketing e Saúde, 212

Parte 3 Organização e Funcionamento dos Serviços de Saúde, 215

17 Governança Clínica, 217

18 Serviços de Assistência Direta ao Paciente, 227

19 Serviços Técnicos, 248

20 Serviços Diagnósticos e Terapêuticos, 272

21 O Edifício do Serviço de Saúde, 298

22 Gestão da Tecnologia de Informação, 306

23 Gestão de Tecnologias Hospitalares, 315

24 Gestão de Risco | Controle de Infecção Hospitalar e Biossegurança em Serviços de Saúde, 324

25 Conceito de Segurança em Serviços de Saúde, 340

26 Manutenção de Edifícios e Equipamentos, 343

Parte 4 Fronteiras da Assistência à Saúde, 351

27 Qualidade e Acreditação, 353

28 Segurança do Paciente, 358

29 Gestão do Cuidado, 368

30 Breve Reflexão Ética sobre os Aspectos da Gestão de Serviços de Saúde, 381

31 Ensino e Pesquisa nos Hospitais, 385

32 O Futuro dos Serviços de Saúde no Brasil, 390

Parte 5 Casos, 397

33 Desafios da Logística Hospitalar, 399

34 Implantação do Programa de Qualidade no Hospital do Coração | Uma Longa Jornada, 406

35 Um Novo Modelo de Pesquisa de Satisfação de Clientes em um Hospital Público, 412

36 Formação de uma Rede Qualificada de Prestadores de Serviços na Área da Saúde | Como Garantir um Melhor Serviço ao Cliente?, 417

Bibliografia Complementar, 421

Índice Alfabético, 423

PARTE 1

Processo de Assistência à Saúde

1
Evolução da Assistência à Saúde no Mundo e no Brasil até o SUS[1]

Gonzalo Vecina Neto

"O que lembro tenho." (Sagarana – João Guimarães Rosa)

▌ Síntese da evolução da assistência à saúde no mundo

Como descrito no Capítulo 9, a assistência à saúde antes do século 20 repousava sobre conhecimentos bastante limitados. Obtinham-se informações por meio da observação e estas eram usadas, no máximo, para evitar as doenças. A cura era um resultado eventual.[2]

Apesar da evolução do conhecimento médico a partir da Renascença, pode-se dizer que, somente após a descoberta da anestesia por Norton (1845), da assepsia por Lister (1865) e do conjunto de conhecimentos desenvolvidos principalmente por Koch (1843 – ano de nascimento) e Pasteur (1822 – ano de nascimento) sobre microbiologia e Claude Bernard (1813 – ano de nascimento) sobre fisiologia, é possível considerar atribuir à prática médica um significado semelhante ao atual.[3]

Os conceitos modernos da área de Saúde Pública apareceram durante a construção do Estado alemão, sob a mão de Bismarck. Antes disso, a Inglaterra e a França construíram em seus países as bases para uma nova prática da Saúde Pública (Rosen, 1994). Na verdade, o cadinho da história mixou uma fase em que muitos conhecimentos foram sendo construídos: ocorreu o início da revolução industrial e, com ele, o surgimento de um novo padrão de exploração da força de trabalho a partir da construção dos modernos estados unitários. Nesse contexto, ocorreu a necessidade de aumentar as populações e preservá-las para a produção e para a guerra, dando início ao desenvolvimento de um novo conjunto de funções do Estado moderno, que atualmente recebe o nome de *welfare state*.

A prática da recuperação da saúde conforme conhecida no século 21 pode ser definida pelos eventos descritos. No mesmo período, começa-se a estruturar o hospital tal qual é conhecido hoje. Ele deixa paulatinamente de ser um local onde se separam os pobres da comunidade e onde se presta a eles algum tipo de assistência, ao mesmo tempo que vai absorvendo tecnologia e conhecimentos, deslocando o centro do processo de atenção da casa das pessoas para dentro de si.

Rosen (1994, p. 364) compara o número de páginas de um prontuário e o número de médicos e outros profissionais que atendem dois pacientes com diagnósticos semelhantes em um mesmo hospital americano, em 1908 e em 1938. No primeiro, foram escritas duas páginas, por dois médicos. No segundo, foram escritas 29 páginas, por cerca de 30 profissionais.

Nesse contexto, se começa a divisar e construir o conceito de Saúde Pública que, a partir do século 20, foi sendo aperfeiçoado e que pode ser resumido na definição ditada por Charles-Edward Amory Winslow – "Saúde Pública é a arte e a ciência de prevenir a doença, prolongar a vida e promover a saúde física e mental, por meio de esforços organizados do estado para saneamento do meio ambiente, o controle das doenças infecciosas, a educação dos indivíduos em princípios de higiene pessoal, a organização de serviços médicos e de enfermagem para o diagnóstico precoce e tratamento preventivo da

---

[1]O autor busca fazer um relato dos principais fatos que construíram o atual estado do processo de assistência médica no Brasil. Paralelamente, apontará o conjunto mais relevante de fatos econômicos, políticos e/ou sociais que, em sua opinião, contribuem para entender o contexto a partir do qual aquela realidade foi construída. Não é objetivo do autor escrever sobre história política e/ou econômica, e sim destacar a história do setor saúde com eventos relevantes para a sua compreensão.

[2]Ao final deste capítulo, é apresentada uma linha do tempo para melhor posicionar o leitor.

[3]Certamente, ainda cabe lembrar Semmelweis, que é fundamental para a história do controle da infecção hospitalar, e Harvey, que descobriu o processo da circulação do sangue etc., mas, no caso, o objetivo foi traçar um corte para identificar o início da moderna assistência médica e não escrever uma história da Medicina.

doença e o desenvolvimento da maquinaria social de modo a assegurar a cada indivíduo da comunidade um padrão de vida adequado para a manutenção de sua saúde." O enunciado remonta a 1920 e é ainda bastante apropriado.

A partir do início do século 20, outros conhecimentos foram introduzidos ao rol daqueles já existentes na saúde. Eles permitiram que cada vez mais a prática da Saúde Pública se estruturasse como função fundamental do Estado moderno, tanto no campo da prevenção (desenvolvimento das vigilâncias epidemiológica e sanitária, da imunoprofilaxia, da saúde do trabalhador, da saúde ambiental), como no da recuperação (antibioticoterapia, quimioterapia, transfusão de sangue, hemodiálise, radiologia). Estas transformações, ocorridas na primeira metade do século passado, foram decisivas para a construção dos dois modelos predominantes de atenção à saúde vigentes nos principais países desenvolvidos: o modelo da seguridade social e o modelo do serviço nacional de saúde.[4]

O *modelo da seguridade social*, predominante nos países europeus, é responsável pelas funções previdência social (aposentadoria, pensões e outras coberturas de diferentes tipos), assistência social (desempregados, desvalidos) e assistência médica.

Graças à complementaridade entre as três funções e ao regime de pleno emprego vigente na maioria destes países, o sistema é universal e tem financiamento dividido entre empregadores, trabalhadores e Estado. A prestação de serviços pode ter participação privada, principalmente na esfera ambulatorial, embora existam hospitais privados sob contrato. Este modelo funciona adequadamente em sociedades em que existe um regime próximo ao pleno emprego e/ou redes de proteção aos desempregados.

O *modelo do serviço nacional de saúde* tem seu exemplo mais acabado na Inglaterra. O financiamento se dá através do orçamento público oriundo de tributos, os serviços de atenção primária (constituídos principalmente por médicos generalistas) são privados, sob forte regulação do Estado, e a rede de hospitais é pública, embora, a partir das reformas levadas a cabo na era Thatcher, tenham surgido hospitais (na Inglaterra, na Espanha, no Canadá) privados sob contrato com o Estado, frutos de parcerias público-privadas. O modelo é universal.

Em ambos os modelos, determinadas ações, particularmente a assistência farmacêutica, utilizam um modelo de copagamento, cujo objetivo é servir de fator de moderação da demanda.

Em Cuba, o modelo é o do serviço nacional de saúde, porém com total presença do Estado em toda a estruturação do sistema.

Os modelos de saúde no mundo todo passam por profunda crise, determinada por uma conjunção de fatores, dos quais devem ser destacados:

- O envelhecimento da população e a consequente mudança no padrão de consumo dos serviços de saúde
- A mudança do perfil epidemiológico das populações (diminuição das enfermidades infecciosas, aumento da prevalência das enfermidades e agravos não transmissíveis, recrudescimento de enfermidades da velha agenda das infectocontagiosas, como tuberculose, dengue, cólera etc., e o aparecimento de novas enfermidades infecciosas, como AIDS, ebola, hantaviroses etc.)

- A difusão do conhecimento gerando transformações importantes na disposição das pessoas em relação ao consumo de ações e serviços de saúde
- A medicalização na sua concepção de coisificação do consumo de atos e serviços médicos em busca de saúde, devido a sua banalização, a sua mercantilização etc.
- O corporativismo dos profissionais de saúde, levando a uma divisão do trabalho, que desconstrói as necessárias inter e transdisciplinaridade da ação em saúde e transforma o paciente em vítima de múltiplos profissionais
- A revolução tecnológica em curso, que vem oferecendo, cada vez mais, novas alternativas, porém sem necessariamente abandonar as anteriores e com custos crescentes
- A busca da equidade, ou seja, de uma situação em que todos tenham acesso a tudo dentro de suas necessidades, com financiamento estatal.

Este conjunto de eventos vem impactando o processo de atenção à saúde devido ao aumento da demanda, à busca de mais qualidade e aos custos crescentes daí decorrentes. No bojo dessa crise, está a redefinição do papel do Estado frente à Saúde Pública. Neste cenário, que é o vivido pela maioria dos países desenvolvidos, o Brasil, como se verá adiante, tem suas particularidades.

Evolução da Saúde Pública no Brasil a partir do século 20

No final do século 19 no Brasil, como no resto do mundo, hospital era o lugar onde os pobres iam morrer. Quem tinha posses era atendido em casa. Portadores de algumas enfermidades eram segregados (hansenianos, doentes psiquiátricos) e o Estado tinha como atribuição as questões mais gerais de controle da situação sanitária, exercendo em particular as atividades voltadas para o controle de alimentos, saneamento do meio e funções de polícia sanitária, particularmente em áreas portuárias.[5]

No início do século 20, em Santos e no Rio de Janeiro, ocorreram grandes intervenções urbanossanitárias com o objetivo de sanear as cidades e tentar eliminar a febre amarela, a peste bubônica e a varíola, que causavam prejuízos econômicos à circulação de mercadorias devido ao temor dos navios em aportarem nessas cidades. No Rio, Oswaldo Cruz protagonizou o que ficou conhecido como a Revolta das Vacinas, resposta popular à truculência com a qual estavam sendo tratados os habitantes, não somente do ponto de vista sanitário, mas, sobretudo, por estarem sendo retirados de sua áreas de moradia em função da reurbanização promovida pelo prefeito Pereira Passos. A reabilitação da memória desse sanitarista, após ter sido visto como autoritário durante muitos anos, foi relativamente recente. Em Santos, Emilio Ribas conseguiu, sem tanta truculência, desenvolver um conjunto de ações para o saneamento do porto.

Durante os primeiros vinte anos do início do século, a situação era, aproximadamente, da convivência de serviços públicos na área da polícia sanitária com um modelo liberal do exercício da medicina. A rede hospitalar estatal existente era voltada para os militares; a rede das Santas Casas de Misericórdia, herança da colonização portuguesa,

---

[4]O modelo americano que vige até 2010 apresenta uma parte da população – cerca de 60% – coberta por seguro saúde, contratado por meio dos empregadores e com diferentes modelos de cobertura; o restante tem cobertura pela ação de programas estatais: Medicare – idosos e Medicaid – pobres. Este "não modelo" mantém cerca de 50 milhões de americanos à margem do sistema.

[5]A fonte principal para este capítulo foi Donnangelo, Maria Cecília. *Medicina e Sociedade*, Biblioteca Pioneira de Ciências Sociais da Livraria Pioneira Editora, São Paulo, 1975, p. 2-46.

mais direcionada para a função de separar o pobre da sociedade e fazer caridade. Quem tinha posses era tratado em casa pelo seu médico particular.

No final da segunda década, enquanto ocorriam no país as primeiras grandes greves, que envolveram os trabalhadores qualificados que lutavam por condições mais humanas de trabalho, boa parte deles imigrantes europeus trazendo ideologias marxistas e anarquistas, era criado o Partido Comunista do Brasil. Havia uma efervescência pós-guerra, um medo pós-epidemia da gripe espanhola em 1918 e ocorriam as movimentações que deram origem à Semana de Arte Moderna de 22.

Nesse clima e após anos de discussão, em 1923 foi promulgada a lei Eloy Chaves, que criou a Caixa de Pensões e Aposentadorias dos Ferroviários (categoria de trabalhadores que representavam a elite dos assalariados da época). Essa lei criou a base do sistema previdenciário brasileiro e fez parte das medidas que a oligarquia agroexportadora estava tomando com o objetivo de reduzir as tensões sociais crescentes.

O movimento dos tenentes e a Coluna Prestes, juntamente com a crise econômica mundial ocorrida após a derrocada da bolsa de Nova York em 1930, e com a insatisfação das elites excluídas do poder em função da hegemonia da aliança entre paulistas e mineiros levaram à Revolução de 30.

O projeto político dos revoltosos era industrializar e emancipar o país. Para fazê-lo, acreditavam na criação de novas condições sociais para suportar esse movimento. Assim, foi criado o Ministério da Educação e Saúde, o Ministério do Trabalho e sob sua vinculação os Institutos de Aposentadorias e Pensões (IAPs), com a proposta de abranger setores mais amplos dos trabalhadores. Foi regulamentado o trabalho, com a promulgação da Consolidação das Leis do Trabalho (CLT) em 1943 (inspirada na *Legge Del Lavoro* italiana) e foram legalizadas as representações sindicais. Na área da saúde, as caixas e os institutos significaram a oferta de assistência médica aos trabalhadores cobertos, geralmente por meio de profissionais diretamente contratados por essas instituições. Essa prática seria radicalmente modificada após o crescimento do Instituto de Aposentadoria e Pensões dos Industriários (Iapi) que se tornou o maior dos institutos e deu início à contratação de serviços de terceiros.

O governo Vargas passou pela revolução dos paulistas de 1932, pela Constituição de 1934 e desembocou no Estado Novo de 1937. Embora a ditadura tenha durado até 1945, o país continuou seu movimento modernizador: com o apoio dos EUA, foi criado em 1942 o Serviço Especial de Saúde Pública (Sesp, transformado em fundação em 1960 e extinto, com a criação da Fundação Nacional de Saúde [Funasa], em 1992). O Sesp ocupou um lugar secundário na história da Saúde Pública no Brasil, por ter sido criado com o viés de servir ao esforço de guerra norte-americano, melhorando a saúde do seringueiro amazônico com vistas a garantir borracha para mover as máquinas.

Durante toda a sua existência, apresentou um modelo de gestão extremamente rígido, tendo sido considerado um órgão autoritário. O Sesp desenvolveu, em áreas isoladas do norte brasileiro e, mais tarde, do norte de Minas até a Amazônia legal, um modelo de atenção à saúde voltado para populações de pequeno e médio portes, com um projeto de atenção integral utilizando unidades mistas, pessoal (inclusive médicos) em dedicação exclusiva e desenvolvendo ações de saneamento nos municípios com menos de trinta mil habitantes. Essa foi a origem dos Serviços Autônomos de Águas e Esgotos (SAAE) que expandiram o saneamento básico em parte importante do país.

Também em 1940 foi criado um órgão específico para a saúde das crianças, o Departamento Nacional da Criança (DNC), mais tarde reproduzido nos estados (o DEC de São Paulo data de 1944). Ainda nesses anos iniciais da década de 1940, o professor Geraldo de Paula Souza criou as primeiras unidades sanitárias em São Paulo, chamadas de Centros de Saúde, e que mais tarde serão classificadas em três portes. Sua função era o atendimento da mãe e da criança, com ações de promoção e proteção, e a atenção à sífilis, à tuberculose e à hanseníase. Estas unidades, seguindo um modelo americano, não atendiam a demanda espontânea.

Em novembro de 1941, foi realizada a 1ª Conferência Nacional de Saúde, em que se discutiu a organização do setor nos estados e a situação das grandes endemias e de suas campanhas, além da prioridade dos grupos de risco (mãe e criança).

Em 1944, foi criado o Serviço de Assistência Médica Domiciliar de Urgência (Samdu). Nessa mesma época, foi se concretizando a criação de prontos-socorros nos grandes centros, muitos deles municipais, como ocorreu em São Paulo. Antes de ser derrubado, Getúlio Vargas criou o Dasp (Departamento do Serviço de Pessoal, um marco na construção da capacidade da estrutura burocrática brasileira) e inaugurou a usina siderúrgica de Volta Redonda, marco da siderurgia nacional.

O movimento da industrialização do país, decorrente desse conjunto de ações, trouxe a reboque as transformações urbanas, o êxodo rural e suas consequências para o processo de atenção à saúde, tanto sob o ponto de vista da geração da demanda como dos movimentos reivindicatórios, fundamentais para a construção de um novo conceito de bem-estar social.

Getúlio voltou eleito em 1950. Em novembro desse ano, foi realizada a 2ª Conferência Nacional de Saúde, que discutiu as grandes campanhas e a organização do setor.

Esse foi o momento da criação da Petrobras. Em 1953, foi criado o Ministério da Saúde, desvinculando-se do Ministério da Educação. Após um governo cheio de acusações de corrupção e de um clima golpista gerado por Carlos Lacerda e por seus próprios equívocos, Vargas suicidou-se em 1954.

Juscelino Kubitschek deu prosseguimento à política de industrialização, com a implantação da indústria automobilística e construindo Brasília, para onde seria transferida a capital.

Jânio Quadros assumiu em 1960, tentou um golpe contra o Congresso e renunciou em agosto, lançando o país em uma crise institucional. Seu vice – João Goulart –, impedido de assumir, teve que aceitar um golpe branco que instituiu o parlamentarismo no país. Após um plebiscito em 1962, o país retornou ao regime presidencialista; porém, devido à inflação e à agitação popular, os militares e as oligarquias desferiram o golpe militar de 1964.

Ainda em 1960, foi fundada a primeira medicina de grupo do Brasil – a Samcil. Também foi promulgada a Lei Orgânica da Previdência Social, que reordenou as condições de funcionamento dos IAPs. Em 1963, foi criado o Fundo de Assistência ao Trabalhador Rural (Funrural). Esses dois eventos não tiveram grande expressão no arranjo assistencial, pois a Lei Orgânica foi apenas um reordenamento dos IAPs e o Funrural somente saiu do papel no início dos anos 1970. Em setembro de 1963, foi realizada a 3ª Conferência Nacional de Saúde, em que se propôs e discutiu pela primeira vez a municipalização da assistência à saúde, a organização do setor e a situação sanitária.

Durante o longo período desde o início do século 20, a prática assistencial caracterizou-se por um modelo de atuação que ficou conhecido como o modelo do sanitarismo campanhista. Basicamente, foram mantidas as ações clássicas de polícia sanitária e foram tomadas ações pontuais nas crises, promovendo, em particular, campanhas contra as grandes endemias – malária, esquistossomose, tuberculose, hanseníase e doenças imunopreveníveis. Foram desenvolvidas ações restritivas contra as doenças mentais, estruturando hospícios pelo país afora (em quase todos os estados, existe a marca de um hospício: em São Paulo, o Juqueri foi inaugurado em 1898 e chegou a ter doze mil internos no início dos anos 1970). Também se estruturou grande capacidade de atender, por meio de hospitais segregados, os tuberculosos e os hansenianos, em condições de atendimento não muito melhores que as dos pacientes psiquiátricos.

Apenas a partir do final da década de 1970, esta mancha na Saúde Pública começou a ser removida, com o fechamento das instituições asilares que mantinham estas pessoas reclusas.

Timidamente, a partir da década de 1940 teve início um movimento de atenção diferenciada à mãe e à criança. Este movimento ganhou impulso a partir da década de 1960, em particular graças aos convênios realizados com a Aliança para o Progresso (Usaid). No entanto, no que respeita a assistência médica e, em particular, a assistência hospitalar, esta se restringia aos indivíduos cobertos pelas caixas e pelos institutos. Tiveram papel de relevo na época a FSESP (Fundação Serviços Especiais de Saúde Pública) e, em particular em São Paulo, as Santas Casas e os poucos hospitais-escola que atendiam à população sem direito a outra cobertura, que eram identificados como indigentes (esta denominação perdurou até a criação do SUDS, em 1987).

O resumo da situação assistencial pode ser feito da seguinte maneira: o trabalhador formal tinha assistência médica na Previdência Social; o Estado operava a polícia sanitária, se responsabilizava pelas campanhas de Saúde Pública, realizava algumas ações na área da promoção e proteção para grupos mais sensíveis da população (mãe e criança), segregava e mantinha segregados os loucos, tuberculosos e hansenianos (desde que pobres); a caridade, por meio das Santas Casas, e o ensino, por meio dos poucos hospitais-escola, preenchiam parte da lacuna assistencial decorrente desse arranjo.

O golpe militar de 1964 foi uma resposta das elites conservadoras e dos militares ao projeto de sociedade que estava sendo construído, com forte influência dos trabalhadores organizados em sindicatos, dos partidos de esquerda (ainda que clandestinos), dos movimentos populares no campo (como as Ligas Camponesas), dos movimentos na igreja católica (as bases da Teologia da Libertação) e dos movimentos dentro das forças armadas (movimento dos sargentos). Falava-se da necessidade das reformas de base, que criariam as condições de instalar no Brasil um forte movimento socializante. Mas a economia ia mal, o Estado gastou muito com a construção de Brasília, havia desemprego e a inflação chegou a 100% ao ano.[6]

O golpe tinha um projeto de, em no máximo 2 anos, devolver o poder aos civis, promovendo eleições livres, após a normalização da vida política e a criação de condições com vista a sustentar o desenvolvimento, gerando capacidade exportadora de manufaturados e livrando o país de sua dependência externa em muitos setores econômicos (química fina, máquinas, motores, farmacêutico, petroquímico, exploração de petróleo, agroindústria etc.).

A realidade foi diferente. O primeiro ditador – Castelo Branco – iniciou a reforma política (criação de regime de dois partidos, Arena e MDB), realizou a reforma das leis trabalhistas (extinção da estabilidade no emprego e criação do FGTS – Fundo de Garantia por Tempo de Serviço), a reforma educacional (criou condições para a expansão do ensino privado – somente na área da medicina, isso significou passar em 1967 de formar 3.000 médicos ao ano para 9.000 médicos ao ano na década seguinte). Ele criou o Banco Central, o Banco Nacional da Habitação (BNH) e lançou as bases de uma profunda reforma administrativa, ao publicar o Decreto-lei 200/67, além de impor uma nova Constituição ao país. Também nesse período foi autorizado que as empresas que contratassem assistência médica para seus funcionários não recolhessem a parte da assistência médica da cota patronal da previdência social (os empregadores contribuíam com 8% sobre a folha de pagamento e aqueles que comprassem assistência médica recolheriam apenas 3%). Esta medida perdurou até o início dos anos 1970, quando o valor foi congelado e os empresários tiveram que voltar a fazer o recolhimento integral. Este valor, alguns anos mais tarde, já corroído pela inflação, foi extinto. Naquele momento, aquele valor, na ausência de qualquer regulação, criou um grande incentivo à contratação dos serviços da medicina de grupo, incluindo o atrativo adicional de um melhor controle da mão de obra.

Na área da previdência, em 1966 ocorreu uma profunda reforma por meio da unificação das caixas e dos institutos em um único órgão, o INPS – Instituto Nacional de Previdência Social. Os objetivos dessa unificação foram: acabar com a interferência dos empregados na gestão dessas entidades (todas tinham gestão tripartite – Estado, patrões e empregados); equalizar as concessões, muito díspares e dependentes da capacidade de financiamento dos diferentes institutos e, principalmente, assumir a gestão financeira dos recursos dessa arrecadação, que, unificada, passou a constituir o segundo maior valor do orçamento da União. Para a saúde, este movimento redundou no recrudescimento do modelo do IAPI, de prestação de serviços de saúde por meio da contratação de terceiros, uma vez que seus burocratas, predominantes na máquina do novo órgão, assumiram o seu controle. Esse modelo consistiu basicamente em comprar os serviços assistenciais e reforçar a capacidade do setor privado.

Em março de 1967, assumiu o segundo ditador, Artur da Costa e Silva. Nesse período, ocorreu um aumento importante da resistência à revolução por meio de grupos armados e de atentados terroristas. Houve um paulatino endurecimento do regime, culminando com a promulgação do AI-5, que suspendeu as liberdades individuais. Complementado por outras medidas (Decreto-lei 477 na área da educação), aumentou a repressão no meio acadêmico.

Na área da saúde, o evento a ser destacado é o Plano Leonel Miranda. Esse Ministro da Saúde publicou um plano, que não saiu do papel, mas que, em última análise, propunha a total privatização dos serviços de saúde no Brasil. Nesse mesmo ano, em agosto-setembro, foi realizada a 4ª Conferência Nacional de Saúde, que discutiu a formação de recursos humanos para a saúde e como os profissionais e técnicos que vinham sendo formados eram inadequados para as necessidades do país. Em 1969, também foi publicado o Decreto-lei 986, que ainda vige e regulamenta a produção e o controle sanitário de alimentos no Brasil. No século 21, este Decreto-lei está anacrônico, em pé de igualdade com o Decreto que rege a produção de alimentos no campo, que remonta à década de 1950!

Costa e Silva adoeceu em agosto de 1969, tendo sido substituído por uma junta militar, cuja principal ação foi dar uma nova Constituição ao país, que durou até 1988. A Junta ainda escolheu o novo ditador, Emílio Garrastazu Médici. Este foi o período de maior crescimento econômico e de maior repressão que o Brasil já viveu, chamado de Os Anos de Chumbo (Gaspari, 2004).

---

[6]Sobre este período, consultar Gaspari, Elio. *As Ilusões Armadas*. 4 vols., São Paulo, Editora Companhia das Letras, 2002-2004.

O Brasil cresceu e se urbanizou, sua fronteira oeste foi deslocada, com o início da construção da Transamazônica, a Petrobras desenvolveu seus conhecimentos e sua capacidade de explorar águas profundas, o Brasil foi tricampeão mundial de futebol e, em 1972, chegou aos cem milhões de habitantes. Na área da saúde, a novidade foi a criação, em 1970, do primeiro (e único) hospital-empresa pública do país – o HCPA, Hospital de Clínicas de Porto Alegre, da Faculdade de Medicina da Universidade Federal do Rio Grande do Sul, considerado um exemplo de funcionamento e gestão.

Em 1971, foi criada a Central de Medicamentos (Ceme), cujo objetivo era garantir o suprimento de medicamentos ao setor público e desenvolver a autonomia na produção de medicamentos. Dada a proibição das importações, ela teve um relativo sucesso, perdido com a abertura ocorrida no governo Collor. Neste, de um momento para outro, 85% da indústria farmoquímica brasileira (as maquiadoras das multinacionais que, para enfrentar a restrição às importações, mantinham fábricas no país) fechou suas portas. A Ceme foi extinta no governo Fernando Henrique, em 1997, debaixo de denúncias de corrupção. Seu legado foram algumas indústrias estatais de medicamentos que continuam a funcionar de maneira bastante precária, à exceção de Farmanguinhos, da Fiocruz, e da Fundação para o Remédio Popular – Furp, de São Paulo. Na área da indústria estatal, ainda cabe lembrar, embora sem fazer parte da herança da Ceme, o programa de imunobiológicos, que deu autonomia ao país e é composto principalmente pelo Instituto Butantã, da Secretaria de Estado da Saúde de São Paulo, e por Biomanguinhos, da Fiocruz (importante mencionar que as duas fábricas dependem da agilidade gerencial dada por instituições privadas vinculadas às suas mantenedoras, respectivamente a Fundação Butantã e a Fiotec).

Na década de 1970, em função da demanda crescente por assistência hospitalar, o governo abriu linhas de financiamento subsidiadas por meio do programa FAS – Fundo de Apoio ao Desenvolvimento Social da Caixa Econômica Federal. Este financiou a construção de hospitais até o início da década de 1980.

No plano municipal, Londrina, no norte do Paraná, realizou uma experiência de criação de unidades locais de saúde e de gestão municipal que, junto com as experiências de Itu, Campinas, Niterói, Montes Claros e Sobradinho, desenharam o caminho da descentralização do sistema de saúde brasileiro. A descentralização foi fruto da conjunção do momento socioeconômico, do processo de urbanização acelerada vivido por essas regiões polo de desenvolvimento, gerando necessidades que não estavam sendo cobertas pelas máquinas federais (seja do MS ou do INPS) e estaduais, e da presença de lideranças que conceberam um modelo adequado à demanda do momento. Nelson Rodrigues dos Santos, Sebastião de Moraes, Gilson Cantarino, Francisco de Assis são alguns desses sanitaristas que se embrenharam na construção do futuro.

Neste início dos anos 1970, também começa a se cristalizar um conjunto de movimentos na área acadêmica. As ideias de medicina social, de medicina preventiva e de integração docente assistencial dão forma a um debate latente no país, com influência da Comissão Econômica para a América Latina e o Caribe (Cepal) e da Organização Pan-Americana de Saúde (Opas). Alguns importantes sanitaristas desse tempo começaram a organizar debates e reuniões sobre o tema da medicina social – Sérgio Arouca, Guilherme Rodrigues dos Santos, José Ênio Servilha Duarte, Hésio Cordeiro, Davi Capistrano, Juan Y. Rocha, José da Rocha Carvalheiro, José da Silva Guedes, Maria Cecília Donnangelo, entre outros. Destas discussões, cresceu o projeto da reforma sanitária brasileira, concretizado nas décadas seguintes.

Em 1974, assumiu o ditador Ernesto Geisel. Plasmava-se o início da transição democrática (lenta, gradual e com alguns assassinatos). Teve início também uma recessão econômica, fruto de especulação e da alta dos preços do petróleo. No Ministério da Saúde, tomou posse Paulo de Almeida Machado, secundado por três paulistas, João Yunes, José Carlos Seixas e Edmundo Juarez. Foi um tempo de muitas transformações importantes na saúde. Além da reforma do Ministério e da criação das bases das atuais vigilâncias epidemiológica e sanitária, foi também editado um conjunto importante de leis (6.229-75, 6.259-75, 6.360-76, 6.437-77) e foram iniciadas algumas experiências marcantes para a futura construção do SUS, como o apoio ao processo incipiente de municipalização, e o Programa de Interiorização das Ações de Saúde e Saneamento (PIASS, 1976).

Também ocorreu em 1974 a criação do MPAS, Ministério da Previdência e Assistência Social, que destaca do Ministério do Trabalho o INPS e cria um espaço em que a burocracia da previdência se fortaleceu muito.

Em 1975, foi promulgada a Lei 6.229, que estrutura o sistema nacional de saúde. Na prática, ela apenas institucionalizou o modelo descoordenado, com órgãos tratando de serviços e ações em três esferas de governo e sem coordenação, inclusive na área federal. O responsável pela formação de recursos humanos e por uma parte dos hospitais-escola (MEC), o responsável pela política e financiamento de serviços assistenciais (MPAS), o responsável pela saúde pública e pelas políticas de prevenção (MS), o responsável pela área de saneamento e meio ambiente (Ministério do Interior) e o responsável pela saúde dos trabalhadores (Ministério do Trabalho) não se coordenavam entre eles. Geisel criou um Conselho de Desenvolvimento Social, como instrumento de coordenação de políticas e ações de saúde, porém com ele nada mudou.

Em 1974/1975, foi criado o PPA (Plano de Pronta Ação) como resposta da previdência aos casos de omissão de socorro que se multiplicavam no país, com repercussão na imprensa. Trabalhadores e seus dependentes procuravam os prontos-socorros e, sem portar documento que comprovasse sua situação de segurados, não eram atendidos. O plano teve pelo menos dois resultados: significou o primeiro movimento de universalização da assistência médica no Brasil, pois, a partir daquela data, qualquer cidadão passou a poder ser atendido nos prontos-socorros, bastava ser identificado. O prestador enviava para a previdência o Boletim de Atendimento de Urgência (BAU) (relação dos nomes dos atendidos) e, mediante esse documento, era ressarcido. O segundo resultado foi o aumento da corrupção, pois houve hospitais preenchendo o BAU utilizando para isso a lista telefônica. Como a fiscalização era deficiente, a situação perdurou até o início dos anos 1980, quando ocorreu uma reforma mais profunda da previdência.

Em agosto de 1975, ocorreu a 5ª Conferência Nacional de Saúde – a prioridade explícita passou a ser a saúde materno-infantil, o combate às grandes endemias e a extensão das ações de saúde para as áreas rurais.

Em 1976, teve início a primeira experiência de integração dos serviços da previdência com os de secretarias estaduais de saúde, o Centro Integrado de Assistência Médica (Ciam). Em São Paulo, quem operou a proposta foi o professor Eurivaldo Sampaio. O Ciam consistia em contratação de médicos pela previdência para trabalharem em períodos ociosos dos centros de saúde, atendendo população universal. Poucos foram os seus resultados, mas está na base do que foi feito depois. Também é deste período o início das experiências incentivadas pela Fundação WK Kellogg e pela Opas de Integração Docente Assistencial (IDA) com importantes contribuições do professor Mario Chaves. Muitas escolas médicas desenvolveram nesse momento suas primeiras experiências de ir até a comunidade. Estas mesmas instituições também apoiaram a criação de dois centros (FGV em São Paulo e no Rio de Janeiro) de formação de administradores de saúde. Nasceram em 1976 os Proahsa (Programa de Estudos Avançados em Administração Hospitalar e Sistemas de Saúde); o do Rio era sem o H. O de São Paulo, fruto de um convênio entre o HCFMUSP e a EAESP/FGV, cujos primeiros diretores foram o doutor Humberto Moraes Novaes (HC) e o professor Carlos José Malferrari (EAESP), existe até hoje.

Teve início o processo de eleição indireta de governadores. Em São Paulo, o escolhido foi Paulo Egydio Martins, que desenvolveu um governo orientado para o saneamento básico, praticamente promovendo o acesso universal à rede de água tratada nas áreas urbanas. Como secretário da saúde, ele teve um sanitarista, o professor Walter Leser. Ao lado da política de saneamento, ele produziu uma importante reorientação e expansão da rede de serviços básicos de saúde no estado, priorizando a criança e a mãe, aprofundando as ações de imunização e atacando a desnutrição, com a entrega de leite nas unidades sanitárias. Essa ação era muito malvista pelos sanitaristas de esquerda da época, pois era considerada foquista. Essas ações derrubaram a mortalidade infantil no estado e serviram de modelo para o restante do país.

Nesse mesmo ano, teve início uma epidemia de meningite que, além de seus efeitos sanitários, demonstrou a incapacidade do estado em atender as necessidades emergenciais. A rede hospitalar entrou em colapso e era proibido falar da epidemia – a imprensa continuava sob grave censura.

Em agosto de 1977, foi realizada a 6ª Conferência Nacional de Saúde, em que foram discutidas as grandes endemias, a vigilância epidemiológica e a interiorização das ações de saúde. Ainda em 1977, o MPAS passou por uma profunda reformulação, com a criação do Sistema Nacional de Previdência e Assistência Social – Sinpas, que remodelou os órgãos do ministério e passou a se estruturar da seguinte maneira:

- Iapas – Instituto de Administração da Previdência e Assistência Social – em 1990, foi fundido ao INPS; dessa fusão, nasceu o INSS – Instituto Nacional de Seguridade Social
- INPS – Instituto Nacional de Previdência Social – responsável por aposentadorias e outros benefícios
- Inamps – Instituto Nacional de Assistência Médica da Previdência Social – englobado à estrutura do MS em 1993
- Dataprev – empresa de processamento de dados do sistema, da qual nasceu o Datasus
- Ceme – Central de Medicamentos – extinta em 1997
- LBA – Legião Brasileira de Assistência – criada em 1942, voltada para a assistência à saúde e social da mãe e da criança. Foi extinta após escândalos do governo Collor, quando presidida pela então primeira-dama, Rosane Collor
- Funrural – Fundo de Assistência ao Trabalhador Rural.

O Sinpas possibilitou separar a função saúde das demais atividades. Em um segundo momento, permitiu dar início a profundas transformações no modelo assistencial.

Em 1979, assumiu o ditador João Baptista de Oliveira Figueiredo, o último da série. Durante seu governo, o Brasil entrou na segunda crise do petróleo e elevou substancialmente sua dívida externa, além de desenvolver uma inflação que atordoaria o país até 1994. A experiência do Proálcool e a expansão da fronteira agrícola para o oeste foram sua marca.

Na área da saúde, foi o tempo de colher os frutos da reflexão acumulada na academia e explorar as alternativas da experiência da municipalização e do PIASS. No Inamps, tenta-se criar um sistema mais coordenado, sob seu comando.

Em 1978, havia sido realizada em Alma-Ata uma conferência de ministros da saúde do mundo todo, patrocinada pela OMS. Seu relatório final enfatiza a importância da Atenção Primária à Saúde e coloca na agenda os temas da regionalização e da integralidade.

Neste final/início de década, é formulado um ambicioso e sonhador plano denominado Prev-Saúde, entre outros, pelo sanitarista Eleutério Rodrigues Neto. No entanto, o resultado desse plano foi apenas o acúmulo das discussões. É da mesma época a constituição da Comissão Interinstitucional de Planejamento – Ciplan, que reunia os ministérios que atuavam na área da saúde e constituiu-se em uma experiência importante de gestão colegiada.

Em março de 1980, foi realizada a 7ª Conferência Nacional de Saúde, em que foram discutidos onze temas, com destaque para recursos humanos, papel das três esferas de governo e a integração entre os níveis primário e secundário. Grande parte da discussão foi realizada em torno das experiências do PIASS e dos ecos do Prev-Saúde.

Mas a crise econômica estava tendo consequências. Na área médica da previdência, ela era potencializada pela corrupção que grassava no Inamps, principalmente em superintendências regionais. A partir de 1981, assume a presidência do órgão um acadêmico e médico de renome (era também o médico do presidente de então) – o professor Aluysio Salles Fonseca. Ele propôs a criação de um órgão composto por representantes de seis ministérios, representante da secretaria de Planejamento da Presidência da República, representantes de seis confederações de trabalhadores e empresários, e um representante do Conselho Federal de Medicina, ou seja, 14 membros. Sua missão era desenhar um diagnóstico da situação e propor as medidas saneadoras. Seu nome era Conselho Consultivo de Administração da Saúde Previdenciária (Conasp), e de fato apresentou um diagnóstico e um plano, que introduziu um conjunto de medidas moralizadoras (substituição do sistema vigente, guias de internação hospitalar [GIH], pelo da autorização de internação hospitalar [AIH], o que significava pagar por procedimentos e não mais por serviços prestados ou unidade de serviço [US]) e racionalizadoras (um plano de assistência ambulatorial que somente vingou no Paraná e foi descontinuado, mas cujo subproduto foi transformado em uma estratégia que ficou conhecida como Ações Integradas de Saúde [AIS]). Existiu ainda um componente de valorização diferenciada dos hospitais, não executado como previsto, e um plano de auditoria composto por auditores em dedicação exclusiva, não implantado.

Passou a existir melhor controle sobre as contas, e a corrupção ficou mais controlada. Quanto às AIS, foram um sucesso, propiciando transferência de recursos da previdência para os municípios em troca da expansão da rede básica e de serviços prestados universalmente por esta. Além disso, ensejaram a criação de comissões gestoras mistas. As CIS, CRIS e Cimis (Comissões Interinstitucionais de Saúde nos âmbitos estadual, regional e municipal) (nas grandes cidades, podia ocorrer a CLIS – local). Essa experiência foi importante para algumas propostas da construção do SUS.

No ano de 1982, foi criado o Conselho Nacional dos Secretários Estaduais de Saúde (Conass), que se transformou rapidamente em um importante instrumento de diálogo com o governo federal. Os secretários municipais criaram seu órgão nacional, o Conselho Nacional de Secretários Municipais de Saúde (Conasems), em 1988.

Em 1983, assumiram os primeiros governadores eleitos diretamente, pós-revolução. Este foi um tempo de experimentação e de construção, quando em todo o Brasil emergiram experiências inovadoras, apesar da crise econômica. São Paulo, Ceará e Paraná, entre outros estados, experimentaram um crescimento organizacional considerável. No caso de São Paulo, no governo Montoro, cujo secretário foi o professor João Yunes, ocorreu um processo radical de descentralização, com a criação de 62 regiões de saúde (onde o comando de toda rede era do coordenador local de saúde) e com uma desverticalização da atenção.

Ocorreu ainda uma estruturação pioneira da vigilância sanitária, englobando as áreas de serviços de saúde (incluindo sangue e radiações ionizantes), produtos (alimentos, medicamentos, cosméticos e domissanitários), saúde ambiental e saúde do trabalhador. Esta estrutura terminou por prevalecer na Constituição e na lei orgânica. Também é deste tempo a ideia da expansão da atenção básica em regiões muito carentes, como o Vale do Ribeira no sul do estado, privilegiando um novo tipo de profissional. Com base na experiência acumulada com os visitadores sanitários, João Yunes e a enfermeira Joana Azevedo Silva articularam uma experiência de desenvolvimento local de agentes comunitários de saúde com capacidade de criar novas condições sanitárias e de vida para a população marginalizada. Esta ação mostrou-se muito exitosa e deu origem a vários desdobramentos posteriores.

Durante todo o governo do ditador Figueiredo, o Ministério da Saúde participou ativamente das articulações em prol da construção de um novo modelo de saúde para o país. Tanto o ministro Arcoverde como, principalmente, seu secretário executivo, Mozart de Abreu e Lima, lutaram para criar um espaço favorável às transformações em curso, como a estratégia das Ações Integradas de Saúde. Na contraparte do MS, no Inamps, técnicos buscavam construir a integração com a saúde pública: Lupércio de Souza Cortez, Eduardo Leucovitz, José Gomes Temporão, José Carlos Noronha, João Candido da Silva, Luiz Fernando Nicz, Nildo Aguiar, Eleutério Rodrigues Neto e tantos outros. O trabalho era desenvolvido em um clima aberto de cumplicidade – não existia decisão, mas havia certa concordância de que o que se estava gestando era bom. Na academia, nomes como Jairnilsom Paim, Adolfo Horácio Chorny, Guilherme Rodrigues dos Santos, Gastão Wagner de Souza Campos, Sérgio Arouca, Madel Luz, Paulo Buss, José da Rocha Carvalheiro, Sonia Fleury, Nelson Rodrigues dos Santos, Mário Hamilton, Francisco Campos, Luiz Cordoni Junior, Amélia Cohn, Ruy Laurenti, Carmen Teixeira, Paulo Elias, Márcio Almeida, Moisés Goldbaun construíam a visão do futuro que ia se misturando com o presente nas construções consentidas/conquistadas do dia a dia da gestão dos serviços de saúde em todo o país.

Em 15 de março de 1985, após a internação e a morte de Tancredo Neves, escolhido presidente pelo Colégio Eleitoral (falecido vítima das complicações de uma infecção hospitalar), tomou posse o vice, José Sarney, como presidente da República. Esse governo foi marcado pela luta contra a inflação, pela estagnação econômica, a chamada "década perdida", por planos e pacotes econômicos fadados ao insucesso. Foi também politicamente rico, quando se voltou a respirar a liberdade de eleger o presidente e escrever a Constituição.

Na saúde, a construção do novo projeto passou pela realização da 8ª Conferência Nacional de Saúde, dividida em áreas temáticas, que varreu o Brasil com suas pré-conferências e levou 4.500 brasileiros a discutir, em outubro de 1986, o sistema de saúde que todos queriam – o Sistema Único de Saúde (SUS). A conferência foi um sucesso e suas teses, em grande medida, foram assumidas pelos constituintes. A única exceção diz respeito ao financiamento. Embora nas disposições transitórias tenha ficado claro que 30% do Fundo de Previdência e Assistência Social (FPAS) deveriam, como ocorria historicamente, ser a fonte principal de financiamento do novo sistema, isso nunca foi implementado e o setor passou a ser vítima de um subfinanciamento que até hoje perdura.

Como fruto da 8ª CNS e do acúmulo conseguido em 1987, o Inamps, presidido pelo sanitarista Hésio Cordeiro, bafejado pelos novos ares e pelas aspirações do ministro da previdência – Rafael de Almeida Magalhães – propôs um repasse de poder inimaginável: a entrega da gestão de seus serviços próprios e de seus contratos, nos estados, às secretarias estaduais e a aceitação da proposta de universalização do atendimento, quando se estimava que cerca de 90% da população urbana do país estivesse coberta pela previdência. Na prática, a universalização da assistência à saúde passou a vigorar a partir desse momento. Foi criado o Sistema Unificado e Descentralizado de Saúde (SUDS), implantado primeiramente em São Paulo. As máquinas burocráticas do Inamps em todos os estados opuseram resistência ao processo e, por isso, a implantação em São Paulo, que representava quase 40% dos recursos do Inamps no país, foi considerada emblemática. Essa batalha foi ganha por dentro da burocracia da máquina, quando o economista Thyrso Martins, com o apoio de Nelson Rodrigues dos Santos na área assistencial e de Guido Ivan de Carvalho na área jurídica, conseguiu desmontar o sistema orçamentário do Inamps. A resistência da burocracia do extinto instituto durou quase toda a metade dos anos 1990, quando este foi absorvido na estrutura do Ministério da Saúde.

A Constituição Cidadã foi promulgada e inscreveu em seus artigos 196 a 200 as bases legais do novo sistema de saúde. Mas fez muito mais, e menos. Criou novas obrigações, sem definir fontes de financiamento (até hoje o Brasil padece por não conseguir definir uma reforma fiscal que reestruture as responsabilidades das três esferas de poder de maneira coerente com uma proposta tributária que desonere o custo Brasil). Terminou por extinguir fundações públicas de direito privado (muitos estados tinham a estrutura administrativa, ou pelo menos a área hospitalar e a área de sangue organizadas por meio desse tipo de estrutura), obrigando-se à criação de soluções novas.

Em março de 1990, após as primeiras eleições democráticas, foi empossado Fernando Collor de Mello. Foi um governante relapso, que achou que era impune. Tornou indisponíveis bens dos cidadãos, abriu o país às exportações do resto do mundo, sem preparar um plano de proteção à indústria nacional, com isso destruindo grande parte da capacidade produtiva do país. Logo no início do seu governo, foi criada a Fundação Nacional da Saúde (Funasa), fruto teratogênico da mistura da Sucam (Superintendência de Controle da Amazônia) com a FSESP (Fundação Serviço de Saúde Pública) e partes das secretarias de Ações Básicas de Saúde e de Serviços Especiais de Saúde Pública. A Funasa ficou responsável por algumas ações de saneamento em pequenos municípios e, mais recentemente, incorporou a área de saúde do índio. Durante seu curto governo, na saúde, além das notícias de corrupção, apenas foi aprovada, com muitos vetos, a nova lei orgânica da saúde – 8.080/90 e a lei da participação social, a 8.142/90, que estrutura o controle social em conselhos tripartites deliberativos: 33% usuários, 33% trabalhadores da saúde e 33% dirigentes da saúde. Esta lei nasceu dentro do espaço de negociação gerado em função dos vetos à Lei 8.080. Posteriormente, o Conselho Nacional de Saúde, por resolução interna, mudou a composição do conselho, passando ao que existe hoje – 50% de usuários, 25% de trabalhadores e 25% de dirigentes. Teve início nesse governo o Programa dos Agentes Comunitários de Saúde (PACS).

Na década de 1980, o Brasil e o mundo viram surgir uma nova enfermidade, a síndrome da imunodeficiência adquirida (AIDS). Ligada ao sexo, não poupava classe social e, começando com homens que fazem sexo com homens e drogadictos, rapidamente se democratizou. No início da década de 1990, no município de Santos, por decisão do seu secretário de saúde, Davi Capistrano da Costa Filho, e depois em todo o estado de São Paulo, teve início a distribuição gratuita do primeiro fármaco que revelou alguma eficácia no controle da doença – a AZT. Somente a partir de novembro de 1996, com a Lei Federal 9.313, os pacientes de todo o país passaram a ter acesso garantido ao então "coquetel anti-AIDS". A partir daí, o Brasil estruturou um de seus grandes êxitos – o Programa de DST-AIDS, responsável, no final da primeira década dos anos 2000, pelo atendimento de cerca de 180 mil portadores do vírus em tratamento. Esse programa é um sucesso tanto em termos de eficácia quanto econômicos. Grande parte desse êxito deve ser creditada à singular conjunção de forças que fez com que essa ação fosse fruto de uma onda gerada e sustentada pela ação organizada da sociedade, através de um sem número de ONGs, sociedades, associações etc.

Em 1991, foi publicada a Norma Operacional Básica 91, que inaugurou uma nova fase, a que subordinou a organização do SUS a esses atos normativos – as NOBs – e estruturou as comissões intergestores bi e tripartite. Em agosto de 1992, nos estertores de seu governo e tentando sobreviver com um ministério de personalidades, o governo Collor realizou a 9ª Conferência Nacional de Saúde. O tema predominante foi a descentralização e a implantação dos conselhos de saúde.

Historicamente, a assistência médica da previdência social era financiada com recursos do Fundo de Previdência e Assistência Social (FPAS). Em média, cerca de 25% do fundo era repassado para saúde, tendo chegado a 30%. Na Constituição, está escrito que esta seria a fonte de financiamento do SUS. O Ministro da Fazenda de plantão, frente a mais uma crise de financiamento da previdência, decidiu não repassar os recursos da saúde, que, por indicação da área econômica, passaria a receber recursos de outras contribuições e impostos federais. A saúde piorou seu desempenho, nessa década.

Devido aos processos de corrupção e denúncias, inclusive de seu irmão, Collor foi submetido a um processo de afastamento. Como fruto do processo de *impeachment* do presidente, assumiu até o final do mandato de Collor seu vice-presidente eleito, Itamar Franco.

Em sua gestão, o Inamps – que havia sido incorporado à estrutura do MS em 1989 – foi extinto, em setembro de 1993. Pode-se dizer que ele continua a existir com o nome de Secretaria de Assistência à Saúde ou de Atenção à Saúde. Ele também tem se expressado de maneira desorganizada no Departamento Nacional de Auditoria do SUS (Denasus). Também em 1993 foi publicada a NOB 93, sugestivamente denominada "A Ousadia de Cumprir e Fazer Cumprir a Lei", que propôs formas de repasse aos estados e municípios, de acordo com o tipo de compromisso por eles assumido. Esta norma foi fundamental para a efetivação do processo de descentralização. Esta proposta criou um espaço para os estados e municípios decidirem como iriam se posicionar perante o SUS. Isto revela o caráter, por um lado, negociador e tolerante do processo de construção e, por outro, o clima de relativa insubordinação reinante na federação em relação a sua capacidade organizativa e de planejamento. O problema da relação entre os entes federados deve ser enfrentado.

Na área da atenção básica, aumentou-se a velocidade de implantação do Programa de Agentes Comunitários de Saúde (PACS) e do Programa de Saúde da Família (PSF), que passou a ser a principal estratégia de implantação da atenção básica no SUS. Ainda em 1994, por meio do Decreto 793, o governo fez uma tentativa frustrada de impor à indústria farmacêutica a denominação comum brasileira, deixando em segundo plano a marca, utilizando a denominação medicamentos genéricos.

O grande mérito do governo Itamar foi realizar, por intermédio do Embaixador Rubens Ricúpero (então ministro da Fazenda), o Plano Real. Este debelou a inflação e fez o próximo presidente, pois Fernando Henrique (então ministro das Relações Exteriores), em função da renúncia de Ricúpero, assumiu a Fazenda e ficou com os louros da tão desejada estabilidade econômica, que lhe permitiram concorrer, nas eleições de 1994, à presidência da república e ser eleito embalado pelo sucesso do real.

Fernando Henrique Cardoso assumiu a presidência em 1995 e governou o país até o final de 2002. Seu governo no campo econômico foi marcado pela recuperação econômica (Plano Real). A estabilidade econômica foi fundamental para o país criar condições de se colocar no mundo, ao mesmo tempo que expandia a fronteira agrícola para o Centro-Oeste. Foram privatizados os setores de telecomunicações, eletricidade, estradas, ferrovias. Foi conduzido um início de reforma administrativa, a partir da publicação da Emenda Constitucional 19 e da criação das Organizações da Sociedade Civil de Interesse Público (OSCIPs) e das Organizações Sociais (OSs), que iriam se transformar em instrumento de terceirização da gestão de instituições públicas, com atuação também na área da saúde. Esse ato ainda possibilitou a criação das agências reguladoras. Na área econômica, o governo cometeu dois equívocos cruciais: a manutenção da paridade do real ao dólar em 1998 e, em 2002, a criação de um clima de instabilidade econômica que levou o dólar a R$ 4,00. No entanto, o Brasil demonstrou mais uma vez conseguir sobreviver a essas intempéries.

Na saúde, o governo FHC teve quatro ministros. Adib Jatene (01/95 a 11/96) foi o primeiro; em cerca de 1 ano e onze meses, estava de saída, após travar uma das mais renhidas batalhas pela saúde, pós-inscrição do direito constitucional. Ele quis construir uma autonomia para a saúde, criando uma fonte permanente e exclusiva de financiamento para o setor, propondo a criação de uma Contribuição Provisória sobre a Movimentação Financeira (CPMF). A CPMF foi implantada, e até financiou a saúde, mas foi, antes de tudo, um instrumento de gestão tributária da área econômica, mantendo a crise na saúde.

Com a saída de Jatene, ocupou o ministério um ex-diretor (12/96 a 3/98) do HCPA (o hospital-empresa), Carlos César Albuquerque, cujo secretário executivo foi o economista Barjas Negri. Depois de toda a turbulência gerada por Jatene, o governo queria paz, e, para isso, fazia sentido a nomeação de um administrador hospitalar assessorado por um homem da área econômica do governo. A fórmula surtiu efeito durante algum tempo, até que, pela sua incapacidade para negociar com o Congresso, o ministro foi afastado. Em março de 1998 (ano eleitoral), assumiu o senador economista José Serra, que manteve o mesmo secretário executivo.

O Ministro José Serra tinha a intenção de se tornar conhecido e popular por meio da saúde. Tentou modernizar a área da gestão do MS, reestruturando as secretarias e criando a Secretaria de Investimento.

Em 1999, criou a Agência Nacional de Vigilância Sanitária (Anvisa) e, em 2000, a Agência Nacional de Saúde Suplementar (ANS). Ambas as agências foram criadas em meio a confusões geradas, em um caso, por denúncias de falsificações de medicamentos e corrupção na vigilância sanitária e, noutro, por reclamações dos usuários de planos de saúde, que se consideravam enganados pelas operadoras que impunham limites de dias em UTI e de exames, exclusões variadas ao atendimento e principalmente que agiam livremente na fixação dos aumentos.

Promoveu a adoção de medidas importantes de proteção aos usuários de planos de saúde, aprovou uma lei e conseguiu a implantação dos medicamentos genéricos no país, obteve a rotulagem nutricional obrigatória, regulamentou a propaganda de medicamentos e proibiu a propaganda de cigarros, criando uma série de constrangimentos à indústria do tabaco (fotos nos maços de cigarro, inclusão de teores etc.). Deu expressivo apoio à política de expansão do PSF. Uma de suas grandes vitórias foi a aprovação da Emenda Constitucional 29, em 2000. Ela definiu que a aplicação federal em saúde não poderia ser inferior à realizada no ano anterior, corrigida pela inflação e pela variação positiva do PIB. Os estados deveriam aportar 10% de sua receita e os municípios, 15%, sem contar os repasses federais da saúde.[7] Serra afastou-se para concorrer à presidência da república em 02/2002, quando perdeu a eleição para Lula. Nesse período, até a transição, o ministro passou a ser Barjas Negri.

Nesse momento, começaram em São Paulo a ser entregues hospitais estatais recém-inaugurados para a gestão de entidades privadas sem finalidades lucrativas, caracterizadas como Organizações Sociais. Foram entregues 19 hospitais, que, ao longo dos últimos 10 anos, têm resistido a todas as análises e conseguido demonstrar maior rendimento e qualidade que aqueles gerenciados pela administração direta estatal. Esta foi obra da obstinação do governador Mário Covas, que não queria ver os novos hospitais funcionando da mesma maneira que os hospitais estatais que visitava.

Lula tomou posse em 2003, em meio a uma das mais graves crises econômicas pelas quais o país já passou, causada pela incerteza do que poderia ocorrer com a economia, quando de seu governo. Utilizando uma receita econômica ultraortodoxa, esse governo conseguiu fazer o país atravessar a crise econômica e emergir em 2005 recuperado da década perdida. As grandes empresas brasileiras se internacionalizaram, tornaram-se *players* mundiais (soja, carne de boi, frango, aço, petróleo e petroquímica, aviões etc.). O Brasil também começou a quebrar barreiras tecnológicas (leitura do genoma da *Xylela fastidiosa*, primeira linhagem de células-tronco, nanotecnologia, exploração de petróleo em águas ultraprofundas, tecnologia nuclear, biocombustíveis etc.).

Na saúde, no novo momento continua a haver mais do mesmo. Apesar da EC 29, os recursos são insuficientes e, apesar do discurso da ineficiência gerencial (real), não existe como fazer muito mais sem recursos.[8]

No ministério, o primeiro ministro da saúde, o psiquiatra Humberto Costa (2001/2003), começou com uma equipe liderada pelo professor Gastão Wagner de Souza Campos. O órgão passou por uma profunda remodelação. Foi extinta a Secretaria de Investimentos, foram criadas a Secretaria da Gestão do Trabalho e Educação em Saúde, Secretaria de Ciência e Tecnologia e Insumos Estratégicos, Secretaria de Gestão Estratégica e Participação e recriada uma versão da Secretaria de Ações Básicas, agora chamada de Secretaria de Vigilância em Saúde (que criou mal-estar com a Anvisa). Mudou-se o nome da Secretaria de Assistência à Saúde (herdeira do espólio do Inamps) para Secretaria de Atenção à Saúde. Os choques conceituais na equipe acabam afastando o secretário Souza Campos; epidemias de dengue varreram algumas cidades, como o Rio de Janeiro. No lugar do ministro, demitido em julho de 2005, assumiu o deputado e sanitarista Saraiva Felipe, que constituiu uma equipe bastante equilibrada. Foi desenhada uma tentativa de reduzir o número de formas de repasse de recursos aos outros entes da federação e foi proposto o Pacto pela Saúde, que representa uma forma inovadora de entender o SUS e olhar para o processo de regionalização. Foi proposta a criação de um Sistema Nacional de Regulação da Assistência, por meio de um conjunto de projetos derrotado pela burocracia do Datasus (o órgão originado da Dataprev), responsável pela operação da tecnologia da informação (TI) no MS.

Saraiva se desincompatibilizou para buscar sua reeleição (03/2006) e o ministério foi ocupado, a partir de março de 2006, por José Agenor Álvares da Silva, secretário executivo do ministro que saiu. Este foi o primeiro servidor público do ministério a ocupar esse cargo. Em março de 2007, para acomodar o PMDB no governo, o ministro Agenor passou o cargo ao seu então secretário de Atenção à Saúde, o sanitarista carioca José Gomes Temporão.

No final de 2009, continuavam em discussão a questão do subfinanciamento da saúde e da regulamentação da EC 29, as amarras que a ANS impõe ao mercado das operadoras de planos de saúde, a burocracia corporativista da Anvisa, os graves problemas de formação dos recursos humanos sem coordenação entre MS e Ministério da Educação, a situação de penúria dos hospitais-escola. Ainda não foram solucionadas a falta de articulação entre estados e municípios, nem a falta de articulação entre a atenção básica e os outros níveis de atenção.

Cabe lembrar a necessidade de rever o papel do chamado complexo médico-industrial da saúde.[9] O MS e, em particular, o ministro Temporão têm procurado articular-se dentro e fora do governo em busca de resgatar o papel dos produtores de bens na área da saúde, em particular nas indústrias de medicamentos, produtos para a saúde (correlatos), e de equipamentos. O esforço é por reconhecer a capacidade do setor em gerar riqueza e não somente assistência à saúde. Assim, o Estado deve assumir este papel e usar sua capacidade econômica para induzir melhorias e capacidade de produção e de exportação nesta indústria, gerando empregos e divisas.

Resta registrar a questão da participação e do controle social. As Conferências continuam a ser realizadas (10ª em 1996, 11ª em 2001, 12ª em 2003 e 13ª em 2008), como grandes eventos em que o país se mobiliza para discutir os grandes temas da saúde, desde os municípios até o grande evento final em Brasília, que reúne cinco mil pessoas. A consequência disso tudo é "saldo organizativo". As conferências se transformaram em caixas de ressonância da militância organizada das

---

[7]O desejado e proposto na PEC 169, de autoria do deputado Eduardo Jorge, era que o governo federal entrasse com 10% de suas receitas, mas a área econômica jogou duro e não aceitou essa fórmula, daí o resultado conseguido. Também ficou, e está até hoje por regulamentar, a questão da definição de gastos em saúde. Alguns estados colocam nessa conta os gastos com saneamento, pagamentos de aposentados da saúde, comida de presos etc.

[8]De acordo com os dados do orçamento de 2007, entre as três esferas de governo se investiram R$ 80 bilhões, o que, levando em conta a população SUS-dependente, significa um *per capita* de R$ 500,00/ano. Na área dos planos de saúde, para uma população um pouco menor que 40 milhões de habitantes, o investimento anual foi de cerca de R$ 40 bilhões, o que significa um *per capita* de R$ 1.000,00. Dizer que o problema do SUS é de gestão e não de financiamento é uma perfídia.

[9]Termo dos anos 1970, que se refere à maneira como a esquerda buscava enquadrar o setor privado e sua busca de lucro durante boa parte dessa história recente.

mais distintas corporações, e as maiorias são formadas das maneiras mais esdrúxulas. Basta ver a posição sobre o aborto na conferência de 2008, quando o plenário votou contra a sua legalização e, portanto, contra o direito das mulheres sobre seu próprio corpo. Quanto aos Conselhos, de uma visão extrema, ou são governistas ou são de tal maneira instrumentalizados por discursos sectários e corporativistas que tornam impossível o exercício do sonho da gestão participativa. Não há dúvidas sobre a importância do controle social, mas a forma de sua implantação tem que ser revisitada e recomposta.

Apesar de tudo, o SUS continua a prestar um inestimável serviço à população brasileira. Tem áreas muito desenvolvidas, como os transplantes, o fornecimento de medicamentos de alto custo, o tratamento de nefropatias, a atenção a portadores de hemofilia etc. Mas ainda há muito a fazer e a repensar.

Linha do tempo

2500 a.C.: código de Hamurabi prescreve punições para os médicos que mutilam seus pacientes.

420 a.C.: Hipócrates de Cós, considerado pai da medicina, realiza sua prática no mundo helênico.

129: nasce Galeno de Pérgamo, médico que produziu uma síntese de conhecimento da antiguidade e que dirigiu os rumos da medicina nos seguintes 1.500 anos.

980: nasce Avicena – Abu Ali al Husain ibn Sina (falecido em 1073) – grande médico árabe.

1543: Vesalius publica *De Humani Corpori Fabrica*, o primeiro grande tratado de anatomia humana; Brás Cubas funda a primeira Santa Casa do Brasil.

1546: Girolamo Fracastoro, médico de Verona, elabora uma teoria sobre a infecção, em contraposição à teoria da abiogênese.

1628: William Harvey descreve o processo da circulação do sangue.

1676: Anton van Leeuwenhoek comunica a descoberta do microscópio à sociedade real de Londres.

1700: Bernardino Ramazzini publica o primeiro tratado sobre doença do trabalhador.

1714: Gabriel David Fahrenheit apresenta o primeiro termômetro de mercúrio.

1776: Lazaro Spallanzani publica obra que põe por terra a abiogênese e se constitui na base da bacteriologia.

1779: Johann Peter Frank, médico alemão, realiza um conjunto de publicações sobre uma polícia médica e é considerado como um dos pioneiros da Saúde Pública.

1798: Edward Jenner publica a descoberta do processo de vacinação contra a varíola.

1801: Philippe Pinel, considerado o pai da psiquiatria moderna, propõe um tratamento mais humano aos doentes mentais.

1808: chegada de D. João VI ao Rio de Janeiro e criada a estrutura considerada precursora do Ministério da Saúde.

1813: nasce Claude Bernard, considerado um dos pais da moderna fisiologia; criada no Rio de Janeiro a primeira escola de medicina, logo seguida em 1815 pela de Salvador.

1818: nasce Ignaz Philipp Semmelweis, médico húngaro considerado o patrono da infecção hospitalar, que desenvolveu em Viena um conjunto de teorias sobre a infecção de parturientes.

1822: nasce Louis Pasteur, que descobre o processo de pasteurização, desenvolveu a ideia de esterilização pela água fervente, a

vacina contra o antraz e a vacina antirrábica, e é considerado o pai da bacteriologia.

1838: na Inglaterra tornam-se compulsórios os atos de registro de nascimentos, mortes e casamentos.

1842: Edwin Chadwick publica o relatório sobre a condição sanitária dos trabalhadores da Grã-Bretanha, estabelecendo relação entre pobreza e saúde.

1843: nasce Robert Koch, que divide com Pasteur a criação da bacteriologia médica. Propõe os postulados da microbiologia e é o responsável pela descoberta dos microrganismos causadores da tuberculose e do cólera, entre outros.

1846: William Morton usa o éter como anestésico pela primeira vez em um hospital.

1847: James Simpson usa o clorofórmio como agente anestésico.

1851: nasce Walter Reed, que estabeleceu o mecanismo de transmissão da febre amarela pelo *Aedes aegypti*.

1854: John Snow, um dos primeiros epidemiologistas da história, demonstra a natureza da transmissão do cólera ao analisar o perfil da distribuição da mortalidade e das fontes de água em Londres.

1855: nasce Adolfo Lutz, pioneiro da zoologia médica no Brasil.

1858: Rudolf Virchow, patologista alemão que desenvolveu o conceito de patologia celular, publica seu trabalho *Patologia Celular*.

1859: Charles Darwin publica *A Origem das Espécies*, como resultado de suas pesquisas durante a viagem a bordo do HMS Beagle, iniciada em 1831.

1865: Joseph Lister publica resultados sobre a assepsia e o uso do fenol para evitar infecções cirúrgicas; Claude Bernard publica o essencial *Introdução à Medicina Experimental*.

1866: o frade Gregor Mendel publica trabalhos com ervilhas, que vêm a se constituir na base da moderna genética médica.

1869: Florence Nightingale, como resultado de suas observações durante a guerra de Crimeia (1854-1856), cria a Escola de Enfermagem do Hospital Saint Thomas.

1877: nasce Charles Edward Amory Winslow, considerado um dos grandes nomes da Saúde Pública moderna.

1889: criado em São Paulo o Instituto Serumtherápico, que se estrutura a partir de 1901 e tem como seu primeiro diretor o médico Vital Brazil. Mais tarde, ele é nomeado para o Instituto Butantã e desempenha um crucial papel no desenvolvimento da autonomia brasileira na área de vacinas e soros antipeçonhentos.

1890: Halsted promove o uso, pela primeira vez, de luvas de látex em uma cirurgia.

1892: criado o Instituto Bacteriológico de São Paulo, que em 1940 é fundido ao Laboratório de Análises Químicas e Bromatológicas, passando a se chamar Instituto Adolfo Lutz.

1895: Wilhelm Röentgen descobre os raios X.

1900: Sigmund Freud lança *A Interpretação dos Sonhos*; Karl Landsteiner publica a descoberta dos quatro grupos sanguíneos do homem; criado no Rio de Janeiro o Instituto Soroterápico Nacional, que a partir de 1902 passa a ser dirigido por Oswaldo Cruz. A partir de 1907, ele empresta seu nome à organização, que hoje constitui a Fundação Oswaldo Cruz, complexo de instituições que pesquisam e produzem vacinas e medicamentos, além de ser um centro de formação de profissionais de saúde.

1904: Oswaldo Cruz, em sua batalha para sanear o porto do Rio de Janeiro, enfrenta a Revolta da Vacina e consegue a erradicação da febre amarela a partir de 1907; Emilio Ribas combate com sucesso e consegue a erradicação da febre amarela do porto de Santos.

1908: foi sintetizada a primeira sulfa.

1909: Carlos Chagas descreve a tripanossomíase que virá a ter seu nome e passa a ser o único cientista a descrever todo o ciclo de uma enfermidade.

1910: Paul Ehrlich anuncia a síntese do primeiro tratamento proposto para sífilis – Salvarsan. É considerado um dos instituidores da moderna quimioterapia.

1915: Frederick William Torte, bacteriologista inglês, e d'Hérelle, bacteriologista francês, em 1917, trabalhando independentemente, descobrem a existência dos bacteriófagos e criam as bases da moderna virologia.

1919: Vital Brazil, pioneiro na produção de soros antipeçonhentos no Brasil, é convidado a criar no Rio de Janeiro o instituto que leva seu nome.

1920: idealizado, entre outros, por Carlos Chagas, é publicado o Decreto nº 3.987, que cria o Departamento Nacional de Saúde Pública, que reorganiza a Saúde Pública no país.

1922: retorno ao Brasil de Geraldo Horácio de Paula Souza que terminara o curso de Saúde Pública realizado na Universidade de Johns Hopkins e assume a diretoria do Instituto de Higiene de São Paulo (hoje Faculdade de Saúde Pública da USP), onde ficará até 1951.

1923: Albert Calmett e Camille Guérin desenvolvem a vacina do *BCG* para tuberculose.

1928: Alexander Fleming descobre a penicilina.

1930: criação do Ministério dos Negócios da Educação e Saúde Pública.

1933: começam a ser criados os Institutos de Aposentadorias e Pensões (IAPs), ligados ao Ministério do Trabalho, criado em 1930.

1941: é realizada a 1ª Conferência Nacional de Saúde; o Decreto-lei 3.171, de 2/4/1941, reorganiza o Departamento Nacional de Saúde e cria, entre outros órgãos, o Serviço Nacional de Fiscalização de Medicina e Farmácia (e que será estruturado através do Decreto 3.174, em 2/4/1943, e, em 1976, dará origem à Secretaria Nacional de Vigilância Sanitária).

1942: William Beveridge propõe as ideias que viriam a compor o Serviço Nacional de Saúde da Grã-Bretanha; em cooperação com o Institute of Interamerican Affairs do governo americano, é autorizada a organização do Serviço Especial de Saúde Pública, mais tarde transformado em fundação (1960).

1943: é promulgada a Consolidação das Leis do Trabalho (CLT).

1944: criada a CASSI – empresa responsável por prestar assistência médica aos funcionários do Banco do Brasil em caráter suplementar ao IAPB.

1948: a Organização das Nações Unidas cria a Organização Mundial da Saúde.

1950: realizada a II Conferência Nacional de Saúde.

1951: John Gibbon desenvolve o primeiro coração-pulmão artificial, que é usado em 1953; primeiro curso de Administração Hospitalar da FSP/USP coordenado pelo professor Odair Pacheco Pedroso; James Watson e Francis Crick determinam a estrutura da dupla-hélice do DNA; Graham e Wynder demonstram que o tabaco causa câncer em camundongos; é criado o Ministério da Saúde.

1957: Albert Sabin desenvolve a vacina contra a poliomielite.

1960: criada a empresa Samcil, para prestar serviços de assistência médica a indústrias, que é a primeira medicina de grupo do Brasil; promulgada a Lei Orgânica da Previdência Social (LOPS), que parametriza o funcionamento dos institutos e caixas de pensões e aposentadorias.

1962: a talidomida é condenada após causar milhares de casos de focomielia e inaugura uma nova era na vigilância sanitária de medicamentos.

1963: criado o Fundo de Assistência ao Trabalhador Rural (Funrural); realizada a III Conferência Nacional de Saúde.

1967: Christiaan Barnard, médico sul-africano, realiza o primeiro transplante de coração em homem; René Favaloro, médico argentino, desenvolve a cirurgia de pontes de safena; Marburg propõe a causa viral de doenças; realizada a IV Conferência Nacional de Saúde.

1968: o então ministro da saúde, Leonel Miranda, propõe a privatização do setor saúde.

1970: criada a partir de órgãos existentes, no Ministério da Saúde, a Superintendência de Campanhas de Saúde Pública (Sucam), voltada para o controle das grandes endemias; a ditadura militar realiza a cassação e aposentadoria compulsória de dez renomados pesquisadores do IOC (reintegrados em 1985), ato que passou a ser conhecido como Massacre de Manguinhos; instituída a Fundação Oswaldo Cruz através da junção do Instituto Oswaldo Cruz, Fundação de Recursos Humanos para a Saúde (mais tarde, Escola Nacional de Saúde Pública) e Instituto Fernandes Figueira.

1971: criação da Central de Medicamentos (Ceme).

1972: introduzida a tomografia computadorizada como meio de diagnóstico.

1974: criado o Ministério da Previdência e Assistência Social (MPAS).

1975: realizada a V Conferência Nacional de Saúde; promulgada a Lei do Sistema Nacional de Saúde – nº 6.229; criado o Plano de Pronta Ação (PPA), que institui que todos os cidadãos que procurarem uma unidade de atendimento de emergência privada devem ser atendidos independente de comprovar a sua situação de filiado à previdência social.

1976: criado o Programa de Interiorização das Ações de Saúde e Saneamento (PIASS); fundado o Centro Brasileiro de Estudos da Saúde (Cebes).

1977: realizada a VI Conferência Nacional de Saúde; criação do Instituto Nacional de Assistência Médica da Previdência Social (Inamps) dentro de um movimento legal que reestrutura a previdência social e cria o Sistema Nacional de Previdência e Assistência Social (Sinpas).

1979: a OMS declara o mundo livre da varíola; criada a Associação Brasileira de Saúde Coletiva; realizado na Câmara de Deputados do Congresso Nacional o I Simpósio de Políticas de Saúde, em que o Cebes apresenta pela primeira vez a tese da criação do que viria ser o SUS.

1980: realizada a VII Conferência Nacional de Saúde; criada a Comissão Interministerial de Planejamento (Ciplan), com a participação do MS e do MPAS, que, entre outras, edita nesse ano a Resolução Ciplan nº 3, que dispõe sobre a cobertura de serviços de saúde.

1981: descrita a síndrome da imunodeficiência adquirida; criado o Conselho Consultivo de Administração da Saúde Previdenciária (Conasp).

1982: implantado o Sistema de Atenção Médica Hospitalar da Previdência Social (Samhps), que substitui o pagamento por serviço prestado (GIH – guia de internação hospitalar) pelo pagamento por procedimento (AIH – autorização de internação hospitalar).

1983: os convênios que implantam as Ações Integradas de Saúde (AIS) começam a ser assinados.

1986: início oficial do Projeto do Genoma Humano, que começou a ser viabilizado em 1990 e completado em 2003.

1987: criado o Sistema Unificado e Descentralizado de Saúde (SUDS).

1988: promulgada em 5/10 a nova Constituição Federal que reestrutura a saúde por meio de seus artigos 196 a 200.

1989: registrado o último caso de poliomielite brasileiro e publicado o documento PNI – 15 anos, Uma Análise Crítica.

1990: criada, por medida provisória, a Fundação Nacional de Saúde (Funasa) a partir da junção da Sucam e da FSESP; promulgadas as Leis 8.080 de 19/9 e 8.142 de 28/12 que regulamentam a Constituição Federal e dão origem ao SUS.

1991: a Portaria 1.180 de 22/7 cria as Comissões Tri e Bipartites, que somente serão regulamentadas em 1992 com a edição da NOB–SUS 1/92.

1992: realizada a IX Conferência Nacional de Saúde.

1993: extinto o Inamps.

1994: a partir da experiência de trabalhar com o Agente Comunitário de Saúde (ACS), o MS dá início ao Programa de Saúde da Família que será fortemente incentivado a partir de 1998; a Opas declara as Américas livres da poliomielite.

1996: realizada a X Conferência Nacional de Saúde; publicada NOB 01/96 por meio da Portaria 2.203 de 5/11 que redefine o modelo de gestão do SUS, estabelecendo novos parâmetros para as transferências de recursos.

1998: promulgada a Lei nº 9.658, que regulamenta o funcionamento da assistência médica suplementar.

1999: o Ministério da Saúde incorpora na Funasa a saúde do índio; criada a Agência Nacional de Vigilância Sanitária (Anvisa) e extinta a Secretaria de Vigilância Sanitária por meio da Lei 9.782/00.

2000: realizada a XI Conferência Nacional de Saúde; criada a Agência Nacional de Saúde (ANS) Suplementar por meio da Lei 9.961/00; publicada em 13/9 a Emenda Constitucional 29, que estabelece um novo modelo de financiamento da saúde.

2001: publicada por meio da Portaria 373 de 27/2 a NOAS 01/2002, que estabelece um rearranjo no processo de atenção em particular no marco da regionalização.

2003: realizada a XII Conferência Nacional de Saúde.

2006: publicada a Resolução 399 de 22/2 que criou o Pacto pela Saúde.

2008: realizada a XIII Conferência Nacional de Saúde.

▌ Referências bibliográficas

Donnangelo, MCF. *Medicina e Sociedade*. Biblioteca Pioneira de Ciências Sociais, São Paulo, 1975.

Entralgo, PL. *Historia de La Medicina*. Masson, Barcelona, 2001.

Gaspari, E. *As Ilusões Armadas*. 4 vol., Companhia das Letras, São Paulo, 2002-2004.

Oliveira, AB. *A Evolução da Medicina*. Livraria Pioneira Editora/Secretaria de Estado da Cultura, São Paulo, 1981.

Paim, JS. *O que é o SUS*. Editora da Fiocruz, Rio de Janeiro, 2009.

Porter, R. *Historia da Medicina*. Livraria e Editora Revinter, Rio de Janeiro, 2006.

Raw, I; Sant'anna, OA. *Aventuras da Microbiologia*. Hacker Editores, São Paulo, 2002.

Rosen, G. *Da Polícia Médica à Medicina Social*. Graal, Rio de Janeiro, 1979.

Rosen, G. *Uma História da Saúde Pública*. Unesp/Hucitec, São Paulo, 1994.

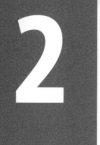

A Epidemiologia e o Processo de Assistência à Saúde

Álvaro Escrivão Junior

O cenário mundial do início do século 21 está marcado pela transição demográfica e epidemiológica, com o crescimento da desigualdade social e de saúde. O Brasil situa-se entre os países com maior nível de iniquidade, tanto nas condições de saúde da população quanto no acesso à atenção à saúde de boa qualidade, favorecendo os grupos de alta renda. Sabe-se, também, que o nível de saúde dos grupos sociais de menor renda é mais dependente de fatores externos ao setor, enquanto os grupos de maior renda têm nos avanços tecnológicos da assistência médica um determinante fundamental para a melhoria da saúde e do bem-estar. As reformas setoriais verificadas em muitos países têm procurado promover a distribuição equitativa de saúde.

Concepções de saúde e de intervenção

As formas de intervir sobre os problemas de saúde nas sociedades são determinadas pelos condicionantes econômicos e políticos nelas vigentes, assumindo, portanto, características peculiares em cada nação e nos diferentes períodos históricos. A epidemiologia teve suas bases científicas estabelecidas em meados do século 19, atribuindo-se a John Snow (1813-1858) o pioneirismo da sistematização do método epidemiológico, graças ao seu meticuloso trabalho de 1854 acerca do modo de transmissão do cólera na Inglaterra (Snow, 1990).

O conceito de unicausalidade – para cada doença, um agente específico – torna-se predominante a partir do final do século 19, época de acelerado progresso no conhecimento científico sobre as doenças transmissíveis, que se constituíam no principal problema de saúde das populações europeias. A teoria unicausal sofreu modificações, e, já no início do século 20, especialmente a partir da década de 1920, o modelo da multicausalidade tornou-se dominante no campo da epidemiologia. A tendência dessas modificações foi a ampliação da importância atribuída aos fatores ambientais e do hospedeiro na determinação dos problemas de saúde.

A origem da doença passou então a ser explicada pela denominada "tríade epidemiológica (ecológica)", ou seja, pela interação do agente etiológico com o hospedeiro humano, em um ambiente composto de elementos físicos, biológicos e sociais, que modulam esta relação. A noção de causa – condição de presença obrigatória para a ocorrência da doença – foi substituída pelo conceito de fator de risco, entendido como aquela condição cuja presença aumenta a probabilidade de ocorrência de um problema de saúde. O surgimento desta concepção foi importante para ampliar o conhecimento sobre as cadeias causais das doenças infecciosas e parasitárias e, principalmente, para estudar as moléstias crônicas degenerativas, as enfermidades genéticas, os agravos provocados por causas externas e os transtornos psicoemocionais, que cada vez mais constituem os principais problemas de saúde dos países desenvolvidos.

O conceito da tríade será progressivamente modificado, sendo propostos vários "modelos" e quadros esquemáticos para atender aos diversos usos na investigação e no planejamento das intervenções sobre os problemas de saúde (Goldberg, 1990). Além dos fatores diretos de risco ou de proteção (físicos, químicos e biológicos), passaram a ser considerados os fatores indiretos representados por variáveis socioeconômicas que, assim como os fatores diretos, podem ser submetidas aos tratamentos estatísticos habituais para permitir o estudo de suas ligações com o problema de saúde. A visão ampliada da rede de causalidade do processo saúde-doença, considerando os fatores sociais e ambientais mais complexos, tem sido denominada concepção ecológica.

A consolidação da concepção multicausal-ecológica no campo da epidemiologia, com seus diferentes enfoques, foi acompanhada por um expressivo desenvolvimento dos métodos e das técnicas de investigação científica, com a incorporação crescente de conhecimentos da estatística, cujo uso foi potencializado pela acelerada expansão da área de informática. Assim, entre os anos 1920 e os 1960, foram constituídos os principais delineamentos dos estudos epidemiológicos.

Ressalte-se, no entanto, que os modelos explicativos do processo saúde-doença baseados na concepção ecológica são limitados para elucidar a hierarquia de determinação entre os fatores sociais mais gerais – econômicos, culturais e ambientais – e os fatores de risco e de proteção relacionados com as condições de trabalho, nível de instrução, condições de moradia, estilo de vida e fatores hereditários. As pesquisas têm revelado a ausência de uma relação direta de causa e efeito entre os determinantes mais gerais e a situação de saúde de grupos e indivíduos. Não há, por exemplo, uma relação constante entre os indicadores de riqueza das sociedades com os indicadores do nível de saúde, ou seja, existem países com o produto interno bruto (PIB) *per capita* maior que o de outros, e estes possuem indicadores de saúde mais satisfatórios.

Verifica-se, portanto, que os modelos predominantes para explicar a realidade de saúde dos distintos grupos populacionais de interesse reduzem a complexidade do objeto de estudo ao recortar diferentes períodos do processo saúde-doença: exposição a riscos, doença e morte; e diversos espaços organizativos da realidade (grupos populacionais/nível geral da sociedade) e categorias individuais (idade, sexo, instrução). O processo de seleção das poucas variáveis que cada pesquisador considera relevantes para descrever essa realidade complexa, a partir dos paradigmas que o orientam, promove uma simplificação artificial desta realidade que limita a compreensão e a intervenção sobre o problema de interesse (Barata, 2005).

No caso das iniquidades de saúde, são necessários estudos sobre a cadeia de mediações entre os determinantes do processo saúde-doença no sentido de identificar as possibilidades mais eficientes de intervenção para reduzi-las (Buss e Pellegrini Filho, 2007). Embora, por exemplo, encontre-se bem estabelecido na literatura que a inserção social das pessoas prediz sua qualidade de vida, saúde e longevidade, cresce o número de estudos mais sofisticados sobre os complexos mecanismos por meio dos quais determinantes tais como renda, riqueza, educação, ocupação e outros padrões de classificação social influenciam a situação de saúde e a mortalidade.

Os pesquisadores e os organismos internacionais de saúde têm insistido na importância de ser reconhecido o impacto das políticas econômicas e sociais nas condições de saúde das populações como um reflexo da maneira como a sociedade toma decisões acerca do desenvolvimento. No ano 2000, a Organização Mundial da Saúde divulgou um documento em que "insta energicamente" os centros de pesquisa, os governos e as sociedades a encontrar formas eficientes de interferir nas causas da iniquidade social e de saúde:

> *"The good news is that decision-makers at all levels increasingly recognize the need to invest in health and sustainable development. To do this, they need clear facts as much as they need strategic guidance and policy tools. Translating scientific evidence into policy and action is always a complex process. It is particularly difficult when the implications for action may change the way we think about policies that affect health." (Wilkinson e Marmot, 2000)*

▍ O papel dos serviços de saúde na determinação das condições de saúde

No curso desse processo, desde o final do século 19, a questão da contribuição do sistema de saúde na determinação das condições de saúde esteve sempre em competição com as ideias da determinação social. Mas, somente na segunda metade do século 20, teve início a organização efetiva do "complexo médico-industrial" que se constitui no modelo ocidental moderno de sistema de saúde (Barreto, 2004).

O relatório Flexner, publicado nos EUA, em 1910, pela Carnegie Foundation for the Advancement of Teaching, fez críticas contundentes ao ensino médico norte-americano vigente na época e propôs a centralização do saber médico nos hospitais e nas especialidades médicas, supervalorizando a medicina curativa e o enfoque biomédico (Boelen, 2002). Iniciava-se então a trajetória de expansão dos custos em saúde, identificada já em 1948, por Roberts, em trabalho que projetava o encarecimento da atenção médica, em virtude do modelo centrado na tecnologia e na especialização (Braga e Paula, 1981).

Na década de 1960, partindo do conceito da história natural da doença desenvolvido por J. Ryle em 1936, Leavell e Clark propõem uma nova orientação para a prática médico-odontológica, a partir de uma abordagem que define os pontos (ou níveis) da história natural de qualquer doença em que as medidas preventivas possam ser aplicadas de forma eficaz (Figura 2.1).

Assim, a medicina preventiva surgiu como uma reação à ideologia curativa da prática médica vigente e criticava as características inadequadas desta prática para atender às necessidades de saúde da população. As principais críticas estavam relacionadas com a diminuição do humanismo na relação com o paciente, causada pela forte tendência à especialização; à predominância do enfoque biológico, que desconsiderava aspectos sociais e psicológicos, notadamente envolvidos na origem e na perpetuação de várias doenças; à ausência de um vínculo com a comunidade, uma vez que a medicina curativa privilegiava práticas voltadas ao indivíduo, e não ao coletivo; e à inadequação da formação dos profissionais de saúde, à medida que não eram preparados para lidar com os problemas de saúde da população como um todo.

A história natural da doença é dividida em dois períodos (pré-patogênese e patogênese) correspondentes aos tempos anterior e posterior ao momento em que surgem as primeiras alterações nos tecidos e funções do hospedeiro, decorrentes de sua reação aos estímulos patogênicos provenientes do agente, do meio ambiente ou do próprio hospedeiro. A ocorrência da doença nos indivíduos ou sua distribuição por grupos humanos é concebida como resultado de forças (positivas e negativas) em permanente reação, sendo a sua história natural iniciada mesmo antes que o próprio homem seja afetado (Leavell e Clark, 1976).

No período de patogênese, o curso da doença pode ter um momento inicial em que não é ainda possível detectar as alterações produzidas pelo processo mórbido, uma segunda fase em que a doença é discernível precocemente e fases mais tardias na história natural: a de doença avançada, de convalescença, de cronicidade e de invalidez.

A *prevenção primária* se dá na etapa em que ainda não existe doença. Ela é composta pelos dois primeiros níveis de aplicação das medidas preventivas: *promoção da saúde* e *proteção específica*. A *promoção da saúde* é caracterizada por ações que visam promover a saúde e o bem-estar geral da população, isto é, não há necessariamente uma doença específica para a qual se dirijam as ações. O segundo nível de aplicação das medidas preventivas contém as ações relacionadas com a *proteção específica*, que ainda estão voltadas para a manutenção do estado de saúde, mas já são centradas em doenças específicas, sendo seu objetivo evitá-las.

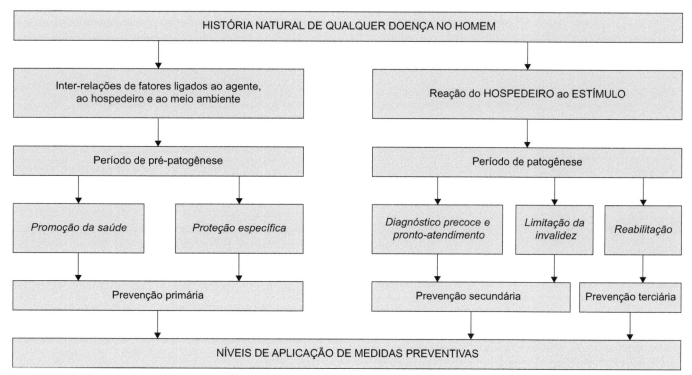

▲ **Figura 2.1** Níveis de aplicação de medidas preventivas na história natural da doença. Adaptada de Leavell e Clark, 1976, p. 18.

O terceiro nível de aplicação das medidas preventivas, denominado *diagnóstico precoce e pronto-atendimento*, também conhecido como *detecção precoce e tratamento imediato*, compõe-se de ações que visam identificar precocemente a doença no sentido de instituir a terapêutica nos estágios iniciais. Como a doença já está presente, o objetivo dessas medidas é prevenir a sua progressão para estágios mais avançados da história natural da doença (HND).

O quarto nível de aplicação de medidas preventivas é a *limitação da invalidez ou do dano*, que integra junto com o terceiro nível as chamadas medidas de *prevenção secundária*.

O quinto nível de aplicação de medidas preventivas é a *reabilitação*, que corresponde às ações de *prevenção terciária*. As medidas aplicadas neste momento da HND visam prevenir as complicações da doença já instalada, melhorar a qualidade de vida do incapacitado e retardar a morte.

Considerando a realidade atual da assistência à saúde em grande parte dos sistemas nacionais, cresce de importância o conceito ainda pouco conhecido de prevenção quaternária, elaborado por Jamoulle em 1999 e oficializado pela WONCA (World Organization of National Colleges), em 2003. Esta entidade, que congrega médicos gerais/de família, defende a implantação de ações para proteger os pacientes da intervenção médica desnecessária e prevenir iatrogenias. O conceito de prevenção quaternária ressalta três situações comuns do cuidado médico geradoras de grande iatrogenia: excesso de rastreamento, de solicitação de exames complementares e de medicalização de fatores de risco, notadamente na esfera da saúde mental (Norman e Tesser, 2009).

O modelo da história natural da doença, ampliado por contribuições de outros autores, predomina na formulação de políticas e de programas de intervenção sobre os problemas de saúde na maioria dos países até os anos 2000. Em uma dessas contribuições, Laframboise apresentou, em 1973, o conceito de "campo da saúde", no qual propõe dividir os vários fatores de risco relacionados com o processo saúde-doença em quatro agrupamentos: estilo de vida, ambiente, organização dos cuidados com a saúde e biologia humana (Dever, 1988). De acordo com os pressupostos deste modelo, a interação dos quatro grupos produzirá conformações específicas segundo cada doença ou agravo à saúde. Neste mesmo sentido, o "modelo epidemiológico para a análise da política de saúde", proposto por Dever em 1976, enfatiza a necessidade de serem considerados todos os fatores que participam da prevenção e da recuperação da saúde. A epidemiologia, por meio de seus métodos e técnicas, seria a disciplina capaz de identificar as populações de risco e orientar as atividades dos serviços de saúde.

Ressalte-se, neste ponto, que os conceitos de prevenção primária, secundária e terciária do modelo da HND não devem ser confundidos com os níveis de atenção primária (básica), secundária e terciária utilizados na organização das ações de saúde, segundo o nível de complexidade tecnológica exigida para praticá-las (alguns autores denominam *serviços de nível quaternário* centros, geralmente especializados, que utilizam equipamentos de altíssima complexidade e profissionais com muito tempo de formação).

Atenção à saúde inclui ações, programas e serviços de promoção da saúde, prevenção, tratamento e reabilitação de doenças e está ordenada em níveis de atenção, que são a básica (primária), a de média complexidade e a de alta complexidade.

Lembre-se, a propósito, que existem distintos entendimentos sobre o conceito de Atenção Primária à Saúde – APS. Entre os técnicos da área, ela é predominantemente percebida como o nível básico da atenção à saúde/porta de entrada do sistema de saúde e, ainda, como estratégia estruturante do sistema de saúde em seus diversos níveis de complexidade. Para outros a APS é vista, muitas vezes, como um serviço de baixa tecnologia ou mesmo como uma "atenção pobre voltada para as populações pobres".

De acordo com a definição original da Conferência de Alma Ata (Rivero, 2003), atenção primária de saúde é a assistência sanitária essencial baseada em métodos e tecnologias práticos, cientificamente fundados e socialmente aceitáveis, posta ao alcance de todos os indivíduos e famílias da comunidade mediante a sua plena participação e a um custo que a comunidade e o país possam suportar, em todas e cada etapa do seu desenvolvimento, com um espírito de autorresponsabilidade e autodeterminação. Entre outras, estão incluídas na APS as seguintes ações: atenção em saúde materno-infantil; imunização contra as principais enfermidades infecciosas; informação e educação sanitária da população; promoção de saúde e prevenção de riscos e doenças, incluindo as ações de vigilância epidemiológica e sanitária; adequado suplemento de água segura e saneamento básico, se aplicável; *tratamento adequado de doenças e agravos à saúde comuns na população de interesse*; provisão de medicamentos essenciais; saúde bucal e serviços optométricos (Europa, Canadá, EUA).

No Brasil a atenção primária é definida pelo Ministério da Saúde como *atenção básica à saúde*. O Ministério definiu também, o rol de procedimentos considerados de alta complexidade (tanto ambulatoriais quanto hospitalares). Os que não foram classificados como procedimentos da atenção básica nem como da alta complexidade passaram ser considerados de média complexidade. Alerte-se que a definição de um determinado procedimento como de alta complexidade decorreu muito mais da realidade da oferta do mesmo no sistema de saúde brasileiro, que de uma avaliação do seu nível de complexidade tecnológica, considerando tanto as chamadas "tecnologias duras" (exames, imagens, procedimentos, remédios etc.) como as denominadas por alguns autores "tecnologias leve-duras" (embasadas por saberes estruturados, como a clínica e a epidemiologia) e "tecnologias leves", referindo-se aos saberes e à capacidade de decisão do profissional no encontro intersubjetivo entre ele e o usuário dos serviços de saúde (Cecílio, 1997).

Papel da epidemiologia na gestão de serviços e de sistemas de saúde

A gestão de serviços e de sistemas de saúde envolve o conhecimento das respostas a algumas questões fundamentais:

- Como e por que a população adoece?
- Como e por que a população se cura?
- Como e por que a população é atendida?
- Quanto custa a atenção à saúde?

Em conjunto com outros campos disciplinares, a epidemiologia contribui para a obtenção destas respostas. A complexidade de seu objeto de estudo – o processo saúde-doença em populações humanas – exige da epidemiologia a incorporação de conceitos, métodos e técnicas de diversas outras disciplinas, entre as quais se destacam a clínica (e as ciências biológicas a ela associadas), a demografia, a sociologia e a estatística.

A epidemiologia é uma ciência aplicada voltada para a solução de problemas de saúde. Existem dezenas de definições de epidemiologia, refletindo as diversas correntes de estudo que a compõem, muitas delas com autonomia relativa e paradigmas próprios. A definição de MacMahon e Pugh (1975), de caráter menos abrangente, entende a epidemiologia como "o estudo da distribuição da doença e dos determinantes de sua prevalência na população humana", enquanto para Rouquayrol (1998) a epidemiologia é "a ciência que estuda o processo de saúde-doença na comunidade, analisando a distribuição e os fatores determinantes das enfermidades e dos agravos à saúde coletiva, propondo medidas específicas de prevenção, controle ou erradicação".

Para Dever (1988), a epidemiologia constitui-se em uma ferramenta científica para produzir e analisar informações úteis, gerando o conhecimento necessário para a tomada de decisão no planejamento, na administração e na avaliação de atividades ou programas de saúde, assim como para subsidiar o processo de formulação e implementação de políticas de saúde.

A epidemiologia foi utilizada, tradicionalmente, para estudar os determinantes da saúde, da doença e do desempenho social e para subsidiar a prevenção das doenças e a atenção médica enfocadas nos procedimentos diagnósticos e terapêuticos, e não no conjunto das atividades dos serviços de saúde. No entanto, desde o final da década de 1970, registra-se a proposição do uso dessa disciplina no planejamento da atenção à saúde, recomendando-se a ampliação da utilização dos fundamentos da epidemiologia para além de seus limites tradicionais. Esta limitação poderia ser explicada pela estreita gama de métodos e técnicas até então utilizados pelos epidemiologistas e pelo seu distanciamento dos processos de tomada de decisões nas organizações.

As razões para explicar a crescente participação da epidemiologia na prática administrativa são complexas, mas decorrem em parte dos avanços técnicos no manejo da informação e da demanda por sistemas de informação em grande escala. Os vários complementos que o termo epidemiologia tem recebido, tais como clássica, convencional, clínica, molecular, ecológica, social, crítica, gerencial, entre outros, refletem a disputa existente entre as diversas correntes que compõem o campo de investigação e prática da epidemiologia. Não obstante, nas formulações mais recentes, considera-se essencial o uso dos fatos, dados e evidências no planejamento efetivo e responsável, na ação e na avaliação das intervenções de saúde, caracterizando o que tem sido denominado um processo de tomada de decisões baseado em informações. A aplicação dos princípios e métodos da epidemiologia no processo de tomada de decisões na área de gestão em saúde tem sido denominada *epidemiologia gerencial* (Fleming, Scutchfield e Tucker, 2000).

Percebe-se que, mais do que possível, a utilização dos princípios e métodos da epidemiologia no campo da saúde é fundamental para se atingir *o objetivo final de qualquer instituição desse campo: a melhoria da saúde ou pelo menos o alívio do sofrimento e a restauração da capacidade funcional no melhor nível possível*. Conhecer a magnitude dos problemas de saúde que atingem as populações humanas (incidência, prevalência, incapacidade, mortalidade), estudar a distribuição espacial e temporal desses agravos e as características da população atingida (idade, sexo, ocupação, nível socioeconômico e outras) são essenciais para a identificação dos problemas individuais e coletivos de saúde e para avaliação de sua importância relativa.

Neste sentido, o uso de técnicas epidemiológicas que identifiquem os grupos populacionais e as áreas de maior risco, bem como que determinem os fatores causais das enfermidades, é imprescindível para orientar a aplicação dos recursos nos programas e atividades de maior impacto, em termos da redução dos indicadores de magnitude e gravidade das doenças e dos agravos da saúde.

Metodologia epidemiológica

Segundo a sistematização de Almeida Filho e Barreto (2011), no processo de produção do conhecimento científico, podem ser elencados os seguintes conceitos e definições:

- *Observação:* processo de identificação, seleção, coleção e registro sistemático de signos referentes a propriedades ou atributos relevantes de objetos naturais, culturais ou sociais. Atributos dimensionais são mensuráveis e atributos discretos são computáveis, ao passo que situações, traços, processos, opiniões, narrativas e eventos ou observações de natureza similar não são mensuráveis ou computáveis, mas, sim, descritíveis

- *Dado:* é um signo construído a partir de atributo observado em um objeto qualquer, que recebe um significado. São observações com significado. A primeira transformação da cadeia produtiva do conhecimento científico e tecnológico opera da observação para o dado. Os dados podem ser estruturados, quando são produzidos por um sistema predefinido de codificação, e semiestruturados, quando a própria produção de observações resulta em um sistema de codificação

- *Indicador:* dados são expressos como indicadores no sentido de que indicam parâmetros ou propriedades. No processo de transformação da medida em indicador, os parâmetros merecem atenção especial porque funcionam como produtos de etapas intermediárias, "valores ideais" de uma dada dimensão ou propriedade "quantificável" do objeto concreto sob investigação

- *Informação:* é produzida a partir da análise de dados. A passagem do dado para informação é determinada por processos de transformação analítica (síntese). Neste sentido, análise implica um processo de organização, indexação, classificação, condensação e interpretação de dados, com o objetivo de identificar dimensões, atributos, predicados e propriedades comuns entre casos individuais. O atributo/propriedade individual deixa de ser relevante depois da transformação do dado em informação, sendo substituído pela categoria "variável". Os dados são processados/analisados com o objetivo de resolver um problema (responder a uma pergunta do pesquisador/gestor, por exemplo)

- *Conhecimento:* a informação torna-se conhecimento científico e tecnológico somente depois de articulada em algum marco de referência conceitual.

A denominada "metodologia epidemiológica" constitui-se de estratégias, técnicas e procedimentos estruturados de pesquisa no campo da epidemiologia. Segue, portanto, os passos da investigação científica em outras áreas de conhecimento: a definição precisa de um problema; a revisão de conhecimento ou instrumentos relevantes para a solução do problema; a solução do problema com auxílio de meios identificados; a elaboração de hipóteses, teorias ou técnicas potencialmente capazes de resolver o problema; a obtenção de uma solução com auxílio do instrumental conceitual ou empírico disponível; a investigação das consequências da solução obtida; a prova da solução encontrada e a correção de hipóteses, teoria, procedimentos ou dados empregados na obtenção da solução incorreta.

Os métodos de estudo variam segundo as abordagens teóricas que os informam, sendo aqui apresentada apenas uma breve sistematização da metodologia epidemiológica predominante na prática dos serviços de saúde. Nesta abordagem, os indivíduos são classificados segundo a presença ou ausência da condição a estudar – doença ou agravo à saúde, por exemplo, estabelecendo-se relações entre essa variável, considerada *dependente*, com outras supostamente capazes de provocar mudanças na ocorrência ou na intensidade da condição estudada, consideradas como *variáveis independentes*.

Ao fazer a inferência para uma população-alvo dos resultados encontrados em uma amostra, surgem dois tipos de questões: qual é a *validade externa*, ou seja, a amostra selecionada realmente representa a população de interesse; qual é a *validade interna*, os resultados estão corretos para a amostra de pacientes estudados? O planejamento cuidadoso da amostra e a definição criteriosa das variáveis dependentes e independentes e dos valores a elas atribuídos pelo pesquisador (por classificação, mensuração ou contagem) são requisitos essenciais em toda pesquisa científica. Ressalte-se que o processo de mensuração pretende conhecer o valor real do atributo selecionado, mas os valores observados no estudo trazem necessariamente embutidos desvios resultantes de imperfeições dos métodos de classificação e de mensuração utilizados.

O plano de amostragem deve determinar o número de unidades (pessoas, por exemplo) a observar e as condições de observação e de análise dos dados coletados. Estas escolhas são feitas pelo pesquisador e orientam-se pelos objetivos e hipóteses da pesquisa e devem ser adequadas para o cumprimento da inferência estatística, ou seja, relacionar as estimativas (resultados amostrais) conhecidas no processo de pesquisa com os valores populacionais-alvo da pesquisa, que são desconhecidos.

A variação das medidas envolve dois componentes principais: o *erro*, inerente aos procedimentos de mensuração de qualquer área da ciência, tendo como características ser indeterminado, aleatório e, em tese, imponderável; e o *bias* (viés), uma variação sistemática e determinada decorrente de distorções na operação de medida, de seu instrumento ou de seu aplicador. A avaliação da *precisão* (o oposto do erro) pelos denominados indicadores de confiabilidade e da *validade* (o oposto do *bias*) por meio do conhecimento, da sensibilidade, da especificidade e do valor preditivo dos instrumentos de coleta de dados utilizados constitui um passo preliminar para alcançar bons resultados nos estudos epidemiológicos (Almeida e Rouquayrol, 2002).

A *sensibilidade* mede a proporção de testes positivos entre os que são verdadeiramente doentes; a *especificidade* mensura a proporção de teste negativo entre os que são verdadeiramente saudáveis; e o *valor preditivo* avalia a capacidade do teste para identificar os doentes na população, variando segundo a prevalência da doença em cada população estudada. Quando é necessário assegurar a identificação dos verdadeiro-positivos (controle de doadores de sangue, por exemplo), devem ser utilizados testes com alta sensibilidade, embora, em geral, estes testes aumentem o índice de falso-positivos. Estas medidas são importantes, por exemplo, para os testes de *screening*, utilizados para diagnóstico precoce de problemas de saúde em populações definidas e que devem, em termos ideais, identificar os indivíduos que têm o problema (os verdadeiro-positivos) e os que não o têm (os verdadeiro-negativos).

Classificação dos estudos epidemiológicos

Os estudos epidemiológicos admitem várias denominações segundo o eixo de classificação utilizado. Assim, quando são classificados segundo a *finalidade*, podem ser denominados *estudos etiológicos* (procuram conhecer a história natural de um problema de saúde), *estudos de efetividade* (pretendem avaliar o impacto de uma ação ou de um programa de saúde) e outros termos utilizados para designar as diversas aplicações do método epidemiológico.

Quanto às características do seu *desenho*, os estudos epidemiológicos são tradicionalmente classificados como descritivos, analíticos e experimentais (Quadro 2.1).

Os *estudos descritivos* permitem conhecer o padrão de distribuição espacial e temporal das doenças e dos agravos à saúde (lesões provocadas por acidentes e violências) e as características das pessoas afetadas por essas condições. Este tipo de estudo é desenhado para observar diferenças da frequência de casos (morbidade) e óbitos (mortalidade) nas unidades de espaço e tempo adequadas aos

Quadro 2.1 Características dos principais desenhos de estudos epidemiológicos.

Tipo	Vantagens	Desvantagens
Descritivos		
Séries de casos	Fornecem dados descritivos sobre as características da doença	Não têm grupo-controle, portanto não podem ser usados para teste de hipóteses
Corte transversal	Pode medir prevalência, simples; é capaz de gerar hipóteses	Não pode avaliar o momento da exposição
Analíticos – Observacionais		
Caso-controle	Pode estudar múltiplas exposições e doenças raras. Requer poucas pessoas. Logisticamente fácil, rápido e mais barato	Dificuldades para seleção de controles, possibilidade de vício na avaliação da exposição, não pode ser medida a incidência
Coortes	Podem estudar múltiplos resultados e exposições raras; menor probabilidade de vícios de seleção e de exposição. Podem medir incidência	Possibilidade de vícios de resultado. Caros e, se prospectivos, podem durar muitos anos. Não indicados para doenças raras. Perda de participantes do estudo
Experimentais		
Ensaios clínicos	Desenho mais convincente, controle de confundidoras desconhecidas ou não mensuráveis. Os randomizados são mais valorizados	Mais caros, artificiais, logisticamente mais difíceis, objeções éticas

Fonte: adaptado de Grisso, 1993.

objetivos a cada estudo, assim como para evidenciar diferenças entre grupos populacionais definidos por características de idade, sexo, nível socioeconômico e outras variáveis relativas a estilo de vida ou condições ambientais.

Os estudos descritivos possibilitam analisar tendências temporais de problemas de saúde e identificar áreas/grupos populacionais mais atingidos, sendo de fundamental relevância para o planejamento e a gestão dos serviços de saúde. Além disso, permitem formular hipóteses explicativas para a distribuição do fenômeno de saúde estudado ("variável dependente"), definindo "variáveis independentes" – fatores de risco ou de proteção supostamente responsáveis pelas variações de frequência observadas. Estas hipóteses são testadas por meio de estudos epidemiológicos analíticos e experimentais. Por motivos éticos, a realização dos estudos experimentais está proibida para análise de fatores que possam supostamente causar doenças ou agravos à saúde. A maior parte dos estudos epidemiológicos utiliza abordagens metodológicas observacionais, buscando identificar na população de interesse indivíduos que são expostos aos fatores de risco ou de proteção sem nenhuma interferência do pesquisador.

Nos *estudos de corte transversal* (seccionais ou de prevalência), observa-se em um mesmo momento histórico tanto a ocorrência do problema de saúde como a dos fatores que supostamente o determinam, razão pela qual não é possível avaliar o momento da exposição ao fator alegadamente causal. Por esta característica, embora sejam considerados instrumentos valiosos para a geração de hipóteses, os estudos seccionais não são vistos como uma metodologia de escolha para testá-las. Este desenho é muito utilizado nos inquéritos (*surveys*) para estudar grupos em tratamento em serviços de saúde, inquéritos domiciliares de morbidade e em grupos populacionais definidos (como idosos e escolares, por exemplo).

Os principais desenhos utilizados pela *epidemiologia analítica* são os estudos de coortes (ou prospectivos) e os de caso e controle (ou retrospectivos), ambos observacionais. Nos estudos de *coortes*,[1] são

selecionados dois grupos a partir da identificação de pessoas expostas e não expostas aos fatores supostamente relacionados com o problema de saúde, identificando, após um período adequado de tempo, a ocorrência ou não do efeito, por meio da comparação entre os coeficientes (taxas) de incidência ou de mortalidade dos respectivos grupos.

Nesse tipo de estudo, é possível medir o risco de ocorrência do problema de saúde de interesse em cada grupo e, portanto, calcular diretamente o *risco relativo* (relação entre o coeficiente de incidência (ou de mortalidade) no grupo dos expostos e o coeficiente no grupo dos não expostos ao fator) e o *risco atribuível* (resultado da subtração entre o coeficiente de incidência (ou de mortalidade) no grupo de expostos e o coeficiente no grupo de não expostos).

O estudo de coortes é classificado como *longitudinal* por analisar a exposição ao fator e a ocorrência do problema de saúde em momentos históricos diferentes. Permite estudar múltiplos resultados e exposições a fatores raros, mas não é recomendado para o estudo de doenças e agravos de baixa frequência. Quando são realizados de modo prospectivo implicam custo elevado, duram frequentemente muitos anos e estão sujeitos à perda de indivíduos sob observação.

Os *estudos de casos e controles* selecionam um grupo de pessoas atingidas por um determinado problema de saúde (casos de doenças ou agravos, por exemplo) e outro grupo de pessoas não atingidas (controles), comparando-os quanto à exposição, em momentos históricos anteriores, aos fatores de risco ou de proteção supostamente relacionados com o problema. Neste tipo de desenho – longitudinal/retrospectivo – não são medidos coeficientes/taxas de incidência (ou mortalidade) do problema estudado, não sendo possível, consequentemente, calcular diretamente os riscos.

O teste das hipóteses é realizado por meio da avaliação de possíveis diferenças significativas no grau de exposição aos fatores entre os grupos de casos e de controles, podendo-se estimar o risco relativo por meio do cálculo da *odds ratio* (razão de chances). As características do desenho permitem o estudo de problemas de saúde raros e da exposição a múltiplos fatores de risco ou proteção. São comparativamente menos custosos que os estudos de coortes prospectivos, mas enfrentam dificuldades para selecionar controles adequados e para coletar (retrospectivamente) dados confiáveis de exposição aos fatores.

---

[1] O termo *coortes*, designação dada originalmente às dez unidades (cada uma com 480 soldados) que compunham a Legião do Exército Romano, tem outros usos na área de Epidemiologia, significando, em geral, grupos de pessoas com uma característica comum. Utiliza-se, por exemplo, o termo *coortes* para designar o grupo de pessoas nascidas em um certo ano ou o grupo de indivíduos que iniciaram tratamento para tuberculose em um determinado mês.

Os *estudos experimentais* são especialmente indicados para avaliar a eficácia de intervenções profiláticas ou terapêuticas, apresentando a vantagem de possibilitar, por meio de procedimentos de randomização (aleatorização), o controle de variáveis confundidoras desconhecidas que podem dificultar a análise da relação entre os procedimentos estudados e os efeitos pretendidos, distorcendo assim os resultados do experimento.

Os *estudos ecológicos* em geral comparam médias (calculadas para grupos da população ou áreas geográficas) de indicadores de condições de vida com indicadores de situação de saúde, ou seja, têm agregados de indivíduos como unidades de análise. Esta abordagem é importante quando o que se quer é avaliar efeitos nos grupos que não são bem representados pela simples agregação de efeitos individuais. Assim, as associações causais definidas em estudos individuais sobre fatores de risco podem não se repetir e mesmo mostrar resultados contraditórios nos estudos ecológicos. Este aspecto pode ser ilustrado pelo denominado "paradoxo francês" – apesar da sua dieta com alta ingestão de gorduras saturadas e consequentemente maiores níveis de colesterol sérico que em outros países europeus, a população da França apresenta menores taxas de mortalidade por doença cardiovascular.

Os estudos ecológicos utilizam-se com frequência de bases de dados secundários, comparando, por exemplo, os níveis de poluição atmosférica em determinadas regiões geográficas com os coeficientes de mortalidade por doenças respiratórias nestas áreas. Apesar da maior facilidade e do menor custo, estes estudos podem incorrer na chamada *falácia ecológica*, uma vez que se conhecem apenas as *médias* de ocorrência, tanto da exposição ao fator quanto do efeito para agregados de indivíduos. Assim, no estudo antes exemplificado, não é possível saber o grau de exposição à poluição das pessoas que morreram por doenças respiratórias.

À semelhança dos estudos seccionais, os ecológicos não são considerados adequados para o teste de hipóteses. No entanto, de acordo com Almeida Filho e Rouquayrol (2002), estes estudos podem testar hipóteses só que em um nível mais complexo de determinação na verdade, a área ecológica pode sintetizar um conjunto enorme de variáveis, aproximando mais esse tipo de estudo da realidade social concreta. Para o autor, esta metodologia parece ser a mais dinâmica e adequada para pesquisas a respeito de desigualdades em saúde e avaliação tecnológica de políticas públicas de saúde.

Neste sentido, os estudos ecológicos podem ser tão potentes quanto os individuais para a formulação e teste de hipóteses, embora no desenho e na análise dos resultados deva ser considerada a coerência de nível, significando que, em cada nível de abordagem da realidade, deve haver coerência entre a forma de propor os problemas, a definição das unidades de análise, as variáveis e indicadores e os procedimentos de análise e interpretação. Para Almeida Filho e Rouquayrol (2011), o estudo ecológico não é um dos desenhos possíveis em epidemiologia, mas sim um nível de abordagem, no qual podem ser utilizados praticamente todos os desenhos de estudo epidemiológicos. Esses estudos têm como unidade de análise um conjunto de indivíduos denominado "agregados" e não indivíduos isolados.

▌ Síntese dos resultados de diversos estudos epidemiológicos

O conjunto dos conhecimentos produzidos pelos inúmeros trabalhos científicos sobre uma determinada questão (estado da arte) pode ser sumarizado usando métodos estruturados que explicitem os pesos atribuídos a cada um dos estudos selecionados e os critérios de escolha dos artigos incluídos na revisão sistemática sobre a questão escolhida. Os estudos de *metanálise* (*overviews*) selecionam certo número de estudos epidemiológicos, frequentemente ensaios controlados, que examinaram a mesma questão e combinam estatisticamente seus resultados visando reduzir os erros amostrais aleatórios presentes em cada estudo. A metanálise tem sido muito utilizada para sumarizar objetivamente a totalidade das evidências relativas a um particular assunto médico. Na realização destes estudos, estão sendo utilizadas técnicas estatísticas complexas visando esclarecer por que trabalhos científicos similares apresentam resultados diferentes e a estimar com maior precisão o efeito dos tratamentos.

Apesar do grande crescimento de publicações sobre estudos de metanálise nos últimos anos, alguns autores têm apontado graves problemas de validade em muitos destes estudos. A principal dificuldade operacional é a escolha das pesquisas que serão incluídas, sendo imprescindível definir o grau de heterogeneidade tolerável nos trabalhos selecionados em termos dos diferentes tipos de pacientes, protocolos, tratamentos e métodos de avaliação dos resultados. Na sua realização, deve-se ter o cuidado de utilizar critérios objetivos e explícitos de inclusão dos trabalhos científicos, buscando-se também incluir aqueles não publicados, no sentido de controlar o denominado "*bias* de publicação" – a literatura tende a aceitar mais as pesquisas que mostraram resultados positivos. Ou seja, os autores tendem a não enviar para as revistas científicas os trabalhos que não confirmaram a hipótese, fazendo com que, na realidade, as pesquisas publicadas constituam uma amostra viciada de todos os resultados de pesquisas realizadas sobre o tema de interesse (Fleming, Scutchfield e Tucker, 2000).

▌ Objeto da epidemiologia

De modo simplificado, segundo Almeida Filho e Rouquayrol (2002) o *objeto da epidemiologia* poderia ser definido como "o risco e os seus determinantes". No entanto, a epidemiologia não considera apenas o elemento negativo contido na expressão risco, mas o conceito de probabilidade de ocorrência de algum evento – morte, doença, cura ou outra condição relacionada com a saúde – em um grupo populacional, durante um tempo determinado. *Fatores de risco ou de proteção* seriam os atributos presentes, com intensidades diversas, em populações estudadas (grupos expostos/não expostos) hipoteticamente responsáveis pela maior ou menor ocorrência da doença, cura ou evento relacionado com a saúde. Quando se trata de atributos não evitáveis, tais como o sexo/gênero ou o grupo étnico, utiliza-se a expressão *marcadores de risco*. Um grupo de risco seria definido como um grupo populacional exposto a um dado fator de risco ou identificado por um marcador de risco.

É preciso ressaltar que o cálculo direto do risco ou sua estimação produz achados relativos à dimensão agregada (risco no grupo). A tentativa de aplicar esses achados para o nível individual pode gerar erros lógicos, pois o que é válido para o nível agregado pode não o ser para o individual e vice-versa. Assim, se o risco de morrer para um determinado procedimento cirúrgico é de um óbito para cada mil pacientes operados, esta informação servirá apenas como orientação para a decisão de um determinado paciente. Da mesma maneira, quando se afirma que não há evidência nos estudos epidemiológicos dos benefícios de determinado tratamento quando são comparados dois grupos de pacientes – tratados e não tratados – não é possível excluir a possibilidade de que o tratamento possa ser benéfico para um determinado paciente.

Outro alerta relevante diz respeito à diferença de interpretação dos significados dos *riscos relativo e absoluto* (Quadro 2.2), ou seja, o primeiro indica apenas a força da associação entre um fator supostamente relacionado e o problema de saúde estudado, não sendo adequado para avaliar a probabilidade de ocorrência do evento em um determinado grupo populacional. Por outro lado, o risco absoluto é frequentemente expresso pelo coeficiente (taxa) de incidência/mortalidade do problema de saúde estudado em uma população, indicando o número de casos/óbitos por unidade de tempo relativo ao tamanho desta população. Assim, por exemplo, a frequência absoluta da mortalidade por câncer de pulmão na população geral é relativamente pequena, mas o risco relativo entre os grupos de fumantes e não fumantes é muito expressivo.

O *risco atribuível*, também denominado diferença de risco, é a parcela do risco atribuível exclusivamente ao fator estudado, e não aos outros fatores conhecidos ou desconhecidos que interferem na ocorrência do problema de saúde estudado. É a diferença entre a taxa de incidência/mortalidade da doença no grupo de expostos e a taxa de incidência/mortalidade no grupo de não expostos.

Finalmente, é importante conhecer as diferentes formas de interpretar os resultados dos estudos sobre risco. Embora seja uma questão que se aplica ao manejo de todas as doenças e problemas de saúde, a epidemia de AIDS propiciou o surgimento de conceitos e práticas de prevenção e controle que substituíram a controversa categoria de *grupos de risco* (definidos em 1982 pelo CDC – Centros de Controle de Doenças dos EUA como: homossexuais, hemofílicos, haitianos e usuários de drogas intravenosas). Em um primeiro momento este termo deu lugar à noção de *grupos com comportamento de risco* e depois ao conceito de *vulnerabilidade* à infecção pelo HIV e à AIDS. As análises de vulnerabilidade nas dimensões individual, social e programática trouxeram uma nova perspectiva para as análises epidemiológicas de risco e aprimoraram as intervenções sobre o problema da AIDS, sendo aplicados a diversos outros problemas de saúde (Ayres *et al.*, 2012).

▌ Aplicações da epidemiologia na gestão de serviços e sistemas de saúde

Na perspectiva dos serviços de saúde, a aplicação da metodologia epidemiológica poderia, segundo Goldbaum (1996), ser sistematizada em quatro grandes grupos: estudos etiológicos (causais); análise da situação de saúde; vigilância epidemiológica; avaliação de serviços, programas e tecnologias. Neste capítulo, são abordados apenas os três últimos, pela maior relevância deles na prática dos serviços de saúde.

Análise da situação de saúde

A análise da situação de saúde é o processo de identificação, formulação, priorização e explicação de problemas de saúde em população definida pelo interesse de algum ator social envolvendo a produção de informação e de conhecimento sobre os riscos à saúde, às formas de adoecimento e morte da população de interesse e à organização e ao funcionamento dos sistemas e serviços de saúde responsáveis pela intervenção sobre os problemas identificados.

A disseminação do método "CENDES-OPS" de programação local de saúde, desenvolvido em 1962 e implantado nos países latino-americanos no período de 1965-1970, consolidou a prática da elaboração dos diagnósticos de saúde fundamentados na visão ecológica do processo saúde-doença, utilizando as medidas de mortalidade e de morbidade para definir prioridades de ação. Esta metodologia de programação pretendia reduzir as mortes evitáveis e estimular o uso eficiente dos escassos recursos públicos, através de uma cuidadosa análise de prioridades e do cálculo prévio dos resultados esperados com o uso de cada instrumento de ação. Na década de 1970, o método passou a ser criticado por seu caráter prescritivo e normatizador, ganhando mais espaço outras propostas, entre as quais se destacam o Pensamento Estratégico em Saúde, de Mário Testa, e o Planejamento Estratégico Situacional (PES), de Carlos Matus (Escrivão Junior, 1998).

As modificações nos perfis de morbimortalidade assim como as mudanças nos sistemas de serviços de saúde provocaram a necessidade de ampliação dos limites desses tradicionais diagnósticos sanitários. Na década de 1980, a Organização Pan-Americana da Saúde (Opas) propôs a implantação dos sistemas locais de saúde (Silos), conceituados como as unidades básicas dos sistemas nacionais de saúde, tornando-se o ponto focal de planejamento e gestão dos serviços. Os Silos deveriam administrar diretamente alguns recursos e coordenar toda a infraestrutura social dedicada à saúde em uma área geográfica e dimensionada para resolver uma parte significativa dos problemas de saúde dos indivíduos, das famílias, dos grupos sociais, das comunidades e do meio ambiente. Seria também sua atribuição a articulação com outros setores e o estímulo à participação social.

A localização da "unidade de análise" da situação de saúde no nível local reforçou a importância da utilização dos conceitos e técnicas da epidemiologia para explicitar as necessidades e equacionar os problemas deste território, garantindo uma leitura técnica que deveria ser confrontada com as leituras das diversas partes interessadas na organização dos serviços de saúde. Entre outras iniciativas que visam

◢ **Quadro 2.2** Tipos de risco.

Risco	Conceito	Cálculo
Absoluto	É a probabilidade de ocorrência de um determinado evento (dano, doença, cura etc.)	Taxas de incidência, de mortalidade etc.
Relativo	O risco indica quantas vezes é mais frequente o dano nos expostos (que têm o fator) do que nos não expostos Um risco relativo alto contribui para afirmar a casualidade	IE/IN
Atribuível	É a parte da incidência de um dano à saúde que é devida (ou atribuível) a uma dada exposição É a incidência adicional de doença relacionada à exposição, levando em conta a incidência basal de doença presumivelmente devida a outros fatores	IE – IN

IE, coeficiente de incidência no grupo de expostos; IN, coeficiente de incidência no grupo de não expostos. Fonte: adaptado de Almeida Filho e Rouquayrol, 2002.

operacionalizar essas propostas, pode ser citada a utilização do conceito de *território* com o desenvolvimento de sistema de informação capaz de possibilitar o conhecimento da situação de vida e saúde dos habitantes da área de abrangência das unidades de saúde, enfatizando-se, nesse processo, a participação da comunidade. Para tanto, foram despendidos esforços no sentido de integrar informações de diferentes fontes secundárias centralizadas, utilizando-se, inclusive, *softwares* de informações geográficos (SIG), para superpor mapas ambientais, demográficos, socioeconômicos e epidemiológicos, complementando-os com dados produzidos no nível local, por meio de inquéritos rápidos, entrevistas de informantes-chave, dentre outros.

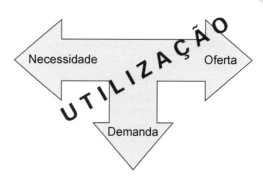

Figura 2.2 Utilização de serviços de saúde.

Vigilância epidemiológica

Tradicionalmente, a aplicação da epidemiologia nos serviços públicos de saúde tem se concentrado nos programas de controle das doenças de notificação compulsória, por meio da prática da vigilância epidemiológica, um instrumento destinado a acompanhamento e análise contínuos da ocorrência de doenças e problemas de saúde particularmente importantes, visando subsidiar o gerenciamento de programas de intervenção. A vigilância tem características comuns com as do monitoramento, ambas as atividades contínuas de coleta e análise de dados e de divulgação de informações analisadas aos que delas necessitam tomar conhecimento. A especificidade da vigilância epidemiológica é constituir-se em instrumento destinado a elaborar, com fundamento em conhecimentos científicos rigorosamente atualizados, as bases técnicas que oferecerão continuamente subsídios aos serviços de saúde na elaboração e na implementação dos programas de saúde, assim como na identificação de problemas e na oportuna intervenção para seu controle. O monitoramento, diferentemente da vigilância, não é uma aplicação exclusiva da epidemiologia, podendo ser utilizado em muitas áreas de atividade, como, por exemplo, o monitoramento de indicadores econômicos, demográficos, de qualidade ambiental, entre outros (Waldman, 1998).

O que se tem denominado "vigilância em (à, da) saúde" é um conceito ainda em construção, significando uma prática informada pela epidemiologia que inclui as "ações de vigilância epidemiológica e sanitária, a implantação de ações de vigilância nutricional dirigidas a grupos de risco, a vigilância na área de saúde do trabalhador, levando em conta os ambientes de trabalho e os riscos ocupacionais, a vigilância ambiental em áreas específicas de risco epidemiológico, sem perder de vista a necessidade de reorientação das ações de prevenção de riscos e de recuperação da saúde, isto é, a própria assistência médico-ambulatorial, laboratorial e hospitalar" (Teixeira, 2002).

Avaliação de serviços, programas e tecnologias

O equilíbrio entre *necessidades, oferta e demanda* em saúde depende do nível de conhecimento a seu respeito nos diversos grupos populacionais e das características de seus sistemas de saúde, principalmente a relação entre os componentes públicos e os privados no financiamento das ações setoriais. As necessidades de saúde da população são, em princípio, infinitas, e a demanda e a oferta dos serviços de saúde obedecem a determinantes próprios em cada sociedade, comportando variações expressivas entre os distintos grupos sociais.

Desta forma, a utilização de serviços de saúde não expressa apenas as necessidades, pois é também determinada pela oferta (Figura 2.2). Características das pessoas, não associadas às necessidades de saúde, tais como as expectativas dos indivíduos, influenciam a demanda por tais serviços. Por outro lado, a oferta, ao mesmo tempo que determina o uso de serviços, é por este influenciada. Isto é, a oferta pode ser influenciada pela utilização de serviços em tempos anteriores, o que reflete o perfil de necessidade de saúde no passado, criando ao longo do tempo um *feedback* entre oferta e utilização.

Como já foi apontado, além do estudo dos determinantes da situação de saúde e da avaliação da eficácia de procedimentos diagnósticos e terapêuticos, verifica-se um crescente interesse pelo uso da metodologia epidemiológica na avaliação de sistemas, serviços, programas e ações de saúde.

A epidemiologia gerencial tem os princípios e as ferramentas adequadas para ajudar que os administradores tomem essas decisões baseando-se em informações técnicas e científicas que definem as necessidades e avaliam os resultados do ponto de vista da população. Em outros termos, a perspectiva epidemiológica da gestão dos serviços e sistemas de saúde enriquece e sofistica as funções administrativas básicas (Fleming, Scutchfield e Tucker, 2000).

A utilização dos conceitos e métodos desta disciplina permite aos administradores em saúde equacionar questões centrais do seu cotidiano, tais como: quais serviços serão oferecidos pela organização; quais as habilidades requeridas para o *staff*; como organizar os processos, ou seja, o relacionamento entre as várias partes que compõem a organização, com vistas a maximizar o impacto positivo; como determinar se a organização é efetiva e produz os resultados desejados.

No que se refere à avaliação dos cuidados à saúde, embora esteja disponível um grande arsenal de ferramentas para diagnosticar, prevenir e tratar doenças, não foram ainda desenvolvidas a contento estruturas capazes de assegurar uma avaliação oportuna de todos estes instrumentos. Uma ilustração expressiva das consequências dessa falta de controle seria "a irracionalidade" na oferta e na demanda de medicamentos em nosso meio, cujo consumo tem aumentado sem uma avaliação das vantagens e dos malefícios que proporcionam aos pacientes. O uso da metodologia epidemiológica, à medida que possibilita a avaliação da eficácia e dos riscos dos meios de prevenção, controle e recuperação da saúde, poderia, também, contribuir para o equacionamento do problema gerado pelo crescimento do gasto com os cuidados na área e com a busca de um uso racional dos recursos públicos, que se constituem na principal fonte de financiamento das ações do setor saúde na maioria dos países.

Desde o final dos anos 1970, tem havido um crescente interesse pelos métodos de síntese do conhecimento epidemiológico acumulado nos incontáveis estudos observacionais e experimentais. Mais recentemente, tem-se observado a ampla disseminação de propostas como a denominada medicina baseada em evidências, movimento originado nos anos 1970, principalmente no Canadá e na Inglaterra, que preconiza uma nova racionalidade para a prática médica, no sentido de torná-la mais eficiente, substituindo a chamada "experiência clínica" na tomada de decisões. A preocupação central desses movimentos parece ser a relação custo/efetividade das condutas médicas, articulando-se com os objetivos do polêmico *managed care* – atendimento gerenciado à saúde, predominante nos serviços de saúde dos EUA.

Os protocolos clínicos baseados em evidências científicas permitiriam, mediante revisões sistemáticas da literatura, identificar as condutas médicas comprovadamente eficazes e, ao mesmo tempo, identificar lacunas no conhecimento dos métodos diagnósticos e terapêuticos, indicando, assim, novas áreas de pesquisa. A revisão bibliográfica tradicional está sendo complementada por outros métodos de avaliação, tais como as conferências de consenso, encontros para avaliar o "estado da arte", método Delphos e metanálises.

O conceito de prática baseada em evidências científicas adquire contornos mais complexos quando se pretende a sua aplicação na gestão de sistemas de saúde. Aqui, o contexto da tomada de decisão desloca-se do enfoque individual para o nível populacional. Isto implica que os resultados das decisões atinjam um grande número de pessoas com a repercussão social correspondente (Dobrow *et al.*, 2004).

Além de avaliar a eficácia das tecnologias para diagnóstico e terapêutica, a epidemiologia pode contribuir para a análise da qualidade dos serviços de saúde, por meio de comparações dos indicadores epidemiológicos de diferentes unidades, ou em séries históricas para uma mesma unidade. As grandes variações observadas nas taxas de mortalidade, infecção hospitalar e proporções de partos operatórios, entre outras, podem ser estudadas utilizando-se como variáveis explicativas: treinamento, grau de especialização e idade da força de trabalho; as condições de trabalho e formas de financiamento das instituições; e as características do hospital e dos usuários.

Reveste-se de grande complexidade a discussão das relações existentes entre as áreas de produção de conhecimento que operam nos serviços de saúde, não sendo precisos, inclusive, os seus limites de atuação. A *avaliação de serviços e programas* implica: *avaliação tecnológica* – eficácia, segurança e efetividade; *avaliação econômica* (eficiência) – custo/efetividade, custo/utilidade e custo/benefício; *avaliação da qualidade*.

Sabe-se que qualidade é um termo abstrato que vem sendo definido ao longo do tempo de distintas formas decorrentes das necessidades das organizações e dos objetivos dos avaliadores. As definições mais recentes tendem a complementar as mais antigas, podendo esse termo ser entendido como excelência, valor, conformidade a critérios definidos e satisfação dos usuários dos serviços de saúde. A constante avaliação da qualidade dos serviços de saúde é vital para o sucesso das organizações, sendo desejável a utilização de critérios objetivos, ou seja, indicadores que permitam "medir" a qualidade dos serviços.

No modelo para avaliação da qualidade proposto por Donabedian (1985), é possível criar indicadores para medir os seus três componentes: *estrutura, processo* e *resultado*. A inserção da epidemiologia é mais relevante neste terceiro componente, uma vez que, para avaliar os efeitos ou produtos das ações realizadas pelos serviços na área, é preciso conhecer previamente a situação de saúde das pessoas e comunidades, para que se possa atribuir a modificação observada ao processo de intervenção que está sendo avaliado.

Ressalte-se, no entanto, que a avaliação dos resultados pode ser feita tanto no que se refere aos efeitos concretos – fisiopatológicos – na história natural das doenças, como no tocante à dimensão psicossocial, decorrente do relacionamento social entre os provedores e os usuários, intermediado pelas expectativas de ambos. Não existe consenso na literatura quanto à definição e à classificação dos indicadores de qualidade. Os indicadores de resultado referentes à dimensão "satisfação do usuário" deveriam, em tese, refletir as outras dimensões, ou seja, a satisfação poderia ser entendida como uma variável independente, determinada pelas dimensões: acesso, efetividade do cuidado e custo. Por sua vez, a avaliação da efetividade do cuidado requer o emprego de indicadores objetivos, tais como: duração do tratamento, ocorrência de recidivas e efeitos adversos de medicamentos. É necessário, portanto, construir indicadores para medir, ao mesmo tempo, o atendimento às necessidades do usuário, definidas tecnicamente, e as suas preferências.

Novas necessidades históricas têm exigido a rediscussão das reais contribuições que os conhecimentos clínico, epidemiológico e administrativo podem dar, para produzir maior qualidade e melhores resultados nos serviços de saúde. Ao longo dos últimos anos, a área de avaliação de serviços deixou de ser um processo exclusivamente técnico, um método que, dispondo de um conjunto de procedimentos e indicadores, poderia medir com presteza a efetividade de determinado serviço ou programa, sendo cada vez mais necessário articular informações estatísticas com os significados destes fatos para os sujeitos sociais que os vivenciam: comunidade, grupos e profissionais de saúde.

Apesar da vasta produção acadêmica e dos diversos registros disponíveis acerca de experiências nos serviços de saúde, o tema requer ainda muita reflexão para que sejam produzidos fundamentos conceituais e metodológicos essenciais para o aprimoramento da gestão dos hospitais e de outros serviços de saúde. É possível identificar um crescimento constante na utilização de indicadores de desempenho nos sistemas de saúde, assim como na realização de comparações entre referências (*benchmarks*) de processos, práticas ou medidas de desempenho entre organizações, para levá-las a níveis de superioridade e vantagem competitiva (Griffith e King, 2000). Neste ponto deve ser lembrado que os indicadores de desempenho mensuram apenas os aspectos do cuidado em saúde que os tomadores de decisão pretendem controlar, embora, muitas vezes, eles possam estar associados à qualidade. Ou seja, os indicadores de desempenho não são medidas diretas da qualidade e sim indícios de oportunidades de melhoria nos processos e resultados das organizações (Turpin *et al.*, 1996).

O objetivo principal para a adoção de indicadores de desempenho parece ser o controle de custos e de utilização de serviços de saúde, implicando a tentativa de reduzir a autonomia decisória médica. Destacam-se entre as medidas adotadas a implantação de parâmetros gerenciais e sistemas de informações a respeito dos custos das diversas opções de cuidado à saúde, assim como mecanismos de controle de insumos e de incorporação de novas tecnologias na atenção hospitalar. Essas práticas afetam tanto os provedores de cuidados, habituados a uma lógica diferente na formação dos preços dos serviços prestados, quanto os compradores desses serviços.

Por outro lado, em alguns países observa-se o crescimento da exigência para que os serviços de saúde, tanto privados quanto da área pública, organizem-se de modo a responder às necessidades das pessoas e ofereçam um cuidado efetivo e humanizado, provendo todas as informações de que o usuário necessite (Department of Health – NHS UK, 2001). Como decorrência, vem se intensificando o interesse pelo uso da metodologia epidemiológica na avaliação de sistemas, serviços, programas e ações de saúde. O equacionamento dessas complexas questões exige a participação de diversas outras disciplinas, tendo especial relevância no cenário atual a economia e a gestão (Novaes, 2004).

Por outro lado, a incorporação das evidências científicas no processo de tomada de decisão implica articular o conjunto das partes interessadas (*stakeholders*), internas e externas à organização, por meio de inquéritos, entrevistas e grupos focais envolvendo epidemiologistas, clínicos e administradores, além de representantes de entidades diretamente interessadas na organização. Os fatores externos à organização, tais como as necessidades de saúde da população-alvo, as políticas de saúde vigentes e a ação do poder judiciário interferem de modo importante no processo de tomada de decisão. Assim, por exemplo, a incorporação de inovações no diagnóstico e no tratamento das doenças dependerá tanto do perfil epidemiológico dos usuários como dos recursos disponíveis para atender as necessidades.

Neste mesmo sentido, Dobrow *et al.* (2004) apontam a necessidade imperiosa de considerar no processo de decisão as melhores evidências científicas contemplando ao mesmo tempo os contextos interno e externo das organizações. Em outros termos, esses autores sugerem ser necessário distinguir entre o impacto das evidências nos resultados das organizações e a simples utilização das evidências no processo de tomada de decisão. Esse é um dos principais desafios para o entendimento do *decision-making*, já que decisões baseadas em uma mesma evidência científica podem apresentar resultados diversos quando utilizadas em distintos contextos. Essa complexidade decorre do fato de que tanto o conhecimento científico produzido pelas pesquisas admite distintas interpretações, quanto o processo de tomada de decisão baseado em evidências (*evidence-based decision-making*) é afetado por múltiplas outras variáveis além da própria evidência. Assim, a utilização e o impacto das evidências na tomada de decisão dependerão de como e para que elas são selecionadas, interpretadas e valorizadas pelas diversas partes envolvidas, refletindo valores pessoais e interesses dos tomadores de decisão, bem como seus juízos acerca da qualidade das fontes utilizadas.

Apesar da grande potencialidade, a incorporação da epidemiologia na formulação de políticas e na gestão em saúde enfrenta limitações decorrentes do uso de abordagens explicativas limitadas, bem como devidas à inexistência ou à indisponibilidade de dados adequados. A concretização do uso potencial da epidemiologia implica questões de natureza complexa envolvendo valores filosóficos, políticos, econômicos, metodológicos, organizacionais, sociais e psicológicos (Lemieux-Charles e Champagne, 2004).

Seleção de indicadores e disponibilização da informação

É conhecida a dificuldade para selecionar qual informação é necessária ao gestor dos serviços de saúde, bem como para avaliar a sua contribuição às decisões mais acertadas, considerando as distintas perspectivas dos indivíduos, grupos ou entidades que têm algum interesse ou influência na específica organização (*stakeholder*). Outro aspecto relevante é que uma mesma informação pode ser usada de diversas formas, em diversos momentos e por diversas pessoas durante o processo decisório, ocorrendo interações complexas entre a capacidade cognitiva dos usuários, a natureza e o formato da informação.

Três questões são importantes para o desenvolvimento e aplicação de indicadores: (a) qual é a perspectiva que o indicador pretende refletir; (b) quais aspectos do cuidado em saúde estão sendo mensurados/avaliados; (c) quais as evidências científicas disponíveis.

A seleção do conjunto de indicadores e do seu nível de desagregação pode variar em função das necessidades específicas e prioridades de cada instituição, da disponibilidade de sistemas de informação e fonte de dados e dos recursos alocados nessa atividade. A manutenção desse conjunto de indicadores exige a adoção de instrumentos de tecnologia da informação adequados à operação regular dos sistemas de informação.

Constata-se, portanto, a necessidade de existir uma interação entre os que tomam decisões e os que organizam e gerenciam os sistemas de informação com a finalidade de definir os dados e informações relevantes e a forma mais adequada, em cada organização, para coletar, processar, armazenar e disseminar a informação necessária para tomada de decisão, coordenação, controle, análise e visualização.

Assim, a quantidade e a forma de apresentação da informação para os que tomam as decisões são requisitos importantes. Sendo processadores de informação, os tomadores de decisão atuam de acordo com volume, qualidade e acessibilidade dos dados disponíveis, bem como de sua capacidade para analisá-los. O modelo conceitual sobre a capacidade de processar informações dos indivíduos, desenvolvido por Schroeder *et al.*, mostra que, quando a quantidade de informação disponível para um gestor aumenta, cresce o uso dessa informação até chegar a um ponto de utilidade máxima, a partir da qual qualquer incremento adicional da quantidade de informação resulta em menor utilidade para o gestor, ou seja, existe um limite da capacidade cognitiva de cada indivíduo para processar informações (Raoufi, 2003). Porém, a ocorrência da sobrecarga de informação (*information overload*) depende também de outros fatores, tais como conhecimento, interesse, tempo e relevância da informação para os gestores. Além destes condicionantes, deve ser considerada a vantagem de analisar informações de forma coletiva, pois a capacidade de processamento da informação do grupo é maior que a soma das capacidades individuais de seus integrantes trabalhando isoladamente.

Existem diversos sistemas relacionando as estratégias organizacionais com indicadores de desempenho e de gestão com vistas a facilitar a utilização da informação pelos tomadores de decisão. Estes sistemas fornecem uma rápida, porém abrangente, visão dos indicadores de desempenho *vis-à-vis* os objetivos de qualidade, operacionais e financeiros (Curtright *et al.*, 2000). O uso de uma dessas ferramentas, o *Balanced Scorecard – BSC*, desenvolvido por Kaplan e Norton (2000), vem se ampliando na área, e diversas experiências têm sido divulgadas, revelando tanto o potencial dessa metodologia como as dificuldades para a sua implantação nas organizações de saúde (Yap *et al.*, 2005).

Uma das grandes dificuldades para operacionalizar o BSC está em se determinar quais indicadores serão privilegiados e como construir aqueles que evidenciem o que o gestor precisa ver. Muitos destes indicadores são definidos internamente nas próprias empresas, mas outros, para serem calculados, exigem dados e informações externas, provenientes do ambiente próximo ou do ecossistema. Outro desafio é a obtenção das informações, pois envolve a superação de problemas relativos aos sistemas de produção das informações nas organizações de saúde.

Deve ser considerado que nessas organizações grande parte dos dados é proveniente "das pontas", ou seja, das equipes assistenciais. Portanto, é muito longo o caminho entre a coleta dos dados e a produção do conhecimento para tomada de decisão estratégica, havendo muitas interferências neste trajeto. Nesse sentido, boa parte da dificuldade enfrentada pelas organizações para garantir retorno considerável dos investimentos em tecnologia de informação (TI) deve-se à falta de coordenação e de alinhamento entre as instâncias de decisão e a área responsável pelo desenvolvimento e pela manutenção dos sistemas de informação.

Existem diversos estudos mostrando os benefícios da TI para a melhora da eficácia, da segurança e da eficiência dos serviços de saúde (Hillestad *et al.*, 2005), embora a incorporação dessas aplicações varie significativamente de acordo com o porte e os financiadores dos hospitais, entre outros fatores. Por outro lado, não existe ainda clareza a respeito de quais tipos de soluções podem redundar em melhor qualidade do cuidado e menor custo e também quais seriam as fontes de financiamento da incorporação de TI nas organizações de saúde – "*who pays for and who benefits from*" (Shekelle, Morton e Keeler, 2006). O aprofundamento desta análise será feito no Capítulo 22, Gestão da Tecnologia de Informação.

Pesquisas e relatos de experiências brasileiras têm mostrado a utilidade da construção de painéis de controle (*dashboard*), onde podem ser visualizadas simultaneamente diferentes dimensões da avaliação das ações desenvolvidas nos distintos níveis de atenção à saúde (Viacava *et al.*, 2004). Uma dessas experiências, o "Painel de monitoramento das condições de vida e saúde da população e da situação dos serviços de saúde", da Secretaria Municipal da Saúde de São Paulo (2014), disponibiliza, desde 2001, um panorama sintético para o acompanhamento da gestão do sistema municipal de saúde, em suas várias instâncias de organização, e para subsidiar os gestores da SMS no acompanhamento e na avaliação das ações sob sua responsabilidade, constituindo ainda um instrumento de democratização da informação acerca dos resultados alcançados pela Secretaria.

Outro aspecto a considerar para garantir o uso rotineiro das informações é o envolvimento das equipes de trabalho na construção dos indicadores necessários para os distintos níveis de gestão – estratégica, tática e operacional. Para cada nível de gestão, devem ser selecionados indicadores relativos aos processos sob sua responsabilidade, os quais deveriam ser disponibilizados em intervalos de tempo adequados aos processos de tomada de decisões de cada um desses níveis. Para alguns autores, este ajuste entre as estratégias de negócio, tecnologias de informação e estruturas internas da empresa não é um resultado simples de ser obtido, mas sim um processo dinâmico e contínuo. O impacto da tecnologia dependerá da capacidade da organização em explorá-la de forma contínua, e o seu sucesso não está apenas relacionado com o *hardware* e o *software* utilizados, ou ainda com metodologias de desenvolvimento, mas com o alinhamento da TI à estratégia e às características da empresa e de sua estrutura organizacional (Fieschi *et al.*, 2003).

Neste sentido, a existência de estruturas organizacionais inovadoras que possibilitem a integração/compatibilização entre os diversos mecanismos de produção de dados e informação existentes nas empresas e garantam a adoção de tecnologias eficientes de informação e comunicação parece ser um passo fundamental. Porém, o modo compartilhado de funcionamento das diversas áreas técnicas e administrativas vigente na maioria das instituições, em que cada órgão produz informações, escolhe soluções de TI e define critérios para disponibilizar os dados de modo independente, é um empecilho dominante para a apropriação, de fato, das informações pelos gestores e gerentes.

Uso da informação para a tomada de decisão

A profissionalização da gestão na área de saúde deixou de ser uma vantagem competitiva ou um diferencial da instituição, tornando-se um determinante básico, como na maioria dos outros setores da economia. Porém, no setor de saúde brasileiro, esta profissionalização caminha a passos lentos, e a ideia de gerir baseando-se em informação ainda não foi assimilada completamente.

Impõe-se, portanto, perguntar: com tantos recursos disponíveis nesta denominada era da informação, como explicar que a falta de comunicação e disseminação de informação ainda seja uma barreira para um adequado processo de tomada de decisão? Por que os gestores enfrentam tanta dificuldade para partilhar seus conhecimentos? Parece ser bastante claro que este não é um problema de TI e, sim, humano. Ou seja, a qualidade da decisão não se baseia exclusivamente em recursos informacionais extremamente avançados, dependendo mais do processo de compartilhamento da informação e do conhecimento nas organizações.

Em um modelo ideal de partilha do conhecimento, os administradores são valorizados não porque sabem mais do que os seus subordinados, mas porque conseguem rapidamente comunicar-lhes o que sabem e, ainda, porque conseguem que eles façam o mesmo entre si. Porém, nas organizações humanas, existe sempre um movimento complexo de disputa, com focos de instabilidade, riscos de conflitos e interesses múltiplos disputando hegemonia em situações estratégicas, o que potencializa uma leitura restrita da expressão clássica: informação é poder (Moraes, 2002). Assim, habitualmente, os líderes das equipes guardam as informações, partilhando-as apenas quando não conseguem evitar a divulgação dessas informações.

Um conjunto de inibidores pessoais e organizacionais tem sido apontado para explicar a falta de compartilhamento das informações nas empresas: crença generalizada na ideia de que, se as pessoas sabem algo que os outros não sabem, possuem vantagem competitiva sobre eles; insegurança que muitos têm quanto ao valor do seu próprio conhecimento e à falta de confiança nas outras pessoas. Frequentemente, também, não se partilha a informação por medo de consequências negativas, o que torna crucial eliminar as barreiras ao fluxo livre de ideias e criar uma cultura de disseminação do conhecimento.

Outro obstáculo para a utilização de indicadores no processo decisório é a falta de confiança dos gestores na fidedignidade dos dados. Em que pese a relevância do aprimoramento e do monitoramento constantes da qualidade dos indicadores, a principal forma de aprimorar as bases de dados é a disseminação e a utilização da informação. Finalmente, a utilização da informação para a tomada de decisão depende da forma de apresentação da informação para os gestores e da cultura das organizações. Registre-se, porém, a carência de profissionais capacitados para analisar os dados e informações hospitalares e implantar seus modelos adequados de disponibilização aos diversos interessados (Vallet *et al.*, 2006).

Indicadores em saúde

Não há uma variável única capaz de descrever saúde, pois sua mensuração[2] requer o uso combinado de muitas variáveis, cada uma delas respondendo por um elemento do conceito total. Por outro lado, observa-se na literatura científica o uso indiscriminado de termos para denominar indicadores. Esta dificuldade decorre da natureza interdisciplinar e multiprofissional da epidemiologia. As diversas definições relativas aos indicadores são influenciadas por jargões mais ou menos consolidados em campos disciplinares, tais como demografia, economia, estatística aplicada à saúde, ciência política aplicada à saúde e à prática clínica.

Neste texto definimos *indicadores de saúde* como medidas-síntese que contêm informação a respeito de determinados atributos e dimensões relativos a eventos de interesse para a saúde. Podem ser desde a simples contagem direta de casos de determinada doença, até o cálculo de proporções, razões, taxas ou índices sofisticados. A ocorrência de doenças ou incapacidades preveníveis ou de mortes prematuras pode ser um indicador de alerta quanto à qualidade do cuidado de saúde, recebendo a designação de *evento sentinela* (*sentinel health event*).

Os dados e as informações para conhecer os problemas e as ações de saúde podem ser obtidos e trabalhados de acordo com três abordagens: (a) *indicador*, envolvendo a análise de estatísticas de expectativa de vida, de morbidade e de incapacidade, de estatísticas sociais relativas à saúde e de estatísticas de utilização de serviços de saúde; (b) *levantamento*, incluindo a análise de disponibilidade e utilização de serviços, taxas de pessoas em tratamento de saúde e levantamento em amostras da população geral para coleta de dados, acerca de problemas de saúde, incapacidade e percepção das necessidades; e (c) *consenso*, em que seriam utilizados meios para definir as necessidades de cuidados de saúde confrontando as visões leiga e profissional dos grupos participantes (Dever, 1988).

Alguns autores consideram que os dados requeridos para construir indicadores são produzidos tanto por métodos sistemáticos quanto por não sistemáticos. De fato, grande parte das organizações de saúde não utiliza regularmente instrumentos de medida para orientar as atividades de planejamento e administração. Por outro lado, reconhece-se que há meios para avaliar a qualidade dos serviços de saúde que prescindem do uso de medidas quantitativas "duras" (*hard quantitative measures*).

Métodos qualitativos como, por exemplo, o *peer review* ou as entrevistas com pacientes podem ser úteis para produzir conhecimento a respeito de diversos aspectos dos sistemas e serviços de saúde. O estudo de caso é um dos tipos de pesquisa qualitativa mais utilizados para estudar organizações de saúde e permite apreender aspectos não contemplados nas pesquisas que se valem apenas de metodologias quantitativas.

No entanto, a utilização de indicadores quantitativos tem sido cada vez mais valorizada, postulando-se que este tipo de indicador produz "evidências da qualidade", crescentemente requeridas na prestação de contas (*accountability*) às distintas partes interessadas na *performance* dos sistemas e serviços de saúde.

Os indicadores podem proporcionar as informações mensuráveis para descrever tanto a realidade de saúde como as modificações devidas à presença do serviço ou programa de saúde, assim como são capazes de quantificar o nível de desempenho das atividades em um processo ou seu *output* (produto ou serviço) em relação a metas especificadas. Revelam também o grau de satisfação dos usuários de serviços de saúde.

A *qualidade de um indicador* depende das propriedades dos componentes utilizados em sua formulação (frequência de casos, população de risco etc.) e da precisão dos sistemas de informação empregados (registro, coleta e transmissão de dados). O grau de *excelência de um indicador* pode ser definido por sua *validade* (capacidade de medir o que se pretende) e *confiabilidade* (reproduzir os mesmos resultados quando aplicado em condições similares). Outros atributos desejáveis para um indicador são: *mensurabilidade* (basear-se em dados disponíveis ou fáceis de conseguir), *relevância* (serem úteis para a gerência ou para o apoio à decisão) e *custo-efetividade* (os resultados justificam o investimento de tempo e recursos para produzi-los) (RIPSA, 2009).

É desejável também que os indicadores possam ser facilmente analisados e interpretados e que sejam compreensíveis pelos usuários da informação. Além disso, os indicadores precisam ser *simples* e, principalmente, *éticos*. A qualidade e a comparabilidade dos indicadores de saúde podem ser asseguradas pela aplicação sistemática de definições operacionais e de procedimentos padronizados de medição e cálculo.

Para um *conjunto de indicadores*, são atributos importantes a *integridade* (dados completos) e a *consistência interna* (valores coerentes, não contraditórios). A uniformização dos dados, quando coletados, é importante, uma vez que esta padronização permite estudos comparativos. A qualidade e a comparabilidade dos indicadores de saúde podem ser asseguradas pela aplicação sistemática de definições operacionais e de procedimentos padronizados de medição e cálculo.

Os indicadores são classificados segundo o uso a que se destinam e segundo o tipo de dados empregados em sua construção. Podem medir aspectos específicos em nível individual ou em determinados grupos populacionais ou ainda na população geral. Os indicadores são necessários para apoiar tanto a gestão de sistemas como a gerência de serviços de saúde, existindo metodologias adequadas para cada um destes dois usos. Há mais de 10 anos, a Organização Pan-Americana da Saúde – Opas e o Ministério da Saúde, por meio da "Rede Interagencial de Informações para a Saúde – RIPSA" promovem a construção de consenso entre pesquisadores e técnicos sobre os conceitos, métodos e critérios de utilização das bases de dados, com o objetivo de estabelecer um conjunto de dados básicos e indicadores consistentes.

No que se refere a indicadores para sistemas de saúde, acompanhando a tendência já comentada de estímulo ao processo de prestação de contas e ao desenvolvimento da gestão baseada em evidências, a Opas elaborou um quadro para a análise do desempenho das *funções essenciais de saúde pública* visando padronizar definições e medições comparáveis internacionalmente, incluindo: o monitoramento, a avaliação e a análise da situação de saúde; a vigilância e o controle de riscos e danos em saúde pública; a promoção da saúde; a participação dos cidadãos; o desenvolvimento de políticas e da capacidade institucional de planejamento e gestão em saúde pública; o fortalecimento da capacidade institucional de regulação e a fiscalização em saúde pública; a avaliação e a promoção do acesso equitativo aos serviços de saúde necessários; o desenvolvimento de recursos humanos e a capacitação em saúde pública; a garantia e a melhoria da qualidade de serviços de saúde individuais e coletivos; a investigação em saúde pública e a redução do impacto de emergências e desastres em saúde.

---

[2]"Mensuração" (ou "medida") pode ser definida como "a atribuição de números para objetos ou eventos, para representar quantidades de atributos, de acordo com regras".

O projeto "Desenvolvimento de metodologia de avaliação do desempenho do sistema de saúde brasileiro (PRO-ADESS)" de responsabilidade de um grupo de 21 profissionais vinculados a diversas instituições acadêmicas brasileiras, sob a coordenação técnica do Departamento de Informações em Saúde da Fiocruz, elaborou uma metodologia para monitoramento e avaliação de desempenho do sistema de saúde em âmbito nacional e formulou um marco conceitual acerca da avaliação de desempenho do sistema de saúde (PRO-ADESS, 2003) (Figura 2.3).

Os tipos de indicadores de saúde necessários em cada sociedade mudam à medida que se alteram as concepções de saúde-doença e se estabelecem novas demandas requeridas ao controle social dos serviços de saúde. A gestão dos sistemas de saúde exige a obtenção e a seleção de informações úteis para tomar decisões em cada nível de gestão dos sistemas. Ao mesmo tempo, é preciso promover uma ampla disseminação das informações selecionadas e utilizá-las, de fato, para orientar as mudanças nos sistemas de saúde. As informações referem-se tanto às mudanças decorrentes da introdução de uma determinada medida de saúde quanto aos outros fatores que afetam o estado de saúde da população, como o desenvolvimento socioeconômico, as condições de vida, habitação, trabalho, dentre outros.

O "Grupo de Iniciativa Regional para *la Reforma del Sector Salud en América Latina y Caribe*" construiu um consenso entre pesquisadores e usuários acerca dos *indicadores de desempenho* considerados adequados para nortear as reformas da saúde, agrupando-os em cinco dimensões-chave: acesso, equidade, qualidade, eficiência e sustentabilidade (Infante, De La Mata e López-Acuña, 2000).

O *acesso* foi avaliado pela presença ou pela ausência de barreiras físicas ou econômicas que possam impedir a população de utilizar os serviços de saúde. Os indicadores de acesso podem ser divididos em dois tipos: acesso físico e acesso econômico, podendo ser calculados utilizando-se dados demográficos. Estudos brasileiros mostram uma desigualdade social no acesso aos serviços de saúde. Indivíduos com maior escolaridade, empregadores ou assalariados com carteira assinada e brancos apresentam chances mais elevadas de procurar os serviços de saúde, tanto preventivos quanto curativos, indicando uma desigualdade social no consumo destes serviços favorável aos grupos sociais mais privilegiados (Noronha, 2002).

Com relação à dimensão da *equidade*, os participantes do grupo consideraram diferenças no estado de saúde, no acesso e na utilização de serviços desta entre distintos grupos populacionais. Nesta dimensão, todos os indicadores selecionados medem o grau de distribuição dos serviços e da alocação de recursos de acordo com os perfis socioeconômicos, demográficos e étnicos da população. A equidade, definida pela XXI Conferência Sanitária Pan-americana como "a participação justa nos recursos disponíveis em um momento dado, em uma sociedade", é um conceito composto por muitas dimensões. As noções de desigualdades naturais, decorrentes da diversidade biológica da espécie humana – expressas por diferenças entre gênero, raça e idade –, e as de desigualdades sociais –, determinadas pela estrutura social em que se inserem os indivíduos –, têm apenas um caráter descritivo, diversamente do conceito de "iniquidade", que tem uma dimensão moral e ética, podendo ser enunciado como a manifestação mensurável da injustiça social, ou das heterogêneas condições de existência e acesso aos bens e serviços, inclusive os de saúde (Castellanos, 1997).

Nos marcos dos princípios da equidade, os indivíduos com igual necessidade devem ser tratados da mesma forma (equidade horizontal), ao passo que aqueles com necessidades diferentes devem receber tratamentos diferenciados (equidade vertical). De acordo com

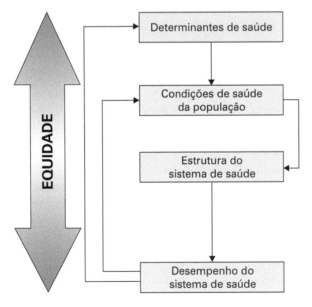

▲ **Figura 2.3** Modelo explicativo do desempenho de sistemas de saúde. Fonte: Projeto "Desenvolvimento de metodologia de avaliação do desempenho do sistema de saúde brasileiro", 2003.

esses princípios, por exemplo, os bens e serviços de saúde deveriam ser distribuídos segundo a necessidade de cuidados com a saúde de cada indivíduo, independente de suas características socioeconômicas (Escrivão Junior e Goldbaum, 2003).

Quanto à *eficiência*, são consideradas três subdimensões: técnica (produzir o máximo de serviços físicos com o que está disponível de insumos), econômica (produzir um determinado serviço com o menor custo possível) e de alocação (o custo referente ao atendimento de um paciente aproxima-se do menor custo possível por atendimento). Na proposta do grupo da reforma, os indicadores de produtividade foram arrolados junto com os indicadores de eficiência, sendo ressaltado que os indicadores de eficiência podem ser facilmente confundidos com os indicadores de processo.

Os autores consideram que os *indicadores de produtividade* são muito utilizados porque são mais fáceis de medir, uma vez que com dados da mesma base podem ser calculados diversos indicadores, tais como: número de horas trabalhadas, número de consultas por médico, número de um determinado procedimento por profissional, entre outros. Porém, medidas que envolvem custos são de mensuração mais trabalhosa, uma vez que precisam considerar o nível de complexidade dos procedimentos, diferenciais de qualidade entre um estabelecimento e outro etc. No entanto, a comparação entre serviços exige a utilização dos dois tipos de indicadores, pois organizações com recursos humanos insuficientes, por exemplo, apresentam melhores indicadores de produtividade, o que, em alguns casos, significa um nível de qualidade inferior. Em outros termos, associando-se indicadores de eficiência e de qualidade, obtém-se medida mais adequada do desempenho dos serviços.

No processo de mensuração do desempenho de sistemas de saúde, são contempladas distintas dimensões – qualidade, eficiência e equidade – abordadas tanto no que se refere ao desempenho geral do sistema (indicadores finais ou macro) quanto aos seus distintos componentes (indicadores intermediários, instrumentais ou micro).

Finalmente, a dimensão da *sustentabilidade* procura mensurar a capacidade que o serviço tem de "permanecer no mercado", mantendo suas atividades sem alterações, inclusive prevendo as variações de demanda que podem ocorrer em função do crescimento demográfico e do desenvolvimento econômico.

Tendo em vista que, do mesmo modo que as dimensões de análise, os objetivos e metas para os sistemas de saúde são diversos, não há uma correspondência estrita entre as várias experiências locais, ainda que, em algumas situações, o conteúdo dos indicadores seja o mesmo (PRO-ADESS, 2003).

▌ Indicadores hospitalares

Um dos principais problemas enfrentados para a modelagem dos sistemas de informação hospitalares é a definição e a forma de medir os produtos (Jacobs, Goddard e Smith, 2005). Em geral, o produto hospitalar é analisado pelo conjunto de serviços disponíveis (*service mix*) ou pelo conjunto de pacientes (*case mix*). Uma das limitações destas abordagens é enfocar aspectos gerais da produção hospitalar, não considerando o perfil dos pacientes, que deveriam ser a razão da existência dos serviços de saúde (Tatchell, 1983).

O aumento nos custos dos cuidados médicos nos EUA, nas décadas de 1960 e de 1970, em que predominavam os sistemas de pós-pagamento (*per diem compensation system*) e de pagamento por procedimento (*fee-for-service*), provocou a reestruturação das formas de financiamento da assistência à saúde, levando à implantação do *Prospective Payment System* (PPS), cujos principais objetivos foram reduzir a taxa de permanência hospitalar e minimizar a realização de procedimentos desnecessários. Este sistema definia uma quantia fixa a ser paga para cada alta hospitalar de casos agudos (*capitation*).

A implantação do PPS exigiu a criação de uma base de dados para definir as quantias que seriam pagas por paciente atendido. No final da década de 1960, a Universidade de Yale desenvolveu em parceria com a empresa 3M o "*diagnosis related groups – DRGs*" (grupos de diagnósticos homogêneos – GDH), um sistema que relaciona o *case mix* dos hospitais (relação proporcional entre os diferentes tipos de pacientes atendidos em um determinado serviço) com o tipo de tecnologia utilizada no cuidado médico e seus custos correspondentes.

Os grupos de diagnósticos homogêneos definem como produtos hospitalares os pacientes egressos, agrupados de acordo com o perfil de recursos recebidos durante a internação. Este conceito parte do pressuposto de que grupos de doentes tenham atributos demográficos, diagnósticos e terapêuticos comuns que determinariam as condutas médicas adotadas. Assim, o tempo de internação seria uma variável dependente de algumas variáveis independentes, tais como: diagnóstico principal, procedimento principal, complicações importantes ou diagnósticos associados, outros procedimentos operatórios, idade do paciente e condição de saída (Lebrão, 1997).

Pesquisas já demonstraram o impacto do uso de DRG para análise financeira, verificando-se uma redução considerável do custo por alta e decréscimos importantes na média de permanência. Por outro lado, embora o DRG tenha sido desenvolvido para analisar custos e efetuar pagamentos, estudos já mostraram a sua utilidade para a construção de indicadores de desempenho hospitalar, como, por exemplo, a distribuição das taxas de reinternação de pacientes, segundo os códigos do DRG (Wray *et al.*, 1999). Diversas versões de DRG vêm sendo desenvolvidas e atualizadas regularmente, inclusive para classificar pacientes atendidos em ambulatórios e serviços de cuidados prolongados, sendo atualmente utilizadas como base para alocação de recursos e pagamentos em vários países da Europa e na Austrália (Noronha, Portela e Lebrão, 2004).

O escritório europeu da Organização Mundial da Saúde (OMS) conduz, desde 2003, o projeto *Performance assessment tool for quality improvement in hospitals* (PATH), em que foram identificadas seis dimensões interdependentes para a avaliação do desempenho hospitalar: efetividade clínica, segurança, foco no paciente (*patient centredness*), eficiência na produção, orientação do *staff* e governança receptiva. Por meio de uma extensa revisão da literatura e da construção de consenso entre especialistas, foi selecionado um *set* de 100 indicadores e desenvolvidos os instrumentos para o *benchmarking* dos resultados entre os hospitais participantes, entre esses um painel de monitoramento (*balanced dashboard*). Dentre as estratégias para a implementação do PATH nos hospitais, incluiu-se a elaboração de material educativo dirigido às equipes de atenção (Veillard *et al.*, 2005).

Essas e outras experiências que estão sendo conduzidas em muitos países mostram que a disponibilidade de sistemas adequados de informações epidemiológicas e administrativas é considerada um fator crítico de sucesso para o gerenciamento ético do cuidado em saúde, devendo permitir não somente a avaliação econômica, como também a da qualidade dos serviços prestados (Escrivão Junior, 2007).

Mais recentemente, observa-se a tendência da incorporação de soluções de TI para apoiar as práticas de melhoria da qualidade do cuidado (*quality improvement – QI*) e a segurança do paciente (Pink *et al.*, 2006; Weiner *et al.*, 2006). Com esse propósito, a *Agency for Healthcare Research and Quality – AHRQ* disponibiliza gratuitamente um conjunto de *softwares* visando facilitar a comparação do desempenho dos hospitais americanos (Elixhauser, Pancholi e Clancy, 2005). De modo geral, essa iniciativa tem apresentado resultados positivos, embora os resultados da implantação dessas soluções em cada hospital dependam da capacidade e da eficiência dos sistemas de informação existentes, da alocação de recursos financeiros para as atividades de TI e da integração dos sistemas clínicos.

Essa divulgação ampla dos dados acerca do desempenho dos hospitais americanos, com reflexo na imagem desses serviços junto aos usuários, tem sido também apontada como um fator de melhoria da qualidade (Hibbard *et al.*, 2005). Recentemente, o Departamento de Saúde americano lançou um *site* com informações comparativas entre os hospitais que atendem pelo Medicare. Os usuários podem obter informação a respeito de limpeza, qualidade do atendimento, infraestrutura, relação médico-paciente, certificação, tempo de espera, entre outros assuntos relacionados com as instituições. Os dados são resultados de pesquisas realizadas com 2.500 pacientes que estiveram internados no período entre outubro de 2006 e junho de 2007 (CMS, 2014).

No Brasil, a principal base de dados para o estudo das internações hospitalares é o SIH-SUS, modelado no final da década de 1970 e implantado em todo o país entre 1983 e 1984. Segundo Noronha (2001), o SIH pode ser considerado "avançado para o momento em que foi criado". No entanto, a falta de revisão do sistema de classificação e de incorporação dos avanços tecnológicos tornou o sistema desatualizado diante de outros que foram desenvolvidos e aprimorados ao longo desse período. Existem restrições em seu uso para a avaliação da morbidade hospitalar, podendo-se, entre outras coisas, citar que as informações referem-se ao evento "internação" e não às "pessoas internadas", o que impede a construção de coeficientes.

Somente na década de 1990, observa-se um uso mais abrangente do SIH, o que talvez tenha sido viabilizado pela maior facilidade de acesso ao banco de dados. Os maiores problemas nessa base de dados estão relacionados com a qualidade do diagnóstico da internação, o que leva os pesquisadores a classificarem os motivos de internação em capítulos ou em grupos de causa da CID, em vez da categoria específica.

Para Zanetta (2003), "se o sistema DRG não é modelo a ser copiado, pode servir de base para uma profunda e extensa revisão da tabela de procedimentos e remuneração das internações do SUS que elimine distorções e diferencie intervenções hospitalares segundo gravidade e complexidade dos casos". Esse autor propôs uma revisão do sistema de classificação da AIH para que este possa diferenciar os casos segundo gravidade e complexidade da atenção, incorporando conceitos de comorbidades, complicações e consumo de recursos hospitalares na sua conformação.

Outro aspecto que limita a comparação de indicadores entre hospitais é o uso de definições distintas, o que ocorre inclusive entre as diversas áreas de um mesmo serviço, sendo um exemplo emblemático a dificuldade que se encontra habitualmente para conhecer, com exatidão, até mesmo o número de leitos existentes em um hospital, o que compromete a fidedignidade dos indicadores hospitalares. A propósito, o Ministério da Saúde, por meio da Portaria nº 312, de 02 de maio de 2002, estabeleceu uma padronização da nomenclatura do censo hospitalar, o que pode contribuir para minimizar esse problema (Brasil, 2002).

▌ Referências bibliográficas

Almeida Filho, N; Barreto, ML. (orgs). *Epidemiologia & saúde: fundamentos, métodos e aplicações*. Rio de Janeiro, Guanabara Koogan, 2011.

Almeida-Filho, N; Rouquayrol, MZ. *Introdução à epidemiologia*. 3ª ed. Rio de Janeiro, MEDSI, 293 p. 2002.

Ayres, JRCM *et al.* Risco, Vulnerabilidade e práticas. In: Campos, G.W.S. *Tratado de saúde coletiva*. São Paulo: Hucitec, 2012.

Barata, RB. Epidemiologia social. *Rev Bras Epidemiol*, v. 8, n. 1, p. 7-17, 2005.

Barreto, ML. Os determinantes das condições de saúde das populações: qual o papel do sistema de saúde? *Cad. Saúde Pública*, Rio de Janeiro, v. 20, Sup. 2, p. S147-S173, 2004.

Boelen, C. A new paradigm for medical schools a century after Flexner's report. *Bulletin of the World Health Organization*, v. 80, n. 7, p. 592-593, jul. 2002.

Braga, JCS; Paula, SG. *Saúde e Previdência: estudos de política social*. São Paulo: CEBES – HUCITEC, 1981.

Brasil. Ministério da Saúde. Portaria nº 312 de 02 de maio de 2002. Brasília, 2002.

Buss, PM; Pellegrini Filho, A. A saúde e seus determinantes sociais. *PHYSIS: Rev. Saúde Coletiva*, Rio de Janeiro, v. 17, n. 1, p. 77-93, 2007.

Castellanos, PL. Epidemiologia, saúde pública, situação de saúde e condições de vida. Considerações conceituais. *In*: Barata, RB. (org.) *Condições de vida e situação de saúde*. Rio de Janeiro: Abrasco, 1997.

Cecílio, LCO. Uma sistematização e discussão de tecnologia leve de planejamento estratégico aplicada ao setor governamental. *In*: Merhy, E. &. Onocko R. (org.): *Agir em saúde*. São Paulo: Hucitec, 1997.

Centers for Medicare & Medicaid Services. US Department of Health & Human Services. *Hospital Quality Initiatives*. Disponível em: www.cms.hhs.gov/HospitalQualityInits. Acesso em: 15 ago. 2014.

Curtright, JW *et al.* Strategic performance management: development of a performance measurement system at the Mayo Clinic. *Journal of Healthcare Management*, v. 45, n. 1, p. 58-68, 2000.

Department of Health. National Health System – NHS – UK. *A commitment to quality, a quest for excellence: a statement on behalf of the Government, the medical profession and the NHS*. NHS, 2001. Disponível em: http://webarchive.nationalarchives.gov.uk/+/www.dh.gov.uk/en/publicationsandstatistics/publications/publicationspolicyandguidance/DH_4007446. Acesso em: 15 ago 2014.

Dever, GEA. *A epidemiologia na administração dos serviços de saúde*. São Paulo: Pioneira, 1988.

Dever, GEA. *Managerial epidemiology: practice, methods and concepts*. Boston: Jones and Bartlett Publishers, 2005.

Dobrow, MJ *et al.* Evidence-based health policy: context and utilization. *Social Science & Medicine*, v. 58, p. 207-217, 2004.

Donabedian, A. The epidemiology of quality. *Inquiry*, v. 22, p. 282-292, 1985.

Elixhauser, A; Pancholi, M; Clancy, CM. Using the AHRQ quality indicators to improve health care quality. *Jt. Comm. J. Qual. Patient Saf.*, v. 31, n. 9, p. 533-538, 2005.

Escrivão Junior, A. *Análise de situação de saúde:* Estudo em uma área restrita da Região Metropolitana de São Paulo. 1998. Tese (Doutorado) – Faculdade de Medicina da USP, São Paulo.

Escrivão Junior, A. Uso da informação na gestão de hospitais públicos. *Ciência & Saúde Coletiva*, v. 12, n. 3, 2007.

Escrivão Junior, A; Goldbaum, M. Informações para o monitoramento das desigualdades sociais e sanitárias. *RAP*, Rio de Janeiro, v. 37, n. 2, p. 355-378, mar./abr. 2003.

Fieschi, M *et al.* Medical decision support systems: old dilemmas and new paradigms? Tracks for the successful integration and adoption. *Meth. Inform. Medicine*, v. 42, n. 3, p. 190-198, 2003.

Fleming, ST; Scutchfield, FD; Tucker, TC. *Managerial epidemiology*. Chicago/Washington: AUPHA/HAP, 2000.

Goldbaum, M. Epidemiología e serviços de saúde. *Cadernos de Saúde Pública*, v. 12, Sup. 2, p. 95-98, 1996.

Goldberg, M. Este obscuro objeto da epidemiologia. In: Costa, DC. *Epidemiologia: teoria e objeto*. São Paulo: Hucitec-Abrasco, 1990.

Griffith, JR; King, JG. Championship management for healthcare organizations. *J. of Healthcare Manag.*, v. 45, n. 1, p. 17-31, 2000.

Grisso, SA. Making comparisons. *The Lancet*, v. 342, p. 157-160, July 17, 1993.

Hibbard, JH *et al.* Hospital performance reports: impact on quality, market share, and reputation. *Health Aff.*, v. 24, n. 4, p. 1150-1160, 2005.

Hillestad, R *et al.* Can electronic medical record systems transform health care? Potential health benefits, savings and costs. *Health Affairs*, v. 24, n. 5, p. 1103-1117, 2005.

Infante, A; De La Mata, I; López-Acuña, D. Reforma de los sistemas de salud en América Latina y el Caribe: situación y tendencias. *Revista Panamericana Salud Publica/Pan Americana J Public Health*, v. 8, n. 1/2, 2000.

Jacobs, R; Goddard, M; Smith, PC. How robust are hospital ranks based on composite performance measures? *Med. Care*, v. 43, n. 12, p. 1177-1184, 2005.

Kaplan, RS; Norton, DP. *A organização orientada para estratégia: como as empresas que adotam a balanced scorecard prosperam no novo ambiente de negócios.* Rio de Janeiro: Campus, 2000.

Leavell, HR; Clark, EG. *Medicina preventiva.* São Paulo: McGraw-Hill do Brasil, 1976.

Lebrão, ML. Estudos de morbidade. São Paulo: Edusp, 1997.

Lemieux-Charles L; Champagne, F. *Using knowledge and evidence in health care: multidisciplinary perspectives.* Toronto: University of Toronto Press, 2004.

MacMahon, B; Pugh, TF. *Princípios y métodos de la epidemiología.* México: La Prensa Médica Mexicana, 1975.

Moraes, IHS. *Política, tecnologia e informação em saúde.* Salvador: Casa da Qualidade, 2002.

Norman, AH; Tesser, CD. Prevenção quaternária na atenção primária à saúde. *Cad. Saúde Pública*, Rio de Janeiro, v. 25, n. 9, p. 2012-2020, set. 2009.

Noronha, KVMS. *Desigualdades sociais em saúde: evidências empíricas sobre o caso brasileiro.* Belo Horizonte: UFMG/Cedeplar, 2002. 34 p.

Noronha, MF. *Classificação de hospitalizações em Ribeirão Preto:* os Diagnosis Related Groups. 2001. Tese (Doutorado). Faculdade de Saúde Pública – USP, São Paulo.

Noronha, MF; Portela, MC; Lebrão, ML. Potenciais usos dos AP-DRG para discriminar o perfil da assistência de unidades hospitalares. *Cad. Saúde Pública*, v. 20, Sup. 2, p. S242-S255, 2004.

Novaes, HMD. Pesquisa em, sobre e para os serviços de saúde: panorama internacional e questões para a pesquisa em saúde no Brasil. *Cad. Saúde Pública*, vol. 20, Sup. 2, p. S147-S173, 2004.

Pink, GH; Brown, AD; Daniel, I *et al.* Financial benchmarks for Ontario hospitals. *Healthc Q*, v. 9, n. 1, p. 40-45, 2006.

Projeto Desenvolvimento de metodologia de avaliação do desempenho do sistema de saúde brasileiro (PRO-ADESS). Disponível em: www.proadess.cict.fiocruz.br/index2v.htm Acesso em: 02 nov. 2009.

Raoufi, M. Avoiding information overload: a study on individual's use of communication tools. *Proc. of the 36th Hawaii Intern. Conference on System Sciences.* Jan. 2003. Disponível em: www.computer.org Acesso em: jun. 2006.

Rede Interagencial de Informações para a Saúde – RIPSA. *Indicadores e Dados Básicos para a Saúde no Brasil (IDB): Conceitos e critérios.* Disponível em: www.ripsa.org.br/php/level.php?lang=pt&component=68&item=1 (Acesso em: 15 ago 2014).

Rivero, DAT. Alma ata: 25 anos después. Revista Perspectivas de Salud. La revista de la Organizacion Panamericana de la Salud; v. 8, n. 1, 2003.

Rouquayrol, MZ. Epidemiologia & saúde. Rio de Janeiro, MEDSI, 1998.

Secretaria Municipal da Saúde de São Paulo. Painel de Monitoramento das condições de vida e saúde da população e da situação dos serviços de saúde. Acesso em 15 ago 2014. Disponível em http://www.prefeitura.sp.gov.br/cidade/secretarias/saude/epidemiologia_e_informacao/.

Shekelle, PG; Morton SC; Keeler EB. Costs and benefits of health information technology. *AHRQ Publication*, No. 06-E006, 2006.

Snow, J. *Sobre a maneira de transmissão do cólera.* SP/RJ: Hucitec/Abrasco, 1990.

Tatchell, M. Measuring hospital output: a review of the service mix and case mix approaches. *Soc. Sci. Med.*, v. 17, n. 13, p. 871-883, 1983.

Teixeira, CF. Promoção e vigilância no contexto da regionalização da assistência à saúde. *Cad. Saúde Pública*, Rio de Janeiro, v. 18(Suplemento), p. 153-162, 2002.

Rivero, DT. *Alma-Ata: 25 años después.* Perspectivas de salud. Organización Panamericana de la Salud, v. 8, n. 2, 2003.

Turpin, RS *et al.* A model to assess the usefulness of performance indicators. *Int. J. for Quality in Health Care*, v. 8, n. 4, p. 321-329, 1996.

Vallet, G *et al.* Public access to information about the services and quality of care in public hospitals: the need for methodologic clarity: a survey of 44 university hospital directors and administrators. *Presse Med.*, v. 35 (3 pt1), p. 388-392, 2006.

Veillard, J *et al.* A performance assessment framework for hospitals: the WHO regional office for Europe PATH project. *International Journal for Quality in Health Care*, v. 17, n. 6: 487 a 496, 2005.

Viacava, F *et al.* Uma metodologia de avaliação do desempenho do sistema de saúde brasileiro. *Ciência & Saúde Coletiva*, v. 9, n. 3, p. 711-724, 2004.

Waldman, EA. *Vigilância em Saúde Pública, volume 7.* São Paulo: Faculdade de Saúde Pública da USP, 1998 (Série Saúde & Cidadania).

Weiner, BJ; Alexander, JA; Shortell, SM *et al.* Quality improvement implementation and hospital performance on quality indicators. *Health Serv. Res.*, v. 41, n. 3, p. 307-334, 2006.

Wilkinson, R; Marmot, MG. *Social determinants of health.* WHO Regional Office for Europe, 2000.

Wray, NP *et al.* The Hospital Multistay rate as an indicator of quality care. *Health Services Research*, v. 34, n. 3, p. 777-790, 1999.

Yap, C; Siu, E; Baker, GR; Brown, AD. A comparison of systemwide and hospital-specific performance measurement tools. *J. Health Manag.*, v. 50, n. 4, p. 251-262, 2005.

Zanetta, SFR. Morbidade no Hospital das Clínicas: identificação de perfis e desenvolvimento de instrumento de monitoramento. Dissertação (Mestrado) – Faculdade de Medicina da Universidade de São Paulo, São Paulo, 2003.

Redes de Atenção à Saúde | Uma Mudança na Organização e na Gestão dos Sistemas de Atenção à Saúde

Eugenio Vilaça Mendes

Introdução

Os sistemas de atenção à saúde passaram, no final do século 20, por reformas que tiveram como base a agenda liberal dos anos 1990 e que se fixaram, em geral, em medidas no campo macroeconômico desses sistemas, tais como a separação das funções regulatórias e prestacionais, a introdução de mecanismos de mercado, a descentralização, os novos arranjos organizativos e os novos modelos de financiamento. Essas reformas, que consumiram muita energia e enormes recursos dos gestores da saúde, fracassaram porque não alcançaram agregar valor para as pessoas que se utilizam dos sistemas de atenção à saúde.

Por isso, neste início do século 21, impõe-se mudar radicalmente o sentido das reformas sanitárias para alinhá-las com os objetivos dos sistemas de atenção à saúde que são: o alcance de um nível ótimo de saúde, distribuído de forma equitativa; a garantia da proteção adequada dos riscos para todos os cidadãos; o acolhimento humanizado dos cidadãos; a oferta de serviços efetivos com base em evidências científicas; a oferta de serviços seguros para os profissionais de saúde e para os cidadãos; a eficiência dos serviços de saúde; e serviços centrados nas necessidades, expectativas e valores dos cidadãos (Institute of Medicine, 2001; World Health Organization, 2000).

Esta nova agenda de reformas determinará, nos sistemas de atenção à saúde, pelo menos, dois grandes movimentos inter-relacionados: a mudança da organização desses sistemas, de sistemas fragmentados, voltados para a atenção às condições agudas, para as redes de atenção à saúde, sistemas integrados dirigidos para a atenção às condições agudas e crônicas; e a mudança da gestão da saúde, de uma gestão focada nos meios – recursos humanos, materiais e financeiros, para a gestão dos fins, ou seja, para a gestão da clínica.

Este capítulo está organizado em torno das redes de atenção à saúde, levando em conta estes dois movimentos, a partir de proposições advindas da experiência internacional, mas considerando as suas aplicações à realidade brasileira.

Revisão bibliográfica

As propostas de redes de atenção à saúde são recentes, tendo origem nas experiências de sistemas integrados de saúde, surgidas na primeira metade dos anos 1990, nos EUA. Dali, avançaram pelos sistemas públicos da Europa Ocidental e para o Canadá, até atingir alguns países em desenvolvimento.

No ambiente dos EUA, o trabalho seminal é de Shortell et al. (1993) que propõem superar a fragmentação existente nos sistemas de saúde por meio da instituição de sistemas integrados de serviços de saúde que configurem um contínuo coordenado de serviços para uma população definida. A proposta se baseia na análise empírica de doze sistemas nos quais identificaram os obstáculos à integração e sugeriram formas de superação da fragmentação. Shortell, Gillies e Anderson (1995) avançam a partir do exame das experiências bem-sucedidas de alguns hospitais comunitários, que se explicam por um conjunto de características que conformavam organizações integradas de atenção à saúde: voltadas para o contínuo dos cuidados, para a promoção e manutenção da saúde, para uma população definida e para a gestão de uma rede de serviços. Todd (1996) identifica três estágios na integração dos sistemas de saúde americanos: no *estágio 1*, as unidades funcionam fragmentadamente e competindo entre si; no *estágio 2*, dá-se um movimento de fusão de unidades de saúde em busca de economia de escala; e, no *estágio 3*, chega-se a uma integração vertical com o surgimento de um sistema integrado de atenção à saúde. Os fatores-chave na integração dos sistemas são: eficácia dos sistemas de informação, reforço da atenção primária à saúde, integração clínica, aumento da produtividade dos serviços hospitalares e realinhamento dos incentivos financeiros, especialmente a superação do pagamento por unidade de serviços ou por procedimentos. Além disso, o autor redefine o conceito de cadeia de valor na atenção à saúde, tirando o foco das condições agudas e dirigindo-o para as condições crônicas, o que significa dar centralidade às ações de promoção e prevenção. Griffith (1997) analisa o movimento de transformação de hospitais comunitários em organizações integradas de atenção à saúde e identifica os fatores de sucesso: a combinação de liderança interna e externa, a maior participação dos médicos, o fortalecimento da atenção primária à saúde e a introdução da gestão da clínica a partir da implantação de diretrizes clínicas. Pointer, Alexander e Zuckerman (1997) fazem uma síntese histórica dos sistemas integrados de saúde e identificam os elementos centrais nesses sistemas: a responsabilização por uma população, o foco na melhoria dos níveis de saúde desta população, a oferta de um contínuo de serviços, a coordenação dos cuidados pela atenção primária à saúde, a integração clínica e o pagamento por capitação. Coile (1997) sustenta que o futuro dos sistemas de saúde está em integrarem-se em redes de atenção à saúde, baseadas na cooperação mais que na competição, e em uma cooperação que se expressa operacionalmente: na visão compartilhada da rede, na eliminação de redundâncias, na implantação de diretrizes clínicas, na integração horizontal e vertical dos serviços, e no foco na qualidade. Robinson e Steiner (1998) produzem uma revisão sistemática que inclui 70 trabalhos que mostram que as mudanças produzidas pela atenção gerenciada alteram os padrões de cuidados sem prejudicar os resultados sanitários e que as tecnologias de gestão da clínica são, em geral, efetivas quando utilizadas nessas organizações. Byrnes, Lucas e Gunter (1998) analisam as relações entre os sistemas integrados de saúde e a gestão da clínica, mostrando, a partir de um estudo de caso, que, em sistemas bem desenhados, há uma sinergia positiva entre estes dois elementos. Young e McCarthy (1999) recuperam a definição clássica de sistemas integrados de saúde para, a partir dela, definir os seus componentes fundamentais: a participação de mais de um hospital, a participação de unidades de cuidados subagudos, a integração clínica, o pagamento prospectivo incluindo a capitação e os sistemas de informação potentes estruturados em redes. Em relação à integração clínica, enfatizam o acesso a registros clínicos uniformizados, a programação feita a partir das diretrizes clínicas e o compartilhamento de sistemas de apoio à clínica. Enthoven (1999) defende os sistemas integrados de saúde como forma de superar a crise do sistema de saúde americano.

Do ponto de vista econômico, as vantagens da integração derivam do sistema baseado em populações definidas, da eficiência da atenção no lugar certo, da integração entre diferentes profissionais de saúde e da coordenação da atenção primária à saúde. O Institute of Medicine (2000) constata que as mortes por iatrogenia médica são a terceira causa de mortes nos EUA e que essas mortes evitáveis variam de 40 a 98 mil por ano. Em sequência, em uma nova publicação, o Institute of Medicine (2001) produz um trabalho clássico sobre a qualidade da atenção à saúde nos EUA e conclui que o sistema, tal como está organizado, não é passível de ser melhorado, o que solicita mudanças profundas. O sistema é fragmentado, faltam as mais rudimentares informações clínicas. Isto resulta em processos de atenção pobremente desenhados, com duplicação desnecessária de serviços e produz um crescente contingente de cidadãos sem cobertura de saúde, aproximadamente 46 milhões de pessoas. A proposta de re-

forma assenta-se em um conceito amplo de qualidade expresso em seis objetivos da atenção à saúde: ser segura para as pessoas e os profissionais, ser centrada nas necessidades dos cidadãos, ser efetiva, ser prestada em tempo oportuno, ser eficiente e ser equitativa. As mudanças no sistema de saúde deverão fazer-se nas seguintes direções: voltar o sistema para a atenção às condições crônicas, fazer uso intensivo de tecnologia da informação, eliminar os registros clínicos feitos à mão, promover a educação permanente dos profissionais de saúde, coordenar a atenção ao longo da rede de atenção, incentivar o trabalho multidisciplinar e monitorar os processos e resultados do sistema. Wan, Lin e Ma (2002) verificam que os sistemas mais integrados apresentam maior potencial de prover um contínuo de cuidados coordenado e maior eficiência no âmbito hospitalar. As razões são a integração de processos e serviços, a estrutura de governança, o trabalho multidisciplinar, a coordenação do cuidado, a integração clínica e os sistemas integrados de informação. Lee, Alexander e Bazzoli (2003) analisam hospitais comunitários que se estruturam em redes e verificam que este tipo de organização atende melhor às necessidades das populações que outros hospitais do sistema *Medicare*. Palmer e Somers (2005) trabalham a partir do conceito de revolução da longevidade, que implicará a duplicação do número de idosos em 2030, e concluem que os sistemas integrados de saúde representam uma importante oportunidade para a obtenção de melhores resultados sanitários e maior custo/efetividade para esse grupo de pessoas que requer serviços de custo mais alto. Enthoven e Tollen (2005) afirmam que o sistema americano, baseado na competição, não está funcionando, uma vez que os custos continuam se elevando e a qualidade está longe de ser aceitável. Mostram que uma das soluções propostas, a de encorajar os consumidores a se tornarem mais informados e mais responsáveis financeiramente, irá agravar o problema. Sugerem que a saída está na implantação de sistemas integrados de saúde através de serviços baseados em diretrizes clínicas construídas com base em evidências, de equipes de saúde que compartilhem objetivos comuns, da oferta de um contínuo de serviços bem coordenados, do uso de prontuários clínicos integrados, da obtenção de ganhos de escala e do alinhamento dos incentivos financeiros.

No sistema público de atenção à saúde do Canadá, a experiência de redes de atenção à saúde se desenvolveu, em geral, sob a forma de sistemas integrados de saúde. Leat, Pink e Naylor (1996) fazem um diagnóstico do sistema de atenção à saúde de diversas províncias canadenses, constatam a fragmentação e propõem a integração desses sistemas por meio da definição de uma população de responsabilidade, do pagamento por capitação, da instituição de médicos de família como porta de entrada, da oferta de serviços integrais, do reforço das informações em saúde e do planejamento com base nas necessidades da população. Girard (1999) descreve a experiência da implantação das redes de atenção à saúde na província de Ontário e define suas etapas: a institucionalização de um comitê, a definição dos pontos de atenção à saúde e a formulação das modalidades de atenção. O Canadian Institute for Health Information (2003) avalia a participação dos hospitais na província de Ontário e conclui que 70% dos hospitais participam de uma ou mais experiências de integração, 64% referem pertencer a uma aliança estratégica e 59% mostram estar integrados com centros de saúde comunitários e unidades de saúde mental. Champagne, Contandriopoulos e Denis (2003) repercutem as conclusões do Comitê Clair para a melhoria do sistema de atenção à saúde do Canadá: o sistema baseado na necessidade dos cidadãos, a população adscrita por equipe de saúde, a integração da prevenção e da cura, a integração da saúde com a assistência social, a valorização da clínica e a criação de corredores de serviços. Marchildon (2005) mostra as mudanças que se fizeram com a integração dos sistemas de atenção à saúde baseados na atenção primária à saúde: a delegação de procedimentos a enfermeiros, os investimentos em tecnologia da informação, a introdução de pagamento por capitação, a instituição de pontos não convencionais de atenção à saúde e o desenvolvimento da telemedicina em regiões de baixa densidade demográfica.

Nos sistemas públicos de atenção à saúde da Europa Ocidental, as redes de atenção à saúde têm sido introduzidas crescentemente. O trabalho precursor é o clássico Relatório Dawson, produzido em 1920 (Dawson, 1964), cujos pontos essenciais são: a integração da medicina preventiva e curativa, o papel central do médico generalista, a porta de entrada na atenção primária à saúde, a atenção secundária prestada em unidades ambulatoriais e a atenção terciária nos hospitais. Saltman e Figueras (1997) analisam as reformas da saúde na Europa e dedicam um capítulo ao processo de substituição que reorganiza as relações entre os diferentes pontos de atenção à saúde dos sistemas. Esses processos tiveram um grande impacto na atenção hospitalar, o que determinou menos hospitais, com maior escala e menos leitos por habitante. Esse processo tem levado os decisores a uma escolha: fechar leitos ou fechar hospitais, sendo mais correto fechar hospitais. Os principais elementos da substituição hospitalar são: o uso de hospitais/dia, a introdução de tecnologias minimamente invasivas, a redução das internações por condições sensíveis à atenção ambulatorial, a introdução da gestão da clínica nos hospitais e o uso das tecnologias de revisão do uso dos serviços. Edwards, Hensher e Werneke (1998) reiteram os achados do trabalho anterior de mudanças profundas na atenção hospitalar na Europa: a terceirização de serviços de apoio, a reengenharia de processos, os programas de qualidade e os contratos internos. Isso decorre de uma visão sistêmica que procura integrar as atenções hospitalares e ambulatoriais e a institucionalização de pontos de atenção novos como a atenção domiciliar, os centros de enfermagem, os hospitais/dia e os centros de assistência social. Suñol *et al.* (1999) relatam a implantação de planos de atenção integral na Espanha com a seguinte estrutura: a atenção à população sadia, a atenção aos fatores de risco, o diagnóstico e o primeiro tratamento, a fase inicial de tratamento da doença, a fase avançada do tratamento da doença e a fase terminal. Micallef (2000) estuda as redes de atenção à saúde na França que se dirigem a alguns problemas como HIV/AIDS, drogadição, diabetes e hepatite C.

A introdução das redes tem sido feita com alguns limites: ideológico, por sua origem no sistema americano; cultural, pela tradição de fragmentação, e financeiro, pela dificuldade de superar o pagamento por procedimentos. Hildebrandt e Rippmann (2001) falam das redes de atenção à saúde na Alemanha que se implantam para superar a enorme fragmentação do sistema de saúde vigente. A partir de janeiro de 2000, a legislação sanitária induz a constituição de redes de atenção à saúde caracterizadas por: integração médica e econômica dos serviços, integração dos serviços ambulatoriais e hospitalares, integração dos serviços farmacêuticos e de enfermagem, continuidade dos cuidados e incentivos para as ações promocionais e preventivas. Essa legislação torna obrigatória a adoção da tecnologia de *disease management* para algumas condições crônicas. Warner (2001) centra-se no exame das cadeias de cuidados introduzidas na Suécia, na Holanda e no Reino Unido e define seus fatores críticos: a atenção centrada nos usuários, o controle ativo dos fluxos dentro do sistema, os sistemas logísticos articulados pelos interesses dos usuários,

os sistema de informação altamente integrados, a entrada única na cadeia, a ausência de barreiras econômicas e a colocação dos serviços sob gestão única. Healy e McKee (2002) tratam da evolução dos hospitais nos países europeus, com forte presença da integração horizontal pela via das fusões ou fechamentos de hospitais, em busca de maior eficiência de escala e de maior qualidade dos serviços. A Alemanha fechou 7% de seus leitos entre 1991 e 1999; a Inglaterra e a Irlanda fecharam 1/3 de seus hospitais entre 1980 e 1990; a Bélgica definiu por lei que os hospitais devem ter pelo menos 150 leitos; na Dinamarca houve fusões de pequenos hospitais e na França um plano estratégico previu a redução de 4,7% dos leitos. Esses autores constatam que nos lugares onde se introduziram mudanças por meio de políticas de mercado, a competição levou ao aumento de hospitais e de número de leitos. Feachem, Sekhri e White (2002) comparam o sistema público de saúde do Reino Unido com o sistema da Kaiser Permanente, uma operadora privada americana de planos de saúde. Os resultados são: os custos dos dois sistemas são próximos, a *performance* da Kaiser é melhor no acesso aos especialistas e nos tempos de espera, a Kaiser tem maior grau de integração, utiliza muito mais tecnologias de informação, sua taxa de permanência hospitalar é menor, nela as internações hospitalares são bem menores, e ela tem maior liberdade de escolha dos serviços pelos seus beneficiários. Ham (2003) constata que as internações hospitalares, pelas onze causas mais frequentes, foram 3,5 vezes maiores no sistema público de atenção à saúde inglês que na Kaiser Permanente e diz que a razão está na maior capacidade desta organização americana de promover a coordenação dos cuidados através de um sistema integrado. Fernández (2003), com base na experiência espanhola, mostra a imperativa necessidade da implantação de sistemas integrados de saúde para superar os graves problemas decorrentes dos sistemas fragmentados vigentes nas diversas Comunidades Autônomas do país. Produz um quadro de diferenciação entre os sistemas fragmentados e os sistemas integrados nas seguintes dimensões: racionalização dos serviços, oferta dos serviços, modelo de atenção, processo de atenção, financiamento e distribuição dos recursos, estrutura organizativa, organização do trabalho, papel da comunidade, relação pública/privada e informação e tecnologia de saúde. Peray (2003) descreve o modelo de integração em redes da Catalunha, Espanha, realizado em três níveis: a atenção primária à saúde, a atenção especializada e a atenção sociossanitária. Além disso, as redes de atenção à saúde constroem-se por meio dos mecanismos de integração horizontal e vertical e utilizam vários mecanismos de integração como a fusão de hospitais, a coordenação dos laboratórios clínicos, a utilização de diretrizes clínicas, a medicina familiar, os prontuários clínicos únicos e a relação estreita entre médicos de família e especialistas. Giovanella (2004) examina o processo de redes de atenção à saúde na Alemanha que se faz a partir dos meados dos anos 1990 através de redes de consultórios médicos, o modelo do clínico geral coordenador, os programas de *disease management* e os programas de atenção integrada. Vázquez *et al.* (2005) mostram o surgimento das organizações sanitárias integradas na Catalunha, Espanha, que se estruturam em torno de um hospital e que se responsabilizam pela cobertura de serviços integrados de atenção primária à saúde, atenção especializada e atenção sociossanitária para uma população definida. Erskine (2006) afirma que a organização da saúde na Europa passa pela constituição de redes regionais de atenção com o fortalecimento da atenção primária à saúde para que se encarregue da coordenação do sistema, com a diminuição no número de hospitais e com maior escala, com o uso intensivo de tecnologia da informação, com o reforço da atenção domiciliar e dos centros de enfermagem, com o uso de diretrizes clínicas baseadas em evidências e com integração gerencial. Vargas (2007), analisando a experiência de redes de atenção à saúde na Catalunha, feita por meio de organizações sanitárias integradas a partir de hospitais (integração para trás), mostra que esse modelo aparenta contradições porque, se de um lado, os hospitais apresentam maior capacidade organizativa, por outro, induzem uma visão hospitalocêntrica que gera ineficiência alocativa e constrange as inovações.

Na América Latina, as redes de atenção à saúde são incipientes. Há relatos de experiências no Peru (Ministerio de la Salud de Peru, 1999), na Bolívia (Lavadenz, Schwab e Straatman, 2001), na Colômbia (Cajigas, 2003; Vázquez e Vargas, 2006), na República Dominicana (Secretaria de Estado de Salud Pública y de Asistencia Social, 2006), no México (Estrada *et al.*, 2006), no Equador (Figueroa, 2007), mas a experiência mais consolidada parece ser a do Chile, onde as redes de atenção à saúde têm sido discutidas há tempo e constituem uma política oficial do Ministério da Saúde (Ministerio de la Salud de Chile, 2005; Fábrega, 2007).

No Brasil, o tema tem sido tratado, recentemente, mas com uma evolução positiva. Mendes (1998), sem falar explicitamente das redes de atenção à saúde, menciona movimentos imprescindíveis à sua concretização sob a forma de uma reengenharia do sistema de atenção à saúde. A Secretaria Estadual de Saúde do Ceará (2000) relata uma experiência pioneira de constituição de sistemas microrregionais de saúde que tinham como objetivo integrar o sistema público e superar as fragilidades da fragmentação determinada pelo processo de municipalização. Mendes (2001) trata de uma proposta sistemática de construção de redes de atenção à saúde no SUS. Faz uma análise crítica da fragmentação do sistema público brasileiro e propõe com alternativa à construção processual de sistemas integrados de saúde que articulem os territórios sanitários, os componentes da integração e a gestão da clínica. A Secretaria Municipal de Vitória (2001) implanta um sistema integrado de saúde na região de São Pedro, projeto que é avaliado por Silva (2004). Jimenez *et al.* (2001) descrevem o surgimento e a consolidação de uma experiência pioneira de uma rede temática de atenção à mulher e à criança, o Programa Mãe Curitibana, apresentando seus resultados extremamente favoráveis. A partir desta matriz e por decisão da VI Conferência Municipal de Saúde, institui-se, no município, o Sistema Integrado de Serviços de Saúde (Secretaria Municipal de Saúde de Curitiba, 2001). O Banco Mundial (World Bank, 2006) faz uma avaliação rigorosa do sistema integrado de serviços de saúde de Curitiba, que permite identificar pontos muito fortes da experiência de rede de atenção à saúde implantada, especialmente no seu componente de atenção primária à saúde. O Governo de Minas Gerais, no seu plano de governo 2003/2006, coloca as redes de atenção à saúde como sua prioridade, identificando e implantando, em escala estadual, quatro redes temáticas principais: atenção à mulher e à criança, urgência e emergência, atenção às doenças cardiovasculares e ao diabetes e atenção aos idosos (Secretaria de Estado de Saúde de Minas Gerais, 2003). O Instituto Nacional do Câncer (2006) sugere uma atenção em redes para as doenças oncológicas, estruturando-se linhas de cuidado que integrem as atenções primária, secundária e terciária. LaForgia (2006) discute a temática das redes de atenção à saúde e faz uma crítica à fragmentação do SUS e ao desalinhamento do sistema. Para superar esses problemas, propõe redes de atenção à saúde que coordenem o sistema, reduzam as redundâncias, alinhem os objetivos com os incentivos financeiros, promovam a integração

clínica e coordenem os mecanismos de governança. O Conselho Nacional de Secretários de Saúde (2006), em um documento de posição, coloca como um dos desafios do SUS promover o alinhamento da situação epidemiológica brasileira, de dupla carga de doença, com o modelo de atenção à saúde do SUS, por meio da implantação de redes de atenção à saúde. Posteriormente, desenvolve e aplica, em Secretarias Estaduais de Saúde, oficinas de redes de atenção à saúde (Conselho Nacional de Secretários de Saúde, 2007).

▌ Por que as redes de atenção à saúde?

As redes de atenção à saúde impõem-se por duas razões principais, profundamente inter-relacionadas: a situação de saúde prevalecente e a necessidade de se superar a fragmentação do sistema de atenção à saúde vigente.

A situação de saúde

Tradicionalmente, trabalha-se em saúde com uma divisão entre doenças transmissíveis e não transmissíveis. Essa tipologia é largamente utilizada, em especial pela epidemiologia. Se é verdade que essa tipologia tem sido muito útil nos estudos epidemiológicos, ela não se presta à organização dos sistemas de atenção à saúde. A razão é simples: do ponto de vista da resposta social aos problemas de saúde, certas doenças transmissíveis, pelo longo período de sua história natural, estão mais próximas da lógica de enfrentamento das doenças crônicas que das doenças transmissíveis de curso rápido. Por isso, tem sido proposta, por autores ligados ao desenvolvimento dos modelos de atenção à saúde, uma nova categorização, acolhida, recentemente, pela Organização Mundial da Saúde (2003): as condições agudas e as condições crônicas.

Uma condição de saúde pode ser definida como um conjunto de circunstâncias na saúde de uma pessoa que se beneficia de um conjunto de intervenções contínuas e coordenadas. Assim, uma condição de saúde pode ser uma doença ou uma condição determinada por circunstâncias reprodutivas (gravidez, parto e puerpério), por ciclos de vida (acompanhamento da infância, da adolescência e dos idosos) e por sequelas ou deficiências de longo curso.

A categoria condição de saúde é fundamental nas redes de atenção à saúde porque, conforme assinalam Porter e Teisberg (2007), só se agrega valor para as pessoas nos sistemas de atenção à saúde quando se enfrenta essa condição por meio de um ciclo completo de atendimento.

As condições crônicas podem ser definidas como aquelas condições ou patologias que têm um ciclo de vida superior a 3 meses e que não se autolimitam (Von Korff *et al.*, 1997); as condições agudas são aquelas outras de curso rápido. Por isso, há uma grande diferença entre as condições agudas e as condições crônicas.

As condições agudas caracterizam-se por: duração da condição limitada; manifestação abrupta; causa, em geral, simples; diagnóstico e prognóstico, em geral, precisos; intervenções tecnológicas, em geral, efetivas; resultado das intervenções leva, em geral, à cura; atenção centrada nos cuidados profissionais; atenção centrada no cuidado médico; e conhecimento e ação clínica concentrados no cuidado profissional. Diversamente, as condições crônicas caracterizam-se por: início da manifestação, em geral, gradual; duração da doença longa ou indefinida; causas múltiplas e mudam ao longo do tempo; diagnóstico e prognóstico, em geral, incertos; intervenções tecnológicas, em geral, não decisivas e, muitas vezes, com efeitos adversos; resultado, em geral, não é a cura, mas o cuidado; incertezas muito presentes; atenção centrada no cuidado multiprofissional e no autocuidado; e conhecimento compartilhado por profissionais e usuários de forma complementar (Holman e Lorig, 2000).

As condições crônicas vão além das doenças crônicas (diabetes, hipertensão, câncer etc.) para abarcar, ademais, doenças transmissíveis persistentes (tuberculose, AIDS, hanseníase, hepatites virais, tracoma etc.), transtornos mentais de longa duração, deficiências físicas ou estruturais contínuas, doenças bucais, doenças metabólicas, condições como gestação, parto e puerpério, e condições ligadas aos ciclos de vida como o seguimento da infância, da adolescência e dos idosos.

Feita esta caracterização tipológica das condições de saúde, pode-se examinar a situação de saúde brasileira que se singulariza por uma situação de dupla carga das doenças com predomínio relativo forte das condições crônicas.

Os principais fatores determinantes do aumento relativo das condições crônicas são as mudanças demográficas, as mudanças nos padrões de consumo e nos estilos de vida, a urbanização acelerada e as estratégias mercadológicas.

Em todo o mundo, as taxas de fecundidade diminuem, as populações envelhecem e as expectativas de vida aumentam. Isso leva ao incremento das condições crônicas pelo aumento dos riscos de exposição aos problemas crônicos. O que muda em relação aos países é a velocidade com que esse processo é desenvolvido. No Brasil, há, hoje, 9% de idosos em relação à população total; em 2025, serão 15%, o que configura uma transição demográfica muito rápida que levará a um aumento exponencial das doenças crônicas. Oitenta por cento dos brasileiros com mais de 65 anos têm uma ou mais doenças crônicas (IBGE, 2003).

À medida que os padrões de consumo se modificam, alteram-se, concomitantemente, os estilos de vida. Padrões de consumo e comportamentos não saudáveis vão se impondo e incrementando as condições crônicas. Dentre eles, destacam-se o tabagismo, o consumo excessivo de bebidas alcoólicas, as práticas sexuais de alto risco e o estresse social.

Entre 1950 e 1985, a população urbana dos países ricos duplicou e a dos países em desenvolvimento quadruplicou. Esse fenômeno de urbanização, de um lado, acelera a transição demográfica, mas, de outro, pressiona os serviços de saúde, especialmente por parte das populações pobres que vivem nas periferias dos grandes centros urbanos. Por isso, menciona-se que as condições crônicas são doenças da urbanização.

Paralelamente ao processo de urbanização, desenvolvem-se estratégias mercadológicas eficazes de produtos nocivos à saúde, especialmente aqueles provenientes das indústrias de cigarro, álcool e alimentos industrializados. As estratégias mercadológicas assentam-se nas privações sociais e combinam privação social e exposição precoce aos produtos prejudiciais à saúde.

Como resultado da ação concomitante desses fatores determinantes, as condições crônicas aumentam em ritmo acelerado.

Nos países ricos, isso resultou da transição epidemiológica. Contudo, essa transição, nos países em desenvolvimento, apresenta características específicas em relação aos países desenvolvidos, ao superporem a agenda tradicional e a nova agenda da saúde pública. O clássico modelo de Omran (1971), desenvolvido com base em observações feitas nos países ricos, segundo o qual a transição se faria por etapas sequenciais, não se verifica nos países em desenvolvimento. Por isso, em vez de falar transição epidemiológica nestes países, é melhor dizer de dupla carga das doenças, de acumulação epidemiológica ou de modelo prolongado e polarizado (Frenk et al., 1991). Essa situação epidemiológica singular dos países em desenvolvimento caracteriza-se por alguns atributos fundamentais: a superposição de etapas; a persistência concomitante das doenças transmissíveis e carenciais e das condições crônicas; as contratransações, movimentos de ressurgimento de doenças que se acreditavam superadas, denominadas doenças reemergentes; a transição prolongada, a falta de resolução da transição em um sentido definitivo; a polarização epidemiológica representada pela agudização das desigualdades sociais em matéria de saúde; e o surgimento das novas doenças ou enfermidades emergentes (Mendes, 1999).

Uma maneira de avaliar a situação epidemiológica é por meio da carga de doença, expressa em anos de vida perdidos ajustados por incapacidade – AVAIs (Murray, 1994). O AVAI mede os anos de vida perdidos, seja por morte prematura ou incapacidade, em relação a uma esperança de vida ideal cujo padrão utilizado costuma ser o do Japão, país com maior esperança de vida ao nascer no mundo.

Em consequência das mudanças epidemiológicas, as doenças não transmissíveis e os transtornos mentais representam 59% do total de óbitos no mundo e, em 2000, constituíram 46% da carga global das doenças. Presume-se que esse porcentual atingirá 60% até o ano 2020 e as maiores incidências serão de doenças cardíacas, acidente vascular cerebral, depressão e câncer. Até o ano 2020, as condições crônicas serão responsáveis por 78% da carga global de doença nos países em desenvolvimento (Organização Mundial da Saúde, 2003).

No Brasil não é diferente. O Quadro 3.1 mostra a carga de doença, no ano de 1998, medida por anos de vida perdidos ajustados por incapacidade (AVAIs).

A análise do Quadro 3.1 mostra que o somatório das doenças não transmissíveis e das condições maternas e perinatais – que constituem condições crônicas –, representa 75% da carga global das doenças no país. Isso significa que, em nosso país, vige uma situação de dupla carga de doença com predomínio relativo das condições crônicas, que deverá aprofundar-se no futuro. Esta situação epidemiológica não pode ser enfrentada por um sistema de atenção à saúde fragmentado e voltado para a atenção às condições agudas.

Sistemas de atenção à saúde | Fragmentação ou integração

Os sistemas de atenção à saúde são definidos pela Organização Mundial da Saúde como o conjunto de atividades cujo propósito primário é promover, restaurar e manter a saúde de uma população

Quadro 3.1 Carga de doença em anos de vida perdidos ajustados por incapacidade no Brasil (1998).

Grupos de doenças	Taxa por mil habitantes	Percentual
Infecciosas, parasitárias e desnutrição	34	14,7
Causas externas	19	10,2
Condições maternas e perinatais	21	8,8
Doenças não transmissíveis	124	66,3
Total	232	100,0

Fonte: Schramm et al., 2004.

(World Health Organization, 2000). Daí que os sistemas de atenção à saúde são respostas sociais, organizadas deliberadamente, para atender às necessidades, demandas e representações das populações, em determinada sociedade e em certo tempo.

Os sistemas de atenção à saúde podem apresentar-se, na prática social, por meio de diferentes formas organizacionais. Na experiência internacional contemporânea, a tipologia mais útil para discutir a reforma dos sistemas de atenção à saúde é de sistemas fragmentados e sistemas integrados de atenção à saúde.

Os sistemas fragmentados de atenção à saúde, fortemente hegemônicos, são aqueles que se (des)organizam através de um conjunto de pontos de atenção à saúde isolados e incomunicados uns dos outros e que, por consequência, são incapazes de prestar uma atenção contínua à população. Em geral, não há uma população adscrita de responsabilização. Neles, a atenção primária à saúde não se comunica fluidamente com a atenção secundária à saúde, e esses dois níveis também não se comunicam com a atenção terciária à saúde. Diferentemente, os sistemas integrados de atenção à saúde (redes de atenção à saúde) são aqueles organizados por meio de uma rede coordenada de pontos de atenção à saúde que presta assistência contínua e integral a uma população definida.

Além da organização por componentes isolados ou por uma rede integrada, o que caracteriza mais fortemente os nomes de fragmentação e de redes de atenção à saúde, essas formas alternativas de organização dos sistemas de atenção à saúde apresentam outra diferença marcante, dada pelos fundamentos conceituais que as sustentam.

Nos sistemas fragmentados de atenção à saúde, vige uma visão de uma estrutura hierárquica, definida por níveis de "complexidades" crescentes, e com relações de ordem e graus de importância entre os diferentes níveis, o que caracteriza uma hierarquia. Esta concepção de sistema hierarquizado vige no SUS, que se organiza, segundo suas normativas, em atenção básica, atenção de média e de alta complexidades. Tal visão apresenta sérios problemas teóricos e operacionais. Ela fundamenta-se em um conceito de complexidade equivocado, ao estabelecer que a atenção primária à saúde é menos complexa do que a atenção nos níveis secundário e terciário. Esse conceito distorcido de complexidade leva, consciente ou inconscientemente, a uma banalização da atenção primária à saúde e a uma sobrevalorização, seja material, seja simbólica, das práticas que exigem maior densidade tecnológica e que são exercitadas nos níveis secundário e terciário de atenção à saúde. Nas redes de atenção à saúde, essa concepção de hierarquia é substituída pela de poliarquia, e o sistema organiza-se sob a forma de uma rede horizontal de atenção à saúde. Assim, nas redes de atenção à saúde, não há uma hierarquia entre os diferentes pontos de atenção à saúde, mas a conformação de uma rede horizontal de pontos de atenção à saúde de distintas densidades tecnológicas, sem ordem e sem grau de importância entre eles. Todos os pontos de atenção à saúde são igualmente importantes para que se cumpram os objetivos das redes de atenção à saúde; apenas se diferenciam pelas distintas densidades tecnológicas que caracterizam os diversos pontos de atenção à saúde.

Além disso, o dilema entre os sistemas fragmentados e as redes de atenção à saúde contém dois modos alternativos de organizar os sistemas de atenção à saúde: sistemas voltados para a atenção às condições agudas, inerentes à fragmentação, ou sistemas voltados para a atenção às condições agudas e crônicas, as redes de atenção à saúde. Em geral, os sistemas fragmentados de atenção à saúde focam-se na atenção às condições agudas; ao contrário, as redes de atenção à saúde voltam-se para as condições crônicas, mas atendendo, concomitantemente, às condições agudas.

As lógicas subjacentes aos dois sistemas-tipo são definidas pelas singularidades da atenção às condições agudas e crônicas. Dadas essas características singulares das condições agudas e crônicas, seus manejos, pelos sistemas de saúde, são inteiramente diversos. Um dos problemas centrais da crise dos sistemas contemporâneos de atenção à saúde consiste no enfrentamento das condições crônicas na mesma lógica das condições agudas, ou seja, através de tecnologias destinadas a responder aos momentos agudos dos agravos – na maioria das vezes, momentos de agudização das condições crônicas, autopercebidos pelas pessoas –, através da atenção à demanda espontânea, prestada, principalmente, em unidades ambulatoriais de pronto-atendimento ou em hospitais de urgência ou emergência. E desconhecendo a necessidade imperiosa de uma atenção contínua nos momentos silenciosos dos agravos quando as condições crônicas insidiosamente evoluem. É o que se vê na Figura 3.1.

A Figura 3.1 mostra o curso hipotético da gravidade de uma doença em uma pessoa portadora de doença crônica. A região inferior, da base do gráfico até a linha A, representa, em um determinado tempo, o grau de gravidade da doença que pode ser gerido rotineiramente pela atenção primária à saúde; o espaço entre as linhas A e B representa, em determinado tempo, o grau de gravidade da doença que pode ser enfrentado pela atenção ambulatorial especializada; finalmente, o espaço superior à linha B representa, em determinado tempo, o grau de gravidade da doença que necessita de internação hospitalar. Suponha-se que se represente a atenção a um portador de diabetes. Pela lógica da atenção às condições agudas, essa pessoa, quando se sente mal ou quando agudiza sua doença, busca o sistema e é atendida, no pronto-atendimento ambulatorial (ponto X); em um segundo momento, apresenta uma descompensação metabólica e é internada em um hospital (ponto Y). Contudo, nos intervalos entre esses momentos de agudização de sua condição crônica, não recebe uma atenção contínua e proativa, sob a coordenação da equipe da atenção primária à saúde. Esse sistema de atenção à saúde – o sistema fragmentado de atenção às condições agudas, ao final de um período longo de tempo, determinará resultados sanitários desastrosos. Esse portador de diabetes caminhará, com o passar dos anos, inexoravelmente, para uma retinopatia, para uma nefropatia, para a amputação de extremidades etc. A razão disso é que esse sistema só atua sobre as condições de saúde já estabelecidas, em momentos de manifestações clínicas exuberantes, autopercebidas pelos portadores, desconhecendo os determinantes sociais, os fatores de risco e o gerenciamento da condição ou doença. Por isso, é imprescindível mudar, radicalmente, essa lógica, implantando-se uma rede de atenção à saúde que, além de responder aos momentos de agudização das condições crônicas nas unidades de pronto-atendimento ambulatorial e hospitalar, quando se apresenta um evento agudo, faça um seguimento contínuo e proativo dos portadores de condições crônicas, sob a coordenação da equipe da atenção primária à saúde e com o apoio dos serviços de atenção secundária e terciária da rede de atenção, atuando, equilibradamente, sobre os determinantes sociais da saúde, sobre os fatores de risco e, também, sobre as condições de saúde manifestas e suas sequelas.

Ainda que os resultados do sistema fragmentado de atenção às condições agudas sejam desastrosos, ele conta com o apoio forte dos decisores políticos e da população que, em geral, é sua grande vítima.

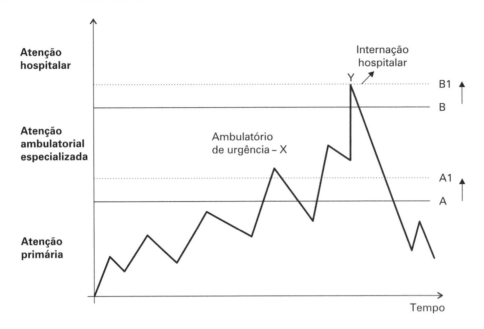

Figura 3.1 As lógicas de atenção às condições agudas e crônicas. Fonte: adaptada de Edwards, Hensher & Werneke, 1998.

Os resultados dessa forma de atenção das condições crônicas através de sistemas de atenção à saúde, voltados para a atenção a eventos agudos, são dramáticos. Tome-se o exemplo do diabetes nos EUA: há 8 milhões de portadores de diabetes com diagnóstico da doença e outros tantos sem diagnóstico; 35% dos portadores de diabetes desenvolvem nefropatias, 58% doenças cardiovasculares e 30 a 70%, neuropatias; os portadores de diabetes têm 5 vezes mais chances que os não portadores de diabetes de apresentar acidente vascular cerebral; aproximadamente 15% dos portadores de diabetes sofrem algum tipo de amputação de extremidade; há 144.000 mortes prematuras de portadores de diabetes, uma perda de 1,5 milhão de anos de vida produtiva e uma incapacitação total de 951 mil pessoas; a produtividade anual é 7 mil dólares menor nos portadores de diabetes em relação aos não portadores da doença; um portador de diabetes tem o dobro de possibilidade de aposentar-se precocemente que um não portador de diabetes; a carga econômica anual do diabetes foi estimada em torno de 90 bilhões de dólares; e um portador de diabetes custa anualmente, ao sistema de atenção à saúde, 11.157 dólares comparados com 2.604 dólares para não portadores de diabetes (Barr, Bouwman e Lobeck, 1996).

A razão desses precários resultados está em um completo divórcio entre uma situação epidemiológica de dupla carga das doenças, com forte prevalência de condições crônicas e um sistema de atenção fragmentado, voltado para a atenção às condições agudas. A incoerência entre a situação de saúde brasileira de dupla carga de doença, com o forte predomínio relativo das condições crônicas, e o sistema fragmentado de atenção à saúde praticado configura a crise fundamental do sistema de saúde no país. Essa crise só será superada com a substituição do sistema fragmentado de atenção à saúde por redes de atenção à saúde.

Há outras diferenças entre os sistemas fragmentados e as redes de atenção à saúde, contidas no Quadro 3.2.

Em síntese, o problema central dos sistemas de atenção à saúde, no mundo e no Brasil, está na profunda incoerência entre uma situação de saúde de transição epidemiológica completa nos países desenvolvidos ou de dupla carga de doenças, com forte predomínio relativo das condições crônicas, nos países em desenvolvimento, e uma resposta social inscrita em um sistema fragmentado de atenção à saúde, voltado para as condições agudas. Isso não dá certo e leva à advertência da Organização Mundial da Saúde (2003): "quando os problemas de saúde são crônicos, o modelo de atenção às condições agudas não funciona." Ou como manifesta, de modo mais enfático, Bob Kane, diretor do Serviço Nacional de Saúde do Reino Unido (Ham, 2007): "O paradigma hegemônico da condição aguda é um anacronismo. Ele foi moldado pela noção, predominante no século 19, da doença produzida pela ruptura do estado normal por um elemento externo ou por um trauma. Neste modelo a condição aguda é que representaria a ameaça. De fato, a epidemiologia moderna evidencia que os problemas contemporâneos de saúde, em termos sanitários e econômicos, são as condições crônicas."

O fracasso da fragmentação da atenção à saúde parece ser uma expressão temática deste tipo de organização no conjunto dos sistemas econômicos e sociais. Há evidências de que a organização em silo, ou seja, um sistema de administração incapaz de operar reciprocamente com outros sistemas com os quais se relaciona, tem sido um fracasso em todos os campos e em todos os países (Friedman, 2007).

Em síntese, há que se superar o sistema fragmentado de atenção à saúde, voltado para as condições agudas, por meio da implantação de redes de atenção à saúde.

Redes de atenção à saúde | Conceito, fundamentos e elementos constitutivos

Conceito

As redes de atenção à saúde são organizações poliárquicas de um conjunto de serviços de saúde que permitem ofertar uma atenção contínua e integral a determinada população, coordenada pela atenção primária à saúde, prestada no tempo certo, no lugar certo, com o custo certo e com a qualidade certa e com responsabilidade sanitária e econômica sobre esta população.

Quadro 3.2 Características diferenciais dos sistemas fragmentados e das redes de atenção à saúde.

Característica	Sistema fragmentado	Rede de atenção à saúde
Forma de organização	Hierarquia	Poliarquia
Coordenação da atenção	Inexistente	Feita pela atenção primária
Comunicação entre os componentes	Inexistente	Feita por sistemas logísticos eficazes
Foco	Nas condições agudas, por meio de unidades de pronto-atendimento	Nas condições agudas e crônicas, por meio de uma rede integrada de pontos de atenção à saúde
Objetivos	Objetivos parciais de diferentes serviços e resultados não medidos	Objetivos de melhoria da saúde de uma população com resultados clínicos e econômicos medidos
População	Voltado para indivíduos isolados	Voltado para uma população adscrita dividida por subpopulações de risco e sob responsabilidade da rede
Sujeito	Paciente que recebe prescrições dos profissionais de saúde	Agente corresponsável pela própria saúde
Forma da ação do sistema	Reativa, acionada pela demanda de pacientes	Proativa, baseada em planos de cuidados de cada usuário realizados conjuntamente pelos profissionais e pelos usuários
Ênfase das intervenções	Curativas e reabilitadoras sobre doenças ou condições estabelecidas	Promocionais, preventivas, curativas, cuidadoras, reabilitadoras ou paliativas atuando sobre determinantes sociais da saúde, sobre fatores de risco e sobre as condições de saúde estabelecidas
Modelo de atenção à saúde	Fragmentado por ponto de atenção à saúde, sem estratificação de riscos e voltado para as condições de saúde estabelecidas	Integrado, com estratificação de riscos e voltado para os determinantes sociais da saúde, os fatores de risco e as condições de saúde estabelecidas
Planejamento	Planejamento da oferta, definido pelos interesses dos prestadores e baseado em séries históricas	Planejamento da demanda definido pelas necessidades de saúde da população adscrita a partir de sua situação de saúde e seus valores
Ênfase do cuidado	Cuidado profissional centrado nos médicos	Atenção colaborativa realizada por equipes multiprofissionais e usuários e suas famílias e com ênfase no autocuidado orientado
Conhecimento e ação clínicos	Concentrados nos profissionais, especialmente médicos	Partilhados por equipes multiprofissionais e usuários
Tecnologia de informação	Fragmentada, pouco acessível e com baixa capilaridade nos componentes das redes de atenção à saúde	Integrada a partir de cartão de identidade dos usuários e dos prontuários eletrônicos e articulada em todos os componentes da rede de atenção à saúde
Organização territorial	Territórios político-administrativos definidos por uma lógica política	Territórios sanitários definidos pelos fluxos sanitários da população em busca de atenção
Sistema de financiamento	Financiamento por procedimentos em pontos de atenção à saúde isolados	Financiamento por valor global ou por capitação de toda a rede
Participação social	Participação social passiva e a comunidade vista como cuidadora	Participação social ativa por meio de conselhos de saúde com presença na governança da rede

Fontes: Mendes, 2001; Fernández, 2003.

Desta definição, emergem os conteúdos básicos das redes de atenção à saúde: têm responsabilidades sanitárias e econômicas inequívocas por sua população; são estabelecidas sem hierarquia entre os pontos de atenção à saúde, organizando-se de forma poliárquica; implicam um contínuo de atenção nos níveis primário, secundário e terciário; convocam uma atenção integral com intervenções promocionais, preventivas, curativas, cuidadoras, reabilitadoras e paliativas; operam sob coordenação da atenção primária à saúde; e prestam atenção oportuna, em tempos e lugares certos, de forma eficiente e ofertando serviços seguros e efetivos, em consonância com as evidências disponíveis.

Fundamentos

As redes de atenção à saúde, como outras formas de produção econômica, podem ser organizadas em arranjos produtivos híbridos que combinam a concentração de certos serviços com a dispersão de outros. Em geral, os serviços de atenção primária à saúde devem ser dispersos; ao contrário, os serviços de maior densidade tecnológica, como hospitais, unidades de processamento de exames de patologia clínica, equipamentos de imagem etc., tendem a ser concentrados (World Health Organization, 2000).

O modo de organizar as redes de atenção à saúde define a singularidade de seus processos descentralizadores frente a outros setores sociais. Os serviços de saúde estruturam-se em uma rede de pontos de atenção à saúde, composta por equipamentos de diferentes densidades tecnológicas que devem ser distribuídos espacialmente, de forma ótima. Essa distribuição ótima vai resultar em eficiência, efetividade e qualidade dos serviços.

Economia de escala, grau de escassez de recursos e acesso aos diferentes pontos de atenção à saúde determinam, dialeticamente, a lógica fundamental da organização racional das redes de atenção à saúde.

Os serviços que devem ser ofertados de forma dispersa são aqueles que não se beneficiam de economias de escala, para os quais há recursos suficientes e em relação aos quais a distância é fator fundamental para a acessibilidade; diferentemente, os serviços que devem ser concentrados são aqueles que se beneficiam de economias de escala, para os quais os recursos são mais escassos e em relação aos quais a distância tem menor impacto sobre o acesso (Mendes, 2002a).

As economias de escala ocorrem quando os custos em médio a longo prazos diminuem, à medida que aumenta o volume das atividades e os custos fixos se distribuem por um maior número dessas atividades, sendo o longo prazo um período de tempo suficiente para que todos os insumos sejam variáveis. As economias de escala são mais prováveis de ocorrer quando os custos fixos são altos relativamente aos custos variáveis de produção, o que é comum nos serviços de saúde. A teoria econômica assume que as relações entre custos médios e tamanho de certos equipamentos de saúde tendem a assumir uma forma de U. Assim, aumentos de escala implicam fontes adicionais de custos, de tal forma que, além de um determinado volume crítico, os custos em médio a longo prazo começam a elevar-se, configurando uma situação de deseconomia de escala. Portanto, a busca de escala é uma condição imprescindível para um sistema de saúde eficiente. Um exame da literatura universal identificou, aproximadamente, cem estudos que mostram evidências de economias de escala em hospitais. Esses estudos revelaram que as economias de escala são encontradas em hospitais de mais de 100 leitos, que o tamanho ótimo dos hospitais pode estar entre 100 e 450 leitos e que as deseconomias de escala vão tornar-se importantes em hospitais de mais de 650 leitos (Aletras, Jones e Sheldon, 1997; Andrade *et al.*, 2007).

Outro fator importante para o desenvolvimento das redes de atenção à saúde é o grau de escassez dos recursos. Recursos muito escassos, sejam humanos, sejam físicos, devem ser concentrados; ao contrário, recursos menos escassos devem ser desconcentrados. Por exemplo, é comum concentrarem-se os médicos superespecializados e desconcentrarem-se os médicos de família que, em geral, são mais numerosos.

Um dos objetivos fundamentais dos serviços de saúde é a qualidade. Os serviços de saúde têm qualidade quando são prestados em consonância com padrões ótimos predefinidos; são submetidos a medidas de *performance* nos níveis de estrutura, processos e resultados; são ofertados para atender às necessidades dos usuários; implicam programas de controle de qualidade; são seguros para os profissionais de saúde e para os usuários; fazem-se de forma humanizada; e satisfazem as expectativas dos usuários (Institute of Medicine, 2001; Dlugacz, Restifo e Greenwood, 2004).

Uma singularidade dos serviços de saúde é que costuma haver uma relação estreita entre escala e qualidade, ou seja, entre quantidade e qualidade. Esta relação estaria ligada a uma crença generalizada de que serviços de saúde ofertados em maior volume são mais prováveis de apresentar melhor qualidade; nessas condições, dentre outras razões, os profissionais de saúde estariam mais bem capacitados a realizar os serviços de saúde (Bunker, Luft e Enthoven, 1982). Por isso, os compradores públicos de saúde devem analisar o tamanho dos serviços e o volume de suas operações como uma *proxy* de qualidade. Na Holanda, a busca de escala e qualidade levou a regionalização e concentração de certos serviços de saúde. Por exemplo, cirurgias cardíacas abertas só podem ser realizadas em hospitais que façam, no mínimo, 600 operações anuais (Banta e Bos, 1991). No Reino Unido, bem como na maioria dos países ricos, há uma crescente concentração de hospitais, em busca de escala e qualidade (Ferguson, Sheldon e Posnett, 1997). Nos EUA (Porter e Teisberg, 2007) verificou-se que a escala, em uma determinada condição de saúde, permite melhores resultados econômicos e sanitários, como é o caso St. Luke's Episcopal Hospital que já realizou mais de 100 mil cirurgias de revascularização do miocárdio e onde o efeito combinado de escala, a experiência e aprendizagem geram um círculo virtuoso que aumenta o valor dos serviços para as pessoas. Essas relações entre escala e mortalidade são fortes em cirurgias de revascularização do miocárdio, angioplastias coronarianas, aneurisma de aorta abdominal e cirurgia de câncer de esôfago. O mesmo parece ocorrer no campo do diagnóstico como mostram Smith-Bindman *et al.* (2005). Os autores enfatizam que os diagnósticos de câncer de mama são mais precisos quando o radiologista lê um número maior de mamografias por ano. No Rio de Janeiro, verifica-se uma associação inversa entre volume de cirurgias cardíacas e taxas de mortalidade por essas cirurgias (Noronha *et al.*, 2003).

Diante dessas evidências, as redes de atenção à saúde devem configurar-se em desenhos institucionais que combinem elementos de concentração e de dispersão dos diferentes pontos de atenção à saúde. Contudo, esses fatores devem estar em equilíbrio com o critério do acesso aos serviços. O acesso aos serviços de saúde está em função de quatro variáveis: o custo de oportunidade da utilização dos serviços de saúde; a gravidade percebida da condição que gera a necessidade de busca dos serviços; a efetividade esperada dos serviços de saúde; e a distância dos serviços de saúde. Outras condições sendo iguais, quanto maior o custo de oportunidade, menor a gravidade da condição, menos clara a percepção da efetividade e maior a distância, menor será o acesso aos serviços de saúde. Uma revisão sobre o acesso aos serviços de saúde mostrou algumas evidências (Carr-Hill, Place e Posnett, 1997): a utilização da atenção primária à saúde é sensível à distância, tanto para populações urbanas quanto rurais, sendo isso particularmente importante para serviços preventivos ou para o manejo de doenças em estágios não sintomáticos; há evidência de uma associação negativa, também para serviços de urgência e emergência; não há evidência de associação entre distância e utilização de serviços de radioterapia e de seguimento de câncer de mama; não há associação entre distância e acessibilidade a serviços hospitalares agudos.

Portanto, o desenho de redes de atenção à saúde faz-se combinando, dialeticamente, de um lado, economia de escala, escassez relativa de recursos e qualidade dos serviços e, de outro, o acesso aos serviços de saúde. A situação ótima é dada pela concomitância de economias de escala e serviços de saúde de qualidade acessíveis aos cidadãos. Quando se der, como em regiões de baixa densidade demográfica, o conflito entre escala e acesso, prevalecerá o critério do acesso. Assim, do ponto de vista prático, em algumas regiões brasileiras, alguns territórios sanitários estarão definidos por populações subótimas; assim, também, certos serviços operarão em deseconomias de escala porque não se pode sacrificar o direito do acesso aos serviços de saúde a critérios econômicos.

Na construção de redes de atenção à saúde, devem ser observados os conceitos de integração horizontal e vertical. São conceitos que vêm da teoria econômica e que estão associados à teoria econômica das cadeias produtivas.

A integração horizontal se dá entre unidades produtivas iguais, com o objetivo de adensar a cadeia produtiva e, dessa forma, obter ganhos de escala e, consequentemente, maior eficiência e competitividade. É o caso das fusões de bancos ou de provedores de Internet.

A integração vertical, ao contrário, se dá entre unidades produtivas diferentes para configurar uma cadeia produtiva com maior agregação de valor. É o caso de uma empresa que começa com a mineração de ferro, depois agrega a produção de gusa, depois a produção de aço etc. No desenvolvimento das redes de atenção à saúde, os dois conceitos se aplicam. A integração horizontal que objetiva promover o adensamento da cadeia produtiva da saúde se faz por dois modos principais: a fusão ou a aliança estratégica. A fusão se dá quando duas unidades produtivas, por exemplo, dois hospitais, se fundem em uma só, aumentando a escala pelo somatório dos leitos de cada qual e diminuindo custos, ao reduzir, a um só, alguns serviços administrativos anteriormente duplicados, como a unidade de gestão, a cozinha, a lavanderia etc. A aliança estratégica se faz quando, mantendo-se as duas unidades produtivas, os serviços são coordenados de modo que cada uma se especialize em uma carteira de serviços, eliminando-se a competição entre eles. Por exemplo, quando dois hospitais entram em acordo para que as suas carteiras de serviços não sejam concorrentes, mas complementares, de forma que o que um faz o outro não fará. Em geral, haverá, também na aliança estratégica, ganhos de escala e maior produtividade. A integração vertical, nas redes de atenção à saúde, se faz através de uma completa integração, como nas redes de propriedade única (p. ex., a Kaiser Permanente nos EUA) ou em redes de diversos proprietários (o mais comum no SUS, em que podem se articular serviços federais, estaduais, municipais e privados, lucrativos e não lucrativos), por meio de uma gestão única, baseada em uma comunicação fluida entre as diferentes unidades produtivas dessa rede. Isso significa colocar, sob a mesma gestão, todos os pontos de atenção à saúde, os sistemas de apoio e os sistemas logísticos de uma rede, desde a atenção primária à atenção terciária à saúde, e comunicá-los através de sistemas logísticos potentes. Na integração vertical da saúde, manifesta-se uma singular forma de geração de valor na rede de atenção, o que se aproxima do conceito econômico de valor agregado das cadeias produtivas.

As redes de atenção à saúde podem ser, ou não, articuladas com territórios sanitários. As redes das organizações privadas, ainda que se dirijam a uma população definida, em geral, prescindem de territórios sanitários. Assim também, os sistemas públicos de saúde baseados no princípio da competição gerenciada, como se organizam por uma forma singular de competição, não necessitam de uma base populacional/territorial. É o caso, por exemplo, do sistema de saúde da Colômbia (Mendes, 2001). Ao contrário, os sistemas públicos de saúde que se estruturam pelo princípio da cooperação gerenciada, como é o caso do SUS, convocam necessariamente uma base populacional/territorial. Ou seja, nesses sistemas públicos de cooperação gerenciada, há que se construírem os territórios sanitários. Mas de que território se está falando quando se propõem redes de atenção à saúde? Cabe, aqui, diferenciar entre territórios político-administrativos e territórios sanitários. Os territórios político-administrativos são territórios de desconcentração dos entes públicos – Ministérios e Secretarias de Saúde, que se definem a partir de uma lógica eminentemente política. Diferentemente, os territórios sanitários são territórios recortados pelos fluxos e contrafluxos da população de responsabilidade de uma rede de atenção à saúde, em suas demandas pelos serviços de saúde. Assim, os territórios sanitários são, ao mesmo tempo, espaços de responsabilização da rede de atenção à saúde por sua população e subpopulações e espaços de vida (territórios-processo) e de localização ótima de diferentes serviços de saúde. Os territórios sanitários devem expressar-se em planos diretores de regionalização da saúde

e devem ser construídos a partir dos seguintes critérios (Pestana e Mendes, 2004): contiguidade intermunicipal, subsidiaridade econômica e social, escala adequada, herança e identidade cultural, endogenia microrregional, fluxos viários e fluxos das pessoas em busca da atenção secundária e terciária à saúde. Esses territórios sanitários apresentam-se em diversos âmbitos. Tomando-se o caso do SUS, poder-se-iam identificar vários territórios sanitários: o território microárea, o espaço de vida de mais ou menos cem famílias, sob responsabilidade de um agente comunitário de saúde; o território área de abrangência, o espaço de vida de mais ou menos mil famílias, sob responsabilidade de uma equipe de atenção primária à saúde; o território municipal, o espaço de vida dos cidadãos de um município, sob responsabilidade da rede municipal de saúde, a quem cabe ofertar, no mínimo, as ações de atenção primária à saúde; o território microrregional, o espaço de vida de um conjunto de municípios contíguos e onde devem se concentrar os serviços de atenção secundária à saúde (média complexidade); o território macrorregional, o espaço de vida de um conjunto mais amplo de municípios, onde devem se concentrar os serviços de atenção terciária (alta complexidade); o território estadual, o espaço de vida dos cidadãos de um estado; e o território nacional, o espaço de vida de todos os cidadãos de uma nação.

Ao se construírem as redes de atenção à saúde, há que se combinarem os territórios sanitários com a distribuição espacial adequada dos serviços de saúde. Para isso, e a fim de se operar com escalas ótimas, com base na experiência internacional, os territórios microrregionais deveriam ter, no mínimo, cem mil pessoas, e os territórios macrorregionais, quinhentas mil pessoas (Bengoa, 2001). Naqueles, se concentrariam os serviços de atenção secundária e, nestes, os de atenção terciária.

Elementos constitutivos

As redes de atenção à saúde constituem-se de três elementos fundamentais: a população, a estrutura operacional e o modelo de atenção à saúde.

População

Não há possibilidade de se estruturar uma rede de atenção à saúde sem uma população adscrita. Esta população, como se viu, nas redes de atenção à saúde privadas ou públicas, organizadas pelo princípio da competição gerenciada, prescinde de localização em territórios sanitários; ao contrário, as redes de atenção à saúde, organizadas pelo princípio da cooperação gerenciada, exigem a territorialização, ou seja, a construção de espaços/população, como é o caso do SUS.

Nestes últimos, a população de responsabilidade das redes de atenção à saúde vive em territórios sanitários singulares, organiza-se socialmente em famílias e é cadastrada e registrada em subpopulações por riscos sociossanitários. Assim, a população total de responsabilidade de uma rede de atenção à saúde deve ser totalmente conhecida e registrada em um sistema de informação potente. Mas não basta o conhecimento da população total: ela deve ser subdividida em subpopulações por fatores de risco e estratificada por riscos em relação às condições de saúde estabelecidas.

O processo de identificação da população de uma rede de atenção à saúde envolve: o processo de territorialização; o cadastramento das famílias; a classificação das famílias por riscos sociossanitários; a vinculação da população às equipes de atenção primária à saúde; a identificação das subpopulações com fatores de risco; a identificação das subpopulações com doenças ou condições estabelecidas por graus de risco; e a identificação das subpopulações com muito alto risco.

Estrutura operacional

A estrutura operacional das redes de atenção à saúde materializa-se em cinco componentes: os pontos de atenção à saúde; o centro de comunicação localizado na atenção primária à saúde; os sistemas de apoio; os sistemas logísticos; e o sistema de governança da rede.

Em uma rede, conforme entende Castells (2000), o espaço dos fluxos está constituído por alguns lugares intercambiadores que desempenham o papel coordenador para a perfeita interação de todos os elementos integrados na rede e que são os centros de comunicação, e por outros lugares onde se localizam funções estrategicamente importantes que constroem uma série de atividades em torno da função-chave da rede e que são os nós da rede.

As redes de atenção à saúde estão compostas, além dos nós e do centro de comunicação, por sistemas logísticos, sistemas de apoio e sistemas de gestão.

Nas redes de atenção à saúde, os distintos pontos de atenção à saúde constituem os nós da rede. Contudo, não há uma hierarquização entre os distintos nós, apenas uma diferenciação dada por suas funções de produção específicas e por suas densidades tecnológicas respectivas. Ou seja, não há hierarquia, mas poliarquia entre os pontos de atenção à saúde.

Os nós das redes de atenção à saúde constituem-se dos pontos de atenção à saúde que são os lugares institucionais, onde se ofertam serviços de atenção secundária e terciária, produzidos através de uma função de produção singular. São exemplos de pontos de atenção à saúde: as unidades ambulatoriais especializadas; os centros de apoio psicossocial; as residências terapêuticas; os centros de especialidades odontológicas, os centros ambulatoriais especializados, os centros de enfermagem, os lares abrigados, os centros de convivência para idosos, os centros de atenção paliativa etc. Os hospitais, como organizações de alta densidade tecnológica e como organizações complexas, podem abrigar distintos pontos de atenção à saúde: o ambulatório de pronto-atendimento, a unidade de cirurgia ambulatorial, o centro cirúrgico, a maternidade, a unidade de terapia intensiva, a unidade de hospital/dia e outros.

Nas redes temáticas de atenção à saúde, os únicos elementos especializados são os pontos de atenção secundários e terciários; todos os demais componentes (atenção primária à saúde, sistemas de apoio, sistemas logísticos e sistema de governança) são estruturas transversais, comuns a todas as redes especializadas. É importante entender essa característica de formatação das redes de atenção à saúde, porque isso a diferencia, fundamentalmente, dos programas verticais que estruturam todos os seus componentes de forma temática. Ou seja, as redes temáticas de atenção à saúde, definidas em função de determinadas condições de saúde (rede de atenção ao câncer, rede de atenção aos idosos, redes de atenção à mulher e à criança etc.), nada têm a ver com os programas verticais de atenção à saúde, praticados no século passado, e que têm sido, com razão, objeto de críticas.

O centro de comunicação da rede de atenção à saúde é o nó intercambiador no qual se coordenam os fluxos e os contrafluxos do sistema de serviços de saúde, constituído pela atenção primária à saúde (unidade ou equipe de atenção primária à saúde). Para desempenhar seu papel de centro de comunicação da rede horizontal de uma rede de atenção à saúde, a atenção primária à saúde deve cumprir três papéis essenciais (Mendes, 2002b): o *resolutivo*, ou seja, resolver a grande maioria dos problemas de saúde da população; o *organizador*, relacionado com sua natureza de centro de comunicação, o de coordenar os fluxos e contrafluxos das pessoas pelos diversos pontos de atenção à saúde; e o de *responsabilização*, o de corresponsabilizar-se pela saúde dos cidadãos em qualquer ponto de atenção à saúde em que estejam. As evidências, retiradas da literatura internacional, sobre os benefícios da atenção primária à saúde nos sistemas de atenção à saúde são robustas (Institute of Medicine, 1994; Health Council of the Netherlands, 2004; Health Evidence Network, 2004; Pan American Health Organization, 2005; Starfield *et al.*, 2005; Macinko *et al.*, 2006). Os sistemas de atenção à saúde baseados em uma forte orientação para a atenção primária à saúde, analisados em relação aos sistemas de baixa orientação para a atenção primária à saúde, são: mais adequados porque se organizam a partir das necessidades de saúde da população; mais efetivos porque são a única forma de enfrentar a situação epidemiológica de hegemonia das condições crônicas e por impactar significativamente os níveis de saúde da população; mais eficientes porque apresentam menores custos e reduzem o número de procedimentos mais caros; mais equitativos porque discriminam positivamente grupos e regiões mais pobres e diminuem o gasto do bolso das pessoas e das famílias; e de maior qualidade porque colocam ênfase na promoção da saúde e na prevenção das doenças e porque ofertam tecnologias mais seguras. Entretanto, para que a atenção primária à saúde possa resultar em todos esses benefícios e possa cumprir seus papéis nas redes de atenção à saúde, é necessário que ela seja entendida como uma estratégia de reorganização dos sistemas de atenção à saúde e não como um programa para pobres ou um simples nível de atenção à saúde. Para isso, a atenção primária à saúde deve operar com seis atributos (Starfield, 2002): o primeiro contato, a longitudinalidade, a integralidade, a coordenação, a orientação familiar e a orientação comunitária. O primeiro contato implica a acessibilidade e o uso de serviços para cada novo problema ou novo episódio de um problema para os quais se procura a atenção primária à saúde. A longitudinalidade requer a existência do aporte regular de cuidados pela equipe de saúde e seu uso consistente ao longo do tempo, em um ambiente de mútua e humanizada relação entre equipe de saúde e os usuários e suas famílias. A integralidade exige a prestação pela equipe de saúde de um conjunto de serviços que atenda às necessidades mais comuns da população adscrita, a responsabilização pela oferta de serviços em outros pontos de atenção à saúde e o reconhecimento adequado dos problemas biológicos, psicológicos e sociais que determinam a saúde. A coordenação implica a capacidade de garantir a continuidade da atenção, através da equipe de saúde, com o conhecimento dos problemas que requerem seguimento constante. A orientação familiar torna indispensável considerar a família como o sujeito da atenção à saúde, o que exige uma integração dos profissionais com esta unidade afetiva e social e a abordagem integral dos seus problemas de saúde. A orientação comunitária pressupõe o reconhecimento das necessidades familiares em função do contexto físico, econômico, social e cultural em que vivem as famílias, o que exige uma análise situacional das necessidades de saúde das famílias e de seus membros, na perspectiva da saúde coletiva.

Um terceiro componente das redes de atenção à saúde são os sistemas de apoio. Os sistemas de apoio são os lugares institucionais das redes onde se prestam serviços comuns a todos os pontos de atenção à saúde, nos campos do apoio diagnóstico e terapêutico, da assistência farmacêutica e dos sistemas de informação em saúde. O subsistema de apoio diagnóstico e terapêutico envolve os serviços de diagnóstico por imagem, os serviços de medicina nuclear diagnóstica e terapêutica, a eletrofisiologia diagnóstica e terapêutica, as endoscopias, a hemodinâmica e a patologia clínica (anatomia patológica, genética, bioquímica, hematologia, imunologia e microbiologia e parasitologia). O subsistema de assistência farmacêutica envolve uma organização complexa exercitada por um grupo de atividades relacionadas com os medicamentos, destinadas a apoiar as ações de saúde demandadas por uma comunidade, englobando, portanto, intervenções relativas à programação de medicamentos, à aquisição de medicamentos, ao armazenamento dos medicamentos, à distribuição dos medicamentos, à dispensação dos medicamentos e à farmacoeconomia, bem como ações de uso racional como os protocolos de medicamentos, a dispensação farmacêutica, a atenção farmacêutica, a conciliação de medicamentos, a adesão aos tratamentos medicamentosos e a farmacovigilância. Os sistemas de informação em saúde englobam diferentes bancos de dados nacionais, regionais e locais. No SUS, há vários deles, como o SIM, o Sinasc, o SIH, o SIA, o Siab etc.

Um quarto componente das redes de atenção à saúde são os sistemas logísticos. Os sistemas logísticos são soluções tecnológicas, fortemente ancoradas nas tecnologias de informação, que garantem uma organização racional dos fluxos e contrafluxos de informações, produtos e usuários nas redes de atenção à saúde. Os principais sistemas logísticos das redes de atenção à saúde são os cartões de identificação dos usuários, as centrais de regulação, os prontuários clínicos e os sistemas de transportes sanitários. O cartão de identificação dos usuários significa alocar um número de identidade único a cada usuário do sistema de atenção à saúde. As centrais de regulação são sistemas tecnológicos de informação que se organizam em módulos para prover o acesso regulado da atenção à saúde através de módulos, como o módulo de internações de urgência e emergência, o módulo de internações eletivas, o módulo de agendamento de consultas e exames básicos e especializados, o módulo de agendamento de procedimentos ambulatoriais de alta complexidade e outros. O prontuário familiar é o documento único constituído de um conjunto de informações, sinais e imagens registradas, geradas a partir de fatos, acontecimentos e situações sobre a saúde das famílias e dos pacientes e a assistência a eles prestada, de caráter legal, sigiloso e científico, que possibilita a comunicação entre membros da equipe multiprofissional e a continuidade da atenção prestada ao indivíduo. Os sistemas de transportes sanitários envolvem o transporte de urgência e emergência, o transporte para procedimentos eletivos, o transporte das amostras para exames e o transporte dos resíduos de saúde.

O quinto componente das redes de atenção à saúde são os sistemas de governança das redes. A governança da rede envolve a definição de uma institucionalidade de gestão e o uso de instrumentos gerenciais. A governança da rede é o arranjo organizativo interinstitucional que permite a governança de todos os componentes das redes de atenção à saúde, de forma a gerar um excedente cooperativo entre os atores sociais em situação e a obter resultados sanitários efetivos e eficientes nas regiões de saúde (macro e microrregiões). A governança da rede é, pois, diferente da gerência dos pontos de atenção à saúde (gerência hospitalar, gerência dos ambulatórios especializados etc.). Por exemplo, no SUS, a gestão da rede se fará por meio de mecanismos interinstitucionais, expressos em Colegiados Regionais, em conformidade com os Planos Diretores de Regionalização. Esses colegiados exercerão a governança regional das redes de

atenção à saúde através de um conjunto de instrumentos de gestão que deveriam compor o Plano Regional de Saúde: os observatórios de saúde ou salas de situação; o sistema gerencial da Secretaria de Estado de Saúde, a PPI da assistência, a Programação de Ações Prioritárias (PAP) da vigilância em saúde, o Pacto pela Vida e o Termo de Compromisso de Gestão. O único instrumento gerencial que não pode ser exercitado pelos Colegiados Regionais são os contratos de serviços com prestadores que devem ser realizados pelas Secretarias Estaduais e Municipais, representadas nos Colegiados Regionais, já que estes Colegiados, até agora, não são entes jurídicos, mas organizações virtuais. Mas o monitoramento e a avaliação dos contratos devem ser feitos pelos Colegiados Regionais. Os Colegiados Regionais são mecanismos frágeis para a gestão complexa de redes de atenção à saúde. É tempo de se pensar em alternativas mais sólidas que poderiam ser construídas, por exemplo, a partir de consórcios, organizados pela nova legislação.

Modelo de atenção à saúde

O modelo de atenção à saúde é um sistema lógico que organiza o funcionamento das redes de atenção à saúde, articulando, de forma singular, as relações entre os componentes da rede e as intervenções sanitárias, definido em função da visão prevalecente da saúde, das situações demográfica e epidemiológica e dos determinantes sociais da saúde, vigentes em determinado tempo e em determinada sociedade (Mendes, 2007a).

Os modelos de atenção à saúde são, em geral, aplicados às condições crônicas. Há, na literatura internacional, muitos deles: o modelo da atenção crônica (*chronic care model*) (Wagner, 1998); o modelo dos cuidados inovadores para as condições crônicas (Organização Mundial da Saúde, 2003); o modelo expandido da atenção às condições crônicas (Ministry of Health, 2003); o modelo de atenção social e à saúde do Serviço Nacional de Saúde do Reino Unido (Scotland's Health White Paper, 2003); o modelo da Kaiser Permanente; o modelo EverCare, o modelo Pfizer, o modelo de fortalecimento, o modelo da atenção guiada e muitos outros (Sing e Ham, 2006). Contudo, pelas evidências disponíveis, destacam-se três modelos: o da atenção crônica, o dos cuidados inovadores para as condições crônicas e o da Kaiser Permanente.

O modelo seminal é o da atenção crônica do qual derivam quase todos os demais. Os componentes deste modelo, definidos com base em evidências, são: os recursos e as políticas comunitárias, a organização da atenção à saúde, o desenho do sistema de prestação de serviços, o autocuidado apoiado, o sistema de apoio às decisões e os sistemas de informações clínicas. Para se implantar, com sucesso, uma rede de atenção à saúde, mudanças devem ser feitas nesses seis componentes. Esse modelo tem sido exaustivamente avaliado. Uma revisão sistemática desenvolvida pela Colaboração Cochrane sobre centenas de artigos sugeriu um efeito sinérgico quando os componentes do modelo são combinados e um estudo avaliativo da Rand Corporation, realizado em mais de 40 organizações que implementaram o modelo nos EUA, concluiu que ele leva a melhores processos e resultados da atenção à saúde, incluindo resultados clínicos, satisfação dos pacientes e custos (Shortell *et al.*, 2004); além disso, uma metanálise (Tsai *et al.*, 2005) feita com 112 estudos concluiu que a adoção de, pelo menos, um dos componentes do modelo da atenção crônica promove melhorias nos processos e resultados da atenção em asma, diabetes, insuficiência cardíaca e depressão.

A Organização Mundial da Saúde (2003) preconiza o modelo dos cuidados inovadores para as condições crônicas, com suas origens no modelo de atenção às condições crônicas, mas que se propõe a melhorar a atenção à saúde em três níveis: o nível micro (indivíduos e famílias), o nível meso (organizações de saúde e comunidade) e o nível macro (políticas de saúde). Há evidências de que a aplicação do modelo dos cuidados inovadores para as condições crônicas tem impacto em alguns processos e resultados sanitários (Sing e Ham, 2006).

O modelo da Kaiser Permanente, desenvolvido, também, a partir do modelo de atenção às condições crônicas, conhecido como a pirâmide da Kaiser, estratifica as pessoas que usam a rede de atenção à saúde em três níveis de complexidade: o nível 1, 70 a 80% de portadores de doenças simples que utilizam intensivamente o autocuidado apoiado; o nível 2, portadores de doenças complexas que são cuidados pela tecnologia de *disease management*; e o nível 3, portadores de doenças de alta complexidade que são cuidados com a tecnologia de gestão de caso (*case management*). O modelo da Kaiser Permanente promove a melhoria da qualidade de vida dos pacientes e diminui as internações hospitalares e as taxas de permanência nos hospitais (Wallace, 2005; Sing e Ham, 2006).

Ainda que esses modelos não tenham sido aplicados, integralmente, na realidade brasileira, muitos de seus elementos estão presentes na experiência bem-sucedida de implantação de redes de atenção à saúde no município de Curitiba. Um estudo avaliativo do Banco Mundial (World Bank, 2006) procurou entender por que este município obteve melhores resultados em relação a outras dez cidades brasileiras de perfis demográfico e sanitário semelhantes. Os resultados desse estudo, confrontados com os modelos de atenção às condições crônicas e com a pirâmide da Kaiser, mostram muitos elementos comuns.

A partir das semelhanças desses três modelos, Mendes (2007a) desenvolveu um modelo de atenção às condições crônicas para ser aplicado no SUS que tem sido discutido na proposta de redes de atenção à saúde de Minas Gerais. Este modelo está representado na Figura 3.2.

O modelo de atenção às condições crônicas estrutura-se em cinco níveis e em três componentes articulados: a população, os focos das intervenções de saúde e as intervenções de saúde.

No primeiro nível, opera-se com a população total de uma rede de atenção à saúde, com o foco nos determinantes sociais da saúde e por meio de intervenções de promoção da saúde. Os determinantes sociais da saúde são conceituados como as condições sociais em que as pessoas vivem e trabalham ou as características sociais dentro das quais a vida transcorre, ou seja, como as causas das causas (Commission on Social Determinants of Health, 2007). Os principais determinantes sociais da saúde a serem considerados são: a acumulação de riscos no curso da vida, o emprego, a renda, a educação, a raça/etnicidade, a coesão social, o ambiente, a localização geográfica, os estilos de vida, a violência e a alimentação e têm como pano de fundo a questão da equidade (World Health Organization, 2003; Victora, 2006). As intervenções de promoção da saúde apresentam sinergias entre si, o que significa que devem ser realizadas sob a forma de projetos intersetoriais, sustentados pela vigilância dos determinantes sociais da saúde.

No segundo nível, opera-se com uma subpopulação da população total que está submetida a algum tipo de fator de risco, entendido como uma característica ou atributo cuja presença aumenta a possibilidade de apresentar uma condição de saúde. Os principais fatores de risco para as condições crônicas são: a idade, o tabagismo, o gênero, o sobrepeso ou obesidade, o sexo inseguro, o uso abusivo de drogas, o estresse, a hipertensão arterial, a intolerância à glicose e a depressão (Brasil, 2005; Organização Mundial da Saúde, 2005). As principais intervenções de prevenção das condições de saúde são: a vigilância dos fatores de risco; as medidas de prevenção específica, como as imunizações; o rastreamento de doenças; a vigilância ativa de certas doenças, como o câncer de próstata; os exames periódicos de saúde; as intervenções de manejo do estresse; as mudanças de estilo de vida; e o controle de fatores de risco por medicamentos (Porter, 2007).

Até o segundo nível, não há uma condição de saúde estabelecida. Somente a partir do terceiro nível do modelo é que se vai operar com uma condição de saúde cuja gravidade, expressa na complexidade que apresenta a condição de saúde estabelecida, definirá as intervenções de saúde. Por isso, a partir do terceiro nível, exige-se a definição de subpopulações recortadas segundo a estratificação de riscos da condição de saúde, o que convoca as tecnologias de gestão da clínica. São duas as tecnologias de gestão da clínica utilizadas no modelo: a gestão da condição de saúde e a gestão de caso.

No terceiro nível, opera-se com uma subpopulação da população total que apresenta uma condição de saúde de baixo ou médio risco, em geral mais de 70% dos portadores da condição de saúde, por meio da tecnologia de gestão da condição de saúde. No quarto nível, opera-se com uma subpopulação de alto ou muito alto risco, também por meio da tecnologia de gestão da condição de saúde. O que justifica esta divisão entre gestão da condição de saúde 1 e 2 é a natureza da provisão do cuidado. No nível 3, vai-se operar, basicamente, com

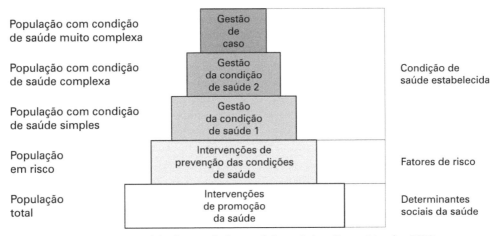

Figura 3.2 Modelo de atenção às condições crônicas. Fonte: Mendes, 2007a.

o autocuidado apoiado; já no nível 4, opera-se equilibradamente entre o autocuidado apoiado e o cuidado multiprofissional. A diagonal que cruza a figura, desde o topo até as intervenções de prevenção das condições de saúde, representa isso; o que fica acima da linha é cuidado multiprofissional, o que fica abaixo é autocuidado apoiado.

No nível 5, opera-se com uma subpopulação da população total que apresenta uma condição de saúde muito complexa. Essa subpopulação é aquela que, segundo a lei da concentração da gravidade das condições de saúde e dos gastos da atenção à saúde, atinge 1 a 5% da população total e chega a consumir mais da metade dos recursos globais de um sistema de atenção à saúde (Berk e Monheint, 1992). As intervenções em relação a essa subpopulação são realizadas por uma outra tecnologia da gestão da clínica, a gestão de caso.

A operacionalização desse modelo de atenção às condições crônicas exige mudanças nos componentes da rede de atenção à saúde, o que é feito segundo as diretivas do modelo da atenção crônica (Wagner, 1998). Isso significa mudanças nas relações com a comunidade: o encorajamento dos usuários das redes para participarem de programas comunitários e as parcerias da rede de atenção à saúde com organizações comunitárias; mudanças na organização da atenção à saúde: o desenvolvimento de uma cultura de integração e de coordenação da atenção à saúde e a institucionalização de incentivos para a qualidade da atenção; as mudanças no desenho do sistema de prestação de serviços: a clara definição dos papéis das equipes multiprofissionais na atenção à saúde e a oferta de gestão de casos a portadores de condições de saúde muito complexas; a implantação de sistema de apoio às decisões: a utilização de diretrizes clínicas baseadas em evidências, a educação permanente para os profissionais, a educação em saúde para os usuários e a integração da atenção primária e especializada; o fortalecimento do autocuidado apoiado: a colocação do usuário como o centro da atenção à saúde, a elaboração colaborativa do plano de cuidado pela equipe multiprofissional e o usuário e a utilização de tecnologias de autocuidado apoiado como técnicas de solução de problemas e definição de metas no plano de cuidado e seu monitoramento; as mudanças nos sistemas de informações clínicas: implantação de prontuários eletrônicos que incluam planos de cuidados, identificação de subpopulações para o cuidado proativo, provisão de alertas e lembretes para os profissionais de saúde e usuários e compartilhamento das informações entre a equipe multiprofissional e o usuário.

Gestão da clínica

Fundamentos

Os sistemas de atenção à saúde apresentam algumas características que os singularizam em relação a outros sistemas sociais complexos. Essas características singulares foram agrupadas por Mendes (2002a) em características gerais, existência de riscos catastróficos, suscetibilidade aos valores societais, singularidade econômica, singularidade do objeto, singularidade tecnológica e singularidade organizacional. A existência dessas singularidades dos sistemas de atenção à saúde e das leis e princípios universais que os regem está na base do deslocamento da gestão de meios para a gestão de fins e, por consequência, do desenvolvimento e implantação da gestão da clínica.

Nesse particular, as singularidades mais expressivas são as econômicas e organizacionais e expressam-se em formas variadas; no princípio da indução da demanda pela oferta e sua manifestação temática

pela lei de Roemer (Roemer, 1993); nas falhas de mercado presentes na saúde; e na característica de organização profissional dos sistemas de atenção à saúde (Mintzberg, 2003). Além de apresentarem características muito singulares, os sistemas de atenção à saúde guiam-se por alguns princípios e obedecem a algumas leis: a equação de Evans (1996), a lei de Wildavsky, o princípio da variabilidade na atenção à saúde (Cochrane, 2001), a lei da Caneta do Médico (Dowling, 1997) e a lei da concentração dos gastos com serviços de saúde (Berk e Monheint, 1992).

Origens

A expressão gestão da clínica, adotada por Mendes (2001) para expressar um sistema de tecnologias de microgestão dos sistemas de atenção à saúde, aplicável ao sistema público brasileiro, não é muito encontrada na literatura internacional.

A gestão da clínica tem suas origens em duas matrizes principais: uma, mais antiga, desenvolvida no sistema privado dos EUA, a atenção gerenciada; outra, mais recente, a governança clínica que se estabeleceu no Serviço Nacional de Saúde do Reino Unido.

A atenção gerenciada pode ser caracterizada por: uma nova institucionalidade, construída a partir das organizações de manutenção de saúde; um sistema de pagamento prospectivo que permite compartilhar e repartir os riscos entre os gestores e os prestadores de serviços; e uma introdução de tecnologias de microgestão dos sistemas de atenção à saúde. A proposta da gestão da clínica inspirou-se na atenção gerenciada, trazendo dela, e adaptando à realidade do sistema público brasileiro, um de seus elementos constitutivos, o conjunto de tecnologias de microgestão dos sistemas de atenção à saúde que comprovaram, empiricamente, ser eficazes (Robinson e Steiner, 1998). Essa convocação de certos aspectos da atenção gerenciada e sua adaptação aos sistemas nacionais públicos de serviços de saúde têm sido feitas, contemporaneamente, em vários países, como Alemanha, Canadá e Reino Unido, o que levou Colin-Thome (2001) a afirmar que o Serviço Nacional de Saúde inglês tem os atributos das organizações americanas de atenção gerenciada.

A governança clínica surgiu como parte da agenda modernizadora dos trabalhistas do Reino Unido no período pós-tatcheriano, tendo sofrido uma forte influência de intelectuais orgânicos ao Partido Trabalhista, especialmente da London School of Economics, que haviam estudado a atenção gerenciada americana. Suas bases teórico-conceituais foram explicitadas em um livro branco do Serviço Nacional de Saúde e foram sintetizadas em alguns princípios gerais: universalidade; colaboração e foco nos pacientes; eficiência econômica; confiança pública; e melhoria da qualidade dos serviços. A governança clínica foi definida pelo Serviço Nacional de Saúde como "uma estrutura através da qual as organizações do Serviço Nacional de Saúde são responsáveis pela contínua melhoria da qualidade dos seus serviços e pela manutenção de altos padrões dos cuidados, criando um ambiente no qual a excelência clínica na atenção à saúde florescerá" (Department of Health, 1998). A governança clínica desenvolve-se, na prática social, por meio de uma ação ordenada e concomitante, em seis elementos fundamentais: a educação permanente dos profissionais de saúde; a auditoria clínica, subordinada a uma política de qualidade e realizada pelo método de auditoria que confronta a prática real com padrões de excelência predefinidos e busca reduzir a brecha entre eles; a efetividade clínica que é a medida da extensão em que uma particular intervenção clínica realmente funciona; a gestão dos riscos, seja para os usuários, seja para os profissionais de saúde, seja para as organizações de saúde; o desenvolvimento de novas práticas clínicas e sua incorporação em diretrizes clínicas; e a transparência, em que a *performance* do sistema de atenção à saúde está permanentemente aberta ao escrutínio público (Starey, 1999).

Conceito e tecnologias de gestão

A gestão da clínica é um conjunto de tecnologias de microgestão da clínica, destinado a prover a atenção à saúde efetiva, com menores riscos para usuários e profissionais, de maneira humanizada e com os custos adequados, a fim de assegurar que padrões clínicos ótimos sejam alcançados e constantemente aperfeiçoados para melhorar a qualidade das práticas clínicas.

A gestão da clínica constitui-se das tecnologias sanitárias que partem das tecnologias-mãe, as diretrizes clínicas, para, a partir delas, desenvolver as tecnologias de gestão da condição de saúde, de gestão de caso e de auditoria clínica. Esse tripé, construído a partir das diretrizes clínicas, compõe o núcleo duro da gestão da clínica.

O tema das redes de atenção à saúde convoca, protagonicamente, as diretrizes clínicas, a gestão da condição de saúde e a gestão de caso, razão pela qual, ainda que relevante, a auditoria clínica não será considerada neste trabalho.

Diretrizes clínicas

As diretrizes clínicas são "recomendações preparadas, de forma sistemática, com o propósito de influenciar decisões dos profissionais de saúde e dos pacientes a respeito da atenção apropriada, em circunstâncias clínicas específicas" (Institute of Medicine, 1990). Para alcançar seus objetivos, as diretrizes clínicas devem combinar a medicina baseada em evidência, a avaliação tecnológica em saúde, a avaliação econômica dos serviços de saúde e a garantia da qualidade (Eddy, 1990). Apesar de sofrerem questionamentos frequentes – como os que as comparam a livros de receitas gastronômicas, as diretrizes clínicas são imprescindíveis para a gestão da clínica e devem ser vistas, não como trilhos, mas como trilhas, para a provisão de uma atenção à saúde efetiva e de qualidade.

As diretrizes clínicas, bem como as outras tecnologias de gestão da clínica, assentam-se na medicina baseada em evidência (MBE), entendida como o uso consciente, explícito e prudente da melhor evidência para tomar decisões a respeito da atenção à saúde (Sackett et al., 1997).

As diretrizes clínicas cumprem quatro funções essenciais nos sistemas de serviços de saúde: a função gerencial, a função educacional, a função comunicacional e a função legal.

A função gerencial decorre da necessidade de se controlar a lei da variabilidade dos serviços de saúde. O controle da variabilidade faz-se, fundamentalmente, pela verificação das evidências e sua incorporação nas diretrizes clínicas. Subsidiariamente, adotam-se as tecnologias de auditoria clínica, especialmente as tecnologias de gestão da utilização dos serviços de saúde. A função educacional decorre da utilização das diretrizes clínicas como instrumentos dos processos de educação permanente para os profissionais de saúde e de educação em saúde para os usuários. A função comunicacional pressupõe o uso das diretrizes clínicas como instrumentos de comunicação entre o sistema de atenção à saúde e seus profissionais e a população usuária.

A função comunicacional objetiva, também, garante uma ação comunicativa dentro das organizações de serviços de saúde, onde todas as pessoas envolvidas nos cuidados à saúde adotem as mesmas diretivas de ação. Por fim, as diretrizes clínicas cumprem uma função legal ao servirem como referenciais para o julgamento pelas Cortes Judiciais dos contenciosos relativos aos sistemas de atenção à saúde (Hurwitz, 1999).

Há dois tipos principais de diretrizes clínicas: as linhas-guia (*guidelines*) e os protocolos clínicos.

As linhas-guia e os protocolos clínicos têm conteúdos diferentes. Usando-se uma metáfora cinematográfica, as linhas-guia são o filme e os protocolos clínicos, os fotogramas.

As linhas-guia normalizam todo o processo da condição e saúde ao longo de sua história natural; assim, devem incorporar as ações de prevenção primária, secundária e terciária relativas a uma condição particular. Além disso, normalizam as ações que se desenvolvem em todos os pontos de atenção de uma rede de atenção à saúde (atenção primária à saúde, atenção ambulatorial especializada, atenção hospitalar etc.). As linhas-guia se aproximam do conceito de linhas de cuidado, utilizado por alguns autores e instituições brasileiras (Cecílio e Merhy, 2003; Instituto Nacional de Câncer, 2006). Uma característica essencial das linhas-guia é que se desenvolvam por graus de risco da condição de saúde, o que necessariamente envolve a estratificação dos riscos, e que se normalizem as ações referentes a cada estrato singular. Por exemplo, uma linha-guia de atenção às gestantes pode estratificar as mulheres em gestantes de risco habitual e gestantes de alto risco; isso é fundamental porque os manejos clínicos são muito diferenciados. Diferentemente, os protocolos clínicos vão normalizar parte do processo da condição de saúde, em um único ponto de atenção da rede. Por exemplo, um protocolo clínico pode ser desenvolvido para a medicação de controle lipídico em pessoas portadoras de índices de colesterol elevado.

Gestão da condição de saúde

A gestão da condição de saúde é como se prefere nomear *disease management*. Uma condição de saúde pode não ser uma doença, como é o caso de uma gravidez ou da puericultura; não são doenças, mas, como elas, constituem condições crônicas.

A gestão da condição de saúde pode ser definida como a gestão de processos de uma condição de saúde estabelecida, englobando o conjunto de pontos de atenção à saúde de uma rede de atenção, com o objetivo de alcançar bons resultados clínicos, a custos compatíveis, com base na evidência disponível na literatura científica, integrada em diretrizes clínicas.

A gestão da condição de saúde tem sido considerada uma mudança radical na abordagem clínica, porque ela se move de um modelo de um profissional de saúde individual, que responde a um doente por meio de procedimentos curativos e reabilitadores, para uma abordagem baseada em uma população adscrita, identificando pessoas com a condição de saúde estabelecida, estratificadas por graus de risco. A estratificação de riscos da condição estabelecida é um ponto central da gestão da condição de saúde. A gestão da condição de saúde é uma tecnologia especialmente indicada para o manejo das condições crônicas que necessitam de atenção por longo tempo e em diferentes pontos de atenção à saúde.

A gestão da condição de saúde tem sua matriz na atenção gerenciada, mas foi modificada para adaptar-se às características peculiares do SUS; este trabalho de adaptação foi feito especialmente na experiência do sistema integrado de serviços de saúde de Curitiba (Mendes, 2007b). Ela parte da linha-guia de uma condição de saúde para incidir em três campos fundamentais: a elaboração da programação das ações de saúde, o plano de cuidado e a mudança de comportamento dos profissionais de saúde e dos usuários da rede de atenção à saúde.

A programação das ações de saúde é feita a partir de uma planilha de programação que faz parte integrante da linha-guia de cada condição de saúde. Esta planilha define os resultados a serem alcançados, as atividades a serem desenvolvidas e os parâmetros a serem utilizados. Isso permite realizar uma programação anual por cada ponto de atenção à saúde. Essa programação gera um contrato de gestão entre os gestores e os profissionais de saúde que será monitorado periodicamente. Um segundo campo fundamental consiste na elaboração de um plano de cuidado para cada usuário da rede de atenção à saúde com metas acordadas entre a equipe multiprofissional e as pessoas. Por fim, estratégias educacionais devem ser desenvolvidas para mudar o comportamento dos profissionais de saúde e dos usuários da rede de atenção à saúde, tendo como base as diretrizes clínicas. Em relação aos profissionais de saúde, devem ser utilizados processos de educação permanente que se caracterizem por: ser parte de uma reflexão sobre a prática como princípio de toda a aprendizagem; estabelecer uma ligação essencial entre aprendizagem e busca da qualidade na atenção ao paciente; estimular e desenvolver a aprendizagem autodirigida; ter como componente fundamental uma aprendizagem em grupo, com o compartilhamento de lacunas e deficiências e o exercício do suporte mútuo no esforço de superá-las; introduzir a noção e estimular o hábito da avaliação da *performance*, realizada por pares ou autoconduzida; promover a adoção de padrões explícitos de *performance* por meio da aderência a critérios e protocolos; ampliar o escopo da educação permanente, abrangendo não somente tópicos biomédicos, mas aspectos interpessoais e outros ligados ao desenvolvimento pessoal; ser provida de acordo com as exigências da andragogia, ou seja, de um processo de educação de adultos (Mamede e Penaforte, 2001). A mudança do comportamento dos usuários da rede de atenção à saúde envolve os processos de educação em saúde que podem utilizar instrumentos como a realização de *surveys* ou grupos focais; a busca dos melhores meios para as mensagens específicas (eletrônico, impresso, falado, visual); e a avaliação por *feedback* da eficácia dos métodos comunicacionais utilizados; a utilização de reuniões estruturadas com portadores de uma condição de saúde. A comunicação com os usuários exige uma mudança profunda nas relações entre os profissionais de saúde e os usuários, através da introdução da gestão colaborativa do cuidado (Von Korff *et al.*, 1997).

A tecnologia de *disease management* tem sido exaustivamente avaliada, especialmente nos países desenvolvidos, seja em sistemas privados, seja em sistemas públicos, e os resultados são, em geral, muito favoráveis para diversas condições crônicas (Sidorow *et al.*, 2000; Doughty *et al.*, 2002; Scott *et al.*, 2002; Bourbeau *et al.*, 2003). Uma avaliação rigorosa do *disease management* sugere que ele funciona melhor no sistema público do Reino Unido que nos sistemas privados dos EUA, onde foi originalmente desenvolvido (Ham, 2007).

Gestão de caso

A gestão de caso (*case management*) é um processo que se desenvolve entre o gestor de caso e o portador de uma condição de saúde muito complexa para planejar, monitorar e avaliar opções e serviços, de acordo com as necessidades da pessoa, com o objetivo de propiciar uma atenção de qualidade e humanizada. A essência da gestão de caso, portanto, é uma relação personalizada e humana entre um gestor de caso e um usuário da rede de atenção à saúde.

A gestão de caso é conduzida por um gestor de caso que pode ser um profissional (em geral, assistente social ou enfermeira) ou uma pequena equipe multiprofissional. Um bom gestor de caso deve conhecer a natureza dos serviços providos em toda a rede de atenção à saúde, ser bom negociador e ser hábil na comunicação. O gestor de caso se responsabiliza por uma pessoa durante toda a duração da condição de saúde e faz julgamento sobre a necessidade da atenção e a propriedade dos serviços ofertados e recebidos. Esse gestor de caso tem a incumbência de coordenar a atenção, utilizando-se de todos os serviços e as instituições que compõem a rede de atenção à saúde, de determinar o nível adequado da prestação dos serviços e verificar se o plano de cuidado está sendo bem prescrito e cumprido.

A gestão de caso persegue vários objetivos, tais como: advogar as necessidades das pessoas e suas famílias; aumentar a satisfação das pessoas e suas famílias; estimular a adesão aos cuidados prescritos nas linhas-guia ou nos protocolos clínicos; ajustar as necessidades de saúde aos serviços providos; assegurar a continuidade do cuidado na rede de atenção à saúde; reduzir os efeitos adversos das intervenções médicas; melhorar a comunicação entre os profissionais de saúde e os usuários dos serviços; melhorar a comunicação e a colaboração na equipe de profissionais de saúde; reduzir, sem prejuízo da qualidade, a permanência nas unidades de saúde; incrementar a qualidade de vida dos usuários; incrementar a autonomia dos usuários; monitorar os planos de cuidado; assistir aos usuários e a suas famílias para acessar o ponto de atenção à saúde adequado; avaliar as altas de serviços; e prevenir as internações sociais.

O processo de desenvolvimento da gestão de caso envolve: a seleção do caso; a identificação do problema; a elaboração e a implementação do plano de cuidado; e a avaliação do plano de cuidado (Powell, 2000).

Resultados positivos da gestão de caso são reconhecidos: evita problemas potenciais, com a adoção de medidas preventivas; evita os casos de urgência por agudização da condição crônica; diminui as hospitalizações desnecessárias; evita as internações sociais; provê um contato duradouro e humano com as pessoas; e monitora as intervenções médicas, reduzindo os eventos adversos (Barnabei *et al.*, 1998; Alliota, 2001).

▌ Referências bibliográficas

Aletras, V; Jones, A; Sheldon, TA. Economies of scale and scope. *In*: Ferguson, B; Sheldon, TA; Posnett, J (Editors). *Concentration and choice in health care*. London: Financial Times Healthcare, 1997.

Alliota, SL. Case management of at-risk older people. *In*: Cochrane, D. *Managed care and modernization: a practitioner's guide*. Buckingham: Open University Press, 2001.

Andrade, MV et al. *Análise da eficiência hospitalar no estado de Minas Gerais*. Belo Horizonte: CEDEPLAR/UFMG, 2007.

Banta, HD; Bos, M. The relation between quantity and quality with coronary artery bypass surgery. *Health Policy*, 18: 1-10, 1991.

Barnabei, R et al. Randomized trial of impact of integrated care and case management of older people living in the community. *British Medical Journal*, 316: 23-27, 1998.

Barr, CE; Bouwman, DI; Lobeck, F. Disease state considerations. *In*: Todd, WE; Nash, D. *Disease management: a systems approach to improving patients outcomes*. Chicago: American Hospital Publishing Inc., 1996.

Bengoa, R. Questões teórico-conceituais e resultados já obtidos em países que adotaram a separação de funções de financiamento e provisão de serviços de saúde. *In*: Ministério da Saúde/Banco Mundial. *Seminário sobre a separação do financiamento e da provisão de serviços no Sistema Único de Saúde*. Brasília: Ministério da Saúde, 2001.

Berk, ML; Monheint, AC. The concentration of health expenditures: an update. *Health Affairs*, 11: 145-149, 1992.

Bourbeau, J et al. Reduction of hospital utilization in patients with chronic obstructive pulmonary disease: a disease-specific self-management intervention. *Arch. Intern. Med.*, 163: 585-591, 2003.

Brasil. Ministério da Saúde. *A vigilância, o controle e a prevenção das doenças crônicas não transmissíveis: DNCT no contexto do Sistema Único de Saúde brasileiro.* Brasília: Ministério da Saúde/Secretaria de Vigilância em Saúde, 2005.

Bunker, JP; Luft, HS; Enthoven, A. Should surgery be regionalized? *Surgical Clinics of North America*, 62: 657-668, 1982.

Byrnes, JJ; Lucas, J; Gunter, MJ. Disease management, making it work: a study in implementation strategies and results in an integrated delivery system. *In*: Couch, JB. *The health care professional's guide to disease management: patient-centered care for the 21 st century.* Gaithersburg: Jones & Bartlett Publishers, 1998.

Cajigas, BE. Política de prestación de servicios de salud. *In*: *Primer Forum Internacional de Redes de Servicios y Ordenamiento Territorial En Salud.* Bogotá: Secretaria de Salud de Bogotá/Organización Panamericana de la Salud, 2003.

Canadian Institute for Health Information. *Hospital report 2003: acute care.* Toronto: Government of Ontario/Ontario Hospital Association/University of Toronto, 2003.

Carr-Hill, R; Place, M; Posnett, J. Access and the utilization of healthcare services. *In*: Ferguson, B; Sheldon, TA; Posnett, J (Editors). *Concentration and choice in health care.* London: Financial Times Healthcare, 1997.

Castells, M. *A sociedade em rede.* São Paulo: Paz e Terra, Volume I, 4ª ed., 2000.

Cecílio, LCO; Merhy, EE. *A integralidade do cuidado como eixo da gestão hospitalar.* Campinas: Mimeo, 2003.

Champagne, F; Contandriopoulos, AP; Denis, JL. *Integration of health care and services.* Montreal: University of Montreal/GRIS, 2003.

Cochrane, D. Utilization management in primary and community care. *In*: Cochrane, D (Editor). *Managed care and modernization: a practitioner's guide.* Buckingham: Open University Press, 2001.

Coile, RC. Governing the integrated delivery network: new models for a post-reform environment. *In*: Conrad, DA. Integrated delivery systems: creation, management, and governance. Chicago: Health Administration Press, 1997.

Colin-Thome, D. The new primary care is managed care. *In*: Cochrane, D. (Editor). *Managed care and modernization: a practitioner's guide.* Buckinghham: Open University Press, 2001.

Commission on Social Determinants of Health. *A conceptual framework for action on social determinants of health.* Geneva: World Health Organization, Discussion paper for Commission on Social Determinants of Health, 2007.

Conselho Nacional de Secretários de Saúde. *Oficina sobre redes de atenção à saúde.* Brasília: CONASS, 2007.

Conselho Nacional de Secretários de Saúde. *SUS: avanços e desafios.* Brasília: CONASS, 2006.

Dawson, B. *Informe Dawson sobre el futuro de los servicios médicos y afines, 1920.* Washington: Organización Panamericana de la Salud, Publicación Científica nº 93, 1964.

Department of Health. *A first class service: quality in the new NHS.* London: Department of Health, 1998.

Dlugacz, YD; Restifo, A; Greenwood, A. *The quality handbook for health care organizations: a manager's guide to tools and programs.* San Francisco: John Wiley & Sons, 2004.

Doughty, RN et al. Randomized controlled trial of integrated heart failure management: the Auckland Heart Failure Management Study. *Eur. Heart J.*, 23: 139-146, 2002.

Dowling, WL. Strategic alliance as a structure for integrated delivery systems. *In*: Foundation of The American College of Healthcare Executives. *Integrated delivery systems: creation, management and governance.* Chicago: Health Administration Press, 1997.

Eddy, D. Practice policies, what are they? *JAMA*, 263: 877-880, 1990.

Edwards, N; Hensher, M; Werneke, U. Changing hospital systems. *In*: Saltman, RB; Figueras, J; Sakellarides, C (Editors). *Critical challenges for health care reform in Europe.* Buckingham: Open University Press, 1998.

Enthoven, A. A reconstructionist's view of managed competition. *Integrated health delivery systems 1999.* Duke Private Sector Conference, 1999.

Enthoven, A; Tollen, LA. *Competition in health care: it takes systems to pursue quality and efficiency.* Project Hope, The People-to-People Health Foundation, 2005.

Erskine, J. *Future vision of regional healthcare.* European Union, Network for future regional healthcare, 2006.

Estrada, RA et al. *La red de servicios del município y sus momentos.* Universidad Autonoma de Chiapas, 2006.

Evans, RG. Marketing markets, regulating regulators: who gains? who loses? what hopes? what scopes? *In*: Organization for Economic Co-Operation And Development. *Health care reform: the will to change.* Paris: OECD, Health Policy Studies nº 8, Head of Publications Service, 1996.

Fábrega, R. El camino de la reforma: construyendo redes asistenciales basadas en la atención primaria. *Reunión de expertos en sistemas integrados de salud, Santiago.* Santiago: Organización Panamericana da la Salud, 2007.

Feachem, RGA; Sekhri, NK; White, KL. Getting more for their dollar: a comparison of the NHS with California's Kaiser Permanent. *British Medical Journal*, 324: 135-143, 2002.

Ferguson, B; Sheldon, TA; Posnett, J. Introduction. *In*: Ferguson, B; Sheldon, TA; Posnett, J (Editors). *Concentration and choice in healthcare.* London: Financial Times Healthcare, 1997.

Fernández, JMD. *Los sistemas integrados de salud: un modelo para avanzar tras completar las transferencias.* Barcelona: B & F Gestión y Salud, 2003.

Figueroa, MG. *Fragmentación de los servicios de salud en Ecuador.* Washington: Organización Panamericana de la Salud, 2007.

Frenk, J et al. La transición epidemiologica en America Latina. *Bol. of San. Pan.*, 111: 458-496, 1991.

Friedman, TL. *O mundo é plano: uma breve história do século XXI.* Rio de Janeiro: Objetiva, 2007.

Giovanella, L. *Redes integradas, programas de gestão da clínica e clínico geral: reformas recentes do setor ambulatorial na Alemanha.* Frankfurt: Escola Nacional de Saúde Pública/Fiocruz/Institut für Medizinische Soziologie, 2004.

Girard, JE. Experiencia de Canada: desarrollo y planificación de redes de atención en los servicios de salud. *In*: *Seminario Internacional de Desarrollo de la Red Asistencial, Santiago.* Santiago: Ministerio de la Salud de Chile, 1999.

Griffith, JR. Managing the transition to integrated health care organizations. *In*: Conrad, DA. *Integrated delivery systems: creation, management, and governance.* Chicago: Health Administration Press, 1997.

Ham, C. Evaluations and impact of disease management programs. *In*: *Bonn Conference*, Bonn: 2007.

Ham, C. Hospital bed utilization in the NHS, Kaiser Permanente, and Medicare program. *British Medical Journal*, 327: 1257-1259, 2003.

Health Council of the Netherlands. *European primary care.* The Hague, Minister of Health, Welfare and Sports, 2004.

Health Evidence Network. What are the advantages and disadvantages of re-estructuring a health care system to be more focused on primary care services? Copenhagen, World Health Organization.

Healy, J; Mckee, M. The evolution of hospital system. *In*: Mckee, M; Healy, J (Editors). *Hospitals in a changing Europe.* Buckingham: Open University Press, 2002.

Hildebrandt, H; Rippmann, K. Managerial problems in setting up an integrated health system: reflections and experiences from a German perspective. *In*: *WHO Integrated Care Meeting.* Barcelona, 2001.

Holman, H; Lorig, K. Patients as partners in managing chronic disease. *British Medical Journal*, 320: 526-527, 2000.

Hurwitz, B. Legal and political considerations of clinical practice guidelines. *British Medical Journal*, 318: 661-663, 1999.

IBGE. *Pesquisa Nacional por Amostra de Domicílios, PNAD 2003.* Rio de Janeiro: IBGE, 2003.

Institute of Medicine. *Clinical practice guidelines: directions for a new program.* Washington: The National Academy Press, 1990.

Institute of Medicine. *Crossing the quality chasm: a new health system for the 21 st century.* Washington: The National Academy Press, 2001.

Institute of Medicine. *Defining primary care: an interim report.* Washington: The National Academy Press, 1994.

Institute of Medicine. *To err is human: building a safer health system.* Washington: The National Academy Press, 2000.

Instituto Nacional de Câncer. *A situação do câncer no Brasil.* Rio de Janeiro: Ministério da Saúde/INCA/Coordenação de Prevenção e Vigilância, 2006.

Jimenez, EJB et al. Avançando na atenção materno-infantil: programa Mãe Curitibana. *In*: Ducci, L et al. (Editores). *Curitiba: a saúde de braços abertos.* Rio de Janeiro: Centro Brasileiro de Estudos de Saúde/Secretaria Municipal de Saúde, 2001.

LaForgia, G. *Rationale and objectives.* São Paulo: World Bank, Brazilian and international experiences in integrated care networks, 2006.

Lavadenz, F; Schwab, N; Straatman, H. Redes públicas, descentralizadas y comunitarias de salud en Bolivia. *Rev. Panam. Salud Pública*, 9: 182-189, 2001.

Leat, P; Pink, GH; Naylor, CD. Integrated delivery systems: has their time come in Canada? *Canadian Medical Association Journal*, 154: 803-809, 1996.

Lee, SD; Alexander, JA; Bazzoli, J. Whom do they serve? Community responsiveness among hospitals affiliated with systems and networks. *Medical Care*, 41: 165-174, 2006.

Macinko, J et al. Evaluation of the impact of the Family Health Program on infant mortality in Brazil, 1990-2002. *Journal of Epidemiology and Community Health*, 60: 13-19, 2006.

Mamede, S; Penaforte, J. Aprendizagem baseada em problemas: anatomia de uma nova abordagem educacional. Fortaleza: Escola de Saúde Pública do Ceará/Ed. Hucitec, 2001.

Marchildon, GP. *Canada: health systems in transition.* Copenhagen: WHO Regional Office for Europe, 2005.

Mendes, EV. *A atenção primária à saúde no SUS.* Fortaleza: Escola de Saúde Pública do Ceará, 2002b.

Mendes, EV. A reengenharia do sistema de serviços de saúde no nível local: a gestão da atenção à saúde. *In*: Mendes IV (Organizador). *A organização da saúde no nível local*. São Paulo: Ed. Hucitec, 1998.

Mendes, EV. *As redes de atenção à saúde no Brasil: o caso de Curitiba*. Washington: Organização Pan-Americana da Saúde, 2007b.

Mendes, EV. *Os grandes dilemas do SUS*. Salvador: Casa da Qualidade, Tomo II, 2001.

Mendes, EV. *Os modelos de atenção à saúde*. Belo Horizonte, mimeo, 2007a.

Mendes, EV. *Os sistemas de serviços de saúde: o que os gestores deveriam saber sobre essas organizações complexas*. Fortaleza: Escola de Saúde Pública do Ceará, 2002a.

Mendes, EV. *Uma agenda para a saúde*. São Paulo: Hucitec, 2ª ed., 1999.

Micallef, J. Apports des réseaux en santé publique: conditions de mise en place et de fonctionnement en clinique et en recherche. *Thérapie*, 55: 541-545, 2000.

Ministerio de la Salud de Chile. *Redes asistenciales*. Santiago: Subsecretaria de Redes Asistenciales, 2005.

Ministerio de la Salud de Peru. *Redes de servicios de salud*. Lima: Ministerio de la Salud, 1999.

Ministry of Health. *A framework for a provincial chronic disease prevention initiative*. British Columbia, Population Health and Wellness, Ministry of Health Planning, 2003.

Mintzberg, H. *Criando organizações eficazes: estruturas em cinco configurações*. São Paulo: Atlas, 2ª ed., 2003.

Murray, CJL. Quantifying the burden of disease: the technical basis for Dalys. *Bull. of the World Health Organization*, 72: 429-445, 1994.

Noronha, JC de *et al.* Avaliação da relação entre volume de procedimentos e a qualidade do cuidado: o caso da cirurgia coronariana. *Cadernos de Saúde Pública*, 19: 1781-1789, 2003.

Omran, AR. The epidemiologic transition: a theory of the epidemiology of population change. *Milbank Mem. Fund.*, 49: 509-583, 1971.

Organização Mundial da Saúde. *Cuidados inovadores para condições crônicas: componentes estruturais de ação*. Brasília: Organização Mundial da Saúde/Organização Pan-Americana da Saúde, 2003.

Organização Mundial da Saúde. *Prevenção de doenças crônicas: um investimento vital*. Brasília: Organização Pan-Americana da Saúde/Public Health Agency of Canada, 2005.

Palmer, L; Somers, S. *Integrating long-term care: lessons from building health systems for people with chronic illnesses, a national program of the Robert Wood Johnson Foundation*. Hamilton: Center for Health Care Strategies, 2005.

Pan American Health Organization. *Renewing primary health care in the Americas: a position paper of the Pan American Health Organization*. Washington: PAHO, 2005.

Peray, JL de. Redes hospitalarias y integración de niveles asistenciales. In: *Primer Forum Internacional de Redes de Servicios y Ordenamiento Territorial en Salud*. Bogotá: Secretaria de Salud de Bogotá/Organización Panamericana de la Salud, 2003.

Pestana, M; Mendes IV. *Pacto de gestão: da municipalização autárquica à regionalização cooperativa*. Belo Horizonte: Secretaria de Estado de Saúde de Minas Gerais, 2004.

Pointer, DD; Alexander, JA; Zuckerman, HS. Loosening the gordian knot of governance in integrated health care delivery systems. *In*: Conrad, DA. *Integrated delivery systems: creation, management, and governance*. Chicago: Health Administration Press, 1997.

Porter, M. *Population care and chronic conditions: management at Kaiser Permanente*. Oakland: Kaiser Permanente, 2007.

Porter, ME; Teisberg, EO. *Repensando a saúde: estratégias para melhorar a qualidade e reduzir os custos*. Porto Alegre: Bookman Companhia Editora, 2007.

Powell, SK. *Case management: a practical guide to success in managed care*. Philadelphia: Lippincot Williams & Williams, 2000.

Robinson, R; Steiner, A. *Managed health care*. Buckingham: Open University Press, 1998.

Roemer, M. *National health systems of the world: the issues*. New York: Oxford University Press, Volume Two, 1993.

Sackett, DL *et al. Evidence-based medicine: how to practice and teach EBM*. Nova York: Churchill Livingstone, 1997.

Saltman, RB; Figueras, J. *European health care reform: analysis of current strategies*. Copenhagen: Regional Office for Europe, World Health Organization, 1997.

Schramm, JM de A *et al.* Transição epidemiológica e o estudo de carga de doença no Brasil. *Ciência e Saúde Coletiva*, 9: 897-908, 2004.

Scotland's Health White Paper. *Partnership for care*. Disponível em: <http://www.scotland.gov.uk/Publications/2003/02/16476/18730>.

Scott, J *et al.* Quality improvement report: effect of a multifaceted approach to detecting and managing depression in primary care. *British Medical Journal*, 325: 951-954, 2002.

Secretaria de Estado de Salud Pública y de Asistencia Social. *Modelo de red de los servicios regionales de salud: una guía para el desarrollo de los servicios de salud para la atención a las personas*. Santo Domingo: SESPAS, 2006.

Secretaria de Estado de Saúde de Minas Gerais. *As prioridades do Plano de Governo para o período 2003/2006*. Belo Horizonte: Nota técnica do Comitê de Assuntos Estratégicos da SESMG, 2003.

Secretaria Estadual de Saúde do Ceará. *Microrregiões de saúde: uma opção do Ceará*. Fortaleza: SESA, 2000.

Secretaria Municipal de Saúde de Curitiba. *O sistema integrado de serviços de saúde*. Curitiba: Mimeo, Secretaria Municipal de Saúde, 2001.

Secretaria Municipal de Saúde de Vitória. *Projeto de implantação do Sistema Integrado de Serviços de Saúde de São Pedro*. Vitória: Secretaria Municipal de Saúde, Projeto Integrar, 2001.

Shortell, SM *et al.* Creating organized delivery systems: the barriers and facilitators. *Hosp. Health Serv. Adm.*, 38: 447-466, 1993.

Shortell, SM *et al.* The role of perceived team effectiveness in improving chronic illness care. *Med. Care*, 42: 1040-1048, 2004.

Shortell, SM; Gillies, RR; Anderson, DA. Reinventing the american hospital. *Milbank Quarterly*, 73: 131-160, 1995.

Sidorow, J *et al.* Disease management for diabetes melito: impact on hemoglobin *A1c. Am. J. Manag. Care*, 6: 1217-1226, 2000.

Silva, VC. O processo de implantação do Sistema Integrado de Serviços de Saúde em Vitória – ES: contribuição à discussão da integralidade na atenção à saúde. 2004. Dissertação (Mestrado) – Escola Nacional de Saúde Pública, Rio de Janeiro.

Sing, D; Ham, C. *Improving care for people with long term conditions: a review of UK and international frameworks*. Birmingham: Institute for Innovation and Improvement, University of Birmigham, 2006.

Smith-Bindman, R *et al.* Physician predictors of mammographic accuracy. *Journal of National Cancer Institute*, 97: 358-367, 2005.

Starey, N. *What is clinical governance*. Hayward Medical Communications, 1999.

Starfield, B. *Atenção primária: equilíbrio entre necessidades de saúde, serviços e tecnologia*. Brasília: UNESCO/Ministério da Saúde, 2002.

Starfield, B *et al.* Contribution of primary care to health systems and health. *The Milbank Quartely*, 83: 457-502, 2005.

Suñol, R *et al.* Towards health care integration: the proposal of an evidence and management system-based model. *Med. Clin.*, 112: 97-105, 1999.

Todd, WE. Strategic alliances. *In*: Todd, WE; Nash, D (Editors). *Disease management: a system approach to improving patient outcomes*. Chicago: American Hospital Publishing Inc., 1996.

Tsai, AC *et al.* A meta-analysis of interventions to improve care for chronic illnesses. *Am. J. Manag. Care*, 11: 478-488, 2005.

Vargas, IL. Algunas conclusiones y retos de futuro para las OSI en Cataluña. *In*: Vázquez, MLN; Vargas, IL. *Organizaciones sanitarias integradas: un estudio de casos*. Barcelona: Consorci Hospitalari de Catalunya, 2007.

Vázquez, MLN *et al.* Organizaciones sanitarias integradas: una guía para el análisis. *Rev. Esp. Salud Pública*, 79: 633-643, 2005.

Vázquez, MLN; Vargas, IL. Redes integradas de servicios de salud. solución o problema? *Ciencias de la Salud*, 4: 5-9, 2006.

Victora, C. Avanços no conhecimento sobre determinantes sociais da saúde no Brasil. *1ª Reunião Nacional da Comissão Nacional de Determinantes Sociais da Saúde*. Brasília, 2006.

Von Korff, M *et al.* Collaborative management of chronic illness. *Annals of Internal Medicine*, 127: 1097-1102, 1997.

Wagner, EH *et al.* Chronic disease management: what will it take to improve care for chronic illness? *Eff. Clin. Pract.*, 1:2-4, 1998.

Wallace, PJ. Physician involvement in disease management as part of the CCM. *Health Care Financ. Rev.*, 27: 19-31, 2005.

Wan, TTH; Lin, BY; Ma, A. Integration mechanisms and hospital efficiency in integrated health care delivery systems. *Journal of Medical Systems*, 26: 127-143, 2002.

Warner, MN. Integrated care developments in Europe. *In*: *WHO Integrated Care Meeting*. Barcelona: 2001.

World Bank. *Enhancing performance in Brazil's health sector: lessons from innovations in the state of São Paulo and the city of Curitiba. Report no.35.691-BR*. Brasília: World Bank, 2006.

World Health Organization. *Social determinants of health: the solids facts*. Copenhagen: International Centre for Health and Society, 2003.

World Health Organization. *The World Health Report 2000: health systems, improving performance*. Geneva: World Health Organization, 2000.

Young, DW; McCarthy, SM. *Managing integrated delivery systems: a framework for action*. Chicago: Health Administration Press, 1999.

4 Sistemas de Financiamento e Gestão Hospitalar[1] | Uma Aplicação ao Caso Brasileiro

André Cezar Medici

Introdução

A relação entre financiamento e gestão hospitalar será analisada, neste capítulo, sob duas óticas. A primeira descreverá as influências que os atores que financiam os hospitais e os sistemas de pagamento por eles adotados exercem sobre a organização e a estratégia de gestão hospitalar. A segunda discute as estratégias utilizadas pelos hospitais para lograr modelos de financiamento adequados à sua sobrevivência e expansão no mercado ou rede de instituições similares. Para realizar essa discussão, é essencial estabelecer uma tipologia dos financiadores e de suas formas institucionais de funcionamento no mercado de compra de serviços hospitalares.

Considera-se que os hospitais – públicos ou privados – são empresas que podem estar dotadas de maior ou menor autonomia gerencial. Hospitais com maior autonomia têm maior grau de liberdade para determinar os sistemas de financiamento que mais lhes convêm, dado que conseguem impor suas condições operacionais aos financiadores, através do estabelecimento de incentivos às empresas que lhes compram serviços, aos organizadores de planos de saúde e aos usuários que pagam diretamente por sua saúde. Hospitais com menor autonomia administrativa acabam ficando à mercê das possibilidades traçadas por seus principais financiadores e dependentes dos sistemas de pagamento que estes lhes impõem, o que pode gerar futuros problemas de sustentabilidade ou comprometer a qualidade de seus serviços.

Os hospitais serão aqui entendidos não somente como unidades singulares de prestação ou venda de serviços de saúde, mas também como unidades integradas a redes provedoras de serviços de menor complexidade (postos, centros de saúde, ambulatórios) ou de maior complexidade (hospitais e clínicas especializadas).

Vale, portanto, o conceito de hospital como uma unidade de gestão de saúde para um conjunto de pacientes que demandam cuidados sob a modalidade de internação, mas que também podem ter parte de seu atendimento em unidades de menor porte ou complexidade, por meio de processos estruturados de referência e contrarreferência para outras unidades de uma rede de serviços de saúde.

Por fim, os conceitos e modelos definidos, especialmente no que se refere ao financiamento, foram adaptados ao caso brasileiro, embora também possam ser transpostos sem maiores dificuldades a outras conjunturas internacionais, especialmente dos países em desenvolvimento e da América Latina.

Neste sentido, o capítulo apresenta um conjunto de informações conjunturais referidas, na maioria dos casos, à situação das distintas redes de hospitais existentes no Brasil, seus sistemas de gestão, de financiamento e de remuneração de provedores. Portanto, cabe nesta introdução uma breve contextualização da realidade hospitalar brasileira, destacando a quantidade e as características principais destes estabelecimentos, as tendências relacionadas com sua expansão e os problemas relacionados com o seu financiamento.

De acordo com os dados da Pesquisa de Assistência Médico-Sanitária do IBGE (Figura 4.1), entre 2002 e 2005, o número de hospitais no Brasil se reduziu de 7.397 para 7.155 (linha de losangos). Essa redução, de 3,3% em apenas 2 anos, corresponde a um longo processo de fechamento de hospitais privados no país (linha de triângulos), que se inicia na segunda metade dos anos 1980, coincidindo, basicamente, com a implantação do SUS.

Com os hospitais públicos (linha de quadrados), ocorre o inverso, dado que o número de instituições vem crescendo desde 1976, como resultado da progressiva expansão dos programas de extensão de cobertura que se iniciam com as Ações Integradas de Saúde nos anos 1970 e culminam com a implantação do SUS nos anos 1990. Entre

---

[1] O autor agradece aos comentários de *Gerald La Forgia* e *Ana Maria Malik* à segunda versão deste capítulo.

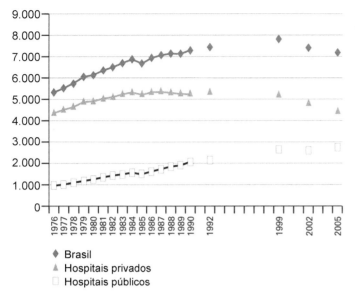

◆ Brasil
▲ Hospitais privados
☐ Hospitais públicos

Figura 4.1 Evolução do número de hospitais no Brasil, de acordo com sua natureza jurídica (pública e privada). Fonte: IBGE – Pesquisa de Assistência Médico-Sanitária (AMS), 1976-2005.

2002 e 2005, o número de hospitais públicos aumentou de 2.588 para 2.727 (crescimento de 5,4%), enquanto o número de hospitais privados se reduziu de 4.809 para 4.428 (decréscimo de 7,9%).

Mais dramática, no entanto, configurou-se a redução do número de leitos de internação, que reflete um progressivo processo de perda da capacidade instalada hospitalar do país (Figura 4.2). Entre 1976 e 1992, o número de leitos hospitalares aumentou de 444 mil para 544 mil, valor que começa a declinar fortemente nos anos 1990, alcançando 443 mil em 2005. Este movimento está fortemente associado aos hospitais privados (linha de triângulos) que aumentaram seu número de leitos de 325 para 409 mil, entre 1976 e 1992, caindo nos anos subsequentes até alcançar 294 mil em 2005. Quanto aos leitos públicos (linha de quadrados), há um suave crescimento, com algumas flutuações, ao longo de todo o período, passando de 119 para 149 mil entre 1976 e 2005, respectivamente.

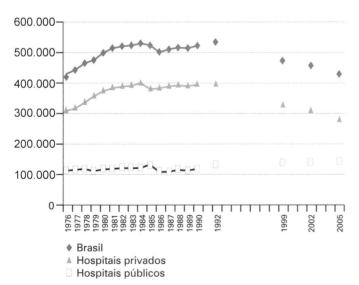

◆ Brasil
▲ Hospitais privados
☐ Hospitais públicos

Figura 4.2 Evolução do número de leitos de internação hospitalar no Brasil, de acordo com sua natureza jurídica (pública e privada). Fonte: IBGE – Pesquisa de Assistência Médico-Sanitária (AMS), 1976-2005.

Não é só no Brasil que se vive um processo de redução do número de leitos hospitalares. Nos países desenvolvidos, ocorre o mesmo. De um lado, pela melhoria na eficiência dos processos de gestão hospitalar, que levam à redução média dos dias de permanência das internações, e, de outro, pela maior eficácia relativa das estratégias de prevenção, promoção e dos tratamentos ambulatoriais. Ainda assim, se deve levar em conta que o processo de envelhecimento demográfico faz com que essa tendência não seja tão acentuada e possa até mesmo se reverter em contextos em que este envelhecimento leve à redução de contingentes populacionais, como ocorre em muitos países europeus.

No Brasil, os hospitais continuam sendo essenciais na estratégia assistencial do país, mas existem algumas tendências não planejadas associadas ao processo de redução da capacidade instalada hospitalar que merecem destaque:

- A redução do número de leitos hospitalares obedece a padrões erráticos. A Portaria nº 1.101-GM, do Ministério da Saúde, promulgada em 12 de junho de 2002, estabelece como ideal uma relação entre 2,5 e 3,0 leitos para cada mil habitantes no país. Entre 2002 e 2005, esta relação caiu de 2,7 para 2,4. Os estados que registraram as maiores quedas foram Roraima (32%) e Amapá (25%), onde o número de leitos por 1.000 habitantes atingia os níveis mais baixos do país (1,5 e 1,2 por 1.000 habitantes, respectivamente).[2] Somente oito estados do país (Paraíba, Pernambuco, Santa Catarina, Mato Grosso do Sul, Paraná, Rio Grande do Sul, Goiás e Rio de Janeiro) apresentavam números de leitos por 1.000 habitantes dentro da faixa estabelecida pelo Ministério da Saúde. Dados os incentivos atualmente vigentes e a progressiva deterioração da capacidade de investimento do Ministério de Saúde, com o fim de fontes de financiamento como a CPMF (Contribuição Provisória sobre Movimentação Financeira), o número de leitos por 1.000 habitantes no setor público poderá não crescer de modo suficiente para compensar as constantes quedas no número de leitos privados
- Mesmo considerando a forte queda registrada nos últimos anos, a maioria dos leitos hospitalares (66,4%) do país pertence a hospitais privados em 2005, mas essa proporção deverá continuar a diminuir com o tempo, em função da falta de incentivos ao investimento privado em hospitais no Brasil, refletida em: (a) tarifas hospitalares públicas (AIH) que não refletem os custos incorridos pelos estabelecimentos privados na prestação de serviços; (b) planos privados de saúde que se expandem em áreas com mercados mais monetizados e maiores contingentes populacionais de renda média, como o Sul-Sudeste do país, ou nas capitais e áreas metropolitanas das outras regiões, mas não nas cidades pequenas e médias; (c) cidades de pequeno e médio portes, onde os hospitais filantrópicos, como as Santas Casas, vão fechando ou reduzindo sua capacidade instalada, dados seus custos fixos crescentes e o fato de que sua principal fonte de financiamento – o SUS – não cobre seus custos ou cria estratégias que incentivem melhorias na eficiência de sua gestão. Tal fato não acontece com os hospitais públicos financiados pelo SUS, os quais têm um orçamento adicional para a cobertura de seus custos fixos e de pessoal[3] e podem conviver com níveis de eficiência igualmente baixos.

---

[2]Os dados relacionados com leitos *per capita* para 2002 e 2005 foram calculados pelo autor a partir de informações sobre o número de leitos, obtidas do IBGE-AMS (número de leitos) e das projeções de população do IBGE por unidade da federação para os mesmos anos.
[3]Projetos de investimento de organismos externos, como o Qualisus, a ser financiado pelo Banco Mundial a partir de 2008, poderiam, em parte, atenuar ou ajustar as necessidades de investimento hospitalar no país, caso sejam aprovados prontamente, como é o esperado.

Estas tendências fazem com que a busca de modelos de financiamento para os hospitais no Brasil passe a ser uma das principais preocupações dos tomadores de decisão pública e investidores privados em temas sociais. A base do financiamento hospitalar brasileiro repousa na dicotomia *capacidade instalada hospitalar privada/financiamento hospitalar público* e este modelo será difícil de reverter nos próximos anos.

A médio prazo, se poderia pensar que as estratégias de financiamento deveriam progressivamente tomar em conta um *mix* mais diversificado de fontes de financiamento, sob a lógica de parcerias público-privadas, e associado a formas de gestão financeira que permitam maior autonomia para que os hospitais possam cumprir sua função de cobrir com qualidade as necessidades dos distintos segmentos da população brasileira e ao mesmo tempo garantir formas de gestão flexíveis e sustentáveis ao longo prazo.

Taxonomia de financiadores

Os principais financiadores de serviços hospitalares são: o *setor público*, as *operadoras de planos de saúde*, as *instituições de seguridade social*, as *empresas e entidades similares*, as *instituições filantrópicas* e as *famílias*. Cada um deles será analisado com maior grau de detalhe nas seções que se seguem.

Setor público

O setor público é aquele que utiliza primariamente recursos fiscais para o financiamento de suas atividades próprias ou delegadas. Tais recursos são provenientes da arrecadação ordinária de impostos gerais ou específicos, taxas de serviço ou emolumentos, contribuições sociais e outras formas de fisco.[4] Em países federativos, como o Brasil, o setor público na área de saúde compreende a administração federal (Ministério da Saúde), as entidades subnacionais (Secretarias Estaduais de Saúde) e os governos locais (Secretarias Municipais de Saúde). Em países não federativos ou unitários, as funções do setor público poderiam estar mais centralizadas nos Ministérios da Saúde, mas existe uma forte tendência à descentralização progressiva do financiamento à saúde, pelo menos na América Latina, o que faz com que muitos países, mesmo os de menor porte, como Nicarágua e Belize, por exemplo, passem a desconcentrar a prestação de serviços e, eventualmente, a gestão financeira.

Em geral, os recursos públicos para a saúde se consubstanciam em um orçamento, por função, programa e atividade, que assegura o custeio das ações de saúde nos distintos níveis de governo. Estes recursos se destinam ao financiamento de estabelecimentos de saúde próprios ou de terceiros, mas podem também se orientar para dar subsídios à demanda que garantem direitos de saúde a indivíduos e famílias (como é o caso das estratégias de pagamento por capitação, as quais não existem no Sistema Único de Saúde [SUS] do Brasil).

No Brasil, os recursos públicos orçamentários para o SUS (Quadro 4.1) financiam, no âmbito hospitalar, os orçamentos de pessoal dos hospitais públicos e compram diretamente, através de sistemas de pagamento retrospectivo para procedimentos ambulatoriais ou internações, como a autorização de internação hospitalar (AIH), os serviços de hospitais públicos e privados para a população usuária.

---

[4]Isto não significa que os estabelecimentos públicos de saúde não possam vender serviços, cobrar taxas para o ressarcimento de seus serviços ou eventualmente receber doações de entidades ou pessoas físicas privadas.

◢ Quadro 4.1 Financiamento dos gastos hospitalares com recursos orçamentários no Brasil: o caso dos hospitais da rede SUS.

O Brasil em 2005, segundo dados do IBGE, tinha 7.155 hospitais. Desses, a maioria (5.793 unidades ou 81%) operava parcial ou exclusivamente para o SUS. Dos que operavam para o SUS, a maioria (3.066 ou 53%) era composta por hospitais filantrópicos ou privados lucrativos.

Tipo de hospital	Número de hospitais (2005)	Gastos (em R$ milhões em 2002)	Distribuição percentual do gasto
Público federal	147	2.914.750	10,13
Público estadual	642	5.523.114	19,20
Público municipal	1.938	4.201.448	14,60
Filantrópico	1.592	11.535.189	40,09
Privado lucrativo	1.474	4.597.585	15,98
Gastos hospitalares do SUS		28.772.086	100,00
Salários pagos em hospitais públicos		4.315.812	
Gastos totais hospitalares do SUS		33.087.898	

No ano de 2002, os governos federal, estaduais e municipais gastaram, a preços correntes, R$ 47,6 bilhões com o SUS. Um recente estudo do Banco Mundial (World Bank, 2008), o mais completo realizado sobre o tema no Brasil até o momento, mostrou que desses recursos cerca de 69,5% (R$ 33,1 bilhões), foram gastos com hospitais e o restante com gastos ambulatoriais e serviços de diagnóstico. A maioria dos gastos hospitalares do SUS se concentra em unidades privadas de caráter filantrópico. Dos R$ 28,8 bilhões gastos com hospitais em 2002, R$ 16,1 bilhões foram gastos com o pagamento de serviços de hospitais privados e R$ 12,6 bilhões com serviços pagos a hospitais públicos.

Se somados aos salários pagos pelo SUS com o pessoal ocupado nos hospitais públicos (R$ 4,3 bilhões), os gastos governamentais com estes hospitais chegariam a R$ 16,9 bilhões em 2002, valor que supera os R$ 16,1 bilhões gastos pelos governos com os hospitais privados. Em outras palavras, o SUS paga mais aos hospitais públicos que aos privados por serviços de saúde. No entanto, os hospitais públicos em 2002 produziram 6,1 milhões de internações para o SUS, enquanto os privados contratados produziram 10,8 milhões de internações para pacientes do SUS. Considerando que a maior parte do valor da produção de serviços hospitalares são as internações, poder-se-ia dizer que a eficiência média do setor público parece ser menor que a relativa ao setor privado entre os hospitais que prestam serviços ao SUS. Mas somente uma análise detalhada sobre o grau de complexidade das internações realizadas em hospitais públicos e privados e o papel de cada categoria de hospitais na complementação de serviços ambulatoriais oferecidos poderia chegar a conclusões definitivas.

Fonte: La Forgia e Coutelenc, 2008; IBGE – Pesquisa de Assistência Médico-Sanitária (AMS), 2005.

Dessa maneira, se estabelecem diferentes tipos de incentivos aos provedores públicos e privados. Para os primeiros, que recebem recursos orçamentários públicos para o pagamento de pessoal e de outros custos fixos hospitalares, os recursos extraordinários oriundos do faturamento da AIH são utilizados para a complementação do pagamento aos médicos e insumos comprados de fornecedores e eventuais investimentos. Enquanto isso, os hospitais privados financiados pelo SUS somente recebem recursos da AIH, utilizando-os para financiar em parte seus custos fixos e controlando de forma mais direta os gastos com o pagamento de médicos e pessoal de saúde. Além disso, complementam sua receita com a venda de serviços para planos de saúde e para a população.[5]

Na medida em que os hospitais públicos não têm controle sobre seus gastos de pessoal (e seus funcionários são, em geral, estáveis em seus empregos), existem poucos graus de liberdade para que os gerentes hospitalares possam estimular aumentos de produtividade ou melhorias na qualidade dos serviços através de incentivos econômicos ou do uso de medidas disciplinares para aqueles que não respondem às reais necessidades gerenciais do hospital. Por isso, se torna difícil, em muitos casos, estabelecer processos de avaliação de resultados ou compromissos de gestão nesses hospitais. Poucos gerentes hospitalares públicos arriscariam se comprometer com um processo de administração por resultados, dado que eles não têm controle quantitativo nem qualitativo sobre as condições de compra e utilização do principal fator de produção em saúde – o trabalho.

Dadas essas restrições aos modelos de gestão pública – não só na área de saúde, mas também em muitas outras áreas dos serviços públicos no Brasil –, foi instituído e regulamentado pelo Governo Fernando Henrique Cardoso, durante a reforma administrativa dos anos 1990, o processo de criação e funcionamento de Organizações Sociais (OS) – entidades públicas que têm a liberdade para organizar-se sob a égide de incentivos gerenciais similares aos de instituições privadas, mesmo quando financiadas através de transferências de recursos via orçamentos globais.[6] No entanto, este tipo de hospitais, também conhecidos como terceirizados, não tem tido forte crescimento no setor público nos anos recentes, passando de 26 para 30 entre 2002 e 2005.

Também aumentou o número de hospitais públicos com algum processo de terceirização[7] de seus serviços internos, de 73 para 151 entre 2002 e 2005.[8] Mesmo assim, esse número ainda é pequeno, comparado com os 2.727 hospitais públicos existentes no país em 2005. Em 2002, do total de 26 hospitais públicos com administração terceirizada, quatro eram federais, sete estaduais e 15 municipais.

Operadoras de planos de saúde

Empresas de planos de saúde são entidades que administram uma carteira de risco sanitário de seus assegurados, através de planos individuais ou coletivos. Os planos individuais se financiam pelo pagamento de uma tarifa mensal associada à cobertura de um conjunto de procedimentos pactuados, e calculados com base em riscos atuariais, associados a uma população (indivíduos e famílias) que contrata, de forma voluntária, sua adesão a estes planos e os financia integralmente. Os planos coletivos se referem geralmente a uma entidade (empresa, mutualidade, sindicato etc.) que financia, parcial ou totalmente, o risco de saúde do conjunto da população afiliada a esta entidade.

As tarifas cobradas pelos planos têm como base de cálculo perfis de risco estimados (individual ou coletivamente) para a população contribuinte. O modelo de asseguramento de risco dos planos utiliza, em alguns casos, conceitos atuariais que permitem estimar o risco individual ou coletivo sobre a base de perfis epidemiológicos (tábuas de vida e sobrevivência) e regras financeiras para aplicação dos recursos do plano, com a finalidade de garantir estabilidade e solvência e não ameaçar os pactos de cobertura assumidos com a população aderente.

No Brasil, os temas associados a cobertura, carência, solvência das operadoras e regras para o reajuste das tarifas e prêmios mensalmente pagos aos planos de seguro de saúde são organizados, no caso dos planos individuais, pela Agência Nacional de Saúde Suplementar (ANS), organismo criado no ano 2000 para implementar a legislação criada no final dos anos 1990 sobre o tema.[9] Neste momento, existiam ao redor de 2.720 operadoras de planos de saúde, cobrindo uma população de aproximadamente 40 milhões de pessoas no país.[10]

A partir de 1999, os contratos ganharam uma nova regulamentação jurídica, e todos os contratos de planos antigos tiveram que migrar, obrigatoriamente, para o formato requerido por esta nova regulamentação. No entanto, a maioria dos temas regulados pela legislação brasileira de planos de saúde se refere a Planos Individuais e não aos Planos Coletivos ou de Empresa. Dado que estes últimos correspondiam a quase 78% dos assegurados em 2007, existe um hiato entre a população protegida e aquela não protegida pelos mecanismos de regulação vigentes.

Aumentando o número de afiliados, as operadoras de planos de saúde diluem o risco e evitam instabilidades financeiras que podem ser provocadas por eventos não esperados (como doenças catastróficas e de alto custo). Operadoras com menor número de aderentes devem comprar apólices de resseguro como forma de garantir o financiamento de riscos catastróficos e a solvência do plano a longo prazo. No Brasil, os resseguros até recentemente eram monopólio do Estado, através do Instituto de Resseguros do Brasil (IRB). Com isso, o mercado de resseguro em saúde praticamente ainda não existe, sendo a ideia pouco desenvolvida no ambiente dos planos de saúde. Esta situação, no entanto, tende a se reverter, dada a recente abertura do mercado de resseguros.[11]

A Figura 4.3 mostra a evolução do processo de migração dos antigos para os novos contratos e o conjunto de contratos regulados pela nova legislação, entre 1999 e 2007. Considera-se ainda, em 2007, a existência de 11 milhões de antigos contratos (7 milhões coletivos, 2 milhões individuais e 2 milhões indefinidos) que se adicionam aos 25 milhões de novos contratos, alcançando um total de 36 milhões de contratos.

De acordo com os dados da Pesquisa de Assistência Médico-Sanitária AMS-IBGE de 2002, dos 7.397 hospitais existentes no país, 56% tinham algum tipo de contrato com planos de saúde privados e 9% administravam seus próprios planos de saúde. Obviamente que a grande maioria destes hospitais era de natureza jurídica privada e apenas alguns hospitais públicos – aqueles com administração total ou parcialmente terceirizada como as Organizações Sociais ou os hospitais universitários – tinham graus de liberdade para estabelecer convênios que lhes permitissem vender serviços para planos de saúde.

---

[5]Um interessante estudo que mostra esta estratégia, para o conjunto dos hospitais públicos e privados do estado de Mato Grosso, pode ser encontrado em Calvo (2002).
[6]Conhecidos na literatura internacional como *global budgets*.
[7]Define-se como hospitais com algum processo de terceirização, de acordo com os conceitos da AMS, aqueles que prestam alguma forma de serviço de saúde para outras entidades distintas de sua entidade mantenedora principal. É o caso, por exemplo, de hospitais universitários prestando serviços para planos privados de saúde.
[8]Dados do IBGE – Pesquisa de Assistência Médico-Sanitária (AMS) de 2002 e 2005.

[9]Os planos privados de saúde no Brasil foram regulamentados pela Lei nº 9.656, de 03/06/1998, e modificados pela Medida Provisória nº 2.177 a 44, de 24/08/2001. A Agência Nacional de Saúde Suplementar (ANS) – entidade pública reguladora do setor – foi criada pela Lei nº 9.961, de 28/01/2000.
[10]Dados relacionados com os registros administrativos da ANS para o ano 2000. Atualmente, a ANS mantém um cadastro nacional de operadoras de planos com informações relevantes para uma análise permanente de conjuntura do setor.
[11]Em abril de 2008, o mercado de resseguro no Brasil foi aberto. No entanto, a ANS e a SUSEP deverão entrar em negociações a fim de estipular os mecanismos pelos quais o mercado de resseguro no Brasil deverá funcionar. Entre os temas associados ao estabelecimento das regras desse mercado, cabe destacar: (a) a dificuldade das informações sobre sinistros e reservas técnicas no setor saúde suplementar; (b) a desvinculação entre as bases técnicas de precificação e o controle de riscos dos planos de saúde e; (c) a precariedade e a falta de transparência com relação às informações econômico-financeiras associadas aos planos. De todos os modos, em fins de maio de 2008, a SUSEP estimava que, no final do ano, 20 resseguradoras já estariam autorizadas a trabalhar neste mercado.

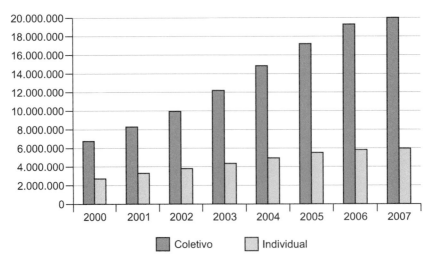

◢ **Figura 4.3** Número de usuários de planos de saúde que aderiram aos novos contratos estabelecidos em 1999 no Brasil. Fonte: Agência Nacional de Saúde Suplementar, 2005.

Vale mencionar, no entanto, que a participação de hospitais com contratos com planos de saúde ou pertencentes a operadoras de planos varia conforme a região do país. A Figura 4.4 mostra a participação de hospitais nestas duas condições sobre o total de hospitais existentes em cada uma das cinco macrorregiões do país. Verifica-se uma ampla participação de hospitais com convênios com planos de saúde nas regiões Sudeste e Sul (68% e 78%, respectivamente) em oposição às regiões Norte e Nordeste, onde a participação é inferior a 40% em ambos os casos. Estes dados mostram, uma vez mais, que a expansão de estratégias de financiamento dos hospitais baseadas em planos de saúde é consistente com o nível de renda da população e, por este motivo, tais estratégias se concentram nas regiões com maior nível de renda do país.

Instituições de seguridade social

As instituições de seguridade social foram desenvolvidas sob o modelo bismarkiano da Alemanha, a partir de fins do século 19. São formas públicas de cobertura de risco de saúde, em geral compulsórias, associadas à proteção de trabalhadores e de suas famílias. Esta cobertura pode ser bipartite (empresas e trabalhadores), tripartite (empresas, trabalhadores e estado) ou até mesmo monopartite, quando existe só um tipo de agente – empresa ou trabalhador – que a financie.

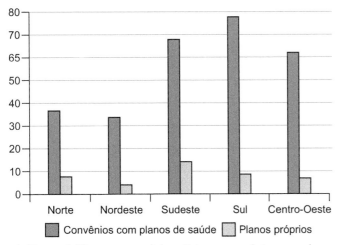

◢ **Figura 4.4** Porcentagem de hospitais com convênios, com planos de saúde ou com planos próprios de saúde. Fonte: IBGE – Pesquisa de Assistência Médico-Sanitária (AMS), 2002.

Na América Latina, existem dois exemplos interessantes. O Chile, onde a saúde da seguridade social (através das Instituições de Saúde Previsional – Isapres) é financiada somente pela contribuição dos trabalhadores, e a Bolívia, onde o modelo de saúde da seguridade social, baseado nas Caixas de Saúde, organizadas por ramo de indústria, se financia unicamente através das empresas.

A seguridade social, diferentemente dos planos de saúde, funciona em geral sob um regime de repartição simples de recursos no financiamento de seus beneficiários (conhecido nos EUA como *Pay As You Go – PAYG*). Isto faz com que os recursos entrem no sistema, segundo o volume de contribuições, e saiam de acordo com as necessidades de financiamento dos gastos dos associados. Se existem excedentes, estes podem constituir reservas coletivas para usos futuros ou ser utilizados para outras finalidades do governo. Quando se formam déficits, estes são financiados ou pelas reservas ou, no caso de sistemas públicos, por outros fundos de origem fiscal. Em geral, não existem estudos mais aprofundados sobre o tamanho das reservas necessárias para cobertura de riscos atuariais em regimes de repartição. Tal fato pode ameaçar sua solvência e, em alguns casos, utilizam-se para a cobertura de déficits os fundos públicos orçamentários.

Assim, no modelo de seguridade social, o Estado, mesmo que não financie diretamente os gastos, atua como ente garantidor, cobrindo despesas associadas a eventuais quebras de contratos coletivos de saúde entre as instituições previdenciárias e seus beneficiários. No entanto, se o Estado é o único (ou principal) financiador, o modelo deixa de ser de seguridade social e passa a ser considerado como de financiamento público.

No Brasil, a partir da Constituição de 1988, as instituições de seguridade social deixaram de ser um financiador relevante dos hospitais no Brasil. A principal instituição de seguridade social em saúde, o Instituto Nacional de Assistência Médica da Previdência Social (Inamps), foi extinta. Sua estrutura administrativa foi incorporada ao Ministério da Saúde e seus Hospitais foram transferidos ao SUS em todos os níveis de governo – alguns poucos para o nível federal e a maioria para os governos estaduais e municipais.

Mesmo assim, se estima que ainda existam participações residuais desta fonte no financiamento de alguns hospitais para os funcionários das Administrações Públicas Estaduais e Municipais, no Poder Legislativo e nas Forças Armadas. Os hospitais militares e os hospitais dos Institutos de Aposentadorias e Pensões Estaduais são exemplos remanescentes destas estruturas no Brasil. Muitos destes sistemas no Brasil (como é o caso dos sistemas de funcionários públicos do executivo ou do legislativo) migraram para modelos de planos de saúde de empresas ou entidades, como os que serão vistos na seção que se segue.

Empresas e entidades similares

As empresas, como financiadoras da saúde de seus funcionários, estão a meio caminho entre os planos de saúde e a seguridade social. Financiam, por um lado, planos de saúde, já que cobrem o risco individual e coletivo de seus empregados e dependentes, com modalidades de gestão diferenciadas e, em alguns casos, sob sistemas de capitalização. Mas atuam também como entidades de seguridade social, dado que, na maioria dos casos, requerem uma contribuição – ainda que voluntária – dos empregados que a ela se associam. Entidades que atuam de forma similar às empresas são os sindicatos, as cooperativas, as associações profissionais ou de outra natureza que também oferecem planos de saúde aos seus beneficiários.

Em geral, quando estas entidades oferecem estes planos, eles são vantajosos para os empregados, não somente por maximizar o uso de suas contribuições ao reduzir o risco do plano que adquirem por concentrar muitos afiliados associados ("*risk pooling*"), mas também porque subsidiam a estes afiliados no financiamento de parte do custo do plano. A maioria das empresas oferece alguma forma de subsídio, o que garante a adesão quase total de seus empregados. Mas isso nem sempre acontece no caso de sindicatos, associações e entidades similares, onde a contribuição é totalmente financiada pelos contribuintes. Neste caso, a única vantagem é que a escala de associados permite a diluição do risco e a diminuição do valor dos prêmios a serem pagos pelos contribuintes.

As empresas, mesmo que não possam fazer deduções fiscais da parcela do plano que financiam aos seus empregados, se beneficiam de uma força de trabalho mais saudável, assídua, motivada e produtiva, reduzindo os riscos e custos associados a interrupções na produção por fatores associados à saúde de seus empregados ou dependentes.

As empresas, por sua vez, se responsabilizam pelo risco dos segurados: ou diretamente, através de seus próprios planos, ou indiretamente, através da contratação de uma empresa de planos de saúde e mecanismos de resseguro. No entanto, a grande maioria das empresas brasileiras utiliza crescentemente o mercado de saúde suplementar, comprando serviços das operadoras existentes, na modalidade de planos abertos ou planos coletivos.

No Brasil, existem poucos dados desagregados sobre o financiamento das empresas. Para um grupo de pouco mais de três centenas de empresas e entidades similares,[12] em geral composto por organizações públicas de administração direta ou indireta, associações do poder público, bancos privados e algumas poucas empresas privadas nacionais, multinacionais ou estatais, a modalidade de *autogestão* é a que mais tem crescido.

Algumas destas empresas, como é o caso da Usiminas, organizam serviços de saúde para atender as necessidades da comunidade ou região onde atuam, através de estratégias de responsabilidade social corporativa.[13] Outras mantêm planos de saúde e hospitais para o atendimento de necessidades especiais de seus empregados.

Os planos de autogestão de empresas se conglomeravam, ao nível dos estados, através das Associações dos Sistemas de Autogestão em Saúde Próprios das Empresas (Asaspe) e, ao nível federal, através do Comitê de Integração das Entidades Fechadas de Assistência à Saúde (Ciefas), o qual congregava organizações públicas e privadas de planos fechados de assistência à saúde, na modalidade de autogestão.

As empresas que oferecem planos de autogestão também se congregam em uma entidade corporativa chamada de União Nacional das Instituições de Autogestão de Saúde (Unidas), criada em 2002, que representa 147 planos de autogestão para uma clientela estimada em cerca de 5,5 milhões de beneficiários em 2006, de acordo com os dados da ANS.

Em 2007, a Unidas, conjuntamente com o Centro Paulista de Economia da Saúde (CPES), realizou uma pesquisa para uma amostra de 60 entidades de autogestão a ela afiliadas, representando cerca de 2,7 milhões de beneficiários, constatando alguns parâmetros não muito positivos sobre a eficiência do setor (Quadro 4.2).

A pesquisa demonstrou que o segmento de saúde das empresas passa por uma crise de gestão, com um processo de deterioração dos indicadores de eficiência hospitalar e redução do uso de modalidades mais efetivas utilizadas anteriormente pelas entidades dela participantes.

Constatou-se, por exemplo, que a taxa média de permanência hospitalar e o número de internações hospitalares aumentaram entre 2004 e 2006, enquanto o número de internações domiciliares (modalidade que aparentemente tem sido considerada mais custo-efetiva, de acordo com a experiência de empresas internacionais, como a Kaiser Permanente nos EUA) se reduziu. Tal fato ainda é mais paradoxal, quando se considera que o custo paciente-dia das internações hospitalares cresceu 42% comparados aos 27% registrados pelas internações domiciliares, entre 2004 e 2006.

O custo médio de uma internação hospitalar é uma função composta de duas variáveis: o custo por paciente-dia associado a esta internação e o número de dias de internação. Considerando esta função, os dados da pesquisa da Unidas, para 2006, conforme demonstra o Quadro 4.3, mostram que os custos mais elevados se associam a internações por motivos clínicos e cirúrgicos. No entanto, as internações por motivos clínicos têm uma média de permanência (dias de internação) quase duas vezes maior que as internações por motivos cirúrgicos.

◢ **Quadro 4.2** Alguns indicadores de desempenho hospitalar do setor de saúde das empresas (Pesquisa Unidas) – Brasil, 2007.

Indicador	2004	2005	2006	Cresc. 2004/2006
Taxa média de permanência hospitalar – TMP (dias)	3,87	3,81	4,62	19%
Número de dias de internações hospitalares (em 1.000)	3.174	3.898	5.864	85%
Número de dias de internações domiciliares (em 1.000)	6.525	4.353	3.341	–49%
Custo paciente-dia das internações hospitalares (R$ correntes)	914,66	1.023,05	1.302,04	42%
Custo paciente-dia das internações domiciliares (R$ correntes)	286,96	429,22	364,84	27%

Fonte: União Nacional das Instituições de Autogestão em Saúde, 2008.

---

[12]Segundo a publicação da ANS – Dados do Setor, de 2005, existiam 325 entidades na modalidade de autogestão no Brasil em 2004.

[13]Esta empresa fundou, em 1965, o Hospital Márcio Cunha (HMC), atualmente acreditado pela Organização Nacional de Acreditação (ONA), o qual é referência para cerca de 700 mil habitantes na região leste do estado de Minas Gerais. O HMC está recebendo investimentos de aproximadamente R$ 50 milhões, para aumentar sua capacidade de atendimento. A Usiminas também estende os benefícios das modalidades de Seguro Saúde de sua empresa a uma população aberta de 80.000 usuários.

Os dados do Quadro 4.3 mostram que, em função da discrepância de custos por tipo de internação, hospitais especializados tendem a buscar estratégias de financiamento diferenciadas. Por exemplo, hospitais especializados em cirurgia tendem a ter custos fixos relativamente maiores, em função dos equipamentos e instalações necessárias para atividades cirúrgicas, enquanto hospitais psiquiátricos tendem a ter custos fixos menores. Se os primeiros são pagos por ato médico, tenderão a reduzir o tempo de permanência, enquanto os últimos calculam sua remuneração em função do prolongamento do tratamento.

Do ponto de vista do financiamento, pode-se dizer que as empresas que participam da Unidas, de acordo com a pesquisa realizada em 2007, financiam, em média, 57% do plano de saúde para seus empregados ativos, 28% para empregados aposentados e 15% para agregados.[14] Portanto, boa parte do financiamento destes planos tem sido complementada por contribuições dos próprios beneficiários.

Os gastos hospitalares representam em média 45% dos gastos associados aos ativos e 52% entre aposentados e agregados. No entanto, o custo médio de assistência dos aposentados e agregados tende a ser maior que o dos ativos por apresentarem uma idade média mais elevada. Como demonstra a Figura 4.5, os gastos por beneficiário das empresas, como ocorre com qualquer plano de saúde, tendem a aumentar com a idade. Tal fato diminui o incentivo em aumentar a parcela do financiamento da empresa para estas categorias de beneficiários. No entanto, a maioria das empresas, ao basear-se em um sistema de repartição simples do risco médico-atuarial, não considera a possibilidade de ajustar o valor do prêmio pago pelos usuários segundo a idade, o gênero ou outra forma de medição de risco. A mudança na parcela financiada para agregados ou para aposentados é, portanto, um tênue fator de ajuste aos custos mais elevados que essas categorias de beneficiários apresentam, mas não diminui o eventual risco a longo prazo destes planos, que é o envelhecimento do grupo de ativos e seus familiares diretos.

Instituições filantrópicas

Instituições filantrópicas de saúde são aquelas que atuam, sem fins de lucro, em prol de uma clientela composta por grupos sem capacidade de pagar pelos serviços ou com necessidades especiais não atendidas satisfatoriamente pelo setor público ou pelos mercados. Para tal, elas costumam ter seus próprios hospitais ou contratar diretamente hospitais privados para a prestação de serviços à clientela sob sua proteção. Suas fontes de financiamento deveriam ser compostas, majoritariamente, pela caridade pública, ou pelo recebimento de fundos de doação (grants) de entidades nacionais ou internacionais (empresas, fundações, instituições religiosas, bancos nacionais, regionais ou multilaterais de desenvolvimento) e outras. Na medida em que estes fundos são transferidos a estas entidades, eles podem se misturar ou não com taxas pagas pelos usuários para complementar as necessidades de financiamento.

O recebimento de doações cria importantes diferenças entre a forma tradicional de financiamento dos hospitais filantrópicos e dos demais. Ao receber doações, o hospital não assume obrigações contratuais para repagar os fundos recebidos nem transfere esses recursos sob a forma de direitos a dividendos futuros, como ocorre com ativos obtidos através de venda de ações. No entanto, é razoável esperar que os doadores de recursos requeiram alguma forma de retorno sob a forma de resultados positivos associados aos serviços prestados para a comunidade, e a satisfação dos doadores poderia garantir novas doações no futuro, dado que é esperado que estes hospitais operem nos mesmos moldes de eficiência dos hospitais privados, mas que seu retorno se reverta em maiores e melhores serviços para a comunidade a que eles servem.

No entanto, isto nem sempre acontece. Doações aos hospitais, em um mercado competitivo, podem reduzir o chamado *animal spirit* que caracteriza os mercados competitivos, reduzindo os estímulos à eficiência de gestão e a competitividade em relação a custos dos procedimentos.

No Brasil, os hospitais filantrópicos com rede própria na saúde correspondem a uma categoria bastante diversificada de instituições comunitárias, religiosas de vários credos (onde a igreja católica detém a grande maioria das instituições), sociedades profissionais ou sociedades de grupos de nacionalidade estrangeira (antes conhecidas como mutualidades). Eles se financiam com seus próprios recursos institucionais (alguns poucos provenientes de doações), com a venda de serviços a quem pode pagar, com transferências de recursos públicos do SUS e pela eventual cobrança de taxas para complementar os serviços não cobertos pelo setor público ou de populações com capacidade de pagamento.

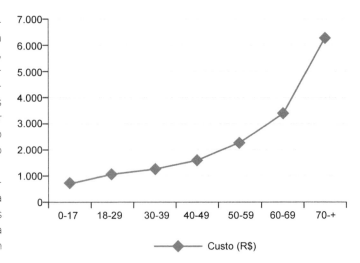

◢ **Figura 4.5** Gastos anualizados dos planos de saúde por idade. Fonte: União Nacional das Instituições de Autogestão em Saúde, 2006.

◢ **Quadro 4.3** Custos de internações dos planos de autogestão de empresas por tipo de internação (em R$ correntes) – Brasil, 2006.

Tipo de internação por clínica	Custo paciente-dia	Dias de permanência	Custo total por internação
Clínica médica	893,32	5,47	4.890,20
Cirurgia	1.746,29	2,36	4.122,07
Pediatria	721,92	3,82	2.758,67
Psiquiatria	157,18	16,85	2.648,67
Obstetrícia	832,15	3,03	2.520,07
Outra	734,33	3,14	2.305,72

Fonte: União Nacional das Instituições de Autogestão em Saúde, 2008.

---

[14] Os familiares pertencentes ao núcleo direto do beneficiário (cônjuge e filhos) não são, em geral, considerados agregados. Estes são considerados aqueles que se incorporam posteriormente, como pais, enteados, outras pessoas que vivem no domicílio etc.

A maioria destas instituições tem isenções tributárias totais ou parciais, o que lhes garante vantagens operativas sobre os estabelecimentos lucrativos de saúde que pagam impostos regularmente. Dados da AMS de 1999 mostram que os hospitais filantrópicos compunham 1.718 unidades com 155 mil leitos naquele ano, representando quase um terço do parque hospitalar existente no Brasil, em sua maioria, voltados para a prestação de serviços ao SUS.

Trata-se de uma estrutura de grande complexidade, dado que apresenta diversificados perfis gerenciais, tecnológicos, práticas assistenciais e clientela, cumprindo desde funções básicas e isoladas no interior do país, até práticas médicas de elevada complexidade nos grandes centros urbanos, onde funcionam, muitas vezes, como referência para procedimentos de alta tecnologia em saúde.

Pesquisa realizada pela Ensp-Fiocruz em 2001,[15] em uma amostra dos hospitais filantrópicos brasileiros, revelou algumas interessantes características destas instituições. A maioria (81% dos hospitais e 66% dos leitos) localiza-se em municípios do interior, 56% são os únicos hospitais de seus respectivos municípios e mais de um terço se situa em municípios com menos de 20 mil habitantes, o que demonstra seu papel estratégico na produção de serviços de saúde no país (Figura 4.6). Cerca de 80% da produção de seus serviços se destina ao SUS, ainda que este não seja necessariamente sua principal fonte de financiamento. Analogamente, do total de internações pagas pelo SUS, cerca de 38% se realizavam em hospitais filantrópicos.[16]

Por outro lado, os hospitais filantrópicos são, em sua maioria, de micro e pequeno portes. A Figura 4.7 mostra que menos de um quarto destas instituições tem entre 100 e 300 leitos e somente 2,3% têm mais de 300 leitos. Isto explica, em parte, sua concentração e relevância nas cidades de menor porte. Pelo mesmo motivo, uma parte expressiva dos hospitais filantrópicos (39%) tinha faturamento anual inferior a R$ 700 mil e apenas 2,5% faturavam mais do que R$ 35 milhões por ano. A maioria dos hospitais com este volume de faturamento em 2001 (22 de 35 unidades) se situava na região Sudeste do

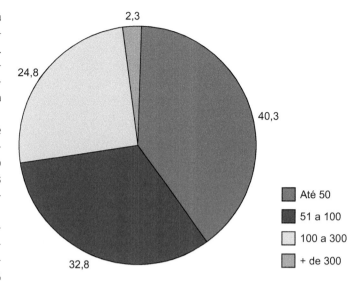

▲ **Figura 4.7** Distribuição dos hospitais filantrópicos por tamanho, segundo o número de leitos correspondentes – Brasil, 2002. Fonte: Barbosa *et al.*, 2002.

país e nenhum hospital com tal faturamento se encontrava na região Norte. Em compensação, 28 destas 35 unidades com maior faturamento se encontravam nas capitais.

O quadro de gestão dos hospitais filantrópicos é bastante precário. Mais da metade não tem nenhum sistema de avaliação de metas e resultados de gestão; somente 3% têm mecanismos de gestão terceirizados e 4% atuam na condição de ofertar, como operadora, seu próprio plano de saúde. No entanto, 78% dos hospitais têm algum tipo de convênio com operadoras de planos de saúde, e uma parcela expressiva (31%) tem convênios simultâneos com mais de 10 operadoras. Tais convênios acabam por prover a principal fonte de financiamento para estes hospitais.

Sendo o setor público o maior comprador de serviços dos hospitais filantrópicos, a maioria destes (60%) declarou ter aumentado o volume de vendas para o SUS; 23% declararam ter mantido o mesmo nível de venda; 17% assumiram ter reduzido o volume de serviços prestados para o SUS, e quase 90% dos que assumiram ter reduzido as vendas para o SUS declararam que a iniciativa de corte partiu do gestor do SUS.

Os dados mostram que a situação financeira dos hospitais filantrópicos, ao final dos anos 1990, vinha progressivamente se deteriorando. Em média, as margens líquidas[17] foram de 1,3% em 1997, mas caíram para –3,1% e –3,2% em 1998 e 1999, respectivamente. No caso dos hospitais de grande porte (faturamento superior a R$ 35 milhões por ano), as margens líquidas foram de 4,2%, –0,7% e 2,2% para os 3 anos observados. Do total de 228 balanços contábeis dos hospitais filantrópicos ao longo de todo o período, foram observados 54% de saldos positivos e 46% de saldos negativos.

O caráter crônico dos maus resultados financeiros dos hospitais filantrópicos explica parcialmente o processo apontado, logo ao início deste capítulo, da redução progressiva do número de hospitais e leitos privados no Brasil desde o início dos anos 1990 e, uma vez mais, aponta para a necessidade de rever os atuais mecanismos de financiamento (públicos e privados) da rede hospitalar filantrópica nacional.

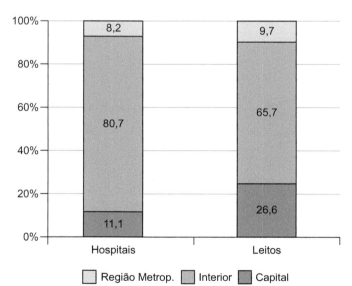

▲ **Figura 4.6** Distribuição geográfica do número de hospitais filantrópicos e leitos correspondentes – Brasil, 2001. Fonte: Barbosa *et al.*, 2002.

---

[15]Ver Barbosa, P. *et al.* (2002).
[16]Dados do Datasus relativos ao ano 2000.

[17]Entendidas como a relação entre o resultado final (operacional e não operacional) e a receita bruta dos hospitais.

Por outro lado, dados seus maus resultados, em termos de desempenho, parece inexplicável como muitos hospitais filantrópicos continuam a existir. Alguns pesquisadores no assunto encontraram certa quantidade de doações extraorçamentárias dadas por estados e municípios para estes hospitais, o que explica, em parte, o porquê de muitos hospitais filantrópicos, mesmo operando com baixíssimos níveis de eficiência, ainda não terem fechado suas portas.[18]

Famílias

Famílias, tanto pobres como ricas, gastam recursos com saúde de seu próprio orçamento para a complementação dos serviços recebidos pelas demais fontes de financiamento. Os recursos dos orçamentos familiares se destinam ao pagamento de distintos tipos de gastos com saúde, desde despesas diretas com medicamentos, consultas médicas e odontológicas, planos de saúde, contribuições à seguridade social para o financiamento de sistemas de proteção à saúde, e outros tipos de gastos. Muitos destes gastos dão direito à cobertura de despesas com hospitalização, mas nem sempre de forma total. Assim, muitas famílias, quando necessitam, complementam os gastos com hospitalização com recursos de seus próprios orçamentos.

Ainda que raro, existem famílias que não têm nenhuma cobertura para gastos com hospitalização. Isto não acontece no Brasil onde todos têm a titularidade constitucional de cobertura por estes gastos, mas, mesmo assim, quando um membro da família se hospitaliza, aumentam os gastos familiares com a complementação de despesas associadas. A situação é ainda mais grave, quando este membro é o principal agente economicamente ativo da família, já que esta cai em forte risco de empobrecimento.

Na América Latina, em muitos países, os mais ricos gastam menos, como porcentagem de seus orçamentos familiares em saúde, que os mais pobres e essa regressividade no gasto em saúde não tem sido suficientemente compensada através do financiamento público dos serviços de saúde.[19]

Como os médicos costumam trabalhar tanto nas instituições públicas como privadas em sistemas de saúde universais, dado o multiemprego permitido para estes profissionais, poderiam garantir acesso privilegiado aos seus amigos e conhecidos, geralmente de classe média e alta e, com isso, capturar clientes para suas atividades privadas. Já os usuários mais pobres são os que têm maiores dificuldades de acesso aos serviços de saúde em sistemas supostamente gratuitos e universais, dado que vivem em regiões desprovidas ou a longa distância dos serviços de saúde.

Por outro lado, a assimetria de informação tem sido uma grande barreira para que os mais pobres saibam onde procurar pelos serviços gratuitos oferecidos pelo Estado ou pelas instituições filantrópicas.

Dados apresentados na Figura 4.8 mostram que existe uma progressiva substituição de gastos diretos das famílias com hospitalização por gastos com planos de saúde, os quais, em geral, financiam as despesas de hospitalização (ou, pelo menos, a sua parte principal).

Os gastos com saúde das famílias no Brasil equivaliam a 6,4% dos gastos monetários familiares totais em 2002-2003, segundo os dados da Pesquisa de Orçamentos Familiares (POF) do IBGE. Este valor é ligeiramente inferior ao registrado em 1995-1996, quando os gastos com saúde, pela mesma pesquisa, representaram 6,5% dos orçamentos familiares.

A Figura 4.8 mostra que os gastos com planos de saúde sobem de menos de 15% para mais de 25%, dos gastos com saúde das famílias entre o final dos anos 1980 e a década de 1990, mantendo-se em patamar simular nos anos recentes.

Já os gastos com hospitalização[20] não têm sido tão significativos no conjunto dos gastos de saúde das famílias no Brasil, como outros itens importantes como as despesas com medicamentos, seguros de saúde e gastos odontológicos. Em 1987-1988, representavam 3,6%. Em 1995-1996, passaram para 2,8% e, em 2002-2003, reduziram para 1,1%.[21]

Dado o acesso gratuito ao SUS, para os grupos de menor renda, ou a cobertura através dos planos de saúde, para os grupos de renda mais elevada, passam a ser progressivamente residuais as despesas monetárias que as famílias acabam tendo que pagar no conjunto das contas hospitalares, as quais acabam sendo financiadas por outras fontes como as anteriormente mencionadas.

Portanto, ainda que as famílias sejam uma importante fonte de financiamento indireto dos hospitais públicos (através dos impostos que pagam) ou privados (através dos planos de saúde a que estão afiliadas), elas são cada vez menos importantes como fontes diretas de financiamento dos hospitais no Brasil.

Uma forma de verificar este fato pode ser vista através dos dados da POF 2002 a 2003, que, além da despesa monetária, avaliou o gasto das famílias através de despesas não monetárias, como doações, gastos públicos incorridos com elas e outros. Considerando o item hospitalização (Figura 4.9), se poderia verificar que as fontes públicas correspondem à maioria dos gastos das famílias com hospitalização, e os gastos monetários diretos não chegam a 20%.

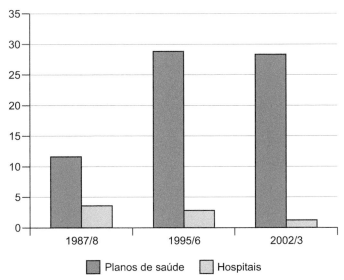

◢ **Figura 4.8** Participação (%) dos gastos com planos de saúde e hospitalização nos gastos monetários com saúde das famílias – Brasil, 1987-2003. Fonte: IBGE – Pesquisa de Orçamentos Familiares (POF), 1988, 1997 e 2003.

---

[18]Informação pessoal dada por Gerald La Forgia, principal especialista em saúde do Banco Mundial no Brasil durante os anos 2002-2008, ao constatar estas doações em informações coletadas para o estudo de La Forgia e Coutelenc, 2008.
[19]No Brasil, as Pesquisas de Orçamentos Familiares (POF) mostram a existência dessa regressividade do gasto em saúde quando se trata de despesas monetárias (ver Medici, 2003).

[20]Excluem os gastos cirúrgicos, representando, portanto, somente os gastos com diárias, insumos e materiais consumidos no hospital.
[21]Este valor equivalia a uma despesa nacional anual com hospitalização da ordem de R$ 610 milhões, o que é pouco frente aos estimados US$ 55,4 bilhões gastos pelas famílias com saúde no Brasil.

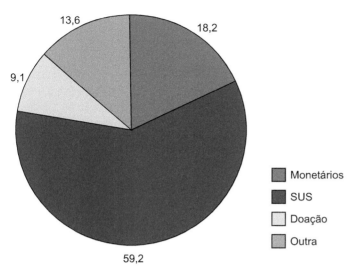

Figura 4.9 Distribuição dos gastos das famílias com hospitais segundo fonte de financiamento no Brasil. Fonte: IBGE – Pesquisa de Orçamentos Familiares (POF), 2002/3.

Sistemas de pagamento e remuneração dos serviços hospitalares

Dada a definição das instituições financiadoras como agentes responsáveis pela provisão de fundos para o financiamento hospitalar, caberia definir e analisar as formas de pagamento e remuneração dos serviços hospitalares existentes. Estas se caracterizam, em parte, pela origem dos recursos e pelos processos de prestação de contas a seus agentes financiadores, e, em parte, pelos incentivos econômicos e pela regulação que permite aos hospitais maximizarem sua eficiência, sua efetividade clínica e garantirem sua sustentabilidade futura.

A importância dos mecanismos de pagamento a provedores de serviços reside, basicamente, em sua contribuição para orientar o desempenho dos hospitais e, consequentemente, seus resultados. Através deles, se pode apoiar a correção de vários problemas correntes na administração dos hospitais, tais como capacidade instalada, balanço adequado na utilização de facilidades de internação ou atendimento ambulatorial, eficiência e eficácia clínica, contenção de custos, adequado dimensionamento do uso de recursos humanos, iniquidades de cobertura e qualidade e provisão de fundos para o financiamento dos investimentos de manutenção e atualização logística, gerencial ou tecnológica do hospital. Eles podem também definir os custos de transação associados à venda de serviços e criar mecanismos mais simples ou mais complexos de operação que facilitem ou dificultem a vida dos profissionais de saúde e dos pacientes.

Sistemas de pagamento de hospitais estão normalmente associados a um conjunto de patologias (carga de enfermidade), a procedimentos individuais ou a um conjunto de serviços que a entidade financiadora está disposta a proteger ou pagar. Dadas as características peculiares dos mercados em saúde, os sistemas de pagamento podem atuar como balizadores para as assimetrias de informação e para o processo de formação de preços no setor. Quanto maior e melhor for a evidência estatística associada à epidemiologia da clientela, aos custos dos procedimentos e aos resultados clínicos alcançados por um hospital, melhores serão os sistemas de remuneração. No entanto, o exercício de melhorar a evidência estatística para orientar a padronização de custos e preços de procedimentos, valores capitados ou resultados associados a diagnósticos, não deve restringir-se a um hospital, mas sim deve ser testado no conjunto do setor para que, através da prática e da experiência coletiva, se possa chegar a resultados válidos para o conjunto da população que usa os hospitais.

Não serão analisados nesta parte os mecanismos de pagamento a provedores individuais, como médicos e outros profissionais de saúde, os quais têm diferenças quanto a sua flexibilidade (em geral, são feitos por outros indivíduos, mas também pelos próprios hospitais e pelos governos) e natureza (são menos complexos quanto aos seus mecanismos de pactuação e verificação). Procurar-se-ão analisar as formas e mecanismos de pagamento e/ou remuneração pelos serviços prestados pelos hospitais.

No Brasil, em que pese o esforço para implementar diferentes sistemas de remuneração de provedores e hospitais, poucos têm sido aqueles que são utilizados como instrumentos de gestão de políticas de saúde, a exemplo do que ocorre tanto no setor público como no privado, nos países desenvolvidos.

Para análise deste capítulo, serão analisados os sistemas orçamentários (tradicional e de orçamentos globais – *global budgets*), normalmente utilizados por fontes financiadoras públicas para o financiamento de hospitais de propriedade do setor público. Estes sistemas, também conhecidos como de pagamento prospectivo, têm como base previsões orçamentárias de gasto.

Serão analisados também o sistema tradicional de compra de serviços (*fee for service, na literatura internacional*), o sistema de pagamento retrospectivo (*grupos relacionados de diagnóstico e, no caso brasileiro, a autorização de internação hospitalar*), o sistema de pagamento capitado, o sistema de pagamento por seguros e o sistema de pagamento por resultados.

Vale ressaltar que, no caso do Brasil, poucas experiências existem associadas a sistemas de pagamento que incentivem os gastos para manutenção ou atualização tecnológica ou gerencial do hospital. Por este motivo, hospitais públicos não fazem provisão de fundos para o investimento, e poucos hospitais privados separam recursos para tais investimentos no Brasil. Por estes motivos, as instituições financeiras e creditícias não têm instrumentos adequados para avaliar ou financiar investimentos em hospitais no Brasil. Este tema não será tratado neste capítulo, embora mereça uma análise especial e de propostas de política, inclusive para viabilizar novos investimentos nacionais e internacionais no setor.

Sistema orçamentário tradicional

No sistema orçamentário tradicional (SOT), a transferência de recursos compõe um orçamento que é atado a gastos pré-programados para uma rede que pertence à administração direta do financiador. Este modelo geralmente é o utilizado no setor público – administração direta – como é o caso dos recursos que financiam os gastos dos hospitais tradicionais do SUS.[22]

---

[22] Os recursos que financiam os hospitais públicos e privados da rede SUS, com raras exceções, são administrados diretamente pelos estados e municípios. No entanto, o governo federal ainda é o financiador direto de mais de 50% dos recursos para o SUS. Estes recursos são transferidos do governo federal para os estados e munçípios sob a forma de orçamentos globais calculados sobre a base de médias históricas de capacidade instalada e utilização, para os gastos com internação hospitalar, valores capitados para atenção básica (PAB, saúde da família etc.) e valores adicionais para financiar atividades nos hospitais que realizam pesquisa ou ensino universitário e para ações de urgência e emergência. No entanto, a forma pela qual os estados pagam os hospitais de sua rede é uma mistura de orçamento tradicional e pagamento retrospectivo (hospitais públicos) ou somente pagamento retrospectivo (hospitais privados).

Quando os recursos são gastos antes do término do exercício fiscal, recursos suplementares poderão ser solicitados, mas, muitas vezes, sem a garantia de que serão recebidos. Caso os recursos não sejam gastos, devem ser devolvidos ao pagador. Além do mais, quando é permitida a cobrança por serviços prestados, as receitas adicionais que o hospital venha a receber também deverão ser direcionadas ao organismo pagador.

O dia a dia da administração dos hospitais que funcionam sob o modelo de SOT tem demonstrado os seguintes fatores:

- Dificilmente os recursos são administrados com eficiência, dado que não existem incentivos para a redução de custos, uma vez que recursos economizados têm que ser devolvidos ao pagador. Assim, quando não há pressões reais para desembolsar, os recursos acabam sendo gastos em atividades inventadas pela gerência que geralmente não estão associadas à demanda do hospital
- Quando recursos suplementares são solicitados para cobrir eventuais necessidades dos hospitais e não são providos, o resultado é a deterioração da qualidade do atendimento, das instalações físicas e da capacidade de prover insumos, o que não só contribui para a desmotivação dos profissionais como para a insatisfação dos usuários
- Em muitos hospitais públicos, o orçamento de pessoal é financiado e administrado por um órgão da administração direta e não pelo hospital, fazendo com que os gastos orçamentários controlados pela gerência do hospital se destinem somente a cobrir as despesas com manutenção das instalações e equipamentos, compra de insumos e contratos menores
- Os sistemas de remuneração de pessoal, associados ao modelo de SOT, têm pouco espaço gerencial para fugir ao assalariamento clássico. Poucos são os controles que permitiriam pagamentos incentivados por produção ou desempenho. Ao receber salários fixos e não existirem mecanismos de controle da produção ou do trabalho, a estratégia dos profissionais é buscar reduzir o número efetivo de horas trabalhadas no SOT e buscar aumentar seu tempo ou jornada em outros postos de trabalho. Assim, não tendo graus de liberdade para administrar pessoal, a gerência se torna refém dos recursos humanos designados pelo poder central e de um sistema de gestão sem espaço para exercer a eficiência. Não há transparência dos resultados nem processos de avaliação de desempenho dos recursos humanos. Não existem mecanismos para premiar os mais eficientes ou punir aqueles que não trabalham adequadamente. O clientelismo, o nepotismo e, em muitos casos, a corrupção e suas relações com os poderes centrais são os fatores aparentemente invisíveis que controlam a dinâmica dos recursos humanos nestes hospitais. Com isso, os sindicatos passam a se mobilizar permanentemente por mais recursos para o setor e, utilizando suas relações políticas com os níveis centrais de Governo, assumem um poder desproporcional que acaba definindo as regras de contratação e permanência dos empregados nos hospitais, bem como a magnitude da massa salarial,[23] ainda que de forma sempre limitada pela dimensão dos programas de ajuste macroeconômico.

Dadas essas circunstâncias, o financiamento dos hospitais no regime de SOT tende a se manter estável ao longo do tempo e pouco reflete as mudanças nos perfis de demanda dos clientes e a efetividade na busca de melhores resultados. O incentivo passa a ser consumir todo o orçamento durante o corrente exercício fiscal para manter um valor histórico básico de negociação para o próximo exercício fiscal.

Os recursos orçamentários diretamente controlados pelo hospital não aumentam, dado que os programas macroeconômicos de ajuste fiscal e controle do déficit público, bastante frequentes na América Latina nos últimos 20 anos, acabam limitando os processos que poderiam levar ao aumento brusco dos recursos orçamentários destinados ao financiamento hospitalar. Na maioria dos casos, o orçamento do ano anterior se reproduz no ano posterior com ajustes que só refletem os quantitativos associados à expansão ou à retração prevista dos serviços. Por este motivo, o SOT é conhecido como um processo de gestão baseado na manutenção de *orçamentos históricos*.

As vantagens deste sistema estão em sua simplicidade administrativa, o que exige recursos humanos sem maior qualificação ou criatividade. As desvantagens repousam no seguinte:

- Pouca flexibilidade para administrar os recursos e estruturar soluções para problemas não convencionais de atendimento da demanda, inclusive daqueles detentores de fundos oriundos de outros agentes financiadores
- Imobilismo, ineficiência administrativa, falta de transparência no uso dos recursos e baixo grau de incentivo dos profissionais em realizar serviços de qualidade
- Boa parte dos hospitais públicos em países da América Latina ainda é aprisionada pelo modelo de SOT. No entanto, países, regiões, estados ou municípios, com governos que buscam a eficiência e combatem a corrupção e o corporativismo, vêm progressivamente abandonando este modelo de financiamento, dadas suas conhecidas ineficiências, abrindo espaço para a organização de outras formas de pagamento, coexistindo com ela. Os modelos de gestão hospitalar que utilizam o formato de organizações sociais do Estado (OSE), já mencionados na primeira parte deste capítulo, são um exemplo deste processo.

Sistema de orçamentos globais

No sistema de orçamentos globais (SOG), conhecido internacionalmente como *orçamentos globais (global budgets)*, permite-se maior autonomia para os hospitais que trabalham para uma fonte principal de financiamento, como é comum aos hospitais públicos. Os pré-requisitos para implantação do sistema são:

- Contrato feito pelo hospital com a instituição mantenedora em que a gestão do patrimônio e da operação dos serviços do hospital passa a ser de responsabilidade de uma empresa ou entidade independente do governo.

  Neste contrato estão definidas várias condições, como a autonomia de gestão do hospital pela empresa mantenedora, a possibilidade de ter uma administração própria e independente dos recursos humanos do hospital, com liberdade para definir os salários e sistemas de remuneração, contratação e desligamento de pessoal (inclusive médicos), e os deveres da administração com a conservação do patrimônio e a atualização dos investimentos do hospital

---

[23]Ver Scavino (2005). De acordo com este trabalho, no ano de 2003, 68% das greves de alcance nacional realizadas no setor saúde nos países da América Latina tiveram como principal motivo o aumento de recursos orçamentários para a saúde.

- Orçamento anual, feito pela gestão do hospital, associado a suas necessidades e negociação de metas associadas a processos cumpridos ou resultados alcançados, que são corroboradas pela entidade responsável pela fonte de financiamento. Uma vez pactuado o orçamento e definidos os processos ou metas de resultados condicionados ao pagamento, os recursos começam a ser preparados em orçamentos globais e recebem recursos da fonte financiadora
- Ao final do exercício fiscal, apresentação, avaliação e validação dos resultados de acordo com um sistema de avaliação mutuamente acordado pelo governo e pela administração do hospital. A avaliação deve ser feita por uma entidade independente ao hospital.

O SOG permite maior flexibilidade de gestão e tem sido um dos principais objetivos das reformas de saúde ocorridas na América Latina durante os anos 1990 e a presente década. Países como Chile, Argentina, Colômbia e Brasil adotaram, de acordo com distintas denominações, processos similares e, quando cumpridos os requisitos por ambas as partes – governo e administração independente do hospital – os resultados têm sido geralmente positivos.

No Brasil, os hospitais que funcionam sob o sistema de Organizações Sociais do Estado são os mais próximos do modelo de SOG. Um recente estudo do Banco Mundial[24] comparou os novos hospitais organizados sob o Modelo de Organizações Sociais com hospitais públicos tradicionais do Estado.

Alguns interessantes indicadores sobre esta comparação podem ser vistos no Quadro 4.4. Considerando que, apesar das diferenças nos sistemas de pagamento, os recursos recebidos por estes dois tipos de hospital são similares, se pode notar que os hospitais contratados sob o regime de SOG apresentam melhores indicadores de eficiência alocativa (taxa de permanência, taxa de ocupação e intervalo de substituição de leitos) e de resultado (taxas de mortalidade hospitalar).

O melhor desempenho dos hospitais pagos sob a forma de SOG se deve ao fato de que eles são organizados sob um modelo gerencial que tem a possibilidade de definir suas necessidades de pessoal a partir de restrições orçamentárias, mudando, quando necessário, os

parâmetros de produtividade e a composição das equipes de saúde, contratando ou demitindo pessoal quando necessário, definindo seus próprios critérios de excelência para a contratação de profissionais e utilizando sistemas de incentivos monetários e não monetários para melhorar a *performance* dos profissionais. Estes hospitais, por exemplo, costumam utilizar menos médicos, mais enfermeiras diplomadas e menos auxiliares de enfermagem que os hospitais públicos pagos sob o regime de SOT.

Sistema tradicional de compra e venda de serviços

Este sistema se baseia na compra direta de serviços pelos pacientes ou pelos financiadores através de tarifas estabelecidas pelo hospital. Também é conhecido como pagamento por unidade de serviço ou sistema de reembolso, dado que se associa a preços e tarifas fixados pelo hospital. O pagamento normalmente se dá por reembolso, ou seja, ocorre após o serviço ser prestado, mas alguns valores podem ser adiantados a título de garantia, quando se trata de tratamentos prolongados. Os pacientes, ao final do processo, recebem a conta e a pagam pelas unidades de serviço que utilizaram. Empresas podem fazer o mesmo (total ou parcialmente) em sistemas de seguro de saúde fechado para sua clientela.

O uso desse sistema tem, como aspectos positivos, a possibilidade de incentivar a oferta quando determinados tipos de procedimentos tidos como relevantes são ofertados aquém das necessidades e existe uma demanda insatisfeita a ser atendida. Assim, pode-se pagar mais por estes procedimentos e aumentar a oferta dos serviços.

Neste sistema, dado que o mercado hospitalar é imperfeito, a formação dos preços das unidades de serviço geralmente não tem relação com os custos, a não ser em contextos em que existem tabelas de referência baseadas em custos ou maiores níveis de concorrência no mercado que tendem a reduzir as margens de lucro dos hospitais e aproximar preços aos custos. O sistema tradicional de compra e venda de serviços (STC) vem caindo crescentemente em desuso como fonte de financiamento dos hospitais, em especial no que se refere a procedimentos de internação. Dadas as imperfeições do mercado de saúde – assimetria da informação, incertezas quanto ao futuro, possibilidades de riscos catastróficos etc. – as famílias e empresas passam a dar preferência a outras formas de financiamento baseadas em contratos vinculados a pacotes de serviços e coberturas de segmentos populacionais, seja com o setor público, seja com os seguros privados.

Por outro lado, o pagamento direto pelos serviços penaliza os mais pobres e tem sido uma das fontes de iniquidades nos sistemas de saúde para aqueles que a financiam do próprio bolso. Nesse sentido, o financiamento público dos hospitais tem sido a opção preferencial para as famílias mais pobres no Brasil, como pode ser visto na Figura 4.10.

A maioria dos gastos de hospitalização e serviços cirúrgicos dos 40% mais pobres da população brasileira é coberta pelo SUS e por doações, enquanto os 10% mais ricos financiam suas despesas de hospitalização e serviços cirúrgicos com gastos monetários diretos e com planos de saúde.[25]

No entanto, todos os hospitais ainda mantêm algum espaço para a venda direta de serviços àqueles desprovidos de seguros, ou a pessoas que necessitem utilizar os serviços em caráter emergencial, por

◢ **Quadro 4.4** Alguns indicadores de desempenho de hospitais públicos similares em tamanho e especialidade, com sistemas SOT e SOG no estado de São Paulo (2003).

Indicadores	Média em 12 hospitais públicos com o SOT*	Média em 10 hospitais públicos com o SOG**
Taxa de ocupação de leitos (%)	63,2	80,5
Intervalo de substituição de leitos (dias)	3,9	1,2
Taxa média de permanência geral (TMP) (dias)	5,9	4,8
TMP em clínica cirúrgica (%)	5,4	4,2
Taxa de mortalidade hospitalar (TMH) geral (%)	5,3	3,8
TMH em clínica cirúrgica (%)	3,6	2,6

*Hospitais da administração direta; **organizações sociais do Estado. SOG = sistema de orçamentos globais; SOT = sistema orçamentário tradicional. Fonte: La Forgia; Coutelenc, 2008.

---

[24]World Bank (2006).

---

[25]De acordo com a POF 2002/3, os gastos cirúrgicos e de hospitalização representaram 11,2% do gasto em saúde dos 40% de famílias mais pobres e 15,6% dos 10% de famílias mais ricas.

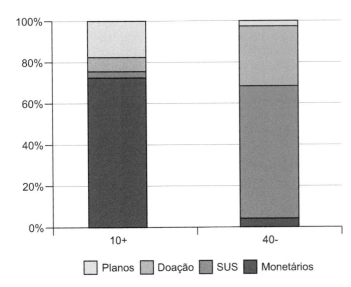

◢ **Figura 4.10** Distribuição das fontes de financiamento dos gastos de hospitalização e serviços cirúrgicos das famílias 40% mais pobres e 10% mais ricas no Brasil. Fonte: IBGE – Pesquisa de Orçamentos Familiares (POF), 2002/3.

estarem em trânsito (viagem) ou outros motivos. Nestes casos, os preços podem ser muito superiores aos valores estabelecidos nas tabelas públicas (como a AIH) ou privadas (como a tabela da Associação Médica Brasileira – AMB) de remuneração de serviços hospitalares. Para exemplificar, uma consulta médica, fixada em R$ 30,00 pela tabela da AMB em 2007, poderia chegar a mais R$ 500,00 no mercado avulso de serviços dos hospitais.

Os gastos ambulatoriais do SUS, fixados em tabelas do Governo, também poderiam ser considerados como parte do sistema de compra direta de serviços, mas, para efeitos deste capítulo, dado que são ressarcidos após sua realização, muitas vezes por contratos entre o Governo e os Hospitais, caberia melhor serem classificados como sistemas de pagamento retrospectivo.

Sistemas de pagamento retrospectivo

Sistema de pagamento retrospectivo (SPR) tem sido a denominação genérica para toda uma gama de serviços de saúde em que as despesas incorridas pelo hospital são ressarcidas mediante tabelas de pagamento baseadas em diagnósticos, protocolos clínicos ou mesmo classificações especiais para procedimentos ambulatoriais ou de internação.

O pagamento retrospectivo pode estar associado a um procedimento ou à solução de um diagnóstico (quando se relaciona a um conjunto de procedimentos necessários a cuidar de um quadro clínico diagnosticado em um paciente).

A fixação do valor a ser ressarcido normalmente é feita através de negociações entre o organismo pagador (governo, plano de saúde, empresa etc.) e o hospital. Alguns agentes pagadores (o governo ou um grande plano de saúde) atuam de forma monopolista e podem fixar o valor a ser ressarcido em um contexto em que os hospitais, dada a concorrência, não têm muito poder de barganha. No entanto, em muitos casos, os hospitais podem se aglomerar e, através de suas associações, estabelecer acordos de preços que permitem a eles atuar de forma cartelizada para garantir melhor posição ao negociar os valores dos procedimentos ou diagnósticos com os pagadores em condições mais vantajosas.

O pagamento por procedimento difere do pagamento por diagnóstico em um aspecto crucial. Para um mesmo diagnóstico, pode estar associada uma sequência de procedimentos e nem sempre é possível ao pagador checar a necessidade de toda a sequência proposta ou realizada. Assim, o hospital passa a ter o poder de realizar mais serviços para um mesmo paciente do que seria necessário como forma de aumentar sua receita. Ainda que os mecanismos de auditoria médica organizados pelos pagadores possam minimizar esse risco, ao checar a necessidade da sequência de procedimentos proposta, sempre existe alguma margem para o superfaturamento dos serviços, e os custos de realização da auditoria podem se tornar insuportáveis.

Já o pagamento por diagnóstico permite um mecanismo mais sofisticado de controle por parte do pagador. Os diagnósticos básicos são agrupados, através de critérios como a Classificação Internacional de Doenças (CID), os quais são constantemente atualizados. As alternativas para o tratamento das enfermidades em cada grupo de diagnóstico são exaustivamente analisadas e discutidas entre médicos especialistas, contadores, economistas, administradores e outros profissionais que entendem do dia a dia dos processos de trabalho em saúde a fim de construir protocolos consistentes que representem, do ponto de vista de análise econômica, as opções de menor custo e maior efetividade clínica para cada doença ou grupo de diagnóstico.

Em outras palavras, constroem-se árvores de alternativas de tratamento para cada diagnóstico e avaliam-se os custos e os resultados de cada alternativa. A alternativa que permite o melhor resultado clínico e o menor custo passa a ser escolhida como aquela que deveria ser adotada pelas entidades pagadoras para remunerar o hospital pelo custo médio (em alguns casos pactuados) desta alternativa. *Essa melhor alternativa poderia ser entendida, do ponto de vista microeconômico, como um protocolo que nada mais é do que uma função de produção associada ao tratamento daquele diagnóstico.*

As vantagens da aplicação do pagamento por diagnóstico são basicamente as seguintes:

- *Aumentam a qualidade da atenção ao paciente*, já que permitem uniformizar o tratamento médico com o uso de protocolos que, baseados em evidência, representariam a alternativa de menor custo e melhor resultado e, dessa forma, levam a um aumento da eficácia no uso dos recursos
- *Economizam recursos dos pagadores*, dado que o pagamento passa a ser fixo por diagnóstico e não variável de acordo com o número de procedimentos aplicado ao quadro clínico de cada paciente
- *Melhoram a eficiência e estabelecem mecanismos de contenção de custos dos hospitais* ao criar sistemas de informação e de avaliação que, baseados em uma métrica de custos e procedimentos aplicados em cada diagnóstico, podem detectar os casos fora dos padrões, identificar as causas e corrigir futuros processos.[26]

---

[26]Na verdade, esses sistemas estão melhorando sensivelmente sua eficiência a partir da utilização de tecnologias de informação e comunicação nos hospitais que permitem sistemas eletrônicos de gestão que associam fichas clínicas por paciente com seus diagnósticos, procedimentos utilizados, materiais e medicamentos consumidos e respectivos custos. Muitos países vão progressivamente construindo bases de dados gigantes que permitem relacionar informações sobre utilização e custos hospitalares, *softwares* e instrumentos de gestão desenvolvidos por hospitais para efeitos de gestão clínica. Nos EUA, existe um sistema de informação chamado HCUP (*Health Cost and Utilization Project*) administrado pela Agency for Healthcare Research and Quality (AHRQ), um organismo regulador federal. No Brasil, estas informações são produzidas pelo Datasus, embora os dados de custos associados a procedimentos, pacientes e diagnósticos não estejam presentes.

As principais desvantagens dos pagamentos por diagnóstico se associam à necessidade de sistemas de informação eficientes, além de funcionários e pacientes bem informados e treinados para operar o sistema. Exigem também sistemas eficientes de auditoria médica e adequados incentivos para premiar os prestadores que operam segundo as regras ditadas pelos protocolos ou punir, ainda que financeiramente, aqueles que não trabalham em conformidade com os mesmos. Todos estes fatores tornam a aplicação dos grupos relacionados de diagnóstico (GRD ou *diagnosis related groups* [DRG] na linguagem norte-americana) cara e complexa para os pequenos hospitais, na medida em que estes necessitam de maior escala para que seus custos de implantação e funcionamento possam ser amortizados rapidamente pelas economias que geram.

A experiência brasileira no uso de pagamentos por procedimento, através da Autorização de Internação Hospitalar (AIH), ocorreu *pari passu* à experiência internacional de pagamento por diagnóstico, com a criação dos GRDs.

Os GRDs foram criados por Robert B. Fetter e John D. Thompson, na Universidade de Yale, em 1976. Em 1983, os programas de Medicare e Medicaid, nos EUA, passaram a utilizar progressivamente os GRDs como forma de pagamento a hospitais e, na década de 1990, esse sistema se espalhou em boa parte dos países desenvolvidos, como Canadá, Austrália, Holanda e Portugal. Os casos hospitalares, segundo o sistema original, foram agrupados em 500 classes de diagnóstico usando a classificação internacional de doenças (CID). Os critérios de agrupamento foram baseados nos procedimentos associados a estes diagnósticos, variáveis diferenciadoras como sexo, idade e a presença de complicações ou comorbidades. Atualmente, a metodologia tem sido estendida para o pagamento de diagnósticos que envolvem apenas procedimentos ambulatoriais (*comprehensive ambulatory care classification systems*) ou que envolvem procedimentos combinados hospitalares e ambulatoriais.

Esta variação permite que os hospitais possam ser remunerados não somente em função dos diagnósticos que atendem, mas também da gravidade destes diagnósticos, criando incentivos adequados para que os hospitais não rejeitem casos mais graves de pacientes associados a um determinado diagnóstico, em função de comorbidades ou outros tipos de risco. Países como os EUA e o Canadá têm classificado seus hospitais, para efeitos de correção de critérios de remuneração, por indicadores como o CMI (*case-mix index*), em que os pacientes de um hospital são reagrupados de acordo com o grau de gravidade dos diagnósticos. Hospitais que estatisticamente têm sido capazes de resolver casos mais graves em termos de comorbidades e outros riscos recebem adicionais de valor aos diagnósticos que cuidam.

Já no caso brasileiro, o registro sistemático dos dados das internações hospitalares para fins administrativos e de pagamento aos hospitais contratados foi estabelecido em 1976 com a criação do Sistema Nacional de Controle de Pagamentos e Contas Hospitalares instituído pelo extinto Instituto Nacional de Previdência Social (INPS) do Ministério da Previdência Social, que implantou a guia de internação hospitalar (GIH). Em 1983, a GIH se converteu em autorização de internação hospitalar (AIH), com a criação do Sistema de Atenção Médico-hospitalar da Previdência Social (SAMHPS).

A AIH baseou-se na construção de uma lista contendo procedimentos clínicos, organizados segundo diagnósticos, e procedimentos cirúrgicos, baseados na Classificação Internacional de Procedimentos em Medicina da OMS. A essa lista, foram atribuídos os valores financeiros a serem pagos a cada procedimento agrupado em: diárias e taxas hospitalares, materiais e medicamentos, serviços auxiliares de diagnóstico e terapêutica (SADT) e serviços profissionais. A cada grupo de procedimentos, foi atribuído um valor único de pagamento, um tempo médio de permanência e um sistema de pontuação para o pagamento de serviços profissionais.

No início dos anos 1990, o Ministério da Saúde assumiu as atribuições de gestão do sistema de assistência médica da previdência social, denominando o sistema de informações das internações de Sistema de Informações Hospitalares (SIH-SUS). Embora com grande utilidade potencial, o sistema de classificação por procedimentos contém problemas que limitam a possibilidade de seu uso para a gerência, uma vez que:

- A lista de procedimentos é estática e de difícil atualização frente a inovações tecnológicas e não se associa a diagnósticos. Por isso, o sistema de classificação e a lista de procedimentos não sofreram uma revisão substancial desde sua implantação em 1983, tendo havido somente pequenos ajustes. Por outro lado, é um sistema de informações restrito aos hospitais (públicos ou privados) financiados pelo SUS, não abrangendo a integralidade das hospitalizações do país nem os procedimentos ambulatoriais. Dessa forma, podem ser criados incentivos para que os hospitais privilegiem a utilização de sua capacidade, de acordo com a melhor remuneração e não a necessidade, dado que alguns procedimentos são mais bem remunerados através da AIH, enquanto outros são pagos por mecanismos como as tabelas da AMB ou outras utilizadas privadamente pelos planos de saúde ou por empresas

- Muitos procedimentos cirúrgicos não diferenciam os portes de cirurgia, a existência de comorbidades ou outros riscos e complicações. O sistema só considera o pagamento pelos procedimentos clínicos utilizados, não levando em conta outras variáveis que diferenciem os pacientes quanto à sua gravidade clínica e quanto ao perfil de consumo de recursos, como, por exemplo: diagnóstico principal, diagnósticos secundários, sexo, idade etc. Essa falha na classificação faz com que pacientes com diagnósticos diversos e gravidades distintas sejam classificados em um mesmo grupo, formando grupos de pacientes que têm uma homogeneidade em termos de procedimento realizado em sua estada hospitalar, mas que são heterogêneos clinicamente, ou em termos de gravidade da doença, inviabilizando a realização de comparações e criando incentivos a que os hospitais aceitem casos de menor gravidade clínica e utilizem, de forma seletiva, suas instalações para compor um portfólio de pacientes que garanta a eles maior retorno. Este tem sido um dos motivos pelos quais muitos hospitais privados fazem uso seletivo de suas instalações para atender pacientes sem comorbidades financiados pelo SUS, transferindo casos mais graves para os hospitais públicos da rede.

Estudo realizado para o Banco Mundial por Affonso de Matos (2002) sobre 107 procedimentos pagos pela AIH em 22 hospitais[27] no estado de São Paulo evidenciou que o valor médio pago alcançava 43% do custo médio destes procedimentos, podendo chegar a até 53%, considerando outros valores adicionais pagos em média pelo SUS (Quadro 4.5).

O Quadro 4.5 mostra a cobertura dos valores pagos para estes sete procedimentos, segundo o nível de complexidade do procedimento coberto. Nota-se que a forma pela qual a AIH remunera os

---

[27]Conforme La Forgia e Coutelenc (2008).

Quadro 4.5 Valores pagos pela AIH como percentual do custo de 107 procedimentos em 22 hospitais do estado de São Paulo – 2002.

Grau de complexidade dos procedimentos	Valor pago pela AIH como percentual do custo do procedimento	Intervalo de variação do valor da AIH como percentual do custo do procedimento
Alta complexidade	127%	23 a 332%
Média complexidade	40%	22 a 77%
Longa permanência	32%	12 a 132%
Baixa complexidade	24%	11 a 46%

AIH = autorização de internação hospitalar. Fonte: La Forgia e Coutelenc, 2008.

serviços de saúde cria incentivos perversos ao consumo de procedimentos de alta complexidade, ao mesmo tempo que não incentiva os serviços de baixa e média complexidade. Considerando os demais valores pagos aos hospitais, o valor dos procedimentos de baixa complexidade poderia chegar a 41% do custo, enquanto os de alta complexidade se ajustariam a 113%. A forma pela qual se financia o sistema incentiva a estruturação dos hospitais para a oferta de serviços mais caros e mais complexos.

De qualquer forma, o sistema de AIH, dadas suas características, é um dos mais avançados sistemas massivos de pagamento de hospitais na América Latina e poderia ser reconvertido em um sistema de GRD, caso fossem feitas as adaptações necessárias e se mantivesse um sistema constante de atualização de procedimentos classificados sob a base de diagnósticos.[28]

As ações ambulatoriais pagas, de forma retrospectiva, pelos hospitais privados no Brasil são feitas utilizando como base o Sistema de Informações Ambulatoriais (Siasus). Esse sistema continua servindo como referência para a contabilidade do financiamento por procedimento (não por diagnóstico) destas ações, tanto para hospitais públicos como privados ligados à rede SUS. As tabelas de pagamento pelos procedimentos que fazem parte do SIA envolvem desde os procedimentos mais simples (que utilizam o trabalho de pessoal auxiliar, por exemplo) até procedimentos ambulatoriais mais sofisticados, mas os critérios de revisão das tabelas não têm sido feitos com base em estudos mais detalhados de custo ou negociações com os hospitais, o que faz com que seus reajustes sejam defasados e que os preços não correspondam aos custos associados ao mercado.

Sistemas de pagamento por capitação

Os sistemas de pagamento por capitação (SPC) se definem pelo estabelecimento de uma remuneração fixa para o cuidado parcial ou integral da saúde de uma população definida, em bases *per capita*. Ao assumir o recebimento de um valor fixo mensal por pessoa coberta, a administração do hospital assume o risco de que a utilização do conjunto de serviços pela população definida representará custos inferiores ao volume de recursos a ser recebidos durante a duração do contrato.

Esse tipo de sistema tem como base para seu funcionamento a existência de estudos capazes de definir, sob a base de observações epidemiológicas e atuariais, os riscos associados à cobertura da população definida.

Embora existam semelhanças entre a cobertura de uma população sob um sistema de seguro e sob um sistema de capitação, existem também diferenças. As semelhanças estão associadas ao fato de que ambos os sistemas assumem o risco de cobertura por um pagamento pactuado. Só que, no pagamento por seguro, este risco é negociado individualmente, enquanto os riscos em um sistema de capitação têm uma lógica coletiva; ou seja, as cláusulas e os procedimentos a serem cobertos são iguais para o conjunto da população, e o valor do recebimento se diferencia apenas por características atuariais, como sexo, idade e outros fatores de risco.

Hospitais podem participar de sistemas de capitação de várias maneiras. Se atendem a um perfil diversificado de riscos, podem cobrir um conjunto de procedimentos de saúde negociado com um governo local, uma empresa, um plano de saúde ou uma instituição da sociedade civil (sindicato, mutualidade etc.). Mas podem também receber contratos parciais para procedimentos parciais. Por exemplo, um plano de saúde pode contratar por subcapitação um hospital especializado somente para a cobertura dos eventos associados a sua especialidade para o conjunto de sua população (assistência pediátrica, obstétrica ou cardiovascular etc.).

As modalidades de capitação mais praticadas por hospitais são:

- *Subcapitação*: utilizada quando o hospital recebe por capitação mas transfere parte de seu risco a outro hospital ou provedor, para que atenda seus pacientes sob uma dada modalidade de atenção. Isto é muito comum, por exemplo, entre hospitais e empresas de internação domiciliar (*home care*)
- *Capitação revertida ou por contato*: utilizada quando profissionais de atenção primária, pagos por outro sistema, contratam hospitais para cuidar da assistência hospitalar sob sistemas de capitação
- *Capitação parcial*: utilizada nos casos em que somente parte da cobertura do hospital é contratada por capitação por um mesmo provedor. Por exemplo, todos os exames são realizados sob regime de capitação, deixando os demais serviços de internação sob outras modalidades de pagamento
- *Capitação global*: utilizada quando todos os serviços que o hospital pode prestar ao usuário são contratados sob o sistema de capitação.

Os sistemas de capitação, na medida em que remuneram o hospital por um pagamento fixo, estimulam este hospital a realizar mais exames preventivos, estratégias de promoção e outros processos para reduzir o risco de sua população coberta. Isto pode representar gastos iniciais maiores com seus beneficiários, mas tem efeitos a médio prazo na redução das taxas de utilização e, portanto, na economia de recursos com procedimentos de mais alto custo ou complexidade.

No entanto, estes sistemas devem ser fiscalizados no sentido de evitar seleção adversa de pacientes, uma vez que os hospitais sob o sistema de capitação têm o incentivo de buscar selecionar pacientes ou famílias mais saudáveis ou de baixo risco, a fim de reduzir gastos futuros. Outro risco é o da subprestação de serviços (aquém das necessidades), dado que, para maximizar os resultados financeiros, o hospital poderia prover menos serviços que o necessário.

A utilização de sistemas de capitação floresce em mercados de saúde competitivos e com muitas opções de concorrência, visto que os clientes nestes ambientes podem exercer seu direito à mobilidade de provedor, buscando aqueles que satisfaçam melhor suas necessidades. Para evitar que tal situação desestimule um hospital a investir

---

[28] Uma experiência de conversão do sistema de classificação de AIH em GRD foi realizada por Zanetta (2004) para o Hospital das Clínicas da Universidade do Estado de São Paulo (USP).

na promoção e prevenção de seus clientes, seria prudente estabelecer, em sistemas de capitação, um tempo mínimo de afiliação a cada hospital. No Brasil, os SPC não são utilizados pelo setor público e em poucas modalidades têm sido utilizados pelo setor privado. Os casos mais recentes se referem à utilização de sistemas de internação domiciliar pagos, sob a forma de capitação, por hospitais que detêm planos próprios de saúde para algumas empresas que atuam neste mercado em São Paulo.

Sistemas de pagamento por seguro

Seguros de saúde normalmente pagam total ou parcialmente o prêmio associado a um risco de saúde, no momento em que um indivíduo, detentor da apólice de seguro, o aciona para o pagamento de um serviço de saúde que foi utilizado.

Os pagamentos de seguro-saúde só são efetuados quando obedecidas as condições estabelecidas pelas apólices de seguro, isto é, quando respeitados os tempos de carência para determinadas condições de risco e respeitadas as condições associadas aos limites de utilização (copagamentos e deduções).

Normalmente se definem como *copagamentos* os valores que devem ser pagos pelo segurado, para um determinado procedimento ou ato médico, em complemento ao valor coberto pelo seguro. Estes valores podem variar de acordo com o tipo de contrato, procedimento a ser coberto ou grau de utilização prévio ao procedimento, no caso de o copagamento estar associado a uma *taxa de moderação de uso* de procedimentos (consultas, por exemplo) prevista nos contratos de seguro.

As *deduções* também se utilizam nos seguros para que o indivíduo se responsabilize por valores inferiores a determinado risco financeiro. Determinados contratos de seguro se responsabilizam por valores superiores a, digamos, R$ 1.000,00, o que significa que o indivíduo deverá cobrir de seu próprio bolso todas as despesas inferiores a este valor. Dessa forma, as deduções atuam, para o indivíduo, como uma espécie de resseguro e não como um seguro para a totalidade do valor.

Também é crescente o uso nos países desenvolvidos, como EUA e Cingapura, de contas de poupança para a saúde (*medical savings accounts*) em que os indivíduos poupam recursos durante um longo intervalo de tempo, gerando fundos que podem ser utilizados como mecanismos de seguro para a cobertura de gastos catastróficos de saúde ou para complemento do pagamento dos prêmios de seguro nas idades mais avançadas quando o valor dos prêmios sobe rapidamente em função do risco associado ao envelhecimento (Mango e Riefberg, 2005).

Existem também seguros parciais – aqueles que cobrem somente parte dos cuidados médicos – como os relacionados com hospitalizações, por exemplo, que representam um custo muitas vezes catastrófico para as famílias.

Muitas vezes, as cláusulas que regem os seguros-saúde são similares àquelas que regem os planos de saúde, podendo, portanto, ser um mecanismo bastante utilizado para o financiamento de hospitais. Também é frequente no Brasil encontrar hospitais que detêm seus próprios planos de seguro-saúde e oferecem seguros em um mercado aberto. Cada pessoa é avaliada e paga um seguro dentro das modalidades oferecidas pelo plano e a cesta de serviços a ser consumida. Esse sistema também se baseia em cálculos atuariais de risco que são aplicados ao indivíduo ou família segundo gênero, idade e outros perfis de risco normalmente identificados nos planos de saúde.

No Brasil, como foi visto anteriormente, em 2005[29] cerca de 9% dos hospitais mantinham e administravam planos próprios de saúde e, portanto, recebiam recursos sob a modalidade de seguros vendidos aos seus afiliados. Esta forma de financiamento, no entanto, não representa uma grande receita para estes hospitais. Os seguros podem ser financiados sob duas modalidades: diretamente pelos afiliados individuais ou sob a forma de seguros pagos por empresas a seus funcionários e familiares.

Sistemas de pagamento por incentivos a resultados

Os sistemas de pagamento por incentivos a resultados (SPI), em geral, não funcionam isoladamente, dado que simplesmente adicionam a algumas das modalidades anteriormente definidas o pagamento de prêmios adicionais associados ao desempenho dos hospitais. São úteis em regiões onde a cobertura ou a qualidade é muito baixa e é necessário alcançar rapidamente melhores resultados na cobertura ou qualidade. Sistemas de pagamento por resultados têm sido utilizados como forma de melhorar a qualidade hospitalar em países mais pobres.

Para que esse sistema funcione adequadamente, os prêmios por resultado não devem representar uma parte substantiva da remuneração pelo serviço; caso contrário, os hospitais não enfrentarão altos riscos de funcionamento ao aceitarem esse sistema como base de sua remuneração. No entanto, se pode associar a uma forma específica de pagamento já existente um adicional (algo como 10% da remuneração) ao desempenho alcançado pelo hospital. Para funcionar desta forma, o pagamento pelo desempenho pode estar associado a duas modalidades básicas: (a) pactuação de metas de resultado ou (b) competição aberta pelo melhor desempenho entre hospitais que prestam serviços ao pagador.

No primeiro caso, são definidas as metas de cobertura ou de qualidade, e o hospital, com seu sistema de pagamento existente, deverá esforçar-se para alcançá-las. Caso as alcance, receberá, como bônus, os recursos adicionais que poderão ser alocados livremente pela gerência. Estes recursos podem ser utilizados para distintos propósitos, como melhorar as condições físicas e instalações do hospital ou dar bônus aos empregados pelo esforço coletivo empregado no alcance das metas.

No segundo caso, os hospitais competem para alcançar a melhor posição relativa no *ranking* de indicadores de desempenho fixados pelos organismos financiadores. Aquele(s) que alcançar(em) os melhores resultados recebe(m) como prêmio, ao final da avaliação, os recursos pactuados que também poderão ser alocados livremente pela gerência do hospital.

Os SPI têm sido utilizados, por exemplo, nos hospitais que funcionam como OS em São Paulo, dando muito mais robustez ao sistema de SOG utilizado por estes hospitais. Portanto, devem ser entendidos como um sistema de pagamento que reforça ou estabiliza outros previamente existentes, no sentido de melhorar sua eficiência e *performance*, quando os incentivos são alinhados corretamente.

Os financiadores e as escolhas por sistemas de remuneração de hospitais

Considerando que qualquer hospital presta serviços a diferentes tipos de financiadores, é natural que estes busquem diversificar sua receita e que recebam recursos de acordo com os distintos sistemas de

---

[29]Dados da Pesquisa de Assistência Médico-Sanitária do IBGE.

pagamento. O esforço de maximizar a receita, por parte dos hospitais, ou melhorar resultados assistenciais, por parte do financiador, exigirá uma análise detalhada das vantagens e desvantagens de utilizar os distintos sistemas de financiamento.

A escolha do sistema de remuneração mais adequado, por parte do financiador e da sua negociação com o hospital, dependerá de incentivos econômicos, da regulação setorial existente, do marco jurídico-institucional e das formas sociais de organização dos sistemas de saúde em cada país. Portanto, seria difícil pensar em modelos gerais de financiamento hospitalar, mas sim em casos específicos.

O Quadro 4.6 mostra, no caso brasileiro, os sistemas de pagamento hospitalar praticados pelos distintos tipos de financiador. Verifica-se que os sistemas mais frequentes de remuneração no setor público são os de pagamento por orçamento tradicional e por procedimento (AIH). Marginalmente, sistemas como o de orçamento global têm sido utilizados para a remuneração dos hospitais gerenciados pelo sistema de organizações sociais e pelo financiamento de procedimentos ambulatoriais (especialmente para os hospitais federais, os quais, em parte, têm atuado sob esta modalidade) e por incentivos.

Alguns dos procedimentos definidos na Norma Operacional de Assistência à Saúde (NOAS), emitida pelo Ministério da Saúde no ano 2000, estão claramente associados a incentivos, como é o caso dos atendimentos de urgência. Também os incentivos associados à atividade docente, pagos aos hospitais universitários, são outro exemplo. No entanto, não existe um sistema de incentivos associados a resultados, o que limita a efetividade do uso deste sistema de pagamento.

As operadoras de planos de saúde costumam ter muita flexibilidade no uso de sistemas de remuneração de hospitais. As operadoras com limitada escala fazem o uso de sistemas de compra e venda de serviços, enquanto as maiores utilizam, em função de sua maior escala, os sistemas de pagamento por procedimento. Algumas destas empresas vêm sofisticando seus sistemas de pagamento como forma de contenção de custo ou aumento da qualidade, havendo experiências de pagamento por diagnóstico, por capitação e por incentivo.

Com a extinção do Inamps, sistemas de seguridade social não existem mais no Brasil. Alguns dos sistemas de saúde financiados pelas caixas específicas para militares, polícia e funcionários públicos podem ser classificados na categoria de sistemas de empresa, visto que atuam mais diretamente nesta modalidade. Outros mantêm seus próprios hospitais e seguem sendo financiados pelos orçamentos públicos nos sistemas de orçamento tradicional com alguns incentivos similares aos dos hospitais públicos, embora com mais eficiência dada a melhor remuneração de seus quadros que os incentiva a maior dedicação ao trabalho.

As empresas e entidades filantrópicas, enquanto financiadores, utilizam intensivamente sistemas de compra e venda de serviços, quando são de porte reduzido, e organizam sistemas de pagamento por procedimento, quando são mais complexas. Algumas costumam ter seus próprios hospitais ou seus próprios mecanismos de seguro e, portanto, atuam nas modalidades de plano de saúde ou mesmo nas de pagamento por seguro.

Por fim, as modalidades mais frequentes de uso dos serviços hospitalares pelas famílias são os pagamentos diretos, para os grupos mais pobres, e os seguros-saúde, os quais funcionam para os grupos de maior renda-idade, portadores de apólices de seguros individuais.

Mix de financiamento dos hospitais

Em geral, hospitais viáveis são instituições multifinanciadas, pois sua eficiência se encontra condicionada a uma flexibilidade administrativa que impossibilita seu custeio por uma única fonte. Mas o *mix* de financiamento dos hospitais varia caso a caso ou país a país, de acordo com as fontes existentes e os incentivos associados ao uso dessas fontes.

De acordo com os dados da AMS de 2002, dos 7.397 hospitais existentes no país, a maioria tinha múltiplas fontes de financiamento. Assim, 79% recebiam recursos do SUS, 9% estavam sob gestão direta de um plano de saúde, 56% prestavam serviços para algum plano de saúde (que não fosse aquele financiado por sua mantenedora) e 59% recebiam pagamentos diretos de famílias ou empresas pela venda direta de serviços.

No entanto, a composição do financiamento de cada tipo de hospital é distinta, como mostra a Figura 4.11, que utiliza como base os estudos do Banco Mundial (La Forgia e Coutelenc, 2008). Ela reflete um conjunto de fontes de financiamento cuja estimativa pode variar de acordo com o tipo de hospital.

Quadro 4.6 Sistemas de remuneração de hospitais praticados no Brasil, segundo os distintos tipos de financiador.

Tipo de sistema	Tipos de financiador					
	Setor público	Operadoras de planos de saúde	Seguridade social	Empresas	Entidades filantrópicas	Famílias
SOT	xxx		x			
SOG	x			x	x	
STC	x	xx	xx	xxx	xxx	xxx
SPR(p)	xxx	xxx		xxx	xxx	
SPR(d)		x		x	x	
SPC		x				
SPS		x	xx	x	x	xx
SPI	x				x	

x = pouco frequente; xx = frequente; xxx = muito frequente; SOT = sistema orçamentário tradicional; SOG = sistema de orçamentos globais; STC = sistema tradicional de compra e venda de serviços; SPR = sistemas de pagamento retrospectivo; (p) = por procedimento; (d) = por diagnóstico; SPC = sistemas de pagamento por capitação; SPS = sistemas de pagamento por seguro; SPI = sistemas de pagamento por inventivos a resultados. Fonte: elaboração do autor.

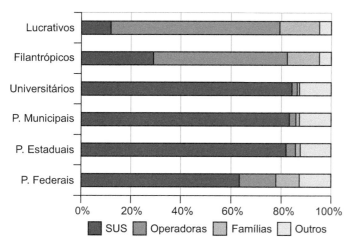

Figura 4.11 Composição do financiamento de hospitais por fonte – Brasil, 2002. Fonte: La Forgia; Coutelenc, 2008.

◢ **Quadro 4.7** Impactos dos distintos sistemas de pagamento em indicadores de resultado dos hospitais.

Tipo de sistema	Impactos na melhoria dos resultados			
	Cobertura	Qualidade	Controle sobre os gastos	Eficiência dos processos internos de gestão
SOT	Reduzido	Reduzido	Reduzido	Reduzido
SOG	Reduzido	Reduzido	Alto	Moderado
STC	Moderado	Moderado	Reduzido	Moderado
SPR(p)	Moderado	Moderado	Moderado	Moderado
SPR(d)	Moderado	Alto	Alto	Alto
SPC	Alto	Moderado	Alto	Alto
SPS	Alto	Moderado	Alto	Moderado
SPI	Alto	Alto	Moderado	Alto

Fonte: elaboração do autor.

Pode-se notar, também, que tanto os hospitais públicos como os privados tinham como principais fontes de financiamento os recursos do SUS (orçamentários), os recursos das operadoras de planos de saúde (incluídos parcialmente os planos de empresa e os das famílias – pagamento direto). Também se incluem outras fontes, em que se destacam doações de diversas naturezas, tanto nacionais, como internacionais, recursos oriundos do pagamento direto de empresas e outras. O que muda, neste caso, é a intensidade do financiamento oriundo de cada uma destas fontes.

No Brasil, os hospitais privados, lucrativos e filantrópicos dependem mais do financiamento das operadoras de planos de saúde, enquanto os hospitais públicos, incluindo os universitários, do financiamento público. Vale destacar, no entanto, que os hospitais públicos federais – ao serem considerados de excelência – recebem uma parcela significativa de recursos de planos de saúde.

Efetividade e complexidade institucional nos sistemas de remuneração de hospitais

Um sistema de remuneração deve, antes de tudo, ser avaliado em função de seus *impactos na melhoria dos resultados e pela complexidade institucional para sua implantação*. Os impactos na melhoria dos resultados se medem, sobretudo, em termos dos incentivos ao aumento da cobertura,[30] qualidade, controle de gastos e eficiência dos processos internos de gestão.

Analisando os distintos tipos de sistemas de pagamento apresentados, podemos resumir seus impactos na eficiência no Quadro 4.7.

Uma metanálise de textos da literatura internacional permite indicar algumas conclusões gerais sobre os impactos destes sistemas de pagamento nos resultados quanto a cobertura, qualidade, controle de gastos e eficiência dos processos de gestão dos hospitais.

Assim, *sistemas de pagamentos baseados em orçamento tradicional (SOT)* não estimulam resultados tangíveis na cobertura e na qualidade, dado que não existem prêmios associados a essas melhorias.

Da mesma forma, não permitem um adequado controle de gastos. O incentivo existente é gastar todo o orçamento assinado, a fim de que os recursos excedentes não sejam devolvidos ao pagador (governo). Nesse sentido, também não há incentivos para melhorar os processos internos de gestão do hospital, visto que não receberam nada em adicional por isso, nem poderão economizar tempo de trabalho ou maximizar os recursos recebidos do orçamento.

Nos *sistemas de pagamentos baseados em orçamentos globais (SOG)*, o pagador pode fixar metas de cobertura e qualidade mais elevadas e incentivar o cumprimento destas metas, associando-as a transferências orçamentárias mais generosas. Mas, uma vez definidas as metas e o orçamento, não há incentivos para produzir além do acordado. No entanto, diferentemente do SOT, existem incentivos em tornar a gestão mais eficiente a fim de economizar recursos orçamentários e, com eles, aumentar os graus de liberdade para o gasto em melhorias no investimento dos hospitais ou remuneração adicional de pessoal.

Sistemas tradicionais de compra e venda de serviços (STC), especialmente quando atuam em mercados com algum nível de competição, têm estímulos para aumentar a cobertura, pois suas margens de lucro estão associadas a aumentar sua escala de produção até um determinado nível. Também têm maiores incentivos para aumentar a qualidade para ganhar a preferência de consumidores ou entidades financiadoras dos serviços. Mas não introduzem especial ênfase no controle dos gastos, e a eficiência de seus processos internos se associa ao esforço de aumento de cobertura e qualidade.

Sistemas de pagamento retrospectivo remunerados por procedimentos (SPR[p]) têm incentivos e controles internos que estimulam o aumento de cobertura e qualidade em níveis moderados, dada a necessidade de conquistar mercado junto às entidades financiadoras. A organização da produção, segundo os processos associados a cada procedimento, permite, de alguma forma, melhor controle dos custos e processos administrativos mais eficientes. No entanto, *sistemas organizados por diagnóstico (SPR[d])*, maximizam estes efeitos, visto que a organização por diagnóstico aumenta a qualidade assistencial e, com isso, introduz melhores elementos de controle sobre os custos e processos organizacionais internos do hospital.

Sistemas de pagamento por capitação (SPC) são ótimos para estimular o aumento da cobertura assistencial, mas introduzem na qualidade apenas os efeitos necessários para manter a preferência dos

---
[30] Ainda que hospitais não sejam normalmente avaliados ou medidos por sua cobertura, a crescente inserção dos hospitais em redes de saúde e a necessidade de aumentar o acesso a populações excluídas nas regiões de menor renda *per capita* podem fazer com que os sistemas de pagamento hospitalar incentivem o aumento da cobertura relacionada com uma população. No entanto, isto não ocorre em áreas onde exista uma sobreoferta de leitos hospitalares. Nestes casos, os sistemas de pagamento deveriam se orientar para incentivar a qualidade, a redução dos custos e a eficiência dos processos de gestão.

clientes. No entanto, têm também efeitos positivos no controle dos custos assistenciais, promovendo o uso mais direto da promoção e prevenção como forma de reduzir o impacto futuro de custos assistenciais da população capitada. Em contextos especiais, no entanto, a preocupação excessiva com o controle de custos pode levar à sub-prestação dos serviços, criando efeitos não desejados sobre a qualidade assistencial.

Sistemas de pagamento por seguro (SPS) atuam, para o hospital, de forma similar aos sistemas de capitação, na medida em que levam à administração de um plano ou conjunto de coberturas em saúde. No entanto, como seguros são programados de acordo com características atuariais de cada indivíduo, o que se ganha em processos de precisão dos ganhos em relação aos custos se perde pelos maiores custos administrativos não padronizados para distintos tipos de planos de saúde.

Todos os processos anteriores podem ser melhorados com a introdução complementar de *sistemas de pagamento baseados em incentivos e resultados (SPR)*, visto que os processos de bônus associados a resultados poderiam permitir um aprimoramento da busca de cobertura com qualidade, ainda que os custos associados a isso tenham menos possibilidades de controle, em função da expectativa em compensar estes custos através dos bônus por incentivo recebidos.

O Quadro 4.8 mostra que a implantação de sistemas de pagamento envolve distintos graus de complexidade institucional (fatores internos de gestão) e de desenvolvimento dos mercados (fatores externos à gestão hospitalar). Portanto, países em estágios iniciais de desenvolvimento de suas instituições e de seus mercados têm certos limites a implantar sistemas de pagamento que necessitam de maiores níveis de capacitação técnica e um ambiente institucional mais sofisticado.

Sistemas de pagamento por diagnóstico, por seguro ou por incentivos associados a resultados requerem um perfil mais sofisticado de *habilidades gerenciais*, o que não ocorre com o sistema orçamentário tradicional. Na medida em que se passa deste para sistemas de orçamentos globais, ou mesmo para sistemas de pagamento por procedimento, os requisitos quanto às habilidades gerenciais vão aumentando.

Os requerimentos de *contabilidade e informação* também são relativamente mais complexos quando os hospitais têm maior autonomia de gestão financeira, o que é permitido aos sistemas de orçamento

global, de pagamento retrospectivo ou por seguro. Analogamente, sistemas de capitação não necessitam de sistemas contábeis complexos, pois não há uma necessidade formal de prestação de contas. Isso não significa que os hospitais não o façam para efeitos de controle interno, já que uma adequada contabilidade sempre é necessária quando o objetivo é reduzir custos.

Quanto aos *fatores externos à gestão hospitalar*, vale destacar que sistemas de capitação e seguros funcionariam melhor em mercados competitivos. O mesmo não ocorre em sistemas orçamentários (tradicionais ou de orçamentos globais) que são tipicamente associados a hospitais públicos. Em geral, sistemas de pagamento retrospectivo deveriam funcionar com algum grau de competitividade, mas isso nem sempre ocorre, especialmente quando os compradores atuam de forma monopsônica ou oligopsônica e passam a exercer uma enorme pressão sobre os preços dos serviços que compram, podendo reduzir dramaticamente as margens dos hospitais em remunerar os serviços com uma rentabilidade aceitável. Tal situação é mais frequente onde o Estado atua como um poderoso comprador público de uma multiplicidade de hospitais privados dele dependentes. Esse tema será desenvolvido mais adiante.

Por fim, os temas de *transparência e informação aos usuários* são requisitos indispensáveis nos sistemas tradicionais de compra e venda de serviços, nos sistemas de pagamento retrospectivo e nos sistemas de capitação. Em geral, a demanda por informação é maior em mercados mais competitivos e, portanto, esse fator atua como um elemento que aumenta a competitividade do hospital quando faz parte dos atributos de gestão.

O Sistema Único de Saúde e a curva de oferta quebrada por serviços de saúde

A teoria microeconômica convencional considera que, em dadas situações de concorrência oligopolista, caracterizadas por monopólios ou oligopólios diferenciados, existiria uma curva de demanda quebrada, dado que o principal produtor (ou empresa dominante) tem capacidade de fixar preços e os demais produtores seguem esta tendência, vendendo seus produtos pelo mesmo preço e comprimindo, em alguns casos, suas margens de rentabilidade. Mas não existe aparentemente uma literatura detalhada sobre como se processa a concorrência em monopsônios diferenciados, onde um comprador principal define preços de compra de uma multiplicidade de vendedores e estes têm que compensar as eventuais perdas através de estratégias de preços diferenciados para outros compradores.

Em contextos em que existe grande capacidade instalada e o principal comprador não é capaz de comprar todos os serviços ofertados, mas os compra abaixo do valor esperado pelo produtor (em alguns contextos abaixo do custo, como ocorre no Brasil), a produção adicional de serviços é vendida pelos produtores para outros compradores com valores que permitam compensar as perdas derivadas da venda para o comprador principal. Nestes contextos, se poderia pensar em uma *curva de oferta quebrada*, em que o principal comprador fixa o preço de compra para uma dada quantidade de serviços (se for um governo, poderia ser entendido como um preço-sombra), enquanto o restante dos serviços é vendido em condições de mercado.

É o que ocorre, por exemplo, no mercado brasileiro, em que o SUS atua como o principal comprador dos hospitais, geralmente pagando preços médios abaixo do valor de mercado (ps), e os planos de saúde competem para comprar o restante da produção de serviços dos

◢ **Quadro 4.8** Complexidade institucional para a implantação dos distintos sistemas de pagamento.

	Categorias associadas à complexidade institucional para a gestão			
Tipo de sistema	Habilidades gerenciais	Contabilidade e sistemas de informação	Competitividade no mercado hospitalar	Transparência e informação aos usuários do sistema
SOT	Simples	Moderados	Simples	Simples
SOG	Moderadas	Complexos	Simples	Simples
STC	Moderadas	Moderados	Simples	Complexas
SPR(p)	Moderadas	Complexos	Moderada	Complexas
SPR(d)	Complexas	Complexos	Moderada	Complexas
SPC	Moderadas	Simples	Complexa	Simples
SPS	Complexas	Complexos	Complexa	Complexas
SPI	Complexas	Moderados	Moderada	Moderadas

Fonte: elaboração do autor.

hospitais, a preços de mercado (pm). Como mostra a Figura 4.12, uma dada quantidade de serviços (qs) é vendida pelas tarifas pagas pelo SUS, independentemente da quantidade demandada, configurando um segmento da curva (0-qs) em que a oferta de serviços é perfeitamente elástica (o preço não varia).[31] Outra quantidade (qm) é vendida a preços competitivos no mercado de planos privados de saúde, em um segmento da curva em que a elasticidade-preço da oferta é mais baixa (os preços e as quantidades ofertadas são sensíveis às variações da demanda).

Se consideradas estas as únicas formas de remuneração dos hospitais, a receita total (Rt) de um hospital seria a soma da receita dos serviços vendidos ao SUS (Rs = Ps · Qs) com a receita obtida no mercado de planos privados (Rm = Pm · Qm). Considerando, ainda, que os serviços vendidos nos dois mercados (SUS e planos) são homogêneos, o custo unitário da produção (Cp) de serviços seria a relação entre o custo total da produção (Ct) e a quantidade (Qm + Qs) de serviços vendidos. Como o SUS compra estes serviços a preços menores que o custo unitário de produção e ocorre o inverso com os serviços comprados pelos planos, os preços dos serviços pagos pelos planos acabam subsidiando os serviços pagos pelo SUS para que o hospital possa seguir funcionando.

Tal fato permite aos hospitais privados compensar a perda sofrida com a venda de serviços para o SUS (que atua como o ator central de compra em um sistema oligopsônico diferenciado) com margens adicionais propiciadas pela venda de serviços no mercado de planos de saúde.

No entanto, esta tendência não permanece assim por muito tempo. Não tendo margens para aumentar sua eficiência ou aumentar seus mercados externos ao SUS, muitos hospitais privados acabam tendo que reduzir a oferta de leitos ou fechar. Os mais eficientes procuram abandonar progressivamente o mercado de serviços do SUS. Essa tem sido uma situação de equilíbrio instável que perpassa a realidade do mercado hospitalar brasileiro, especialmente nos últimos 20 anos.

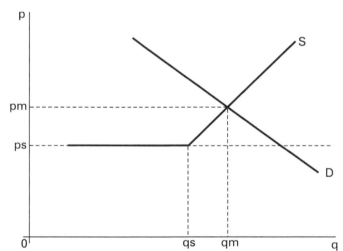

◢ **Figura 4.12** Curva de oferta quebrada em um oligopsônio diferenciado. p = preço; q = quantidade; pm = preço de mercado; ps = preço abaixo do valor de mercado; qm = quantidade de serviços comercializada no mercado; qs = quantidade de serviços vendidos ao SUS.

Conclusões
Principais problemas

A adoção de um determinado sistema de remuneração de hospitais depende de diversas circunstâncias institucionais e de mercado. Em geral, os financiadores (compradores de serviços) buscam instituições que usem sistemas de remuneração que mais atendam a seus objetivos de efetividade e que sejam compatíveis com os resultados esperados ao menor custo possível. Os hospitais, por sua vez, buscam não somente atender aos requisitos de maximização de seus retornos econômicos, mas, na maioria dos casos, vão além deste objetivo. Dadas as imperfeições trazidas tanto por falhas de mercado (como a assimetria de informação), como por falhas de estado (excessiva regulamentação do setor saúde), os hospitais acabam por preferir estratégias de diversificação de suas fontes de financiamento e, portanto, uma diversidade de compradores, especialmente para diversificar seu risco e fugir de condições de dependência como a mantida pelo principal comprador que é o SUS.

Embora tal fato possa trazer implicações como os aumentos do custo de transação na gestão hospitalar, decorrentes da adoção de distintos sistemas de remuneração, pode flexibilizar o funcionamento do hospital em momentos de crise associada à dependência de um ou poucos agentes financiadores.

No caso do Brasil, no entanto, existe uma singularidade dada pelo fato de que os hospitais dependem de um grande financiador público (o SUS) que, ao adotar sistemas de remuneração por procedimento, tem a capacidade de fixar o preço-sombra (tarifa) dos serviços comprados dos hospitais, remunerando-os, em média, abaixo do custo unitário de produção.

Algumas hipóteses sobre como os hospitais brasileiros tentam sobreviver a este processo são formuladas a seguir:

- Os hospitais públicos compensam as perdas associadas ao valor dos procedimentos com adicionais recebidos para o pagamento de sua folha de pessoal pelo setor público. Isso vale tanto para os hospitais que recebem segundo orçamentos tradicionais, em que os recursos de pessoal e o orçamento de funcionamento do hospital são pagos pelo setor público, como para as organizações sociais e fundações públicas, que recebem recursos equivalentes através de orçamentos globais
- Alguns hospitais públicos de excelência – universitários, por exemplo – conseguem obter excedentes financeiros oriundos da venda de um *mix* de serviços de alta complexidade, tanto para o SUS como para os planos de saúde
- Os hospitais privados maiores e mais diversificados vão progressivamente abandonando o SUS e passando a atuar nos mercados de planos privados de saúde ou de empresas. Alguns, de porte tecnicamente mais sofisticado, procuram selecionar um *mix* de procedimentos (geralmente de alta complexidade ou longa permanência) em que a remuneração do SUS é maior que os custos de produção
- Os menores hospitais tentam sobreviver recebendo recursos do SUS e compensando suas perdas (custos de produção maiores que o valor pago pelos procedimentos) com a venda de serviços a planos de saúde, empresas e particulares (incluindo doações de entidades filantrópicas)
- Os que não conseguem situar-se em nenhuma dessas estratégias vão progressivamente se desfinanciando, reduzindo a qualidade

---
[31] Essa situação pode ser caracterizada como uma situação de não mercado, dado que, ainda que exista uma demanda pública variável por serviços, não existe uma curva de demanda. Em outras palavras, se o governo tem a capacidade de fixar os preços externamente ao mercado, não é a quantidade demandada pelo governo que vai influir na determinação do preço.

da gestão e dos serviços, até fechar suas portas, como é o caso de inúmeros hospitais filantrópicos que deixaram de funcionar desde finais dos anos 1980. Adicionalmente, muitos hospitais filantrópicos continuam sobrevivendo de doações, o que não os estimula a adotar posições gerenciais consistentes para operar em mercados competitivos em que as regras de eficiência gerencial e redução de custos como estratégia concorrencial deveriam estar presentes.

Essa situação configura um equilíbrio instável que traz inúmeras distorções: (a) especializa os hospitais privados que recebem do SUS nas áreas de alta complexidade e longa permanência; (b) estimula o fechamento dos hospitais privados de pequeno porte, substituindo-os progressivamente por unidades do SUS de baixa complexidade, onde existem aportes adicionais para o financiamento de pessoal; e (c) estabelece hospitais públicos que acabam atuando como empresas privadas, ao oferecer procedimentos de alto custo e complexidade tanto para o SUS como para planos de saúde.

O fechamento de hospitais privados de pequeno e médio portes (inclusive filantrópicos) e sua substituição progressiva por unidades públicas do SUS têm, como principais implicações, a redução da livre escolha dos pacientes do SUS e o fechamento das opções de planos de saúde privados (pela ausência de infraestrutura hospitalar) para a população que vive em pequenas localidades, da mesma forma que intensifica o processo de concentração da infraestrutura de saúde nos grandes centros urbanos do país.

As soluções de política para esta situação são difíceis e a longo prazo, mas passam pela adoção de uma série de processos pelos principais compradores do sistema – o SUS e os planos privados de saúde.

Possíveis soluções

Ainda que utilize o sistema de AIH, o SUS padece de um sistema de remuneração que permita aos hospitais operarem com os adequados incentivos e de acordo com seus custos. Neste sentido, recomenda-se adotar uma progressiva passagem para um sistema de remuneração por diagnóstico, em substituição aos atuais AIH e SIA.

A adoção desse sistema de pagamento por diagnóstico – tipo GRD – não deveria, no entanto, ser estabelecida ao nível central do SUS. Hoje em dia, o Ministério da Saúde ainda concentra a maior parcela do pagamento direto aos hospitais privados e, no caso dos hospitais públicos, os estados cumprem este papel. A adoção de um sistema de pagamento por GRD deveria ser regionalizada, pois os processos de custos e formação de preços em saúde são diferenciados ao nível regional. Assim, cada região deveria assumir o risco atuarial financeiro da população coberta em seu território, recebendo do nível federal os recursos complementares para tal, quando necessário.

Da mesma forma, dever-se-iam criar sistemas regionais permanentes de apuração de custos dos hospitais (tanto do SUS como fora dele) que sirvam para orientar os processos de formação de preços para o estabelecimento de tabelas de pagamento por diagnósticos tipo GRD. Deveriam ser selecionados, sob voluntariado, hospitais para implantar tais sistemas que poderiam ser franqueados como padrão para sua adoção nos demais hospitais da rede. A base de dados gerada por esses sistemas permitiria: (a) orientar os demais hospitais para que se informem sobre se estão dentro ou fora das margens de eficiência financiadas pelo sistema e (b) a geração de processos gerenciais para que aqueles que não se enquadram ajustem sua administração a fim de evitar seu fechamento por deficiências no processo de custeio.

Processos como esse não só permitiriam uma padronização da atenção hospitalar ao nível de cada região, sob critérios de custo-efetividade, como também o pagamento retrospectivo aos hospitais públicos e privados da rede SUS de forma mais realista, evitando o incentivo financeiro perverso aos procedimentos de alta complexidade e aumentando a oferta de procedimentos de menor complexidade hoje escassos na rede SUS que atende aos mais necessitados.

A adoção de sistemas de gestão baseados em custos por diagnóstico deveria ser um dos requisitos a serem incluídos no *check-list* dos procedimentos para a acreditação futura dos hospitais do SUS. Sabe-se que estes processos podem ser difíceis de implantar em toda a rede a curto prazo, mas incentivos para sua implantação deveriam ser previstos e alinhados pelo SUS, incluindo a assistência técnica necessária a sua implementação.

Dada a diversidade regional brasileira, fica difícil pensar – mesmo no setor público – na existência de um único modelo de remuneração de hospitais. A adoção de sistemas de capitação global, a cargo das unidades do Programa de Saúde da Família (PSF), por exemplo, poderia ser uma interessante experiência-piloto a ser testada e, se aprovada, utilizada em alguns contextos como forma de moderar a demanda por procedimentos de alta complexidade, especialmente em áreas metropolitanas. Uma vez que cada unidade do PSF tivesse um conjunto de famílias inscritas, caberia aos médicos de família derivarem os pacientes que requeressem cuidados hospitalares aos hospitais próximos da rede e pagarem, dos recursos de capitação que recebem, pelo atendimento hospitalar requisitado. Desta forma, a unidade do PSF não só teria os incentivos adequados para derivar para os hospitais na quantidade e qualidade necessária como para fiscalizar o preço que seria pago e os resultados associados ao GRD correspondente.[32]

Outra possibilidade seria, na conformação de redes de saúde, a definição de processos em que se conformem parcerias público-privadas para a prestação de serviços de saúde em rede, utilizando os sistemas de remuneração que sejam mais adequados a estes modelos. Tal solução seria crucial nas regiões metropolitanas brasileiras onde a participação da população beneficiária dos planos de saúde chega a mais de 50% e a população usa de forma pouco eficiente os serviços prestados pelos planos e pelo setor público: os primeiros, nos procedimentos mais básicos onde a qualidade da hotelaria é melhor, e os últimos, nos procedimentos de alta complexidade muitas vezes não cobertos nos contratos destes planos.[33]

Por fim, para que os hospitais públicos possam operar sob modelos de maior flexibilidade de gestão e uso de incentivos econômicos diversos como os descritos anteriormente, deveria se generalizar a progressiva passagem dos hospitais públicos da administração direta para formas mais flexíveis de gestão (como as organizações sociais ou fundações), de modo a permitir um funcionamento mais flexível e uma resposta mais rápida aos requisitos de uma efetividade baseada em resultados e aos incentivos introduzidos por formas de remuneração adequadas a uma gestão eficiente.

---

[32]Caso derivassem desnecessariamente, a unidade do PSF estaria aumentando seus custos sem aumentar o volume de recursos capitados que recebem na proporção correspondente. Analogamente, caso derivassem insuficientemente, aumentariam a morbidade da população sob seus cuidados, acima das metas pactadas com o governo local ou estadual que financia suas atividades.

[33]Entre estes temas, por exemplo, se poderiam extinguir não só as tabelas SIA e AIH, mas também a tabela TUNEP (que remunera os hospitais do SUS pelos serviços utilizados pelos portadores de planos privados de saúde) e substituí-la por uma tabela única de remuneração por diagnóstico.

Referências bibliográficas

Agência Nacional de Saúde Suplementar – ANS. *Dados do Setor*. Ed. ANS, Rio de Janeiro, 2005.

Andrade, MV; Lisboa, MB. *Sistemas Privados de Seguro Saúde: Lições do Caso Americano*. Ed. EPGE-FGV, 1998 publicado eletronicamente em http://epge. fgv.br/portal/arquivo/1231.pdf

Barbosa, P et al. *Hospitais Filantrópicos no Brasil*. Ed. BNDES Social, 3 volumes, Rio de Janeiro, 2002.

Bitran, R; Yip, W. *A Review of Health Care Provider Payment Reform in Select Countries in Asia and Latin America*. Partners for Health Reform, Bethesda (MD), 1998. http://www.popline.org/docs/185946.

Calvo, MCM. *Hospitais Públicos e Privados no Sistema Único de Saúde no Brasil: O Mito da Eficiência Privada no Estado de Mato Grosso em 1998*. Tese de Doutorado apresentada ao Programa de Pós-Graduação em Engenharia da Produção da Universidade Federal de Santa Catarina, Florianópolis (SC), 2002. http://www.tede.ufsc.br/teses/PEPS2903.pdf

Crainish, D; Leleu H; Mauleon, A. *The optimality of hospital financing system: the role of physician-manager interactions*. Ed. Core Discussion Papers 2006/05. http://papers.ssrn.com/sol3/papers.cfm?abstract_id=912673

De Matos, A. *Apuração de Custos de Procedimentos Hospitalares: Alta e Média Complexidade*. Relatório do projeto REFORSUS 003/99, Relatório de Consultoria para o Ministério da Saúde, Planisa, São Paulo (SP), 2002.

Instituto Brasileiro de Geografia e Estatística (IBGE), *Pesquisa de Assistência Médico-Sanitária (AMS)* – vários anos. Ed. IBGE, Rio de Janeiro (RJ).

_____. *Pesquisa de Orçamentos Familiares 2002-2003*. Ed. IBGE, Rio de Janeiro.

La Forgia, G; Coutelenc, B. *Hospital Performance in Brazil: The Search for Excellence*. Washington DC, The World Bank, 2008.

Lecuyer, N; Singhal, S. *Overhauling the US Health Care Payment System*. The Mckinsey Quarterly, June 2007, http://www.mckinseyquarterly.com/Overhauling_the_US_health_care_payment_system_2012_abstract

Mango, P; Riefberg, V. *Health Savings Accounts: Making Patients Better Consumers*. In McKinsey on Health Care, The Mckinsey Quarterly, January 2005. http://www.mckinseyquarterly.com/Health_savings_accounts_Making_patients_better_consumers_1567

Medici, AC. *Family Spending on Health in Brazil: Some Evidences of the Regressive Nature of Public Spending in Health*. Ed. IDB, SDS Technical Papers Series, Washington (DC), July 2003. http://idbdocs.iadb.org/wsdocs/getdocument.aspx?docnum=822551

Scavino, J. *El Funcionamiento de los Intereses Corporativos en la Economía Política de la Salud: Una aproximación a partir de Conflictividad en el Sector Salud en la Región de las Américas*. Trabajo elaborado para el Departamento de Desarrollo Sostenible del Banco Interamericano de Desarrollo, Washington, (DC), 2005. Mimeo.

Serra, C. Draft paper presented to the graduation of the Minerva Project Management Course of The Institute of the Brazilian Issues, under the orientation of André Medici, George Washington University, Washington (DC), 2007.

Smith, D; Clement, J; Wheeler, J. *Philanthropy and Hospital Financing*. In Health Services Research, 30:5, December 1995. http://www.pubmedcentral.nih.gov/articlerender.fcgi?artid=1070081

União Nacional das Instituições de Autogestão em Saúde – Unidas. *Pesquisa Nacional 2006*. Ed. Unidas, São Paulo (SP), Fevereiro de 2008.

World Bank. *Enhancing Performance in Brazil Health Sector: Lessons for Innovations in the State of Sao Paulo and in the City of Curitiba*. October, 2006, Report 35691- BR, Washington (DC).

World Health Organization: "The World Health Report 2000", Chapter 5, *Who Pay for Health Systems?* WHO, Geneva, 2000. http://www.who.int/whr/2000/en/whr00_ch5_en.pdf

Zanetta, SFR. *Uso de DRGs para a Qualificação das AIHs como Instrumento de Gestão dos Serviços de Saúde*. Ed. ABRES, Fiocruz, 2004 http://www.abres.cict.fiocruz.br/.

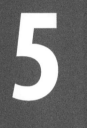

Organização do Trabalho e Gestão do Cuidado em Saúde | Uma Metodologia de Cogestão

Márcia Aparecida do Amaral e Gastão Wagner de Sousa Campos

Desenvolvimento histórico e social das concepções de gestão e seu impacto na organização do trabalho em saúde

As concepções sobre gestão das organizações de saúde sofrem influências decorrentes tanto do caráter específico da área – particularmente da clínica –, quanto das diversas correntes da administração. Diferente de outros campos de produção de serviços, o trabalho em saúde e em educação depende fundamentalmente do recurso humano – por isso, a incorporação de tecnologias, a automatização e informatização não têm atenuado a importância do desempenho pessoal e das equipes. Provavelmente, este fenômeno decorre do fato de que, durante o exercício da clínica, o profissional desfruta de importante grau de autonomia. Essa dificuldade em padronizar e regular a medicina e a clínica em geral tem funcionado como um pesadelo para a cultura gerencial hegemônica. Ao longo do tempo, modelos de gestão, centrados no controle do trabalho, têm sido buscados na herança weberiana e na tradição taylorista, tanto no setor público como no privado.

Para a teoria clássica da administração (ou administração científica), as organizações, uma vez submetidas a um processo racional de planejamento, organização, direção, coordenação e controle, poderiam funcionar como uma máquina, com a devida articulação entre as suas peças (Morgan, 1996).

Diferentes escolas e autores têm procurado enfrentar a acentuada divisão de trabalho, a especialização que segmenta as diferentes etapas do processo produtivo, com comprometimento da precisão e da produtividade, valendo-se da tradição administrativa que compreende os trabalhadores como peças de uma máquina, para o que deveriam ser despojados de seus interesses, desejos e projetos próprios durante a execução cotidiana do trabalho (Campos, 1998). A motivação dos trabalhadores se daria, segundo estas concepções, por meio do estímulo financeiro, considerando-se os indivíduos movidos pelo interesse monetário, o *homo economicus* (Motta, 1987).

Na atualidade, no setor privado, a valorização da produtividade (remuneração mediante padrões de produção, geralmente com base em procedimentos) é prática comum; na área pública, as características mais marcantes da organização do trabalho são o baixo controle sobre o trabalho e sua excessiva divisão em tarefas fragmentadas. Além disso, em geral, adota-se a perspectiva fayolista de que o planejamento é tarefa dos níveis superiores da organização, havendo separação entre planejamento e sua execução. No entanto, apesar de reunir características tayloristas, como a excessiva centralização das decisões e multiplicidade de níveis gerenciais e de controle, a gestão pública em saúde raramente se vale de pagamento por produtividade, o que, entre outros fatores, tem redundado, de um modo geral, em uma baixa eficiência dos serviços.

A política de pessoal para o Sistema Único de Saúde (SUS) é muito restrita: sequer adotaram-se diretrizes nacionais sobre gestão de pessoal. No Brasil, hoje, observa-se um padrão de gestão que não favorece o trabalho em equipe, e ainda não se desenvolveu uma cultura de avaliação do desempenho; as poucas experiências existentes quase sempre são restritas à produtividade de ações e serviços. Estudos realizados pelo Observatório de Recursos Humanos, vinculado ao Ministério da Saúde e à Organização Pan-Americana da Saúde (Opas), apontam que as categorias *"otimização da alocação e da utilização da força de trabalho"*, ainda que raramente utilizadas no campo da gestão pública de pessoas, apesar de fundamentais, não são suficientes para lidar com a complexidade do desafio de fazer tal tipo de gestão. O conceito de "recursos humanos" ainda é dominante na elaboração de metodologias de gestão em saúde, sugerindo uma concepção que reduz pessoas a um recurso supostamente gerenciável conforme a racionalidade dos projetos administrativos. O referido Observatório aponta ainda que não está consolidada entre os dirigentes da saúde a tarefa política de reconhecer a centralidade do "fator humano" na gestão em saúde. Ainda não se opera com a perspectiva de que as organizações de saúde necessitam de gente que cuide de gente, pessoas que trabalhem para viver, que tenham seus próprios objetivos, que se comuniquem para resistir contra normas, para superar problemas e que anseiem por proporcionar e desfrutar melhor qualidade de vida. Encontraram em seus levantamentos que estas dimensões têm sido desconsideradas pela maioria dos gestores e gerentes no campo da saúde. Disso se deduz que, no imaginário desses gestores/gerentes, os trabalhadores de saúde ainda são os "recursos" que "devem" *a priori* viabilizar as ações por eles traçadas. Os trabalhadores, por seu lado, também se relacionam com os gestores e com o próprio trabalho na mesma perspectiva, não se reconhecendo como autores do trabalho executado, "se colocando ora no papel de meros recursos, ora no papel de trabalhadores com direitos, ressentindo-se da exploração como máquina de produção de procedimentos, resultando em desresponsabilização pelo trabalho e cuidado do usuário, estabelecendo relações complementares – gestores que pensam e planejam e trabalhadores que executam" (Ministério da Saúde, 2002).

Encontro realizado em Toronto, no ano de 2005, sobre gestão do trabalho, traz como recomendação a geração de "relações de trabalho entre trabalhadores e instituições de saúde que promovam ambientes de trabalho saudáveis e permitam compromissos com a missão institucional de garantia de bons serviços de saúde para toda a população" (Ministério da Saúde, 2006).

Ao tentar realizar este tipo de renovação, o dirigente da saúde não tem encontrado metodologias alternativas para a gestão de pessoal, metodologias que combinem a construção de responsabilidade sanitária com reconhecimento de importante grau de autonomia, sempre necessário para a qualidade do atendimento e para a realização do profissional como trabalhador e como pessoa. Ao contrário, algumas correntes influenciadas pela teoria do controle de qualidade total em que se adaptam para o exercício da clínica protocolos utilizados para padronizar processos de trabalho de outros setores que não a saúde. Os mecanismos de motivação e de participação, quando existentes, são pensados articulados à maior produtividade e eficiência, novamente se inspirando em experiências de setores com processos mais estruturados. Como não há sintonia entre esta lógica e a cultura organizacional em saúde, estas iniciativas têm tido um efeito efêmero, se constituindo mais em eventos do que em novas características organizacionais da gestão, quando não geram movimentos de resistência contra esta racionalidade, tendo em vista o importante coeficiente de mal-estar institucional que produzem. Acerca da produtividade, Flores (1991) considera que, quando atividades comunicativas estão envolvidas de modo mais intenso no processo de trabalho, torna-se mais complexo normatizar as etapas produtivas, o que é factível na fábrica, onde a relação entre a tarefa a ser executada, entre os meios e fins, é mais clara. Em saúde há comunicação intensa tanto entre os profissionais, quanto destes com usuários. Observe-se que, em geral, este agir comunicativo modifica o padronizado *a priori*.

Estudos têm indicado que o padrão gerencial do setor público tem uma baixa capacidade de lidar com pessoas, os mecanismos de incentivos são insuficientes, quando não inexistentes; as políticas salarial e de evolução profissional por meio de carreiras, em geral, são desvinculadas de resultados e compromissos; as sanções administrativas são pouco utilizadas e também pouco eficazes, devido ao alto grau de burocratização e lentidão para o seu desfecho, culminando com análises descontextualizadas dos acontecimentos que as geraram.

Os avanços teóricos acerca de novos modelos para as políticas de pessoal não têm sido acompanhados de mudanças práticas em escala suficiente para gerarem um novo padrão de governança para o SUS. A Política Nacional de Humanização tem trazido alguns referenciais para a gestão do trabalho em saúde, propondo a atuação em dois eixos: transformar a forma de produzir e prestar serviços de saúde (novos arranjos organizacionais) e também alterar as relações sociais que envolvem os trabalhadores e gestores em sua experiência cotidiana de organização e condução dos serviços (formas de gestão participativa). Enquanto conteúdo teórico para a intervenção nestes processos, utiliza os conceitos de *valorização do trabalho*, reconhecendo que esta atividade humana é atravessada por desejos e capacidade criativa dos processos, produzidos tanto pelos trabalhadores mesmos, quanto pelas relações entre as pessoas envolvidas (Santos Filho e Barros, 2007).

Outro empecilho relevante para uma adequada governabilidade no Estado brasileiro é a ultrapassada ordem jurídica das organizações de saúde. A reforma sanitária brasileira não realizou uma reforma administrativa e da legislação organizacional do SUS. Alteraram-se o papel dos entes federados e a relação entre eles, mas persiste a legislação sobre o funcionamento dos serviços de saúde, sejam eles da União, dos estados ou dos municípios. Esse imobilismo tem dificultado a gestão do cotidiano das organizações sanitárias em geral, mas particularmente dos hospitais, e isso pela limitação no grau de autonomia orçamentário-financeira e de gestão de pessoal e pela frouxidão nos compromissos institucionais, constituindo-se em mais um dos paradoxos a serem enfrentados para o adequado funcionamento do SUS. Vivemos, na atualidade, este debate, procurando alternativas ao modelo estatal tradicional da administração direta e mesmo modalidades da administração indireta, na busca de alternativas, algumas preocupadas em manter e reafirmar o caráter público das instituições e outras nem tanto. Busca-se ampliar a capacidade de cumprir seu papel social.

Outro aspecto essencial da vida das organizações são as relações políticas inerentes a ela, expressas por meio do processo de tomada de decisões e da gestão de conflitos.

A existência da dimensão política nas organizações, em várias concepções, é vista muitas vezes como algo disfuncional, e não como um aspecto essencial, como instrumento para reconhecer os diferentes interesses e gerar negociações e consensos possíveis, com a finalidade de pactuar uma ordem institucional não coercitiva e possibilitar o melhor desempenho organizacional (Morgan, 1996). A denominada falta de "adesão" dos trabalhadores aos projetos organizacionais, na maioria das vezes, pode ser caracterizada como decorrente da disputa entre projetos políticos ou em interesses contrariados ou, até mesmo, desconhecidos. O processo de tomada de decisões permanece centralizado tanto no campo público como no privado, e, neste último, até o trabalho médico, tradicionalmente objeto de grande autonomia na sua prática, tem sido submetido a maior controle e normatização, buscando-se maior eficiência, algumas vezes com foco excessivo nos custos. A gestão de conflitos continua sendo pensada como o enquadramento dos atores subordinados, e existem várias contribuições teóricas acerca da importância do conflito como propulsor de desenvolvimento (Motta, 1987), e que abririam espaço para processos de construção de contratos e de motivação dos diferentes grupos institucionais.

Diante de todos esses impasses, vários autores e escolas da administração sanitária têm realizado tentativas para integrar as diferentes perspectivas de gestão, fundindo suas melhores contribuições em uma abordagem que articula distintos conceitos e metodologias. Ainda assim, o arcabouço teórico resultante não vem dando conta da complexidade do processo de gestão em saúde.

A área do planejamento produziu avanços significativos em relação aos demais instrumentos de gestão, com as matrizes do pensamento e do planejamento estratégicos de Mário Testa e Carlos Matus, respectivamente. Conceitos como ator social, diagnóstico situacional, diretrizes como: *"planeja quem executa"*, *"plano em constante revisão e reformulação"*, *"estratégias de negociação"*, *"ampliação da capacidade de governar (fazer)"* (Matus, 1993; Testa, 1995), entre outras, acrescentaram potência aos grupos e instituições que deles lançaram mão, ainda que existam várias críticas acerca da excessiva quantificação da realidade política feita por Matus, por exemplo. Onocko Campos (2003a) realizou interessante sistematização acerca dos paradigmas das correntes do planejamento em saúde no Brasil, onde as diferenças podem ser analisadas.

Ainda considerando as influências sofridas pela teoria do planejamento, devemos citar o trabalho desenvolvido por Rivera, que, articulando as referências do *"agir comunicativo"* de Habermas, traz para a cena as relações entre gestão e estratégias políticas e interativas e a necessidade de se estabelecerem mecanismos de negociação no âmbito da gestão.

Campos (2000) propôs um método de cogestão para as organizações e sistemas de saúde, com base em um conceito ampliado de gestão. Considera que todo processo gerencial lida com distintos fatores: alguns administrativos e financeiros; outros relativos à organização do trabalho para a produção de saúde em que se expressam os denominados "modelos de atenção"; lida ainda com o poder (dimensão política da gestão); e, finalmente, ao se fazer gestão, opera-se sempre com o conhecimento (saberes) e com afetos. A partir desta construção, aponta que apenas um sistema de gestão compartilhada seria potente para articular todos esses aspectos na medida do possível e do necessário em cada situação.

Saberes e poder nas organizações de saúde e seus reflexos na gestão | O trabalho médico e a incorporação tecnológica

O setor saúde conta com grande número de profissões, sem falar nas especialidades médicas e nas profissões não regulamentadas, como, por exemplo, as referentes às práticas integrativas. O Ministério do Trabalho, por meio da Classificação Brasileira de Ocupações, registrava 40 ocupações na área da saúde no ano 2000 (Girardi, Fernandes e Carvalho, 2000).

O desenvolvimento tecnológico no campo do diagnóstico e das ações terapêuticas tem sido induzido a uma hiperespecialização e fragmentação do processo de atenção à saúde. Esta característica faz do saber (sobretudo do saber médico) um recurso que, para ser incorporado ao arsenal do sistema de saúde, passa por processos conflitivos, que demandam negociação financeira, técnica e também implicam lidar com o alto coeficiente de autonomia profissional. Todos estes fatores interferem nos processos de tomada de decisão, inclusive sobre a clientela a ser atendida.

Neste conjunto de profissões e saberes, a inserção do trabalho médico torna-se estratégica, uma vez que este profissional detém alta capacidade de intervir em problemas de saúde, ainda que sua ação isolada não seja suficiente em muitas situações.

O trabalho médico goza de grande autonomia, mesmo em organizações burocráticas. Vários autores (Stelling e Bucher, 1972) têm discutido a incapacidade da hierarquia burocrática em submeter o trabalho médico à sua autoridade e sugerem que consideremos três conceitos – autonomia elástica, responsabilidade e monitoramento – como referenciais para a organização da prática médica nas organizações de saúde. Segundo Carapinheiro (1998), "o conceito de autonomia elástica parte da definição de autonomia como a aptidão de que os indivíduos dispõem em uma situação de trabalho para determinar a natureza dos problemas com que se confrontam e para saberem resolvê-los". Entre as explicações para este importante grau de autonomia e para a baixa capacidade de subordinação do trabalho clínico às regras burocráticas ou a padrões está o fato que, apesar da repetição, o médico, constantemente, fica frente a situações singulares que dependem mais de decisões profissionais do que de padrões burocráticos ou administrativos. Em função da distinta racionalidade da tradição gerencial e da dos clínicos, tende a se estabelecer uma confrontação dos profissionais clínicos contra padrões, protocolos e controle externo sobre seu trabalho.

A alternativa viável nos parece ser a de se estabelecerem pactos dentro da organização sobre a responsabilidade sanitária, instituindo-se atividades de monitoramento com espaços coletivos para analisá-las, e menor ênfase na supervisão e no controle externo e, *a priori*, sobre o trabalho em saúde.

O médico detém poder nas organizações de saúde devido às características específicas do seu trabalho, somente parte dele pode ser rotinizado, enquanto outra parte lida com um saber que não pode ser determinado previamente, variando segundo a especificidade da situação. Daí o saber médico constituir-se em saber-poder. Outro motivo para a baixa capacidade de enquadramento do trabalho médico em normas burocráticas é que o médico tem sido o profissional que, mais frequentemente, insere o usuário no sistema de saúde, o que reforça a parcela de poder a ele atribuído. Estas características são comuns ao trabalho clínico em geral, seja ele praticado por enfermeiros, psicólogos, fisioterapeutas, nutricionistas etc.

Gérvas e Rico (2006) referem-se à dificuldade de se coordenar o trabalho médico nos diferentes níveis do sistema de saúde dos países da União Europeia, uma vez que existe uma assimetria de informações entre os pacientes e os médicos, concluindo que os mecanismos hierárquicos ou de mercado não são suficientes para obter adequada coordenação entre os níveis do sistema e que é preciso avançar e inovar na formação de redes formais ou informais nas quais os médicos tenham papel central.

Discutindo vantagens e dificuldades de os médicos atuarem na coordenação das ações entre os diversos níveis do sistema de saúde espanhol, os autores apontam, entre as primeiras, o sentido de "grupalidade" que existe entre os médicos, dentro e fora dos serviços, contribuindo para o estabelecimento de relações de confiança, e crescente interdependência entre as especialidades médicas. Destacamos algumas dificuldades para a gestão do trabalho médico que, pela similitude com a nossa realidade, merecem maior aprofundamento. Referem-se ainda à resistência dos médicos em aceitar a entrada de outros profissionais no mercado de trabalho, à falta de mecanismos adequados de remuneração do trabalho médico, à hipervalorização e à atribuição de poder aos especialistas e à centralização da formação e da prática médicas em uma clínica restrita à visão biológica dos problemas de saúde.

As repercussões desse estado de coisas para a gestão dos sistemas e serviços de saúde são de várias ordens. Uma delas é a crescente ocorrência, sobretudo no setor público, de conflitos acerca das competências do campo ou do núcleo de conhecimento e responsabilidade das profissões. Segundo Campos (2007), o "núcleo é composto por um conjunto estruturado de conhecimentos e papéis que constituem as disciplinas" e o campo "tem uma conceituação situacional e indica aquele conjunto eventual de conhecimentos e tarefas de que uma profissão ou especialidade deverá se apropriar para lograr eficácia e eficiência". A intenção de restringir ou ampliar os saberes de cada campo ou núcleo profissional é estratégica para o setor saúde, já que a variabilidade dos casos clínicos exige profissionais com importante grau de polivalência, o que gera uma disputa permanente entre os organismos reguladores das profissões e os espaços de gestão. Daí a necessidade de se agregar às organizações maior capacidade de negociação e estabelecimento de pactos.

As práticas de gestão utilizadas para lidar com esta realidade e restringir a autonomia do trabalho médico têm sido diferenciadas nos setores público e privado.

Originária do setor privado de saúde, a experiência da atenção gerenciada (*managed care*) apareceu como alternativa para regular o trabalho médico com foco na relação custo/benefício, estabelecendo protocolos para as ações diagnósticas e terapêuticas, a partir da preocupação com a contenção dos custos crescentes. Procura deslocar as decisões clínicas – relativas ao diagnóstico e à terapêutica – do clínico para algum gerente de caso, ligado à racionalidade gerencial, atitude supostamente eficaz para regular o excesso de autonomia da prática médica e os custos crescentes dos serviços de saúde (Nogueira, 1994).

Há também a medicina baseada em evidências que tem se voltado para fortalecer a eficácia da clínica. Busca-se uma situação em que as intervenções diagnósticas e terapêuticas sejam normatizadas, o que é possível até certo ponto, a partir do qual cada caso volta a ser um caso. Na atualidade, convivemos com muitos problemas responsáveis pela crise da gestão em saúde; reduzir o escopo desta explicação conforta o espírito, mas dificulta a construção de novas alternativas. Assim, a ênfase excessiva em procedimentos médicos, ainda que adotados com base em evidências, não atenua os desdobramentos negativos de cirurgiões que encontram seus pacientes pela primeira vez na sala cirúrgica, ou agem com importante grau de cegueira diagnóstica e de medicalização de uma prática clínica com foco excessivo no aspecto biológico. A clínica demanda uma visão ampliada dos fatores geradores do processo saúde, risco e doença e não mecanismos para reduzi-la ainda mais.

A tecnologia denominada medicina baseada em evidências possibilita organizar o acesso dos médicos ao conhecimento acumulado sobre as patologias, indicando alternativas que ofereçam melhores resultados; no entanto, não é suficiente para superar as dificuldades com a singularidade das situações clínicas e a necessidade de tomada imediata de decisões, quando não há tempo para a busca de revisões bibliográficas. Além disso, os estudos científicos que indicam as evidências nem sempre guardam similaridade com a complexidade dos casos concretos, ou mesmo entre eles. Resumindo: há mais evidências sobre elementos tradicionais, biológicos, medicamentosos e cirúrgicos, do que sobre modo de vida, fatores inconscientes, culturais e sociais ligados ao adoecimento e à alternativa terapêutica. Segundo

alguns autores, "a prática clínica baseada em evidências leva em consideração o reconhecimento dos conhecimentos explícitos e tácitos, entendendo que é impossível tornar explícito todos os aspectos da competência profissional. A dúvida passa a fazer parte do processo de decisão, inicialmente na identificação dos componentes inconscientes envolvidos e em seguida na análise do conhecimento explícito utilizado nesse processo" (Nobre, Bernardo e Jatene, 2003).

Estas considerações podem levar a uma perspectiva pessimista quanto à possibilidade de se monitorar e avaliar o trabalho médico. Do nosso ponto de vista, é por meio do maior envolvimento dos profissionais nos processos de gestão (cogestão) da clínica, dos serviços e do sistema de saúde que será possível uma prática responsável nos aspectos social e humano, quando o objeto do trabalho médico se amplie para além da dimensão biológica dos problemas de saúde, de modo que as diversas profissões atuem complementarmente e que o maior envolvimento do trabalhador na gestão reforce a pertinência do uso de diretrizes clínicas, protocolos e consensos. Em suma, não será de fora para dentro que se exercerá efetivo controle sobre as práticas sanitárias, mas a partir da gestão compartilhada e da instituição de mecanismos que contemplem os interesses e as necessidades dos usuários, gestores e dos trabalhadores em saúde.

O modo hegemônico de se fazer gestão nos setores público e privado

O modelo de gestão predominante no sistema público do Brasil, no SUS, apresenta características de centralização administrativa no poder executivo (governo), percebendo-se relutância em promover o aumento da autonomia nas organizações e da rede de saúde, dificultando o exercício de autoridade, responsabilidade e distribuição de poder, sobretudo acerca dos recursos financeiros e sobre a gestão de pessoal. Essa lógica, denominada organização "mecanística", por Chiavenato (1998), incapaz de combinar autonomia relativa com responsabilidade sanitária e gerencial, se reproduz no interior das organizações de saúde. Como expressão desta centralização, encontramos estruturas organizacionais de desenho piramidal, e, do vértice para a base, os graus de autonomia vão sendo reduzidos. As funções gerenciais encontram-se mais voltadas para o controle da execução de atividades especializadas do que para a avaliação de resultados, alcance de objetivos e metas.

Os departamentos costumam se ramificar, segundo as especialidades médicas e setores profissionais, calcados no modelo burocrático e nos padrões de conformidade e uniformidade (Motta, 1991; Campos, 1991). Os objetivos tendem a ser estabelecidos para o curto prazo, em decorrência da alternância de poder e da cultura de não continuidade dos projetos desenvolvidos por gestores precedentes, o que contribui para a submissão e falta de credibilidade do corpo de trabalhadores para com as propostas das direções, levando ao discurso recorrente de que "já vimos isto antes e não deu certo". As críticas a este modelo de gestão não são recentes, e, há cerca de 30 anos, discute-se a necessidade de se reformularem as estruturas organizacionais, aumentando-se sua eficácia, eficiência e a humanização da atenção.

Outra característica do tipo de gestão predominante, segundo Onocko Campos (2003b), é expressar-se como "*ação sobre a ação dos outros*", o gerir outros "objetos" ou, resumindo, o que existe é um estilo de heterogestão. Esta formatação do modo de fazer gestão traz marcas da herança positivista, que aspira controlar o trabalho com base em alguma racionalidade definida *a priori*, fora do seu espaço, havendo, em consequência, a produção sem a inserção dos sujeitos interessados nesta mesma produção. Há autores que identificam equivalente gerencial do taylorismo em algumas escolas consideradas atualizadas e pós-modernas, com a ênfase gerencial ainda colocada sobre o controle, e que fez com que várias grandes empresas tivessem perdas consideráveis. Há relato na literatura de um empresário que se vangloriava de estar construindo um sistema que *"um macaco seria capaz de gerir quando ele fosse embora"*, quando o estratégico para as empresas seria "agregar valor" tanto para os clientes quanto para os trabalhadores (Cusumano e Markides, 2002).

O desafio estaria em incorporar a dimensão "gerar", a qual está relacionada com os processos de criação, valorização das relações interpessoais, construção de autonomia e capacidade de tomar decisões e resolver problemas relacionados com o trabalho e a própria vida. Voltaremos a este ponto ao discutirmos as funções gerenciais.

▌ A gestão compartilhada e a coprodução de sujeitos autônomos | As relações entre gestão e atenção à saúde

Tomando como substrato para pensar a gestão em saúde uma concepção ampliada sobre o processo saúde-doença, as características específicas do trabalho em saúde e o modelo de gestão predominante anteriormente descrito, há que se repensar a racionalidade gerencial e investir na construção de novos paradigmas. Historicamente, os interesses, as motivações e os diferentes projetos que circulam dentro das organizações de saúde têm sido colocados em segundo plano pelas teorias e escolas da administração. Estes diferentes interesses tendem a se encontrar nos extremos: o corporativismo dos trabalhadores ou o uso da autoridade e a centralização das decisões pelo lado dos dirigentes.

A gestão e o trabalho em saúde devem ser considerados com tríplice finalidade, ampliando-se "a concepção restrita de trabalho produtivo, e que considerasse como digno de ser remunerado todo o esforço humano voltado para a produção de valores socialmente construídos" (Campos, 2000). Nesta perspectiva, a primeira finalidade seria o trabalho destinado à produção de valor de uso para terceiros, no caso das organizações de saúde, os chamados clientes ou usuários. Esta é a finalidade que agrega sentido à existência institucional, ainda que no setor público as instituições consigam sobreviver, muitas vezes, sem cumprirem adequadamente sua missão. A declaração desta finalidade, explicitando-a como objeto da missão organizacional, contribui para o chamamento dos trabalhadores a um novo pacto interno e externo aos serviços de saúde.

A segunda finalidade é que o trabalho destina-se a satisfazer as necessidades de sobrevivência dos trabalhadores, porém, mais do que isso, destina-se a atender as necessidades subjetivas destes, no que diz respeito à construção de significado pessoal e à noção de pertencimento e de autoria por meio do trabalho. Estudos realizados acerca do que as pessoas fariam se tivessem dinheiro suficiente para não precisar trabalhar mostraram que 80% delas responderam que continuariam a trabalhar, sendo os principais motivos: para se relacionar com outras pessoas, para ter o sentimento de vinculação, para ter algo para fazer, para evitar o tédio e para se ter um objetivo na vida (Morin, 2001). Esta pesquisadora realizou um estudo sobre o sentido do trabalho entre administradores na França e no Canadá, o qual apontou que as principais características de um trabalho que faz sentido são a eficiência e alcance de resultados, trazer satisfação pessoal intrínseca, ser moral e socialmente valorizado, ser fonte de experiências de relações humanas satisfatórias e garantir segurança e autonomia.

Outro estudo realizado na cidade de São Paulo, por Malik e Campos (2008), acerca da rotatividade dos médicos do programa de Saúde da Família, mostrou correlação entre satisfação no trabalho e rotatividade, e os principais elementos referidos pelos profissionais foram a percepção acerca de sua capacitação para exercer o papel de médico de família, a distância das unidades e as condições materiais de trabalho. As conclusões apontaram para o papel parcial do salário na fixação dos médicos, entre outros achados.

As referências tayloristas na área da saúde contribuem para a desconsideração da subjetividade dos trabalhadores, como já referido. As demais escolas da administração abordaram a subjetividade como elemento motivacional ou base para cooptar os trabalhadores para adesão aos objetivos das organizações (teoria das relações humanas, desenvolvimento organizacional etc.). Quanto aos usuários, a abordagem biológica tende a despossuí-los de interesse e desejo, de modo a não serem considerados na gestão, a não ser enquanto objeto de trabalho. A proposta por nós desenvolvida considera a gestão um espaço de coconstrução de subjetividade, ou seja, no e pelo trabalho, os profissionais de saúde têm a oportunidade de se transformarem, assim como os gestores e os usuários. Qual o escopo pretendido para estas mudanças? Consideramos que a formação dos trabalhadores, como especialistas e como pessoas, deve prosseguir durante o trabalho. Organizações e pessoas que aprendem com a prática e com a reflexão, bem como com ganhos cognitivos e conhecimentos sobre outros modos de fazer. Nas organizações de saúde, espera-se que o conjunto dos trabalhadores e dos gestores busque a qualidade na produção de saúde, compreendendo a saúde como direito social. Para o alcance destes objetivos, é necessário o aporte de conhecimento específico, mas também ganhos na capacidade de resolver problemas surgidos no cotidiano, incluindo-se aqueles que dependem de um novo padrão de relações humanas para seu encaminhamento. Espera-se, por outro lado, que seja ofertada aos usuários a possibilidade de ampliar o conhecimento sobre sua doença e a capacidade de autocuidado. Neste aspecto, marcamos a diferença com a proposta da teoria do controle da qualidade total, que considera que as necessidades dos trabalhadores, inclusive as subjetivas, são satisfeitas com ganhos na capacidade de inspecionar seu próprio trabalho, inicialmente com a ajuda do supervisor e progressivamente com maior capacidade de autocontrole (Falconi, 1992).

E, finalmente, a gestão e o trabalho em saúde devem contribuir para a reprodução social da organização. Para aquelas de caráter privado, atuando no sistema suplementar de saúde, a sobrevivência está intimamente ligada aos mecanismos de mercado, à relação custo/benefício das suas atividades e, cada vez mais, à capacidade de atender as exigências dos órgãos reguladores. Vem ocorrendo maior profissionalização da gestão, assim como o uso de indicadores que acompanhem objetivos e metas tem sido incorporado ao cotidiano de várias das operadoras de planos de saúde. Estas organizações têm que existir buscando atender a taxa média de rentabilidade do mercado, definida para além do setor saúde, e cumprir os projetos terapêuticos necessários ao bem-estar dos pacientes. Um dos modos para resolver esta equação tem sido cortar custos em pessoal – salário e honorários; outro, a restrição da autonomia profissional.

Quando olhamos o setor público, a realidade é diferente. As organizações não deixam de existir após sua falência financeira; ao contrário, costumam sobreviver "sucateadas", isto é, com desempenho cada dia pior. O mesmo ocorre quando há perda, quase absoluta, de eficiência, eficácia e efetividade. Na maior parte das vezes, observa-se incapacidade de acompanhar as mudanças tecnológicas contemporâneas e aquelas propostas pelo SUS. Como exemplo, pode-se citar o caso dos hospitais psiquiátricos e sua resistência em se transformarem em equipamentos alternativos. Esta relativa "imunidade" das organizações do SUS decorre das características da gestão pública ainda predominante, da falta de controle social e da ausência de opções para os usuários em relação ao uso de outros serviços. Enfim, decorre da inexistência de uma nova cultura de gestão para serviços estatais. O final do século 20 assistiu a uma inglória pugna entre defensores do *status quo* e advogados da desconstrução dos sistemas públicos, com consequente retorno ao mercado por meio de privatizações explícitas ou veladas.

Em seguida, apresentaremos alguns elementos – arranjos organizacionais – para reforçar a gestão em saúde a partir de uma radical reforma de sua racionalidade burocrática.

▌Arranjos e dispositivos para a gestão compartilhada ou cogestão

A gestão colegiada e as unidades de produção

Para que os conceitos de uma dada teoria possam concretizar-se em práticas de gestão e de trabalho em saúde, são necessários arranjos (instrumentos permanentes) e dispositivos (instrumentos de caráter disparador de processos, mas temporários) organizacionais. A gestão participativa (cogestão) e departamentos organizados segundo lógica interprofissional guardam relação direta com a estrutura organizacional, exatamente para dar ganhos de flexibilidade a esta estrutura e possibilitar adequações, difíceis de serem feitas no setor público, em que as mudanças na estrutura dependem de leis, prolongadas negociações políticas e administrativas e perda de oportunidade. Trabalhamos com o conceito de que uma unidade de produção é um agrupamento de serviços e/ou unidades dentro de um mesmo espaço de gestão, segundo critérios de homogeneidade, afinidade e complementaridade. Objetiva reduzir a fragmentação das ações, maior articulação operativa entre as diferentes profissões e especialidades, possibilitar a cada profissional visão ampliada da finalidade do seu trabalho e buscar maiores eficiência e eficácia.

A modelagem da estrutura organizacional hospitalar (pertinente a outros equipamentos de saúde, com as devidas adaptações) com que temos trabalhado organiza as funções gerenciais de forma a privilegiar a relação horizontal entre as diferentes unidades de produção, com redução dos níveis hierárquicos. Ou seja, entre a alta direção e as unidades produtivas existe um, ou às vezes não existe, nível intermediário. Esta unidade de produção não ocorre com base na divisão do poder entre as profissões – direção médica, de enfermagem e administrativa – que passariam a exercer formas de apoio e supervisão técnica de forma matricial. As unidades de produção têm composição interdisciplinar e multiprofissional, têm equipes específicas, gerência unificada baseada na competência para a função e não apenas na categoria profissional, produtos e processos de trabalho bem definidos e missão (finalidade) claramente estabelecida. Estes requisitos, isoladamente, não asseguram

a comunicação adequada entre as várias unidades. Isto é, com o estabelecimento das competências de cada uma das partes, ampliam-se as condições para a confluência das ações na operacionalização do projeto institucional, mas são necessários cuidados suplementares para evitar a departamentalização das unidades de produção.

Entre outros recursos para ampliar o fluxo comunicativo e deliberativo horizontal, propõe-se a construção de colegiado de cogestão com representação de todas as unidades de produção, além do estabelecimento de ações e de projetos matriciais que articulem programas e linhas de cuidado dependentes de mais de uma unidade de produção.

Estabelecer um nível intermediário de coordenação para várias unidades de produção pode ser útil nos serviços de saúde, quando esta agregação das unidades fortemente relacionadas traz benefícios para a gestão da clínica, com cadeia de responsabilidade pelo cuidado dos pacientes clara e oportunidade de praticar a integralidade da atenção à saúde. Um exemplo desta situação é uma coordenação de pediatria em um hospital, a qual ocorre nas unidades de emergência, internação e ambulatório, podendo também incluir a unidade de cuidados intensivos, o que propicia articular a atenção à saúde da criança, implementar e efetivar modos integrados e complementares de produzir a atenção à saúde da criança, estabelecimento de protocolos comuns, relação com os demais serviços e redes de saúde, configurando uma linha de cuidado.Vale lembrar que qualquer tipo de agregação que se faça das tarefas a serem desempenhadas pelos diferentes setores será sempre uma escolha arbitrária, ainda que decorra da utilização de uma série de critérios, os quais estão no olho do observador (Mintzberg, Ahlstrand e Lampel, 2000). Portanto, o que interessa é a funcionalidade e a capacidade de servir de suporte às finalidades institucionais de reduzir a fragmentação da gestão e da atenção à saúde. Sobre o processo de constituição de unidades de produção em um hospital, é interessante observar que, segundo a experiência vivida, "a reconstrução destes espaços de trabalho com redefinição de funções e responsabilidades provocava inseguranças individuais ou de corporações inteiras. Por um lado, parecia que alguns representantes de trabalhadores receavam maior implicação no processo. Por outro, o detalhamento do novo formato apontava para unificação de gerências de unidades com as mesmas atribuições e linhas de cuidado" (Rates, 2008).

O conjunto das unidades de produção está representado em uma instância colegiada, em geral denominada colegiado de cogestão, instância máxima da gestão compartilhada, ao qual competem as seguintes atribuições:

- Integrar os planos de trabalho específicos das unidades de produção, em uma relação dialógica com a construção do plano diretor da organização, suas diretrizes gerais e do Sistema Único de Saúde
- Ser agente da gestão compartilhada, garantindo a participação do conjunto dos profissionais na formulação de propostas para a operacionalização das políticas gerais e facilitando a comunicação entre as várias instâncias, no que diz respeito aos compromissos institucionais e aos novos projetos
- Constituir-se em espaço de negociação e articulação entre as unidades de produção, para otimizar os recursos existentes e alcançar crescente melhoria na qualidade dos serviços prestados
- Montar um sistema de petição e prestação de contas para acompanhamento dos resultados obtidos com os serviços prestados, tanto nas questões assistenciais, como em relação ao custo/benefício, e normatizar as ações de interesse geral da instituição, tomando decisões e estabelecendo compromissos mútuos.

O colegiado de cogestão ganha potência ao contar com um grupo de apoio, de caráter executivo, para maior eficácia na atribuição de responsabilidades e monitoramento das atividades decididas. Este arranjo é composto pelo *staff* da direção e representação dos gerentes das unidades de produção, podendo ocupar-se das seguintes funções:

- Organizar a agenda estratégica, expressa na pauta das reuniões do colegiado de cogestão e coordenar o processo de petição e prestação de contas
- Processar previamente os assuntos a serem discutidos nas reuniões, de modo a favorecer a capacidade de análise e tomada de decisão, assim como encaminhar decisões que não possam aguardar a reunião ordinária
- Organizar o processo de planejamento e avaliação institucional.

A organização interna de cada unidade de produção também requer a formação de uma instância colegiada, a qual, da mesma forma anterior, promova a representação dos trabalhadores, conformando-se em espaço de tomada de decisão acerca dos processos de trabalho e de projetos que considerem os objetivos organizacionais. A prática de cogestão permite que sejam compartilhadas análises acerca do contexto no qual se desenvolve o trabalho e a produção de atividades meio ou finalísticas e que sejam apontadas estratégias sobre o que fazer, gerando a formação de compromissos dentro da equipe e desta com a direção.

As unidades de produção contribuem para a descentralização e repartição do poder e para ampliar o grau de iniciativa e autonomia gerencial, ao se articularem para a resolução de problemas, inovação e interfaces cotidianas entre si. O limite deste gradiente de autonomia é definido pela missão institucional e suas demais diretrizes, valores, objetivos e metas. Retomando a experiência vivida em hospital público, com o desenvolvimento da mudança organizacional concluiu-se que as unidades de produção facilitam o estabelecimento de pactos e ampliação da responsabilidade pelo cuidado e fortalecem o espírito de equipe (Rates, 2008).

Entre as competências gerenciais deste arranjo para a cogestão organizacional, estão:

- Coordenar a elaboração do processo de planejamento da unidade, constituído pela definição da missão, dos objetivos, das metas e do plano de ação, e realizar acompanhamento sistemático do mesmo, incluindo-se os custos
- Responsabilizar-se pelo cumprimento da missão da unidade, garantindo o processo de humanização institucional, a responsabilidade profissional e ética e o cuidado mais perfeito na organização do processo de trabalho
- Organizar o processo de trabalho de sua unidade, objetivando a integração da equipe e a atuação multiprofissional, administrando problemas e conflitos inerentes ao cotidiano de trabalho em equipe, realizando a gestão com pessoas e buscando os melhores resultados possíveis
- Identificar necessidades de educação permanente no âmbito de sua unidade
- Praticar a comunicação lateral com as outras unidades de produção, visando à solução de problemas e à melhoria de resultados.

A organização da gestão com base em unidades produtivas é adequada tanto aos serviços de saúde como aos órgãos de gestão dos sistemas de saúde, os quais concentram atividades de definição de políticas ou mesmo as unidades que prestam apoio às atividades fins. Esta base de gestão compartilhada ou cogestão é essencial para que as práticas de saúde possam apresentar um padrão de elevada responsabilidade da equipe pelo cuidado ao paciente, trabalho em equipe e interação multiprofissional e interdisciplinar.

No âmbito dos colegiados da alta direção ou das unidades de produção, estão alocadas as principais funções gerenciais, tais como o planejamento, a coordenação e a organização do trabalho. Vários dispositivos podem ser utilizados no sentido de apoiar a cogestão nas organizações de saúde, como oficinas de planejamento, atividades de educação permanente, reuniões periódicas com a finalidade de realizar discussão de casos, planejamento dos serviços, avaliação dos resultados etc.

Novo perfil gerencial | A função de apoio institucional

No elenco das funções gerenciais, sugerimos uma nova modalidade para as organizações – a função apoio – pensada para incrementar a capacidade de desempenhar o componente *gerar* da gestão. Apoiando-se na teoria psicanalítica de Winnicott sobre as funções de *suporte e manejo* no desenvolvimento da personalidade, Onocko Campos (2003b) transpõe para a vida da organização e o espaço da gestão estes referenciais, apontando que, para a construção de grupalidade dentro de uma equipe de trabalho, são necessárias algumas funções que sustentem esta construção, como o oferecimento de espaços para encontros e trabalho coletivo, assim como a capacidade de apoiar o manejo do grupo, seu funcionamento e as expressões intersubjetivas, fundamentais para a formação de compromissos.

A responsabilidade de cumprir esta função é proposta para os profissionais que ocupam cargos diretivos, assessores e/ou supervisores, bem como especialistas externos ao hospital. A partir da concepção de cogestão, faz sentido uma função que, ao mesmo tempo, apoie (suporte) mas também sirva de mola propulsora de ganhos de autonomia e capacidade dos trabalhadores e gerentes locais de exercer suas atividades (manejo). No lugar da tradicional figura do supervisor, a qual ainda hoje mantém um estigma de atuar como fiscalizador, propomos a função de *apoio à gestão* e o papel de *apoiador institucional*. Nos serviços de saúde, as antigas funções desempenhadas pelas chefias vinculadas às corporações profissionais (médica, enfermagem, serviço social, fisioterapia etc.) passam agora a atuar no apoio às unidades de produção, segundo um desenho que corresponda ao melhor desempenho institucional, como referência técnica no núcleo específico da formação ou como apoiador institucional, objetivando a remodelagem da gestão e melhoria da qualidade da assistência. Desta forma, é atenuada a relação direta do dirigente superior com as atividades do cotidiano e se amplia a possibilidade de integração entre as áreas dos serviços ou dos órgãos de gestão. Outros saberes devem ser agregados a esta função de apoio, sobretudo no campo da subjetividade e relações interpessoais, manejo de grupos, gestão de conflitos etc., os quais não permeiam, de modo geral, as organizações de saúde. Propomos um conjunto de atribuições para o *staff* da direção, na linha do apoio institucional:

- Apoiar a diretoria e as gerências na implementação das diretrizes gerais e operacionais da instituição, buscando a humanização da assistência e a qualidade dos serviços

- Atuar como apoiador matricial, multiprofissional, para que a atenção aos pacientes se dê cada vez mais de modo integral
- Apoiar as instâncias colegiadas e as gerências de unidades de produção nos seus campos específicos de conhecimento, assim como participar da educação permanente das equipes em suas áreas específicas
- Apoiar a direção e o colegiado de cogestão no processamento de problemas identificados como prioritários para a sua agenda e na elaboração e implantação de novos projetos
- Apoiar a elaboração de dimensionamento e a otimização do quadro de pessoal em articulação com as coordenações e gerências das unidades de produção
- Atuar no desenvolvimento das profissões, realizando avaliações, participando da elaboração de normas e zelando pela ética profissional.

A determinação política de incorporar a gestão compartilhada não tem sido suficiente para que as práticas gerenciais se modifiquem, nem mesmo para que os apoiadores existam de fato e não apenas sejam assim denominados. Trata-se de um modo bastante inovador, e os cursos e demais espaços de formação de pessoal para a saúde não contemplam vários destes saberes, principalmente no que diz respeito à escuta qualificada e à coconstrução de autonomia.

Castoriadis (1992) considera uma sociedade autônoma aquela "que não somente sabe explicitamente que criou as suas leis, mas que se instituiu de maneira a liberar o seu imaginário radical e a ser capaz de alterar as suas instituições, graças à sua própria atividade coletiva, reflexiva e deliberativa" e uma política de autonomia teria como objetivo "ajudar a coletividade a criar as instituições cuja interiorização pelos indivíduos não limita, mas amplia, a sua capacidade de se tornarem autônomos". A incorporação de novos conteúdos nos currículos de formação e processos de educação permanente deveria acompanhar as reflexões que estão ocorrendo.

Planejamento e contratação

Não é objeto deste capítulo aprofundar a discussão sobre as teorias e escolas do planejamento. No entanto, acreditamos que o planejamento assume papel relevante em qualquer sistema de gestão, algumas vezes inserido nas estratégias da gestão participativa e outras com objetivo de assegurar unidade e coerência ao projeto organizacional. Quando a definição de diretrizes, metas e estratégias é prerrogativa do alto escalão, com a participação de níveis que repetem a hierarquia de poder dentro da instituição, isto pode significar uma reprodução da separação entre trabalho intelectual e de execução, entre pensadores e executores, carreando apenas o componente normativo/operacional para o conjunto de trabalhadores. Há discursos participativos que dizem respeito aos processos de "animação" institucional, quando a participação é limitada às mudanças no processo de trabalho visando obter maior produtividade e a constituir um melhor clima organizacional, enquanto o planejamento estratégico e orientador é realizado muitas vezes por planejadores profissionais junto à alta direção. Reveste-se de grande importância a análise dos processos de trabalho, assim como a manutenção de um clima organizacional produtivo e harmônico. No entanto, tal separação leva, a nosso ver, ao já referido distanciamento entre objeto e finalidade do trabalho, e na área da saúde as consequências acabam sendo menos responsabilidade pelo cuidado dos indivíduos e menor sentido de pertencimento institucional dos

trabalhadores. Daí propormos o planejamento como instrumento para organizar a ação de coletivos, compreendendo o planejamento como o cálculo que precede e preside a ação de atores ou grupos sujeitos, portadores de projetos, os quais se encontram em disputa na sociedade (Matus, 1993). Dentro dos diferentes graus de abrangência do planejamento, está justificada a necessidade de um plano orientador dos rumos de médio e longo prazo que uma organização pretende seguir, ou seja, um plano diretor, objeto de intervenção política. Há outra utilidade significativa do planejamento, o de ser um instrumento da gestão cotidiana e apoiar a tomada de decisão das equipes em todos os níveis da organização. Este entendimento do planejamento como um mediador entre as diretrizes institucionais e a organização das práticas das equipes tem sido denominado analíticoinstitucional, devido às influências que toma da Análise Institucional combinada com outras contribuições do planejamento em saúde, incluindo-se o estratégico situacional de Carlos Matus e o pensamento estratégico de Mário Testa. É comum entre esses autores a ideia de que o objetivo de um grupo que planeja é a ação decorrente da análise da realidade e do estabelecimento de objetivos a serem alcançados mediante a intervenção sobre esta mesma realidade. Neste processo, é possível acontecer a significação de novos conceitos e a construção de projetos coletivos e/ou individuais que podem contribuir para a formação de um sujeito coletivo, como uma coletividade que elabora uma identidade e se organiza por meio de práticas para o alcance de seus objetivos (Sader, 1991).

Desta maneira, voltamos à tríplice finalidade da gestão em saúde, ou seja, produção de valor de uso, reprodução da instituição e atendimento às necessidades materiais e subjetivas dos trabalhadores, para a qual o planejamento contribui quando realizado de modo participativo, cumprindo a finalidade de organizar a ação do grupo e, ao mesmo tempo, concorre para a sua constituição e crescimento técnico e político.

O planejamento das ações de saúde é um componente inerente a qualquer instrumento utilizado para estabelecer contratos ou acordos de gestão, entendidos como um caminho para o alcance dos compromissos acordados, o qual permite ao contratante verificar a coerência entre os propósitos e os meios a serem utilizados pelo contratado. Estes propósitos constituem as diretrizes institucionais a serem implementadas, mediante os modelos de gestão e de assistência adotados pela organização. Acerca de metodologias apropriadas para o planejamento no cotidiano, ver Amaral e Scarazatti (2008) e Tancredi, Barrios e Ferreira (1998).

Equipe e profissional de referência | A coordenação da atenção clínica

O objeto de trabalho na saúde é bastante complexo: as necessidades de saúde manifestas pelos sujeitos/usuários são de várias ordens, incluindo as condições de vida, acesso aos serviços e tecnologias que melhorem e prolonguem a vida (Cecílio, 2006), além de interferirem nesta produção os desejos e interesses (a subjetividade) e os diferentes graus de autonomia para viver a própria vida e cuidar da saúde. Da mesma forma, é complexa a gestão dos serviços de saúde, sobretudo frente à grande variabilidade dos serviços ofertados e aos vários saberes envolvidos. Nenhum deles, isoladamente, dá conta de resolver os problemas com as características singulares com que se manifestam "encarnados" nos sujeitos. Esta é a outra característica do setor saúde, ou seja, a possibilidade parcial de se normatizarem e transformarem em protocolos as atividades da assistência, uma vez[1] que os problemas de saúde se expressam de modo singular nos sujeitos.

Além de investir na coprodução de autonomia e estabelecimento de compromissos com os trabalhadores de saúde, outros arranjos são necessários para a organização do trabalho em saúde. O contato com múltiplos profissionais no transcorrer de um processo diagnóstico e terapêutico vem contribuindo para uma progressiva diluição da responsabilidade pela continuidade do cuidado aos usuários dos serviços. Estudos realizados nos EUA na década de 1990 revelaram que, em média, um paciente entrava em contato com 60 profissionais durante uma internação de 4 a 5 dias em hospitais de maior complexidade. Vários projetos foram experimentados com a nomenclatura de hospital centrado no paciente, que buscava maior agilidade no atendimento e maior responsabilização pelo cuidado (Weber, 1991). A maioria dos sistemas de saúde no mundo vem se reorganizando ou, ao menos, problematizando a necessidade de se vincular um conjunto de pessoas usuárias dos serviços a uma equipe ou profissional de referência.

Devido à complexidade dos casos, tem se valorizado, ao mesmo tempo, a necessidade de esse profissional de referência (coordenador do caso) pertencer ao apoio constante de uma equipe multiprofissional e contar com esse apoio. Na experiência espanhola (Catalunha), trabalha-se com a figura do gestor de casos, que exerce o papel de coordenador da atenção ao paciente, ao longo do processo assistencial, visando aos objetivos do plano de cuidados (Navarrete e Lorenzo, 2007).

Esta equipe passa a ser a referência para todos os atendimentos que forem necessários no tempo de uso do serviço. Na atenção básica, a estratégia da Saúde da Família aponta para esta formação (equipe de saúde da família), estabelecendo a base populacional para uma dada formatação. No hospital, durante o período de internação, a equipe que assiste o paciente deve ser a mesma, da admissão à alta, assim como, se ocorrerem outras internações, isto é desejável; nos ambulatórios de atenção especializada, a proposta também é que exista profissional dentro da equipe de referência, para gestão da continuidade da assistência. Este arranjo possibilita uma prática integrada das profissões e a ampliação da clínica, para além da dimensão biológica.

Voltamos aqui ao conceito que demonstra utilidade no dimensionamento da inserção das diferentes profissões dentro das equipes, que é o de *campo e núcleo de competência*. O campo diz respeito aos principais conhecimentos da especialidade raiz (no caso de uma dada profissão) e teria uma sobreposição com os saberes de várias especialidades. No caso de diferentes profissões da saúde, o campo de competência significa aqueles conhecimentos que estão afeitos à produção de saúde nos diferentes espaços do sistema. Ou seja, em uma equipe de enfermaria, todos os técnicos da área da saúde necessitam conhecer e saber manejar várias situações, como avaliar risco no seu âmbito de autonomia profissional, responsabilizar-se pela continuidade do cuidado, lidar com questões relacionadas com as famílias e com a subjetividade dos usuários. O *núcleo de competência*, por outro lado, constitui as atribuições exclusivas da profissão ou da especialidade e que justificam a sua existência. Desta maneira, a depender do grau de necessidade da clientela assistida, o número e a variedade dos profissionais poderão ser dimensionados de modo mais integrado, re-

solutivo e econômico (Campos, Chakour e Santos, 1997). Esta relação entre os diferentes profissionais está detalhada mais adiante no item sobre Apoio matricial especializado.

Avaliação de risco e vulnerabilidade

As demandas dos usuários dos serviços de saúde apresentam-se de forma diversa das necessidades de saúde identificadas pelos saberes científicos. Quando esta dinâmica não é bem compreendida, são gerados problemas de insatisfação do usuário, sentimento de não valorização da sua condição de saúde/doença. Os maiores desencontros aparecem relacionados com as chamadas urgências médicas.

Recente estudo acerca das representações sociais dos profissionais de saúde que trabalham nas áreas fim e nas áreas de apoio, assim como representações e dos usuários de serviços de urgência, mostrou bem a diversidade dos olhares e significados existentes acerca das necessidades de saúde e do padrão para o uso dos serviços. Estudando unidades de urgência e emergência, a autora aponta com propriedade que, para os médicos, as emergências referem-se a situações em que o risco de morte existe, enquanto, apesar de os usuários compreenderem que sua situação não coloca em risco a vida, existe a necessidade de atendimento (Giglio-Jacquemot, 2005). Sugerimos que o critério de acesso a serviços diagnósticos e terapêuticos deve basear-se na análise do risco do caso e, não somente, na ordem de chegada, tecnologia que vem sendo crescentemente aplicada nos prontos-socorros brasileiros. A definição de risco deve ser ampliada, incluindo temas psicossociais, como sofrimento e vulnerabilidade, além dos tradicionais elementos de ordem fisiopatológicos.

Projeto terapêutico singular

Entre os instrumentos de trabalho da equipe de referência, um dos mais estratégicos é o projeto terapêutico singular. Trata-se de um recurso de planejamento e de gestão aplicado ao trabalho clínico e que pode ser empregado na prática cotidiana dos profissionais de saúde. O uso do projeto terapêutico resgata uma antiga tradição, em desuso nos atuais serviços de saúde: a discussão de caso clínico, com a diferença de que o olhar agora seria prospectivo.

É por meio do projeto terapêutico singular que os profissionais de saúde podem exercer a dupla função de gestor e operador da clínica (Oliveira, 2008). Este instrumento facilita e organiza a ação da equipe multiprofissional, ação que se espera que ocorra a partir da ampliação do olhar para além da dimensão biológica do problema de saúde, com a incorporação das dimensões subjetiva e social. A elaboração do projeto terapêutico, segundo Cunha (2005), contempla quatro momentos: o diagnóstico, a definição de objetivos e metas, a divisão de responsabilidades entre os membros da equipe de referência e, finalmente, o momento de reavaliação.

O diagnóstico é o momento de se ampliar o conceito de problema de saúde, ouvir, significar e incorporar as necessidades de saúde para além da avaliação orgânica, trazendo elementos da situação psicológica (relacional) do indivíduo em relação a doença atual, a família, afetos, medos e inseguranças, capacidade de autoconhecimento e também aspectos sociais, como as condições socioeconômicas, as redes sociais em que está inserido.

Identificados os problemas de saúde, a equipe de referência passa a elaborar as propostas de intervenção, compondo os diferentes saberes das profissões envolvidas na equipe (médicos generalistas ou especialistas, enfermeiros e técnicos/auxiliares, fisioterapeutas,

---

[1] Entre os trabalhos apresentados no Congresso Brasileiro de Qualidade em Serviços e Sistemas de Saúde – 2007, podemos identificar alguns relatos de experiências exitosas na formatação de estruturas organizacionais em unidades de produção.

psicólogos, nutricionistas, farmacêuticos etc.). O que confere o caráter de singularidade à proposta de intervenção é o fato de que os problemas de saúde manifestam-se de modo particular nos sujeitos. As necessidades do plano de cuidados devem estar articuladas em um prontuário multiprofissional, trazendo maior horizontalidade nas relações internas à equipe.

Devemos destacar um quinto momento na construção do projeto terapêutico singular, o da negociação/pactuação com o paciente, um dos sujeitos estratégicos deste processo, juntamente com os profissionais de saúde. Muitas vezes, a equipe de referência propõe um conjunto de procedimentos, uso de medicações e mudanças de estilo de vida, de uma maneira quase burocrática, ainda que tecnicamente adequados, sem que outros sujeitos – usuário, família, rede social – participem desta formulação. Nossa experiência tem indicado que muitas ofertas terapêuticas feitas pelos serviços de saúde aos seus usuários apresentam uma abordagem prescritiva e impessoal, gerando baixo impacto na adesão e corresponsabilidade no tratamento, sobretudo no caso das doenças crônicas. Desta maneira, as unidades de saúde convivem com o paradoxo da escassez de recursos, com a má utilização e desperdício de materiais, medicamentos e horas de trabalho das equipes.

Institucionalizar este instrumento de gestão da clínica tem se mostrado potente para nortear a prática das equipes dos serviços de saúde. Ao construir-se o referencial de que todos os portadores de problemas de saúde complexos devem possuir uma proposta de intervenção diagnóstica e terapêutica de abrangência biopsicossocial, a qual deve ser compartilhada com estes sujeitos, e as responsabilidades pela execução das ações estejam claramente definidas, possibilita-se maior autonomia e, ao mesmo tempo, maior controle sobre as ações produzidas. A divisão de responsabilidades dentro da equipe de referência depende das necessidades específicas da situação, variando a carga horária dedicada segundo o núcleo de saber do profissional, pois alguns pacientes demandarão cuidados de fisioterapia mais intensivos, por exemplo. Aqui é importante que se institua o profissional de referência, aquele membro da equipe multiprofissional que será responsável pela gestão do caso, acionando o apoio dos demais profissionais sempre que necessário. A função de profissional de referência deve ser articulada à construção de vínculos interpessoais com o sujeito em tratamento, quando a circulação de afetos e empatia contribui para a melhor coprodução de saúde, além de facilitar a gestão do caso. É preciso reafirmar que tais práticas pressupõem uma dinâmica de gestão participativa e capaz de estabelecer compromissos e garantir espaços nas agendas de trabalho para a interação multiprofissional e ação coordenada.

Outros dispositivos para a gestão da clínica | Diretrizes clínicas, protocolos, discussão de caso e visita conjunta

A preocupação com melhores resultados da assistência ofertada e com os custos crescentes dos serviços de saúde tem gerado discussões semelhantes em vários países, tal como ocorreu no Sistema Nacional de Saúde inglês, na década de 1990, a partir do reconhecimento de que capacitação técnica, aporte de equipamentos e boas instalações não eram suficientes para garantir qualidade da atenção. A base do sistema de *Clinical Governance* adotado consta de articulação dos diferentes profissionais envolvidos no processo diagnóstico e terapêutico, da utilização de diretrizes clínicas e protocolos, na

perspectiva de agilizar a tomada de decisão e abreviar o tempo de peregrinação dos usuários pelo sistema, ampliando-se a segurança das ações praticadas e envolvendo o paciente e órgãos comunitários no plano terapêutico. Tais iniciativas se assemelham ao que valorizamos na gestão, porém enfatizamos a necessidade de articulá-las a espaços de coprodução de autonomia, dos profissionais e dos usuários, além do uso de instrumentos de auditoria e protocolos.

O uso de protocolos e diretrizes clínicas é essencial para apoiar a ação das equipes e mediar a relação entre os vários serviços e órgãos que compõem um sistema de saúde. Além de portarem saber e as evidências de eficácia, eficiência e efetividade, representam os pactos e consensos entre os profissionais envolvidos no processo terapêutico dos usuários e a realidade na qual os serviços estão inseridos. Cabe aqui também retomar a discussão acerca do papel do médico na institucionalização dos protocolos. A construção dos protocolos, sempre que possível, deve acontecer com a participação de médicos e demais profissionais com capacidade técnica e prática de relação profissional-paciente humanizada e de qualidade reconhecidas. Isso amplia a credibilidade nestes instrumentos de gestão da clínica e legitima a necessidade do uso eficiente dos recursos disponíveis, simultaneamente à busca do alcance das metas da qualidade.

Outro dispositivo relativo ao processo de trabalho das equipes assistenciais é discussão de casos e/ou a visita conjunta aos casos mais complexos (no caso do hospital) para a avaliação do andamento dos diversos projetos terapêuticos e tomada de novas decisões. Este instrumento não tem sido muito utilizado nos hospitais, prontos-socorros e ambulatórios públicos e privados como uma ação coletiva da equipe de referência para compartilhar responsabilidades e avaliar a eficácia das medidas propostas. Mesmo nas equipes de saúde da família, esta não é uma prática prevalente. Na avaliação realizada pelo Ministério da Saúde/Fiocruz e coordenada por Escorel (2005) em 10 grandes municípios brasileiros, os dados apontam que apenas 50% das equipes pesquisadas mantinham espaços de reunião para organização do processo de trabalho e divisão de responsabilidades, o que nos leva a apontar que o arranjo organizacional (equipe de referência) não é condição suficiente para mudança no processo de trabalho em saúde, ainda que seja de grande importância ao criar parte das condições necessárias.

Apoio matricial especializado

A atividade denominada apoio matricial vem sendo proposta e testada para nominar as relações entre as diferentes profissões e especialidades, alterando a forma tradicional e impessoal das interconsultas e dos fluxos de referência e contrarreferência, de modo a ampliar a capacidade resolutiva dos diversos serviços e equipes de profissionais e a favorecer a realização de uma clínica ampliada, aquela que articula os diferentes saberes necessários à resolução de casos mais complexos. O desenvolvimento dos saberes na área da saúde incorpora a cada dia um montante de novos conhecimentos, fazendo com que seja necessário atuar em equipe para compartilhá-los. Este motivo, aliado aos custos crescentes da assistência médico-sanitária, contribui decisivamente para que a organização dos sistemas nacionais de saúde seja hierarquizada, com níveis crescentes de incorporação tecnológica e busca de maior racionalidade no uso dos recursos.

O padrão mais comum nas relações entre especialistas e generalistas, entre os diferentes especialistas e entre as profissões que praticam a clínica é o do encaminhamento para interconsulta e a dispersão dos diversos recursos de apoio diagnóstico e terapêutico. O resultado desta prática, aliado ao baixo grau de responsabilidade pela continuidade do cuidado e escasso uso de protocolos e diretrizes clínicas, configura no setor público as enormes filas de espera aos serviços ambulatoriais especializados, geralmente sem que os pacientes tenham sua condição de saúde avaliada segundo o risco de agravamento, danos e sequelas, implicando também uma peregrinação dos usuários pelos inúmeros serviços especializados, semelhante ao que ocorre no setor da saúde suplementar. A recomendação para o uso de mecanismos de *referência e contrarreferência* foi incorporada ao discurso do SUS, com baixo grau de concretização, mesmo para casos de doenças graves como neoplasias. O remédio proposto tem sido instalar *mais do mesmo* modo de organizar a rede de serviços do SUS, repetindo-se o círculo vicioso de aumentar a oferta e, de imediato, ocorrer aumento da demanda pelos variados serviços. No que diz respeito ao hospital, encontramos na demora para a realização da interconsulta uma significativa causa de prolongamento da permanência dos pacientes.

A busca por maior eficácia e eficiência no uso dos recursos disponíveis no sistema de saúde encontra no apoio matricial um aliado bastante importante na organização das relações interprofissionais.

As modalidades sugeridas para a prática do apoio matricial são as seguintes: atendimento conjunto de casos; atendimento realizado pelo especialista e contato anterior e/ou posterior com a equipe que continuará o seguimento do paciente; e troca de conhecimentos e orientações com diálogo sobre os projetos terapêuticos entre apoio e equipe. Um estudo realizado na Espanha sobre redes assistenciais relata vários arranjos utilizados pelas diferentes regiões com o intuito de articular as relações e o acesso do paciente entre os diversos níveis do sistema. Estes guias para as doenças mais prevalentes (linhas de cuidado) são elaborados conjuntamente entre os profissionais dos níveis de atenção mediante revisão clínica, e a gestão de seu uso contempla visitas periódicas de especialistas aos centros de saúde para discussão de casos, discussão por telefone ou correio eletrônico, próximo do conceito de apoio matricial (Navarrete e Lorenzo, 2007).

Todos os tipos de equipamentos de saúde demandam o suporte de especialistas, e a maior eficácia deste arranjo organizacional acontece quando ocorre a vinculação dos especialistas médicos ou técnicos de outras profissões da saúde e as equipes que demandam o apoio matricial. Desta maneira, para as áreas com maior prevalência de casos na rede de atenção básica ou no hospital, propomos a personalização dos médicos, psicólogos, fisioterapeutas, nutricionistas etc. que realizarão o apoio matricial às diferentes equipes de saúde. Existem poucas experiências em curso no país, as quais têm mostrado importante redução nos encaminhamentos para especialistas médicos a partir da rede de atenção básica, permitindo efetuar uma avaliação de risco e vulnerabilidade mais qualificada. Outro ganho considerável é a oportunidade de incorporar efetivamente o uso de protocolos, diretrizes clínicas e intervenções sobre linhas de cuidado prioritárias no acontecimento de relações de solidariedade e apoio e menos permeadas pela disputa de saberes.

Os conceitos de *campo e núcleo*, referidos anteriormente, aplicam-se ao conteúdo dos saberes que devem ser compartilhados por todos os profissionais de uma mesma categoria, atribuindo-se aos especialistas a condução das demais situações, assim como os conhecimentos pertinentes a toda equipe de saúde, definindo-se em protocolos o acesso aos atendimentos especializados. No campo da gestão, aplica-se a mesma diretriz, reduzindo-se o grau de especialização na tomada de decisões gerenciais cotidianas, o que mostra a coerência necessária entre os modos de organizar os serviços de saúde e realizar sua gestão.

Merece uma citação, ainda que breve, a necessidade de se adensarem os recursos diagnósticos e terapêuticos com a perspectiva de resolver mais problemas em menos lugares e comparecimentos dos usuários. Esta condição traz racionalidade nos tempos de identificar problemas, propor intervenções e realizá-las, oportunizando a terapêutica, reduzindo danos e com potencial de ampliar a eficiência dos serviços.

O conjunto de conceitos, arranjos e dispositivos organizacionais aqui propostos oferecem suporte à renovação da gestão em saúde com o objetivo de alcançar eficácia e eficiência nos processos de trabalho, construindo-se padrões de governança. Identificamos hoje, em diferentes países, instituições acadêmicas, gestores/formuladores de políticas de saúde ou das organizações privadas de atenção, muitos com a expectativa de uma reformulação da clínica, com a revalorização do seguimento longitudinal dos pacientes, ampliação do objeto de trabalho em saúde, integralidade no cuidado. Há concordância sobre os custos progressivos da atenção à saúde e sobre a baixa eficácia dos métodos tradicionais de gestão da clínica e dos meios para a produção de saúde.

Neste capítulo, priorizou-se a discussão sobre os mecanismos para aproximar as modalidades de organização e gestão do trabalho das necessidades institucionais. Para os referenciais aqui abordados, esta aproximação demanda uma renovação da abrangência da gestão em saúde.

Referências bibliográficas

Amaral, MA; Scarazatti, GL. *In*: Campos, GWS e Guerrero, AVP (org.). *Manual de Práticas de Atenção Básica*. São Paulo: Hucitec, 2008.

Campos, GWS. *Clínica e Saúde Coletiva Compartilhadas: Teoria Paideia e reformulação ampliada do trabalho em saúde in Tratado de Saúde Coletiva*. São Paulo: Hucitec, 2006.

Campos, GWS. *Memórias*. São Paulo: Hucitec, 2007.

Campos, GWS. O anti-Taylor: sobre a invenção de um método para cogovernar instituições de saúde produzindo liberdade e compromisso. *Cadernos de Saúde Pública*, Rio de Janeiro, 14(4):863-870, 1998.

Campos, GWS. *Reforma da reforma: repensando a saúde*. São Paulo: Hucitec, 1991.

Campos, GWS. *Um método para análise e co-gestão de coletivos*. São Paulo: Hucitec, 2000.

Campos, GWS; Amaral, MA. A clínica ampliada e compartilhada, a gestão democrática e redes de atenção como referenciais teórico-operacionais para a reforma do hospital. *Revista Ciência e Saúde Coletiva*, 12(4):849-859, 2007.

Campos, GWS; Chakour, M; Santos, RC. Análise crítica sobre especialidades médicas e estratégias para integrá-las ao Sistema Único de Saúde (SUS). *Caderno de Saúde Pública*, Rio de Janeiro, 13(1):141-144, jan.-mar.,1997.

Carapinheiro, G. *Saberes e poderes no hospital*. Porto: Edições Afrontamento, 1998.

Castoriadis, C. *O mundo fragmentado: as encruzilhadas do labirinto*. Vol. III. Rio de Janeiro: Paz e Terra, 1992.

Cecílio, LCO. As necessidades de saúde como conceito estruturante na luta pela integralidade e equidade na atenção em saúde. *In*: Pinheiro, R; Mattos, RA de (org.). *Os sentidos da integralidade na atenção e no cuidado à saúde*. 6ª ed., Rio de Janeiro: IMS/Uerj – Cepesc – Abrasco, 2006.

Chiavenato, I. *Os novos paradigmas*. São Paulo: Atlas, 1998.

Cunha, GT. *A construção da clínica ampliada na atenção básica*. São Paulo: Hucitec, 2005.

Cusumano, MA; Markides, CC. *Pensamento estratégico*. Rio Janeiro: Campus, 2002.

Falconi, VC. *TQC – Controle da qualidade total (no estilo japonês)*. Rio de Janeiro: Editora Fundação Christiano Ottoni, 1992.

Flores, F. *Inventando La empresa Del siglo XXI*. Santiago: Ediciones Pedagogicas Chilenas, 1991.

Gérvas, J; Rico, A. Innovación em La Unión Europea (EU-15) sobre La coordinación entre atención primaria y especializada. *Med. Clin*, Barcelona, 2006;126(17):658-661.

Giglio-Jacquemot, A. *Urgências e emergências em saúde: perspectivas de profissionais e usuários*. Rio de Janeiro: Editora Fiocruz, 2005.

Girardi, SN; Fernandes Jr., H; Carvalho, CL. *Revista Espaço para a Saúde*, 2(1), dez./2000.

Malik, AM; Campos, CV de A. Satisfação no trabalho e rotatividade dos médicos do Programa de Saúde da Família. *Revista de Administração Pública*, 2:347-368, 2008.

Malta, DC; Cecílio, LCO; Merhy, EE; Franco, TB; Jorge, A de O; Costa, MA. Perspectivas da regulação na saúde suplementar diante dos modelos assistenciais. *Revista Ciência e Saúde Coletiva*, Rio de Janeiro, 9(2), abr./jun., 2004.

Matus, C. *Política, Planejamento e Governo*. Brasília: IPEA, 1993.

Ministério da Saúde. Observatório de Recursos Humanos em Saúde no Brasil. *Estudos e análises*. Brasília, 2002.

Ministério da Saúde; Fundação Oswaldo Cruz. *Saúde da Família: avaliação da implementação em dez grandes centros urbanos: síntese dos principais resultados*. Elaborado por Sarah Escorel (coord.). Brasília: Ministério da Saúde, 2005.

Ministério da Saúde; Organização Pan-Americana da Saúde. Chamado à Ação de Toronto: 2006-2015: rumo a uma década de recursos humanos em saúde nas Américas. *Reunião Regional dos Observatórios de Recursos Humanos em Saúde*, 2005, Brasília. Brasília: Ministério da Saúde, 2006.

Mintzberg, H; Ahlstrand, B; Lampel, J. *Safári de estratégia*. Porto Alegre: Bookman, 2000.

Morgan, G. *Imagens da organização*. São Paulo: Atlas, 1996.

Morin, EM. Os sentidos do trabalho. *RAE*, 41(3):8-19, jul./set., 2001.

Motta, FP. *Teoria Geral da Administração: uma introdução*. São Paulo: Livraria Pioneira Editora, 1987.

Motta, PR. *Gestão contemporânea: a ciência e a arte de ser dirigente*. Rio de Janeiro: Record, 1991.

Navarrete, MLV; Lorenzo, IV. *Organizaciones sanitárias integradas – uno estudio de casos*. Barcelona: Consorci Hospitalari de Catalunya, 2007.

Nobre, MRC; Bernardo, WM; Jatene, FB. A prática clínica baseada em evidências: Parte I. *Revista da Associação Médica Brasileira*, São Paulo, 49(4):2003.

Nogueira, RP. *Perspectivas da qualidade em saúde*. Rio de Janeiro: Qualitymark, 1994.

Oliveira, GN. *O projeto terapêutico e a mudança nos modos de produzir saúde*. São Paulo: Hucitec, 2008.

Onocko Campos, RT. *O planejamento no labirinto – Uma viagem hermenêutica*. São Paulo: Hucitec, 2003a.

Onocko Campos, RT. *In*: Campos, GWS. *Saúde Paideia*. São Paulo: Hucitec, 2003.

Rates, SMM. *In*: Araújo, GF e Rates, SMM (org.). *Co-gestão e Humanização na Saúde Pública*. Belo Horizonte: Sigma, 2008.

Sader, E. *Quando novos personagens entraram em cena*. São Paulo: Paz e Terra, 1991.

Santos Filho, SB; Barros, MEB. *Trabalhador em saúde: muito prazer!* Porto Alegre: Editora Unijuí, 2007.

Stelling, J; Bucher, R. Autonomy and monitoring on hospital wards. *The Sociological Quarterly*, 13 (Fall), 431-446, 1972.

Tancredi, FB; Barrios, SRL; Ferreira, JHG. *Planejamento em saúde*. São Paulo: Editora Petrópolis, 1998.

Testa, M. *Pensamento estratégico e lógica de programação. O caso da Saúde*. São Paulo: Hucitec e Rio de Janeiro: Abrasco, 1995.

Weber, D. Six models of patient-focused care. *Healthcare Forum Journal*, p. 23-31, July/August, 1991, traduzido por Del Nero, CR. Mimeo.

Estrutura dos Serviços Privados de Saúde no Brasil

Luiz Fernando Figueiredo e Gonzalo Vecina Neto

Aspectos legais e históricos na relação dos sistemas públicos e privados no Brasil

A origem da assistência médica privada no Brasil, assim como no resto do mundo, guarda estreita relação com o desenvolvimento da assistência previdenciária e, portanto, com as relações entre empregado, empregador e Estado. No primeiro capítulo deste livro essa história é contada em seus detalhes. De qualquer maneira, foi através desses determinantes históricos que o Brasil, na virada do século 20, manteve a condição de segundo maior mercado privado de planos de assistência médica do mundo, atrás apenas dos EUA, situação essa que será, provavelmente, superada pelo emergente mercado chinês nas primeiras décadas do novo milênio.

O contexto da Lei 9.656/98 e a criação da Agência Nacional de Saúde Suplementar

A Lei 9.658 de 1998, principal pilar da atual regulamentação do segmento suplementar de saúde no Brasil, envolveu ao todo dez anos de negociações no Congresso Nacional, contados a partir do texto constitucional de 1988, que condicionava, sem explicitar os meios, o mercado privado de planos de saúde a uma estrita regulação do Estado.

O direito à saúde aparece em vários artigos da Constituição Federal de 1988, com especial destaque para os artigos 196, 197 e 199 da Carta Magna, os dois últimos dos quais antecipam a necessária relação entre os setores público e privado.

O artigo 196 impõe ao Estado o dever de conceder garantia à saúde, assegurando ao cidadão brasileiro o acesso universal e igualitário às ações e serviços que visam à promoção, à proteção e à recuperação da saúde.

O artigo 197 define como de relevância pública as ações e serviços de saúde, estabelecendo a possibilidade de esta execução ser feita diretamente pelo ente público – ou pela iniciativa privada, *desde que sob sua fiscalização e controle* (grifo nosso).

O artigo 199 refere que a assistência à saúde é livre à iniciativa privada, podendo esta participar de forma complementar ao Sistema Único de Saúde (SUS), mediante diretrizes do Poder Público.

Pode-se dizer que, no exato momento de promulgação de nossa Carta Magna, para pelo menos ¼ da população brasileira, notadamente a classe média vinculada ao mercado formal de trabalho, o Estado brasileiro era ineficaz nas duas principais diretrizes desses artigos constitucionais, pois transferia seu dever primordial ao setor privado, sem, contudo, regulamentar os princípios, condições e exigências básicas para a atuação deste mercado.

No início da década de 1980, havia 20 milhões de beneficiários de planos de saúde, segundo as principais entidades então representativas do setor, a Associação Brasileira de Medicina de Grupo (Abramge), a Federação das Unimeds e a Associação dos Serviços Assistenciais de Saúde Próprios de Empresas (Asaspe). Dados da Fundação Seade mostram um crescimento de 12 milhões de participantes desse mercado entre 1987 e 1993, cuja particularidade se encontra no crescimento mais significativo dos planos individuais ou familiares. Ao final dos anos 1980, ocorre igualmente a efetiva entrada das grandes seguradoras no ramo da saúde.

O crescimento da massa contratante individual, mais fragilizada que o contratante empresarial em poder de barganha, aliado à ausência de controle do Estado sobre as atividades das operadoras de convênios médicos, determinaram uma ambiência em que o desequilíbrio contratual tornou-se a regra. A lacuna jurídica levava a frequentes conflitos.

A edição do Código de Defesa do Consumidor (Lei 8.078/90) representou um novo instrumento, que, ao ser constantemente utilizado pelo Poder Judiciário, implicou a criação de jurisprudências favoráveis aos consumidores.

As queixas mais frequentes dos consumidores junto a órgãos de defesa, no início da década de 1990, encontravam-se vinculadas a planos e empresas operadoras de saúde. Ressalte-se que o foco destas queixas, contudo, mostrava que o problema principal do consumidor era manter-se nos planos. O Procon de São Paulo indicava que o maior número de reclamações, entre 1992 e 1997, dizia respeito a reajustes de mensalidades e, em menor escala, à exclusão de tratamentos e prazos de carência.

A partir de Projeto de Lei 93/93, oriundo do Senado em 1993, a atual legislação de regulação do setor suplementar de saúde no Brasil tramitou pela Câmara dos Deputados por mais 5 anos, tendo sido objeto de doze audiências públicas, 24 novos projetos, 131 emendas e de vários destaques. Em 1977 o plenário da Câmara votou e aprovou o substitutivo projeto de Lei 4.425/94, com 36 artigos. O modelo criado estabeleceu que o órgão regulador básico seria o conjunto formado pela Susep e pelo CNSP, porque a base conceitual do modelo era a da regulação da atividade econômica, atribuição do Ministério da Fazenda. O papel do Ministério da Saúde seria quase apenas de assessoramento.

Ao retornar ao Senado durante o primeiro semestre de 1998, em que pese o prolongado período de discussão, o projeto ainda não dispunha de edição consensual ou definitiva para transformar-se em Lei. Ainda permaneciam contradições e impedimentos políticos para sua aprovação.

Coube ao então Ministro da Saúde José Serra, ex-Deputado Federal e Senador por São Paulo, promover as amarrações políticas necessárias para a rápida tramitação final da Lei, que contou com aprovação pelo Senado em 12 de maio de 1998, sanção pelo Executivo em 3 de junho e imediata edição da Medida Provisória número 1.665, publicada em 5 de junho. A Medida Provisória contemplava os consensos entre os órgãos legislativos, Câmara e Senado, e o Executivo, representado pelo Ministério da Saúde. Pode-se dizer que a regulamentação sofreu nesse último ajuste duas alterações fundamentais: (a) o fortalecimento do polo assistencial da regulação; e (b) o consequente fortalecimento do papel do Ministério da Saúde no processo.

A principal alteração do texto legal pelo Executivo, em consenso com o Legislativo, no que concerne à edição da Medida Provisória, foi a transformação do plano referência, inicialmente alternativa de produto com cobertura assistencial integral à saúde, que passou de ser de *oferecimento* (grifo nosso) obrigatório a *único* modelo de plano aprovado para a comercialização. Foi proibida, pela mencionada Lei, a venda de qualquer novo plano (produto) de saúde que contivesse redução ou exclusão de coberturas assistenciais previstas para o plano referência. Até mesmo a permissão de comercialização de planos exclusivamente ambulatoriais ou hospitalares não isenta seus operadores da cobertura integral a todas as doenças e atenções previstas no código internacional.

À beira do terceiro milênio, a Lei 9.656/98 representa o primeiro grande ato regulatório do Estado sobre o setor suplementar de planos de saúde, que tem como principais objetivos atenuar as falhas e distorções deste mercado, compensar a assimetria de informações entre clientes, operadoras e provedores de serviços, bem como estabelecer regras quanto à seleção de riscos.

Como etapa seguinte do processo de regulamentação, surgiu a criação da Agência Nacional de Saúde Suplementar (ANS), autarquia criada por meio da Lei 9.961 de 2000, que reúne em um único órgão vinculado ao Ministério da Saúde as atribuições de regulação do setor de saúde suplementar.

Por resolver, restava, ainda, marcante controvérsia entre a recém-criada ANS, vinculada ao Ministério da Saúde, e a Superintendência de Seguros Privados (Susep), órgão regulador de seguros privados presente no organograma do Ministério da Fazenda, a respeito da fronteira e alcance legal de cada instituição sobre o segmento de seguro-saúde.

As raízes da regulação deste segmento específico de seguro em saúde remontam ao citado Decreto-Lei 73 de 1966, que também estabelecera as bases do sistema de seguros privados no Brasil, criando a Superintendência de Seguros Privados (Susep) e o Conselho Nacional de Seguros Privados (CNSP), instituições que viriam a compor a legislação inicial de seguros no país, incluindo o seguro-saúde.

Inicialmente, a Resolução 11 do CNSP de 1976 veio legitimar a prática do reembolso de despesas médicas, baseando-o no valor da unidade de serviço do INPS multiplicado pelo nível de cobertura (base lógica de cálculo dos valores de sinistros no início do seguro-saúde no país).

O Decreto-Lei 73/66 e as Resoluções do Conselho Nacional de Seguros Privados regularam por longo tempo a operação do seguro-saúde. Imediatamente após a Lei 9.656/98, o CNSP editou a Resolução CNSP 47/2001, que revogou todas as demais, sem resolver, contudo, o conflito sobre as fronteiras de regulação técnica e financeira entre o Decreto-Lei 73/66 e a Lei 9.656/98, bem como entre a Susep e a ANS.

A Lei 10.185 de 2001 dispõe, finalmente, sobre a obrigatória especialização das seguradoras em saúde, estabelecendo o desmembramento dessas entidades jurídicas dos demais ramos de seguro a partir de 1 de julho daquele ano e instituindo sua vinculação regulatória direta e completa à ANS.

A história da regulamentação do seguro-saúde é, portanto, relativamente simples de ser sumarizada a partir do Decreto-Lei 73/66 que criou a atividade do seguro-saúde sob os pilares do sistema de reembolso e da livre escolha. A Resolução CNSP 16 do ano de 1988 facultou às seguradoras a possibilidade da oferta de redes ou prestadores de referência. O conjunto das Leis 9.656/98 e 10.185/01 determinou finalmente ao seguro-saúde as mesmas regras das demais operadoras de planos.

Como marco legal do processo de regulação do mercado privado de saúde, portanto, temos o conjunto formado pela Lei 9.656/98 e pela MP 1.665, republicada inúmeras vezes, a última das quais em 2001, com o número 2177-44. Ao conjunto Lei 9.656/98 mais MP 2177-44, foram acrescidas, em janeiro de 2000, a Lei 9.961, que criou a Agência Nacional de Saúde Suplementar (ANS) e, em fevereiro de 2001, a Lei 10.185/01, que disciplina a obrigatória especialização de seguradoras que atuam no segmento de planos de saúde.

Estrutura do atual setor privado de planos de saúde

A Lei 9.656/98 define, em seu artigo primeiro, o escopo da regulamentação e a abrangência do setor de saúde suplementar:

> *"Art. 1º Submetem-se às disposições desta Lei as pessoas jurídicas de direito privado que operam planos de assistência à saúde, sem prejuízo do cumprimento da legislação específica que rege a sua atividade, adotando-se, para fins de aplicação das normas aqui estabelecidas"*

A partir da criação da ANS, as entidades de natureza privada que operavam planos de assistência à saúde foram segmentadas e classificadas, por meio da Resolução de Diretoria Colegiada – RDC nº 39, de 27 de outubro de 2000, com ajustes pela Lei 10.185 relativos a seguradoras em saúde e mediante Resoluções Normativas posteriores, em oito modalidades:

- *Seguradoras especializadas em saúde:* companhias de seguro autorizadas especificamente a oferecer cobertura em seguro-saúde, estando proibidas de operar em quaisquer outros ramos de seguro regulamentados pela Susep ou pela ANS
- *Administradoras de benefícios:* companhias que propõem a contratação de plano coletivo na condição de estipulante, oferecendo-o a associados de pessoa(s) jurídica(s), ou que atuem na prestação de serviços a pessoa jurídica, no apoio na administração do plano ou na assessoria técnica sobre negociação, regulação, entre outros
- *Cooperativas médicas:* organizações sem fins lucrativos, constituídas conforme o disposto na Lei nº 5.764, de 16 de dezembro de 1971, que operem planos privados de assistência médico-hospitalar
- *Instituições filantrópicas:* entidades sem fins lucrativos que operam planos suplementares, certificadas como entidades filantrópicas pelo Conselho Nacional de Assistência Social, ou CNAS, e declaradas de utilidade pública pelo Ministério da Justiça ou pelos governos estaduais e municipais
- *Operadoras de autogestão (patrocinadas e não patrocinadas):* entidades que operam diretamente serviços de assistência à saúde, ou ainda empresas que, por intermédio de seu departamento de recursos humanos ou órgão assemelhado, se responsabilizam pelo plano privado de assistência à saúde, destinado exclusivamente a oferecer cobertura aos empregados ativos, aposentados, pensionistas ou ex-empregados, bem como a seus respectivos grupos familiares definidos, limitado ao terceiro grau de parentesco consanguíneo ou afim, de uma ou mais empresas, ou ainda a participantes e dependentes de associações de pessoas físicas ou jurídicas, fundações, sindicatos, entidades de classe, profissionais ou assemelhados
- *Medicina de grupo:* outras companhias ou entidades que operam planos privados de assistência suplementar e não se enquadrem em nenhuma das anteriores
- *Odontologia de grupo:* outras companhias que operam planos privados exclusivamente odontológicos e não se enquadrem em nenhuma das hipóteses anteriores e
- *Cooperativas odontológicas:* organizações sem fins lucrativos, constituídas conforme o disposto na Lei nº 5.764, de 16 de dezembro de 1971, que operam planos privados de assistência exclusivamente odontológica.

A ANS começou a divulgar informações estatísticas e financeiras sobre os planos e seguros de saúde no Brasil, a partir do ano 2000.

Até o século passado os dados disponíveis eram oriundos de estimativas de diversas fontes, que coincidiam em demonstrar, porém, que o segmento suplementar, desde seu início, apresentou crescimento sustentado até o final dos anos 1990 (Quadro 6.1).

A Pesquisa Nacional por Amostra de Domicílios do Instituto Brasileiro de Geografia e Estatística (PNAD-IBGE) apontava estimados 38,7 milhões de usuários de planos privados em 1998. Paralelamente, o cômputo final dos números divulgados pelas principais entidades representativas de operadoras (incluindo a Associação Brasileira de Medicina de Grupo [Abramge], o Comitê de Integração de Entidades Fechadas de Assistência em Saúde [Ciefas], a Associação Brasileira dos Serviços Assistenciais Próprios de Empresas [Abraspe], a Federação

◢ Quadro 6.1 Distribuição por modalidade de operadora, da produção coberta por planos privados de saúde no Brasil – 1987 e 1994.

Modalidade de operadora	1987	1994
Medicina de grupo	15,1 milhões	16 milhões
Seguradoras de saúde	0,7 milhão	5 milhões
Cooperativas médicas	3,6 milhões	5,5 milhões
Autogestões em saúde (autoprogramas)	5 milhões	8 milhões
Total	24,4 milhões	37,5 milhões

Fonte: Towers, Terrin, Foster e Crosby (1987 e 1994).

Nacional das Empresas de Seguros Privados e Capitalização [Fenaseg] e a Confederação Nacional das Unimeds) indicava um total de 41,5 milhões de participantes no sistema assistencial privado para o mesmo 1998.

A ação regulatória da ANS, o aumento do preço final dos serviços na segunda metade da década de 1990 e a perda de renda de boa parte da clientela pela ambiência econômica, especialmente da classe média urbana, entre 1999 e 2002, implicaram uma redução da população coberta pelo sistema privado de oito milhões de beneficiários, passando de 41,5 milhões (estimados anteriormente à promulgação da Lei 9.66/98) para 33,5 milhões de pessoas, segundo dados oficiais da ANS de dezembro de 2000.

O mercado de planos privados retomou crescimento efetivo após 2002, atingindo, conforme gráfico ilustrado na Figura 6.1, 71 milhões de beneficiários em dezembro de 2013, sendo 20,7 milhões (29%) dos quais participantes de planos exclusivamente odontológicos, segmento de crescimento mais pujante no início deste novo milênio.

Em dezembro de 2013, somente 25% da população brasileira possuía cobertura por planos médico-hospitalares operados por entidades privadas. Entre 2001 e 2013, porém, o número de beneficiários de planos médico-hospitalares cresceu 58%, frente a um crescimento populacional nacional da ordem de 17% (Figura 6.1). Esse aumento continuado, maior que o incremento demográfico, é também considerado como tendência de curto e médio prazos. Em planos exclusivamente odontológicos a população coberta mais que sextuplicou neste mesmo período.

Os dados oficiais da ANS não permitem avaliações conclusivas sobre a população efetivamente atendida por sistemas fechados de saúde alternativos ao SUS.

Por um lado, certamente há nas estatísticas da ANS sobreposições de beneficiários participantes de mais de um plano assistencial ou ainda de participantes de planos médicos e odontológicos distintos. Por outro, existe um grau de subnotificação de beneficiários, até por operadoras não regulares.

Em outra abordagem, considera-se, como não contemplados pelas estatísticas oficiais da ANS, um número estimado de 15 a 20 milhões de beneficiários participantes de sistemas assistenciais de saúde vinculados a entidades de natureza pública ou ainda a autogestões operadas por órgãos de administração direta e autarquias, todos esses isentos de registro e de notificação de informações à agência regulatória. Registre-se que essas entidades utilizam redes credenciadas privadas de médicos, hospitais e serviços de diagnose, contando com sistemáticas operacionais de financiamento, de cobertura e de remuneração à rede prestadora semelhantes às dos planos de autogestão privada.

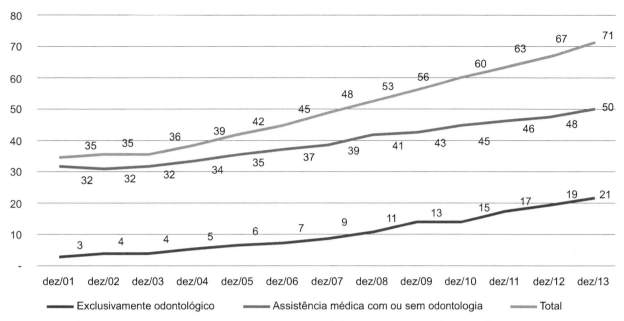

▲ **Figura 6.1** Beneficiários de plano de saúde por cobertura assistencial do plano, Brasil – 2001 a 2013. Fonte: Sistema de Informações da Saúde Suplementar – ANS/MS Mar/2014.

O mercado privado de assistência médica no Brasil regulado pela ANS movimentou cerca de R$ 22 bilhões em 2001. Em 2013, as receitas de todas as modalidades de planos e seguros privados de saúde, médicos e odontológicos atingiram R$ 110 bilhões (Quadro 6.2), ou 2,28% do PIB brasileiro no ano, segundo o Caderno de Informação em Saúde Suplementar da ANS de março de 2014.

Paralelamente ao crescimento do número de beneficiários de planos privados de assistência médico-hospitalar e/ou odontológica a partir dos primeiros anos do novo milênio, observa-se uma clara tendência de redução do número de operadoras decorrente de processos de encerramento de atividades e de consolidação do setor (Figura 6.2). Entre 2001 e 2013, o número de operadoras registradas reduziu-se quase 5% em média ao ano. Nos primeiros anos de regulamentação, os determinantes burocráticos de registro e operação, por si sós, levaram a uma redução do número de operadoras. Após 2007, a constituição de garantias de reservas levou a novo ciclo de encerramento de operações e aceleração de fusões.

Apesar de contabilizarem-se ainda cerca de 1.469 operadoras ativas atuando no setor em planos médicos ao final de 2013, apenas 51 delas eram responsáveis por cerca de 60,8% dos beneficiários de planos médico-hospitalares, sendo que 13,9% (201) sequer possuem beneficiários cadastrados. Oitenta por cento do total de beneficiários eram atendidos por apenas cerca de 168 operadoras. Cinco anos antes, em 2009, eram necessárias as 200 primeiras operadoras para se atingir 80% da massa atendida, exemplificando uma consolidação importante em curto espaço de tempo. Em odontologia, as dez primeiras, também em 2013, detinham quase 65% do mercado.

O crescimento da massa de beneficiários entre 2001 e 2013 ocorreu preponderantemente nas modalidades de planos exclusivamente odontológicos, cooperativas médicas e medicina de grupo, nesta ordem, conforme mais adiante detalhado por segmento, determinando, até dezembro de 2013, a seguinte distribuição de beneficiários (Figura 6.3), segundo modalidades de operadoras.

O índice ou taxa de cobertura de planos de saúde privados varia substancialmente entre as regiões do Brasil. No estado de São Paulo 45,2% da população total possuía planos privados de assistência médica em dezembro de 2013, enquanto o estado do Acre apresentava um índice de cobertura de apenas 5,8%. Assim, a região Sudeste concentrava 62,2% do total de beneficiários de planos médicos e odontológicos, contra apenas 3,85% da região Norte. A concentração de beneficiários tem relação direta com os volumes populacionais e a capacidade econômica da região, como pode ser verificado no Quadro 6.3.

Como paralelo à cobertura populacional segundo regiões, a grande maioria das mais de 14 operadoras de planos ativas em dezembro de 2013 concentrava-se na região Sudeste. Apenas os estados de São Paulo, Rio de Janeiro e Minas Gerais totalizavam 59,9% das operadoras em atividade (Figura 6.4).

▲ **Quadro 6.2** Crescimento de receitas de planos médico-hospitalares e do número de beneficiários destes planos no Brasil – 2001-2013.

Ano	Beneficiários (em milhares)	Receitas de planos (em R$ bilhões)
2001	34,7	22,0
2002	35,2	25,6
2003	36,4	28,7
2004	39,2	35,6
2005	41,6	37,3
2006	44,6	42,6
2007	48,5	52,2
2008	52,6	60,7
2009	53,9	65,8
2010	59,6	74,6
2011	63,4	84,7
2012	67,2	95,4
2013	71,0	110,5

Fonte: ANS (Caderno de Informação da Saúde Suplementar – Mar./2014).

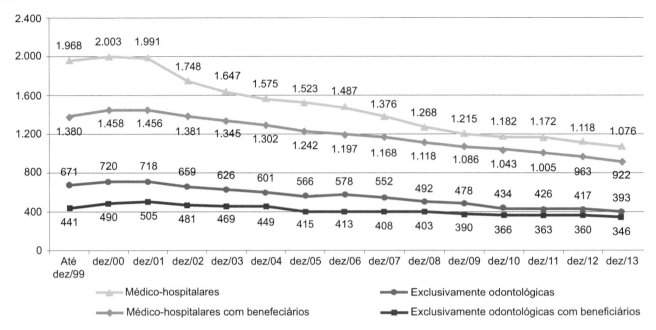

▲ **Figura 6.2** Evolução do registro oficial de operadoras privadas de planos no Brasil 1999 a 2013. Fonte: ANS (Caderno de Informação da Saúde Suplementar – Mar/2014).

A regulamentação dos planos, em seus capítulos iniciais, como veremos, teve como objeto principal e maior enfoque a regulação dos planos individuais ou familiares, com base no princípio de que o consumidor coletivo detinha maior poder de defesa e negociação. Em dezembro de 2013, apenas 19,8% dos 50,2 milhões de beneficiários de planos médico-hospitalares privados, ou cerca de 9,9 milhões de beneficiários, eram oriundos de adesão individual ou familiar.

Por princípios básicos, a legislação de planos criada a partir de 1998 não podia interferir em dispositivos contratuais estabelecidos anteriormente àquela data, já que o contrato, nesses casos, representava o principal instrumento jurídico entre as partes. Assim sendo, houve um claro esforço da ANS com vista à conversão de instrumentos antigos. Em que pese ainda envolverem, em dezembro de 2013, 12,1% dos beneficiários de planos privados de assistência médico-hospitalar com registro na ANS, esse índice se revelava bastante inferior ao de 71,4% de beneficiários participantes de planos anteriores à lei em dezembro de 2000.

Portanto, dados os limitantes anteriormente citados, a regulamentação atingia no total, em 2013, apenas uma fração populacional da massa atendida por planos de saúde privados, o que justificava os esforços do governo com vista ao desenvolvimento de modelo destinado à regulação das operadoras e não somente dos produtos (planos), envolvendo cada vez mais o aprimoramento de princípios e/ou garantias financeiras e qualitativas na operação de planos privados de assistência à saúde.

Medicina de grupo

Embora alguns dos atuais modelos de assistência médica suplementar privada, notadamente a autogestão, segmento de planos próprios, tenham raiz nas décadas de 1940 e 1950, pode-se atribuir, como marco original ou talvez conformacional dos atuais planos de saúde, a criação do denominado "convênio-empresa" e das empresas de medicina de grupo na década de 1960.

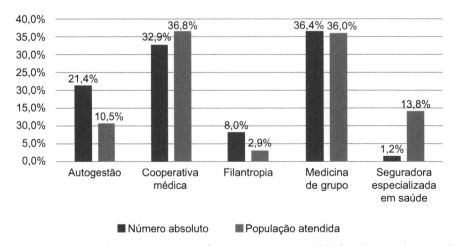

▲ **Figura 6.3** Distribuição de quantidade de operadoras e beneficiários segundo modalidades de operadoras médico-hospitalares, Brasil – Dez/2013. Fonte: Cadastro de Operadoras e Sistema de Informações de Beneficiários – ANS/MS Mar/2014.

Capítulo 6 | Estrutura dos Serviços Privados de Saúde no Brasil

Quadro 6.3 Índice de cobertura populacional em planos de assistência médico-hospitalar privados em alguns estados da Federação, Brasil – 2011-2013.

Estados	Beneficiários de planos médico-hospitalares* (dez./2013)	Taxas de cobertura em planos privados (%)** (dez./2013)	PIB *per capita* em 2011*** (em milhares de R$)
São Paulo	18,92	43,33	32,4
Rio de Janeiro	6,40	39,08	28,6
Distrito Federal	0,88	31,41	63,0
Espírito Santo	1,19	30,89	27,5
Minas Gerais	5,47	26,55	19,5
Paraná	2,66	24,19	22,7
Rio Grande do Sul	2,67	23,92	24,5
Santa Catarina	1,42	21,34	26,7
Bahia	1,62	10,77	11,3

Fonte:*Caderno de Informação da Saúde Suplementar – ANS/MS-Mar./2014;**http:www.ibge.gov.br/estatística/população/projeção_da_populacao/2013/default.shtm; ***IBGE – PIB Grandes Regiões do Brasil/Contas Regionais do Brasil, 2011.

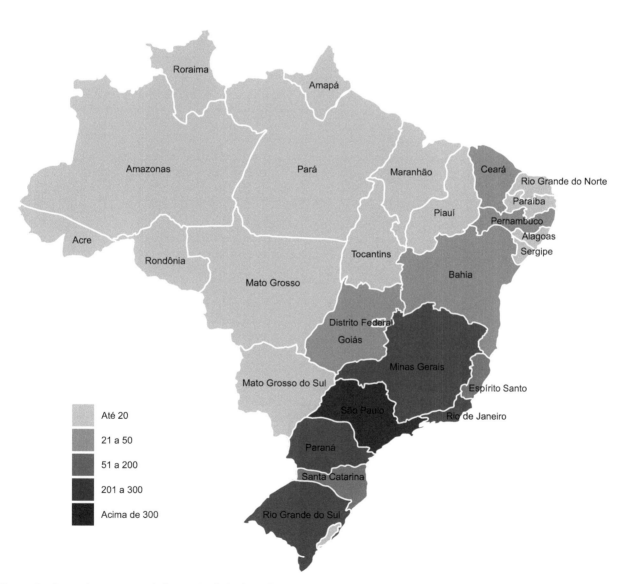

Figura 6.4 Operadoras em atividade por Unidade da Federação da Sede, Brasil – Dez/2013. Fonte: Caderno de Informação da Saúde Suplementar – ANS/MS-Mar/2014.

O primeiro convênio-empresa data de 1964, com a Volkswagen, havendo sido o modelo institucionalizado pelo Decreto-Lei 73 de 1966.

Em 8 de agosto de 1966, quando da criação da Associação Brasileira de Medicina de Grupo (Abramge), entidade representativa do segmento de empresas médicas, já se contabilizavam 80 empresas associadas, organizadas preponderantemente por proprietários e/ou acionistas de hospitais, muitas vezes médicos, derivando daí a denominação que recebem até hoje. O grande crescimento da modalidade de medicina de grupo deu-se na década de 1970.

Por ocasião da promulgação da Lei 9.656/98, a maioria das empresas de saúde não mais se caracterizava por deter serviços próprios, contratando, predominantemente, serviços médicos de terceiros através do credenciamento de médicos, hospitais e serviços especiais de diagnose e terapia. O mercado de empresas médicas, em 2014, contava com cerca de 270 hospitais próprios, totalizando mais de 25.800 leitos, o que representava, contudo, menos de 8% da dimensão da rede ofertada através de credenciamento de terceiros.

Com a extinção do Convênio-Empresa, a modalidade de medicina de grupo passou a ser preponderantemente financiada através de modelos de pré-pagamento *per capita*, diretamente por empresas, indivíduos ou famílias, modelo esse que em muito se assemelha, em estrutura e financiamento, às HMOs (*health maintenance organizations*) americanas.

A estabilização econômica, a partir de 1994, as exigências da Lei 9.656/98 e a onda de crescimento do mercado de ações após 2004 impulsionaram um movimento de consolidação do setor, com redução de quase 50% no número de empresas médicas nos primeiros 18 anos de lei, totalizando 344 grupos médicos registrados junto à ANS em 2014.

Entre 2004 e 2007, três empresas de medicina de grupo, direta ou indiretamente através de seus controladores, realizaram ofertas primárias de ações (IPOs), na Bolsa de Valores de São Paulo – Bovespa, liderando posteriormente uma onda de aquisições e fusões de empresas, uma novidade para o setor. Logo a seguir, em novembro de 2009, a incorporação da Medial pela Amil (duas das maiores empresas de medicina de grupo do país e ambas listadas na Bovespa) reeditou, no setor saúde, as fusões de grandes empresas que se processam nessa nova fase econômica do Brasil, criando a primeira megaempresa de medicina de grupo brasileira.

Assim como vinha acontecendo no segmento de seguro-saúde, a medicina de grupo também começa a observar a entrada do capital estrangeiro, mediante aquisições integrais de duas entre as três maiores operadoras do segmento. Ao final de 2012, a venda da Amil para a United Health (EUA) por R$ 9,92 bilhões precedeu também a aquisição da Intermédica pela Bain Capital (EUA) por divulgados R$ 2 bilhões no primeiro trimestre de 2014. Em 2014, inicia-se a operação do Mapfre Saúde, medicina de grupo controlada pela gigante de seguros espanhola.

Ao obrigar padrões elevados em coberturas assistenciais e ao limitar a possibilidade de controle e negativas das operadoras frente ao pedido médico, a nova legislação provocou automático aumento dos preços mínimos de planos ofertados, causando, como efeito inicial, uma retração do mercado privado como um todo. A adaptação do segmento de medicina de grupo foi relativamente rápida, com reinício de crescimento notadamente naquelas que optaram por privilegiar processos assistenciais verticalizados, controlando mais eficientemente o

acesso inicial (porta de entrada) através de seus ambulatórios próprios, ou gerindo melhor o alto custo assistencial ao referenciar para hospitais próprios os tratamentos de alta complexidade, como cirurgias cardíacas, ortopédicas ou neurológicas. Empresas como Amil, Intermédica, Hapvida, entre outras, são exemplos dessa opção assistencial que tem crescido por ofertar produtos com focos mais populares e mais atraentes, relativamente às outras modalidades, para a nova e emergente classe média.

As empresas de medicina de grupo têm como principais entidades representativas a Abramge, o Sindicato Nacional das Empresas de Medicina de Grupo (Sinamge) e o Conselho Nacional de Autorregulamentação das Empresas de Medicina de Grupo (Conange).

Cooperativas médicas

Como alternativa à "mercantilização da medicina", profissionais médicos criaram a primeira cooperativa de trabalho na especialidade, fundada em Santos em 1967 e baseada em princípios corporativistas, utilizando, como fundamento legal, instrumentos vigentes em legislação específica de cooperativas de trabalho junto ao Ministério da Agricultura. As metas pretendidas do modelo cooperativista médico sempre foram aquelas de preservar a prática liberal da medicina e de se contrapor ao "empresariamento" do setor.

Nessa modalidade, os médicos se encontram simultaneamente como "sócios" e prestadores de serviços, sendo remunerados pela produção individual e pela repartição dos resultados financeiros positivos obtidos pela cooperativa. Assim como na medicina de grupo, a quase totalidade do financiamento advém de planos de pré-pagamento para indivíduos, famílias, associações e empresas.

As denominadas Unimeds são o modelo mais representativo desse segmento, tendo cada entidade singular autonomia e estatuto próprio. São vinculadas a federações que, por sua vez, conformam uma confederação nacional.

A grande expansão do modelo de cooperativas médicas se deu fundamentalmente na década de 1980 através da multiplicação das entidades singulares independentes.

No final do milênio, o modelo cooperativista médico constituía o denominado "Complexo Empresarial Cooperativo Unimed", posteriormente denominado "Sistema Corporativo Unimed", composto não apenas por entidades singulares, mas também por diversas empresas criadas para gravitar ao redor do modelo, como corretoras, seguradoras, cooperativas de crédito, unidades de transporte aeromédico, entre outras. O novo milênio já se iniciava com o segmento de cooperativas médicas sendo a modalidade dê mercado de maior relevância enquanto participação financeira, movimentando mais de R$ 10 bilhões ao ano.

Quase 20 anos após a regulamentação dos planos, o sistema Unimed detinha mais de 1/3 do mercado suplementar médico, passando também a ser o segmento mais representativo em volume populacional, ultrapassando a modalidade de medicina de grupo, compreendendo 316 entidades singulares e cerca de 109 mil médicos cooperados e constituindo a modalidade de plano de saúde com a maior abrangência geográfica do país, atuando em 3/4 dos municípios da nação. Embora originário de cooperativas de trabalho, o sistema Unimed evoluiu para um grau considerável de verticalização de seus serviços, contando em 2014 com cerca de 106 hospitais próprios, serviços de *home care*, de diagnose e de pronto-atendimento em numerosas afiliadas.

Esta verticalização associada à presença nacional contribuiu para um novo ciclo de crescimento na primeira década do novo milênio, tornando-se a cooperativa a principal modalidade de planos médico-hospitalares, ultrapassando o segmento de medicina de grupo, e a de maior expansão populacional no período, com cerca de 135% de crescimento entre 2000 e 2013, contra 18,3% do crescimento vegetativo populacional no Brasil.

Seguro-saúde

Embora as raízes do seguro-saúde remontem ao Decreto-Lei de 1966, o segmento começou a tomar corpo apenas na segunda metade da década de 1980, com a entrada de grandes agentes financeiros no segmento de saúde, tendo como período de maior crescimento a década imediatamente seguinte, a de 1990.

Dois grandes fatores operacionais eram, na época, os diferenciadores das operadoras de seguros e de planos. Em primeiro lugar estava o princípio do "reembolso e livre escolha" e, em segundo, a questão da existência de fiscalização pela Susep, com obrigatoriedade de formação de reservas técnicas, capitais mínimos, critérios de solvência e liquidez, desde o início de operação de uma seguradora. Permanece até os dias atuais o princípio de livre escolha no seguro-saúde, ou, no máximo, de referenciamento da rede prestadora, como diferencial desse segmento especializado de seguro. A constituição de garantias financeiras, contudo, passou gradativamente a ser obrigatória para os demais segmentos.

No seguro-saúde existe a intermediação financeira de uma entidade seguradora, que, embora não preste, diretamente, assistência médico-hospitalar, cobre, segundo os termos da apólice do segurado ou contratante, os custos da assistência. O seguro pode ser feito tanto por pessoa física quanto jurídica em favor de pessoas físicas. O financiamento dessa modalidade também se dá através de um sistema de pré-pagamento, em que o contratante ou estipulante paga antecipadamente pelos serviços de assistência médica e tem direito à cobertura dos eventos previstos no contrato mediante ressarcimento ou reembolso das despesas incorridas.

O valor a ser pago, ou prêmio, tem origem em cálculo que leva em conta o risco de adoecimento frente a variáveis como idade, sexo, condições mórbidas preexistentes etc.

As empresas de seguro-saúde, já anteriormente sob a regulação da Susep, investem os prêmios em ativos, financeiros ou não financeiros, incluindo imóveis, mantidos como provisões técnicas (reservas técnicas) para financiar o pagamento (ressarcimento ou reembolso) de futuras indenizações por sinistros ou eventos de natureza médica e hospitalar, integrantes da apólice contratual.

Tornou-se rara, na modalidade de seguro-saúde a partir da década de 1990, a cobertura dos riscos apenas através de reembolso de valores pela livre escolha do segurado, sendo que a prática passou a ser a oferta de uma relação de médicos e hospitais "de referência", reduzindo indenizações e tornando o processo assistencial final muito similar aos modelos de rede credenciada das empresas de medicina de grupo e da rede cooperada das Unimeds. A diferença é meramente conceitual e invisível ao usuário, já que, na opção pelo uso da rede referenciada, o reembolso ao segurado passa a ocorrer mediante pagamento direto de valor pré-acordado como crédito direto, em conta corrente, ao referenciado.

No ano de 1995, de acordo com a Susep, as 130 empresas seguradoras arrecadaram R$ 14,3 bilhões em prêmios totais de seguros, dos quais R$ 2,1 bilhões (15,2%) corresponderam aos prêmios do "ramo saúde", coberto por cerca de 40 empresas. Em menos de 20 anos, em 2012, o mercado de seguro movimentava mais que 12 vezes o valor nominal de 1995, ou cerca de R$ 175,6 bilhões em prêmios, ficando o ramo saúde, então restrito a doze empresas seguradoras especializadas, em terceiro lugar entre os ramos elementares, com participação proporcional de apenas 10,6% do volume em prêmios, ou o total de R$ 18,6 bilhões.

A análise ano a ano do ramo saúde demonstra, conforme pode ser visualizado na Figura 6.5, que esse segmento especializado que crescera fortemente até o ano 2000, passa na segunda década do novo milênio a representar, proporcionalmente ao mercado segurador como um todo, menos da metade da participação proporcional que detinha ao final dos anos 1990, quando possuía a segunda posição em importância nos ramos ofertados e quase 25% de todo o volume transacionado no segmento de seguro.

O comportamento do segmento de seguro-saúde nos primeiros anos da primeira década do novo milênio foi o de retração, à semelhança das outras modalidades de operadoras de planos de saúde. No ramo de seguros ficou patente, porém, o receio frente ao novo

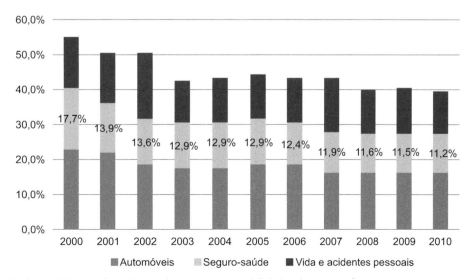

◢ **Figura 6.5** Evolução da participação dos prêmios das principais modalidades de seguros frente ao mercado segurador, Brasil 2000-2010. Fonte: *site* Fenaseg, Ago/2014.

órgão regulador – a ANS, em substituição à Susep –, que causou reflexos como (a) desinteresse e até retirada de operadoras estrangeiras do mercado, (b) consolidação do mercado e a redução de operadoras especializadas em seguro-saúde, e (c) parada total de oferta de seguros de saúde individuais ou familiares, permanecendo o foco apenas em planos empresariais.

O segmento volta a crescer no novo milênio, porém não na mesma proporção dos outros segmentos do mercado segurador como já salientado, observando-se cada vez mais a consolidação da participação do capital estrangeiro nesta modalidade, como na Sul América com participação minoritária do ING Group, holandesa, herdada da Aetna (EUA) em 2002, a Allianz, seguradora alemã que adquire a operação da AGF (FRA) em 2008, e a Caixa Seguro-saúde controlada pela CNP francesa, estreando no segmento de saúde em 2012.

O controle de preços imposto pela ANS, aliado às diversas medidas de regulação do acesso à assistência, refletiu na sinistralidade dos planos de seguros, outro fator desmotivador do segmento no início do novo milênio. Com índices de sinistralidade muitas vezes superiores a 85%, o pior entre as modalidades de mercado, o resultado líquido das seguradoras teria sido negativo não fossem as receitas financeiras (Figura 6.6).

A onda de crescimento econômico a partir de 2009 voltou a estimular o setor de seguro-saúde.

O seguro-saúde terá, contudo, que se reinventar na adoção de novas ferramentas de gestão, mais voltadas para o gerenciamento médico da atenção e do risco assistencial, com o objetivo de fazer frente, mesmo que parcial, a processos mais eficientes da concorrência resultantes da verticalização assistencial mediante os serviços próprios das modalidades de medicina de grupo e cooperativas.

Inicialmente representadas na Federação Nacional das Seguradoras (Fenaseg), as seguradoras passaram a integrar a Federação Nacional de Saúde Suplementar (Fenasaúde), entidade criada em 2007, que agrega também as maiores operadoras nos segmentos de medicina e odontologia de grupo. Em 2014, a Fenasaúde, que reunia apenas 16 empresas, compreendia mais de 1/3 dos beneficiários de planos privados de saúde e odontologia.

Autogestão

A modalidade de autogestão, ou autoprograma como preferem alguns, sempre existiu como alternativa de assistência médica suplementar a empresas, associações, cooperativas de usuários ou quaisquer outras entidades fechadas, para aquelas entidades dotadas de escalas populacionais de beneficiários suficientes para o "autosseguro" ou para a gestão própria e cobertura interna das oscilações dos riscos assistenciais.

Nos planos próprios de empresas, a atividade gerencial do sistema assistencial é realizada no âmbito das próprias empresas, ou ainda junto a entidades vinculadas especialmente criadas, como Caixas, Associações ou Fundações, para gerir o plano de saúde para seus empregados (associados), dependentes e, aqui, bem mais frequentemente que nas demais modalidades, também para agregados, pensionistas e aposentados.

Segundo dados de pesquisa referente a 2012 realizada pela União Nacional das Instituições de Autogestão em Saúde (Unidas), que abrangeu 79 grandes entidades de autogestão, representando mais de 3,9 milhões de beneficiários de autoprogramas ou 76% dos beneficiários da modalidade, apenas 16,2% das entidades não ofereciam planos para aposentados e um pouco menos de ¾ das empresas consultadas também estendiam o benefício a agregados, definidos como parentes de segundo e até terceiros graus, conforme estabelecido pela agência regulatória.

A Unidas é a entidade representativa do segmento, tendo sido criada em 2002 através da fusão de duas associações até então representativas do setor, a Associação Brasileira de Serviços Assistenciais de Saúde Próprios de Empresas (Abraspe), mais antiga, e o Comitê Integrado de Entidades Fechadas de Assistência à Saúde (Ciefas).

Este tipo de assistência caracteriza-se pelo caráter *não lucrativo*, sendo suas receitas utilizadas integralmente no custeio da própria atividade ou na formação de reservas. Esse custeio compreende o pagamento dos serviços médicos e hospitalares prestados pela rede credenciada e, também, das despesas com estrutura própria ou terceirizada incorridas na operação das entidades e planos de autogestão.

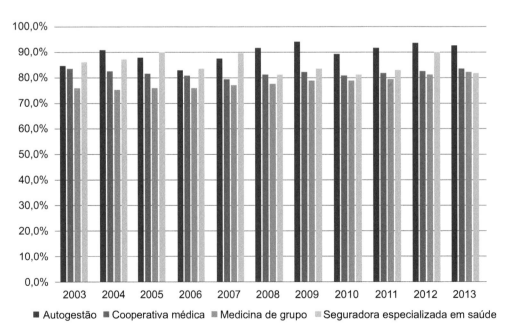

◢ **Figura 6.6** Evolução da sinistralidade entre as principais modalidades de operadoras médico-hospitalares, Brasil 2003-2013. Fonte: Caderno de Informação da Saúde Suplementar – ANS/MS Mar/2014.

Sem a finalidade lucrativa, a modalidade se caracteriza por mais amplas coberturas assistenciais, superiores ao previsto em lei, oferta de planos odontológicos associados na maioria das empresas e preocupação diferenciada com a qualidade assistencial. Até pela estabilidade dos quadros de seus beneficiários, torna-se mais efetiva e necessária, nesta modalidade, a prática de programas preventivos e de promoção à saúde.

O conceito de autogestão confunde-se erroneamente com o conceito de "autosseguro". Muitas empresas de grande porte optam pela contratação de planos por pós-pagamento junto a seguradoras ou empresas de medicina de grupo, os chamados planos administrados, ampliando ou até formatando as coberturas dos produtos conforme seu interesse, já que o sinistro é integralmente "bancado" pela própria contratante, que remunera a operadora contratada por um percentual do custo assistencial ou taxa administrativa *per capita* por vida incluída, além de repassar todas as despesas assistenciais incorridas por seus usuários junto à rede credenciada ou referenciada diretamente pela operadora. Na modalidade de plano administrado, variante de autosseguro da autogestão, a operadora responsável pelo plano (produto) junto à ANS é a própria empresa de medicina de grupo ou seguradora, já que, nesses casos, altera-se apenas o financiamento das operadoras por pós-pagamento, diferentemente do modelo predominante de pré-pagamento.

Dos 5,3 milhões de beneficiários do segmento de autogestão contabilizados em 2014 pela ANS, cerca de 70% estavam vinculados a empresas estatais ou ainda a caixas ou fundações de beneficiários de entidades públicas ou de empresas de economia mista. O restante tinha distribuição praticamente igual entre beneficiários vinculados a: (a) entidades associativas ou cooperativas de classe, (b) empresas privadas ou ainda (c) caixas e associações de beneficiários de empresas recém-privatizadas, notadamente dos setores de energia, bancário, telecomunicações e saneamento, demonstrando o predomínio do Estado como origem do segmento.

Pode-se dizer que o modelo de autoprogramas opera à semelhança das Caixas de Aposentadorias e Pensões (CAPs) e dos Institutos de Aposentadoria e Pensões dos Industriários (IAPIs), seus precursores naturais. Não por mero acaso, as autogestões de maiores dimensões, Cassi e Geap, têm história semelhante às das Caixas e dos Institutos. A Caixa de Assistência dos Funcionários do Banco do Brasil (Cassi), com fundação em 1944, contava com cerca de 710 mil beneficiários em 2014. A Geap – Fundação de Seguridade Social – teve origem em 1945, através da extensão do benefício de "Assistência Patronal", como inicialmente era conhecida, aos funcionários do IAPI, e foi posteriormente estendida a todos os trabalhadores e respectivos familiares do INPS. Em junho de 2014, a Geap oferecia assistência privada em saúde a mais de 627 mil beneficiários vinculados a cerca de 90 órgãos e entidades do funcionalismo público federal, incluindo 16 ministérios, entre eles os da Saúde e o da Previdência Social. Mais que 40% dos beneficiários da Geap tinha em 2014, acima de 60 anos, determinando que 1 em cada 20 beneficiários de plano de saúde médico-hospitalar com idade acima de 60 anos no Brasil é um associado da Geap.

O segmento de autogestão vem encolhendo comparativamente ao crescimento demográfico e mais ainda proporcionalmente aos demais segmentos de operadoras. Neste novo milênio a população atendida praticamente se manteve ao redor de 5,3 milhões de vidas. Reforçam a constatação da estagnação desta modalidade, a partir da Lei 9.656/96, as estatísticas das entidades precursoras da Unidas que apontavam, em conjunto, números ao redor de oito milhões de beneficiários no segmento em 1997.

A "desestatização", por privatizações ou redução de quadros, inibe o principal berço da modalidade, as empresas estatais. Paralelamente, políticas empresariais com foco em terceirização de atividades não finalísticas induzem a migração do benefício para outras modalidades, eventualmente para planos administrados, mantendo, contudo, o "autosseguro", ainda vantajoso em função da escala populacional.

Planos odontológicos

O segmento de planos odontológicos é quase tão antigo quanto o dos planos médico-hospitalares, mas foi só a partir do fim dos anos 1980 que algumas empresas passaram a oferecer serviços mais estruturados em amplitude e distribuição geográfica, com maior e crescente procura deste benefício por parte dos empregadores.

No período anterior à lei de planos de saúde, diferentemente da assistência médico-hospitalar suplementar, que já existia como principal opção ao sistema público, o modelo assistencial predominante no Brasil em odontologia era o *out of pocket* com a assistência oferecida diretamente pelos cirurgiões-dentistas a usuários, restrito, como consequência, à pequena parcela da população detentora de maior poder de compra.

O crescimento do segmento de planos odontológicos deu-se inicialmente como resultado de uma demanda crescente de desassistidos em função da carência e precariedade dos serviços públicos na especialidade e pelo crescente interesse de inclusão do benefício odontológico por empresas.

A Lei 9.656/98 e a regulamentação posterior causaram, aparentemente, reflexos positivos no segmento odontológico, em oposição aos efeitos inicialmente provocados pela regulamentação nos planos médicos. Acredita-se que a legislação tenha ajudado a promover maior qualificação do setor de odontologia, com redução do alto índice de informalidade até então presente, além do estímulo a melhores controles e práticas gerenciais em saúde dental.

A oferta do benefício odontológico decorrente da promulgação da Lei 9.656/98, a princípio restrito a grandes corporações, cresceu mais forte e continuamente em organizações de pequeno e médio portes a partir do ano 2002. Os planos coletivos odontológicos representavam 81,7% do total de beneficiários da modalidade em 2013.

Como novidade, no final da primeira década do novo milênio, surgia a venda mais individualizada e massificada desses planos, mediante estratégias de acentuada redução do prêmio médio e a oferta da modalidade junto a balcões com venda simplificada e desburocratizada, como cartões de crédito, contas de luz, cartões de descontos ou de loja de departamentos, os chamados planos de afinidade ou *affinity*.

Entre 2006 e 2007, assim como ocorrido com os grupos médicos, quatro empresas de odontologia de grupo, subsegmento que detém cerca de 50% dos beneficiários exclusivamente odontológicos, realizaram ofertas primárias de ações na Bovespa e passaram a liderar a onda de aquisições e fusões de empresas no setor.

Assim como na área médica, no final de 2009, Bradesco e Odontoprev se uniram para criar a primeira megaoperadora odontológica do país.

De acordo com a ANS, o segmento de planos exclusivamente odontológicos, que compreendia 2,7 milhões de beneficiários em dezembro de 2000, atingiu 20,9 milhões em março de 2014, ou seja, um crescimento de significativos 675% no período. Em 2001, esse segmento representava o equivalente a cerca de 10,4% da massa de beneficiários atendida por planos médico-hospitalares no país, proporção que se ampliou para aproximadamente 41,3% em março de 2014. Apesar dessa expansão, os índices de cobertura ainda eram baixos, em 2014, quando comparados a mercados mais maduros, como o dos EUA, o que permite inferir uma continuidade do crescimento ainda acelerado do setor.

Com 393 operadoras ativas em dezembro de 2013, segundo a ANS, o segmento de planos odontológicos apresentava-se em processo de consolidação (Figura 6.7). As dez maiores operadoras detinham 65% do total de beneficiários.

Regulamentação do setor suplementar de saúde

As principais distorções no mercado privado de saúde suplementar podem ser diretamente extraídas das listas de reclamações de usuários junto a órgãos de defesa do consumidor, decorrentes, em sua quase totalidade, da natureza dos contratos estabelecidos e das imposições das empresas operadoras não sujeitas a qualquer regulação até 1998. Podem ser destacadas as seguintes:

- Reajustes, por readequação inflacionária e/ou por mudança etária, excessivos ou até proibitivos nos preços dos planos
- Exclusões ou negativas de coberturas de procedimentos não justificadas, bem como descrições dúbias do benefício no instrumento contratual formal
- Excessos nos processos de regulação da assistência, com negativas arbitrárias de autorizações
- Desvios nas condições de admissão, carências, validade e de rescisão de contratos
- Descredenciamento de recursos prestadores ou insuficiência regional na oferta de rede ou de serviços específicos (procedimentos);

Ao arcabouço regulatório de defesa do consumidor de planos de saúde, deveriam ser acrescentadas, como prioridades no processo iniciado com a Lei 9656/98, questões relativas às garantias para operação no setor, tais como:

- O estabelecimento de condições de ingresso, operação e saída do setor, inclusive exigências de reservas ou garantias de capital
- A transparência dos modelos, envolvendo sistemáticas de envio e controle de informações cadastrais, contratuais, financeiras, estatísticas e qualitativas (técnicas) das operadoras e seus planos
- O relacionamento entre os sistemas público e privado, envolvendo também a questão do ressarcimento ao SUS
- O modelo e estrutura de fiscalização objetivando a efetividade da regulação
- O estímulo a processos gerenciais mais racionais e ao desenvolvimento de programas específicos de qualificação da assistência e de ações de promoção de saúde e prevenção de doenças.

Esses desafios, por curto período, ficaram a cargo do Ministério da Saúde, por meio da Secretaria de Assistência à Saúde/Departamento de Saúde Suplementar (Desas) e do Conselho de Saúde Suplementar (Consu), colegiado deliberativo interministerial. Também foi instituída a Câmara de Saúde Suplementar (CSS), órgão consultivo de caráter permanente com ampla participação de operadoras e agentes do setor suplementar, bem como de órgãos de defesa de consumidores e da sociedade.

Em 2000, entrou em operação a ANS, "órgão de regulação, normatização, controle e fiscalização das atividades que garantam a assistência suplementar à saúde", que tem "por finalidade institucional promover a defesa do interesse público na assistência suplementar à saúde, regulando as operadoras setoriais, inclusive quanto às suas relações com prestadores e consumidores, contribuindo para o desenvolvimento das ações de saúde no país".

Como agência reguladora, a ANS objetivou incorporar ao processo de regulamentação as vantagens do novo modelo de organização do Estado: (a) maior agilidade e poder de atuação, mediante maior autonomia política, administrativa e financeira,

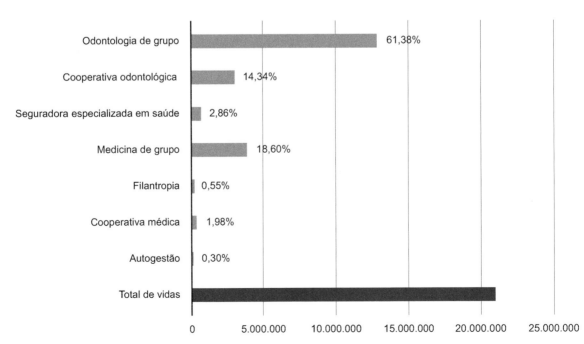

◢ **Figura 6.7** Distribuição de usuários de planos exclusivamente odontológicos, segundo modalidades de operadoras, Brasil dez/2013. Fonte: ANS, Caderno de Informação da Saúde Suplementar – Mar/2014.

com concomitante arrecadação própria; (b) decisões em Diretoria Colegiada nomeada com mandato definido e contrato de gestão e, por fim, (c) o poder jurídico conferido às agências reguladoras na efetivação de suas resoluções.

Diferentemente das agências da área de infraestrutura, a ANS não veio para regular uma atividade antes realizada por organizações estatais que foram privatizadas. Nesses outros setores, o Estado detinha toda a informação de produção e toda a tecnologia de regulação anterior. Pode-se dizer que a Anatel sucedeu a Telebras, assim como a Aneel, a Eletrobrás.

A ANS não sucedeu a órgão existente algum, diferindo inclusive da Agência Nacional de Vigilância Sanitária (Anvisa), que foi constituída a partir da antiga Secretaria de Vigilância Sanitária do Ministério da Saúde.

Passados quase 20 anos da Lei, apesar de questionamentos e controvérsias, pode-se afirmar que tanto a ANS quanto a regulamentação em geral, embora ainda de forma inicial ou incipiente, têm endereçado os principais pontos antes descritos.

Convém ressaltar aqui as limitações, já citadas, impostas ao processo de migração (conversão) de todos os contratos anteriores a 1999 para as novas regras e dispositivos legais. A resistência do mercado e o questionamento legal da retroatividade inviabilizaram a cobrança do cumprimento desse dispositivo, que foi revogado. Os contratantes, individuais ou coletivos, mantiveram os direitos de permanecer com seu plano antigo por tempo indeterminado e de requerer a conversão, a qualquer tempo, para um contrato novo (Figura 6.8).

Aos contratos antigos, foram incorporados, contudo, alguns dos direitos adquiridos pela nova regulamentação: (a) proibição de limites de consultas e suspensão de internação, inclusive em UTI; (b) proibição de rompimento unilateral para os contratos individuais e (c) controle dos reajustes para os contratos individuais.

Em adição, os usuários de planos antigos passaram a se beneficiar de maior controle sobre as operadoras, como descrito a seguir, nas diversas funções esperadas do novo processo e órgão regulatório.

Controle de reajustes de preços

É fato reconhecido que a inflação no setor de saúde, causada por fatores como o alto custo da incorporação de tecnologia em insumos, equipamentos e outros de ordem demográfica, como o envelhecimento da população, acabe sendo maior que a inflação nos demais setores. Essa é uma tendência histórica e mundial em que o Brasil não foge à regra.

A Lei 9.656/98 permitiu o controle dos reajustes anuais e das revisões técnicas exercido pela ANS desde sua criação. No modelo vigente no final da primeira década do milênio, tanto os reajustes quanto as revisões para reequilíbrio econômico-financeiro dos contratos coletivos eram livremente negociados pelas partes e apenas monitorados ou acompanhados pela ANS, em virtude da constatação da maior capacidade de negociação dos contratantes, normalmente empresariais.

Os reajustes dos planos individuais e familiares novos, ou pós-regulamentação, permanecem, no mesmo período, controlados pela ANS, que estabelece, em conjunto com os Ministérios da Saúde e da Fazenda, a política anual a ser adotada. A partir do ano 2000, a ANS fixou tetos máximos para estes reajustes (Quadro 6.4), passando a utilizar como indexador a informação obtida junto à média ponderada dos reajustes em planos coletivos, que, como afirmado, são livremente negociados entre contratantes e operadoras. Esse modelo mostrou-se tecnicamente competente, operacionalmente mais simples e de difícil questionamento pelas partes.

Foram também criadas alternativas de revisões conjuntas, ANS e operadora, objetivando o reequilíbrio econômico-financeiro de contratos individuais e familiares, ou ainda os coletivos por adesão, denominadas "Revisões Técnicas". O processo de revisão técnica restringe-se a planos com índice de utilização acima da média do mercado e da média da carteira de planos antigos da própria operadora, limitando-se à recomposição do equilíbrio das despesas médico-assistenciais.

A revisão técnica arbitrada pela ANS não leva, necessariamente, a uma revisão da mensalidade acima do fixado como teto ao mercado, podendo ser adotadas medidas alternativas como, por exemplo, a introdução de mecanismo de coparticipação ou a alteração da rede credenciada. Para os planos novos, a agência não admite a revisão técnica, por considerar que os produtos foram comercializados e tiveram seus preços determinados em conformidade com a atual legislação, bem como tendo em conta que eventuais desequilíbrios constituíam risco a ser assumido pelas operadoras.

Objetivando maior transparência e comparabilidade entre planos, a regulamentação também estabeleceu exigências na diferenciação de preços por faixas etárias para qualquer plano novo comercializado.

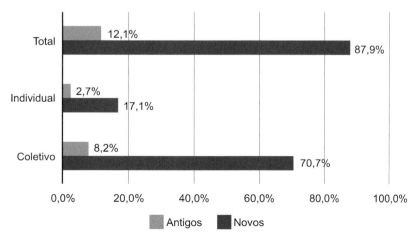

◢ **Figura 6.8** Distribuição de usuários de planos médico-hospitalares, de acordo com as modalidades de contratação e data dos planos, Brasil – Dez/2013. Fonte: Caderno de Informação da Saúde Suplementar, ANS/MS – Mar/2014.

Quadro 6.4 Reajustes autorizados pela ANS e variação inflacionária, Brasil 2000-2013.

Ano	Reajustes autorizados (%)	Reajustes acumulados (%)	IPCA no período (%)	IPCA acumulado (%)	IGP-M no período (%)	IGP-M acumulado
2000	5,42	5,42	5,97	5,97	13,87	13,87
2001	8,71	14,60	7,67	14,10	11,05	26,45
2002	9,39	25,36	12,53	28,39	8,88	37,68
2003	9,27	36,98	9,30	40,34	31,53	81,09
2004	11,75	53,08	7,60	51,00	7,04	93,84
2005	11,69	70,98	5,69	59,59	9,08	111,44
2006	8,89	86,17	3,14	64,60	−0,33	110,74
2007	5,76	96,90	4,45	71,93	4,40	120,02
2008	5,48	107,69	5,90	82,07	11,53	145,39
2009	6,76	121,73	4,31	89,92	3,64	154,32
2010	6,73	136,65	5,90	101,12	4,18	164,95
2011	7,69	154,85	6,50	114,20	9,77	190,83
2012	7,93	175,06	5,83	126,69	4,26	203,22
2013	9,04	199,92	5,91	140,08	6,22	222,08

IPCA, índice nacional de preços ao consumidor amplo; IGP-M, índice geral de preços do mercado. Fonte: Agência Nacional de Saúde Suplementar (ANS) e FGV.

A partir de janeiro de 1999, passaram a ser admitidas apenas sete faixas etárias, padronizadas com intervalos de dez anos; excetuando-se a primeira, de zero a 17 anos.

A Lei 9.656/98 proibiu também a variação de preços em função de mudança de faixa etária após os 60 anos de idade, desde que o usuário se encontre há mais de dez anos no plano. Para os usuários de planos antigos, prevaleceram as cláusulas contratuais, exceto para usuários com mais de 60 anos de idade e mais de dez anos de plano, para os quais ficou assegurada a diluição, em dez anos, da variação de preço por faixa etária constante do contrato.

Foi também fixado, pela primeira vez no Brasil, um múltiplo máximo de valor, estabelecido em seis vezes, entre os prêmios da primeira e da última faixas etárias definidas em lei, o que determinou um mecanismo automático de cofinanciamento da população mais idosa pela mais jovem, que, na prática, atinge variações superiores a dez vezes. Esse mecanismo, denominado por alguns como "pacto intergeracional", é ainda inferior ao recomendado pela NAIC (National Association of Insurance Commissioners) em alguns estados dos EUA. Objetivando incentivar a cobertura de seguro médico de pequenas empresas e de grupos vulneráveis em função da estrutura etária dos segurados, a recomendação nos EUA é a de que o prêmio de um idoso deva ser somente duas a três vezes e meia superior ao prêmio de um jovem.

Em janeiro de 2002, existiam 3,3 milhões de beneficiários idosos (com 60 anos ou mais) e 27,9 milhões de não idosos (com menos de 60 anos) em planos de assistência médica. Houve aumento de 60% até dezembro de 2013 na quantidade de não idosos paralelamente a um aumento maior entre os idosos, de cerca de 72%, como provável reflexo direto da medida estabelecida.

Garantia da cobertura e dos direitos dos consumidores

O principal objetivo da legislação foi, sem dúvida alguma, garantir os direitos individuais dos contratantes de planos de saúde. Para muitos, a Lei 9.656/98 pode ser interpretada como um "código de defesa do consumidor de planos de saúde". Com efeito, foi na dimensão da expansão das garantias de coberturas assistenciais previstas pela regulamentação de planos para contratos novos que ocorreram os mais importantes e significativos avanços.

O primeiro e maior destaque legal se encontra na proibição da comercialização de planos com cobertura inferior à do "plano referência", ressalvada a segmentação admitida pela própria lei (ambulatorial, hospitalar com e sem obstetrícia e odontológico). Como já citado, o plano referência, enquanto conceito de produto de assistência integral à saúde, passou a ser o único modelo de plano aprovado para a comercialização a partir de 1999. A lei proíbe a venda de qualquer novo plano (produto) de saúde que implique redução ou exclusão de coberturas assistenciais.

> "Art. 10. É instituído o plano referência de assistência à saúde, com cobertura assistencial médico-ambulatorial e hospitalar, compreendendo partos e tratamentos, realizados exclusivamente no Brasil, com padrão de enfermaria, centro de terapia intensiva, ou similar, quando necessária a internação hospitalar, das doenças listadas na Classificação Estatística Internacional de Doenças e Problemas Relacionados com a Saúde, da Organização Mundial de Saúde, respeitadas as exigências mínimas estabelecidas no art. 12 desta Lei."

A definição legal abrange assim o conceito de atenção integral às doenças e problemas listados na CID, remetendo à ANS e a regulamentação posterior a definição do arsenal terapêutico a ser oferecido, ou especificamente a cobertura a procedimentos específicos. O "rol de procedimentos", regularmente atualizado e editado pela ANS, constitui a listagem dos eventos em saúde cuja cobertura veio a ser garantida a todos os usuários de planos adquiridos a partir de janeiro de 1999.

A primeira edição de regulamentação do rol de procedimentos médicos adotou como base lógica a tabela de honorários sugerida pelo segmento de autogestões, que possuía origem na então lista de procedimentos médicos editada pela Associação Médica Brasileira. Pode-se afirmar que a grande maioria dos procedimentos reconhecidos na prática médica estava presente no rol editado pela legislação inicial, à exceção das exclusões em transplantes mais complexos que os previstos de rim ou córnea, procedimentos estéticos e aqueles visando à inseminação artificial.

O rol de procedimentos odontológicos é equivalente ao rol médico e foi elaborado para regulamentar os eventos em odontologia em consonância com os artigos 10 e 12 da Lei 9.656/98. Diferentemente da área médica, a cobertura de referência restringiu-se a procedimentos preventivos e terapêuticos básicos em odontologia, não obrigando a oferta a procedimentos e técnicas mais complexos, como a implantodontia ou uso de materiais especiais ou nobres.

Ambos os róis são revisados periodicamente por câmaras técnicas designadas especificamente para esse fim, que contam com a participação de representantes dos diversos segmentos da sociedade envolvidos na assistência à saúde suplementar.

Complementarmente ao rol, a legislação trouxe outras definições de abrangência de cobertura, com notáveis avanços frente às práticas de mercado até 1998, podendo-se citar:

- A obrigatoriedade de cobertura a *urgências e emergências*, definindo a proibição de carências nestes casos (máximo de um dia), bem como vedando a imposição prévia de autorizações nestes eventos
- A definição de *lesão ou doença preexistente* limitando o período dessas exclusões contratuais a 24 meses, no máximo, e os eventos, apenas àqueles previstos em rol de procedimentos específicos ou de alta complexidade
- O estabelecimento de *prazos máximos de carências*, em um dia, como citado, para urgências e emergências, e 300 dias para partos a termo e 180 dias para os demais procedimentos
- O *impedimento de cláusula de agravo* (cobertura parcial temporária) *e de carências* para planos com regime de contratação coletiva empresarial, com número de participantes maior ou igual a 50 (cinquenta)
- A cobertura obrigatória de despesas *com procedimentos vinculados a transplantes*, incluindo as despesas assistenciais com doadores vivos e das despesas com captação, transporte e preservação dos órgãos
- A cobertura a tratamentos clínicos ou cirúrgicos em *obesidade mórbida*
- A *cobertura de despesas de acompanhante* em internações, no caso de pacientes menores de idade ou maiores de 65 anos
- A *vedação a limitação de prazos, valor máximo ou quantidade* de consultas, procedimentos de diagnose ou tempo de internação ou de UTI, desde que necessários ou prescritos pelo médico assistente
- A *garantia de acesso à acomodação privativa, ou em nível superior,* sem ônus adicional ao usuário, no caso de internamento com indisponibilidade de leito hospitalar nos estabelecimentos próprios ou credenciados pelo plano
- A *garantia de reembolso*, nos limites das obrigações contratuais, das despesas efetuadas pelo beneficiário com assistência à saúde, em casos de urgência ou emergência, quando não for possível a utilização dos serviços referenciados pelas operadoras, pagáveis no prazo máximo de 30 dias após a entrega da documentação adequada
- O compromisso para com os consumidores quanto à *manutenção ou substituição, ao longo de toda a vigência dos contratos, dos prestadores contratados*, referenciados ou credenciados no momento da comercialização do plano.

Como garantias adicionais estendidas a todos os contratos, relativamente a aspectos de inclusão, manutenção ou exclusão de beneficiários, merecem destaque:

- O *impedimento à recusa de beneficiários na admissão* ao plano em razão da idade do consumidor, da condição de pessoa portadora de deficiência ou de qualquer outro argumento
- A *normatização e a padronização dos contratos*, regulamentos ou condições gerais dos planos, nos termos da lei e com clareza nos aspectos relativos às condições de admissão, início da vigência, períodos de carência, região de abrangência, franquias, prêmios, reajustes, percentuais de coparticipação do consumidor, entre outros
- A *inscrição assegurada ao recém-nascido*, filho natural ou adotivo do consumidor, como dependente, isento do cumprimento dos períodos de carência, desde que a inscrição ocorra no prazo máximo de 30 dias do nascimento ou da adoção
- A *inscrição de filho adotivo*, menor de 12 anos de idade, aproveitando os períodos de carência já cumpridos pelo consumidor adotante
- A garantia de permanência do dependente, em caso de morte do titular
- O *direito de permanência como beneficiários*, nas mesmas condições de cobertura assistencial que gozavam quando da vigência do contrato de trabalho, em prazos variáveis na forma da lei, para *aposentados e demitidos sem justa causa*, que contribuíram para planos coletivos de assistência à saúde
- A *proibição à suspensão ou rescisão unilateral do contrato*, salvo por fraude ou por não pagamento da mensalidade, e esta ainda por período superior a 60 dias
- A proibição à suspensão ou à *rescisão unilateral do contrato*, em qualquer hipótese, durante a *ocorrência de internação do titular*.

A normatização de aspectos operacionais em regulação assistencial acrescenta ainda como garantias ao contratante:

- A proibição ao estabelecimento, em casos de internação, de *fator moderador em forma de percentual por evento*, com exceção das definições específicas em saúde mental, garantindo sempre o direito à previsibilidade de despesas pelo consumidor
- Impedimento da *adoção de valores máximos ou teto de remuneração*, no caso de cobertura a patologias ou eventos assistenciais
- Proibição ao estabelecimento de *mecanismos de regulação diferenciados* por usuários, faixas etárias, graus de parentesco ou outras estratificações dentro de um mesmo plano
- Impedimento a *negativas de autorização* de procedimento *por não pertencer* o *profissional solicitante à rede própria*, credenciada, cooperada ou referenciada da operadora
- Não permissão de estabelecimento de *coparticipação ou franquia que caracterize financiamento significativo ou integral* do procedimento pelo usuário, ou fator restritivo grave ao acesso aos serviços
- Obrigação à *informação clara e prévia* ao consumidor, no material publicitário do plano ou seguro, no instrumento de contrato e no livro ou indicador de serviços da rede, dos mecanismos de regulação adotados, especialmente os relativos a fatores moderadores ou de coparticipação e de todas as condições para sua utilização, bem como os mecanismos de "porta de entrada", direcionamento, referenciamento ou hierarquização de acesso aos serviços

- Garantia de *acesso dos beneficiários* de planos privados de assistência à saúde aos serviços e procedimentos definidos no Rol de Procedimentos e Eventos em Saúde da ANS para atendimento integral das coberturas previstas na legislação no município onde o beneficiário os demandar, desde que seja integrante da área geográfica de abrangência e da área de atuação do plano contratado, definindo *prazos máximos de atendimento* segundo grupos de eventos.

Integração público-privada

No quesito relacionamento entre os sistemas público e privado, a ANS e a regulamentação ainda se encontravam, em 2014, muito distantes das necessidades e ambições iniciais.

O ressarcimento ao SUS foi um instrumento criado com a finalidade de arrecadação financeira, cuja proposta inicial não contemplava qualquer ideal de integração público-privada.

A legislação de 1998 estabeleceu que deveriam ser ressarcidos, pela operadora ao Sistema Único de Saúde, os atendimentos feitos na rede credenciada do SUS a usuários de planos privados de assistência à saúde, desde que incluíssem procedimentos com cobertura prevista nos respectivos contratos privados.

Nos contratos ditos "novos", ou celebrados após janeiro de 1999, as exclusões ao ressarcimento foram limitadas ao período de carência, à cobertura parcial temporária, à área de abrangência do contrato e à segmentação (ambulatorial ou hospitalar). Nos contratos antigos, as exclusões ao ressarcimento abrangiam aquelas previstas nos instrumentos formais entre as partes.

O ressarcimento passou a ser cobrado com base na Tabela Única Nacional de Equivalência de Procedimentos (Tunep), em valores superiores à tabela SUS. Destes valores, o Fundo Nacional de Saúde reembolsa o montante pago pelo SUS e o prestador de serviço do SUS recebe a diferença entre a Tunep e a tabela SUS.

O ressarcimento foi efetivado a partir do desenvolvimento de um sistema de informações capaz de cruzar o cadastro de beneficiários enviados pelas operadoras, com a movimentação de atendimento do SUS.

O resultado em arrecadações do modelo foi, nos anos iniciais de sua implantação, inferior a 20% do montante indicado para ressarcimento. Esses resultados modestos resultaram de informações incompletas em dados cadastrais de operadoras e no sistema SUS, bem como de recusas de pagamento pelas operadoras através de recursos e de ações judiciais sobre as cobranças.

Condições de ingresso, fiscalização, operação e saída do setor

A ANS foi responsável pela regulamentação das condições de ingresso, fiscalização, funcionamento e saída de operação de empresas que atuam no setor de saúde privado.

Nesse aspecto da regulação, as normas estabelecidas não diferenciam as empresas que já operavam antes da regulamentação daquelas que foram constituídas após a Lei 9.656/98. A nova legislação atinge, assim, o conjunto de operadoras do mercado, fixando os mecanismos de transição.

Pontos de destaque na regulamentação e ações da ANS são descritos a seguir.

◢ **Registro de operadoras.** A entrada em vigor da lei permitiu o estabelecimento de um controle inicial, limitado, ao obrigar à obtenção de registro provisório as empresas que operavam ou viessem a operar. As exigências para autorização de funcionamento e as condições de operação e de saída do setor ficaram pendentes da elaboração de regulamentação posterior.

◢ **Plano de contas padrão e publicação de balanços.** Uma das ações regulatórias da ANS foi instituir um plano de contas padrão para as operadoras, trazendo uniformidade no tratamento contábil das operações do setor. Visando maior transparência da situação das operadoras, em conformidade com o estabelecido na Lei 9.656/98 e na Resolução Normativa 27, a ANS responsabiliza-se pela coleta e publicidade das demonstrações contábeis das operadoras de pequeno porte, ou com menos de 20.000 beneficiários. As demais passaram a publicá-las no Diário Oficial da União ou do Estado, conforme o lugar em que esteja situada a sede da companhia, e em outro jornal de grande circulação editado na localidade em que se situa a sede da operadora.

◢ **Garantias e provisões técnicas.** Foram definidas regras para a constituição de garantias financeiras pelas operadoras: provisão de risco, capital mínimo e índice de giro operacional. Por ser um mercado com regulamentação recente, para as operadoras de modalidades distintas das seguradoras especializadas em saúde, a ANS definiu metas anuais de garantias financeiras, com horizonte de 6 anos para alcançar-se a totalidade das mesmas. As seguradoras, por terem uma atividade anteriormente regulada pela Susep, já se encontravam com as provisões estabelecidas.

◢ **Transferência de carteira.** Regulamentou-se a transferência de carteira entre operadoras, desde que mantidas integralmente as condições dos contratos vigentes, inclusive quanto à data de aniversário do reajuste da contraprestação pecuniária, sendo vedado qualquer estabelecimento de carência adicional.

◢ **Transferência de controle (acionário/societário).** Qualquer transferência de controle societário deve ser previamente aprovada pela ANS, antes se dar entrada na Junta Comercial, conforme regulamentação específica.

◢ **Fiscalização.** A fiscalização passou a ser exercida pela apuração de denúncias e representações, bem como por desvios detectados no monitoramento pelos sistemas de informações, com consequentes diligências nas operadoras. A aplicação das multas contra a operadora infratora busca inibir sua repetição, mas, não sendo uma instância do Poder Judiciário, a ANS não detém instrumentos para garantir a reparação do dano individual. Assim, uma denúncia à ANS pode gerar, após o devido processo, multa pecuniária, sendo que a reincidência caracteriza insubmissão, permitindo a intervenção da agência. Em casos extremos, a ANS pode optar pela liquidação extrajudicial da operadora.

◢ **Termo de compromisso de ajuste de conduta.** Operadoras com alta incidência de denúncias e multas relativas a infrações de condições contratuais ficaram sujeitas a firmar Termo de Compromisso de Ajuste de Conduta (TCAC), comprometendo-se a corrigir falhas contratuais, inclusive de forma, como na falta de clareza em cláusulas contratuais.

◢ **Plano de recuperação.** A ANS passou a exigir que a operadora submeta um Plano de Recuperação capaz de reequilibrar sua operação a partir da análise de desempenho econômico-financeiro indicativo dessa necessidade. Entre outras medidas de saneamento administrativo e financeiro, pode ser apresentada a necessidade de um aporte de capital por parte dos controladores da operadora.

◢ **Regimes especiais (direção fiscal e técnica, liquidação extrajudicial).** A direção fiscal ou técnica da operadora passou a ser determinada quando a ANS constata irregularidades graves, risco de não continuidade das condições assistenciais ou, ainda, a não aprovação ou descumprimento de plano de recuperação. A partir da sua instalação, a administração da operadora passa a ser acompanhada e controlada por representante designado pela agência. Em adição, na direção fiscal, os bens dos controladores ficam indisponíveis. Este modelo de intervenção é encerrado quando a operadora demonstra condições de recuperação ou o contrário, podendo ainda ocasionar: (a) o cancelamento de registro da operadora, nos casos em que não há usuários ou débitos com prestadores, (b) liquidação extrajudicial, nos casos de incapacidade de recuperação da operadora, (c) falência ou (d) alienação compulsória de carteira.

◢ **Alienação compulsória de carteira e leilão.** A ANS pode determinar a alienação compulsória da carteira, objetivando garantir a continuidade assistencial à massa de beneficiários. A alienação é determinada para as operadoras, em regime de direção fiscal, que não demonstram capacidade de recuperação. Não se efetivando a alienação compulsória, a própria agência determina o leilão da carteira, buscando operadoras que se comprometam a manter as condições contratuais dos usuários por um período mínimo de 30 dias e lhes ofereçam ingresso em seus planos sem carências.

◢ **Cancelamento de registro.** O cancelamento de registro passou a ocorrer por determinação da ANS, geralmente a partir das ações de fiscalização indireta, ou por solicitação da operadora. Para solicitar o cancelamento, a operadora necessita demonstrar que não comercializa planos, não dispõe de beneficiários e não possui débitos com prestadores.

Informação e gestão da qualidade assistencial

Neste terceiro momento da regulamentação dos planos de saúde, contempla-se a atuação, complementar às atividades de controle e fiscalização, sobre a qualidade e a eficiência do sistema suplementar de saúde.

Como suporte a toda atividade de normatização, monitoramento, fiscalização e intervenção foi construído um sistema de informações cadastrais, contratuais, financeiras e estatísticas, que tem permitido avanços expressivos com vista à análise qualitativa do setor, servindo, ao mesmo tempo, como subsídio para o desenvolvimento de planos e ações estratégicas na dimensão qualidade do setor.

O sistema compreende os seguintes subsistemas de informações periódicas e obrigatórias, que se veem em contínuo aprimoramento:

- *Sistema de informações de beneficiários (SIB)*: dados fornecidos mensalmente sobre a movimentação de inclusão, alteração e cancelamento de beneficiários de planos privados de saúde
- *Sistema de cadastro de operadoras (Cadop)*: controle dos registros das operadoras de planos privados de saúde, incluindo registro, CNPJ, endereço, natureza, classificação, modalidade, representantes, administradores, composição de capital e tipos de taxas
- *Sistema documento de informações periódicas (Diops)*: formulário cadastral e econômico-financeiro enviado trimestralmente, contemplando o extrato do plano de contas padrão
- *Sistema de registro de produtos (RPS)*: cadastro das solicitações de registro de planos privados de assistência à saúde, incluindo os estabelecimentos de saúde que compõem suas redes credenciadas

- *Sistema de informações de produtos (SIP)*: constituído para que as operadoras de planos privados de saúde passassem a enviar, trimestralmente, informações estatísticas e nosológicas sobre a assistência prestada aos beneficiários.

Paralelamente, a agência passou a enfatizar, nessa nova perspectiva de regulação do setor, a qualificação dos elementos envolvidos. Os sistemas de informação buscam qualificar: (a) a ANS, enquanto gestora e reguladora de um sistema que deve produzir saúde, (b) operadoras para gestoras em saúde, (c) prestadores a produtores de cuidados, e (d) usuários a beneficiários com consciência sanitária.

Um primeiro ponto de atuação é a avaliação de qualificação através dos dois componentes iniciais: operadoras e ANS.

Considera-se que a avaliação das operadoras conviria nas seguintes áreas: atenção à saúde, econômico-financeira, estrutura e operação e satisfação dos usuários.

Quanto ao órgão regulador, pretende-se avaliar seu desenvolvimento institucional e os processos regulatórios.

No que diz respeito à atenção à saúde, o desafio consiste em instituir um modelo de regulação, com processos e práticas novas que induzam à mudança da lógica vigente e ao aprimoramento do setor, particularmente no acompanhamento da produção do cuidado. Nesse sentido, no âmbito da informação, o desafio está na construção e coleta confiável de indicadores de morbimortalidade, nosológicos e de impactos (resultados) em saúde, bem como na certificação da rede de atenção e mensuração de ações de promoção e prevenção de saúde, sem descuidar do estímulo a programas preventivos e pertinentes a projetos de qualificação.

Os componentes de qualidade das operadoras e de avaliação institucional passaram a ser aferidos, a partir de 2006, por índices de desempenho, mediante indicadores desenvolvidos gradual e progressivamente pela ANS.

O índice final de desempenho de cada operadora, inicialmente idealizado, varia de zero a um, e é construído a partir dos indicadores específicos (pontuação obtida/pontuação estabelecida), índice da operadora em cada uma das dimensões já citadas e, por fim, índice de desempenho da operadora (IDSS), conforme a seguinte ponderação inicialmente proposta: (ID atenção à saúde $\times$ 0,5) + (ID econômico-financeiro $\times$ 0,3) + (ID estrutura e operação $\times$ 0,1) + (ID satisfação do usuário $\times$ 0,1). É importante ser registrado que o percentual de operadoras nas duas melhores faixas do IDSS tem mostrado uma série histórica de evolução qualitativa constante, com aumento de 16,7% do total de operadoras com boas pontuações em 2009 para 62,8% em 2013, o que revela, dado o conteúdo dos indicadores avaliados, a efetividade deste controle.

Embora não tenha atuação sobre prestadores de serviços, a ANS editou, em 2011, a resolução que dispõe sobre a instituição do "Programa de Monitoramento da Qualidade dos Prestadores de Serviços na Saúde Suplementar", o denominado QUALISS. O QUALISS consiste em um sistema de medição para avaliar e estimular a qualidade dos prestadores de serviço na saúde suplementar, por meio de indicadores objetivando disseminar informações sobre a qualidade assistencial. Foi estruturado inicialmente em dois componentes, um de divulgação da qualificação dos prestadores e um referente ao monitoramento da qualidade dos mesmos prestadores de serviços.

Os grandes desafios para a ANS a partir de 2010 se encontram, portanto, no desenvolvimento, aprimoramento e acompanhamento da qualidade e eficiência do sistema suplementar de saúde e em sua capacidade de atuar como agente catalisador da transformação necessária e desejada do setor. A própria ANS define como eixos temáticos de construção e evolução a garantia de acesso e qualidade assistencial, a sustentabilidade do setor, o relacionamento entre operadoras e prestadores, o incentivo à concorrência, a garantia de acesso à informação, a integração pública e privada, além da própria governança regulatória.

Referências bibliográficas

Agência Nacional de Saúde Suplementar/MS: *Aspectos econômico-financeiros das operadoras de planos de saúde: 2005*. Anuário ANS – Ano 1 (jun. 2006).

Agência Nacional de Saúde Suplementar/MS: *Caderno de Informação da Saúde Suplementar: beneficiários, operadoras e planos* – Ano 1 (mar. 2006); Ano 8 (mar. 2014). Rio de Janeiro: ANS, 2006-2014.

Agência Nacional de Saúde Suplementar/MS: *Foco saúde suplementar*. Rio de Janeiro: ANS, mar. 2014. 83 p.

Agência Nacional de Saúde Suplementar/MS: *Integração do setor de saúde suplementar ao sistema de saúde brasileiro*. Rio de Janeiro: ANS, 2001. 35 p. il.

Agência Nacional de Saúde Suplementar/MS: *O impacto da regulamentação no setor de saúde suplementar*. Rio de Janeiro: ANS, 2001. 43 p. il. (Série ANS; n.1).

Agência Nacional de Saúde Suplementar/MS: *Regulação & Saúde: estrutura, evolução e perspectivas da assistência médica suplementar*. Rio de Janeiro: ANS, 2002. 264 p. (Série C. Projetos, Programas e Relatórios: n.76).

Agência Nacional de Saúde Suplementar/MS: *Regulação & Saúde – Planos Odontológicos: uma abordagem econômica no contexto regulatório*. Rio de Janeiro: ANS, 2002. 272 p. (Série Regulação e Saúde; v.2).

Associação Brasileira de Medicinas de Grupo – ABRAMGE. *Informação Setorial*, Disponível em: http://www.abramge.com.br/InformacaoSetorial.

Federação Nacional das Seguradoras – FENASEG. *Estatísticas*. Disponível em: http://www.fenaseg.org.br/main.asp?View.

Lima, CM; Lopes JR; Pfeiffer, RAC. *Saúde e Responsabilidade: seguros e planos de assistência privada à saúde*. São Paulo: Editora Revista dos Tribunais, 1999 (Biblioteca de direto do consumidor: v 13).

Ministério da Saúde. Simpósio: *Regulamentação dos Planos de Saúde, 28 e 29 de agosto de 2001*. Rio de Janeiro:, 2003. 170 p. – (Série D. Reuniões e Conferências)

Montone, J. *Evolução e Desafios da Regulação do Setor de Saúde Suplementar*. Ministério da Saúde, Agência Nacional de Saúde Suplementar – Rio de Janeiro: ANS, 2003. 72 p.: tabs. (Série ANS, 4).

Portal Nacional UNIMED Brasil. *Dados Estratégicos do Sistema Unimed*. Disponível no: http://www.unimed.com.br/pct/index.jsp?cd_canal=49146&cd_secao=49112.

Sabatovski, E. *Planos e Seguros de Assistência à Saúde*. Curitiba: Juruá, 2ª ed., 1999.

Torres, Perrin, Foster e Croscy (1987 e 1994) apud MEDICI, AC. El desafio de la descentralización: financiamento publico de la salud em Brasil. Washington, DC: BID, 2002. p. 135.

União Nacional das Instituições de Autogestão em Saúde – UNIDAS. *Autogestão em saúde no Brasil: 1980-2005: história da organização e consolidação do setor:* São Paulo. 2005.

União Nacional das Instituições de Autogestão em Saúde – UNIDAS. *Pesquisa Nacional Unidas 2006*. São Paulo, 2007. 47 p.

União Nacional das Instituições de Autogestão em Saúde – UNIDAS. *Pesquisa Nacional Unidas 2012*. São Paulo, 2014. 53 p.

Portal Nacional UNIMED Brasil. *Dados Estratégicos do Sistema Unimed*. Disponível no: http://www.unimed.com.br/pct/index.jsp?cd_canal=49146&cd_secao=49112.

PARTE 2

Gestão na Assistência à Saúde

Decisão e Formulação de Políticas | Imposições do Contexto Administrativo

Paulo Roberto de Mendonça Motta

Novas expectativas e complexidade na decisão pública

O objetivo de novas políticas e ações das organizações de saúde tem sido o de reforçar a sustentabilidade dos sistemas de proteção, garantindo maior inclusão social e acesso aos serviços.

No entanto, as instituições do setor saúde enfrentam, além dos problemas tradicionais, alguns desafios contemporâneos. Às dificuldades de acesso e de atendimento, com qualidade e celeridade, se adicionam novos desafios, como maior complexidade da gestão pela acentuada colaboração público-privada. Ademais, a introdução de novas tecnologias e a crescente demanda por serviços mais complexos concorrem para o aumento dramático dos custos.

Atualmente reforçam-se demandas populares e políticas sobre a qualidade dos serviços de saúde, sobretudo nos países emergentes (Danis, De Clercq e Petricevic, 2011). Nesses países, a redução da pobreza ampliou a classe média, melhorou as condições de vida e proporcionou uma nova perspectiva política e de reivindicações. Ao ingressarem na classe média, as pessoas buscam o próprio desenvolvimento por meio do empreendedorismo ou da regularidade do emprego profissional. Surgem, então, novas expectativas, possibilidades e consciência política.

Antes confinadas à pobreza, essas pessoas conheciam a administração pública por meio de órgãos distribuidores do paternalismo político. Como parte da classe média, passam a lidar com outros órgãos públicos, como os de controle fiscal ou inspetores de diversas naturezas, inclusive os sanitários, e a ter outra visão da administração pública por meio de mecanismos de controle. Tornam-se mais críticas da administração pública e mais conscientes da governabilidade: esperam mais transparência, participação e ética na formulação das políticas públicas. É interessante notar as reivindicações sobre saúde e educação: antes de ingressar na classe média, centravam seus pedidos no acesso, depois, passam a reivindicar a qualidade dos serviços (Grynspan, 2013).

As pressões sobre as organizações e os gestores do sistema de educação e saúde são mais intensas e mais críticas em relação à natureza das respostas. A enorme demanda sobre a qualidade e a escassez de recursos faz os gestores se sentirem limitados ou quase impotentes diante de um jogo político cujos fatores lhes escapam ao controle.

Torna-se necessária uma nova compreensão sobre o processo de optar por novas políticas e formulá-las com foco na interdependência das instituições do setor.

Redes ou cadeias produtivas

A complexidade e a interdependência do mundo contemporâneo levam o sistema de bens e serviços a se caracterizar por redes ou cadeias produtivas englobando não só muitas instituições públicas como também empresas privadas e organizações não governamentais.

Atualmente, compreende-se a formulação de uma política mais pela visão de uma rede e menos pela correspondência direta da decisão pública com a administração de uma organização específica. Já é clara a incapacidade de uma organização pública atuar isoladamente e com autonomia na formulação de qualquer política pública.

A interdependência acentuada faz pequenas ocorrências, mesmo em pequenas organizações, terem grandes impactos na gestão de outras grandes instituições. As redes agem na decisão pública, de forma contínua, produzindo informações, manejando recursos e distribuindo valores para a sociedade.

Há maior fragmentação institucional e pluralidade de formas organizacionais interligadas em redes interativas, bem como maior ambiguidade nas relações público-privadas.

Ambiguidade nas novas relações público-privadas

Em todas as organizações existem dimensões públicas e privadas; o grau de dimensão pública depende de como elas são influenciadas mais pela política ou pelo mercado (Bozeman e Moulton, 2013).

Defensores de uma perspectiva clássica da gestão pública argumentam serem as diferenças entre as organizações públicas e privadas tão grandes que as práticas privadas seriam totalmente inadequadas, intransferíveis e inúteis ao setor público. Por outro lado, sobretudo os defensores da nova gestão pública advogam a inserção de práticas de gestão bem-sucedidas no setor privado.

A dicotomia público-privada tem sido tratada segundo subestimações e exageros. As diferenças existem, mas as evidências empíricas ainda não revelam como todos os fatores relevantes são incompatíveis (Boyne, 2002).

Em princípio, as práticas gerenciais – públicas ou privadas – são transferíveis, pois ambientes organizacionais não são significativamente diferentes e as variações são limitadas.

O caráter público gera efeitos em equidade e eficiência. Mas, por ser o desempenho causado mais por características organizacionais e gerenciais, os efeitos do caráter público tendem a ser menos significativos (Andrews, Boyne e Walker, 2011).

Formas de gestão e de configuração organizacional podem aumentar a capacidade do gestor público de moldar dimensões ambientais e organizacionais. As redes contemporâneas mostram como instrumentos gerenciais modernos podem ter efeitos significativos tanto na área privada quanto na pública.

As diferenças público-privadas se reduzem, aproximando cada vez mais uma área da outra (Etzioni, 2013) e aumentando a necessidade de colaboração. As modernas redes de valor e de produção revelam imensas possibilidades e necessidades de colaboração entre os setores público e privado. No entanto, apesar das ambiguidades da interação público-privada, continua a haver a expectativa da administração pública como uma fonte controladora para proteger não só a produção de bens e serviços, mas o próprio interesse público. Na verdade, há ainda na administração pública, além da função de colaboradora, a função fundamental de reguladora e incentivadora. Por isso, as preocupações em relação ao papel das organizações públicas na formulação da política pública continuam acentuadas, apesar da cooperação entre instituições participantes das redes.

Redes político-sociais

As redes são complexas, com interligações tanto institucionais como político-sociais. As redes institucionais são complementadas por redes político-sociais em que ocorre a troca de informações e de serviços para maior facilidade na decisão e na ação pública.

Atualmente, a prática eficiente e eficaz na formulação da política pública depende da capacidade gerencial de lidar com uma grande rede de funções muito variadas. As redes têm sido exitosas por: (1) reativar de maneira mais efetiva a conexão entre diferentes contextos organizacionais; (2) reduzir e vencer obstáculos administrativos por meio da antecipação de problemas e da informalidade social nos contatos; (3) facilitar a interação de órgãos públicos e entidades externas; e (4) ser mais rápida na produção de novas ideias.

A rede impõe à gestão pública a perspectiva da competitividade ou da maior eficiência na produção de serviços.

Modelos administrativos de decisão pública

Normalmente, a expectativa sobre formulação de política parece ser a de se obter um direcionamento mais objetivo e eficiente das ações organizacionais, por meio de novas formas de se fazer opções públicas, de preferência aplicando modernas técnicas de análise.

Os modelos administrativos visam ajudar dirigentes e analistas de políticas públicas a fazer uso eficaz das informações e percepções disponíveis no momento da escolha. O bom processo valoriza a busca eficiente de dados e de objetivos; institui equilíbrio nas reflexões, proporcionando chances razoáveis à manifestação de todas as ideias, perspectivas e percepções.

Na verdade, a formulação de políticas caracteriza-se por ser um processo para produzir razões. Dirigentes e outros participantes necessitam não só justificar suas posições, mas, sobretudo, atrair apoiadores (Kingdom, 1984). Critérios de razoabilidade e métodos sofisticados de análise sugerem melhores escolhas e maior certeza quanto a possíveis resultados. Por isso, muitas vezes se utilizam métodos analíticos rigorosos, com etapas sequenciais rígidas, na intenção de se chegar à melhor opção.

A lógica racional significa alcançar o máximo de serviço em função dos recursos alocados pela sociedade.

O campo da formulação de política nasceu com uma intenção deliberada de utilizar a sistematização lógica de dados e conhecimentos para, por meio de análises rigorosas, produzir a melhor decisão.

Desde que Daniel Lerner e Harold Lasswell, em 1951, lançaram a ideia de *policy sciences*, inúmeros caminhos foram percorridos (Lasswell, 1951; Dror, 1968; Lindblomm, 1959; 1979; 1980; Wildavsky, 1973, 1997; Fischer, 2003).

Os modelos clássicos procuram simplificar a realidade para se abstrair da confusão de interesses e valores, neutralizar emoções e chegar à decisão proclamada como a mais correta (Simon, 1978). Presumem-se todos os analistas como capazes de ser coerentes e bem-fundamentados em suas preferências.

Usam-se números e estatísticas para fornecer o sentido científico e analisar custos diante de benefícios. Fatores intangíveis e não quantificáveis são evitados para não complicar a análise, ou, pelo menos, para não a deixarem fora de controle. Principalmente na área pública, esses modelos buscam proteger analistas não só das interferências irracionais e das fragilidades do senso comum, mas também dos interesses ocasionais e particulares da política partidária.

A essência da proposta racional econômica é introduzir técnicas e métodos para aperfeiçoar julgamentos e escolhas. A racionalidade lógica, técnica e inteligente contrastaria com a irracionalidade, o autointeresse e o caos do conflito político. Assim, a formulação transpareceria envolta na verdade, com razões claras das opções e voltada exclusivamente ao interesse público.

No entanto, apesar do crescente rigor dos métodos, analistas e gestores de políticas públicas não deixam de ser surpreendidos pelas decisões políticas, costumeiramente contraditórias com suas sugestões e conclusões.

Aos poucos, desenvolveu-se a crença quanto à impossibilidade de se neutralizar o jogo político ou as interferências emocionais humanas. Interferências políticas, cortes de recursos, alterações nas formas de apoio, novas demandas e objetivos, percepções de risco, sentimentos de vulnerabilidade, vieses mentais e conjecturas sobre a capacidade de resposta dominam todo o processo de escolha.

Na verdade, escolhas vão além de cálculos racionais: são produto tanto de análises lógicas quanto de impulsos ilógicos. Normalmente essas escolhas se passam em um contexto organizacional com limites estruturais impostos pela divisão do trabalho, cultura e uma arena político-administrativa na qual se apresentam a diversidade e os conflitos de interesses. Há, ainda, a necessidade de respostas rápidas, fruto de contingências momentâneas e, portanto, baseadas apenas nas informações já disponíveis.

Esse trabalho valoriza a perspectiva administrativa centrada no contexto social, político e organizacional dos analistas e tomadores de decisão, sem desprezar modelos analíticos, mas vendo-os com suas vantagens, possibilidades e limites.

Na perspectiva administrativa, o processo de formular políticas e definir objetivos significa confrontar uma realidade repleta de situações problemáticas, propor soluções, fazer escolhas e determinar prioridades à custa de opções valiosas e de desejos pouco viáveis.

Decisões relativas a problemas complexos requerem muitas informações e envolvem muitas pessoas, além da consciência de riscos e incertezas sobre os resultados e o impacto na comunidade.

Por sua complexidade, a formulação política escapa às possibilidades normais do senso comum, e, portanto, são necessários modelos para facilitar e aperfeiçoar a forma de análise e de escolhas. As decisões exigem não só cálculos antecipatórios sobre a maneira de agir, mas também justificativas ou razões para as escolhas. As razões servem para fundamentar a responsabilidade dos dirigentes perante suas comunidades.

Métodos e instrumentos introduzem novos fatores nas análises, além de conferirem segurança aos analistas. Se há limites, há também vantagens. Assim, proclamar a formulação política e a definição de objetivos por métodos racionais ajuda a renovar expectativas e o otimismo quanto ao aprimoramento de escolhas e ao impacto da decisão pública. No entanto, parece essencial conhecer os limites de cada método e, possivelmente, praticar múltiplas perspectivas para facilitar a melhor compreensão de problemas e de opções para a solução.

A maior consciência sobre entraves e problemas ativa a atenção às habilidades gerenciais e ao uso de recursos organizacionais para praticar novas formas de decisão. A seguir se analisam os principais limites ou obstáculos no uso dos métodos de decisão administrativa: estruturas organizacionais; os interesses e os recursos de poder; e as tendenciosidades humanas.

Arena social e organizacional | Os limites estruturais

O processo humano de escolher entre várias opções e resultados se dá também em um contexto social e organizacional. Nesse sentido, a formulação de políticas reflete menos a análise da racionalidade individual de escolha entre interesses individuais competitivos e mais as negociações e os consensos entre interesses comunitários divergentes.

Sobretudo na área pública e em organizações complexas, como as da saúde, a divergência de interesses perdura em todas as fases de um processo decisório, exigindo a troca de informações, além da solução de pequenos conflitos. Decisões refletem a ciência, a arte e o artesanato das possibilidades de acordo com os recursos disponíveis, as interações coletivas e os comportamentos programados nos papéis organizacionais.

Os papéis organizacionais são construídos socialmente, mas, em parte, antecedem o indivíduo e geram expectativas de comportamento tanto para ele próprio como para os outros. Na organização já se encontram regras e uma cultura para reger comportamentos ou uma restrição significativa às racionalidades individual e instrumental. Embora justificados por alguns fins e princípios, as estruturas organizacionais e os processos de trabalho são escolhas arbitrárias e, assim, insatisfatórias por definição. São arbitrárias porque existem sempre outras opções igualmente justificáveis. Mas essas estruturas influenciam a forma pela qual os funcionários exercem suas funções, selecionam dados, processam informações, hierarquizam valores e tomam decisões (Stone, 2002).

Por ter normas, procedimentos e valores coletivos, a organização tem "razões" previamente definidas para direcionar opções e ações. A utilidade econômica e as preferências individuais são apenas algumas das dimensões que influenciam as escolhas organizacionais. A emoção, a intuição, o apego a valores, a ideação, as relações pessoais, os conflitos latentes e os interesses de grupos são recursos igualmente importantes no processo decisório.

As escolhas resultam da cooperação e da oposição na defesa de interesses próprios e no domínio de recursos escassos, bem como da espontaneidade humana e das percepções positivas e negativas entre participantes do processo decisório.

Assim, por estarem inseridas em uma organização, as pessoas têm menos liberdade de ação, e suas relações sociais são regidas por alguma racionalidade instrumental, para facilitar a comunicação, a compreensão mútua e a harmonia social.

O contexto organizacional tende a ser pouco ordenado: as informações necessárias às decisões normalmente são incompletas e de baixa confiabilidade, caracterizando assim um ambiente de risco e incerteza. Portanto, na perspectiva administrativa, são exageradas as expectativas idealizadas de um problema bem-definido, de uma solução bem-planejada e de uma implementação previsível. Vários estudos procuram demonstrar o lado inverso da programação racional excessiva. Por exemplo, dirigentes e técnicos:

- Tendem a não aceitar os resultados de análise racionais quando eles contradizem suas próprias intuições (Isenberg, 1984)
- Priorizam menos a eficiência das políticas e diretrizes e mais a sobrevivência da própria organização (Donaldson e Lorsch, 1983), ou mesmo a promoção e proteção dos valores organizacionais (Selznick, 1972)
- Normalmente, não objetivam o ganho máximo, mas o nível satisfatório (Simon, 1947; Peters, 1979)
- Poucas vezes enfrentam escolhas entre opções competitivas, e, portanto, dedicam muito pouco de sua vida funcional a examinar custos e benefícios (Mintzberg, 1975)
- Preferem modelos simplificados de análise para facilitar suas decisões (Simon, 1978).

Na verdade, imersos em um mundo de alterações constantes e em processos intermitentes e fragmentados de formulação de políticas, dirigentes e analistas contemporâneos, como os da saúde, se dedicam menos a verificar riscos e probabilidades de cada opção e trabalham com mais afinco na tentativa de eliminar risco – pretendem fazer as coisas dar certo.

Arena política | Os interesses e os recursos de poder

Embora se possa identificar uma organização de referência para uma decisão pública, a inserção em redes, aliada à publicidade do tema, a faz perder o controle de etapas importantes do processo decisório. Matérias de decisão governamental tendem a ser tratadas publicamente, e as opções e possibilidades de ação tornam-se parte de uma luta de poder para valorizar interesses normalmente conflituosos.

A decisão resulta mais de entendimentos, acordos e consensos entre grupos de interesses e pessoas do que de processo racional em uma organização de referência.

A consciência da rede não inibe as contradições de perspectivas sobre a decisão pública nem as tentativas de influenciá-la por manejo de recursos de poder. Por isso, mantém-se a busca, a maximização à proteção das organizações públicas sobre seus recursos de poder.

Assim, como partícipes de uma rede de poder, as instituições públicas:

- Tendem a lutar por mais recursos de poder para ter maior influência no processo decisório político
- Procuram valorizar seus interesses em contraposição aos de outros, gerando conflitos permanentes
- Buscam maior autonomia e independência, mesmo na consciência de participar de redes colaborativas
- Mantêm apenas um mínimo de interesses comuns suficientes para sustentar a coalizão de poder e se manter viáveis diante da rede produtiva.

A perspectiva das redes não modifica a visão da formulação de uma política pública como um processo decisório humano, social e político em que se identificam opções e se fazem escolhas.

Os recursos de poder são distribuídos desigualmente, e espelham tanto os jogos de poder quanto as prioridades governamentais.

Portanto, trata-se de um processo político não caracterizado por neutralidade; reflete valores, preferências e interesses das organizações e de seus dirigentes envolvidos na decisão.

No sentido político, definir objetivos significa procurar um nível de satisfação e consenso para se iniciar e se prosseguir em determinada ação. O satisfatório não reflete necessariamente algo que todos julguem positivo, e sim o nível possível de decisão. Consequentemente, políticas podem ser contraditórias e irracionais, nos sentidos econômico ou social, e pouco razoáveis no sentido administrativo, mas perfeitamente lógicas no sentido político.

Na arena política, não há um objetivo único, mas objetivos diversos que unem e dividem grupos e pessoas. No jogo político, formular uma diretriz ou definir um objetivo é uma tentativa de fazer as ideias de um grupo prevalecerem sobre as de outros. Portanto, as decisões envolvem análises sobre ganhos, perdas e domínio de recursos políticos, e normalmente são o resultado de negociações e compromissos.

Dirigentes e analistas envolvidos na decisão pública carregam interesses próprios e apresentam suas ideias e informações distorcidas e manipuladas conforme seus próprios propósitos, ainda que explicitamente referenciadas nas expectativas de outros, sobretudo as comunitárias. As justificativas de uma escolha, a desistência de opções valiosas e a responsabilidade pela decisão são configuradas em um processo complexo: contrapõem-se soluções ideais e problemas reais segundo possíveis compromissos no sistema de ganhos e perdas relativo aos recursos de poder.

Inicialmente pensavam-se os métodos racionais como neutros e capazes de unir pessoas. Não se visualizavam escolhas políticas como preliminares tanto para a definição de problemas quanto para as propostas de solução. Por envolverem opções políticas, problemas e soluções, existem simultaneamente, e quase sempre de forma independente. Politicamente, soluções e objetivos podem existir antes dos problemas. Há defensores rígidos e mesmo radicais de determinadas soluções sem noção clara de problemas. Procuram identificar algum problema apenas para justificar a sua proposta de solução. Outras pessoas têm como projeto ou bandeira política ressaltar a existência de determinado problema para concentrar atenção na sua solução. Por isso, vale ratificar a afirmação clássica de que no processo de decisão existem tanto problemas em busca de soluções como soluções em busca de problemas (March, 1976; 1988).

Definem-se problemas e opta-se por soluções não necessariamente em função de diagnósticos sobre a realidade ou de ideação, mas principalmente em função de como cada analista ou dirigente se alinha politicamente conforme seus interesses.

Como qualquer outra, uma política de saúde não é resultado da somente intencionalidade de determinados agentes, mas também de suas reações às ideias alheias. As reações ocorrem por motivos e interesses conflituosos, fruto da inserção dos participantes no jogo político. Visões e propósitos a longo prazo tendem a ser revistos por motivos políticos. O jogo político é imediatista, a curto prazo e fundamentado em fatos presentes. Por descartar hipóteses futuras, sempre altera caminhos a longo prazo, impondo novos acordos e consensos com base em novos fatos. Na prática, concorre para que decisões e novas diretrizes: (a) tenham um objetivo claro e a curto prazo; (b) sejam compatíveis com os interesses de vários participantes do processo; e (c) sejam viáveis, isto é, sua implementação não fira os acordos políticos preliminares.

Por ser a área de saúde repleta de situações críticas, os processos de formulação de políticas tendem a ser contaminados pela premência de soluções imediatas. Assim, para forçar a solução de problemas prementes, retrata-se com maior ênfase a realidade presente do que as possibilidades futuras. Portanto, cria-se uma impossibilidade natural de se conhecer melhor os "dados" futuros, como normalmente exigem os modelos de análise.

Ademais, o embate no processo de decidir se torna mais agudo em meio à percepção e à proclamação constante na área da saúde sobre a escassez de recursos. A escassez aguda reduz possibilidades: boas alternativas, inclusive as potencialmente mais consensuais, são descartadas *a priori*, restando opções insatisfatórias e arriscadas.

Nesse sentido, todas as opções podem ser criticadas veementemente desde o início das análises, pois os conflitos políticos se inserem em todas as etapas do processo decisório.

Apesar de se falar muito em jogo político, as analogias com o jogo são imperfeitas para caracterizar um processo decisório administrativo. Nas interações políticas não há participantes passivos à espera de um resultado. No jogo se aposta e se esperam os resultados. No processo administrativo, dirigentes e outros atores continuam a influenciar o processo. O resultado final pode estar bastante distante da opção inicial. Ao longo do processo, podem se introduzir muitas variáveis, não só por pressões políticas, mas também por novas intenções e coligações dos participantes (Beach e Mitchell, 2005).

Arena sociopsicológica | Molduras mentais e tendenciosidades humanas

As pessoas selecionam informações de acordo com suas estruturas de referências ou modelos mentais já estabelecidos. Constituídas por um conjunto de crenças e valores, as molduras mentais fazem a pessoa perceber a realidade de uma maneira singular e influenciam tanto a definição do problema quanto os julgamentos, os diálogos e outras etapas do processo decisório.

Novas informações se associam às já armazenadas na memória para produzirem um julgamento ou uma decisão. A análise de opções baseia-se em uma construção mental e social sobre objetivos para justificar escolhas: significa dar peso ou valorizar determinada alternativa em função de critérios, objetivos múltiplos e condições contextuais. Há caminhos racionais relativamente previstos para valorizar dados, fatos e informações com o intuito de eliminar dúvidas e indicar as melhores opções. Analistas e dirigentes perseguem essa lógica racional, mas poucos têm consciência dos desvios e tendenciosidades sociais e individuais inseridas nesse processo. Normalmente, quanto mais a pessoa julga certas suas análises ou proposta de solução, mais se fecha dentro de si mesma, e mais vulnerável se torna às tendenciosidades.

Dirigentes e analistas são menos matemáticos e calculistas do que as teorias de racionalidade econômica sugerem. Participantes de um processo decisório são capazes de deliberar e de escolher os objetivos a alcançar sem necessariamente realizar cálculos racionais sofisticados. A maioria não conhece processos racionais nem é hábil em cálculos de utilidade.

As pessoas têm crenças, valores, expectativas e aspirações. Percebem riscos, têm ansiedade e medo, bem como dúvidas quanto a opções e resultados. Há variações subjetivas em todas as estimativas de probabilidade e utilidade. Ademais, dirigentes não desejam necessariamente maximizar eficiência e ganhos de acordo com suas possibilidades e posses. Decidem e agem com base em um nível de satisfação individual que às vezes parece irracional perante as análises econômicas, mas que inspira a opção humana. A própria preferência emocional ou intuitiva de uma determinada opção pode ser uma razão suficiente para essa escolha.

Por ser social, interativo e valorativo, o processo decisório pode romper com a racionalidade sequencial e permitir escolhas contraditórias com a lógica dos fatos. Nessa inserção, há dois tipos de ilógica: as tendenciosidades, isto é, vieses pessoais ou ardis que inadvertidamente colocam as pessoas em situações mais arriscadas e as fazem evitar opções potencialmente mais eficazes; e as interferências emocionais e intuitivas, isto é, a valorização de pressentimentos e de emoções sobre a busca e o arranjo de fatos e dados, permitindo o espontâneo e o intuitivo para justificar opções.

As tendenciosidades produzem decisões distorcidas e inadequadas à organização e à comunidade: retiram a lógica do modelo racional (Kahneman, 2012; Russo e Schoemaker, 1989; Bazerman e Moore, 2012). Os recursos intuitivos enriquecem e dão mais velocidade ao processo sem necessariamente dispensar os recursos racionais (Hogarth, 2001).

Como formas comportamentais de decisão e de ação, as tendenciosidades conduzem as pessoas, inadvertidamente, a escolhas potencialmente arriscadas ou de menor benefício. Algumas são corriqueiras e simples, como as inseridas nas percepções individuais das interações humanas. Nas suas inter-relações com outros, as pessoas sentem afeto, interesse, amizade, respeito, simpatia e confiança, consideração, indiferença, desinteresse, descaso, frustrações, antipatias e desconfiança. De acordo com esses sentimentos, apoiam ou rejeitam ideias e se dispõem mais ou menos a se aliar e a cooperar com outros. Exemplos adicionais seriam os sentimentos de vulnerabilidade perante o risco. Nesses casos, as pessoas podem buscar dados, mais para reforçar a percepção de segurança e menos para melhorar a qualidade da decisão.

No entanto, tendenciosidades funcionam quase como armadilhas comportamentais: tomadores de decisão raramente estão conscientes dos vieses que os conduzem a opções potencialmente danosas. Veja exemplos a seguir.

Modelos simplificados

A maioria dos analistas e gestores não usa todas as suas habilidades de raciocínio em todas as decisões. Pressionados na busca por soluções e para apressar as respostas, evitam análises mais profundas e efetivas. Na verdade, incorporam suas experiências passadas e informações novas para construir uma compreensão mais simples sobre a realidade e ajudar nas suas opções. Acabam por justificar suas escolhas por verdades gerais simplificadas, regras práticas, modelos heurísticos ou mesmo frases de efeito e jogos de palavras (Tversky e Kahneman, 1981). Regras práticas, construídas na experiência dos tomadores de decisão, evitam os custos de se buscar a informação, mas os fazem vítimas da informação facilmente disponível e já existente. A quantidade de dados nem sempre melhora a qualidade da decisão; por vezes significa simplesmente uma tentativa de reduzir a percepção de risco e da incerteza. O prêmio Nobel Herbert Simon aprovava alguns desses procedimentos simples como forma de economizar recursos escassos e limitados, como a capacidade computacional do cérebro (Simon, 1978).

Justificar opções sem atenção suficiente aos dados e análises favorece a rapidez do processo, mas impõe riscos e incertezas adicionais, além de desconsiderar alternativas mais proveitosas e viáveis. Rapidez não é a única variável relevante no processo decisório estratégico, mas muitos dirigentes evocam a rapidez para passar a imagem de bons tomadores de decisão e de segurança em suas opções (Schwenk, 1984; Wang, 2010).

Violação da utilidade e probabilidade

Grande parte do raciocínio e das análises para decisões envolve pensar sobre probabilidades. Por experiência, as pessoas aprendem a frequência de eventos cotidianos, e, assim, podem desenvolver sua intuição sobre as probabilidades de ocorrência desses eventos.

Em princípio, julgamentos de probabilidade são variáveis e dependem não só de cálculos estatísticos sofisticados como de simples intuição dos próprios analistas. Inclua cálculos ou não, na realidade o julgamento de probabilidade significa essencialmente atribuir uma medida numérica a uma crença, concedendo-lhe força ou peso diante de determinadas opções. Cálculos e crenças se interligam nas análises, mas separadamente podem não coincidir e sinalizar direções opostas.

A decisão contrária à utilidade e à probabilidade já calculadas se define como violação da lógica construída. Sem razão aparente, as pessoas, mesmo diante das opções, desprezam os cálculos das probabilidades e escolhem outros caminhos, por vezes potencialmente danosos (Baron, 1994).

Há várias tentativas de explicar ou compreender por que as pessoas agem assim ao tomar decisões, bem como há um número elevado de evidências para explicar por que as pessoas sistematicamente violam a racionalidade implícita da teoria da utilidade. Por diversas razões, inclusive não querer contradizer as próprias crenças, descarta-se a probabilidade de certas opções ou resultados.

Quanto mais provável a ocorrência de determinada alternativa, maior peso as pessoas tendem a colocar na sua utilidade (Lichtenstein e Slovic, 1971; 1973). Assim, as pessoas distorcem as análises simplesmente por julgarem mais úteis as opções vistas como mais prováveis.

Confiança excessiva e apego às próprias crenças e aos hábitos

A autoconfiança excessiva significa um exagero na estimativa dos próprios conhecimentos, perspectivas e habilidades. Portadores dessa tendenciosidade carregam um otimismo exagerado com relação aos próprios julgamentos e decisões, além da convicção sobre a correção tanto de suas análises como da própria intuição (Klayman, Soll, González-Vallejo e Barlas, 1999). Sua principal consequência é ver as próprias ideias como superiores às dos outros e descartar as sugestões alheias.

Ao inflar o efeito de suas próprias habilidades, essas pessoas subestimam o quanto suas conquistas foram ocasionadas por fatores contextuais favoráveis e pelo apoio de outros participantes do processo. Assim, tornam-se irrealistas com relação à validade e à qualidade das informações, e se veem com maior responsabilidade sobre o êxito de projetos – mais do que outros atestariam (Albert e Raiffa, 1982).

No sentido positivo, pessoas superconfiantes veem-se como talentosas fadadas ao sucesso e com grande capacidade de resposta às adversidades. Temem menos o risco e a incerteza, e, assim, são mais propensas ao espírito empreendedor. A confiança excessiva se reforça no entusiasmo com os fatos e as informações que confirmam sua forma de pensar.

No sentido negativo, a autoconfiança excessiva faz as pessoas desconsiderarem qualquer aprendizado em função de erros ou más decisões. Por acreditarem mais no próprio saber, desprezam informações importantes e avaliam mal o risco e as probabilidades. Sempre proclamam a sua decisão como a mais acertada: manifestam grandes intenções, mas com justificativas frágeis. A autoconfiança excessiva se aproxima mais da arrogância e menos da simples autoconfiança. Ambas as posturas revelam otimismo quanto à própria capacidade, mas a confiança excessiva significa um desequilíbrio na autoavaliação. Aparentam arrogância em função do sentimento de superioridade em relação à maioria dos colegas.

Pessoas superconfiantes atribuem um peso excessivo àquilo que sabem ou pensam saber; lembram e proclamam mais os próprios sucessos, mas reprimem ou esquecem seus fracassos.

Atribuição distorcida da causalidade

Na prática cotidiana, dirigentes e gerentes atribuem causas a comportamentos de forma tendenciosa e, assim, distorcem suas decisões e ações. Alguns princípios da atribuição individual de causalidade explicam comportamentos por causas tanto internas (qualidades pessoais e traços) quanto externas (situação e ambiente), atribuindo racionalidade ao contexto e irracionalidade à pessoa (Howard, 2000).

Por exemplo, tende-se a atribuir racionalidade e a explicar por causas externas: (a) comportamento igual em situações iguais; e (b) comportamento diferente em situações diferentes.

Ao contrário, tende-se a atribuir irracionalidade e a explicar por traços de personalidade: (a) comportamentos diferentes em situações similares; e (b) comportamentos iguais em situações diferentes.

Como na decisão pública as informações são incompletas tanto sobre situações externas quanto sobre traços individuais, as atribuições sobre causa tendem a ser prejulgamento ou tendenciosidade. Exemplos comuns dessas tendenciosidades: ver causas situacionais mais em seu próprio comportamento e menos no de outros; atribuir o próprio sucesso a fatores internos e os fracassos a fatores externos; e atribuir os sucessos alheios a fatores situacionais e os fracassos a fatores externos.

Ao aplicar a teoria das atribuições ao comportamento gerencial, Ellen J. Langer revela a frequência com que as pessoas atribuem às suas habilidades de julgamento a ocorrência de eventos que confirmam suas crenças (Langer e Roth, 1975; Langer, 1997).

Ao contrário, quando as contradizem, culpam causas contextuais, fora de seu controle. O resultado é o gerente associar-se sempre a uma história pessoal de sucesso e emergir publicamente como um profissional de habilidade superior.

Essa prática é reforçada pelo julgamento das pessoas sobre si próprias sempre como competentes e capazes e atribuindo seus erros ao acaso. Na verdade, julgam a si próprias pelas suas melhores intenções e julgam os outros pelas suas piores ações (Drummond, 2012).

Pensamento grupista

Embora sempre apareçam como mais corretas, as decisões de grupo não são necessariamente as melhores. Vários fatores explicam a qualidade da decisão de grupo, principalmente o processo de análise e escolha. Muitos grupos gerenciam bem as discrepâncias de pensamento entre seus membros, fazendo-os buscar novos dados e ver novas perspectivas. Assim, enriquecem os debates, estabelecem consensos mais amplos para melhores decisões.

Outros, porém, se fecham e valorizam a coesão e a proteção mútua de seus membros, desestimulando o pensamento aberto e divergente. Trata-se do pensamento grupista – expressão cunhada por Irving Janis – para definir a deterioração da eficiência mental e de observação da realidade, resultado de pressões internas do próprio grupo (Janis, 1982).

Em suas análises, Irving Janis relaciona o pensamento grupista como uma forma de confiança excessiva em nível organizacional e responsável pela baixa qualidade de muitas decisões (Janis, 1982). A repercussão sobre as falhas no processo decisório relacionadas com o acidente do ônibus espacial Challenger levou a um grande estudo sobre pensamento grupista, mostrando como o grupo excessivamente coeso e leal falha, sobretudo, na análise de informações divergentes (Esser e Lindoerfer, 1989).

O pensamento grupista é uma forma de mostrar distorções da decisão de grupo. Por se fecharem em si próprios e agirem com autossuficiência excessiva, esses grupos deixam de usufruir de pluralidade, interdisciplinaridade e maior lateralidade do pensamento; acabam por reduzir alternativas e identificar poucos objetivos. Em decorrência, o pensamento grupista naturalmente aliena pessoas de fora como participantes efetivos do processo decisório. Mesmo que envolvidas em parte do processo, as opiniões dessas pessoas tendem a ser desconsideradas.

Normalmente, as primeiras referências para análise dominam o processo decisório e são aceitas com poucos exames e julgamentos posteriores. Apesar de se obter consenso mais rápido e de unir a equipe em função de uma decisão, não se examina corretamente o risco por desprezo às informações discrepantes. A tendência maior do grupo é conformar-se e não discordar, sobretudo da liderança.

A busca de consenso | As controvérsias básicas

Geralmente, para se definir uma nova política pública é preciso se aventurar por caminhos conflituosos em meio a discordâncias acentuadas. Os participantes do processo poderão discordar em quase tudo, como valores fundamentais de equidade, acesso e qualidade a detalhes de viabilidade administrativa da própria decisão.

Assim, o processo decisório e a tentativa de obtenção de consenso se dão em meio a controvérsias desde a própria definição do problema, projetos de solução, ideais e valores, até a opção final sobre o caminho a percorrer.

Na verdade, o processo de formular política e definir objetivos é uma guerra tanto de ideias quanto de interesses. Nesse embate, as pessoas tentam influenciar outras pelas suas próprias ideias sobre problemas, soluções, objetivos e meios de atingi-los.

A maior dificuldade reside exatamente na obtenção do consenso, inclusive porque as opções precisam de um tempo suficientemente longo para se firmar, mas também suficientemente curto para se responder à iminência das necessidades e ao sentido da oportunidade. Há sempre a consciência de uma realidade dura à espera de soluções imediatas. Não se pode dar ao tempo a essência da tarefa nem estender as análises em busca de mais opções; há premência para se iniciar a transformação, e o processo decisório se torna uma peleja contra ideias e interesses, mas também contra o tempo disponível.

Para a obtenção do consenso, as maiores dificuldades e controvérsias estão na definição de problema, nas escolhas e na ideação.

Definição de problemas

A crença e prática comuns veem a decisão pública como uma reação a um problema. A consciência de um problema provoca a organização, e, em resposta, inicia-se um processo de escolha. Por ser um fenômeno universal cujas dimensões singulares afetam a todos de forma comum e particular, a saúde, em seus aspectos administrativos, se revela pródiga em relatos tanto sobre situações problemáticas como sobre propostas de solução. Mas definir um problema não significa simplesmente estabelecer uma distância ou medida entre um objetivo e uma realidade. Problemas também são fruto de interesses conflitantes e de possibilidades de ação. O objetivo de determinada política de saúde pode ser evitar o ruim e não necessariamente atingir o melhor.

A definição de um problema caracteriza-se por ser uma construção intelectual a partir de uma percepção singular sobre a realidade. Assim, vários analistas, de acordo com seus modelos mentais e ideologias, podem definir problemas de diversas formas a partir de uma mesma situação real. Por isso diz-se não haver, na prática, problemas e sim situações problemáticas que servirão de base para definir problemas e propostas de soluções.

Situações problemáticas impressionam, chamam a atenção e provocam a vontade da reação. Pela percepção negativa da realidade, há sempre um tom político e emocional nessa vontade.

A definição do problema dá sentido e uma consciência mais ampla do evento percebido na realidade. Uma definição e conceitos comuns facilitam uma nova forma de comunicação e de ordenamento das ideias.

Por ser altamente variável entre gestores e analistas, a percepção de uma situação problemática produz uma diversidade muito ampla na definição de problema. Naturalmente, na visão de realidade, analistas favorecem suas preferências e definem problemas de forma a buscar maior apoio às suas proposições. Assim, a definição de um problema é uma representação política, estratégica e simbólica de uma situação problemática.

A principal dificuldade na definição do problema repousa nos relatos de como determinado evento veio a ocorrer: cada descrição implica uma percepção singular da situação problemática e uma designação de responsabilidade sobre a ocorrência. A proposta de solução responde tanto à construção do problema quanto às proteções individuais sobre a responsabilidade pelos eventos. Por isso, com frequência se afirma ser a definição do problema também uma função da percepção sobre suas causas, pois causas se associam a interesses e decisões (Stone, 2002).

A definição de problemas retrata sempre uma discrepância entre o ideal e a realidade e variações de percepções conforme a construção da realidade. Percepções contraditórias oriundas dos mesmos analistas se acentuam ao longo do tempo, refletindo na redefinição de objetivos e de resultados.

Dessa maneira, os objetivos sempre serão controversos, e, para serem consensuais, necessitarão de alto grau de abstração e de generalidade.

Definições genéricas não garantem um sentido claro de direcionamento futuro, mas em situações de alto grau de conflito, como na saúde, a generalidade na definição de objetivos tende a proteger dirigentes contra acusações de ineficácia no seu alcance. Sem o direcionamento específico, as avaliações tendem a ser positivas, pois metas amplas e ambíguas são sempre exequíveis.

Escolha

Instado por um problema, o processo decisório é a busca das possibilidades. Pela variedade de opções, há dúvidas e consciência sobre riscos e incertezas. Daí a necessidade de um processo relativamente programado para buscar e analisar dados. O processo tem o seu tempo porque as pessoas têm ideais, interesses, razões, motivações e justificativas para participar na definição de objetivos.

Na prática, uma boa justificativa ou uma boa razão é aquela que, em princípio, consegue persuadir outros. Como são temporárias, todas as justificativas necessitam de revisão constante, sobretudo durante a implementação. Alterações na sociedade e no mercado exigem novas razões para validar a permanência ou a alteração de determinado sentido de direção.

As discordâncias se acentuam à medida que se incluem análises sobre execução ou sobre singularidades do problema em causa. Pessoas não especializadas nos temas, como membros de comitês externos, falam com vigor sobre demandas e necessidades, mas sentem-se pouco à vontade e alienadas quando o debate se torna mais técnico. Nesses casos, pequenos detalhes de execução e a exposição sobre necessidades comunitárias podem ocupar mais tempo e esforço de análise do que questões centrais, como justificativas técnicas para altos investimentos em novos equipamentos.

Por ser político, o processo decisório público pode se alongar: analistas e dirigentes procuram mais justificativas sobre escolhas para se protegerem de erros naturais na implementação e das críticas de opositores. Quanto mais pública e envolvente a natureza da decisão, mais extensa será a justificativa para as escolhas, e quanto mais conflituoso o processo, maior a necessidade de justificar a exclusão de outras opções.

Demorar excessivamente na decisão não necessariamente melhora a sua qualidade, apenas reflete a dificuldade dos envolvidos diante do risco e a incerteza ou a maneira como enfrentam as discordâncias políticas.

Ideação

A ideação se apresenta na decisão pública não só para contrastar com uma distribuição injusta e inadequada dos serviços, mas também para inspirar, agregar e gerar esperança entre os formuladores e beneficiários das políticas. Assim, definir objetivos significa idealizar, por exemplo, equidade no acesso e na qualidade dos serviços.

A ideação reflete preferências de novas conquistas e inspira comportamentos de mais eficiência e eficácia no cuidado dos recursos públicos.

Apesar de se referenciarem em sonhos e valores, as opções ideais não estão imunes a controvérsias. Por exemplo, embora seja universalmente aceita como um valor primordial, a equidade pode gerar controvérsias imensas sobre como prover o acesso e distribuir os serviços. Alguns tomadores de decisão podem ver a equidade pelo lado dos beneficiários. Nesse caso, examinam mais os graus de inclusão e exclusão dos serviços em determinada comunidade. Outros analistas podem valorizar o processo de escolha, determinando a equidade pelo tipo de análise ou de representação de cada comunidade.

Por outro lado, vale considerar que ter simplesmente o certo e o errado por antecedência não ocasiona a decisão política mais correta.

A formulação da política fundamentada unicamente no ideal pode resultar inadequada por dispensar um mínimo de análise e desprezar as adaptações necessárias a uma variedade de condições sociais que exigem respostas diversificadas.

Portanto, por desconsiderar a realidade, a ideação é insuficiente para direcionar uma organização ou um serviço. A ideação fornece referências sobre desigualdade e inequidade na distribuição de serviços, mas sem a dimensão empírica não se tem a percepção das possibilidades, oportunidades, e mesmo do risco e da incerteza.

Considerações finais | A obtenção do consenso

A formulação de políticas e definição de objetivos é uma construção social e política. A decisão administrativa sobre objetivos é uma construção social e política. Gestores e analistas trazem para análise a imperfeição e a ambiguidade de seus valores, intenções estratégicas e interesses. Pelas suas intenções, procuram construir lógica e coerência durante o processo de pensar e decidir.

Mas, as pessoas não agem de modo totalmente coerente: reagem a posições alheias de forma imediata ao sentirem potenciais danos às suas propostas e interesses.

A eficácia do processo de decisão requer dos participantes consciência das contradições e da diversidade de perspectivas e uma predisposição para o debate e o aprendizado coletivo. Na tentativa de harmonização, provocam-se novas visões, alternativas e significados para a organização.

Valorização da governança colaborativa para o melhor uso das habilidades e competências. A complexidade aliada à fragmentação das ações organizacionais em rede faz crescer entre os gestores o sentimento da necessidade de colaboração. Nada no mundo produtivo ou na prestação de serviços pode ser realizado sem uma intensa colaboração e interdependência.

A governança colaborativa surgiu para responder aos problemas da implementação e politização da regulação. Seria uma alternativa à prática do antagonismo político na gestão (Ansell e Gash, 2007).

Ademais, a governança colaborativa, com base na democracia administrativa, aumenta não só a cooperação entre órgãos públicos e entidades externas como também a consideração das sugestões comunitárias (Bingham e O'Leary, 2008; Williams, 2012).

Por ampliar a participação democrática, as promessas de colaboração nas redes de serviço sugerem a possibilidade de favorecer o melhor uso das habilidades e competências de cada organização e consequentemente melhores decisões políticas.

No entanto, há ainda obstáculos a vencer em uma sociedade em que o loteamento e a oposição política convivem na distribuição de funções públicas. Adversários políticos em função de gestores em redes de serviço tendem a gastar mais tempo e atenção na defesa de suas áreas de poder do que nos aspectos substantivos da política pública.

No entanto, as estratégias de governança colaborativa praticadas nos últimos anos (Ansell e Gash, 2007) podem favorecer práticas inusitadas de convívio e de debate para melhores decisões.

Por exemplo, pode-se criar uma contraposição à fragmentação das redes nos casos de necessidade de consenso sobre decisões públicas a serem apreciadas por diversos órgãos. Isso significa criar pontos de decisão e de controle em que os diversos atores são trazidos a uma instância comum para produzir uma decisão consensual e conscientizar-se das interdependências.

Discordâncias, antes de serem males a evitar, são momentos positivos de pensamento e de interação construtiva. Centrar a atenção em ideias novas e em práticas inusitadas leva as pessoas a repensar suas próprias tarefas e a visualizar novas formas de relacionamento e de distribuição de informações.

Tratada como o elemento essencial na formulação política, a informação mesmo bem distribuída é insuficiente na resolução de conflitos ou na obtenção de consenso. Mesmo acessível de maneira uniforme, a informação é percebida diferentemente por cada um dos membros de um grupo de análise.

A diversidade de visões faz todo o processo de decisão tornar-se um aprendizado e uma negociação, entre pares e interlocutores externos, para a construção de uma vontade ou intenção comum.

Consensos são naturalmente frágeis e na maioria das vezes aceitos por condições mínimas, apenas para garantir a prestação de algum serviço e a legitimidade da forma de decidir. Na prática, é inútil buscar o consenso em tudo: o processo se torna excessivamente oneroso e de resultados altamente duvidosos.

Por vezes, tenta-se reduzi-lo a debates e análises com ênfase em modelos simplificados. Retiram-se muitas variáveis, sobretudo as intangíveis, menos quantificáveis e inerentes às ambiguidades humanas. Excluí-las das análises para a decisão favorece a criação de um momento ilusório de consenso, pois as discordâncias anteriores reaparecerão com toda a força quando da implementação.

Imperfeições ou erros na execução de uma política tendem a ser divulgados como resultado da concessão de um grupo às ideias de outro. Cada grupo relembra que se não tivesse cedido e se mantido fiel às suas propostas e princípios nada de errado teria acontecido. Na verdade, as análises *post facto* permitem a "manipulação" de fatores do passado e, assim, concluir pelo que se julgava por antecedência ser o mais correto. Por serem frágeis, consensos e compromissos políticos sempre deixam margem à reativação de discordâncias em qualquer momento do processo, principalmente quando determinada ocorrência serve ao propósito de reativar os valores de propostas anteriores.

⊿ **Pressões de tempo e a solução rápida de problemas prementes tornam inadequados ou inoportunos métodos prolongados de análise.** Na prática administrativa, informações incompletas e conflitos organizacionais tomam a maior parte da atenção de tomadores de decisão e analistas. Nesse contexto, alguns consensos e soluções rápidas, ainda que incompletos, passam a ser mais úteis e atrativos.

Há possibilidades diversas de se obterem acordos para se prosseguir na definição e execução de políticas. Por exemplo, para se alcançar consenso sobre meios, normalmente são necessárias muitas análises ou demonstrações sobre a validade do caminho a ser percorrido. No entanto, a concordância, em dimensões genéricas, de acesso e equidade nos serviços pode levar a um melhor diálogo, mesmo havendo discordância quanto aos meios.

Ao se aceitarem os próprios limites do processo decisório, procura-se reduzir as razões de cada funcionário para discordar ou para resistir às determinações coletivas. Ainda que preliminares e abstratos, os consensos fazem as pessoas se respeitarem umas às outras e facilitam a concordância sobre algumas ações práticas julgadas absolutamente necessárias ou urgentes.

A contraposição de ideias e de interesses políticos pode produzir significados compartilhados, conduzindo a algum consenso sobre formas de cooperação de ação coletiva para se produzirem melhores resultados.

⊿ **Diálogos livres e desfocados permitem avançar na capacidade criadora e despertam a vontade de construir.** Para entender o sentido do outro e permitir maior harmonia no processo de decidir, as pessoas necessitam deixar-se vulneráveis a novas perspectivas.

Assim, parece recomendável uma fase de desprendimento da realidade para a entrada em um mundo mais amplo, diversificado e aparentemente desconexo. Aos poucos, as novas dimensões e ideias vão perdendo o seu caráter nebuloso. Mesmo inquietas e incomodadas, as pessoas admitem novas possibilidades e reconhecem a novidade com vigor.

Pelas análises, debates, imaginação e ideação se adquire a consciência de algumas interdependências antes ignoradas. Muitas vezes as discussões começam por problemas muito singulares e depois avançam para as interdependências. Às vezes, é necessário se permitir, ou mesmo incentivar, a inclusão de ideias fora do foco central para se encontrarem novas perspectivas sobre o tema em questão.

Muitas análises são transitórias e servem apenas ao propósito de se chegar a um estágio mais avançado de definições. Diálogos livres permitem avançar na capacidade criadora: compartilham-se expectativas e intenções sobre a forma de agir. Assim se leva o problema a um novo espaço, iluminado de novas ideias, fazendo descobrir novas possibilidades. Visualiza-se o diferente não só pela tensão dialética produzida pelo diálogo, mas também pelo sentir diferente e examinar o diferente. Unem-se as emoções e as realidades de cada um.

⊿ **Valorização da capacidade humana de reconstruir aprimora o processo de formulação de política.** Problemas fazem parte do cotidiano da gerência. Fazem as pessoas tornarem-se críticas da realidade e frustrarem-se diante da impossibilidade das soluções que julgam necessárias, mas também provocam nelas a busca de alternativas para levarem a cabo suas tarefas. As pessoas reconstroem continuamente sua visão de problemas e de soluções à medida que compreendem novas dimensões produzidas por novos dados. Valorizar essa capacidade humana de construir e reconstruir é valorizar o processo de aperfeiçoar a política pública e não de dominá-la em um esquema analítico restrito, apesar de sua aparente retidão e sofisticação. Na gerência contemporânea, o processo de obtenção de consenso para definir objetivos é recorrente e renovado pelas constantes provocações da sociedade. Em um mundo de mudanças rápidas, todas as políticas e objetivos carregam, desde sua definição, um caráter de obsolescência, e, portanto, devem ser vistos apenas como uma referência provisória do presente para o futuro. Ademais, todos os consensos são vulneráveis às lutas dos recursos de poder por domínio e, portanto, frágeis desde a sua formulação. Não se trata de deficiências da formulação e sim de produto de transformações sociais a reacender a necessidade de se atualizar o decidido.

❚ Referências bibliográficas

Albert, M; Raiffa, H. A progress report on the training of probability assessors. In: Kahneman, D; Slovic, P; Tversky, A. Coordenadores. *Judgement under uncertainty: Heuristics and Biases.* Cambridge: Cambridge University Press, 1982.

Andrews, R; Boyne, GA; Walker, RM. Dimensions of publicness and organizational performance: a review of the evidence. *Journal of Public Administration Research and Theory,* 21(3): 301-319, 2011.

Ansell, C; Gash, A. Collaborative governance in theory and practice. *Journal of Public Administration Research and Theory,* 18(4): 543-571, 2007.

Baron, J. Thinking and deciding. Cambridge: Cambridge University Press, 1994.

Bazerman, MH; Moore, D. *Processo decisório.* Rio de Janeiro: Campus, 2012.

Beach, LR; Mitchell, TR. Image theory, In: Hitt, MA; Smith, KG. Coord. *Great minds in management.* Oxford: Oxford University Press, 2005.

Bingham, L; O'Leary, R. *Big ideas in collaborative public management.* New York: ME Sharpe, 2008.

Boyne, GA. Public and private management: what's the difference? *Journal of Management Studies,* 39(1): 98-122, 2002.

Bozeman, B; Moulton, S. Integrative publicness: a framework for public management strategy and performance. *Journal of Public Administration Research and Theory,* 21(3): 363-380, 2013.

Danis, WM; De Clercq, D; Petricevic, O. Are social networks more important for new business activity in emerging than developed economies? An empirical extension. *International Business Review,* 20 (4): 394-408, 2011.

Donaldson, G; Lorsch, JW. *Decision making at the top: the shaping of strategic direction.* New York: Basic Books, 1983.

Dror, Y. *Public policy making re-examined.* Scranton: Chandler, 1968.

Drummond, H. *Guide to decision making: getting it more right than wrong.* London: The Economist, 2012.

Esser, J; Lindoerfer, J. Groupthink and the space shuttle Challenger accident: toward a quantitative case analysis. *Journal of Behavioral Decision Making,* 2(3): 167-177, 1989.

Etzioni, A. The bankruptcy of liberalism and conservatism political. *Science Quarterly,* 128 (1): 39-65, 2013.

Fischer, F. *Reframing public policy.* Oxford: Oxford University Press, 2003.

Grynspan, R. Conferencia Magistral en el XVIII Congreso Internacional del CLAD sobre la Reforma de Estado y de la Administración Pública. www.undp.org/.../rebeca-gryspan-conferencia-mag. 2013.

Hogarth, R. *Educating intuition.* Chicago: The University of Chicago Press, 2001.

Howard, J. A sociology framework of cognition. *In:* Branaman, A. Coordenadora. *Self and Society,* Blackwell, 2000.

Isenberg, DJ. How senior managers think? *Harvard Business Review,* 62(6): 81-90, 1984.

Janis, I. *Groupthinking: Psychological studies of policy decisions and fiascoes.* Boston: Houghton Mifflin, 1982.

Kahneman, D. *Rápido e devagar: duas formas de pensar.* Rio de Janeiro: Objetiva, 2012.

_____; Tversky, A. Prospect theory: an analysis of decision under risk. *Econometrica*, XLVII (1979): 263-291, 1979.

_____; _____ Advances in prospect theory: cumulative representation of uncertainty. *Journal of Risk and Uncertainty* (5): 297-323, 1992.

Klayman, J; Soll, JB; González-Vallejo, C; Barlas, S. Overconfidence: it depends on how, what and whom you ask. Organizational behavior and human decision processes, 79(3):216-247, 1999.

Kingdom, JW. *Agendas, alternatives and public policies*. New York: Harper Collins, 1995.

Langer, EJ. *The power of mindful learning*. Reading Mass: Addison-Wesley, 1997.

_____; Roth, J. Heads I win, tail its chance: the illusion of control as a function of the sequence of outcomes in a purely chance task. *Journal of Personality and Social Psychology*, 34: 191-198, 1975.

Lasswell, H; Lerner, D. *The policy sciences*. Stanford: Stanford University Press, 1951.

Lichtenstein, S; Slovic, P. Response-induced reversals of preferences in gambling: an extended replication in Las Vegas. *Journal of Experimental Psychology*, 101, 1973.

_____; _____. Reversal of preferences between bids and choices in gambling decisions. *Journal of Experimental Psychology*, 89(1): 46-55, 1971.

_____; Fischhoff, B; Phillips, L. Calibration of probabilities: The state of the art to 1980. In: Kahneman, D.; Slovic, P.; Tversky, A. eds. *Judgement under uncertainty: Heuristics and Biases*. Cambridge: Cambridge University Press, 1982.

Lindblom, C. The science of muddling-through. *Public Administration Review*, 19 (1): 79-88, 1959.

_____. Still muddling, not yet through. *Public Administration Review*, 39 (6): 517-526, 1979.

_____. *The policy-making process*. Englewood Cliffs: Prentice Hall, 1980.

March, J. The technology of foolishness. In: March, J; Olsen, J. Coordenadores. *Ambiguity and Choice in Organization*. Oslo: Universitetsforlaget, 1976.

_____. *Decisions and organizations*. London: Basil Blackwell, 1988.

Mintzberg, H. Estratégia artesanal. In: Mintzberg, H; Quinn, JB. (Coordenadores). *O processo da estratégia*. Porto Alegre: Bookman, 2001, 1975.

Peters, TJ. "Leadership and silver linings", *Harvard Business Review*, 57(6): 164-172, 1979.

Russo, JE; Schoemaker, PJH. *Decision traps: ten barriers to brilliant decision-making and how to overcome them*. New York: Fireside, 1989.

Schwenk, CR. Cognitive simplification processes in strategic decision-making. *Strategic Management Journal*, 5(2): 111-128, 1984.

Selznick, P. *A liderança em administração; uma interpretação sociológica*. Rio de Janeiro: FGV, 1972.

Simon, H. Information processing theory of human problem solving. In: Estes, W.K., Ed. *Handbook of Learning and Cognitive Processes*. vol. 6. Hillsdale, N. J.: Erlbaum, 1978. p. 271- 295.

_____. *Comportamento administrativo*. Rio de Janeiro: Fundação Getulio Vargas, trad. 1967, 1947.

Stone, D. *Policy paradox: the art of political decision making*. New York: W. W. Norton Co., 2002.

Tversky, A; Kahneman, D. The framing of decisions and the psychology of choice. *Science*, 211: 453-458, 1981.

Wang, C. *Managerial decision-making leadership*. San Francisco: John Wiley, 2010.

Wildavsky, A. *The new politics of the budgetary process*. 3rd ed. New York: Longman, 1997.

_____. If planning is everything maybe its nothing. *Policy Science*, 4:127-53, 1973.

Williams, P. *Collaboration in public policy and practice*. Bristol: The Policy Press, 2012.

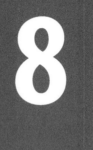

Gestão Estratégica em Saúde

Fábio Patrus Mundim Pena, Ana Maria Malik e Fernanda Martins Viana

Introdução

Nos últimos anos, mudanças dramáticas têm ocorrido na indústria de serviços de saúde no mundo todo. Por um lado, a crescente pressão da demanda e a luta pela universalização do acesso aos serviços de saúde. Por outro, o rápido desenvolvimento e a inovação na tecnologia médica, fazendo com que os custos do setor venham crescendo com velocidade cada vez mais elevada, descolando-se dos demais setores da economia. Nesse contexto de pressão crescente por melhor gestão de custos, associado a um processo de regulamentação cada vez mais forte, temos presenciado um esforço grande de profissionalização das organizações de saúde, em busca de melhores níveis de eficiência e eficácia organizacional.

Nesse cenário, as técnicas e ferramentas disponíveis no campo da gestão têm sido amplamente adotadas pelos gestores dos serviços de saúde internacionalmente como forma de melhoria dos processos, redução dos custos, aumento da produtividade e consequente melhoria da sua competitividade no setor. No Brasil, os avanços têm sido mais tímidos.

Os processos relacionados com a gestão estratégica incluem-se nesse movimento e podem contribuir para um melhor posicionamento da organização e assim viabilizar os meios para alcançar o novo patamar de desempenho desejado. O processo de gestão estratégica inclui as seguintes etapas principais e desafios:

- *Análise do ambiente:* como avaliar o ambiente externo e o ambiente interno de forma a extrair oportunidades a serem exploradas e ameaças a serem minimizadas?
- *Formulação estratégica:* quais as formas de entrada no mercado e de posicionamento estratégico? Como definir o posicionamento adequado à organização?
- *Execução da estratégia:* como disseminar a essência da estratégia até as bases da organização? Como traduzir a estratégia em ações e metas operacionais? Como construir e garantir a adequada implantação dos projetos e dos planos de ação?
- *Controle da estratégia:* como garantir o adequado controle dos resultados do planejamento? Como avaliar a tendência de resultado da estratégia no médio e longo prazos?

Este capítulo abordará cada uma das etapas da gestão estratégica e as especificidades de sua implantação na área da saúde. Antes, porém, de focar o processo de gestão estratégica, é importante entender como se deu a evolução do seu entendimento e alguns conceitos e teorias desse campo de conhecimento.

Evolução da gestão estratégica

A aplicação dos conceitos de planejamento e estratégia à área empresarial se difundiu a partir de meados dos anos 1960, embora sua origem na área militar remonte ao século IV a.C., quando Sun Tzu escreveu o texto conhecido no Brasil como "A arte da guerra". Clavell, dentre outros autores, resgatou os conhecimentos de estratégia militar escritos por Sun Tzu como sendo aplicáveis ao mundo dos negócios (Clavell, 1983).

Na primeira metade do século 20, fase de desenvolvimento e consolidação das indústrias nos EUA, o objetivo gerencial focava a eficiência do processo produtivo. Acreditava-se que os gerentes conheciam naturalmente as estratégias de suas empresas. O planejamento baseava-se em controle orçamentário e financeiro, para períodos de 1 ano, tendo o lucro como objetivo principal e ponto de partida para o alcance dos demais propósitos da empresa.

Na década de 1950, o mercado encontrava-se em uma fase estável, com tendências evolutivas previsíveis de crescimento e baixa competição entre as empresas. O planejamento avança para 5 anos, período definido como longo prazo. Havia uma preocupação com o futuro, mas este ainda era visto como "extrapolação do passado" e as previsões baseavam-se em volume de vendas e não no mercado (Leitão, 1995).

Nos anos 1960, a instabilidade do mercado, a redução do crescimento e dos níveis de consumo e o aumento da competição entre empresas levaram as organizações a buscar novas formas de planejamento e gestão. Os gerentes passaram a se preocupar com os conceitos estratégicos na administração e o planejamento adotou a ideia de segmentação da empresa por unidades de negócio. Essa metodologia é denominada "carteiras de negócios", em que as forças competitivas de uma empresa eram comparadas com as oportunidades e ameaças do ambiente externo. Surgiram metodologias estruturadas para a utilização das estratégias e os orçamentos evoluíram de "extrapolações do passado" para instrumentos gerenciais com implicações estratégicas e operacionais.

A década de 1970 foi marcada pela turbulência acentuada do ambiente externo, com redução do crescimento econômico global e do mercado e acirramento da competição entre empresas, e pela atenção voltada à produção no ambiente interno, mas agora com vistas à qualidade. Produtividade e custos ganharam importância. O horizonte do planejamento foi ampliado para 5 a 10 anos e encontrava-se dividido em níveis corporativo, setorial e funcional, a fim de compatibilizar os objetivos da corporação com as estratégias dos diferentes setores e negócios nela inseridos. Entretanto, devido a dificuldades na implantação das estratégias e do reconhecimento da importância do fator humano e da cultura organizacional para o sucesso dos processos, este planejamento estratégico passou a ser questionado, o que conduziu ao conceito de gestão estratégica, originado da contribuição de Hebert Simon e outros pesquisadores da área do comportamento organizacional (Ansoff, 1977).

A gestão estratégica enfatiza a integração do planejamento às demais funções administrativas, a necessidade de a estratégia ficar associada à operação e a importância do fator humano. É um modelo de gestão a longo prazo e que depende de apoio constante da alta direção.

Nas décadas de 1980 e 1990, o planejamento passou a ser visto como agente de mudança em função da instabilidade crescente do ambiente externo. O conceito de gestão estratégica foi identificado como mais abrangente que o do planejamento estratégico, pois abrange os processos de formulação, implementação e controle da estratégia.

Na década de 1990, alguns autores começaram a questionar os modelos tradicionais de planejamento por julgarem-nos inadequados a um contexto de rápidas mudanças.

Mintzberg (1994) defende a substituição do planejamento estratégico (strategic planning) pelo pensamento estratégico (strategic thinking). O processo de formulação de estratégia deve ser a captação daquilo que o administrador apreende (soft data, como experiências pessoais, e hard data, como pesquisas de mercado) e a síntese desse aprendizado aplicado em uma visão da direção do negócio. O planejamento seria um processo analítico de programação de estratégias já existentes. Quanto ao pensamento estratégico, seria um processo de síntese envolvendo intuição e criatividade, que produziria uma perspectiva integrada da empresa. O argumento é que, somente a partir de um processo livre, informal e descentralizado em todos os níveis da organização, é possível desenvolver uma perspectiva inovadora da

corporação (Mintzberg, 1994). Outros, mais ligados à saúde, dizem que, independentemente de como venha a se usar o planejamento, este é uma prática (Testa, 1995). Esse mesmo autor sugere que falta desencadear um processo. Segundo ele, "... ao falar em desencadear um processo estamos estabelecendo prazos curtos, ou seja, começos e não pontos de chegada..." (Testa, 1995, p. 23).

A partir dessa breve introdução histórica, destacamos quatro correntes teóricas que agregam as principais teorias explicativas da gestão estratégica e da performance organizacional: Teoria da Nova Organização Industrial, Teoria dos Recursos, Escola Austríaca e Teoria das Capacidades Dinâmicas.

Teorias no campo da estratégia

O entendimento do processo de definição da estratégia passa necessariamente por compreender quais fatores impactam direta ou indiretamente o desempenho da indústria e da própria empresa. Explicar as diferenças de desempenho entre as empresas tem sido uma questão central nas discussões no campo da gestão estratégica a partir da década de 1990. Enquanto a corrente da teoria da organização industrial defende que fatores do ambiente da indústria são os principais determinantes do desempenho da empresa (Porter e outros), os defensores da teoria baseada em recursos entendem que o ambiente interno da empresa e suas competências únicas direcionam, de modo predominante, a vantagem competitiva. A discussão gira em torno da explicação para o desempenho da organização: se é provocado pelo setor no qual a empresa está inserida ou por fatores específicos da mesma.

Teoria da nova organização industrial

Um dos modelos conceituais mais difundidos para a análise estratégica é o modelo da nova organização industrial, apoiado nos trabalhos de Edward Mason e Joe Bain. De acordo com essa tendência, a performance econômica das firmas é o resultado direto de seu comportamento concorrencial em termos de fixação de preços e custos. Esse comportamento depende da estrutura da indústria na qual as firmas estão inseridas (Vasconcelos e Cyrino, 2000).

A análise de Porter sobre a vantagem competitiva acentua alguns elementos característicos da organização industrial. Porter compartilha o modelo de Mason e Bain, que tem como unidade de análise o mercado do setor (por eles denominados "indústria") e não a firma individual. Ele ainda defende que a lógica dos modelos de organização industrial é muito clara sobre a causalidade: a estrutura da indústria determina o comportamento dos agentes econômicos que, por sua vez, determina o desempenho das firmas.

Para Porter, o desenvolvimento de uma estratégia competitiva parte da definição de uma fórmula ampla para como uma empresa irá competir, quais deveriam ser suas metas e quais as políticas necessárias para cumpri-las. A essência da formulação de estratégia competitiva é relacionar uma companhia ao seu meio ambiente, sendo o aspecto principal a indústria em que a companhia compete. Seu modelo de formulação de estratégia competitiva inclui análise estrutural da indústria e da concorrência, baseado em cinco forças competitivas: entrantes potenciais, ameaça de substituição, poder de negociação dos compradores, poder de negociação dos fornecedores e rivalidade entre os atuais concorrentes. As cinco forças em conjunto determinam a intensidade da concorrência da indústria e sua rentabilidade e as mais acentuadas tornam-se cruciais do ponto de vista da formulação de estratégias. Características técnicas e econômicas de uma indústria são críticas para a intensidade de cada força competitiva. Uma vez diagnosticadas as forças que afetam a concorrência e suas causas básicas, a empresa terá condições de identificar seus pontos fracos e fortes e se posicionar em relação ao seu mercado (Porter, 1980). Porter, na primeira década do século 21, dedicou um livro à área da saúde, no qual sintetiza e tenta aplicar ao setor alguns temas já trabalhados em seus artigos mais gerais (Porter e Teisberg, 2007). Mais recentemente, foi feita uma análise dos textos de professores da Harvard Business School que se interessaram por saúde (Veloso, Bandeira-de-Mello e Malik, 2013).

Teoria dos recursos

Diferentemente do modelo de Porter, a teoria dos recursos contesta os pressupostos de homogeneidade e imobilidade dos recursos e defende que, para cada firma, os recursos estratégicos são heterogêneos e podem não ser facilmente mobilizados, tornando a heterogeneidade muito mais duradoura.

Wernerfelt, um dos primeiros a introduzir a visão da organização a partir de seus recursos, em 1984, define recursos como ativos tangíveis e intangíveis "conectados" à organização. Como exemplos, cita marca, conhecimentos e tecnologias adquiridos, processos eficientes, entre outros. Sob essa visão, estratégias de crescimento devem envolver o equilíbrio entre a utilização máxima dos recursos existentes e o desenvolvimento de novos (Wernerfelt, 1984).

Barney, em 1991, ampliou esse conceito e definiu recursos como todos os ativos (tangíveis e intangíveis), competências, processos organizacionais, informações, conhecimento e outros atributos controlados por uma organização que a tornam capaz de conceber e implementar estratégias que melhorem sua eficiência e efetividade. Barney e outros, apoiando-se na teoria da visão baseada em recursos (*resource based view – RBV*), sugerem que as decisões estratégicas devem partir mais da análise de suas competências, ativos e habilidades únicas e menos da análise do ambiente competitivo. Uma das críticas em relação às análises do ambiente externo como ponto de partida para a estratégia é que as metodologias e fontes de informação do mercado são de conhecimento público. Assim, se as bases para a construção da estratégia são semelhantes para as empresas, as conclusões muito provavelmente também o serão. Portanto, o que tornará a estratégia diferenciada no mercado será a análise baseada nos recursos e nas competências únicas e exclusivas de cada organização (Barney, 1991).

Barney propôs quatro atributos para avaliar o potencial desses recursos como fonte de vantagem competitiva sustentável. São eles:

- Terem valor, ou seja, serem capazes de potencializar oportunidades e neutralizar ameaças
- Serem raros entre os concorrentes atuais e potenciais
- Não serem imitáveis ou serem imitáveis de forma imperfeita
- Não serem substituíveis por equivalentes.

A premissa da dificuldade em mobilizar recursos entre empresas do setor baseia-se na dificuldade dos competidores em imitar ou obter esses recursos, que pode ser explicada pelos seguintes fatores:

- Dificuldade da empresa de obter os recursos, que podem depender de condições históricas únicas, o que irá requerer uma trajetória de experiência e aprendizado
- Ligação entre os recursos controlados por uma empresa e sua vantagem competitiva, que pode não ser compreendida pelos concorrentes, ocorrendo o que o autor denomina "ambiguidade causal". Nesse caso, os concorrentes não saberão o que deve ser imitado
- Dificuldade na obtenção dos recursos inerentes à complexidade do fenômeno social, que extrapola a capacidade do concorrente em gerenciá-los. Cita, como exemplo, as características específicas da cultura organizacional (Barney, 1991).

A Figura 8.1 mostra a relação entre os fatores distintivos dos recursos e a vantagem competitiva sustentável.

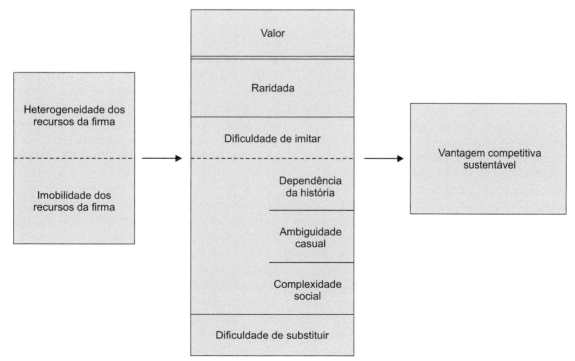

◢ **Figura 8.1** A lógica da visão baseada em recursos. Fonte: Barney, 1991, tradução nossa.

Escola austríaca

Outro importante grupo de contribuições às teorias de estratégia relaciona-se à dinâmica da empresa, dos mercados e da concorrência, enfatizando mais os processos de mudança e inovação do que as estruturas das indústrias ou os arranjos estáveis de recursos (Barney e outros). Os pioneiros deste movimento são economistas da Escola Austríaca, como Carl Menger, Von Mises, Hayek, Kirzner e Schumpeter. Para eles, a natureza da competição entre as firmas é independente da estrutura da indústria, assumindo a dinâmica competitiva e a descoberta das inovações como os fatores que mais influenciam os níveis de *performance* das firmas. Nesse sentido, o mercado, longe de ser equilibrado, é um processo de descoberta interativa que mobiliza informações divergentes e conhecimentos dispersos. As empresas obtêm lucros por meio da identificação de oportunidades e da mobilização pioneira de recursos operacionais pelos empreendedores, sempre buscando inovação e novos arranjos econômicos.

Teoria das capacidades dinâmicas

Contribuições da década de 1990 aproveitam as ideias das teorias dos processos de mercado e das teorias dos recursos e tentam formular uma teoria da formação das competências organizacionais em ambientes de alta complexidade e mudança constante. Essa teoria reforça a importância dos recursos como fonte de vantagem competitiva, porém adiciona à teoria baseada em recursos dois novos elementos diferenciadores:

- Capacidade de a empresa alavancar seus recursos e competências, aperfeiçoando e recombinando os recursos existentes para criar novos produtos e mercados
- Capacidade de a empresa criar um fluxo contínuo de inovações através do desenvolvimento de competências ligadas à própria capacidade de gerar novas competências e recursos. Essa visão traz a concepção de que os recursos são essencialmente dinâmicos e pautam-se por processo de renovação contínua.

┃ Estudos da gestão estratégica na área de saúde

Ginter *et al.*, em sua obra, *Strategic Management in Healthcare Organizations*, procuram integrar os vários modelos de gestão estratégica e discuti-los à luz das especificidades da área da saúde no modelo norte-americano. Segundo os autores, métodos analíticos e métodos intuitivos são complementares e contraditórios. É difícil iniciar e sustentar ações organizacionais sem um plano lógico. No entanto, em um ambiente dinâmico, como a área da saúde, deve-se aprender e estabelecer novos rumos continuamente (Ginter *et al.*, 1998).

De acordo com Ginter *et al.*, gestão estratégica é o "processo organizacional para identificar o futuro pretendido e desenvolver guias de decisão para alcançar esse futuro. O resultado do processo de planejamento estratégico é um plano ou estratégia" (Ginter *et al.*, 1998, p. 13). Para os autores, gestão estratégica incorpora liderança e é vista como atitude. Segundo eles, *"para que a gestão estratégica seja bem-sucedida, todos deveriam ser encorajados a pensar como líderes"* (Ginter *et al.*, 1998, p. 18). O modelo de Ginter divide a gestão estratégica em quatro etapas: a análise de situação, a formulação, a implementação e o controle da estratégia.

A história do planejamento em saúde na América Latina tem como uma de suas origens reconhecidas um método, preconizado e divulgado pela Organização Pan-Americana da Saúde (1965), voltado à programação em saúde e ao chamado planejamento normativo (CENDES/OPS). Nos anos 1970, surge uma crítica que rompe com estes preceitos e começou-se a falar em planejamento estratégico e situacional. A partir de 1975, segundo Rivera (1989) e Chorny (1990), começa a se explicitar o caráter político do planejamento. Durante os anos 1980, o PES (planejamento estratégico situacional) começa a ser amplamente difundido no Brasil, e passou a ser entendido pelos atores do setor saúde, notadamente na área pública, como o método de planejamento estratégico mais adequado para o setor. Foi difundido pela Reforma Sanitária Brasileira, por meio de cursos de pós-graduação em sentido amplo por todo o país (Onocko, 2001). A partir dos anos 1990, surgiu uma crítica, principalmente fundamentada por Chorny (1990), no sentido de que boa parte dos modelos de planejamento utilizados na área de saúde está orientada no sentido de reduzir gastos, privilegiando os meios sobre os fins.

Esta crítica evidenciou que o objeto da planificação em saúde deixou de ser a produção de saúde para priorizar a administração eficiente de recursos. Esta contradição é apresentada por autores mais engajados no setor público e na formulação de políticas do que diretamente no cotidiano da prestação de serviços. Nesta visão, há quatro linhas teóricas predominantes (Onocko, 2000; 2001): o resgate do potencial comunicativo do planejamento estratégico (Rivera, 1992; Gallo *et al.*, 1992); o subsídio do planejamento estratégico para a gestão democrática (Merhy, 1995; 1997; Campos, 1994); o aprimoramento de uma técnica de planejamento (Cecilio, 1997) e o planejamento frente às teorias da complexidade (Chorny, 1998).

Alinhado com essa visão mais política do planejamento em saúde, que questiona o pragmatismo e a direcionalidade do planejamento formal, Rivera sugere que a perspectiva comunicativa assume a importância do processo gerencial em uma postura dialógica com os diferentes atores envolvidos, que seja capaz de motivar a construção de projetos que possam ser assumidos coletivamente como compromissos. Segundo ele, nas organizações profissionais, como são as de saúde, justifica-se mais um conjunto de práticas que partilhem a filosofia por trás da gestão do que extensos processos de formalização de planos. (Rivera e Artmann, 1999).

Testa (1993) afirma que, além de todas as funções apresentadas em qualquer livro-texto, o planejamento deveria também estimular o crescimento e as possibilidades de mudança. Testa (1995) e Onocko (2001) também se apegam à inseparabilidade entre meios e fins, tornando o planejamento um espaço de produção. Essa autora identifica em seu levantamento que o planejamento é, com frequência, visto como um ritual, sem sentido próprio e com predomínio da lógica instrumental. Uma das alternativas a isso, presente na literatura brasileira, é a de que as organizações devem se movimentar no sentido de atingir não apenas a eficácia, mas também a promoção de algum tipo de subjetivação grupal para permitir aos trabalhadores o envolvimento e a realização no trabalho (Campos, 2000). Este planejamento no Brasil aparece no marco da Reforma Sanitária dos anos 1980 e se fortalece na vigência do Sistema Único de Saúde (SUS) (Escorel, 1998).

Uma pesquisa exploratória feita em 2000 com 6 hospitais dos EUA (região metropolitana de Atlanta) e 4 do Brasil (região metropolitana da Grande São Paulo) buscou avaliar, a partir de entrevistas com 40 executivos, o estado da utilização da administração estratégica nesses hospitais, naquele momento. A análise inclui identificação de semelhanças e diferenças no processo de decisão estratégica a partir das peculiaridades do setor e da situação de competitividade nos diferentes mercados em que estão inseridos. As entrevistas mostraram evidências de que os executivos dos hospitais brasileiros pesquisados não mostravam domínio no uso da gestão estratégica, uma vez que:

- A definição de prioridades nos diferentes serviços não era clara para os executivos
- O processo orçamentário apareceu, de forma geral, dissociado do processo de planejamento
- A utilização de informações e de indicadores era pouco frequente
- Os dados nacionais de produção do setor, quando existiam, eram muito mais a respeito do setor público que do privado.

O estudo mostra que nos EUA o mercado em saúde já era francamente competitivo, havia mais conhecimento dos modelos de planejamento, ensinados tradicionalmente nas escolas de graduação ou de pós-graduação em gestão de saúde. Naquele país, era esperado que os técnicos prestadores de assistência, de nível de instrução superior ou médio, tivessem conhecimento das características do setor e estivessem dispostos a colaborar com os esforços de sua organização. Algumas crises econômicas observadas, causando desemprego entre todas as categorias profissionais, mexeram na cultura a ponto de praticamente obrigar a colaboração a fim de garantir a sobrevivência das organizações. No Brasil, a preocupação com o mercado apenas começava a ser percebida no ano 2000, principalmente em função da competitividade (envolvendo concorrentes e operadoras), incluindo necessidade de recursos para incorporação de tecnologia (que serão necessários para todos, principalmente caso não seja possível trabalhar em aliança) e mudanças na demanda, tanto em termos demográficos quanto nosológicos (Malik e Pena, 2003).

Outra pesquisa sobre administração estratégica, realizada no Brasil em 2003, procurou identificar os principais temas que integravam a agenda dos executivos de hospitais. A pesquisa foi feita a partir de entrevistas com 12 executivos de 5 hospitais brasileiros pertencentes à ANAHP (Associação Nacional de Hospitais Privados). Os resultados mostram que, de alguma forma, todos os executivos estavam envolvidos em processos de planejamento estratégico, com maior ou menor grau de formalização. No entanto, o estudo também mostrou que não havia, na maioria deles, um processo sistemático de estabelecimento de metas e avaliação de resultados, o que sinaliza para um entendimento do planejamento dissociado do controle dos seus resultados (Teles, 2003).

Mais duas pesquisas realizadas em organizações de saúde em 2011 (Ferreira Jr, 2011; Pedroso, 2011), também no estado de São Paulo, mostraram que os médicos apresentam características inerentes à sua formação profissional, com impactos na gestão das empresas, quando assumem responsabilidades na alta administração. Continuam evidenciando que a saúde apresenta um conjunto de particularidades que lhe conferem maior complexidade de gestão, obrigando a um conhecimento do setor e a adaptação de técnicas gerenciais. Nesse momento, era percebida a necessidade de governança corporativa para organizações do setor, além da já conhecida governança clínica, e de definição do modelo de negócios a ser seguido. Finalmente, todos os serviços pesquisados nesses trabalhos usavam o *balanced scorecard* (BSC), embora não ficasse claro se isto era uma nova percepção de ferramenta ou um modismo a ser seguido. Quase todos eles usavam um modelo de planejamento orçamentário, com análise *SWOT*. Não foi possível afirmar se estratégias já eram seguidas formalmente ou se as organizações caminhavam mais orientadas por intuição.

Etapas do processo de gestão estratégica

A seguir, discutimos com mais detalhes as etapas críticas do processo de gestão estratégica, ilustrado na Figura 8.2: análise de ambiente, formulação estratégica, execução da estratégia e controle da estratégia.

Análise do ambiente

A análise do ambiente consiste na análise do ambiente externo, na análise da concorrência (identificação dos concorrentes, das suas forças e fraquezas, e antecipação dos seus movimentos) e na análise do ambiente interno.

A seguir, apresentamos três modelos de análise do ambiente: análise SWOT, proposta por Andrews; análise situacional, proposta por Matus; e modelo das cinco forças, de Porter.

Análise SWOT

A metodologia SWOT foi proposta por Andrews e desenvolvida pela escola de Harvard. Suas iniciais significam *Strengths, Weaknesses, Opportunities, Threats* (Forças, Fraquezas, Oportunidades e Ameaças – FOFA) (Andrews, 1971). A análise do ambiente externo consiste no processo de extrapolar os limites do serviço e identificar mudanças e tendências do mercado que possam impactar suas atividades. A análise inclui avaliação de questões como desenvolvimento tecnológico, legislação, comportamento do consumidor, mudanças nas relações comerciais e tendências socioeconômico-culturais. Conforme seu impacto no serviço, as pressões do mercado são classificadas entre ameaças ou oportunidades. Baseando-se na concorrência, esse processo consiste em apontar as vantagens e desvantagens do serviço em relação aos concorrentes. Para análise do ambiente interno, o modelo propõe a identificação das forças e fraquezas do serviço. Em geral, as forças e fraquezas de uma organização são resultado: (a) das forças e fraquezas dos indivíduos que compõem a organização; (b) da forma como essas capacidades individuais são integradas no trabalho coletivo; e (c) da qualidade da coordenação dos esforços de equipe (Andrews, 1971).

Algo que em um dado momento é uma oportunidade pode se tornar uma fraqueza para a mesma organização. Da mesma maneira, o que é oportunidade para um serviço, para outro pode ser ameaça. A análise deve ser feita constantemente, para não perder a oportunidade de perceber as mudanças ocorridas.

Na área da saúde, pode-se considerar que o primeiro hospital a desenvolver programas de geriatria em uma comunidade com crescente número de idosos tenha respondido a uma oportunidade do ambiente. Os que começaram depois já tiveram esta implantação como resposta a uma necessidade e o último pode ter como ameaça a concorrência com outros centros especializados. No caso, dispor de equipe especializada em geriatria seria um ponto forte, e não ter instalações apropriadas seria uma fraqueza.

Análise situacional | Identificação de macroproblemas e nós críticos

A análise situacional, para os autores ligados ao Planejamento Estratégico Situacional (PES), como Carlos Matus, propõe-se explicitamente a não fazer um diagnóstico, mediante uma lista de fatores e condições, mas sim tentar explicar o que ocorre em uma dada situação, utilizando alguns elementos explicativos, valorativos. Não

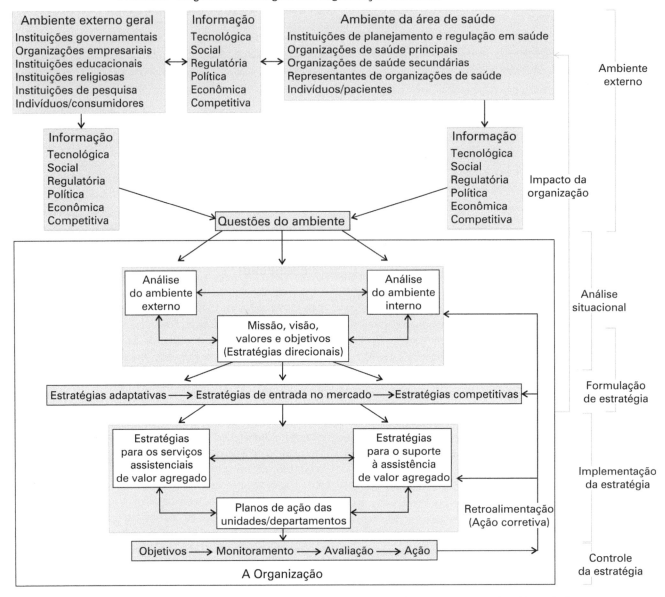

▲ **Figura 8.2** Processo de gestão estratégica em organizações de saúde. Fonte: Ginter et al., 2002, tradução nossa.

se trata de dizer o que ocorre, mas como o que ocorre levou à situação vivida pela organização e como esta compreensão pode ser utilizada para modificar o *status quo*. Dito de outra forma é o cálculo sistemático que relaciona o presente com o futuro e o conhecimento com a ação. Define a situação "como um espaço de produção social onde o ator-eixo da explicação situacional desempenha um papel, assim como os outros atores (incluindo os seus oponentes). Tudo o que ocorre em termos de produção social depende do ator-eixo e dos outros atores, em interação com o cenário que os envolve a todos (Matus, 1996). No PES, esta análise representa o momento explicativo. Esse autor ainda apresenta outros "momentos", a saber: o normativo, o estratégico e o tático-operacional. A identificação dos macroproblemas e dos nós críticos é uma das abordagens utilizadas para a análise situacional.

Um problema é a discrepância entre o ser (ou a possibilidade de ser) e o deve ser, discrepância essa que os atores encaram como evitável ou inaceitável frente a um resultado de um jogo social, que contraria valores e normas do ator diante da realidade. Considerando a análise situacional, o que é problema para um ator social pode não o ser para outro (ou até ser uma solução para ele). Assim, a evitabilidade e a inaceitabilidade são apreciações dos atores sobre o problema, as quais o levam a defini-lo como tal.

O consenso em torno dos macroproblemas deve ser construído a partir da participação ativa dos dirigentes e lideranças-chave da instituição. Para esse objetivo pode ser adotada a técnica de *brainstorming* ou técnicas de visualização. As técnicas de visualização consistem em registrar ideias de modo que todos possam vê-las, simultaneamente. Quem tem uma informação ou opinião a apresenta por meio de instrumentos como quadros, blocos de notas, apresentações eletrônicas, entre outros. A utilização de painéis em que são afixadas cartelas coloridas, de forma ordenada, é uma técnica de visualização muito utilizada em oficinas e que potencializa as vantagens trazidas pelo uso das técnicas de visualização (IPEA, 2010).

Outra abordagem na sequência da priorização dos macroproblemas é a identificação dos nós críticos, feita por meio do processamento da "árvore de problemas" (ou "fluxograma situacional"), na qual são definidas:

- As manifestações que melhor descrevem o problema, expressando-o em forma de descritores. Os descritores cumprem o papel de enumerar de forma clara os fatos que mostram que o problema existe e tornam mais preciso o enunciado do problema, para que o mesmo possa ser verificável por meio da enumeração dos fatos que o evidenciam. Assim, a descrição de um problema expressa seus sintomas, ou seja, suas evidências na situação inicial, e estabelece uma linha de base para aferir a mudança esperada com a intervenção para enfrentar o problema (IPEA, 2010)
- As causas que determinam o problema
- As consequências do problema
- A cadeia lógica multicausal entre os descritores, causas e consequências.

Assim, a árvore de problemas deve ser desenhada de maneira clara, sintética e precisa, a partir da identificação dos descritores, das causas e consequências do problema e da forma como estão relacionadas entre si. Essas diferenciações entre os descritores, as causas e as consequências são importantes para orientar as ações efetivas para a mudança prevista pelo projeto (Rivera, 1995).

A Figura 8.3 ilustra de forma esquemática uma árvore de problemas.

Da mesma maneira que os macroproblemas, a árvore deve ser construída com a participação dos principais dirigentes. O grupo pode ser ampliado, com a inclusão de lideranças diretamente envolvidas nos problemas selecionados. A oficina deve partir do entendimento e da validação dos macroproblemas priorizados e uma árvore deverá ser construída para cada problema priorizado, a não ser que eles tenham naturezas semelhantes e possam ser agrupados. O primeiro momento é a identificação dos descritores, que parte da resposta à seguinte pergunta: qual é a causa do fato descrito em d1? Essa pergunta deve ser feita para cada um dos descritores do problema.

Os descritores de um problema devem ser capazes de (a) sintetizar as distintas interpretações sobre o enunciado do problema em um só significado para os atores que o analisam; (b) estabelecer os fatos que devem ser explicados; (c) verificar o problema de modo que se possa monitorar, a fim de acompanhar a sua evolução; (d) servir de referência para a avaliação do impacto do plano sobre o problema (Matus, 1996).

Após a definição dos descritores, o passo seguinte é encontrar a causa da causa e assim sucessivamente, até que o grupo de trabalho se sinta satisfeito com a explicação. Na sequência, são estabelecidas as relações dos descritores com as consequências, supondo que o problema não seja resolvido.

A partir da reflexão coletiva sobre os descritores, suas causas e consequências e suas relações, é possível estabelecer os nós críticos. De acordo com Matus, os nós devem preencher simultaneamente três requisitos:

- A intervenção sobre esta causa tem impacto decisivo sobre os descritores do problema e no placar do jogo no sentido de modificá-los positivamente?
- A causa é um centro prático de ação? Ou seja, há possibilidade de intervenção, mesmo que não seja pelos atores que a explicam?
- É politicamente oportuno atuar sobre a causa identificada (viabilidade política e mudanças favoráveis nos problemas)? (Matus, 1996).

Se as três condições são cumpridas simultaneamente, a causa pode ser selecionada como nó crítico. Cada nó crítico deve ser o foco prioritário de intervenção, por meio dos planos de ação, uma vez que terão maior chance de obter êxito sobre os descritores do problema.

Modelo das cinco forças

O modelo das cinco forças de Porter sugere que as empresas devem analisar seu ambiente competitivo, escolher suas estratégias, e então buscar os recursos necessários para implementá-las. Esse pressuposto está fundamentado na crença de que as empresas pertencentes ao mesmo setor têm os mesmos recursos para implementar

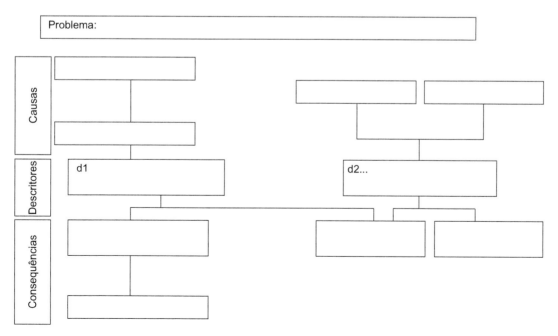

Figura 8.3 Modelo esquemático da árvore de problemas. Fonte: modelo adaptado – PES/MAPP – Artmann, 1993; Rivera, 1995.

suas estratégias (pressuposto da homogeneidade dos recursos). Caso, no limite, algum recurso diferente seja introduzido, as empresas terão rápido acesso a ele (pressuposto da mobilidade dos recursos) (Porter, 1985; Rumelt, 1984). Nesse sentido, a fonte de vantagem competitiva está na capacidade de lidar melhor com o ambiente competitivo no qual a empresa está inserida, determinado por cinco forças, a saber:

- *Ameaça de novos entrantes:* novos entrantes aumentam a intensidade da concorrência à medida que passam a disputar o mesmo mercado das organizações existentes. No entanto, o grau de ameaça depende das barreiras de entrada ao setor. Se as barreiras forem significativas, essa ameaça tenderá a ser menor. Isso pode ocorrer, por exemplo, em mercados com maiores ganhos com a economia de escala, maior diferenciação de produtos ou serviços, necessidade de altos investimentos para iniciar as atividades ou restrições legais ou governamentais. Na área de saúde, um novo hospital de luxo aberto em uma região de alto poder aquisitivo mexe com todo o mercado local na disputa pelos pacientes e com o mercado como um todo em função dos funcionários que necessita contratar
- *Poder de barganha dos clientes:* clientes e consumidores buscarão obter sempre o menor preço possível para um determinado padrão de qualidade ou valor agregado do produto ou serviço. Se os consumidores têm maior poder de barganha, maior será a intensidade da competição neste setor. Operadoras de saúde conseguem preços melhores porque depende delas o número de pacientes que procuram determinado serviço
- *Poder de barganha dos fornecedores:* assim como os consumidores, os fornecedores podem afetar a intensidade da competição por meio do poder de controle de preços e da qualidade dos suprimentos fornecidos. Esse poder é maior em setores com menor número de fornecedores, com poucas opções de produtos substitutos, com alta diferenciação ou quando o setor do comprador não for relevante no mercado total do fornecedor. Algumas indústrias farmacêuticas conseguem vender reagentes ao preço que lhes interessa, tendo em vista a necessidade de realização de exames
- *Ameaça de bens ou serviços substitutos:* em muitos setores, há uma variedade de produtos substitutos que atendem à mesma função ou que competem entre si, dentre as opções do cliente. É o caso, por exemplo, na área da saúde, das técnicas de cirurgias minimamente invasivas como alternativa de indicação, em casos específicos, às cirurgias abertas
- *Rivalidade entre os concorrentes atuais:* a competição entre os concorrentes tenderá a ser maior em mercados onde há muitos concorrentes em níveis semelhantes, crescimento lento da indústria, falta de diferenciação, altas barreiras de saída. Por exemplo, serviços de *check-up* podem ser vistos como muito semelhantes pelos usuários potenciais.

Formulação estratégica

O processo de formulação estratégica é a etapa seguinte à análise do ambiente. Seja considerando o modelo SWOT, a análise situacional proposta pelo PES ou o modelo das cinco forças, a formulação consiste em identificar objetivos que contribuam para minimizar as ameaças do mercado e as fraquezas internas e potencializar as oportunidades existentes no ambiente e os pontos fortes do serviço. A primeira etapa do processo de formulação é a construção ou validação da missão, visão e valores.

◢ Missão, visão e valores

A missão organizacional representa uma afirmação que resume a razão de existir da organização e o seu papel principal no atendimento das necessidades de uma determinada clientela. A missão deve ser construída de forma participativa, com o envolvimento de lideranças e equipes, e deve levar em consideração o diferencial da organização para fazer frente aos desafios do mercado, dos concorrentes e do seu próprio ambiente. A missão responde a questões como: *Quem somos? O que fazemos?*

A visão representa o que os acionistas ou o Conselho de Administração entendem como o futuro desejado da organização, geralmente no prazo de 5 a 10 anos. A visão responde a questões como: *O que queremos?* Deve ter orientação para o mercado e expressar, de forma visionária, como a empresa quer ser vista pelo mundo. A declaração de visão deve conter 3 componentes vitais: um objetivo ousado, a definição do nicho de atuação e o horizonte temporal.

Um exemplo é a visão da Wells Fargo: "Ter um milhão de clientes on-line até o final da década."

No caso da Cleveland Clinic, a visão consta de seu *site* em fevereiro de 2015, sob o título "a visão do fundador": "tornar-se o líder mundial em experiência do paciente, resultados clínicos, pesquisa e educação."[1]

Os valores são as crenças fundamentais que se espera permeiem as ações da organização. Os valores indicam a filosofia da empresa, uma vez que especificam os princípios norteadores das suas ações. Indicam atitudes, comportamento e caráter.

Quanto à Cleveland Clinic, seu *site* explicita que ela foi criada por líderes que acreditavam em princípios simples e assumiam seis valores fundamentais:

- "*Qualidade*: mantemos os padrões mais elevados e os alcançamos medindo-os continuamente e melhorando nossos resultados
- *Inovação*: damos as boas vindas à mudança, encorajamos a invenção e buscamos continuamente formas melhores e mais eficientes para atingir nossos objetivos
- *Trabalho em equipe*: colaboramos e partilhamos conhecimentos, para beneficiar os pacientes e nossos colegas prestadores de cuidado para avançar nossa missão
- *Serviço*: lutamos para superar as expectativas de nossos pacientes e prestadores em relação a conforto e conveniência
- *Integridade*: aderimos a princípios morais e padrões profissionais elevados, comprometendo-nos com honestidade, confidencialidade, confiança, respeito e transparência
- *Compaixão*: demonstramos nosso compromisso com cuidado de classe internacional oferecendo um ambiente de cuidado e de apoio para nossos pacientes, familiares e prestadores de assistência."[2]

Originários do movimento pela qualidade total, missão, visão e valores passaram a incorporar o menu de gestão da maioria das empresas. Na área da saúde, a formalização e divulgação ampla dessas definições é também uma exigência dos manuais de acreditação, no entanto, nem sempre se conectam de forma consistente ao planejamento estratégico da instituição. Algumas, inclusive, desenvolvem estas atividades mais para responder aos requisitos do avaliador externo do que em função de sua necessidade interna (Malik e Pena, 2003).

---

[1] Extraído do *site* http://my.clevelandclinic.org/about-cleveland-clinic/overview/who-we-are/mission-vision-values em 07/02/2015.
[2] Idem, ibidem.

Ao olharmos a definição da missão, visão e valores de um conjunto de organizações de saúde, notamos também que tendem a ser muito semelhantes, muitas com os chavões "excelência ou segurança assistencial" ou "foco na superação das expectativas dos clientes". A sensação que passa para quem as lê é que se tornaram, em sua maioria, definições burocráticas, feitas para cumprir uma exigência formal, perdendo assim seu real potencial de comunicar a vocação da instituição e de conectar todas as partes interessadas à sua estratégia.

Essa reflexão crítica é consistente com a obra *"Start with Why"*, de Simon Sinek, em que apresenta o que chama de *"golden circle"* (círculo dourado) (Sinek, 2009).[3] No texto, ele mostra a diferença entre aquelas organizações ou líderes que valorizam "o que" fazem e "como" fazem e se esquecem de demonstrar de forma clara "por que" fazem. Um dos exemplos citados por ele para demonstrar sua hipótese é o comparativo entre Dell e Apple. Apesar de ambas serem igualmente qualificadas para vender computadores, enquanto a Dell comunicava o que fazia e os diferenciais do seu produto e serviços (o quê e como), a Apple comunicava suas crenças no "pensar diferente" no desafio ao *status quo*, na importância de conectar pessoas (o porquê), como essência que conecta as pessoas às suas crenças e antecede a venda de produtos inovadores, amigáveis e com *designs* atraentes (o como), que vão de computadores a *sites* de música (o quê). Um texto extraído de uma palestra do Steve Jobs, à época, presidente da Apple, reflete esse conceito:

> *"O que nós somos não tem a ver com fabricar caixas para que as pessoas possam cumprir suas tarefas. A Apple é mais do que isso. Em seu âmago, seu valor central, é que nós acreditamos que pessoas com paixão podem mudar o mundo para melhor. É nisso que acreditamos."*[4]

O posicionamento de Sinek, apesar de empírico e não questionar diretamente a missão das organizações, nos leva a refletir sobre o quanto os textos da missão e visão das organizações de saúde são pouco inspiradores, talvez porque elas estejam focadas no "o quê" e no "como" e o quanto haveria de ganho se fossem elaboradas com foco no "porquê". Dessa forma, poderiam ser capazes de inspirar, conectar e trazer mais significado a todos aqueles que interagem com a organização (de clientes a empregados) em torno das suas reais crenças e motivações.

Essa orientação sobre o objetivo inspiracional de missão, visão e valores é consistente com a visão de Kotler (1998) que afirma que uma missão bem difundida e bem explícita pode desenvolver nos funcionários um senso comum de oportunidade, direção, significância e realização. Torres e Torres (2008) também afirmam que uma das funções da missão é direcionar e inspirar as pessoas a convergirem em relação aos seus propósitos em todos os níveis da organização. Nesse sentido, não deve se limitar a descrever os objetivos da organização em termos de produtos e clientes (Filho *et al.*, 2010).

A seguir alguns exemplos de missão e visão mais alinhados com esse objetivo inspiracional:

> *"Organizar as informações disponíveis no mundo e torná-las acessíveis e úteis para todos."* (Missão da Google)

> *"Prestar o melhor cuidado ao doente, pesquisar seus problemas a fundo e educar continuamente aqueles que servem."* (Missão da Cleveland Clinic)

> *"Cuidar de vidas"* afirmando nosso compromisso com a qualidade médico-assistencial e a segurança do paciente. (Missão do Hospital Moinhos de Vento)

> *"A visão do Children's Health System é uma melhor infância para todas as crianças. Nós visionamos uma infância em que todas as crianças têm acesso à assistência à saúde, vivem em comunidades seguras, crescem em famílias economicamente estáveis e atendem a escolas funcionais em suas comunidades que valorizem cada criança como um ser humano único."* (In: Ginter, 2013, p. 192, tradução nossa).

Estratégias adaptativas, de entrada no mercado e de posicionamento

Definidas ou validadas a missão, visão e valores, também denominadas estratégias direcionais, a *formulação da estratégia* prevê também a reflexão e decisão acerca de outro conjunto de estratégias com base na análise do ambiente. Essas estratégias envolvem decisão sobre o crescimento ou retração do negócio (estratégias adaptativas), mecanismos de entrada ou saída do mercado (estratégias de entrada) e a forma pela qual a organização pretende se diferenciar (estratégias de posicionamento). Em cada tipo de estratégia, deve haver uma avaliação com base nos cenários interno e externo e a escolha de qual estratégia deve ser implementada. O Quadro 8.1 mostra as várias estratégias que compõem o mapa de pensamento estratégico, proposto por Ginter.

Estratégias adaptativas

Uma vez definidas a missão e visão organizacionais, a decisão seguinte passa pelas opções de aumentar, reduzir ou manter o escopo dos serviços e operações, definidas como estratégias adaptativas.

O Quadro 8.2 aponta os objetivos de cada uma das estratégias adaptativas.

No Brasil, como exemplo da área da saúde, podemos citar o caso da Unimed, com estratégia clara de aumento do escopo, por meio da integração vertical e expansão de mercado. Além de partir para o negócio de hospitais próprios, desenvolveu uma cooperativa de crédito

Quadro 8.1 Mapa de pensamento estratégico.

Estratégias adaptativas
Aumento do escopo: diversificação, integração vertical, expansão de mercado, desenvolvimento de produto, desenvolvimento de mercado
Redução do escopo: desinvestimento, liquidação, *harvesting*, enxugamento
Manutenção do escopo: melhoria, manutenção do *status quo*

Estratégias de entrada
Compra: aquisição, licença, *venture capital*
Cooperação: fusão, aliança, *joint venture*
Desenvolvimento interno

Estratégias de posicionamento
Estratégias genéricas: liderança por custo, diferenciação, foco
Disciplinas de valor: liderança em produto, excelência operacional, intimidade com cliente
Estratégia do oceano azul

Fonte: adaptado de Ginter *et al.*, 2002. Tradução nossa.

---

[3]Simon Sinek é consultor de *marketing*, palestrante internacional e autor do *best-seller Start with why: How Great Leaders Inspire Action*. Sua palestra está entre as três mais populares no "TED Talks". Extraído do *site* www.startwithwhy.com em 07/02/2015.
[4]Palestra de Steve Jobs na apresentação do posicionamento estratégico da Apple em 2010. Extraído do *site*: http://www.slideshare.net/aurivan/posicionamento-estrategi-coapple em 07/02/2015.

Parte 2 | Gestão na Assistência à Saúde

Quadro 8.2 Estratégias adaptativas | Objetivos e definições.

Objetivo	Estratégia	Definição
Aumento do escopo	Diversificação	Busca de novos mercados, diferentes do foco de operação central da organização. Pode ser relacionada se a organização opta por entrar em um mercado similar e não relacionada se a organização entra em mercados com produtos de outros setores.
	Integração vertical	Decisão de crescer ao longo do canal de distribuição das operações centrais da organização. Há dois tipos de integração: integração para trás (a montante), quando o crescimento é voltado para a cadeia no sentido dos fornecedores; integração para a frente (a jusante), quando a expansão se dá em direção aos consumidores.
	Expansão de mercado	Esforço de atuar melhor em mercados e produtos já existentes, em geral por meio de estratégia de *marketing* (promoção, distribuição ou preço).
	Desenvolvimento do produto	Visa à entrada de novos produtos ou serviços nos mercados existentes. Em geral, ocorre por meio da melhoria de produto ou ampliação da linha de produtos existentes.
	Desenvolvimento de mercado	Usado para entrar em novos mercados com produtos ou serviços existentes. Especificamente, pode se dar por meio da expansão geográfica ou busca de novos segmentos de mercado na mesma área geográfica. Um tipo de desenvolvimento de mercado é a integração horizontal em que se buscam novos mercados por meio da aquisição ou afiliação com competidores.
Redução do escopo	Desinvestimento	Venda de uma unidade de produção com o objetivo de se retirar de um mercado específico. Em geral, a unidade continua a ser operada pelo comprador.
	Liquidação	Venda de parte ou todo o ativo da organização a fim de gerar caixa.
	Harvesting	Busca o máximo de receita a curto prazo em mercados já em fase de declínio, antes que o produto ou serviço sejam eliminados. A opção nesse caso é descontinuar os investimentos naquele mercado.
	Enxugamento	Voltado para redução dos custos, redefinição da linha de produtos ou redução da área de atuação dos segmentos de mercado, com vistas ao aumento da produtividade, redução dos tempos de entrega e outros.
Manutenção do escopo	Melhoria	Esforço por melhorar os processo operacionais dos produtos ou serviços existentes, seja por meio de programas de qualidade, aumento da produtividade, redução dos tempos de entrega e outros.
	Manutenção do *status quo*	Busca manter a posição atual de mercado, sob a premissa de que a organização possui boa participação de mercado e tem condições de manter essa posição sem novos investimentos.

Fonte: adaptado de Ginter *et al.*, 2002, tradução nossa.

– a Unicred – e tem buscado novos mercados, por todo o espectro do mercado (Albuquerque, 2006). Também se verifica que é cabível olhar para ela por meio da visão baseada em conhecimento, tendo em vista sua gestão por meio de médicos (Magalhães, 2012).

Como exemplo de adoção de estratégias de diversificação, podemos citar o caso do Fleury S.A., que, em 1989, estabeleceu uma parceria com a Merck Group para teste do antirretroviral contra o HIV. Isso caracterizou a entrada do Fleury no mercado de pesquisas clínicas multicêntricas para testes de novos medicamentos. A empresa hoje é responsável pela logística de coleta, análise de amostras, estruturação de relatórios e transferência eletrônica de resultados, conforme o padrão de qualidade exigido pela indústria farmacêutica e órgãos nacionais e internacionais que regulam estes estudos. Para tanto, criou uma unidade de negócios composta por uma equipe multiprofissional dedicada exclusivamente aos protocolos de pesquisa clínica e mantém contato com mais de 240 centros de pesquisa clínica em todo o Brasil. A ampliação do escopo de atuação ultrapassou os limites do diagnóstico e posicionou a empresa também nos serviços de prevenção e tratamento, caracterizando uma estratégia de diversificação horizontal que visa encontrar outras áreas de atuação para sustentar o crescimento da empresa. Exemplos são a criação do Serviço de Aconselhamento Genético e o *Check-up* Fleury, em 1999, o *Check-up Fitness*, em 2003, o *Check-up* do Viajante, em 2005. Em julho de 2006, a empresa lançou o *Check-up Nippon*, customizando o serviço para executivos japoneses e seus familiares, com atendimento no idioma nativo e exames específicos para as necessidades desse público (Macedo, 2007). Em 2011, deu mais um passo em seu

processo de expansão de mercado, porém, dessa vez a partir do desenvolvimento de novos mercados. A estratégia visava alcançar novas regiões do Brasil e novos segmentos, no caso, os públicos das classes B e C fora do estado de São Paulo. O grupo adquiriu 13 laboratórios em outros estados e resolveu criar nova marca, a A+ Medicina Diagnóstica, que acabou por incorporar sua marca em outras 12 unidades. A aposta partiu da premissa de que em outros estados brasileiros, fora de São Paulo, a empresa de medicina diagnóstica de alto padrão é desconhecida e o poder aquisitivo costuma ser menor em relação ao dos clientes paulistas.[5]

Também é possível identificar exemplos de aumento de escopo quando um hospital diversifica seu escopo de atuação para oferecer serviços ambulatoriais e de medicina diagnóstica em unidades independentes do hospital ou ainda quando cria um Instituto de Ensino e Pesquisa como discutido respectivamente nos trabalhos de Sato (2004) e Fiorentini (2005).

Estratégias de entrada

Se a decisão for aumentar ou manter o escopo das operações, o passo seguinte será decidir as estratégias de entrada no mercado. Há três métodos principais de entrada no mercado: compra de ativos das empresas, cooperação com outras organizações ou desenvolvimento interno de novos produtos e serviços. O Quadro 8.3 descreve as estratégias em cada um desses métodos.

---

[5]Extraído do *site* do jornal *O Estado de São Paulo*: http://www.estadao.com.br/noticias/geral,entrevista-grupo-fleury-mantem-estrategia-de-aquisicao-para-2012,813903, em 07/02/2015.

◢ Quadro 8.3 Estratégias de entrada | Objetivos e definições.

Objetivo	Estratégia	Definição
Compra	Aquisição	Busca expandir o mercado por meio da compra de uma organização existente.
	Licença	Compra ou permissão de uso de um determinado ativo (tecnologia, mercado, equipamentos) por meio de contrato. Um tipo de licença é a franquia.
	Venture capital	Investimento financeiro em uma organização para participar dos benefícios da sua instalação ou crescimento.
Cooperação	Fusão	Acordo entre duas ou mais organizações para formação de uma única e nova empresa.
	Aliança	Parcerias formais entre duas ou mais organizações para alcançar objetivos a longo prazo em geral inviáveis para as organizações se feitos isoladamente.
	Joint venture	Combinação de recursos de duas ou mais organizações em geral para integração das competências de cada uma em torno de um objetivo comum.
Desenvolvimento interno	Desenvolvimento interno	Prevê o uso de recursos próprios para o desenvolvimento de produtos ou início de novas operações.

Fonte: adaptado de Ginter *et al.*, 2002, tradução nossa.

As estratégias de diversificação do Fleury descritas anteriormente foram apoiadas por diferentes estratégias de entrada de mercado, como, por exemplo, fusão e *joint venture*. Em 1983, o Fleury ampliou seu escopo original restrito aos serviços de laboratório clínico e passou a incorporar exames de imagem por meio de *joint ventures* com equipes médicas de excelência em cada especialidade, passando a atuar como um centro completo de medicina diagnóstica (Macedo, 2007).

ESTRATÉGIAS DE POSICIONAMENTO

Outro grupo de estratégias está relacionado com o posicionamento da organização no mercado. Destacamos as estratégias genéricas de Porter (1985), as disciplinas de valor, de Treacy e Wiersema (1993), e a estratégia do oceano azul, de Kim e Mauborgne (2004). O Quadro 8.4 mostra o foco de cada uma delas.

Na área da saúde, é possível identificar, por exemplo, entre os hospitais, aqueles com estratégia clara de diferenciação. A renovação constante da infraestrutura física e tecnológica, associada à sofisticação dos serviços de hotelaria e à qualificação do corpo clínico e assistencial são estratégias que visam aumentar o valor agregado que sustenta preços superiores, em geral restringindo o acesso aos segmentos *premium*.

Execução da estratégia

Para Kaplan e Norton (2001), há uma crença enganosa de que a estratégia certa é condição necessária e suficiente para o sucesso do planejamento. Eles estimam que, em 70% dos casos, o verdadeiro problema não é a má estratégia e sim a execução inadequada. Pesquisas realizadas pela entidade inglesa *The Economist Intelligence Unit*

◢ Quadro 8.4 Estratégias de posicionamento | Tipos e abordagens.

Estratégia de posicionamento		Abordagem
Estratégias genéricas (Porter)	Diferenciação	A diferenciação requer uma abordagem orientada para o valor agregado. O objetivo principal é redefinir as regras que levam os consumidores a suas decisões de compra, oferecendo-lhes algo único que seja valioso. Trata-se de uma escolha estratégica para prover algo de valor aos consumidores que não seja um preço baixo.
	Baixo custo	Estratégia que procura explorar agressivamente oportunidades de redução nos custos por meio de economias de escala e curvas de aprendizado (efeito da experiência) nos processos produtivos e de compra. Líderes em custo costumam cobrar menos por seus produtos e serviços do que seus rivais e buscam uma participação de mercado substancial atraindo primordialmente consumidores sensíveis a preço.
	Nicho de mercado (foco) × mercado amplo	As estratégias genéricas de diferenciação e custo devem ser associadas à estratégia de abrangência de mercado. A abrangência focada em nichos identifica um mercado específico em que os produtos podem ter interesse de um grupo bem definido de consumidores. Por outro lado, estratégias voltadas para o mercado amplo são voltadas para abrangência em todo o mercado.
Disciplinas de valor (Treacy e Wiersema)	Liderança em produto	Empresas que buscam liderança em produto normalmente são voltadas para a inovação constante, oferecendo maior valor em um fluxo contínuo de produtos e serviços de última geração.
	Excelência operacional	Abordagem estratégica voltada para melhores mecanismos de produção e entrega, em geral por meio da inovação em seus processos operacionais.
	Intimidade com cliente	Concentra-se em construir a fidelidade do cliente, adaptando continuamente seus produtos e serviços às mudanças de necessidades dos clientes.
Estratégia do oceano azul (Kim e Mauborgne)	Estratégia do oceano azul	Os oceanos caracterizados a partir dos mercados. Oceano vermelho representa os mercados existentes, com características e regras de jogo bem conhecidas entre os concorrentes. Oceano azul denota todos os mercados ainda inexistentes, desconhecidos e ainda a serem explorados. Em oceanos azuis, a demanda é criada e não disputada. A estratégia do oceano azul pode ser obtida a partir da procura por criar novos mercados, tornando a competição irrelevante, criando e capturando novas demandas, eliminando o *trade-off* entre valor e custo, alinhando-se todos os processos para a busca de diferenciação e baixo custo.

Fonte: adaptado de Ginter *et al.*, 2002.

(2008) apresentam resultados que evidenciam o descompasso entre estratégia e *performance* na execução das mesmas como a causa principal de insucesso.

Para Charan e Bossidy (2004), a maioria dos executivos não entende a disciplina da execução. Execução não é uma maneira simples de colocar atenção nos detalhes. Ela envolve um conjunto de processos críticos que constituem o suporte do comportamento da liderança.

Embora a formulação e a execução sejam tarefas separadas, elas são interdependentes. Por isso, é necessário haver compromisso e patrocínio, pela alta direção, das iniciativas da organização em todos os níveis, criando mecanismos de controle e incentivos adequados para sua realização.

O processo estruturado de execução da estratégia passa por duas etapas:

- Desdobramento das estratégias formuladas e definição de seus mecanismos de controle
- Realização de projetos e ações nos diversos níveis organizacionais.

O desdobramento da estratégia utiliza as ferramentas de gestão que possibilitam o mapeamento dos objetivos e a correlação com os indicadores de desempenho. Esses objetivos são refinados nos diversos níveis hierárquicos e/ou nos processos dos negócios, de forma a determinar os projetos e as ações para a concretização das escolhas estratégicas (Kaplan e Norton, 2004).

Na execução ou implementação da estratégia, os esforços dos diferentes setores da organização – *marketing*, sistemas de informação, gestão de pessoas e finanças – devem estar direcionados ao cumprimento da missão da organização e da sua visão para o futuro.

Devido ao seu nível de aprofundamento no processo de execução do plano e à sua utilização pelas empresas e aplicabilidade ao contexto das instituições de saúde, optamos por discutir três modelos:

- O modelo de gestão estratégica que valoriza o foco na execução – Execução Premium – proposto por Kaplan e Norton (2008)
- A gestão de projetos, segundo o Project Management Institute (2000)
- A adoção do 5W2H para elaboração de planos de ação

Execução Premium

O *Balanced Scorecard (BSC)* foi inicialmente concebido como sistema de mensuração do desempenho, quando da sua primeira publicação em 1992. Em 2004, com seu livro *Strategy Maps* (mapa estratégico), evoluiu para a construção de mapas estratégicos como forma de traduzir e interligar os objetivos estratégicos, seus indicadores e metas. Com a publicação em 2008 do livro *The Execution Premium*, os autores consolidam um modelo abrangente de gestão estratégica que integra os processos anteriores e inclui os processos fundamentais para converter a estratégia em processo contínuo (Kaplan e Norton, 2008). Por esse novo modelo, o processo de gestão estratégica envolve 6 estágios: desenvolvimento da estratégia, planejamento da estratégia, alinhamento da organização, planejamento das operações, monitoramento e aprendizado, testes e adaptação.

O desenvolvimento da estratégia refere-se à fase de formulação estratégica e corresponde às etapas já apresentadas, de elaboração da missão, visão e valores, análise do ambiente competitivo e definição das estratégias do negócio, quanto ao seu escopo e posicionamento.

O segundo estágio, de planejamento da estratégia, prevê a organização dos objetivos estratégicos por meio do mapa estratégico, a definição dos indicadores e metas, as iniciativas e o orçamento necessário para o alcance desses objetivos. O mapa estratégico é utilizado para traduzir a missão e as decisões estratégicas em um conjunto de objetivos e parâmetros de desempenho que servirão de base para avaliação e comunicação dos resultados da gestão estratégica.

O momento seguinte prevê o alinhamento da organização com a estratégia. Essa etapa é fundamental para que se obtenham os melhores resultados em uma organização multifuncional e com várias unidades de negócio. Os gestores devem alinhar as estratégias de cada unidade de negócio ou unidade funcional com a estratégia da organização, buscando sinergia entre as unidades, a fim de otimizar os resultados.

O quarto momento é voltado para o planejamento das operações, no qual busca-se conectar as operações diárias e a estratégia a longo prazo. Nesse estágio, a organização deverá alinhar suas atividades de melhoria de processos com as prioridades estratégicas, de modo a integrar a estratégia aos planos e orçamentos operacionais.

Os momentos de monitoramento e aprendizado e de testes e adaptação serão discutidos posteriormente na seção "Controle da estratégia".

As seis fases constituem um sistema circular integrado e abrangente que conecta a formulação estratégica aos planos operacionais e mecanismos de acompanhamento e adaptação, conforme mostra a Figura 8.4.

Gestão de projetos

Um projeto é um esforço temporário empreendido para alcançar um objetivo específico.

Operações e projetos diferem entre si principalmente porque as operações têm um caráter contínuo e repetitivo, ao passo que os projetos têm um caráter temporário e único. Temporário significa que todo projeto tem um início e um término definidos. Único significa que o produto ou serviço é, de algum modo, diferente de todos os produtos e serviços existentes.

Gestão de projetos é a aplicação de conhecimentos, habilidades e ferramentas para execução de atividades, de forma a atender as necessidades do gestor com aquele projeto (Project Management Institute, 2000). Atender a essas necessidades implica adequado gerenciamento das demandas, às vezes conflitantes, entre:

- Escopo, tempo, custo e qualidade
- Diferentes expectativas dos públicos envolvidos
- Requisitos identificados (necessidades) e não identificados (desejos).

Importante destacar que gestão de projetos não se confunde com gestão por projetos. Esta trata de diversos aspectos das operações ou processos da organização como projetos, aplicando-se parte dos conceitos do modelo.

Projetos são compostos de processos, que podem ser organizados em cinco etapas:

- Iniciação do projeto
- Planejamento do projeto
- Execução do projeto
- Controle do projeto; e
- Encerramento do projeto.

O Quadro 8.5 detalha cada um desses processos.

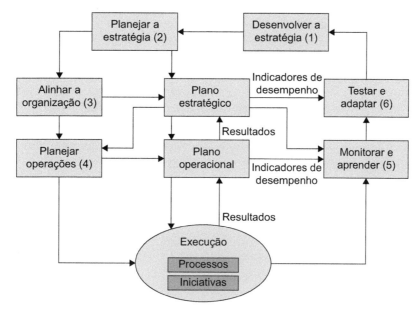

▲ **Figura 8.4** Sistema gerencial: vínculo entre a estratégia e a operação. Fonte: Kaplan e Norton, 2008, p. 8.

Metodologia 5W2H para elaboração de planos de ação

O 5W2H é um *checklist* que auxilia no detalhamento das ações que precisam ser desenvolvidas em cada um dos planos identificados, sejam eles estratégicos ou operacionais. Não se sabe exatamente quem foi o criador do método mas seu uso remonta ao início dos modelos de qualidade total, na década de 1980. A ferramenta serve para o mapeamento destas atividades, uma vez que define o que será feito, quem fará o quê, em qual período de tempo, em qual área da instituição, quanto custará e os motivos pelos quais esta atividade deve ser feita. É uma ferramenta simples e bastante útil, uma vez que tenta eliminar dúvidas que possam surgir sobre um processo ou sua atividade, evitando-se erros no entendimento dos compromissos das áreas envolvidas e indivíduos responsáveis. O Quadro 8.6 resume a metodologia do 5W2H.

Controle da estratégia

O gerenciamento ou controle da estratégia consiste essencialmente em medir os resultados alcançados, compará-los aos objetivos esperados, identificar os *gaps* e as razões para o desvio e estabelecer ações corretivas, se necessário. Um dos mecanismos fundamentais para o controle da estratégia é o monitoramento dos indicadores associados ao resultado esperado do plano e dos objetivos estratégicos. Esse monitoramento permitirá avaliar a eficácia dos planos, da própria estratégia e das premissas adotadas, por meio da qual é possível verificar a consistência e o alinhamento do conjunto das estratégias. Não iremos aprofundar no tema de gestão dos indicadores, uma vez que faz parte de capítulo específico deste livro.

Porém, o processo de avaliação não se restringe aos resultados do planejamento e deve questionar, periodicamente, a eficácia do próprio modelo e método de construção da estratégia.

Para Kaplan e Norton o controle abrange as fases de monitoramento e aprendizado e de testes e adaptação. Na fase de monitoramento e aprendizado, o foco é a determinação dos resultados do desempenho e das ações de melhoria para as operações e a estratégia geradas pelas novas informações e aprendizado contínuo. Na fase de testes e adaptação avalia-se se as estratégias fundamentais da organização estão funcionando e continuam válidas considerando as mudanças no ambiente competitivo e regulador e o surgimento de novas oportunidades. Se houver necessidade, os gestores atualizam a estratégia e modificam o mapa estratégico e o BSC, estabelecendo um novo ciclo de planejamento estratégico e execução da operação (Kaplan e Norton, 2008).

O controle decorre basicamente de um sistema de *feedback* contínuo que seja capaz de assegurar o progresso dos resultados na direção de objetivos e metas traçados. Para tanto, terá que fazer uso de um conjunto de padrões e indicadores cuja seleção pode ser orientada por alguns critérios, como, por exemplo, a meta SMART, cujas iniciais significam *Specific* (Específica), *Mensurable* (Mensurável), *Attainable* (Alcançável), *Relevant* (Relevante), *Time-Based* (Temporal). Tais critérios sugerem que toda meta deve ser a mais específica possível, ser dimensionada de forma clara, ser possível de ser alcançada, ser relevante para o objetivo proposto e ter um prazo factível para ser cumprida.

Comunicação como desafio para o sucesso da implementação

Um dos pontos críticos do processo de implantação de qualquer plano é a comunicação. A organização deve procurar uniformizar a compreensão nos seus diferentes níveis em torno do foco e dos objetivos estratégicos e garantir, assim, o envolvimento de todos na consecução das metas estabelecidas.

No âmbito da saúde, a comunicação foi abordada em estudo que procurou identificar a percepção de 33 dirigentes de Hospitais Universitários vinculados às Instituições Federais de Ensino Superior acerca de um conjunto de papéis e responsabilidades gerenciais. Enquanto o estudo mostrou alto grau de concordância entre os dirigentes em relação à importância do seu papel na gestão de recursos humanos e negociações, o item que menos dirigentes considerava como sua função foi a responsabilidade na promoção da comunicação interna e da divulgação das informações sobre o Hospital.

Essa conclusão chamou a atenção da autora, uma vez que a prática da comunicação é vista, no século 21, como fundamental para o exercício da transparência de gestão, do controle social e do

Quadro 8.5 Processos relacionados com a gestão de projetos.

Grupo de processos	Processos	Definição
Iniciação do projeto	Abertura do projeto	Estabelecimento do compromisso pelos responsáveis pelo projeto e início do seu planejamento.
Planejamento do projeto	Planejamento do escopo	Sentença que define o escopo do projeto. Deve deixar claro todo o trabalho requerido e apenas o trabalho requerido de modo a se concluir o projeto com sucesso.
	Definição do escopo	Subdivisão do projeto em entregas. As entregas são produtos ou resultados tangíveis e verificáveis do trabalho. As entregas, quando estruturadas do geral para o específico em uma árvore hierárquica, irão compor a Estrutura Analítica do Projeto (EAP).
	Definição de atividades	Identificação de atividades específicas que devem ser executadas para viabilizar as diferentes entregas.
	Sequenciamento de atividades	Sequenciamento das atividades em ordem cronológica e definição das relações de dependência entre elas. Uma atividade cuja conclusão for condição para início da seguinte é predecessora desta.
	Estimativa de duração das atividades	Elaboração de estimativa das horas ou períodos necessários para executar cada atividade.
	Desenvolvimento do cronograma	Sequência ordenada de atividades, com respectivas relações de dependência e prazos.
	Planejamento de recursos	Definição de quais recursos (pessoas, equipamentos, materiais) e em que quantidades são necessários para a execução das atividades.
	Definição do orçamento	Composição do custo total do projeto a partir dos custos de cada recurso necessário.
	Desenvolvimento do plano do projeto	Integração do resultado das etapas anteriores de forma coerente e consistente em um único documento.
	Planejamento da qualidade	Identificação dos padrões de qualidade que sejam relevantes para o projeto e definição dos meios e condições para atendê-los.
	Planejamento organizacional	Identificação, definição e registro dos papéis e responsabilidades de cada um dos envolvidos no projeto.
	Planejamento de recursos humanos	Definição da equipe de trabalho do projeto.
	Planejamento de comunicação	Definição das necessidades de informação e de comunicação das partes interessadas no projeto.
	Identificação dos riscos	Definição dos riscos que podem afetar o projeto e documentar as suas características.
	Quantificação dos riscos	Avaliação dos riscos, suas interações e possíveis impactos nos resultados do projeto.
	Plano de resposta aos riscos	Definição dos planos para responder às oportunidades e ameaças do projeto.
	Planejamento de compras	Definição do que comprar e quando.
	Planejamento de solicitação	Definição dos requisitos para cada aquisição e das fontes potenciais.
Execução do projeto	Execução de atividades	Implementação de cada uma das atividades do projeto dentro das condições definidas na fase de planejamento.
	Verificação do escopo	Confirmação do escopo do projeto.
	Controle de qualidade	Acompanhamento do desempenho do projeto conforme os padrões estipulados.
	Desenvolvimento da equipe	Desenvolvimento de habilidades individuais ou do grupo para manter ou elevar o desempenho da equipe.
	Distribuição da informação	Disponibilizar a informação necessária aos envolvidos no projeto com uma periodicidade adequada.
	Solicitação de compras	Efetivação das cotações e propostas de compras.
	Seleção de fornecedores	Escolha dos fornecedores com base nos critérios e requisitos predefinidos.
	Gestão de contratos	Gerenciamento adequado das condições contratuais estabelecidas com os fornecedores.
Controle do projeto	Controle das mudanças	Coordenação das mudanças ao longo do projeto como um todo.
	Controle das mudanças de escopo	Controle das mudanças de escopo do projeto.
	Controle do cronograma	Controle das mudanças das atividades e respectivos prazos.
	Controle dos custos	Controle das variações ou mudanças no orçamento do projeto.
	Controle de qualidade	Monitoramento dos resultados específicos do projeto em relação aos padrões predefinidos de desempenho.
	Relatórios de desempenho	Coleta e disseminação das informações sobre o desempenho do projeto, incluindo andamento das atividades, evolução dos indicadores e previsão de continuidade.
	Controle do plano de resposta aos riscos	Controle das mudanças nos riscos ao longo da execução do projeto.
Encerramento do projeto	Encerramento administrativo do projeto	Composição dos documentos de todo o processo para o relatório final e formalização do encerramento do projeto.
	Encerramento dos contratos	Encerramento dos contratos, quando aplicável.

Fonte: PMBOK® Guide, 2000.

Quadro 8.6 Questões do *checklist* 5W2H.

Questão	Abrangência
What – O que fazer	Quais as atividades/etapas a serem realizadas?
	Quais atividades são dependentes desta?
	Quais atividades são necessárias para o início desta?
	Quais os insumos necessários?
Why – Por que fazer	Por que essa atividade é necessária?
	Por que essa atividade não pode fundir com outra atividade?
	Por que A, B e C foram escolhidos para executar essa atividade?
How – Como fazer	Como essa atividade será executada?
	Como acompanhar o desenvolvimento dessa atividade?
	Como A, B e C vão interagir para executar essa atividade?
Who – Quem vai fazer	Quem executará determinada atividade?
	Quem depende da execução dessa atividade?
	Essa atividade depende de quem para ser iniciada?
When – Quando fazer	Quando será o início da atividade?
	Quando será o término?
	Quando serão as reuniões presenciais?
Where – Onde fazer	Onde a atividade será executada?
	Onde serão feitas as reuniões presenciais da equipe?
How Much – Quanto custará fazer	Quanto custará essa atividade?
	Quais os recursos necessários (equipamentos, recursos humanos, espaço físico, contratações e outros)

compromisso com resultados, itens presentes na atual agenda da política pública definida para o segmento de Hospitais de Ensino (Caldas, 2008). A comunicação, apesar de descrita como etapa do processo de execução da estratégia, deve estar presente em todas as fases da formulação estratégica, desde a disseminação da missão, visão e valores institucionais até o acompanhamento dos indicadores de eficácia do planejamento.

Outro aspecto importante do processo de comunicação é reconhecer a importância tanto dos processos formais de comunicação quanto da comunicação informal. Processos formais de comunicação por meio da cadeia de gestores não garantem por si o sucesso da comunicação e, por isso, devem conter mecanismos de verificação de sua eficácia e devem se somar a processos menos formais, sendo crítico para ambos os métodos o empenho pessoal da alta direção.

A comunicação se torna atividade gerencial básica nesse sentido, principalmente em organizações de saúde como hospitais, que funcionam 24 h por dia, 365 dias por ano. Um caso de sucesso na área é o de um hospital filantrópico do município de São Paulo, que filmou uma mensagem enviada pela alta direção (CEO e conselho) e esta apresentação era reproduzida em cada plantão, para garantir que todo o corpo funcional do hospital tivesse contato com as mesmas palavras, ditas da mesma maneira, pelas mesmas pessoas. O mesmo gestor ia a todas as sessões e respondia às perguntas levantadas (Arruda, 2006).

Conclusão

Vimos neste capítulo que as várias teorias e metodologias para desenvolvimento da gestão estratégica nas organizações, no entanto, apresentamos de forma destacada duas teorias acerca da análise estratégica e três metodologias de aplicação do planejamento estratégico.

Entre as teorias, destacamos como autores centrais Porter (teoria da organização industrial) e Barney (teoria dos recursos) que diferem quanto à importância de se basear no mercado, com suas oportunidades e ameaças, ou focar primeiro nas competências internas, como recursos essenciais para influenciar o posicionamento da empresa no mercado.

Entre as três abordagens de aplicação do modelo de gestão estratégica, temos o livro-texto de Ginter sobre gestão estratégica em saúde, que aborda de forma abrangente todas as etapas do planejamento, formulação e controle estratégico, bem como suas aplicações na área da saúde. Outra abordagem, trazida originalmente por Carlos Matus, questiona o pragmatismo dos modelos formais e valoriza o contexto político, o papel dos atores e a construção coletiva como fatores críticos de sucesso do planejamento. Por fim, a abordagem mais predominante no meio empresarial, de autoria de Kaplan e Norton, que propõe seis etapas que abordam a formulação estratégica, o alinhamento com as operações, o monitoramento dos resultados e a avaliação do próprio modelo.

O que podemos afirmar é que não há um melhor ou pior modelo a ser adotado e tampouco a decisão deva ser por uma única metodologia. O importante é que a liderança tenha clareza sobre quais as premissas deverão nortear seu processo de gestão estratégica e que o modelo escolhido seja aderente a essas premissas e à cultura de gestão da organização. Por exemplo, para uma organização pública, cujos autores exercem diferentes influências e nem sempre é possível prevalecer a autoridade da liderança, modelos que considerem o contexto político e a construção de consenso entre vários atores talvez sejam mais indicados. Outras organizações, cuja estrutura de comando é mais definida e linear, podem utilizar modelos mais estruturados, como o proposto por Kaplan e Norton. Nossa experiência em diferentes organizações públicas e privadas na área da saúde também mostra que a composição de ferramentas de diferentes autores pode enriquecer em muito o processo de gestão estratégica. Já experimentamos, por exemplo, a aplicação em uma mesma organização hospitalar de três ferramentas para análise situacional: a matriz SWOT, a definição dos macroproblemas e uma autoavaliação segundo padrões de acreditação. A reflexão com base nos resultados obtidos em cada uma dessas aplicações levou a uma análise situacional muito mais consistente, do que se fosse adotada qualquer uma delas isoladamente.

A escolha adequada da metodologia para implementação das estratégias organizacionais nos serviços de saúde deve considerar algumas características desse contexto, dentre as quais destacamos:

- Desconhecimento ou baixo grau de conhecimento pelas equipes assistenciais e de apoio à operação sobre os conceitos da administração e técnicas gerenciais
- Coexistência de equipes multiprofissionais, com diferentes formações, em diferentes graus, atuando na execução do processo assistencial

- Processo assistencial, sob o ponto de vista do principal cliente, o paciente, fragmentado e dificilmente alinhado com a estrutura departamental prevalente, o que dificulta a integração entre departamentos e a construção de um planejamento integrado.

Caso a dificuldade maior esteja relacionada com a pouca familiaridade das equipes envolvidas no processo assistencial com a atividade de gestão, uma alternativa é a simplificação dos modelos e o incremento gradual de novos conceitos. Ainda que sejam feitos diversos treinamentos, a simplicidade do modelo facilita a adesão e pode contribuir para que todos percebam mais facilmente os resultados do esforço realizado.

A metodologia completa de gestão de projetos, incluindo avaliação de riscos, controle de planilha de horas e avaliação de aderência/resistência das partes interessadas, pode se tornar muito complexa em um estágio inicial, principalmente em se tratando dos projetos mais operacionais e de menor impacto.

Em organizações cuja estrutura de serviços de saúde reflita a etapa do tratamento oferecido (PA, bloco cirúrgico, UTI, internação), metodologias que promovam essa integração e comunicação interdepartamental são indicadas. A gestão de projetos como método para operacionalização das ações pode contribuir, nesse contexto, à medida que promove um esforço de integração das diversas áreas envolvidas em torno de um único projeto. Sob esse enfoque, não haveria o planejamento da área A ou B, mas uma série de projetos envolvendo atividades de diversas áreas assistenciais e administrativas. Por exemplo, um Projeto de Ampliação da Capacidade do Centro Cirúrgico envolveria diversas ações do Departamento do Centro Cirúrgico, Engenharia (obras), Financeiro (estudos de viabilidade e financiamentos), Gestão de Pessoas (contratação de pessoal), Comercial (novos produtos, negociação), *Marketing* (divulgação da nova unidade) e assim por diante.

Outra conclusão importante é que planejamento não se esgota na fase de "pensar" a organização. Trata-se de um processo contínuo que inclui o pensar, o decidir, o agir e o avaliar, que servirá de base para um novo pensar. Uma das causas do descrédito no qual caiu o planejamento foi seu entendimento como uma atividade isolada. A crítica era baseada no argumento de que o pensamento não poderia estar descolado da ação. No início dos anos 1980 nos EUA, a ferramenta foi tão difundida que se criou a função do especialista em planejamento (*planner*), que não fazia parte da estrutura gerencial da empresa. Como consequência, o nível gerencial não participava desse processo e a implantação não contava com seu comprometimento. Na área de saúde, havia os planejadores em suas "torres de marfim", conforme citavam Matus, Testa, Chorny, que deixavam clara a impossibilidade de o planejamento estar dissociado da execução.

Em teoria, sabemos da importância de iniciar a sistemática de mensuração a partir do delineamento das estratégias e da necessidade de discutir a estratégia primeiramente na alta direção. No entanto, na prática, sabemos que esse processo não acontece de forma linear e a não linearidade não implica necessariamente fracasso do processo. Se os gestores da base sentirem necessidade de planejar melhor os seus serviços, não devem deixar de fazê-lo apenas porque a alta direção ainda não iniciou um processo formal de planejamento estratégico. A soma dos planejamentos operacionais acabará criando condições para o planejamento organizacional. Se o nível gerencial estiver envolvido, isso pode ser suficiente para atuar em consonância com os objetivos organizacionais, mesmo que estes não estejam formalmente definidos.

Finalmente, um lembrete para desmistificar o conceito: não é porque algo foi planejado cuidadosamente que será bem-sucedido e não é porque não foi planejado que fracassará.

Referências bibliográficas

Ackoff, RL. *Planejamento empresarial*. Tradução de Marco Túlio de Freitas. Rio de Janeiro: Livros Técnicos e Científicos, 1974.

Albuquerque, GM. *Integração vertical na medicina suplementar: contexto e competências organizacionais*. Dissertação, Universidade de São Paulo, 2006.

Andersen, TJ. Strategic planning autonomous actions and corporate performance. *Long Range Planning*, No. 33, pp. 184-200, 2000.

Andrews, KR. *The concept of corporate strategy*. Homewood, IL: Dow Jones Irwin, 1971.

Ansoff, HI. *Estratégia empresarial*. Tradução de Antonio Zoratto Sanvicente. Revisão técnica de Eduardo Vasconcellos e Jacques Marcovitch. São Paulo, McGraw-Hill do Brasil, 1977.

_____. *Implanting strategic management*. Englewood Cliffs: Prentice Hall, 1984.

_____. McDonnell, EJ. *Implantando a administração estratégica*. Tradução de Antonio Zoratto Sanvicente, Guilherme Ary Plonky. São Paulo: Atlas, 1993.

Arruda, MF de. *Cultura organizacional e inovação: estudo de caso em um hospital privado com características de inovação no município de São Paulo*. Dissertação de Mestrado apresentada à Escola de Administração de Empresas de São Paulo da Fundação Getulio Vargas, 2006.

Artmann, E. *O planejamento estratégico situacional*: a trilogia matusiana e uma proposta para o nível local de saúde (uma abordagem comunicativa). Dissertação de mestrado, Rio de Janeiro: Escola Nacional de Saúde Pública, Fiocruz, 1993.

_____. Azevedo, CS; Sá, MC. Possibilidades de aplicação do enfoque estratégico de planejamento no nível local de saúde: análise comparada de duas experiências. *Cadernos de Saúde Pública*; 13(4):723-740, 1997.

Barbosa, PR (Coord.), Portela, MC *et al*. *Hospitais filantrópicos no Brasil*. Rio de Janeiro: BNDES, 2002.

Barney, J. Firm resources and sustained competitive advantage. *Journal of Management*, 17(1):99-120, 1991.

Caldas, BN. *O papel do dirigente hospitalar: A percepção de diretores de Hospitais Universitários vinculados às Instituições Federais de Ensino Superior*. Dissertação de Mestrado apresentada à Escola de Administração de Empresas de São Paulo, FGV, São Paulo, 2008.

Campos, GWS. *Um método para análise e cogestão de coletivos*. São Paulo: Hucitec, 2000.

_____. Considerações sobre a arte e a ciência da mudança: revolução das coisas e reforma das pessoas. O caso da saúde. *In*: Cecílio, LCO (Org.). *Inventando a mudança na saúde*. São Paulo: Hucitec, 1994.

Cassiolato, M.; Gueresi, S. *Como elaborar modelo lógico: roteiro para formular programas e organizar avaliação*. Nota técnica nº 06, Instituto de Pesquisa Econômica Aplicada (IPEA), 2010.

Cecilio, LCO (Org.). *Inventando a mudança na saúde*. São Paulo: Hucitec, 1994.

_____. Uma sistematização e discussão de tecnologia leve de planejamento estratégico aplicada ao setor governamental. *In*: Merhy, EE; Onocko, R (Orgs.). *Agir em saúde*. São Paulo: Hucitec, 1997.

Charan, R.; Bossidy, L. *Execução: a disciplina para atingir resultados*. Rio de Janeiro: Campus, 3ª ed., 2004.

Chorny, AH. Enfoque estratégico para el desarrollo de recursos humanos. *Educación Médica y Salud*, Washington, 24(1), 1990.

Chorny, AH. Planificación en salud: viejas ideas en nuevos ropajes. *Cuadernos Medico-Sociales*, Rosário, 73: 5-30, 1998.

Clavell, J. A arte da guerra – Sun Tzu. Record, 1983.

Duncan, WR; PMI Standards Committee. *A guide to the project management body of knowledge (PMBOK)*. Project Management Institute, PA, USA, 1996.

Escorel, S. *Reviravolta na saúde: origem e articulação do movimento sanitário*. Rio de Janeiro: Fiocruz, 1998.

Ferreira, JHG. *Alianças estratégicas em hospitais privados: estudo de caso com 8 hospitais*. São Paulo, Faculdade de Saúde Pública, Universidade de São Paulo, São Paulo (Tese de Doutorado), 2000.

Ferreira Jr, WC. *Ampliação dos serviços hospitalares privados na cidade de São Paulo: uma estratégia ou uma aposta?* São Paulo, Fundação Getulio Vargas, Escola de Administração de Empresas de São Paulo, Tese de Doutorado), 2011

Filho, JM; Kestelman, HN; Junior, LCB; Torres, MCS. *Planejamento e Gestão Estratégica em organizações de saúde*. Série Gestão em Saúde, Rio de Janeiro: Editora FGV, 1ª ed. 2010.

Fiorentini, SP. *Ensino e pesquisa em hospitais privados: estudo de sete hospitais, gerais e de grande porte, associados à ANAHP, situados no município de São Paulo*. São Paulo, Fundação Getulio Vargas, Escola de Administração de Empresas de São Paulo. Dissertação de Mestrado, 2005.

Gallo, E; Rivera, FJ; Machado, MH (Org.). *Planejamento criativo – novos desafios em políticas de saúde*. Rio de Janeiro: Relume Dumará, 1992.

Ginter, PM et al. *Strategic management of health care organizations*. 3rd ed. Blackwell Publishers, 1998.

_____. *Strategic management of health care organizations*. 4th ed. Blackwell Publishers, 2002.

_____. *Strategic management of health care organizations*. 7th ed., 2013.

Hamel, G; Prahalad, CK. *Competing for the future*. Boston: Harvard Business School Press, 1994.

Heracleous, L. Strategic thinking or strategic planning? *Long Range Planning*, 31(3):481-487, 1998.

Kaluzny, AD (Editor); Shortell, SM. *Health care management: organization design & behavior*. 4th ed. 2000.

Kaplan, RS; Norton, DP. *The balanced scorecard: measures that drive performance*. Harvard Business Review, Jan./Feb. 1992.

_____. *A estratégia em ação – balanced scorecard*. Harvard Business Press/ Campus, 2000.

_____. *The strategy focused organization*. Harvard Business Review Press, 2001.

_____. *Mapas estratégicos: balanced scorecard – convertendo ativos intangíveis em resultados tangíveis*. Rio de Janeiro: Elsevier, 2004.

_____. *A execução premium: a obtenção de vantagem competitiva através do vínculo da estratégia com as operações do negócio*. Rio de Janeiro, Elsevier, 2008.

Kim, WC; Mauborgne, R. Blue ocean strategy. *Harvard Business Review*, October 2004, p. 76-84.

Kotler, P. *Administração de marketing: análise, planejamento, administração e controle*. 5. ed. São Paulo: Atlas, 1998.

Leitão, DM. *Administração estratégica: abordagem conceitual e atitudinal*. Rio de Janeiro: Senai/DN: Petrobrás, 1995.

Liedtka, JM. Strategic thinking: can it be taught? *Long Range Planning*, vol. 31, No. 1, pp. 120-129, 1998.

Lima Jr., JHV; Ésther, AB. Transições, prazer e dor no trabalho de enfermagem. *Revista de Administração de Empresas*, 41(3), 2001, 20-30.

Luthans, F; Hodgetts, RM; Thompson, KR. *Social issues in business: strategic and public policy and perspective*, 6th ed. Upper Saddle River, New Jersey: Prentice Hall, 1990.

Macedo, RA. *Análise das estratégias de entrada de mercado adotadas por uma organização privada de saúde: o caso Fleury S.A*. Dissertação de Mestrado apresentada à Escola de Administração de Empresas de São Paulo, FGV, São Paulo, 2007.

Magalhães, LL. *Efeitos do conhecimento sobre a apropriação de renda na saúde suplementar: O caso Unimed de São José dos Campos*. Tese de Doutorado apresentada à Escola de Administração de Empresas de São Paulo, FGV – 2012.

Malik, AM. *Qualidade em saúde*. São Paulo, FGV-EAESP, 2000.

_____; Teles, JP. Hospitais e programas de qualidade no estado de São Paulo. *RAE*, 41(3), 2001, 51 a 99.

_____; Pena, FP. *Administração estratégica em hospitais*. Relatório Núcleo de Pesquisas e Publicações, Escola de Administração de Empresas de São Paulo – EAESP/FGV, Rel. nº 21/2003, 2003.

Matus, C. *Política, planejamento & governo*. 2. ed. Brasília: Instituto de Pesquisa Econômica Aplicada (IPEA), 1996.

Método MAPP. Método ALTADIR de Planificación Popular. Material de lectura seleccionado para los Concursos de Funciones Jerárquicas Hospitalarias. Subsecretaría de Salud Pública – M.A.S. – Provincia de Santa Cruz. Fondo Editorial Altadir, 2 da edición, Maracaibo, Venezuela, 1998.

Meliones, JN et al. No mission, no margin: it's that simple. *Journal of Health Care Finance*, Spring, pp. 21-29. 2001.

Merhy, EE. Planejamento como tecnologia de gestão: tendências e debates do planejamento em saúde no Brasil. *In*: Gallo, E (Org.). *Razão e planejamento*. São Paulo: Hucitec, 1995.

_____. Em busca do tempo perdido: a micropolítica do trabalho vivo. *In*: Merhy, EE; Onocko, R (Orgs.). *Agir em saúde*. São Paulo: Hucitec, 1997.

Mintzberg, H. *The Rise and Fall of Strategic Planning*. New York: The Free Press, 1994.

_____, H. The Rise and Fall of Strategic Planning. *Harvard Business Review* 72(1). January-February 1994, pp. 107-114.

_____; Ahlstrand, B; Lampel, J. *Safári de estratégia: um roteiro pela selva do planejamento estratégico*, Porto Alegre: Bookman, 2000.

_____; Ahlstrand, B; Lampel, J. Strategy bites back: It is far more, and less, than you ever imagined. Upper Saddle River, NJ: Prentice Hall, 2005.

Montgomery, CA; Porter, ME (eds.). Strategy: *Seeking and securing competitive advantage*. Boston: Harvard Business School Publishing, 1991.

Murahovschi, D. *Implantação de prontuário eletrônico em um hospital de grande porte: estudo de caso*. São Paulo, FGV-EAESP, Dissertação de Mestrado, 2000.

Onocko, R. *O planejamento no labirinto: uma viagem hermenêutica*. Campinas, Unicamp, Tese de Doutorado, 2001.

_____, R. Planejamento e razão instrumental: análise da produção teórica sobre planejamento estratégico em saúde nos anos 90, no Brasil. *Cadernos de Saúde Pública*, RJ, 16(3):723-31, 2000.

Organização Pan-Americana da Saúde. *Problemas conceptuales y metodológicos de la programación en salud*. Washington, OPS, Publicaciones científicas 111, 1965.

Paes, LA. *O uso da informática no processo de tomada de decisão médica em cardiologia*. São Paulo, FGV-EAESP, Dissertação de Mestrado, 2003.

Palmer, H. Using health outcomes data to compare plans, networks and providers. *International Journal for Quality in Healthcare*. 10(6):477-83, 1998.

Pedroso, MC. *Um modelo de gestão estratégica para serviços de saúde*. São Paulo, Faculdade de Medicina da Universidade de São Paulo, Tese de Doutorado, 2011.

Porter, ME. *Competitive strategy: techniques for analyzing industries and competitors*. New York: Free Press, 1980.

_____, ME. *Competitive advantage: creating and sustaining superior performance*. New York: The Free Press, 1985.

_____, ME. *Estratégia competitiva*. Tradução de Elizabeth Maria de Pinto Braga. Revisão técnica Jorge A. Garcia Gomez. Rio de Janeiro: Campus, 1991.

_____, ME; Teisberg, EO. *Repensando a saúde: estratégias para melhorar a qualidade e reduzir os custos*. Porto Alegre: Bookman, 2007.

Project Management Institute. *A guide to the project management body of knowledge (PMBOK® Guide)*. 3rd Edition, 2000.

Queiroz, ACS. *Novas tecnologias e transformação organizacional: estudo de caso para analisar a relevância da variável confiança nos processos de implementação de tecnologia em um hospital privado*. São Paulo, FGV-EAESP, Tese de Doutorado, 2003.

Rivera, FJU. *Planejamento e programação em saúde – um enfoque estratégico*. São Paulo, Cortez, 1989.

_____. O planejamento situacional: uma análise reconstrutiva. *In*: Gallo, E; Rivera, JU; Machado, MH. (Orgs.). *Planejamento criativo: novos desafios em políticas de saúde*. Rio de Janeiro: Relume Dumará, 1992.

_____. *Agir comunicativo e planejamento social (uma crítica ao enfoque estratégico)*, Rio de Janeiro: Fiocruz, 1995.

_____; Artmann, E. Planejamento e gestão em saúde: flexibilidade metodológica e agir comunicativo. *Ciência & Saúde Coletiva*, 4(2):355-365, 1999.

_____; Artmann, E. Planejamento e gestão em saúde: flexibilidade metodológica e agir comunicativo. In: Francisco Javier Uribe Rivera. (Org.). *Análise estratégica em saúde e gestão pela escuta*. Rio de Janeiro: Fiocruz, p. 17-35. 2003.

Rumelt, RP. Towards a strategic theory of the firm. *In*: Lamb, RB (Ed.). *Competitive strategic management*. Englewood Cliffs, NJ: Prentice Hall, 1984.

Sato, FRL. *Impactos financeiros e mercadológicos causados pela implantação de uma unidade ambulatorial de um hospital de grande porte*. Dissertação de Mestrado, EAESP/FGV, 2004.

Sinek, S. *Start with why: how great leaders inspire everyone to take action*. Penguin Group. 2009.

Teles, JP. *Administração estratégica de hospitais: o Balanced Scorecard e suas contribuições*. São Paulo, FGV-EAESP, Dissertação de Mestrado, 2003.

Testa, M. *Pensamento estratégico e lógica de programação: o caso da saúde*. Tradução de Ângela Maria Tijwa. São Paulo: Hucitec – ABRASCO, 1995.

_____. *Pensar en salud*. Buenos Aires, Lugar Editorial, 1993.

The Economist Intelligence Unit, Executive Briefing. *Making strategy work: Overcoming the obstacles to effective execution*. Richard Ivey School of Business. Mar 25 2008, http://www.viewswire.com.

Torres, MC; Torres, AS. *Balanced Scorecard*. Rio de Janeiro: FGV Online, 2008.

Treacy, M; Wiersema, F. Customer intimacy and other value disciplines. *Harvard Business Review*. jan./fev., 1993, p. 84-93.

Tyler, JL; Biggs, EL. *Practical governance*. Softbound, 2001.

Vasconcelos, F; Cyrino, A. Vantagem competitiva: os modelos teóricos atuais e a convergência entre estratégia e teoria organizacional. *Revista de Administração de Empresas*, 40(4):20-37, out.-dez., 2000.

Veloso, GG; Bandeira-de-Mello, R; Malik, AM. Análise dos fundamentos do modelo value-based health care delivery à luz das teorias de estratégia. *Revista Alcance - Eletrônica*, 20(4):495-512 – out./dez. 2013.

Wernerfelt, B. A resource based view of the firm. *Strategic Management Journal*, 5:171-180, 1984.

Wilson, I. Strategic planning isn't dead. It changed. *Long Range Planning*, 27(4):12-24, 1994.

_____. Strategic planning for millennium: resolving the dilemma. *Long Range Planning*, 31(4):507-513, 1998.

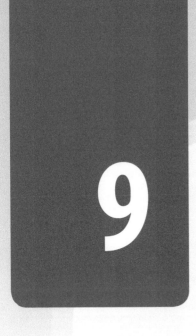

Processo Gerencial

André Alexandre Osmo

Organização hospitalar e suas singularidades

O hospital com as características atuais é fato recente. Uma organização como instrumento de intervenção terapêutica, com objetivo de buscar o tratamento e a cura dos doentes, é um conceito relativamente novo. Originariamente, as atividades médicas não abrangiam o processo de internação, mas, na sua evolução, passaram a tê-lo como atividade rotineira, com visitas aos doentes nos hospitais e seu seguimento durante essa fase do tratamento (Gurgel e Vieira, 2002).

Nos seus primórdios, o hospital não surgiu como uma organização para propiciar o tratamento de doentes, mas esteve, sobretudo, relacionado com muitas outras finalidades, fruto das necessidades e transformações da sociedade. A relação da medicina com a organização hospitalar não se deu devido à doença em si, mas como imposição das necessidades econômicas e sociais (Foucault, 1989).

O termo "hospital" surgiu como decorrência de uma determinação do Concílio de Aachen, realizado em 816 d.C., que traduziu para o latim o termo grego *nosokhomeion* e tornou obrigatória, para os bispos, em suas dioceses, e para os abades, em seus conventos, a construção dos *hospitalis pauperum* (Antunes, 1991). O vocábulo latino *hospes*, que significa hóspede, deu origem aos termos *hospitalis* e *hospitium*.

O conceito de que o doente necessita de cuidados e de abrigo é anterior à possibilidade de ser tratado por um profissional médico. Nas épocas anteriores, desde a Antiguidade, sempre houve uma mobilização para tentar prover essa necessidade, sendo os templos, os conventos e os mosteiros as primeiras instituições a receber doentes (Antunes, 1991). Inicialmente, o hospital nasceu como local de isolamento. Já existia na Grécia de Esculápio e na Roma Antiga, onde vários templos criados para homenagear esse "sábio Deus" serviam de abrigo aos pobres, idosos e enfermos. Na China, no Ceilão e no Egito, a.C., há registros de hospedarias, hospitais e hospícios, palavras com a mesma raiz latina, onde "almas pias" patrocinavam e cuidavam de peregrinos, crianças, idosos, mendigos doentes (Ribeiro, 1993).

Na Idade Média, o hospital incorporou uma missão essencialmente espiritual (Ribeiro, 1993); a Europa pós-renascimento vivia transformações econômicas, políticas e sociais que compunham um novo reenquadramento urbano. O comércio crescia e as cidades começaram a atrair a população do campo. Além de oportunidades de trabalho, esse movimento trazia problemas de saúde. Remodelava-se o hospital para exercer uma atividade de "higiene" social, configurando-se inicialmente como um "morredouro", um espaço de controle e coerção dos desvalidos, onde a função principal estava remetida à salvação da alma e não à cura das doenças. Nesse momento, o hospital ainda não associava suas atividades à função de tratar doentes. Perpassando quase toda a Idade Moderna, os hospitais continuaram a ter um caráter de assistência social. Nesse período, foram utilizados para a segregação de contingentes populacionais considerados perigosos ao convívio comunitário, tais como mendigos, vadios, loucos, imigrantes e os portadores de doenças transmissíveis (Antunes, 1991). O hospital passou a desempenhar, nessa fase, um papel de elemento de contenção de fatores perturbadores das ordens pública e social (Antunes, 1991).

O hospital que surgiu a partir do século 17 introduziu o início de uma grande mudança do modelo anterior; os espaços e as rotinas começaram a se compor em outro sentido – o do domínio do corpo e o da cura das pessoas, inaugurando certo rompimento com o hospital da exclusão (Foucault, 1987).

A "assistência médica" no hospital o transformou em um local de observação de doentes, além da criação, formação e transmissão do saber médico. A doença passou a ser concebida como um fenômeno da natureza que se desenvolve por uma ação particular do meio sobre o indivíduo. O principal alvo de intervenção não era mais o doente, mas o meio que o circunda. Em torno de cada doente era preciso constituir "um pequeno meio espacial individualizado, específico, modificável conforme o indivíduo, a doença e sua evolução" (Foucault, 1989).

A medicina sofreu grandes reformulações em sua orientação pragmática nesse período, tornando-se, com o tempo, prática eminentemente hospitalar, em que o saber médico passou a estabelecer um rígido controle a respeito de tudo que envolvesse a doença e o doente. Para essa finalidade, foi necessário que todos os recursos do hospital convergissem às finalidades médicas, ficando o médico no centro do seu comando funcional e administrativo (Foucault, 1989).

O modelo hospitalocêntrico de tratamento continuou a crescer, e as seguidas guerras geradas pelas políticas expansionistas dos estados absolutistas da Europa tornaram os cirurgiões cada vez mais necessários, conferindo-lhes um crescente prestígio.

Ocorreram enormes transformações desde os alquimistas (que contribuíram para o surgimento dos clínicos) até os barbeiros (que, nos seus primórdios, exprimiam o início das ações cirúrgicas).

Com a cirurgia, se desenvolveram as técnicas de anestesia e antissepsia. A infecção hospitalar passou a ser alvo de preocupações. Semmelweiss, em 1847, ao incriminar a infecção puerperal por contato pelas mãos contaminadas, recomendou insistentemente uma tecnologia singela: lavagem das mãos. As guerras levaram à necessidade da criação de hospitais militares, que se multiplicaram inicialmente na Europa. A disciplina e a logística militar são incorporadas por essas instituições e influenciaram o funcionamento do hospital tal como o conhecemos atualmente, com o cadastramento dos pacientes, a identificação por leitos e a separação por doenças. Florence Nightingale exerceu importante papel pelo seu trabalho na guerra da Crimeia e para a melhora das condições sanitárias dos hospitais. Ela propôs a utilização de dados estatísticos para criar diagramas e representar graficamente as taxas de mortalidade durante a guerra (1854-1856). Ao retornar a Londres, em 1856, ainda utilizando dados estatísticos, mostrou a necessidade de uma reforma nas condições sanitárias de todos os hospitais militares; criou inúmeros conceitos na formação dos enfermeiros e na organização dos hospitais. Howard e Tenon, nos relatos de suas viagens realizadas pela Europa, descreveram o número de doentes por hospital e sua relação com a quantidade de leitos; as taxas de mortalidade e de cura; descrições sobre a área física e sua forma de ocupação; as trajetórias seguidas pelos fluxos de roupas e lençóis utilizados etc. Assim, o hospital passou a ser um campo documental normatizado, além de um espaço de cura (Foucault, 1987).

O século 19 marcou o nascimento da medicina moderna, quando a prática do saber médico se vinculou à racionalidade científica. As descobertas em diversos campos das ciências da natureza como biologia, anatomia, bacteriologia e outras disciplinas começam a afastar a medicina do seu empirismo e iniciam a construção do "hospital científico" (Ribeiro, 1993). A doença deixa de ser concebida como forma de existência externa que invade o corpo e passa a ser percebida como decorrência de um processo com existência relativa aos componentes do próprio corpo. A racionalidade científica na medicina estruturou a explicação dos fenômenos com base no estudo das mudanças morfológicas, orgânicas e estruturais (Czeresnia, 1997).

Se, anteriormente, o foco de intervenção estava centrado no meio ambiente, agora, este se desloca para o corpo do indivíduo. Os estudos de Pasteur trouxeram mudanças radicais para a prática médica. Com a descoberta do agente etiológico (microrganismo), passou a

ser institucionalizado um tipo de intervenção sobre a doença centrada em seus aspectos biológicos, o tratamento passou ter a como base a imunização e o uso de medicamentos. O modelo biológico se tornou hegemônico, dissociando-se do social. Sob o domínio desse paradigma, as questões sociais e econômicas no entendimento do processo saúde-doença passaram a ficar obscurecidas e relegadas a um segundo plano (Czeresnia, 1997).

Ao analisar a prática médica do final do século 19 até boa parte do século 20, observa-se que esta se divide em pelo menos duas vertentes: uma, que se desenvolve fora do hospital, nas casas, geralmente para as classes mais abastadas; outra, no hospital, que se configura como campo de prática associada ao atendimento dos menos favorecidos.

A prática médica, anteriormente localizada principalmente no espaço extra-hospitalar, transformou-se e passou a ter no hospital o seu campo privilegiado. Esse movimento significou a passagem de uma clínica fundamentada na história natural da doença e seus sintomas aparentes para outra, fundamentada no conhecimento fisiológico e anatomopatológico, que procura desvendar o que acontece com o corpo. Um conhecimento com base na observação e na experimentação – assim nasceu a "propedêutica armada". Este processo continuou durante todo o século 20 e persiste até os dias atuais, com o grande desenvolvimento dos campos dos diagnósticos por imagem, dos conhecimentos da biologia molecular e da genômica.

A organização hospitalar é uma das mais complexas devido à coexistência de inúmeros processos assistenciais e administrativos simultâneos, uma grande diversidade de linhas de produção e uma fragmentação dos processos de decisão assistencial com a presença de uma equipe multiprofissional e com elevado grau de autonomia individual. Para tanto, utiliza a tecnologia de maneira intensiva e extensiva; podendo ainda constituir-se em espaço de ensino e aprendizagem, além de campo de produção científica.

De acordo com Mintzberg (1995), "o hospital caracteriza-se por ser uma burocracia profissional do ponto de vista estrutural, onde o setor operacional tem muita importância, tracionando e concentrando o poder na organização".

Os mecanismos de controle das atividades profissionais ocorrem pela padronização das habilidades e conhecimentos necessários conferidos pelos "órgãos fiscalizadores de classe", externos ao hospital, das diversas categorias (corporações) profissionais (Conselhos). Isso confere aos profissionais certa autonomia e independência da gerência local, pois suas habilidades geralmente são definidas por organismos externos à organização hospitalar, por meio de normatizações, títulos e provas de especialidades. O "estado da arte" é considerado um atributo das próprias corporações profissionais, regulado externamente, apesar de os profissionais desenvolverem seu trabalho dentro do hospital. Tal condição enfraquece a vinculação com a organização e pode causar dificuldades como certa resistência a mudanças eventualmente propostas pela estrutura administrativa da organização. As categorias profissionais que historicamente detêm o poder dentro do hospital têm dificuldade em aceitar a necessidade de contenção de custos e da avaliação do seu próprio desempenho na perspectiva da busca de resultados e qualidade. Trata-se do receio de perder a autonomia na condução clínica e na assistência aos pacientes, foco central das suas corporações. Há também o fator financeiro que, por vezes, não atrai a participação da categoria médica nos processos gerenciais.

Os médicos têm dificuldade em compartilhar o seu horário de trabalho com programas de gestão (Berwick et al., 1994), em parte porque a formação médica ainda está fundamentada no modelo flexneriano, que dá ênfase à clínica em sua dimensão exclusivamente biológica e no qual os aspectos sociológicos, políticos e administrativos ficam relegados a um segundo plano. Tais questões são pouco observadas nos currículos das escolas médicas, por isso há certos obstáculos à adesão dos médicos aos programas de gestão e qualidade hospitalar (DeLuiz, 2007; Lampert, 2008).

Vários interesses competem entre si na organização hospitalar, por exemplo: interesses dos usuários e clientes, que demandam assistência das mais variadas maneiras; interesses dos trabalhadores da saúde, que buscam seu sustento e boas condições de trabalho; interesses dos acionistas e proprietários ou das entidades mantenedoras em se tratando de hospitais privados ou filantrópicos; interesses da rede de fabricantes e distribuidores de insumos, das empresas seguradoras e de planos de saúde, que estabelecem relações comerciais com o hospital; e, finalmente, interesses dos poderes formalmente constituídos na gerência hospitalar e no governo, que têm seu foco nos objetivos técnicos e no alcance de metas programáticas das políticas de saúde.

Algumas características são peculiares às organizações prestadoras de assistência à saúde e devem ser consideradas ao se proporem modelos de gestão:

- As leis de mercado não se aplicam mecanicamente ao setor em decorrência das necessidades humanas e prioridades não mercantis, que se impõem independentemente dos custos de produção, valor de mercado e preços praticados. Trata-se de um conceito de "mercado imperfeito"; ou seja, os compradores dos serviços não detêm todas as informações sobre os produtos e, na maior parte das vezes, os produtos não são diretamente comparáveis entre si. Por outro lado, há um princípio de economia da saúde, denominado lei de Roemer, que enuncia que a oferta de serviços pode determinar a demanda, de modo que a implantação de um novo serviço ou nova tecnologia pode determinar novas demandas (nem sempre associadas à necessidade)
- A concorrência não é um elemento forte no ambiente dessas organizações, pois, conceitualmente, é um segmento cronicamente carente de recursos para a população e, paralelamente, desprovido de recursos financeiros para os serviços de saúde em muitos países
- A variabilidade da assistência demandada é enorme, e cada paciente se comporta de maneira diferente, o que dificulta uma rígida padronização do processo de trabalho em saúde e a racionalização da oferta de serviços
- Há assimetria de informação, pois os clientes são geralmente leigos e não conseguem julgar seu tratamento nem suas necessidades, o que dificulta o exercício das suas opções de consumo
- O consumo do serviço é concomitante à sua produção e, portanto, muitas vezes, não há tempo para o controle prévio da qualidade, nem estoque para inspeção final
- A produção do serviço é executada por uma grande variedade de profissionais de diversos níveis de escolaridade e formação, com interesses corporativos distintos
- Parte significativa da categoria médica apresenta forte resistência aos programas de gestão, pelo fato de se sentir fiscalizada e tolhida na conduta clínica dos pacientes diante do controle externo.

De acordo com Berwick *et al.* (1994), os programas de gestão geralmente não intervêm diretamente sobre o ato médico, mas são fundamentais nos processos administrativos da organização hospitalar e da administração profissionalizada, para que se alcancem a qualidade e a produtividade nesses serviços. Os setores administrativos (faturamento, contas médicas, almoxarifado etc.), os serviços de apoio logístico (lavanderia, transporte), enfim, todas as áreas da organização que garantem o funcionamento dos setores operacionais devem ser objeto inicial desses programas. Eles impedem que os setores operacionais finais desperdicem seu tempo na resolução de problemas administrativos, que não são o seu foco de trabalho, e se concentrem nas suas funções assistenciais com melhores resultados.

Origem do hospital no Brasil

No Brasil, os primeiros hospitais surgiram a partir das duas grandes instituições: a Igreja (por meio das Santas Casas) e o Exército, principal representante do Estado português.

A primeira Santa Casa que se teve notícia foi criada em 15 de agosto de 1498, em Lisboa, pelo Frei Miguel de Contreiras, tendo como patronesse a rainha Leonor de Lencastre, originando a "Confraria de Nossa Senhora de Misericórdia". Nesse mesmo ano, foram fundadas 10 filiais, sendo oito em Portugal e duas na Ilha da Madeira. Instituições de grande importância na sociedade portuguesa foram criadas em um momento de grande prosperidade econômica durante o reinado de D. Manuel I (1495-1521), com o intuito de praticar as 14 obras de misericórdia do catecismo cristão. As misericórdias portuguesas rapidamente se transformaram em instituições abrangentes e polifacetadas, que absorviam um espectro variado de práticas de caridade. Embora fossem confrarias ou irmandades, as misericórdias distinguiam-se das restantes pela natureza jurídica (que era civil) e pelas atividades que eram de caráter social.

As Santas Casas no Brasil, originadas das "misericórdias", seguiram esse modelo. A Irmandade da Santa Casa de Misericórdia instalou-se em Olinda desde 1539, e logo depois em Santos (1543), fundada por Braz Cubas, precedendo a própria organização jurídica do Estado brasileiro, sendo a primeira instituição hospitalar do país destinada a atender aos enfermos oriundos dos navios do porto e moradores. Na cidade de São Paulo, está presente desde 1560. Somam hoje mais de 2.500 em todo o território nacional, sendo responsáveis por quase 50% dos leitos hospitalares existentes no país.

Com a fundação do município do Rio de Janeiro, a cidade também passou a contar com a Santa Casa de Misericórdia. Foi instalada pelo Padre José de Anchieta para socorrer os tripulantes da esquadra do Almirante Diogo Flores Valdez, aportada à baía de Guanabara em 25 de março de 1582 com escorbuto a bordo. Em 1727, começou a funcionar o primeiro serviço hospitalar militar do Rio de Janeiro, no Morro de São Bento, que daria origem ao Hospital Real Militar.

As 10 primeiras Santas Casas no Brasil foram: Santa Casa de Misericórdia de Olinda (PE) que, apesar de aparecer como a mais antiga do Brasil, não existe documentação oficial que comprove a data da sua fundação; por isso, oficialmente, a de Santos é considerada a primeira do Brasil. Em sequência: 1543 – Santa Casa de Misericórdia de Santos (SP); 1549 – Santa Casa de Misericórdia de Salvador (BA); 1582 – Santa Casa do Rio de Janeiro (RJ); 1551 – Santa Casa de Vitória (ES); 1599 – Santa Casa de Misericórdia de São Paulo (SP); 1602 – Santa Casa de Misericórdia de João Pessoa (PB); 1619 – Santa Casa de Misericórdia de Belém (PA); 1657 – Santa Casa de Misericórdia de São Luís (MA); 1792 – Santa Casa de Misericórdia de Campos (RJ).

Cabe destacar que, na maioria dos continentes e países onde foram fundadas, as misericórdias se anteciparam às atividades estatais de assistência social e à saúde. No Brasil, e em alguns outros países, também foram as criadoras dos cursos de medicina e enfermagem, como é o caso daquelas fundadas em São Paulo, Rio de Janeiro, Vitória e Porto Alegre. A atuação dessas instituições apresentou duas fases: a primeira, entre meados do século 18 até 1837, de natureza caritativa; a segunda, a partir daquele período, assumindo uma natureza filantrópica, e mais recentemente inserindo-se como grande prestador de serviços ao SUS.

Os primeiros hospitais vinculados a comunidades estrangeiras formaram as Beneficências Portuguesas. Eram, em geral, entidades criadas pelas famílias mais ricas de imigrantes, como centros de apoio financeiro, social e médico aos patrícios recém-chegados. O Real Hospital Português de Beneficência do Recife (PE) nasceu em 1855. Dois anos depois, foi criado o Hospital Português de Salvador (BA). Em 1859, surgiram, quase ao mesmo tempo, a Beneficência Portuguesa do Rio de Janeiro e a Real e Benemérita Associação Portuguesa de Beneficência em São Paulo.

A criação de hospitais associados a comunidades estrangeiras foi mais forte em São Paulo. Essa região estimulou a vinda de centenas de milhares de imigrantes europeus e japoneses, em substituição ao braço escravo. O mesmo ocorreu na região Sul do país, cenário de sólida colonização italiana e alemã.

Na virada do século 20, a população brasileira alcançava 17,4 milhões de habitantes. Em São Paulo, a Hospedaria dos Imigrantes, centro de triagem, chegou a alojar até 9 mil pessoas de cada vez, contando com apenas um médico. Isso levou os descendentes de italianos, em melhores condições econômicas, a fundar, em 1904, o Hospital Umberto I. Em 1890, famílias britânicas, norte-americanas e alemãs de fé presbiteriana, a partir da doação da herança de um imigrante nascido em Macau, na China, criaram a Sociedade Hospital Evangélico, que mais tarde daria origem ao Hospital Samaritano. O Hospital Alemão da capital paulista foi inaugurado em 1923, 1 ano antes do Hospital Santa Cruz, mantido pela coletividade japonesa. Porto Alegre ganhou seu Hospital Alemão em 1927. Bem mais adiante, vieram o Hospital Sírio-Libanês (1965) e Israelita Albert Einstein (1971), em São Paulo.

As grandes campanhas sanitaristas promovidas pelo governo levaram à criação de hospitais públicos de grande porte, principalmente no Rio de Janeiro. Inicialmente, foi criado o Hospital de Isolamento de São Paulo, em 1880, em pleno surto de varíola, que daria origem ao Hospital Emílio Ribas. Nove anos depois, no bairro carioca do Caju, foi criado o Hospital São Sebastião, também especializado em doenças infecciosas.

As organizações hospitalares brasileiras estruturam-se em diversos tipos de associações e representações conforme a sua característica jurídica e assistencial.

A Confederação das Santas Casas de Misericórdia, Hospitais e Entidades Filantrópicas (CMB), fundada em 1963, em Santos, São Paulo, está sediada em Brasília. É um órgão de união, integração e representação das Federações de Misericórdias constituídas nos respectivos estados, bem como das Santas Casas, Entidades e Hospitais Beneficentes. Atualmente, a CMB é composta por 14 Federações Estaduais, contendo mais de 2.100 hospitais associados.

Os hospitais filantrópicos e os sem fins lucrativos foram responsáveis por 37,4% de todas as internações realizadas no âmbito do Sistema Único de Saúde (SUS) no decorrer da última década. Dentre essas internações, destaca-se 38,5% de todo o movimento de partos e cesarianas no âmbito do SUS.

A Federação Brasileira de Hospitais desde a década de 1960 procura reunir o setor hospitalar brasileiro; é composta por mais de 4.700 hospitais, dos quais grande parte presta atendimento pelo SUS.

A Associação Brasileira dos Hospitais Universitários e de Ensino (ABRAHUE), criada em 1989, durante o XXVII Congresso da Associação Brasileira de Educação Médica (ABEM), associa mais de 120 hospitais de ensino desde a esfera federal, estadual e municipal, incluindo também hospitais universitários privados.

A Associação Nacional de Hospitais Privados (ANAHP) foi criada em 2001 com 23 hospitais particulares considerados líderes em qualidade e excelência no Brasil, com o objetivo de promover a congregação associativa de instituições hospitalares privadas com ou sem fins lucrativos, consideradas detentoras dos melhores padrões de qualidade e melhores práticas médicas. Em 2009, estava constituída por 39 hospitais e, em 2014, passou a ter 60 membros. Durante o ano de 2013, os 55 hospitais que a constituíam foram responsáveis por uma receita bruta de 17,3 bilhões de reais, reunindo mais de 14.700 leitos e correspondendo a 20% das despesas assistenciais na saúde suplementar.

Uma característica marcante da história dos hospitais no Brasil foi que, desde seu início, houve uma participação entre entidades privadas, públicas e filantrópicas, representantes de credos religiosos ou comunidades de imigrantes, visando ao lucro ou sem finalidade lucrativa, constituindo uma forte rede público-privada. Tal evolução estabeleceu as bases do que atualmente podemos vislumbrar em alguns estados brasileiros por meio das Organizações Sociais de Saúde (OSS), como formas de parcerias público-privadas. Esse modelo de gestão tem demonstrado grande utilidade e versatilidade para tentar viabilizar um atendimento hospitalar universalizado de qualidade e eficácia para a população.

Custos na saúde e seus reflexos no hospital

O aumento crescente dos custos na área da saúde, em níveis bem superiores à inflação, tem levado a maior parte dos países do mundo a uma situação de crise setorial. Nas últimas décadas, a saúde das nações vem padecendo de três grandes crises:

- Crise de eficiência, observando-se gastos crescentes no setor
- Crise de eficácia, porque, apesar desses gastos crescentes, registram-se importantes falhas para alcançar os objetivos desejados
- Crise de qualidade, com um número imenso de pacientes e consumidores insatisfeitos com o produto que recebem.

No Brasil, em particular, as transformações aceleradas no perfil da população causam grande impacto e obrigam a pensar em novas formas e processos para os cuidados à saúde.

A população brasileira está vivendo cada vez mais e continuará assim pelas próximas décadas. Ao contrário de outros países, onde o acúmulo de riqueza e a maior distribuição de benefícios sociais antecederam a maior expectativa de vida da população, tal fenômeno ocorre de modo concomitante no Brasil, levando a grandes desafios. De acordo com o Instituto Brasileiro de Geografia e Estatística (IBGE), existem atualmente 20,6 milhões de pessoas com mais de 60 anos de vida no Brasil, o que representa 10,8% da população. Em 2060, a expectativa é que sejam 58,7 milhões de pessoas, correspondendo a 26,7% da população, com todos os reflexos sobre a quantidade de pessoas economicamente ativas, empregabilidade e sustentabilidade que essa situação pode configurar.

As mudanças na pirâmide etária também influem no perfil das doenças na população, aumentando proporcionalmente o número de pessoas portadoras de doenças crônicas como diabetes, hipertensão, cardiopatias, doenças pulmonares obstrutivas, neoplasias e doenças mentais degenerativas crônicas, dentre outras. Essas situações estão previstas como responsáveis, já em 2020, por 80% da carga total de doenças dos países desenvolvidos. No Brasil, elas já representam a primeira causa de mortalidade e de hospitalizações, além de um considerável impacto na qualidade de vida. De acordo com dados da Organização Mundial da Saúde (OMS), no Brasil, atualmente, 74% das mortes ocorrem por causas crônicas, 14% por causas infecciosas e 12% por causas externas. Em cada 10 idosos, oito convivem com pelo menos uma doença crônica.

O nosso sistema de saúde ainda privilegia a complexidade da atenção e a capacidade de internação como meios de valorar os cuidados, o que, ao longo do tempo, se tornará cada vez mais insustentável, tanto do ponto de vista da eficácia da assistência quanto do ponto de vista econômico. Vive-se, neste momento, uma necessidade de salto estratégico, em que as instituições e seus profissionais buscam alternativas para minimizar tais situações. Cabe estudar como oferecer melhores condições de qualidade de vida e assistência a esses doentes crônicos e superar o modelo "hospitalocêntrico" por meio de soluções criativas e tecnológicas associadas aos novos conceitos da integralidade do cuidado. Para isso, será necessário envolver simultaneamente médicos generalistas, serviços ambulatoriais gerais e especializados com alta resolubilidade integrados ao cuidado hospitalar, reabilitação e reinserção social. Isso tudo na construção de uma lógica da continuidade do cuidado que, em alguns modelos, pode ser denominada linhas de cuidados.

Pode-se observar nas Figuras 9.1 e 9.2 o incremento significativo da porcentagem do produto interno bruto (PIB) gasto em diversas nações do mundo de 1990 a 2002, conforme estudo da OECD (Organization for Economic Cooperation and Development; em português, OCDE – Organização para Cooperação e Desenvolvimento Econômico), publicado em 2004, além da grande variabilidade entre os diversos países.

O Brasil gasta em saúde pública metade do que países como Espanha, Alemanha, Reino Unido e Canadá investem, sendo que estes consomem de 7 a 9% do seu PIB.

De acordo com o Ministério da Saúde, o Brasil gastou 3,6% do PIB com a saúde pública em 2008. O valor equivale a quase R$ 109 bilhões. Em 2010, o Brasil gastou 4% do PIB, em torno de R$ 127 bilhões.

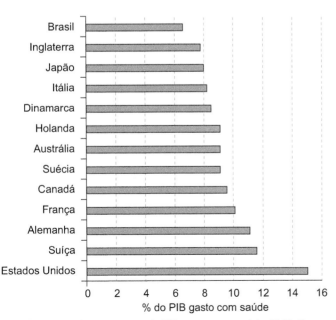

Figura 9.1 Porcentagem do PIB gasto com saúde, 2002. Fonte: Adaptada de *The Economist – The Health of Nations*, July, 17th 2004.

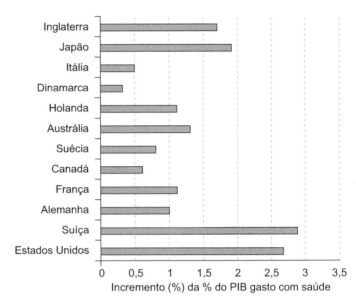

Figura 9.2 Incremento da porcentagem do PIB gasto com saúde, 1990-2002. Fonte: Adaptada de *The Economist – The Health of Nations*, July, 17th 2004.

Para suprir parte das necessidades do país, seria necessário gastar mais 2% [do PIB], o que representaria um aumento de investimentos de R$ 83 bilhões.

Somando o setor privado (planos de saúde e gastos particulares), o total dos gastos com saúde no Brasil chega a 8,4% do PIB. O setor da saúde como um todo (público e privado) encerrou o ano de 2013 com uma participação de 10,2% do PIB brasileiro, ante 9,5% em 2012. O cálculo é da Confederação Nacional de Saúde (CNS), terminando o ano com 3,1 milhões de postos de trabalho, sendo 61% no setor público e 39% no privado. Desde 2010, o número de empregos no setor cresceu 19,2%; no entanto, os gastos com saúde ainda estão abaixo da média dos países da OCDE, principalmente se considerado o setor público.

Na maior parte dos países desenvolvidos, mais de 70% do gasto com saúde é público e não privado. Na Inglaterra e na França, o gasto é superior a 80%. No Brasil, o setor público responde por apenas 42%. Apesar da defasagem existente, de acordo com os dados do Ministério da Saúde relativos a 2010, os gastos federais com saúde representaram R$ 63 bilhões, mas o governo quase triplicou os investimentos no setor entre 2002 e 2012, visto que o valor investido na saúde passou de R$ 28,3 bilhões em 2002 para R$ 95,9 bilhões em 2012, e cerca de R$ 99,3 bilhões em 2013, o que ainda aparenta ser insuficiente.

Nas Figuras 9.3 e 9.4, verifica-se a projeção da Organização das Nações Unidas, publicada em 2007 (*World Economic and Social Survey 2007: Development in an Ageing World*), relativa ao envelhecimento da população para as próximas décadas.

Nela, observa-se a proporção de pessoas economicamente ativas para cada habitante de mais de 65 anos, que são os agentes efetivos de geração de riqueza nas nações em relação a um número cada vez maior de pessoas inativas do ponto de vista econômico. Soma-se ainda o fato de que este grande e progressivamente maior contingente de pessoas que ficarão à margem do processo produtivo será precisamente composto daquelas que demandarão maior quantidade de serviços e de gastos com saúde.

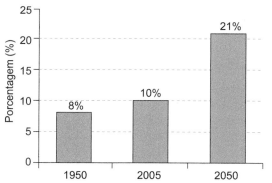

◢ **Figura 9.3** Proporção da população acima de 60 anos no mundo – ONU, 2005. Fonte: *World Economic and Social Survey 2007: Development in an Ageing World*.

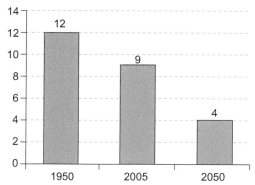

◢ **Figura 9.4** Pessoas economicamente ativas/pessoas acima de 65 anos. Fonte: *World Economic and Social Survey 2007: Development in an Ageing World*.

Apesar desses custos, a National Academy of Sciences Insitute of Medicine, nos EUA, em seu relatório de 2005, constatou que os efeitos adversos ocorridos em hospitais americanos respondem anualmente por 98.000 óbitos; os erros de medicação respondem isoladamente por 7.000 óbitos. O National Committee for Quality Assurance dos EUA, em pesquisa realizada em 3.522 pacientes em 2008, encontrou efeitos adversos em 4,2% dos casos, sendo 45,5% por "erros" de medicação e 25,6% por "erros" de diagnóstico ou tratamento. Para o Brasil, o reflexo de todo esse quadro é ainda mais dramático. O aumento galopante dos custos aliados à insuficiência do poder aquisitivo da população e a um processo regulatório ainda deficiente tem conduzido a um quadro de dificuldades para os tomadores e prestadores de serviços do segmento.

No entanto, o financiamento final na esfera privada, em que cerca de 80% das vidas estão cobertas por planos empresariais e não individuais, acaba recaindo sobre as empresas do setor produtivo. No Brasil, dos mais de 50 milhões de beneficiários de planos de saúde, mais de 75% estão vinculados a planos contratados por empresas. Esse valor corresponde a 25% da soma de todo o lucro auferido pelas 500 maiores empresas do país.

Diagnosis related groups | Metodologia para classificação de pacientes hospitalares

Diagnosis related groups (DRG) constituem um sistema de classificação de pacientes internados em hospitais que atendem casos agudos, desenvolvido no final dos anos 1960, por uma equipe interdisciplinar de pesquisadores da Yale University, EUA, dirigida por Robert B. Fetter e John Thompson.

Essa equipe teve como objetivo realizar pesquisas nas áreas de gestão, planejamento e revisão de utilização hospitalar, e foi motivada principalmente pela demanda gerada com a criação, em 1965, do programa Medicare. Este determinava que cada hospital pertencente ao programa deveria ter um comitê de revisão de utilização, assim como um programa para essa revisão. Esse sistema de classificação busca correlacionar os tipos de pacientes atendidos pelo hospital, com os recursos consumidos durante o seu período de internação, criando grupos de pacientes coerentes, similares e homogêneos quanto ao consumo de recursos hospitalares denominados DRG (Averill, 1985; Burik e Nackel, 1981). Para tal, foi desenvolvida uma metodologia que utiliza técnicas estatísticas e computacionais, juntamente com conhecimentos de medicina e dos processos de atendimento hospitalar.

Com base nos DRG, é possível obter um novo tipo de definição do perfil nosológico dos hospitais (*case-mix*), e também de mensuração do produto hospitalar, possibilitando que se utilize uma abordagem de gerenciamento com base não apenas na administração dos insumos, como também no controle do processo do trabalho médico (Fetter e Freeman, 1980; Bardsley e Coles, 1987).

O desenvolvimento do sistema teve como objetivo inicial viabilizar o monitoramento da qualidade da assistência e utilização dos serviços hospitalares. No final da década de 1970, foi adaptado para ser utilizado como base para o pagamento a hospitais do estado de New Jersey, EUA e, desde outubro de 1983, está sendo utilizado para o reembolso com base no sistema de pagamento prospectivo a hospitais que prestam assistência a pacientes do sistema de seguro americano denominado Medicare (Averill, 1985). Essa utilização particular dos DRG tem resultado, frequentemente, na percepção distorcida de que o sistema seja destinado a pagamento e não à classificação de pacientes (Freeman, 1988).

O desenvolvimento e a utilização nos EUA suscitaram interesse pelo sistema DRG em vários países, tais como: Reino Unido, França, Holanda, Bélgica, Alemanha Ocidental, Espanha, Itália, Portugal, Áustria, Suíça, Noruega, Dinamarca, Suécia, Finlândia, Austrália, Canadá, Coreia e Brasil, que têm realizado pesquisas no intuito de avaliar a formação de DRG a partir dos dados disponíveis e verificar os usos possíveis deste sistema tanto no nível de hospitais quanto no sistema de saúde como um todo (Freeman, 1989).

Tatchell (1985), citando o trabalho de Feldstein, descreve os custos da assistência hospitalar de 177 hospitais de pacientes agudos, na Inglaterra e País de Gales, entre 1960/1961, sugerindo que o perfil nosológico (*case-mix*) poderia ser uma variável explicativa da variação dos custos entre hospitais. A partir dessa hipótese, Feldstein dividiu os pacientes em oito grupos de especialidades, a fim de avaliar o seu perfil em cada hospital, observando que os hospitais tratavam de modo diferente tipos semelhantes de pacientes, e que tal diferença era, em grande parte, responsável pela variação dos custos entre os hospitais. Concluiu que o estudo dos fatores que influenciam os custos hospitalares pode conduzir a erros de análise ou resultados distorcidos se as diferenças de *case-mix* não fossem levadas em consideração. Com esse estudo, Feldstein especificou o que considerou como critérios básicos para qualquer mensuração do perfil de pacientes em termos de consumo de recursos hospitalares:

- As categorias de pacientes devem ter significado clínico e não somente conveniência administrativa
- As categorias de pacientes devem ser homogêneas com relação aos recursos consumidos no tratamento.

De acordo com Fetter *et al.* (1985), o desenvolvimento de um sistema de classificação de pacientes foi motivado por dois programas de revisão de utilização sobre o processo de atendimento ao paciente internado, os quais buscavam identificar os casos atípicos (*out layers*); ou seja, aqueles que apresentavam um tempo de internação hospitalar excepcionalmente longo. Verificaram que, para estudar a gestão hospitalar e a utilização de serviços, havia necessidade de analisar os cuidados prestados aos pacientes, por serem estes reconhecidos como a base do processo do trabalho no hospital. Outra questão também identificada foi a de que os cuidados ou os serviços prestados diferenciavam-se em função de alguns atributos dos pacientes, tais como: idade, sexo, diferentes estágios da doença, dentre outros, fazendo-se necessária uma explícita caracterização dos diferentes tipos de pacientes.

Para facilitar a análise dos dados dos pacientes e tornar possível maior coerência clínica no resultado final de formação de DRG, o passo inicial consistiu na definição de grandes categorias diagnósticas (GCD) por um grupo de médicos. Para sua definição, foram analisadas classificações americanas de doenças e três princípios básicos foram obedecidos nos quais as GCD deveriam:

- Ter consistência em termos da anatomia, classificação fisiopatológica ou no modo como os pacientes são tratados clinicamente
- Agrupar um número suficiente de pacientes
- Cobrir completamente todos os códigos da CID, sem sobreposição.

Para a definição dos grupos mediante a utilização das informações disponíveis nas bases de dados hospitalares, procurou-se examinar a frequência relativa dos diferentes tipos de pacientes e identificar suas características gerais. Para essa análise, foi utilizado um algoritmo estatístico com base na técnica de regressão múltipla, que, aplicado a esses dados, indicava tipos de agrupamentos de pacientes que fossem similares em termos da intensidade de recursos hospitalares consumidos durante a sua internação. Utilizaram o tempo de permanência como variável dependente, e testaram diversas variáveis que dividiam os dados em grupos que diferiam no seu tempo de permanência. Ao obter grupos de pacientes sugeridos pelo algoritmo, verificou-se que estes incluíam pacientes que, embora tivessem características semelhantes no que diz respeito ao consumo de recursos hospitalares, apresentavam pouca ou nenhuma coerência clínica interna. Isso quer dizer que pacientes das mais diversas especialidades e com diferentes necessidades eram reunidos em um mesmo grupo (Fetter *et al.*, 1980), ficando evidenciada a necessidade da análise médica durante o processo de formação dos grupos, para que o produto final não tivesse apenas um significado estatístico, mas também coerência clínica. Para tal, foi desenvolvido um programa computacional que, além da interferência de clínicos durante o processo de avaliação estatística e formação dos grupos, possibilitava a utilização de bancos de dados extensos com uma liberação rápida dos resultados (Demlo *et al.*, 1978; Fetter *et al.*, 1980).

A primeira etapa foi classificar todos os diagnósticos principais e/ou primários dos resumos de alta, nas GCD correspondentes. A segunda etapa consistiu no exame da distribuição do tempo de permanência hospitalar em cada GCD, e retirada do banco de dados de resumos de alta que não preenchiam as características necessárias à classificação. Na terceira etapa, utilizaram-se o programa *grouper* e algoritmos estatísticos para avaliar e sugerir grupos de pacientes que tivessem um perfil similar. A variável dependente adotada como referência de utilização de recursos foi o tempo médio de permanência hospitalar de cada GCD. Diversas variáveis independentes foram testadas, buscando identificar as mais explicativas da divisão dos dados em grupos que diferiam no seu tempo de permanência. As variáveis analisadas passaram a compor a classificação quando preenchiam os seguintes critérios:

- Produziam uma redução significativa da variância da variável dependente (tempo de permanência) relativa às outras variáveis
- Criavam uma quantidade de grupos gerenciáveis
- Criavam grupos de pacientes com tempos médios de internação similares e clinicamente homogêneos (Fetter *et al.*, 1980).

As variáveis analisadas foram os diagnósticos, os procedimentos, a idade, o sexo e os serviços clínicos utilizados. Com essas variáveis, foram realizadas as primeiras partições dos dados em cada GCD, formando-se assim os primeiros grupos. O processo de formação de cada grupo poderia terminar após a partição com base em uma só variável ou continuar a partir de outras variáveis, cumprindo critérios estatísticos ou clínicos preestabelecidos. Assim, foram definidos os grupos finais, que incluíam pacientes com um grau razoável de homogeneidade no seu tempo de permanência hospitalar.

A primeira versão dos DRG foi apresentada em 1973 e era constituída de 54 GCD divididas em 333 DRG, com base nas variáveis de diagnósticos primário e secundário, idade e presença ou ausência de cirurgias específicas.

A utilização dos DRG, juntamente com dados sobre custos ou de resultados do tratamento, contribui para que a avaliação do desempenho hospitalar ganhe nova dimensão. Os hospitais podem conhecer melhor os tipos de pacientes que atendem, os custos incorridos no tratamento dos mesmos, oferecendo novos subsídios para o planejamento dos seus serviços. O sistema ainda possibilita comparações entre hospitais, regiões e países, quando se pode observar variações na utilização de serviços, no processo de tratamento e nos resultados. O sistema tem passado por diversas revisões nos últimos 20 anos, resultantes da intensa discussão que ocorreu e ocorre nesse campo, e a maioria das críticas dirigidas a esse sistema de classificação tem sido objeto de reflexão e incorporação das suas sucessivas revisões.

Gestão de processos | Um novo desafio para os hospitais

Um importante desafio para as instituições de saúde é incorporar os conceitos e as metodologias de gestão de processos em suas práticas, seus planejamentos e sua governança. A cultura e as ferramentas para a análise dos fluxos de produção para otimizar e qualificar os resultados há mais de 5 décadas estão implantadas em alguns ramos da indústria, mas são mais recentes na área da saúde.

Kaizen (do japonês, "melhora" ou "mudança para melhor") refere-se à filosofia e às práticas que incidem sobre a melhora contínua dos processos de manufatura, engenharia e gestão e, atualmente, também com grande relevância para a área da saúde.

Refere-se a atividades que melhorem continuamente todas as funções e envolvam todos os funcionários, desde a alta direção até os trabalhadores das diversas frentes de trabalho ou atendimento. Ao melhorar as atividades e os processos por meio de sua padronização, *kaizen* tem como objetivo eliminar o desperdício. Foi implementado, pela primeira vez, em várias empresas japonesas após a Segunda Guerra Mundial, sob a influência de empresas americanas e professores de gestão da qualidade que visitaram aquele país na ocasião.

Após a Segunda Guerra Mundial, o Japão se encontrava com sérios problemas econômicos. Novas leis trabalhistas foram introduzidas pela ocupação norte-americana, contribuindo para reforçar a posição dos trabalhadores nas negociações por condições mais favoráveis de trabalho. Os sindicatos usaram sua força para alcançar acordos duradouros, tendo conquistado uma participação nos lucros das empresas para os trabalhadores, como forma de um bônus pago além do salário básico. Assim, nos anos 1950, foram retomadas as ideias da administração clássica de Fayol e as críticas a elas decorrentes, a fim de renovar a indústria japonesa e desenvolver o conceito de aprimoramento contínuo, Kaizen (Imai, 1986; Michael, 2000).

Essa prática (exprimindo uma forte filosofia de vida oriental, se propôs também ser uma cultura organizacional) buscava o bem, não somente da empresa, mas do homem que trabalha nela. Partiu do princípio de que o tempo é o melhor indicador isolado de competitividade, atuando de maneira ampla para reconhecer e eliminar os desperdícios nos processos produtivos, assistenciais e gerenciais.

> *"Hoje será melhor que ontem e amanhã será melhor que hoje!"* (Imai, 1986).

Para o *kaizen*, é sempre possível fazer melhor, nenhum dia deve passar sem que alguma melhora seja implantada, na estrutura da empresa ou no indivíduo.

O *sistema Toyota de produção* (STP) é um sistema que foi desenvolvido pela Toyota entre 1948 e 1975, com o objetivo de aumentar a produtividade e a eficiência, evitando o desperdício, como tempo de espera, superprodução, gargalos de transporte e inventários desnecessários, dentre outros (Ohno, 1988).

Taiichi Ohno, Shingeo Shingo e Eiji Toyota, inicialmente, desenvolveram o sistema, que logo se espalhou desde o Japão até o Ocidente. Os fundadores da Toyota estudaram a fundo o trabalho de Deming, que se constituiu no fundamento do sistema proposto.

Na época, predominava o conceito de que a produtividade dos trabalhadores americanos era aproximadamente 10 vezes superior à produtividade da mão de obra japonesa. O fato de a produtividade americana ser tão superior chamou a atenção, e a única explicação razoável encontrada foi que a diferença de produtividade somente poderia ser explicada pelas perdas (desperdícios) no processo de produção japonês. A partir daí, foi necessário estudar um modelo sistemático para identificação e eliminação dessas perdas.

Taiichi Ohno notou que os trabalhadores eram subutilizados, as tarefas eram repetitivas e, além de não haver melhora, existia uma forte divisão (projeto e execução) do trabalho, a qualidade era negligenciada ao longo do processo de fabricação e existiam grandes estoques intermediários. Em função disso, Ohno continuou estudando como aprimorar a gestão dos processos postos em prática na Toyota, tendo como base dois conceitos principais. O primeiro se originou do livro de Henry Ford *Today and Tomorrow*, mostrando que o movimento da linha de montagem era responsável por estabelecer as bases para a produção. O segundo baseou-se nos conceitos que observou nos supermercados, durante sua visita aos EUA em 1956, que proviam suprimento contínuo das gôndolas. A visão da operação dos supermercados deu a Ohno a ideia de um sistema de tração (sistema puxado), em que cada processo de produção provê os elementos para o processo seguinte de maneira ininterrupta.

Integrando os conceitos de *just-in-time*, kanban e o nivelamento da produção ou heijunka. Os princípios do modelo Toyota, idealizado por Ohno (Liker, 2005), são:

- Desafio (criar uma visão a longo prazo, enfrentando os desafios com coragem e criatividade para realizar nossos sonhos)
- *Kaizen* (melhorar as operações de maneira contínua, motivados pela inovação e evolução)
- *Genchi genbutsu* (*vá e veja*, ir até a fonte para encontrar os fatos e tomar decisões corretas)
- Respeito (respeitar o outro, fazendo todos os esforços para entender um ao outro, assumir a responsabilidade e oferecer nosso melhor para construir confiança mútua)
- Trabalho em equipe (estimular o crescimento pessoal e profissional, compartilhando oportunidades de desenvolvimento e maximizando o desempenho individual e da equipe).

A expressão *lean system* (sistema enxuto ou magro) teve origem vários anos mais tarde, no final da década de 1980, quando foi fundado o IMVP (*International Motor Vehicle Program*), um programa de pesquisas ligado ao MIT (Massachusetts Institute of Technology), destinado a avaliar os rumos da indústria automobilística mundial, realizando um estudo envolvendo 90 montadoras de automóveis de 14 países, com o objetivo de mapear as melhores práticas da indústria automobilística mundial por meio de entrevistas com funcionários, acadêmicos, sindicalistas e membros dos governos. Ao final dos estudos, os resultados evidenciaram uma significativa superioridade da indústria japonesa. Basicamente, o sistema de produção das empresas japonesas produzia carros com a metade das horas-homem, metade do espaço fabril e com 1/3 dos defeitos dos carros produzidos pelas empresas dos demais países. A produção *enxuta* (do original, em inglês, *lean*) foi o termo cunhado pelos pesquisadores do IMVP para definir esse novo sistema de produção muito mais eficiente (Toussaint *et al.*, 2010; Womack e Jones, 2003; Alexander, 2012).

A metodologia *Seis Sigma* (*Six Sigma*, em inglês) é um conjunto de práticas originalmente desenvolvidas pela empresa Motorola para melhorar sistematicamente os seus processos ao eliminar defeitos. Um defeito é definido como uma não conformidade de um produto ou serviço com suas especificações. Seis Sigma também é definida como uma estratégia gerencial para promover mudanças nas organizações, buscando melhorias nos processos, produtos e serviços para a satisfação dos clientes (Linderman *et al.*, 2003).

Diferentemente de outros tipos de gerenciamento de processos produtivos ou administrativos, a metodologia Seis Sigma tem como prioridade a obtenção de resultados de maneira planejada e clara, tanto de qualidade como no âmbito financeiro.

Os princípios adotados pela equipe da Motorola datam de 1809, quando Carl Gauss, um matemático alemão, publicou a *Theoria Motus Corporum Arithmeticae*, apresentando o conceito de curva de sino, uma forma que pode sempre representar a variação do que ocorre em um processo controlado. A variação é definida como desvio de expectativa. Todos os processos e atividades apresentam variações inerentes a eles. A variação é inevitável e irrevogável; o difícil, claro, é limitá-la. Um pouco de variação é provavelmente normal, mas variações em excesso podem levar a distorções dos processos (Han e Lee, 2002).

Em um sentido mais lato, a Seis Sigma é uma metodologia para realização de projetos orientados para a resolução dos problemas mais importantes da organização, com vista a aumentar sua eficiência e produtividade.

A qualidade não é vista pela Seis Sigma na sua forma mais tradicional (isto é, a simples conformidade com normas e requisitos da organização), mas é definida como um amplo esforço com a finalidade de alcançar objetivos definidos na estratégia organizacional. Projetos *Six Sigma* seguem duas metodologias inspiradas pelo ciclo *Plan-Do-Check-Act* (PDCA), de Shewhart, amplamente difundidas por Deming, no Japão do pós-guerra.

Essas metodologias se compõem de cinco fases cada uma e são chamadas pelos acrônimos DMAIC e DMADV. DMAIC é usado para projetos focados em melhorar processos de negócios já existentes; DMADV é usado para projetos focados em criar novos desenhos de produtos e processos (Breyfogle *et al.*, 2001).

A metodologia DMAIC:

- *Define the problem*: definição do problema a partir de opiniões de consumidores e objetivos do projeto
- *Measure key aspects*: mensurar e investigar relações de causa e efeito, certificando que todos os fatores foram considerados, determinando quais são as relações. Dentro da investigação, procurar a causa principal dos defeitos
- *Analyse*: análise dos dados e o mapeamento para a identificação das causas-raiz dos defeitos e das oportunidades de melhoria
- *Improve the process*: melhorar e otimizar o processo com base na análise dos dados usando técnicas como desenho de experimentos, *poka-yoke* ou prova de erros, e padronizar o trabalho para criar um novo estado de processo. Executar pilotos do processo para estabelecer capacidades
- *Control*: controlar o futuro estado de processo para se assegurar que quaisquer desvios do objetivo sejam corrigidos antes que se tornem defeitos. Implementar sistemas de controles estatísticos nos processos ou quadro de produções, e continuamente monitorar os processos.

A metodologia DMADV é também é conhecida por DFSS (*Design For Six Sigma*):

- *Define goals*: definição de objetivos que sejam consistentes com as demandas dos clientes e com a estratégia da empresa
- *Measure and identify*: mensurar e identificar características que são críticas para a qualidade, capacidades do produto, capacidade do processo de produção e riscos
- *Analyze*: analisar para desenvolver e projetar alternativas, criando um desenho de alto nível e avaliar as capacidades para selecionar o melhor projeto
- *Design details*: descrever detalhes, otimizar o projeto e planejar a verificação do desenho. Esta fase se torna uma das mais longas pelo fato de necessitar de muitos testes
- *Verify the design*: verificar o projeto, executar pilotos do processo, implementar o processo de produção e entregar ao proprietário do processo.

A incorporação na cultura organizacional é um dos pontos relevantes da Seis Sigma; de modo que as empresas que implantaram este programa foram as de maior tradição de qualidade – ou seja, já haviam adotado outros programas de qualidade anteriormente. Assim, a implantação da Seis Sigma nas organizações tem o intuito de incrementar a qualidade por meio da melhora contínua dos processos, de maneira estruturada, considerando todos os aspectos importantes para o negócio. Ela também prioriza o aumento da rentabilidade, pois concentra muitos esforços na redução dos custos da qualidade e no aperfeiçoamento da eficiência e da eficácia de todas as operações que atendem às necessidades dos clientes.

Lean Healthcare constitui a utilização de princípios e ferramentas *Lean* associados à metodologia *Six Sigma* e conceitos de excelência de atendimento para serviços de saúde. Tal utilização teve início nos EUA e no Reino Unido e, recentemente, em muitos outros países, incluindo o Brasil, passando a desempenhar um papel importante na melhora da qualidade dos serviços (Toussaint *et al.*, 2010).

O foco na busca de maior eficiência e produtividade levou a uma série de implementações de projetos da metodologia *Lean Healthcare*. A implantação de projetos *Lean* inclui o desenvolvimento de uma visão compartilhada e a longo prazo, planos de ação para enfrentar a escassez de recursos e maior demanda nos serviços, além do envolvimento das lideranças dentro da organização para apoiar as iniciativas e inserir *Lean* no DNA das instituições de saúde.

As primeiras realizações da aplicação do *Lean* na Saúde (*Lean Healthcare*) têm sido responsáveis pela mudança de mentalidade, geração de novas ideias para o aumento da produtividade e melhora da qualidade dos processos assistenciais e de atendimento. No entanto, com certa frequência, esses esforços são realizados de modo fragmentado ou por meio de projetos setoriais dentro dos hospitais, constituindo ilhas de melhoria, mas que não se sustentam ao longo do tempo.

A ferramenta *Lean*, para manifestar todo seu potencial, precisa ter uma base ampla de aprovação e participação dentro da organização; é necessário que se torne a "maneira como se fazem as ações dentro da instituição", em vez de ser somente um agrupamento de projetos (Young e McClean, 2009). Para que isso aconteça, é necessário implantar a *cultura Lean* e que isso faça parte do trabalho diário de funcionários, coordenadores e gestores.

Uma série de organizações de saúde no mundo está se movendo nessa direção, criando o conceito da melhoria diária por meio das equipes de cada unidade assistencial ou administrativa, propondo novas ideias, acompanhando o seu próprio desempenho enquanto equipe e procurando atrair os dirigentes dos hospitais, para que passem cada vez mais tempo próximos à linha de frente.

A primeira fase da introdução do *Lean* para os serviços de saúde se caracteriza por projetos operacionais de melhoria que levam a avanços na eficiência e desempenho (muitas vezes, em áreas como a de emergência, laboratório, centro cirúrgico, centros de diagnóstico ou de assistência ambulatorial). Depois de determinado sucesso inicial, no entanto, os hospitais muitas vezes se deparam com obstáculos: começam a perder parte dos resultados dos processos de melhoria ou há uma estagnação das melhoras, ficando restritas a áreas isoladas. Assim, como somente um pequeno grupo de pessoas foi envolvido nos esforços iniciais para cada projeto, é difícil ampliar para todo o hospital, que no seu dia a dia da gestão da unidade está habituado com a cultura do combate a pequenos incêndios, e dispõe de pouco tempo para se dedicar a iniciativas de mudança.

Esses avanços, no entanto, mesmo que positivos, poderão não ter sustentabilidade a longo prazo caso não façam parte de um sistema integrado de gestão que apoie o engajamento das "linhas de frente", raiz e causa da resolução de problemas e um dos principais focos da melhoria contínua. A introdução deste paradigma precisa estar apoiada por algo que muitas vezes falta em alguns serviços de saúde: uma cultura de trabalho padronizado com supervisão e apoio das lideranças (*coaching*). Este processo não pode ser realizado em salas de aula, mas nas enfermarias, conferindo aos funcionários e técnicos confiança e competência para implementar novas ideias em uma atmosfera em que a inovação é incentivada. Por meio dessa cultura, todos dentro do hospital precisam entender que a melhora contínua é parte do seu papel, o que pode simplificar a jornada do paciente, aumentar a eficiência e reduzir os custos.

"As jornadas e vivências dos pacientes não são estáticas, mas mudam a todo momento; portanto, a cultura *Lean* deve estimular os enfermeiros, gestores e médicos para se adaptar continuamente a esses caminhos por meio da pergunta: 'Como podemos fazer isso melhor?'" (Alexander, 2012).

Gestão de projetos | Algumas metodologias

Mais um grupo de ferramentas de gestão para o alcance dos objetivos estratégicos de uma instituição se refere aos processos de gerenciamento de projetos. Considerando que a maior parte dos planos de ação para melhoria contínua e para o alcance de metas pode (e deve) ser gerenciada como projeto, este conjunto de conceitos e ferramentas pode ser de grande valia. De acordo com o Project Management Institute (PMI), um projeto é um conjunto de esforços temporários, com objetivo de criar produtos, serviços ou resultados únicos. A temporalidade do projeto o distingue dos processos cotidianos da instituição. Os processos visam assegurar a continuidade da assistência e das atividades de suporte, são rotineiros e contínuos. Os projetos buscam o alcance da ação pretendida, envolvem processos descontínuos com perspectiva de curto, médio ou longo prazo na instituição.

O gerenciamento de projetos (também apresentado no Capítulo 8 por Pena, Malik e Viana, ao discutirem Gestão Estratégica em Saúde) envolve um grupo de fases (momentos) descrito como: inicialização, planejamento, controle, execução e encerramento, que compõem o ciclo de vida do projeto (Figura 9.5).

Cada fase do projeto é marcada por um ou mais produtos que deverão ser avaliados e validados antes do início da fase seguinte. As fases de um projeto podem ser divididas em:

- *Inicialização*: envolve o provisionamento de recursos financeiros, humanos e físicos para a execução, e precisa seguir um fluxo de conhecimento e comprometimento da alta direção da instituição para:
  - Alinhar o projeto com o planejamento estratégico
  - Validar a capacidade para executar e concluir o projeto
  - Incorporar o projeto no cenário institucional quanto à necessidade de recursos financeiros, técnicos, humanos
  - Identificar os riscos de imagem, resultados financeiros e políticos, para poder gerenciá-los e mitigá-los
- *Planejamento*: é marcado pela construção do Plano de Gerenciamento do Projeto (PGP) (Figura 9.6). O esforço envolvido no planejamento está diretamente relacionado com a complexidade do projeto; quanto mais complexo, maior deve ser o detalhamento do planejamento. O processo de planejamento é contínuo e permeia todos os ciclos do projeto. A equipe envolvida no planejamento precisa atualizar e ajustar o planejado de acordo as modificações autorizadas.

A constituição e a escolha da equipe de projeto devem levar em consideração a estrutura organizacional existente; ou seja, se ela é linear, funcional e quase sempre precisa ser matricial. Ao escolher a equipe de projeto e o processo de definição do escopo, serão estabelecidas as estratégias para condução do mesmo.

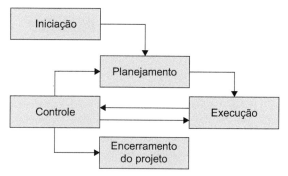

◢ **Figura 9.5** Grupo de processos que compõem o ciclo de vida do gerenciamento de projetos.

Atualmente, a metodologia de projetos mais difundida e praticada é a do Project Management Institute (PMI). Há inúmeras outras metodologias, mas que, em sua maior parte, apresentam conceitos semelhantes, pois passam pela definição do escopo, planejamento, controle e execução; suas aplicações, no entanto, podem ser diferentes. O Project Model Canvas (Canvas) é uma metodologia de gerenciamento de projetos sem a necessidade de preenchimento de inúmeros documentos e com um menor grau de burocracia. Com base no conceito Canvas e na neurociência, e alicerçado nos pilares "conceber, integrar, resolver e compartilhar", o PMC facilita o processo de inovação, construção, prototipagem e implantação de novas soluções e estratégias do negócio com alto grau de dinamismo.

O Ministério da Saúde no Brasil utiliza a metodologia de Peter Pfeiffer – quadro lógico (QL). Este procura definir os principais parâmetros de um projeto em uma matriz que contém quatro colunas e quatro níveis. Nesses 16 campos, é preenchida, resumidamente, a maioria das informações relevantes sobre o projeto, tais como: objetivos, resultados esperados, respectivos indicadores que estabelecem metas quantitativas e qualitativas, fontes em que as informações relevantes podem ser encontradas e fatores externos que representam riscos e que precisam ser monitorados. A aplicação do QL é mais apropriada, mas não exclusiva, em projetos de desenvolvimento, sejam de caráter público e de cunho social ou de desenvolvimento organizacional. O quadro lógico é um dos instrumentos de planejamento mais difundidos tanto entre as agências internacionais de desenvolvimento quanto em instituições nacionais que lidam com projetos de desenvolvimento.

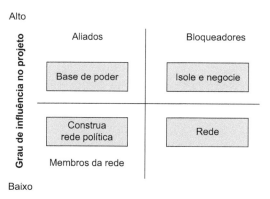

◢ **Figura 9.6** Análise das partes interessadas – gerenciamento de projetos.

Governança clínica e gestão da clínica

Governança clínica, tema apresentado e discutido de maneira mais ampla no Capítulo 17, é um termo originado no âmbito do Sistema de Saúde Britânico (NHS – National Health Service). Corresponde ao modelo por meio do qual as organizações de saúde procuram melhorar continuamente a qualidade dos seus serviços e manter elevados padrões de assistência, criando um ambiente propício ao desenvolvimento de segurança e excelência no atendimento. Foi dada muita ênfase ao conceito de governança clínica como um dos mecanismos para melhoria dos serviços de saúde e da qualidade do sistema de saúde em todo o Reino Unido (NHS), desde a sua criação em 1997.

A Organização Mundial da Saúde propõe que tal conceito englobe quatro aspectos principais: desempenho dos profissionais (qualidade técnica); adequada utilização dos recursos (eficiência); gestão do risco (o risco de lesões ou doenças associadas à assistência); satisfação dos pacientes com o serviço prestado.

Na prática, governança clínica em sua formulação atual constitui uma agregação de processos de melhorias para os serviços de saúde, composta, pelo menos, dos seguintes processos:

- Efetividade clínica, que procura mensurar a extensão que uma intervenção alcança. Inclui a análise do quanto a intervenção é apropriada, considerando seus custos. Nos serviços de saúde atuais, a prática clínica precisa ser redefinida à luz das evidências de efetividade, bem como considerar os aspectos da eficiência e segurança na perspectiva individual (do paciente e do trabalhador da saúde) e da comunidade
- Auditoria clínica – buscando a revisão do desempenho clínico, para melhora da prática assistencial, com base na comparação entre resultados e medidas de desempenho e os padrões acordados – inserida em um processo cíclico de melhoria contínua da qualidade
- Gerenciamento de riscos para os pacientes e acompanhantes, para os colaboradores e para a instituição
- Transparência com a comunicação clara e disseminada sobre os procedimentos relativos a todas as dimensões da assistência ao paciente e aos processos de atenção à saúde
- Pesquisa, desenvolvimento e inovação com disseminação das práticas profissionais com base em evidências provenientes de pesquisas e gestão do conhecimento, com o desafio de reduzir as limitações de qualidade e efetividade por meio do uso de protocolos; gerenciamento de projetos, análise crítica do cuidado em associação ao processo de pesquisas
- Educação continuada.

Tais dimensões são os atributos de uma organização que se propõe a oferecer um atendimento clínico de alta qualidade. A evolução da governança da clínica destina-se a consolidar, codificar e universalizar abordagens políticas capazes de criar organizações em que a responsabilidade final para a governança repouse nos executivos da organização com essa visão da qualidade assistencial. Cada organização deve trabalhar, além da sua responsabilidade pelos resultados (*outcomes*), com a construção de pactos e acordos entre as diversas corporações dos profissionais de saúde que compõem o hospital, devidamente comunicados a toda a organização, objetivando a adequada assistência aos pacientes.

Todas as organizações que constituem o complexo de assistência à saúde mostram variações no seu desempenho em relação aos diversos critérios de qualidade. A melhora da qualidade deve incidir sobre todo o leque de produtos. Falhas nos padrões de cuidados, se detectadas por meio de queixas, auditorias ou incidentes desfavoráveis, devem representar uma rotina de vigilância periódica dessas instituições.

É imprescindível que a infraestrutura do hospital possa estar a serviço da governança clínica: tecnologia da informação, educação e formação dos profissionais, apoio administrativo, núcleos de qualidade para oferecer às equipes tempo e espaço adequado para pensar sobre a qualidade dos seus serviços, análise dos seus dados e planos de melhoria. Além disso, é necessário encontrar meios de envolver pacientes no processo, visto que, a princípio, os processos devem estar voltados para eles. A liderança é outro ingrediente importante no sucesso organizacional. No entanto, a liderança também é um conceito bastante vago. Dentre os profissionais, muitas vezes, baseia-se em um modelo do "sábio", em vez de autoridade emanada pela força da posição. Novas abordagens de ensino de medicina, tais como introdução da aprendizagem a partir de problemas e educação conjunta com outras disciplinas profissionais, são passos importantes para melhorar o trabalho em equipe.

A medicina com base em evidências tem apresentado grande influência sobre muitos sistemas de saúde do mundo. Acessar e proceder à apreciação de provas de evidências estão rapidamente se tornando um núcleo de competência clínica. Cada vez mais, decisões clínicas e políticas de saúde não são assumidas confortavelmente com base em pareceres isolados. A tecnologia da informação é cada vez mais necessária para permitir o acesso a bases de dados especializadas (como a colaboração Cochrane e outros). Embora apresentar evidências ou fornecer acesso a elas sejam condições necessárias para a adoção de novas práticas, isso não é suficiente. É imperativa a mudança de comportamento entre os profissionais da saúde, por meio da qual se consolide o conceito de que as experiências isoladas não são suficientes e estratégias multidisciplinares são imprescindíveis para a tomada de decisões. Grande parte do esforço da medicina com base em evidências para melhorar a tomada de decisões tem se centrado em intervenções específicas e políticas clínicas. No entanto, com a governança clínica, espera-se que as boas práticas possam ser reconhecidas em um serviço e transferidas para outros.

Um serviço de saúde precisa, ainda, aplicar metodologias eficientes para permitir a generalização das experiências importantes para todos os seus colaboradores, e para obter, dessa maneira, as informações necessárias para um julgamento independentemente das queixas de seus pacientes. Os efeitos adversos de procedimentos e tecnologias precisam ser analisados de maneira objetiva, buscando avaliar o desempenho dos médicos e de outros profissionais da saúde quando se transformam em risco não apenas aos pacientes, mas também à organização onde trabalham.

De maneira concisa, deve-se entender, dentro deste conceito de governança, os programas de elaboração e implementação de diretrizes assistenciais (*protocolos clínicos*), de avaliação e decisão sobre as diversas tecnologias em saúde, cuja aceitação e operação apresentam gastos para o hospital e para o paciente, nem sempre com base em boas relações de custo-efetividade. O apoio das informações obtidas pelas diversas metanálises e trabalhos da medicina com base em evidências, aliado a estruturas de organização do corpo clínico dos hospitais que buscam como foco as melhores práticas para seus doentes, pode se constituir em um dos principais elementos que esse conceito de governança nos oferece.

Governança clínica é uma ideia para inspirar e motivar. O desafio para os profissionais de saúde e gestores consiste em transformar em realidade tal conceito. Para isso, é necessário o desenho conjunto de muitas vertentes da vida profissional e gerencial e empenho em procurar um programa coerente de ação para cada organização de saúde.

O conceito de *gestão da clínica* é mais recente (NHS – Department of Health, 1998; Mendes, 2001) e se refere à aplicação de tecnologias de microgestão dos serviços de saúde, com a finalidade de assegurar padrões clínicos "ótimos" (reduzir a variabilidade e aumentar a qualidade). Tecnologias preconizadas (Robinson e Steiner, 1989; McSherry e Pearce, 2002; Mendes, 2002, 2003):

- Gestão de riscos – ouvidoria – sistema de efeitos adversos
- Gestão de doenças (patologias) – consiste na gestão de processos de uma condição ou doença que envolve intervenções na promoção da saúde, na prevenção no tratamento e na reabilitação, envolvendo o conjunto de pontos de atenção à saúde de uma rede assistencial, tendo também como objetivo melhorar os padrões qualitativos da atenção, mudar comportamentos de profissionais de saúde e de usuários e programar as ações e serviços de saúde
- Gestão de casos – processo cooperativo entre gestor de caso e usuário para planejar, monitorar e avaliar as opções de serviços, de acordo com as necessidades de saúde da pessoa, tendo como objetivo alcançar resultados de custo-efetividade e de qualidade
- Listas de espera são uma tecnologia que normaliza o uso de serviços em determinados pontos de atenção à saúde, estabelecendo critérios de ordenamento e promovendo a transparência das decisões
- Diretrizes clínicas (*guidelines*)
- Auditoria clínica – consiste na análise crítica sistemática da qualidade de atenção à saúde, incluindo: avaliação dos procedimentos utilizados para o diagnóstico, tratamento, uso de recursos e resultados para os pacientes.

Integralidade do cuidado no hospital

Nas organizações de saúde em geral, mas no hospital em particular, o cuidado é, por sua natureza, necessariamente multiprofissional; isto é, depende da conjugação do trabalho de vários profissionais. Mecanismos instituídos de dominação e de relações muito assimétricas de poder entre as várias corporações profissionais ocultam a imprescindível colaboração que deve existir entre os vários profissionais, como operadores de tecnologias de saúde, para que o cuidado aconteça. O cuidado (de modo idealizado) recebido pelo paciente é a soma de um grande número de pequenos cuidados parciais que vão se complementando, de maneira mais ou menos consciente e negociada, entre os vários cuidadores que circulam e produzem a vida do hospital. Assim, uma complexa trama de atos, procedimentos, fluxos, rotinas e saberes em um processo dialético de complementação, mas também de disputa, vai compondo o que entendemos como cuidado em saúde. A maior ou menor integralidade da atenção recebida resulta, em boa medida, da maneira como se articulam as práticas daqueles que trabalham no hospital.

Alguns elementos comportamentais complicam o funcionamento e o entendimento da organização hospitalar. O mais significativo deles corresponde à estrutura de poder no hospital. Embora se trate de uma organização altamente hierarquizada, a autoridade no hospital não emana de uma única origem nem flui de uma só linha de comando, como geralmente ocorre na maioria das estruturas formais de outras organizações. A autoridade no hospital é distribuída entre a direção superior, o corpo clínico e o corpo dos demais profissionais, especialmente os de enfermagem, por se tratar de um conjunto de profissionais integrados por componentes de diversos níveis acadêmicos e por estarem incumbidos de distintas responsabilidades assistenciais (Gonçalves, 1987).

Uma das características fundamentais da organização hospitalar é a importância que assume no seu papel psicossocial. Não constitui um mero arranjo administrativo e tecnológico no qual pessoas trabalham em conformidade com as exigências do plano de serviços, ou em conformidade com linhas de comunicação formais e com comandos formais que operam de cima para baixo; ela é, acima de tudo, um sistema humano social (Kast e Rosenzweig, 1976).

Dentre os vários grupos que compõem a organização hospitalar, Pitta (1994) identifica os pacientes e as equipes médica, de enfermagem e administrativa, além dos outros profissionais que atuam nestas e outras equipes. São citados também os fisioterapeutas, telefonistas, nutricionistas, operadores de máquinas e tantos outros que participam da tarefa de combater as doenças, alongar a duração da vida e até mesmo acompanhar aqueles que morrem. Portanto, embora seja marcante e necessário o avanço tecnológico e científico nesse tipo de organização, é o trabalho das pessoas que determina a qualidade e a eficácia do tratamento. Ao longo do tempo, a atividade de lidar com a dor, com a doença e com a morte tem sido identificada como penosa e difícil para todos.

O cuidado hospitalar ocorre no contexto de uma crescente racionalização das práticas hospitalares (Carapinheiro, 1998), caracterizada, dentre outras questões, pela decomposição do ato médico global em inúmeros outros atos diagnósticos e terapêuticos, realizados por vários profissionais diferentes. Para ilustrar tal fato, basta imaginarmos os cuidados de um paciente com diabetes internado com um quadro de descompensação. Além dos cuidados iniciais do plantonista, que o recebe e o interna a partir do pronto-socorro, ele receberá também cuidados da enfermagem e poderá ser visto, em algum momento, pelo cirurgião vascular, pelo cardiologista, pelo endocrinologista, pelo nutricionista, pelo assistente social, pelo psicólogo e pelo fisioterapeuta. Além disso, ele terá seu corpo escrutinado por uma bateria de exames, alguns deles bastante complexos, realizados em serviços diferentes e por profissionais distintos. Uma das sobrecargas (talvez a maior) do processo gerencial do hospital contemporâneo é conseguir coordenar adequadamente esse conjunto diversificado, especializado, fragmentado de atos cuidadores individuais, para que resulte em uma dada coordenação do cuidado (Merhy e Cecilio, 2002). Tal dinâmica, cada vez mais presente na vida dos hospitais, é um aspecto central a ser considerado na discussão da integralidade e na sua correlação com o processo de gestão. Uma questão é pensar o trabalho em equipe "como somatória de ações específicas de cada profissional, como linha de montagem do tratamento da doença, tendo a cura como ideal (...), a hierarquia e a rigidez de papéis codificados" (Nicácio *apud* Silveira, 2003); a outra é pensar arranjos institucionais, modos de operar a gestão do cotidiano sobre a micropolítica do trabalho que resultem em uma atuação mais solidária e concertada de um grande número de profissionais envolvidos no cuidado. Nessa medida, o tema da integralidade do cuidado no hospital, como nos demais serviços de saúde, passa, necessariamente, pelo aperfeiçoamento da coordenação do trabalho de equipe como um tema para a gestão hospitalar.

Em uma organização hospitalar, é bastante difícil identificar funções estanques e objetivos claros, como também definir seus limites de atuação. No entanto, pode-se dizer que o trabalho no ambiente hospitalar e o modo como é organizado precisam ser analisados e estudados sistematicamente para melhor compreensão desse tipo de organização.

Por todas as questões apontadas anteriormente, é necessário pensar modos de fazer a gestão que tomem como referência a produção do cuidado da maneira mais integral possível e que sirvam, ao mesmo tempo, como referencial para a intervenção na gestão da micropolítica do trabalho em saúde desses estabelecimentos. Assim, é preciso fazer a modelagem da gestão como um todo a partir do cuidado ao paciente. Desde o início da década de 1990, têm sido experimentadas novas maneiras de "governar o hospital", a partir de dois movimentos principais: redução dos níveis decisórios (achatamento dos organogramas) e condução colegiada das decisões, tanto na alta direção como nas equipes prestadoras de serviço.

Descentralização e democratização das decisões: os dois eixos capazes de reinventar um hospital de tradição centralizadora e com fortes esquemas instituídos de dominação e controle. A aposta de fundo deste tipo de opção é que seja possível, a partir de uma condução mais participativa do hospital, obter maior grau de adesão dos profissionais para o projeto de construção de hospitais de boa qualidade. É evidente que outros arranjos e dispositivos precisam ser implementados na perspectiva da qualificação da assistência. No entanto, o que deve ser destacado é que esses meios de fazer a gestão, por suas premissas de democratização do modo de governar, têm como base uma concepção do mundo caracterizada, dentre outros fatos, pela defesa de uma sociedade mais participativa, mais solidária e inclusiva que, além de outras questões, consiga viabilizar um sistema público de saúde universal, qualificado e sob controle social.

Com tudo que se conseguiu experimentar e inovar, percebe-se, no decorrer dos anos, que o desejo de "democratizar a vida do hospital", apesar de parecer tão justo e necessário, encontra dificuldades na sua implementação, sendo capaz de ser viabilizado apenas parcialmente. Algo como se o hospital funcione com lógicas instituídas que resistem aos novos arranjos mais coletivos e menos corporativos. Como se os espaços de transparência e explicitação de compromissos públicos, como a qualidade do cuidado, não conseguissem ser totalmente continentes para o mundo real do hospital, com suas características singulares de funcionamento. Sem desconhecer que tais arranjos que propiciam uma reflexão mais coletiva e solidária continuam sendo importantes estratégias de gestão, é necessário interrogar que outras lógicas do hospital precisam ser mais bem compreendidas e trabalhadas pela gestão. Foi a partir desse tipo de indagação que a produção do cuidado passou a ser estudada de maneira mais precisa. Não que não estivesse presente nas formulações anteriores, mas tratava-se de radicalizá-lo como o eixo do processo gerencial hospitalar (Merhy e Cecilio, 2002).

Pensar a gestão de um hospital é, antes de tudo, tentar estabelecer da maneira mais clara possível quais os mecanismos de coordenação adotados para gerir o seu cotidiano. Nos hospitais, há múltiplos meios de coordenação, apoiados em lógicas bem diferentes.

Há um modo de coordenar que se apoia, claramente, na lógica das profissões. O pessoal de enfermagem conversa entre si para estabelecer escalas de trabalho, rotinas, trocas de plantão, alternativas para cobrir as faltas de colegas etc. Seria uma "conversa entre enfermeiros" para organizar o mundo do trabalho da enfermagem. A referência para este grupo profissional é a chefia ou diretora de enfermagem do hospital. Os médicos conversam entre si para cobrir escalas, solicitar pareceres técnicos de outros colegas, em particular para buscar apoio nas horas em que os problemas dos pacientes são mais desafiadores e

exigem "outra opinião". O mesmo tipo de coordenação pode ser identificado entre assistentes sociais, nutricionistas, psicólogos, dentistas, fisioterapeutas e outros profissionais de nível universitário que atuam diretamente na assistência aos pacientes.

Há outro modo de se fazer a coordenação que segue a lógica de "unidades de produção". Trata-se de uma coordenação voltada para "produtos" ou serviços, envolvendo, necessariamente, múltiplos tipos de profissionais ou uma equipe, como ocorre nas chamadas "áreas meio", que são as produtoras dos insumos que serão usados no cuidado ao paciente. Exemplos desta coordenação por unidades de produção: coordenação do laboratório, da nutrição e dietética, da radiologia, do almoxarifado etc. O fornecimento do serviço ou produto que caracteriza essas unidades (sua missão) é garantido pela coordenação de distintos processos de trabalho de vários tipos de profissionais, que é bem diferente da lógica de coordenação por profissões.

Quando observamos a coordenação das unidades produtoras de cuidado, não há, em geral, a coordenação unificada ("um chefe único"), na medida em que esta se faz, de maneira mais visível, pela lógica das profissões: chefia médica do CTI e chefia de enfermagem do CTI; chefia médica da maternidade e chefia de enfermagem da maternidade, e assim por diante. Assim, caso seja possível nomear e reconhecer, de fato, um chefe (de toda a equipe) do laboratório, um chefe (de toda a equipe) do almoxarifado, isso não ocorre nas unidades assistenciais: cada profissão zela para preservar seus espaços de poder e autonomia, segue uma lógica própria de trabalho e de práticas profissionais e, portanto, de coordenação dos seus cotidianos. Seria possível dizer que o "chefe" (médico) do CTI coordena, de fato, toda a equipe? Que poder ele tem para interferir na lógica de coordenação do trabalho da enfermagem? Sabe-se que não. Então, como se explica que, afinal, é possível realizar o cuidado ao paciente de modo integral, com começo, meio e fim, do momento da internação até a alta (ou da entrada no PS ou até a saída com uma receita), caracterizando uma terceira (e crucial) lógica de coordenação: aquela com base no cuidado?

O delicado processo de coordenação do cuidado é feito por meio de dois mecanismos principais. O primeiro deles é a criação de "pontes" ou pontos de contato entre as lógicas das profissões: médicos e enfermeiros e os outros profissionais têm de conversar para que o cuidado se realize. Uma coordenação "em ato", o encontro de duas práticas, de dois saberes, em geral caracterizada por uma situação tipo comando-execução, principalmente na relação entre médico e enfermeiros/corpo de enfermagem. A prática da enfermagem (e dos outros profissionais) é, em boa medida, comandada, modelada, conduzida, orientada pelo ato médico (central) que detém o monopólio do diagnóstico e da terapêutica "principal". Tal fato estabelece uma relação de determinação da prática médica em relação às outras práticas profissionais, mesmo sem desconsiderar que os profissionais não médicos, todos eles, conservam sua especificidade e um bom grau de autonomia, próprios de suas profissões. Pode-se afirmar que esses pontos de contato, esses canais, nem sempre são livres, bem definidos e vistos ou aceitos como regras do jogo institucional, e, por isso mesmo, são fonte permanente de ruídos, de tensões e disputas. A questão que se apresenta refere-se à possibilidade da existência de um tipo de coordenação menos verticalizado, mais fluido e mais institucionalizado, centrado no cuidado.

A segunda estratégia para o sucesso da coordenação na lógica do cuidado é o papel quase silencioso da prática da enfermagem no cotidiano, de garantir todos os insumos necessários ao cuidado:

a enfermagem articula e encaminha todos os procedimentos necessários à realização de exames complementares, supervisiona as condições de hotelaria, dialoga com a família, conduz a circulação do paciente entre as áreas e é responsável por uma gama muito grande de atividades que resultam, afinal, no cuidado.

A proposta de se fazer a gestão a partir da integralidade do cuidado tenta dar conta dessas complexas questões. Sua pretensão é criar mecanismos que facilitem a coordenação das práticas cotidianas do hospital de maneira mais articulada, com canais de comunicação mais definidos, sendo mais solidária e com menos conflitos.

Para isso, em primeiro lugar, é necessário entender que a coordenação do hospital se faz seguindo várias lógicas, de modo que a lógica de funcionamento de cada unidade de cuidado é apenas uma delas. A lógica de coordenação das corporações é muito poderosa na vida da organização hospitalar e, por sua natureza, busca garantir identidades profissionais, defesa de espaços de autogoverno e relações de dominação – escapa das dimensões mais coletivas da coordenação e segue reproduzindo-se. A própria lógica da produção do cuidado e sua micropolítica transcendem o processo de coordenação e as atribuições de uma equipe assistencial, na medida em que somente pode ser realizada de forma horizontalizada, percorrendo várias unidades de cuidado do hospital.

A partir do conhecimento de diversas experiências de gestão participativa desde o início da década de 1990, é necessário pensar e experimentar novos arranjos e dispositivos que sejam capazes de atuar sobre a lógica da coordenação das corporações. Como respeitar a coordenação da enfermagem como corporação profissional, com seus valores, suas representações, sua lógica de funcionamento, que lhe garante sua identidade, mas integrando-a, ao mesmo tempo, a uma lógica de coordenação mais horizontal e interdisciplinar do cuidado? Como respeitar a autonomia inerente à prática médica, incorporando-a, no entanto, à lógica do cuidado pensada de maneira mais integral? Como construir a gestão de modo que a responsabilidade pelo cuidado ocorra em uma linha de produção contínua, e que se transversaliza, atravessando, sem descontinuidade, vários lugares do hospital ou até mesmo outros serviços de saúde? Como submeter toda a lógica da produção dos insumos hospitalares à lógica da produção do cuidado? Como recriar os espaços colegiados de modo a torná-los mais continentes a essas várias lógicas? (Merhy e Cecilio, 2002).

As experiências atuais são dinâmicas e seu sucesso depende de uma tenacidade e persistência da manutenção da participação como centro da gestão. O grande desafio tem sido a organização das diversas áreas de produção e de cuidado do hospital em unidades com autonomia de gestão dos seus recursos humanos e materiais, controle dos seus custos e resultados, focados no cuidado e submetidos hierarquicamente a este cuidado. A união de gestores, por vezes 20 ou 30 em "comitês gestores" do hospital, estabelecendo o espaço de negociação e decisão entre as diversas corporações com uma coordenação focada na missão institucional, tem construído um modelo interessante. Isso não está isento de conflitos, mas é passível de resolver os impasses em um clima participativo, em que a autoridade se alterna conforme o foco de cada situação. O desafio é distribuir o poder de decisão à linha de frente do cuidado. É necessário acreditar que, apesar da cultura centralizadora e autoritária das corporações, seja possível, por meio da experiência participativa e da coordenação construtiva, elaborar um novo modelo de gestão, com base na competência das lideranças e na responsabilidade pelos rumos da instituição.

Gestão do hospital

A influência do taylorismo nos hospitais é muito significativa, a começar pelo movimento pela padronização e pela preocupação com estabelecimento de métodos uniformes de trabalho. A seleção do trabalhador e seu treinamento, o planejamento por parte dos superiores e a especialização decorrente da divisão de trabalho são exemplos dessa influência nas organizações hospitalares. Para desenvolver suas atividades, o hospital depende de uma extensa divisão do trabalho entre seus integrantes, de uma estrutura organizacional complexa com departamentos, equipes, cargos e posições e de um elaborado sistema de coordenação de tarefas e funções (Trevizan, 1988).

Por serem organizações complexas que utilizam alta tecnologia, precisam responder rapidamente às exigências do ambiente em constante mutação. Assim, as organizações hospitalares são afetadas pelas mudanças ambientais de maneira semelhante à que ocorre nas organizações industriais e comerciais, sofrendo com a turbulência do ambiente e, portanto, merecendo atenção especial dos pesquisadores e de seus dirigentes.

Essas organizações são denominadas, por Mintzberg, "organizações profissionais", nas quais o trabalho de produção exige qualificação de alto nível e não se presta bem à formalização. O saber e as habilidades são formalizados por meio de processos de formação profissional, e as normas são definidas pelas suas respectivas associações de classe, caracterizando corporações profissionais que ora agem sinergicamente, ora competem entre si pelo poder da organização. A autonomia profissional também tende a favorecer a segmentação em grupos com interesses divergentes, o que explica a dificuldade de promover mudanças nessas organizações. Estas poderiam ser didaticamente estratificadas em cinco partes do ponto de vista da gestão (Figura 9.7):

- As áreas operacionais
- A linha de mando intermediária
- O ápice estratégico
- A tecnoestrutura
- O *staff* de suporte.

Algumas características distinguem a estrutura das organizações profissionais das demais:

- A padronização das habilidades e não dos processos de trabalho
- As habilidades dos profissionais são desenvolvidas fora da organização por meio de treinamento formal em instituições de ensino
- O profissional ingressa no hospital preparado (ou pelo menos deveria), e imediatamente recebe autonomia e controle sobre seu trabalho
- Os profissionais trabalham com relativa independência de seus colegas, mas intimamente relacionados com os clientes que atendem
- A dificuldade de definir e mensurar o produto hospitalar
- A frequente existência de dupla autoridade causando conflitos
- A preocupação dos médicos com a profissão e não com a organização
- Altas variabilidade e complexidade da natureza do trabalho, extremamente especializado e dependente de diferentes grupos profissionais (Rodrigues Filho, 1990).

Assim, na organização profissional:

- A coordenação necessária entre os profissionais é gerida automaticamente pelas habilidades e conhecimentos, pelo que aprenderam a esperar uns dos outros

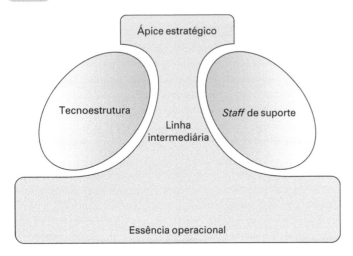

Figura 9.7 Organizações profissionais. Fonte: Mintzberg, 1995.

- Conforme o hospital assume as características de instrumento terapêutico, vai se tornando mais complexo
- Ao contínuo aumento da complexidade da assistência à saúde se somam diversas unidades voltadas a apoiar o trabalho dos profissionais.

Essas unidades são coordenadas por profissionais, articulando-se como pequenas organizações dentro da organização, conferindo aos hospitais características de organização diversificada. As organizações diversificadas são aquelas que, por sua complexidade, exigem mecanismos de controle por resultados (*outputs*) (Figura 9.8).

Gonçalves (1987) divide as funções do hospital em funções externas e internas. As externas são naturalmente realizadas pelos próprios integrantes da organização, pois se trata de atividades aplicadas em benefício de pacientes e seus familiares. A primeira delas é a prestação de atendimento médico e complementar a doentes em regime de internação. A segunda função refere-se sempre que possível ao desenvolvimento de atividades de natureza preventiva, fazendo parte da integralidade da assistência. A terceira é a participação em programas de natureza comunitária, procurando alcançar o contexto sociofamiliar dos doentes do hospital. A quarta função é a sua integração ativa no sistema de saúde. A primeira função interna se relaciona com a participação na formação de seus recursos humanos, buscando ampliar a capacitação de seus próprios profissionais, alem de contribuir para a formação de integrantes da equipe de saúde. A outra função interna do hospital é a participação no desenvolvimento de pesquisas em todas as suas áreas de atividade.

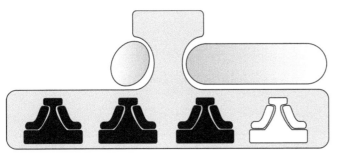

Figura 9.8 Organizações diversificadas. Fonte: Mintzberg, 1995.

Outra maneira de caracterizar as funções do hospital é a destacada pela Organização Mundial da Saúde (OMS), que o considera como uma organização de caráter médico-social, com a finalidade de assegurar assistência médica completa a determinada população e cujos serviços externos se irradiam até a célula familiar (Borba, 1991).

O hospital é uma instituição considerada imprescindível para o desenvolvimento da ciência e para a formação de recursos humanos, uma vez que possibilita descobertas de novos conhecimentos científicos, por meio da pesquisa, e é utilizado como campo de aprimoramento técnico de profissionais. Nesse sentido, "o hospital é um berço de profissionalização" (Trevizan, 1988).

Hospital como estrutura empresarial

De acordo com Kaplynsky (1997), as experiências de empresas que obtiveram sucesso em sua reestruturação passaram por um processo de três estágios. Primeiramente, as empresas desenvolveram uma estratégia apropriada às condições de mercado, reconhecendo seus vários segmentos e compreendendo com detalhes as necessidades dos clientes. Posteriormente, após definir e aceitar essa estratégia focada no mercado, as empresas passaram a evidenciar sua própria estrutura organizacional e suas relações com os fornecedores. Finalmente, partiram para transformar as observações em ações, desenvolvendo e criando novas estruturas capazes de assimilar os novos meios de relações gerenciais, funcionais e de relações com fornecedores.

De maneira geral, no âmbito da área privada, as organizações hospitalares têm enfrentado níveis acirrados de concorrência, associados a uma pressão dos financiadores para a redução de custos e preços. Na esfera pública, a insuficiência da média da remuneração dos serviços e dos investimentos em tecnologias tem obrigado as instituições a buscar eficiência e criatividade na gestão, quando possível, em razão de suas limitações. Em ambas as situações, têm sido necessárias reestruturações organizacionais, devido a:

- Necessidade de desenvolvimento de uma cultura organizacional orientada para mudanças, sem que se perca a coesão e a estabilidade interna, implicando uma visão explícita e compartilhada da situação competitiva da empresa
- Necessidade de descentralizar e delegar às gerências maior autoridade, mantendo a visão de introdução de mudanças
- Necessidade de ação rápida em resposta às oportunidades e ameaças, alcançando alto nível de qualidade em seus produtos e/ou serviços, tendo ao mesmo tempo de reduzir custos e aumentar eficiências.

Thompson (1993) sugere, em seu trabalho, que as organizações possam se estruturar em unidades divisionais denominadas unidades estratégicas de negócio (UEN), que teriam como principal responsabilidade desenvolver, produzir e comercializar seu(s) próprio(s) produto(s).

Desde meados dos anos 1970 que se vinha falando na literatura acadêmica de uma espécie nova, as UEN, a partir da experiência de planejamento estratégico da General Electric. Springer, em 1973, e William Kearney Hall, em 1978, foram os arautos de tal conceito. A ideia era fugir da grande diversificação conglomerada e da organização multidivisional dos anos 1960 e 1970. Na década seguinte, generalizou-se a ideia de pensar estrategicamente a atividade da empresa em termos de UEN. No emaranhado dos departamentos e divisões e no conglomerado de negócios (muitos deles não relacionados) em que se haviam transformado as grandes empresas, deveriam ser identificados negócios que pudessem ser planejados e geridos independentemente.

No entanto, houve duas tentativas de contestar seriamente o conceito de UEN nos últimos anos. Primeiro, Prahalad e Gary Hamel enunciaram o conceito de que a estratégia deveria centrar-se nas competências nucleares e "abandonar" todo o resto para terceiros. Como consequência, o movimento de externalização (*outsourcing*) disparou e as empresas ficaram mais focadas. Anos mais tarde, uma equipe de The Boston Consulting Group enunciou o conceito de aptidões distintivas – diferentes das competências nucleares de que falavam Prahalad e Hamel. As competências distintivas são muito específicas, como o conhecimento ou *expertise* em uma dada tecnologia ou processo produtivo, enquanto as aptidões são coletivas e transversais a toda a organização. Contudo, o tema não é uma unanimidade. Campbel, do Ashridge Strategic Management Center, em Londres, defende a ideia de que, apesar dos enormes esforços dirigidos à definição das competências nucleares, à reengenharia de processos e ao desenvolvimento de novos negócios, as empresas de maior sucesso organizaram-se em torno de unidades estratégicas de negócio.

Fusco (1997) cita que, na sua forma mais básica, a UEN pode ser encarada como uma unidade de planejamento definida em termos de necessidades e oportunidades estratégicas, mas que quando o conceito se estende ao nível operacional, resulta em unidades de negócios relativamente independentes, com características próprias de negociação e aproveitamento de oportunidades. As principais vantagens da adoção do conceito da UEN seriam:

- Obtenção de unidades operacionais mais focalizadas, proporcionando maior agilidade operacional e controle das decisões gerenciais
- Possibilidade de melhoramento do nível de qualidade, tanto a curto como a longo prazo, propiciando uma maneira mais eficaz de crescimento
- Criação de bases mais consistentes de conhecimentos – condição esta vital para implantação de sistemas de gestão modernos e sustentáveis
- Identificação de agentes geradores e consumidores de recursos, propiciando planejamentos específicos e adequados para cada setor.

A questão das terceirizações nos hospitais tem estado permanentemente em pauta dos gestores hospitalares. A necessidade de qualificação, certificação e sofisticação da operação das áreas de apoio não integrantes do foco do negócio hospitalar (*core business*) tem conduzido áreas como limpeza, lavanderia, segurança, produção de alimentos e, em certas situações, a logística para esse modelo de operação. Desde que desenhados e planejados adequadamente, tais processos de terceirização têm aprimorado a operação dos hospitais, ao passo que seus gestores podem se concentrar nas atividades finais, com foco no cuidado dos pacientes e na eficácia dos seus resultados.

▌ Referências bibliográficas

Alexander, T. The lean enterprise: from the mass economy to the economy of one. Springer. 44-45, 2012.

Antunes, J. *Hospital: instituição e história social*. São Paulo: Letras e Letras, 1991.

Averill, RF. *The design and development of the Diagnosis Related Groups. In:* Health Systems International. Diagnosis Related Groups; second revision definitions manual. New Haven, Conn, 1985.

Bañuelas, R; Antony, J. Critical success factors for the successful implementation of six sigma projects in organizations. *The TQM Magazine*, 14(2): 92-99, 2002.

Bardsley, M; Coles, J. *Case-mix and management issues. In:* Bardsley, M; Coles, J; Jenkins, L. Ed. Drgs and Health Care: the management of case-mix. London, King Edward's Hospital Fund, pp. 99-110, 1987.

Berwick, DM; Godfrey, AB; Roessner, J. *Melhorando a qualidade dos serviços médicos, hospitalares e da saúde*. São Paulo, Makron Books, 1994.

Borba, VR. *Administração hospitalar: princípios básicos*. São Paulo: CEDAS, 1991.

Breyfogle III, FW; Cupello, JM; Meadows, B. *Managing Six Sigma: a practical guide to understanding, assessing, and implementing the strategy that yields bottom-line success*. New York: John Wiley & Sons, Inc., 2001.

Burik, D; Nackel, JG. Diagnosis Related Groups: tool for management. *Hosp. Hlth Serv. Adm.*, 26(2): 25-40, 1981.

Carapinheiro, G. *Saberes e poderes no hospital: uma sociologia dos serviços hospitalares*. Porto/Portugal: Afrontamento, 3 ed, 1998.

Castelar, RM. O hospital no Brasil. In: Castelar, RM *et al. Gestão hospitalar: um desafio para o hospital brasileiro*. Cooperação Brasil-França: ENSP, 1995.

Cecílio, LCO; Mehry, EE. Integralidade do cuidado como eixo da gestão hospitalar. In: Pinheiro, R; Matos, RA de. *Construção da integralidade: cotidiano, saberes e práticas em saúde*. Rio de Janeiro: IMS Abrasco, 197-210, 2003.

Chaves, L. *Gerenciamento da comunicação em projetos*. Rio de Janeiro: FGV, 2005.

Cleland, DL; Ireland, LR. *Gerência de projetos*. Rio de Janeiro: Reichmann & Affonso, 2002.

Czeresnia, D. *Do contágio à transmissão: ciência e cultura na gênese do conhecimento epidemiológico*. Rio de Janeiro: Editora Fiocruz, 1997.

DeLuiz, N. Inep. Ensaio: avaliação e políticas públicas em educação. Rio Comprido: 15(54), 29-52, Jan/Mar, 2007.

Demlo, LK; Campbell, PM; Brown, SS. Reliability of information abstracted from patients. Medical records. *Med. Care*, 16: 995-1005, 1978.

Dussault, G. A gestão dos serviços públicos de saúde: características e exigências. *Revista de Administração Pública*, 1992.

Fetter, RB. Concepts of case-mix management. In Roger-France, FH; Moor, G de; Hofdijk, J; Jenkins, L, org. *Diagnosis Related Groups in Europe*. Ghent: Goff BVBA, 134-42, 1989.

Fetter, RB; Freeman, JL; Mullin, RL. *DRGs: how they evolved and are changing the way hospitals are managed*. Pathologists, 39(6), 1985.

Fetter, RB; Freeman, JL. Diagnosis Related Groups: product line management within hospitals. *Acad. manag. Rev.*, 11: 41-54, 1986.

Fetter, RB; Freeman, JL; Averill, RF *et al*. Case-mix definition by Diagnosis Related Groups. *Med. Care*, 18(Suppl.): 1-53, Feb, 1980.

Finckler, DM. *O impacto da AIDS na organização do trabalho de uma organização hospitalar: a complexidade, a centralização e a formalização*. Dissertação de Mestrado, UFSC, Florianópolis, 1998.

Finocchio Jr, J. *Project Model Canva*. Elsevier Editora, 2013.

Foran, JR. *The statistical validity and clinical coherence of Diagnosis Related Groups for use in New South Wales public hospitals*. New South Wales, Austrália, 1989. [Doctorate Thesis – University of New South Wales]

Foucault, M. *Microfísica do poder*. Rio de Janeiro: Graal, 1989.

Foucault, M. *O nascimento da clínica*. Rio de Janeiro: Forense Universitária, 1987.

Freeman, JL. *DRG refinement Project. In:* International Conference on the Management and Financing of Hospital Services, 2nd, Sidney. Proceedings. 1988.

Freeman, JL. New trends in DRG developments. In: Roger-France, FH; Moor, G de; Hofdijk, J; Jenkins, L, org. *Diagnosis Related Group in Europe*. Ghent: Goff BVBA, 75-81, 1989.

Fusco, JPA. Unidades estratégicas de negócios – uma ferramenta para gestão competitiva de empresas. *Revista Gestão & Produção*. 4(1), 36-51, Abr, 1997.

George, TK. *The AMA Dictionary of Business and Management*, AMACOM Div American Mgmt Assn, 276, 10 de abril de 2013.

Gonçalves, E. *Administração de recursos humanos nas instituições de saúde*. São Paulo: Pioneira, 1987.

Gurgel Jr, GD; Vieira, MMF. Qualidade total e administração hospitalar: explorando disjunções conceituais. *Ciência & Saúde Coletiva*, 7: 2, 2002.

Halligan, A; Donaldson, L. Implementing Clinical governance: turning vision into reality. *BMJ*, 322, Jun 9, 2001.

Han, C; Lee, YH. Intelligent integrated plant operation system for six sigma. *Annual Reviews Control*, 26, 27-43, 2002.

Imai, M. *Kaizen: The key to japan's competitive success*. New York: Random House, 1986.

Kaplynsky, R. Restructuring firms to cope in a global economy. *Policy Briefing*, 9, 1-4, IDS, Feb, 1997.

Lampert, JB. Dois séculos de escolas médicas no Brasil e a avaliação do ensino médico no panorama atual e perspectivas. *Gaz. Med. Bahia*, 78: 1, 2008.

Liker, JK. *O modelo Toyota: 14 princípios de gestão do maior fabricante do mundo.* Porto Alegre: Bookman, 2005.

Linderman, K *et al.* Six Sigma: a goal-theoretic perspective. *Journal of Operations Management,* 3(21): 193-203, 2003.

Mcsherry, R, Pearce, P. Clinical governance: aguide to implementation for helath care professionals. Oxford, Blackwell Science, 2022.

Merhy, EE, Cecilio, LCO. Algumas reflexões sobre o singular processo de coordenação dos hospitais. Campinas, 13 p., 2002.

Mendes, EV. Os grandes dilemmas do SUS: tomo I e II – Salvador, BA: Casa da Qualidade Editora, 2001.

Mendes, EV. Os sistemas de serviços de saúde: o que os gestores deveriam saber sobre as organizações complexas. Fortaleza: Escola de Saúde Pública do Ceará, 2002.

Mendes, EV, Shimazaki, ME. Guia de estudo para a oficina de gestão da clínica. Mestrado da Escola de Saúde Pública do Ceará. Fortaleza, 2003.

Michael, C. Kaizen strategies for improving team performance: how to accelerate team development and enhance team productivity, financial times prentice hall (Pearson Education), 2000.

Michael, TG; Roberto, T. *Hospitais Lean.* 2 ed, p. 223, 2013.

Mintzberg, H. *Criando organizações eficazes.* São Paulo: Atlas, 1995.

National Health System – Department of Health. A fisrt class service: quality in the new NHS. London: Department of Health, 1998.

Ohno, T. *Toyota production system: beyond large-scale production.* Productivity press, 1988.

Pagliosa, MA; Da Ros, MA. O relatório Flexner: para o bem e para o mal. *Rev. Bras. Educ. Med.,* 2008.

Pfeiffer, P. *Gerenciamento de projetos de desenvolvimento. conceitos, instrumentos e aplicações.* Rio de Janeiro: Brasport, 2005.

Pitta, A. *Hospital: dor e morte como ofício.* São Paulo: Hucitec, 1994.

PMI – Project Institute. *A guide of the project management body of knowledge* (PMBOOK Guide). 5 ed. Newtwn Square: OMI, 2013.

Ribeiro, HP. *O hospital: história e crise.* São Paulo: Cortez, 1993.

Robinson, R, Steiner, A. Managed health care: US evidence and lessons for the National Health Service. Buckingham: Open University Press, 1998.

Rodrigues Filho, J. *Método de pagamento hospitalar no Brasil.* Revista de Administração Pública, Rio de Janeiro, n.24, ago-out, 1990.

Sabbag, PY. *Gerenciamento de projetos e empreendedorismo.* 2 ed. São Paulo: Saraiva, 2013.

Schraiber, LB; Peduzzi, M; Sala, A *et al.* Planejamento, gestão e avaliação em saúde: identificando problemas. *Ciência & Saúde Coletiva,* 4: 2, 1999.

Silveira, LT. *Construindo indicadores e escutando ruídos: uma estratégia combinada de avaliação de uma política de saúde.* Tese de Doutorado – FCM/Unicamp. 2003.

Smalley, A. *Criando o sistema puxado nivelado.* Lean Enterprise Institute, 2004.

Tatchell, M. Case-mix measurement and hospital reimbursement: an overview. Austr. Hlth. Rev., 8(1): 4-13, 1985.

The Health of Nations. A survey of health-care finance. *The Economist,* Jul 17, 2004.

Thompson, LJ. *Strategic management – awareness and change.* 2 ed. Chapman & Hall, Chap. 1: Exploring strategic management. 5-30, 1993.

Toussaint, J; Gerard, RA; Adams, E. *On the mend – revolutionizing healthcare to save lives and transform the industry.* 261 pp. Lean Enterprise Institute, Cambridge (EUA), 2010.

Trevisan, MA. Enfermagem hospitalar: administração & burocracia. Brasília, DF, UNB, 1988.

Womack, JP; Jones, DT. *Lean Thinking: Banish Waste and Create Wealth in Your Corporation.* 396 pp. London: Simon & Schuster, 1998.

Womack, JP. *A máquina que mudou o mundo.* Rio de Janeiro: Campus. 1992.

Womack, JP. *A mentalidade enxuta nas empresas.* Rio de Janeiro: Elsevier. 2004.

Xavier, CMS. *Metodologia de gerenciamento de projetos: methodoware: abordagem, prática de como iniciar, planejar, executar, controlar e fechar projetos.* 2 ed. Rio de Janeiro: BRasport. 2009.

Young, T; McClean, S. *Some challenges facing Lean Thinking in healthcare. International Journal for Quality in Health Care,* 21(5), 309-310, 2009.

10 Avaliação de Resultados

Antonieta Elisabete Magalhães Oliveira e Ana Maria Malik

Introdução

Em todas as organizações, há necessidade de indicadores, tanto para avaliação externa quanto para o processo de gestão. As empresas estão migrando para o uso, com igual importância, de indicadores financeiros e não financeiros. Atrelada a esta tendência, está a relação entre os indicadores de desempenho e os objetivos estratégicos, o que obriga à implementação da estratégia organizacional.

Entre outros sistemas de gestão de desempenho, o *balanced scorecard* (BSC), desde o seu aparecimento no início da década de 1990, tem sido adotado em muitos setores, desde indústrias até prestadoras de serviços de vários tipos, em diversos países do mundo e em organizações de todos os portes, gerando grande volume de publicações tanto no meio acadêmico quanto no empresarial. Este sistema avalia o desempenho organizacional sob quatro perspectivas equilibradas: financeira, dos clientes, dos processos internos e da aprendizagem e crescimento.

Nos últimos 20 anos após a primeira publicação a respeito em 1992, pesquisas e publicações indicam aumento no uso de sistemas de gestão de desempenho desenvolvidos com base nos conceitos e na estrutura do BSC. Não tem sido diferente no Brasil, principalmente nos serviços em que a gestão é considerada uma área relevante.

Na área de serviços da saúde, para garantir a alocação eficiente de recursos, os indicadores financeiros são tão importantes quanto os indicadores de qualidade. Este setor desenvolve atividades complexas, que exigem habilidades, conhecimentos, tecnologia e apoio administrativo, o que torna impossível avaliar o desempenho segundo apenas uma dimensão, qualquer que seja ela. Um sistema de gestão de desempenho é essencial para o planejamento, controle e aprimoramento de competências como qualidade clínica e agilidade de resposta. Isso exige o uso focalizado de indicadores críticos e de informação precisa, em tempo hábil.

O setor

É possível descrever o pano de fundo para a gestão na área de saúde de maneira bastante simplificada, dividindo os problemas em internos e externos. Internamente, *a priori* não se pode desconsiderar a existência de conflito de interesses entre os profissionais da saúde e os gestores, já que os primeiros não estão acostumados a práticas de gestão, em especial a sistemas de avaliação de desempenho, e os últimos não dispõem de todas as informações sobre os processos assistenciais. A seguir, outra grande dificuldade é a obtenção de dados e a geração de informações para a tomada de decisão, pois muitas vezes as organizações do setor usam sistemas de informação fragmentados que impedem a implementação de indicadores de desempenho com qualidade, em tempo hábil. Outro aspecto é a existência de vários tipos de *stakeholders* que podem ser classificados como clientes (pacientes, médicos, planos e seguros de saúde e empresas empregadoras, que pagam pelos serviços prestados). Externamente, o setor sofre pressões que se refletem em necessidades pela redução das margens: mudanças na regulação, na concorrência e na demanda, com aumento nas expectativas dos pacientes. A tendência de criação de sistemas de saúde integrados, naturalmente mais complexos, e a presença de outros *stakeholders* externos, como os investidores e os órgãos reguladores, completam o cenário.

Daí a adoção do modelo BSC como referencial para vários sistemas de gestão de desempenho no setor, contemplando objetivos de curto e longo prazo, com indicadores financeiros e não financeiros, para atender às necessidades de informações de boa parte dos interessados, internos e externos às organizações.

A primeira publicação sobre o uso do BSC na área da saúde foi feita em 1994, por Griffith, que diz que todas as atividades realizadas em um hospital ou clínica podem ser descritas e quantificadas em seis dimensões de desempenho. Chan (2006) também afirma que a implementação do BSC no setor de saúde do Canadá começou em 1994, em parceria com a Universidade de Toronto. Desde então, foram observados (e, às vezes, vencidos) vários desafios, como a importância de obtenção de resultados a longo prazo e a dificuldade de medir, interpretar e comparar atributos como a qualidade do atendimento médico, a autonomia dos médicos e seu relacionamento com o corpo administrativo. Estes aspectos específicos do setor geraram adaptações na modelagem e implementação de sistemas de gestão de desempenho baseados no BSC (Pink, 2003).

Considerando a necessidade de avaliar o desempenho e, simultaneamente, divulgar esta informação para a sociedade, os objetivos do desenvolvimento de um sistema de gestão de desempenho no setor da saúde incluem aprimorar a qualidade da informação para os usuários internos nos seus processos de decisão, divulgar as melhores práticas e aumentar o nível de informação para todos os *stakeholders*.

Forgione (1997) defende a divulgação externa dos indicadores de desempenho em todas as dimensões do BSC, por considerar que este fluxo de informações contribuirá para aumentar a eficiência e a qualidade dos serviços de saúde, a longo prazo.

Banchieri *et al.* (2011) pesquisaram os termos *balanced scorecard* e BSC em títulos e *abstracts* na base de dados ISI e encontraram 309 artigos, dos quais 161 identificavam o setor do estudo. Nestes, 53 (33%) eram relacionados com o setor dos serviços de saúde, sendo este o setor com a maior participação no total.

O BSC fornece uma estrutura para avaliação do desempenho que pode ser considerada adequada para um setor complexo e com a incorporação constante de inovações; são mantidos os indicadores financeiros tradicionais e incluídos alguns direcionadores do desempenho financeiro futuro: participação de mercado, indicadores de qualidade, de satisfação dos pacientes e de retenção de médicos e funcionários, entre outros. Ele também serve como veículo de comunicação da estratégia para todos os *stakeholders*, internos e externos às organizações, com diferentes graus de detalhamento.

▍ Evolução dos sistemas de avaliação de desempenho

Desde o século 19, na economia americana, existem registros de sistemas de informações gerenciais, em especial nos setores têxtil e ferroviário. Estes sistemas usavam indicadores financeiros, principalmente os custos e as margens de lucro, além de alguns indicadores não financeiros. As informações geradas eram apenas para uso interno, nos processos de gestão.

No início do século 20, com o crescimento das empresas e o desenvolvimento das grandes corporações americanas, surgiram as exigências de relatórios externos, oriundos dos sistemas contábeis, para uso dos bancos e dos investidores, em um formato muito parecido com o utilizado atualmente: balanço patrimonial e demonstração de resultados do exercício. No Brasil, esta regulamentação vem fundamentalmente da Lei das S/A, de 1976, atualizada pela Lei 11.638, de dezembro de 2007, com o objetivo de aproximação com a legislação internacionalmente aceita. Ao longo do século 20, houve o predomínio da contabilidade financeira, o que fez com que as empresas passassem a utilizar apenas informações financeiras em seus processos de decisão.

Entre os indicadores financeiros tradicionalmente utilizados, destacam-se as margens de lucro sobre a receita (operacional e líquida), o retorno sobre o investimento (modelo *DuPont*) e as medidas de geração de valor que partiram do conceito do lucro econômico (*economic value added* [EVA], da *Stern Stewart*, e a geração de valor ao acionista [GVA], da Fundação Getulio Vargas). O orçamento como elemento central dos sistemas de controle gerencial também reforça a importância dada aos indicadores financeiros.

Nas décadas de 1980 e 1990, ao perceberem as limitações associadas ao uso exclusivo de indicadores financeiros, muitas empresas buscaram como referencial organizacional a gestão da qualidade. Outras desenvolveram sistemas baseados nos relacionamentos com os clientes, na reengenharia de processos internos, na tecnologia da informação, na motivação e capacitação de pessoas e mais recentemente na sustentabilidade e na responsabilidade social.

Diante da confirmação da necessidade de todos os tipos de indicadores, muitas empresas desenvolveram os chamados KPI (*key performance indicators*), associados aos fatores críticos de sucesso, anteriormente identificados em processos de planejamento estratégico. Outra abordagem foi o desenvolvimento de indicadores para atender às necessidades de vários *stakeholders*: acionistas, clientes, funcionários, avaliadores externos, fornecedores, entre outros. Este processo evolutivo dos sistemas de avaliação de desempenho mostra que todos os fatores citados são essenciais para a avaliação do desempenho e a geração de valor nas organizações.

Outros três aspectos são pertinentes para a compreensão da evolução dos sistemas de gestão de desempenho. Inicialmente, destaca-se a percepção, por parte dos gestores, da dificuldade de implementação da estratégia, relatada em duas pesquisas não acadêmicas, conduzidas pela revista *Fortune*. Em princípios da década de 1980, uma pesquisa realizada entre consultores revelou que menos de 10% das estratégias eram implementadas com êxito. Já em 1999, em pesquisa com gestores sobre casos de fracasso, 70% dos problemas eram vistos como de execução e não de formulação da estratégia, ou seja, a questão percebida era a necessidade de ferramentas para acompanhamento da estratégia (Kiechel, 1982; Charan e Golvin, 1999).

A seguir, surgiu a preocupação crescente com o atendimento das necessidades de todos os *stakeholders* e não só com a remuneração dos proprietários, que é o foco dos indicadores financeiros.

Simultaneamente, ocorreu a identificação da importância e da dificuldade de gestão dos ativos intangíveis, não registrados nos sistemas contábeis, mas que contribuem fortemente para o valor de mercado das empresas. Pesquisa realizada pelo Brookings Institute mostrou que o valor contábil dos ativos tangíveis representava, em 1982, 62% do valor de mercado das empresas americanas; em 1992, passou a representar 38% (Blair, 1995) e, hoje, deve representar entre 25 e 30% deste valor. Quando o desempenho das empresas se baseava em ativos tangíveis, fazia sentido acompanhar a estratégia usando as demonstrações financeiras, de que são obtidos os indicadores que refletem os registros dos investimentos e seu financiamento (balanço patrimonial) e das receitas e despesas associadas ao uso desses ativos (demonstração de resultados do exercício).

O BSC é um dos sistemas que inserem a estratégia no centro dos processos gerenciais, com indicadores vinculados aos objetivos estratégicos, considerando fortemente as necessidades dos clientes, a eficiência dos processos internos, as competências pessoais, tecnológicas, a capacidade de inovação, o clima organizacional e o consequente resultado financeiro a longo prazo. Permitem ainda a inserção de objetivos e indicadores para acompanhar o desempenho nos aspectos éticos, sociais e ambientais que garantirão a sustentabilidade das organizações.

Apesar de sua ampla utilização, o BSC recebe muitas críticas por deixar de contemplar alguns aspectos presentes em outros sistemas de indicadores de desempenho.

Neely e Kennerley (2000) fizeram um resumo dos sistemas de indicadores de desempenho existentes, destacando suas características principais e pontos fracos. Estes autores apresentam um modelo tridimensional denominado prisma de desempenho, que tenta corrigir as deficiências apresentadas, mantendo as características desejadas em um sistema de gestão de desempenho.

O prisma de desempenho tem como ponto de partida a identificação dos *stakeholders* e suas necessidades, ou seja, o modelo adota uma visão centrada nos *stakeholders*. O prisma tem cinco perspectivas (equivalentes às cinco faces do prisma): satisfação dos *stakeholders*, estratégias, processos, competências e contribuição dos *stakeholders*.

As cinco perspectivas estão relacionadas e geram um conjunto de questões que devem ser respondidas para a definição dos indicadores de desempenho:

- Quem são os *key-stakeholders*, o que eles querem e precisam?
- Quais estratégias devem ser postas em prática para satisfazer os desejos e necessidades dos *key-stakeholders*?
- Quais são os processos críticos para a implementação das estratégias?
- Quais as competências necessárias para operar e melhorar os processos críticos identificados?
- Que contribuições são exigidas dos *key-stakeholders* para manter e desenvolver as competências necessárias?

A resposta a estas questões garante a criação de valor para todos os *stakeholders* e não só para os proprietários. Os resultados de uma empresa devem ser direcionados para os *stakeholders* e dependem do desempenho organizacional nas outras quatro perspectivas. Segundo os autores, o prisma é um modelo abrangente, e multidimensional, que pode ser usado em todos os níveis da estrutura organizacional.

Outro sistema de indicadores de desempenho bastante adotado é o Tableau de Bord, que foi desenvolvido na França nas primeiras décadas do século 20, e vem sendo aprimorado pelo uso, ao longo do tempo. Ele surgiu da necessidade de informações para a tomada de decisão por parte de engenheiros que conduziam as empresas. O modelo representa o conjunto mínimo de informações (financeiras e não financeiras) para a gestão da empresa, ou divisão, ou setor, ou quaisquer ativos sob responsabilidade do gestor, o qual compreende claramente que suas ações estão relacionadas com o resultado final da empresa (Lebas, 1994).

O Tableau de Bord é uma ferramenta flexível, que não exige a classificação de objetivos e indicadores em dimensões, sendo mais focada no planejamento do que na avaliação do desempenho passado. Os objetivos estratégicos da empresa são traduzidos para os vários níveis organizacionais, que estabelecem seus objetivos, fatores críticos e indicadores. A premissa básica é que o gestor deve acompanhar as variáveis relacionadas com aspectos-chave sob sua responsabilidade. Desta forma, o Tableau de Bord se torna um instrumento facilitador da implementação da estratégia, a curto e longo prazo.

Este sistema estabelece uma hierarquia de indicadores de desempenho inter-relacionados, que permeiam todos os níveis da estrutura organizacional, contribuindo para a congruência de objetivos e ações e a realização da estratégia da empresa.

Neely *et al.* (2003) propõem a classificação dos sistemas de indicadores de desempenho em duas gerações. Na primeira geração, desenvolvida principalmente nas décadas de 1980 e 1990, o objetivo era aprimorar os indicadores financeiros e complementar o seu uso com indicadores não financeiros, que permitiam o acompanhamento de aspectos da gestão não contemplados nos relatórios contábeis. Os sistemas da segunda geração evoluíram no sentido de mostrar a dinâmica da geração de valor, através, por exemplo, da explicitação das relações de causa e efeito entre os indicadores.

Os autores propõem que os sistemas da terceira geração enfrentarão vários desafios:

- Refletir a realidade dinâmica das organizações
- Gerar informações de forma transparente, integrada, especialmente para os ativos intangíveis direcionadores de valor
- Garantir o alinhamento com todos os processos organizacionais, para permitir a visão global de empresas cada vez mais complexas e
- Fundamentalmente, garantir que a informação gerada mostre os impactos dos direcionadores de valor (não financeiros e muitas vezes intangíveis) sobre o fluxo de caixa, essencial para a avaliação da geração de valor.

Indicadores de desempenho

Em qualquer tipo de organização, com fins lucrativos ou não, os gestores precisam de informações que os capacitem a realizar julgamentos e tomar decisões. As informações necessárias podem ser classificadas como: básicas (geralmente os indicadores financeiros tradicionais), sobre produtividade (para *benchmarking*), sobre competências (específicas de cada organização), sobre a alocação de recursos escassos (capital e pessoal, que permitem converter em ação todas as informações anteriores e determinam a qualidade do desempenho da empresa) e sobre o ambiente (setor de atuação da empresa e economia mundial).

O desenvolvimento de um sistema de avaliação de desempenho enfrenta o desafio de definir e implementar indicadores comparáveis, válidos e confiáveis, que devem ser intuitivos, de simples construção, de fácil disponibilização, controláveis e permitir avaliação constante e cuidadosa de suas propriedades de mensuração.

Griffith, Alexander e Jelinek (2002), ao avaliarem indicadores de desempenho usados em hospitais, utilizaram os critérios de validade do conteúdo (se o que é avaliado é importante e coerente com a missão da organização), confiabilidade e sensibilidade (se o indicador reflete possíveis e reais variações), validade de comparação (se as comparações são distorcidas por omissão de dados ou por fatores além do controle das organizações, ou seja, se são válidas) e independência (se um indicador acrescenta uma nova informação).

Pink *et al.* (2001), ao desenvolverem um BSC para o sistema hospitalar de Ontário, no Canadá, selecionaram indicadores com base em confiabilidade (repetição das medidas fornece os mesmos resultados), validade (o indicador mede o que se pretende), relevância (é considerado útil pelos usuários), frequência (o indicador deve descrever eventos que se repitam para garantir comparações significativas) e custo razoável de obtenção, repetindo algumas das bases teóricas divulgadas por Donabedian, desde os anos 1970.

Outro aspecto a ser observado é o equilíbrio entre a abrangência e a concisão do sistema de avaliação de desempenho, ou seja, o número de indicadores deve ser o mais reduzido possível, desde que não haja perda de informações pertinentes para o acompanhamento dos objetivos críticos das organizações.

Balanced scorecard | De um sistema de avaliação de desempenho para um sistema de gestão estratégica

No início dos anos 1990, Kaplan e Norton observaram que nenhum indicador, tomado isoladamente, fornecia as informações necessárias para a gestão de empresas que operavam em ambientes complexos, em constante mudança, onde o conhecimento e a inovação eram os ativos críticos para o sucesso a longo prazo. Fatores como competências pessoais e tecnológicas, atendimento das necessidades dos clientes, eficiência operacional e clima organizacional não apareciam nos relatórios financeiros, internos e/ou externos.

Após vários *workshops*, com representantes de grandes empresas atuando globalmente, foi desenvolvido um sistema de indicadores, vinculados à estratégia organizacional, denominado *balanced scorecard* (BSC). Esta metodologia evoluiu de um sistema de avaliação de desempenho para um sistema estratégico de gestão, pois os primeiros usuários perceberam que a vinculação dos indicadores com os objetivos estratégicos tornavam-na uma ferramenta para acompanhar a implementação da estratégia, dificuldade já diagnosticada por gestores atuando em diversos setores.

A missão e a visão da empresa são usadas como base para a construção de objetivos estratégicos e indicadores sob quatro perspectivas: financeira, clientes, processos internos e aprendizagem e crescimento.

O BSC se estrutura como um conjunto coerente de indicadores associados a objetivos consistentes e que se reforçam mutuamente. Este sistema deve explicitar as relações de causa e efeito entre os objetivos estratégicos e, como consequência, entre os indicadores de resultado (*lagging indicators*) e os indicadores de tendência (*leading indicators*), descrevendo assim a estratégia da organização.

Os indicadores financeiros apontam a capacidade de a empresa gerar valor, e os demais indicadores estão relacionados com a satisfação dos clientes, a eficiência dos processos internos e a capacidade de inovar e aprender. Ou seja, eles medem o desempenho operacional, o qual direciona o desempenho financeiro, hoje e no futuro. Ao acompanhar os indicadores não financeiros, é possível identificar problemas e resolvê-los antes que seu impacto atinja os indicadores financeiros.

A estrutura do BSC contempla, de forma equilibrada, indicadores financeiros e não financeiros, objetivos de curto e longo prazo e informações para uso interno (processos internos e aprendizagem e crescimento) e externo (clientes e financeira). Este sistema permite formular, comunicar, executar e rever a estratégia organizacional, já que os indicadores são vinculados aos objetivos estratégicos. Algumas etapas são cumpridas na modelagem de um BSC: estabelecer missão, visão e valores da organização, traduzir a estratégia em objetivos e indicadores, comunicar os objetivos e os indicadores à organização, estabelecer metas e ações com alocação de recursos e, finalmente, obter *feedback* para a revisão dos indicadores ou da estratégia, em um processo de aprendizagem organizacional.

Os autores da metodologia desenvolveram, em um segundo momento, para auxiliar na compreensão da estratégia e no projeto do BSC, uma ferramenta denominada mapa estratégico, que é uma estrutura lógica e abrangente para a descrição e gerenciamento da estratégia, de maneira integrada e sistemática. É uma representação visual dos objetivos críticos da organização e da relação de causa e efeito entre eles, que auxilia no direcionamento do desempenho organizacional e na obtenção dos resultados esperados.

Os mapas são construídos a partir da missão, dos valores e da visão da organização e dos objetivos críticos a serem alcançados. Eles possuem quatro regiões, correspondentes às perspectivas do BSC. Ao traduzir a estratégia na estrutura lógica dos mapas e do BSC, a organização cria um referencial comum e de fácil compreensão para as unidades de negócios e as pessoas, que percebem como podem contribuir para o alcance dos objetivos estratégicos.

Após a modelagem do BSC, com objetivos, indicadores, metas e ações, começa a fase de implementação, com a elaboração de um plano de implementação. Entre as atividades iniciais da fase de implementação, estão a seleção e capacitação das pessoas responsáveis pela coleta de dados e pela preparação dos indicadores e relatórios, e a geração dos primeiros indicadores sob forma de teste, antes de seu uso definitivo. Do plano de implementação, devem constar os mecanismos de motivação e comunicação para todos na organização, os sistemas a serem utilizados, o formato dos relatórios gerenciais, a composição e as regras de funcionamento do comitê gestor da ferramenta, a ligação com o planejamento orçamentário, a forma das reuniões gerenciais, a criação de mecanismos para acompanhamento e revisão dos indicadores e dos objetivos estratégicos e uma sugestão das etapas para a implementação acompanhada de cronograma com prazos e responsáveis.

De acordo com Kaplan (2010), apesar do modelo BSC ter sido desenvolvido, inicialmente, para empresas com fins lucrativos, seu uso se ampliou para as organizações sem fins lucrativos e governamentais. Neste tipo de organização, o sucesso financeiro não é o principal objetivo; ele se torna um meio para viabilizar os outros propósitos: o cumprimento da missão e o impacto social da organização. Além da alteração da perspectiva principal, no topo do BSC, outros ajustes devem ser feitos, pois na dimensão clientes há o desdobramento entre os fornecedores de recursos e os beneficiários dos serviços.

Em termos de disseminação do uso do BSC, o levantamento realizado por Banchieri *et al.* (2011) identificou 309 artigos, conforme já citado, sendo que as empresas analisadas estão distribuídas por 36 países, destacando-se Taiwan, Reino Unido, EUA e Espanha, com 44 artigos de um total de 106. O Brasil aparece com 3 publicações e a França não está representada nesta amostra, já que as organizações francesas adotam ferramentas desenvolvidas no próprio país.

Pode-se afirmar que o BSC é um sistema contínuo de gestão que cria organizações focalizadas na estratégia. Este tipo de organização se baseia em alguns princípios:

- Tradução da estratégia em termos operacionais, com a utilização dos mapas estratégicos
- Alinhamento da organização à estratégia, com a definição de prioridades estratégicas gerais, que orientam as unidades (ou subunidades) no desenvolvimento de um BSC consistente com a estratégia corporativa
- Transformação da estratégia em responsabilidade de todos, com o desenvolvimento da consciência estratégica, a criação de BSC pessoais e possivelmente com a utilização de sistemas de remuneração variável
- Conversão da estratégia em processo contínuo, conectada com o orçamento, por meio de relatórios gerenciais simples e adaptação da estratégia
- Mobilização da empresa para a mudança, orientada pelo processo de governança, com a criação de um sistema de informação gerencial estratégico para consolidar o processo.

A incorporação do BSC em uma organização começa com o reconhecimento de que ele não é apenas um sistema de avaliação de desempenho, mas sim um modelo de gestão. Entende-se modelo de gestão como um conjunto de práticas que caracteriza a atuação da equipe gerencial de uma organização. Neste caso, leva a um processo de mudança, pois a gestão utilizando modelos semelhantes ao BSC se caracteriza por incorporar indicadores de desempenho, o que obriga que as decisões importantes sejam fundamentadas, favorece o melhor entendimento dos desafios da organização, ajuda na criação de uma base comum de diálogo, pelo emprego de um vocabulário de consenso, e garante o equilíbrio entre as diversas perspectivas organizacionais – financeira, dos clientes, dos processos internos e da aprendizagem e crescimento.

Speckbacher, Bischof e Pfeiffer (2003) definiram três tipos de BSC, considerando a evolução do modelo:

- Tipo 1: descrito como uma ferramenta para a avaliação do desempenho estratégico
- Tipo 2: que ampliou o escopo do tipo 1 ao acrescentar a função de descrição da estratégia, usando os mapas estratégicos e as relações de causa e efeito entre objetivos estratégicos e entre indicadores, nas várias dimensões
- Tipo 3: um sistema abrangente de gestão estratégica, que viabiliza a implementação da estratégia, comunicando os objetivos e os indicadores, definindo os planos de ação e associando os sistemas de incentivo e remuneração variável aos indicadores desenvolvidos.

Banchieri *et al.* (2011) adicionaram outros 2 tipos:

- Tipo 4: que permite o alinhamento não só dos recursos internos da organização, mas também dos *stakeholders* externos, para aumentar as sinergias
- Tipo 5: aquele em que a organização deve se adaptar ao ambiente externo, em mudança, assim como conduzir o processo de aprendizagem contínua.

Kaplan e Norton (2005) identificaram a necessidade de criação de nova função na estrutura organizacional: o gestor do sistema estratégico (*Office of Strategy Management – OSM*), cuja atuação deve garantir o alinhamento dos diversos setores, atuando independentemente, mas juntos na execução eficiente da estratégia da organização.

Em 2010, os mesmos autores apresentaram formalmente uma estrutura abrangente de sistema de gestão interativo para a execução da estratégica, com seis etapas formando um ciclo fechado, o qual faz a integração entre o planejamento estratégico e a execução das operações. As etapas propostas para o sistema de gestão estratégica são:

- Desenvolver a estratégia, considerando aspectos internos e externos e a estratégia atual
- Traduzir a estratégia, com o desenvolvimento dos mapas estratégicos e do BSC
- Alinhar a organização com a estratégia
- Planejar as operações, com o orçamento vinculado à estratégia
- Monitorar e aprender, com reuniões constantes para rever a estratégia e as operações, e
- Testar e adaptar a estratégia, fazendo as modificações necessárias e voltando à primeira etapa.

Segundo esses autores, a nova estrutura, desenvolvida a partir do uso do BSC e dos mapas estratégicos e tendo como base os princípios da organização focalizada na estratégia, oferece aos gestores um sistema de uso geral e interativo, que pode ser customizado de acordo com a realidade de cada organização. As informações internas, operacionais, e as informações externas, sobre o ambiente onde a empresa atua, permitem testar e adaptar a estratégia formulada, fechando e reiniciando o ciclo.

Uso do balanced scorecard no setor

Estão descritas, em revistas especializadas, várias experiências de desenvolvimento de modelos de gestão de desempenho, no setor de serviços de saúde, usando como base os conceitos do BSC.

Pink, Zelman e Matthias (2003) fizeram um levantamento das publicações classificando os tipos de organizações que utilizaram o BSC (redes hospitalares, hospitais isolados, departamentos em universidades, centros psiquiátricos, empresas farmacêuticas, seguros de saúde, municípios) e os tipos de uso da ferramenta, como o planejamento e controle gerencial, a avaliação da qualidade do atendimento, a comparação do desempenho de departamentos e de hospitais, a geração de informações para acreditação e para a sociedade em geral.

Outras publicações destacaram as dificuldades enfrentadas pelo setor, como a falta de integração dos sistemas de TI, prejudicando a obtenção de informações adequadas, oportunas e a comunicação do sistema de gestão, para facilitar sua adoção em toda a organização.

À medida que o BSC foi se disseminando, outros aspectos foram pesquisados e publicados, como as relações de causa e efeito entre os indicadores, as dificuldades na implementação da ferramenta e características essenciais dos indicadores. Em alguns casos relatados, houve a adição ou modificação das perspectivas – em hospitais universitários, houve a necessidade de inclusão da dimensão ensino e pesquisa – e, em outros, houve mudanças na própria estrutura do BSC, com a dimensão clientes/pacientes no topo, gerando os objetivos estratégicos mais importantes.

Chow (1998) entrevistou gestores de hospitais e de laboratórios hospitalares (subunidades) sobre a utilidade de uma ferramenta como o BSC para as organizações do setor; a partir das respostas, resumiu as sugestões sobre objetivos e indicadores nas quatro perspectivas tradicionais e propôs um cronograma modelo para a modelagem e implementação do BSC, em 26 meses. Curtright, Stolp-Smith e Edell (2000) descreveram o processo de desenvolvimento de um sistema estratégico de gestão semelhante ao BSC na Mayo Clinic. O BSC do Comnunity Memorial Hospital inclui um indicador financeiro agregado (composto a partir de sete indicadores financeiros) e 12 indicadores não financeiros, que permitem o monitoramento do progresso no alcance dos objetivos estratégicos e a ligação entre as atividades operacionais e a estratégia da organização (Stewart e Bestor, 2000).

O BSC pode ser desenvolvido para uma organização (ou rede de organizações) ou para todo um setor, como foi feito na cidade de Ontário, no Canadá. Com o apoio da Universidade de Toronto, foi criado um sistema de avaliação de desempenho dos hospitais da cidade, seguido da publicação de um relatório com dados agregados obtidos de 89 instituições. O BSC do setor contemplou 39 indicadores em quatro dimensões: financeira, satisfação dos pacientes, desempenho assistencial e integração de sistemas (Pink *et al.*, 2001).

Também foram publicados exemplos individuais de BSC de organizações hospitalares da cidade de Ontário, usando as mesmas quatro dimensões do BSC setorial. A comparação dos dois tipos de informação mostra diferenças em termos de: unidade de análise (setor ou organização), propósito da ferramenta (prestação de contas para a sociedade e melhoria dos serviços ou implementação da estratégia organizacional), público a que se destina (sociedade em geral ou gestores), método de análise dos dados (comparação entre organizações ou avaliação de uma organização), tipos de dados (gerais ou específicos) e uso dos resultados (formulação de políticas ou decisões gerenciais).

Outro exemplo de uso do BSC em um conjunto de organizações foi descrito por Inamdar *et al.* (2000). A National Association for Women's Health desenvolveu um sistema de indicadores para garantir a disseminação da sua visão em relação à saúde da mulher nos EUA. Neste caso, vários *stakeholders* foram envolvidos, atuando em organizações e setores diferentes, e por isso as dificuldades orçamentárias e de liderança foram críticas para a implementação da iniciativa.

A experiência de desenvolvimento do BSC no Duke Children's Hospital, em um momento de crise financeira, permitiu o alinhamento de médicos e administradores em torno de objetivos estratégicos comuns, o que viabilizou a melhoria dos processos internos e da qualidade dos serviços, a satisfação dos funcionários, a redução de custos e o aumento das margens de lucro (Meliones *et al.*, 2001). Gumbus *et al.* (2003) reforçam que os funcionários precisam saber como as suas ações afetam os indicadores, o que acaba contribuindo para a identificação dos objetivos e indicadores mais críticos. Assim como o número de indicadores críticos deve ser reduzido, a sua forma de divulgação deve ser simples.

No Bridgeport Hospital, os nomes dados às dimensões do BSC foram: saúde organizacional, qualidade e melhoria de processos, crescimento do volume de atendimentos e participação de mercado e saúde financeira. Os indicadores críticos escolhidos foram: rotatividade de pessoal, satisfação do paciente, tempo para admissão na emergência, tempo médio de internação e margem operacional. Neste hospital, houve a vinculação do BSC com o processo de orçamento de capital usando matriz com os projetos oriundos do BSC. Os projetos, classificados em três grandes grupos (clínicos, não clínicos e de sistemas de informação), receberam pesos e como consequência uma nota final, que viabilizou a priorização na alocação dos recursos (Gumbus e Lyons, 2003).

Ainda no caso do Bridgeport Hospital, houve uma experiência bem-sucedida de envolvimento do corpo médico no sistema de gestão de desempenho. Um grupo de médicos foi convidado a identificar áreas críticas para o sucesso do hospital, onde os problemas foram mapeados e as melhorias alcançadas foram acompanhadas através de indicadores de desempenho.

Novamente, Inamdar, Kaplan e Bower publicaram, em 2002, outra pesquisa sobre o uso do BSC em serviços de saúde, com base em entrevistas com executivos de nove organizações que já adotavam essa ferramenta gerencial. Os temas estratégicos identificados foram comuns a todas as organizações, e a distribuição dos indicadores pelas dimensões foi: financeira: 23%; clientes: 33%, processos internos: 27% e aprendizagem e crescimento: 17%, que é consistente com as distribuições de indicadores em outros setores (outros serviços e indústria). Os benefícios identificados foram a melhoria no posicionamento de mercado, na satisfação dos clientes e nos resultados financeiros. As barreiras já identificadas por Kaplan e Norton (compreensão da estratégia, postura dos executivos diante da estratégia e sua revisão, alocação de recursos relacionados com o BSC e envolvimento das pessoas) foram superadas, em média, entre 60 e 70%, em todas as nove organizações.

A avaliação de Griffith, Alexander e Jelinek (2002) dos indicadores de desempenho obtidos dos relatórios do Medicare concluiu que eles formam um conjunto adequado para a avaliação de desempenho na maioria dos hospitais nos EUA.

Em outros casos, foi percebido o uso de sistemas de avaliação de desempenho bastante semelhantes ao BSC, incorporando algumas das suas características, como o vínculo com objetivos estratégicos, ou as relações de causa e efeito entre os indicadores, ou a consideração de vários *stakeholders*, ou um equilíbrio entre diversos tipos de indicadores, financeiros e não financeiros.

Na França, existe o sistema de indicadores COMPAQH (*Coordination pour la Mesure de la Performance et l'Amélioration de la Qualité Hospitalière*), desde 2003 (Grenier-Sennelier *et al.*, 2005), que também permite aproximações diversas do desempenho dos hospitais.

Em publicação de 2005, Urrutia e Eriksen analisaram o uso do BSC em uma organização sem fins lucrativos, com ajustes para a inclusão de uma dimensão que aborda aspectos sociais e demográficos relacionados com padrões de comportamento da população. Portanto, geram informações relevantes para a gestão e para a relação com o mundo externo. Trata-se de um hospital psiquiátrico na Espanha, Hospital Benito Menni, pertencente a uma ordem religiosa.

Em Taiwan, o Mackay Memorial Hospital foi o primeiro a adotar o BSC para toda a organização e não apenas para um departamento específico. A motivação foi a necessidade de criar um relatório que apresentasse uma visão geral do desempenho da organização, com indicadores financeiros e não financeiros. O processo se iniciou em 2001; em 2003, começou o desenvolvimento dos modelos de BSC para os departamentos, vinculados ao planejamento orçamentário. A implementação foi muito bem-sucedida: após 4 anos os resultados foram o crescimento das receitas, a redução no tempo de encaminhamento dos pacientes a partir da unidade de emergência, o aumento da satisfação dos pacientes internados e o incremento no número de projetos de pesquisa. O processo gradual de modelagem e implementação possibilitou a compreensão mais fácil do BSC, tanto por parte dos médicos quanto dos funcionários, o que aumentou o comprometimento com a nova ferramenta de gestão (Chang *et al.*, 2008).

Kollberg e Elg (2010), em estudo de três casos, concluíram que as organizações do setor de saúde adotaram o BSC principalmente com o objetivo de melhorar a qualidade dos serviços prestados. As razões não se limitaram a estas; outras foram: reduzir a incerteza, aumentar o foco no cliente, criar uma linguagem comum e apoiar a implementação dos objetivos estratégicos. Seu estudo visou analisar o uso da ferramenta no dia a dia dos gestores, abordando os seguintes aspectos:

- Qual foi o propósito da adoção do BSC?
- Quais foram as dimensões e os indicadores adotados?
- Que fatores foram relevantes na implementação?
- Que ações foram realizadas e quais as pessoas envolvidas?
- Que contribuição surgiu do uso do BSC para o dia a dia dos gestores?

Bisbe e Barrubés (2012) comentaram aspectos de modelagem e de uso do BSC no setor de saúde na Espanha, destacando as contribuições, dilemas e limitações da ferramenta. Quanto à modelagem, três são os fatores críticos: a definição das perspectivas, o uso do mapa estratégico onde há uma hierarquia de perspectivas e a definição das relações de causa e efeito entre essas perspectivas (ou seja, o estabelecimento de uma ordem entre elas). Eles concluem que o BSC contribui para a implementação das estratégias, por meio do sistema de indicadores vinculados aos objetivos estratégicos. Entretanto, a adoção efetiva exige adaptações às características do setor.

Na África do Sul, o Departamento Nacional de Saúde usa uma ferramenta para avaliação das pessoas que trabalham no setor – PMDS (*Performance Management and Development System*). Como esta ferramenta apresenta algumas limitações, Adejoka e Bayat (2014) avaliaram a possibilidade de uso conjunto do PMDS e do BSC no Mthatha General Hospital. O PMDS avalia o desempenho individual e as pessoas recebem prêmios como aumentos salariais, promoções e benefícios e o BSC auxilia no alcance da visão e dos objetivos estratégicos da organização, pois facilita o processo de decisão na alta administração. A conclusão foi que a integração das ferramentas permitirá o alinhamento dos objetivos individuais e organizacionais, além de promover o desenvolvimento das capacidades, pessoais e organizacionais, levando a melhoria contínua na qualidade e no desempenho do hospital.

Adejoka e Bayat (2014) apresentam uma lista de pesquisas, publicadas entre 2005 e 2012, sobre organizações do setor de saúde onde ocorreu a implementação bem-sucedida do BSC. São dezessete publicações das quais constam autores, nomes das organizações, tipo de uso (avaliação de desempenho e/ou gestão estratégica) e países.

Em 2012, revisão realizada por uma empresa de consultoria, abrangendo 20 anos a partir da publicação do primeiro artigo sobre o assunto (1992-2011), indica que 69% do total das publicações sobre o uso do BSC na área de saúde aconteceu entre 2005 e 2011. As informações foram obtidas de duas principais bases: *Google Scholar*, em que foram obtidos 6.300 documentos usando a associação dos termos *Balanced Scorecard* e serviços de saúde ou hospitais, que se reduziram para 93 quando os termos constavam apenas do título do documento; e *Thomson Reuters Web of Konwledge* (antiga ISI), com a obtenção de 87 documentos, dos quais 65 artigos e 14 resumos (McDonald, 2012).

Nessa revisão foram abordados: os motivos para o uso do BSC no setor, a compreensão do significado do termo *Balanced Scorecard*, a facilidade ou não de incorporação de indicadores de desempenho no setor, os benefícios apontados, os fatores críticos de sucesso mais comuns na etapa da implementação e os desafios no atendimento das necessidades dos gestores. Também são apresentadas descrições de seis estudos de casos (Canadá, Suécia, Austrália e EUA) e dez mapas estratégicos.

Banchieri *et al.* (2011) complementam os motivos afirmando que o uso do BSC está frequentemente associado a uma mudança na estratégia das organizações, em todos os setores e não só no dos serviços de saúde.

No Brasil, o tipo de uso e as publicações variam muito. São encontrados desde artigos destacando aspectos pontuais, onde o BSC serve de plataforma para a utilização de outra ferramenta gerencial, até amplas pesquisas sobre os sistemas de gestão estratégica em uso nos grandes hospitais de grandes cidades.

Em 2003, Teles fez uma investigação em hospitais privados do município de São Paulo sobre seu interesse na utilização de indicadores estratégicos. Carvalho, Dias e Prochnik (2005) identificaram, por meio de um estudo de caso, os benefícios e as dificuldades advindos do uso do BSC no Hospital 9 de Julho, um dos primeiros a usar esta ferramenta de gestão no Brasil, em 2002.

Pedroso (2010) procurou entender a gestão estratégica das empresas de serviços de saúde. Foram realizados seis estudos de caso em organizações privadas, referências nas suas áreas de atuação e localizadas na região metropolitana de São Paulo. O trabalho apresenta a cadeia de valor do setor e propõe um modelo de gestão adaptado às especificidades do país, o qual inclui um mapa estratégico genérico para as empresas de serviços de saúde. Na etapa de monitoramento do desempenho estratégico, todas as organizações utilizavam indicadores e adotavam o BSC, o que demonstra a disseminação da ferramenta para auxiliar na elaboração e implementação da estratégia no setor de saúde.

Ferreira Junior (2011) fez um estudo exploratório em dez hospitais do município de São Paulo onde houve expansão nos últimos dez anos. Entrevistas realizadas com os principais executivos permitiram analisar os processos de elaboração de estratégias, o portfólio de serviços oferecidos e as evidências que justificaram as decisões tomadas. O modelo de planejamento utilizado pelas organizações é predominantemente orçamentário. Foi percebida associação entre a prática de planejamento estratégico, o uso do BSC e as certificações de acreditação. Apenas um hospital da amostra, em processo de mudança na estrutura organizacional, não utilizava o BSC. Nos outros nove, o BSC era a ferramenta de gestão empregada.

Em 2014, Silva e Fernandes também realizaram um estudo de caso em uma entidade filantrópica caracterizada como hospital geral de alta complexidade. Procuraram entender os controles e processos de gestão de risco existentes e verificar se, na opinião dos gestores entrevistados, os fatores contingenciais estratégia e estrutura organizacional se inter-relacionam com a gestão de riscos corporativos (GRC). Neste estudo foi percebida uma retroalimentação entre GRC e BSC já que "a GRC contribui para identificar e mitigar ameaças à implementação da estratégia e o BSC incorporou diretrizes específicas para apoiar a GRC".

Também em um estudo de caso publicado em 2014, Portulhak e Bortolocci Espejo propõem um modelo de avaliação de desempenho baseado no *Public Value Scorecard* e integrado ao planejamento estratégico de um hospital universitário federal. O *Public Value Scorecard* (PVS) é uma ferramenta que adapta o BSC para a avaliação de desempenho em entidades sem fins lucrativos. Nestas organizações a principal dimensão não é a financeira e sim a demonstração de se a missão social da organização está sendo alcançada ou não, sendo o desempenho financeiro um meio para auxiliar na criação de valor para a sociedade.

Pode-se concluir que o uso do BSC se disseminou, tanto pelos vários países do mundo quanto pelo número de organizações, com ou sem fins lucrativos, que adotaram a ferramenta. Também se percebe, ao longo de 20 anos, a evolução do BSC, inicialmente como modelo de indicadores de desempenho para um sistema abrangente de gestão estratégica, em um processo de aprimoramento contínuo. As mesmas tendências vêm sendo observadas no setor de serviços de saúde.

O papel e o tipo de liderança, a inclusão do risco na dimensão financeira e a quantificação do impacto da mudança de um indicador sobre outros, assim como do tempo de propagação da melhoria entre as dimensões são alguns possíveis desdobramentos no processo de evolução do sistema de gestão estratégica com base no BSC.

Conclusão

Os conceitos e o modelo do BSC são adequados para planejar e avaliar o desempenho no setor de serviços de saúde, com adaptações que vão desde a inclusão de uma nova perspectiva até a modificação da estrutura da ferramenta. Uma das grandes dificuldades na modelagem e implementação está relacionada com os sistemas de TI para garantir a geração de dados confiáveis e em tempo hábil. Alguns temas estratégicos são comuns aos vários exemplos pesquisados: garantir desempenho financeiro, aumentar o volume de negócios pelo conhecimento das necessidades dos vários tipos de clientes, melhorar a imagem, aprimorar a eficiência operacional, aperfeiçoar as competências tecnológicas, estabelecer parcerias, em especial com os médicos, e aprimorar os sistemas de avaliação de desempenho. Da mesma maneira, a partir dos exemplos de utilização do BSC publicados, pode-se identificar um conjunto de indicadores comuns a todas as organizações hospitalares: caixa gerado pela operação, giro dos ativos, índice de mortalidade, índice de eventos adversos ou complicações após o tratamento, tempo de internação, custo por caso, taxa de ocupação, variação na taxa de ocupação e percentual de receita obtida de pacientes não internados.

Entre as vantagens do BSC, estão: a compreensão da proposição de valor para os clientes, o estabelecimento das relações de causa e efeito entre os indicadores (e os objetivos), a capacidade de planejar e controlar o uso de ativos intangíveis não registrados pelo sistema contábil, a redução no número de indicadores de desempenho considerados críticos, o acompanhamento da implementação dos objetivos estratégicos e a possibilidade de aplicação em organizações de todos os setores e portes.

Com esta abordagem, as organizações podem evoluir de um sistema de controle gerencial de desempenho, projetado em torno de um referencial financeiro a curto prazo, para um modelo de gestão estratégica, projetado em torno da visão estratégica a longo prazo.

Os estudos de caso relatados nas publicações aqui referenciadas mostram que o BSC vem tendo um papel crescente nas organizações do setor de saúde, auxiliando-as no cumprimento de suas missões e aprimorando o atendimento das necessidades da sociedade.

Referências bibliográficas

Adejoka, AB; Bayat, MS. Evaluation of performance management and development systems with Balanced Scorecard as a performance appraisal tool at Mthatha General Hospital, Eastern Cape Province. *Journal of Research and Development*, 1(7): 7-24, 2014.

Aidemark, LG. The meaning of Balanced Scorecards in the health care organisation. *Financial Accountability & Management*, 17 (1): 23-40, feb. 2001.

Banchieri, LC *et al.* What has been said, and what remains to be said, about the Balanced Scorecard? *Proceedings of Rijeka Faculty of Economics: Journal of Economics*, 29(1): 155-192, jun. 2011.

Bisbe, J; Barrubés, J. The Balanced Scorecard as a management tool for assessing and monitoring strategy implementation in health care organizations. *Revista Española de Cardiologia*, 65(10): 919-927, 2012.

Blair, M. *Ownership and control*: rethinking corporate governance for the 21st century. Washington, DC: Brookings Institute, 1995.

Carvalho, FM; Dias, LNS; Prochnik, V. A utilização do Balanced Scorecard em hospitais: o caso do Hospital Nove de Julho. In: Congresso Internacional de Custos, 9. Florianópolis. *Anais*. Florianópolis: Instituto Internacional de Costos, 2005.

Chan, YCL. Analytic hierarchy framework for evaluating Balanced Scorecards of healthcare organizations. *Canadian Journal of Administrative Sciences*, 23(2): 85-104, jun. 2006.

Chang, WC *et al.* Performance improvement after implementing the Balanced Scorecard: a large hospital's experience in Taiwan. *Total Quality Management*, 19(11): 1143-1154, nov. 2008.

Charan, R; Golvin, G. Why CEO's fail? *Fortune*, 21 de junho de 1999.

Chen, HF; Hou, YH; Chang, RE. Application of the Balanced Scorecard to an academic medical center in Taiwan: the effect of warning systems on improvement of hospital performance. *Journal of Chinese Medical Association*, 75(10): 530-535, 2012.

Chiu, WT *et al.* Development and implementation of a nationwide health care quality indicator system in Taiwan. *International Journal for Quality in Health Care*, 19(1): 21-28, nov. 2006.

Chow, CW *et al.* The Balanced Scorecard: a potent tool for energizing and focusing healthcare organization management. *Journal of Healthcare Management*, 43(3): 263-280, may/jun 1998.

Curtright, JW; Stolp-Smith, SC; Edell, ES. Strategic performance management: development of a performance measurement system at the Mayo Clinic. *Journal of Healthcare Management*, 45(1): 58-68, jan./feb. 2000.

Donabedian, A. *Lecture outlines and illustrative materials*. São Paulo: FGV/EAESP, 2003. (Seminar on Quality Assessment and Assurance, mimeo).

Epstein, M; Manzoni, JF. The Balanced Scorecard and Tableau de Bord: translating strategy into action. *Management Accounting*, 79(2): 28-36, aug. 1997.

Ferreira Junior, WC. *Ampliação dos serviços hospitalares privados na cidade de São Paulo*: uma estratégia ou uma aposta? 2011. 215 f. Tese (Doutorado em Administração de Empresas) – Escola de Administração de Empresas de São Paulo da Fundação Getulio Vargas, São Paulo, 2011.

Forgione, DA. Health care financial and quality measures: international call for "Balanced Scorecard" approach. *Journal of Health Care Finance*, 24(1): 55-58, 1997.

Grenier-Sennelier, C *et al.* Développement d'indicateurs de qualité au sein des établissements de santé. *Revue d'Épidemiologie et de Santé Publique*, 53(supp. 1): 22-30, sep. 2005.

Griffith, JR. Reengineering health care: management systems for survivors. *Hospital & Health Services Administration*, 39(4): 451-470, 1994.

Griffith, JR; Alexander, JA; Jelinek, RC. Measuring comparative hospital performance. *Journal of Healthcare Management*, 47(1): 41-57, jan./feb. 2002.

Gumbus, A; Lyons, B. A Three year journey to organizational and financial health, using the Balanced Scorecard: a case study at Yale New Heaven Health System Hospital. *The Journal of Business & Economic Studies*, 9(2): 54-65, 2003.

Gumbus, A; Lyons, B; Bellhouse, D. Aligning capital investment decisions with the Balanced Scorecard. *Journal of Cost Management*, 17(2): 34-38, mar./apr. 2003.

Inamdar, N; Kaplan, RS; Bower, M. Applying the Balanced Scorecard in healthcare provider organizations. *Journal of Healthcare Management*, 47(3): 195-196, may/jun. 2002.

Inamdar, N *et al.* The Balanced Scorecard: a strategic management system for multi-sector collaboration and strategy implementation. *Quality Management in Health Care*, 8(4): 21-39, 2000.

Kaplan, RS. *Conceptual foundations of the Balanced Scorecard*. Cambridge, MA: Harvard Business School, 2010. (Working Paper 10-074).

Kaplan, RS; Norton, DP. Having trouble with your strategy? Then map it. *Harvard Business Review*, p. 167-176, sep. 2000.

Kaplan, RS; Norton, DP. Mastering the management system. *Harvard Business Review*, 86(1): 62-77, jan. 2008.

Kaplan, RS; Norton, DP. Putting the Balanced Scorecard to work. *Harvard Business Review*, p. 133-147, sep./oct. 1993.

Kaplan, RS; Norton, DP. *Strategy Maps*: converting intangible assets into tangible outcomes. Boston: Harvard Business Review, 2004.

Kaplan, RS; Norton, DP. The Balanced Scorecard: measures that drive performance. *Harvard Business Review*, p. 71-79, jan./feb. 1992.

Kaplan, RS; Norton, DP. *The Balanced Scorecard*: translating strategy into action. Boston: Harvard Business Review, 1996a.

Kaplan, RS; Norton, DP. *The strategy focused organization*: how Balanced Scorecard companies thrive in the new business environment. Boston: Harvard Business Review, 2001.

Kaplan, RS; Norton, DP. *The strategy focused organization*: how Balanced Scorecard companies thrive in the new business environment. Boston: Harvard Business Review, 2001.

Kaplan, RS; Norton, DP. The office of strategy management. Harvard Business Review, p. 72-80, out. 2005.

Kaplan, RS; Norton, DP. Using the Balanced Scorecard as a strategic management system. *Harvard Business Review*, p. 75-85, jan./feb. 1996b.

Kiechel, W. Corporate Strategists under FIRE. *Fortune*, 27 de dezembro de 1982.

Kollberg, B; Elg, M. The practice of the Balanced Scorecard in health care services. *International Journal of Productivity and Performance Management*, 60(5): 427-445, 2011.

Lebas, M. Managerial accounting in France: overview of past tradition and current practice. *European Accounting Review*, 3(3): 471-488, 1994.

McDonald, B. *A review of the use of the Balanced Scorecard in healthcare*. Newcastle: BMcD Consulting, 2012.

Meliones, JN *et al.* No mission, no margin: it's that simple. *Journal of Health Care Finance*, 27(3): 21-29, 2001.

Neely, A; Kennerley, A. Performance measurement frameworks: a review. In: International Conference On Performance Measurement, 2., 2000, Cambridge. *Proceedings*. Cambridge, UK, 2000.

Neely, A *et al.* Towards the third generation of performance measurement. *Controlling*, v. Special, p. 129-135, mar./apr. 2003.

Pedroso, MC. Um modelo de gestão estratégica para serviços de saúde. 2010. 423 f. Tese (Doutorado em Ciências) – Faculdade de Medicina da Universidade de São Paulo, São Paulo, 2010.

Pink, GH *et al.* Creating a Balanced Scorecard for a hospital system. *Journal of Health Care Finance*, 27(3): 1-20, 2001.

Pink, GH; Zelman, WN; Matthias, CB. Use of the Balanced Scorecard in health care. *Journal of Health Care Finance*, 29(4): 1-16, 2003.

Portulhak, H; Bortolocci Espejo, MMS. Public value scorecard: alternativa para avaliação de desempenho em hospitais universitários. In: Congresso USP de Controladoria e Contabilidade, 14, 2014, São Paulo. *Anais*. São Paulo: Fipecafi, 2014.

Silva, MZ; Fernandes, FC. Influência dos fatores contingenciais estratégia e esturuta na gestão de riscos corporativos de um hospital. In: Congresso USP de Controladoria Contabilidade, 14, 2014, São Paulo. *Anais*. São Paulo: Fipecafi, 2014.

Speckbacher, G; Bischof, J; Pfeiffer, T. A descriptive analysis on the implementation of Balanced Scorecards in German-speaking countries. *Management Accounting Research*, 14(4): 361-387, 2003.

Stewart, L; Bestor, WE. Applying a Balanced Scorecard to health care organizations. *The Journal of Corporate Accounting & Finance*, 11(3): 75-82, 2000.

Teles, JP. *Administração estratégica de hospitais*: o Balanced Scorecard e suas contribuições. 2002. 192 f. Dissertação (Mestrado em Administração) – Escola de Administração de Empresas de São Paulo da Fundação Getulio Vargas, São Paulo, 2003.

Urrutia, I; Eriksen, SD. Application of the Balanced Scorecard in Spanish private health-care management. *Measuring Business Excellence*, 9(4): 16-26, 2005.

Yuen, PP; Ng, AW. Towards a balanced performance measurement system in a public health care organization. *International Journal of Health Care Quality Assurance*, 25(5): 421-430, 2012.

Zelman, WN; Pink, GH; Matthias, CB. Use of the Balanced Scorecard in health care. *Journal of Health Care Finance*, 29(4): 1-16, 2003.

11 Estruturas Jurídico-institucionais e Modelos de Gestão para Hospitais e Outros Serviços de Saúde

Pedro Ribeiro Barbosa e Gonzalo Vecina Neto

Introdução

Um balanço sobre como evoluíram as estruturas jurídicas dos serviços de saúde após a implantação do Sistema Único de Saúde (SUS) diagnosticará certa anarquia. Concorre para esse quadro caótico a ausência de institucionalidade na administração pública brasileira efetivamente sustentável e alinhada aos desafios contemporâneos de gestão da saúde. Os modelos existentes, mesmo quando amparados na própria administração pública, não geram segurança jurídica (Santos, 2006). Apresentam enormes variações e transitoriedades ao longo do tempo e ainda entre os níveis e agentes de governo que são responsáveis pela formulação de políticas e pela gestão estratégica e operacional do SUS.

A despeito dessa realidade sobre os formatos institucionais, é fato que o SUS expressa, com sua criação na Constituição de 1988 e regulamentação em 1990 (Lei 8.080), uma verdadeira reforma do Estado, estabelecendo novos direitos de cidadania em saúde e, por contrapartida, novo papel para o Estado e seus agentes. E, como processo político e social, contamina e igualmente é contaminado pela dinâmica econômica e social, ao longo desses quase 20 anos de história. Mal sabiam os sanitaristas da época, muitos dirigentes ainda hoje e outros somente agora dirigentes, que não se faz reforma sem efetivos instrumentos e recursos, sejam econômicos ou tecnológicos de diversas naturezas e em diversas frentes, ainda que seja exigida e escrita nova Carta Constitucional, garantidora da reforma.

O propósito deste capítulo é explorar as oportunidades, os aprendizados, os limites impostos pelos instrumentos e meios de gestão ao desenvolvimento do SUS e sobre como tais limites impedem o alcance de parte dos objetivos dos constituintes de então, assim como de sanitaristas bem-intencionados, dirigentes de plantão, e, sobretudo, atormentam profissionais de saúde e, por fim, maltratam aqueles a quem se destinam os serviços – a população. Igualmente serão tratadas as principais alternativas existentes ou mesmo passíveis de serem criadas, para melhor instituir-se o SUS e seus serviços, tomando para o debate mais especificamente a dimensão das estruturas e modelos de gestão aplicáveis aos serviços de saúde, com destaque, entre esses, para os hospitais.

A referência para toda a discussão se dá a partir de 1988, quando o Estado brasileiro, através do SUS, compromete-se a fazer "novas entregas", em um volume e diversidade nunca imaginados, pois passa a ser lei uma cobertura tanto universal, quanto integral. O SUS é, de fato, uma realidade inconteste. O Estado foi reformado, muito embora ainda haja muito que se reformar. Nesse período de 20 anos, a expansão dos serviços, especialmente os básicos, incluindo um pouco de promoção, mais de prevenção e cuidados básicos e também de maior complexidade, alcançou números pouco previsíveis. São mais de 27 mil equipes de saúde da família (Ministério da Saúde, 2008) e algo superior a 55 mil unidades básicas de saúde (AMS/IBGE, 2006). Em 1988, não havia equipes de saúde da família, e as unidades básicas eram menos de 25 mil. Os números dos serviços do SUS são astronômicos, entre eles: 2,3 bilhões de procedimentos ambulatoriais, mais de 300 milhões de consultas médicas e 2 milhões de partos; nas ações de maior complexidade, foram realizados 15 mil transplantes, 215 mil cirurgias cardíacas, 9 milhões de procedimentos de rádio e quimioterapia e 11,3 milhões de internações, tudo relativo apenas ao ano de 2006 (Ministério da Saúde, 2008). Igualmente, a qualidade e o impacto de alguns programas nacionais de saúde são altamente reconhecidos em termos internacionais, a exemplo dos programas de imunização, de AIDS e do controle do tabagismo, atingindo resultados dificilmente igualáveis no mundo.

Mas ainda existem enormes gargalos, crises, ainda que parte delas possa ser creditada ao crescimento, demandando novas alternativas, assim como mais recursos, não apenas econômicos, mas também técnicos, tecnológicos, profissionais etc.

Há uma tese que se quer explorar neste texto, qual seja a de que a Reforma de Estado aprovada na Constituição de 1988 para a saúde "não cabe" no aparelho de Estado, também reformado na mesma Carta Magna. O Estado brasileiro ainda padece da administração pública que possui, sobretudo em áreas sociais, como a saúde, muito embora seja modelo em diversos outros campos, como o fiscal e o governo eletrônico, entre outros.

Ao lado dessa tese, constata-se ainda uma inadequada compreensão presente na formulação de vários dirigentes e de parte de profissionais de saúde, inclusive contaminando o cidadão de maneira geral, sobre o que é o público e o privado na saúde, sobre o que é o estatal e o público, mais especificamente limitando o conceito de público ao estatal. Padece-se da dúvida sobre o que seja público na saúde, a despeito de ainda conviver-se com grande permissividade nas relações e usos de recursos públicos.

Esses dois grandes condicionantes, a limitação do aparelho de estado e uma dada "ideologia" que confunde o que seja público, combinados, explicam boa parte dos limites para estruturas mais adequadas aos objetivos de saúde pública e dos serviços de saúde no país. Até o momento, não se logrou conformar adequado pacto técnico e político no âmbito da sociedade e entre agentes do Estado na saúde, estabelecendo-se uma hegemonia mais duradoura acerca do mais adequado aparelho de estado e modelo de administração pública para o país, com os respectivos instrumentos normativos e indutivos para o aprimoramento da gestão da coisa pública, incluídos os serviços no SUS. Nos últimos anos, os governos pouco se preocuparam com uma agenda estratégica para a administração pública, salvo as contribuições de Bresser Pereira, com méritos, mas também equívocos, e que no próprio governo FHC não logrou presença na agenda central de governo. De maneira geral, as reformas têm assumido caráter focal, quando comparadas às duas grandes reformas, a daspiana no governo Getúlio e a instituída pelo Decreto-lei 200 de 1967, ambas geradas em períodos autoritários. Os novos desafios estão a exigir inovação nesses campos, sob pena de se manterem estruturas arcaicas e/ou a prática não institucional e mesmo ilegal para responder à pressão da sociedade e acompanhar os nítidos avanços no conhecimento, na tecnologia em geral e nas relações sociais, bem como a permanente diversificação e ampliação de demandas e necessidades em saúde.

Condicionantes da Constituição de 1988 e políticas reformistas subsequentes

O desenho da Carta de 1988 está marcado por respostas ou alternativas e correções aos anos de autoritarismo que a antecederam, sem maiores preocupações com desafios históricos que estavam por vir (Abrucio, 2007). Especificamente na configuração do aparelho de Estado, algumas mudanças são destacadas: o maior controle sobre a administração pública, através de controles externos, com importante papel do Ministério Público; a descentralização do Estado, incluindo novos papéis para os entes da federação (notadamente os municípios) e contando com a reinvenção de diversas políticas públicas, entre elas a de saúde, e a profissionalização da burocracia, fortalecendo a seleção meritocrática e universal (Abrucio, 2007). Apesar de ganhos, nem todas as mudanças se completaram ou geraram os efeitos esperados. O maior controle da administração pública também significou a eliminação de flexibilidades, antes usadas contra interesses públicos. Uma delas, a autarquização das fundações de direito privado, hoje em processo de recriação.

A Constituição de 1988 pouco se ocupou de desafios futuros para a maior eficiência no aparelho de Estado, muito embora tenha, em parte como resposta aos anos de autoritarismo, gerado inflexão importante na concepção do Estado brasileiro. Novas e mesmo antigas formas de operação do aparelho de Estado, herdadas com a nova Constituição, provocariam em pouco tempo um novo debate, sobretudo na perspectiva de conferir mais eficiência à administração pública.

Em uma perspectiva de modernização do Estado, o debate sobre novos modelos para a administração pública é retomado, em parte, devido aos estrangulamentos remanescentes da Constituição de 1988, mas também em decorrência de novos contextos e novas exigências. Ao lado de diagnósticos internos, há também o estímulo de movimentos internacionais de Reforma do Estado. Muitas experiências foram realizadas nos últimos anos, embora tenham sido parciais e mais voltadas para a gestão de recursos.

Neste contexto, em 1995 foi lançado pelo Ministro Bresser Pereira o Plano Diretor da Reforma do Aparelho do Estado (PDRAE) (Brasil, 1995), estabelecendo estratégias e proposições para a administração pública, em um gradiente que considerou desde seu núcleo mais estratégico e exclusivo, até novos formatos de relacionamento entre o público e o privado e, finalmente, identificando atividades que deveriam ser operadas exclusivamente no setor privado. Esses últimos setores deveriam, portanto, ser privatizados. Ainda que tenha sido extremamente polêmico todo o processo de efetiva privatização, foi marcante e com limitadíssimo sucesso a "nova" dimensão da administração pública que deveria operar através da criação de figuras novas no terceiro setor, as quais deveriam transformar-se em espaço público não estatal. Aliás, o plano Bresser é criticado por ter induzido um movimento em que a modernização passaria pelo terceiro setor, pelo menos no que respeita aos serviços de saúde.

No plano constitucional, a flexibilização e a inovação de normativas instituídas na Carta de 1988, em relação à administração pública, vêm ocorrer apenas após 10 anos, com uma reforma focada nos artigos 19 e 20 da Constituição, conferindo novas alternativas ao servidor, através de novas possibilidades para aplicação da CLT na administração pública descentralizada, como também a possível constituição de novos entes próprios da administração pública ou por ela contratada no interesse público. No primeiro caso, encontram-se as fundações públicas de direito privado que, finalmente em 2007, entram em processo de regulamentação (até o momento não concluída no Congresso Nacional).[1] No segundo caso, encontram-se as organizações sociais, instituídas a partir de Lei Federal nº 9.637/1998 (o modelo mais conhecido no âmbito hospitalar encontra-se no estado de São Paulo – organizações sociais da saúde, regulamentadas pela Lei Complementar Estadual nº 846/1998), e a organização da sociedade civil de interesse público (OSCIP), instituída pelo governo federal através da Lei nº 9.790/1999, conhecida como "lei do terceiro setor". Também foram regulamentadas as Agências Executivas (Lei nº 9.649/1998).

Quanto às fundações públicas de direito privado, também conhecidas como fundações estatais, em modelo hoje aperfeiçoado quando comparado com a figura existente antes da Constituição, torna-se referência para novas possibilidades institucionais de serviços públicos com autonomia de gestão e simultaneamente no interior da administração pública, muito embora somente após novos 10 anos entre

_____
[1]Quatro estados da federação já completaram a regulamentação legal para a instituição de fundações públicas de direito privado – Sergipe, Bahia, Rio de Janeiro e Pernambuco; igualmente, alguns municípios também já alcançaram essa condição.

em processo de regulamentação, denotando que naquele momento a intenção principal não estava na modernização da administração pública (Projeto de Lei nº 92, 2007). Já as organizações sociais e as organizações da sociedade civil não lograram sucesso em escala de destaque, com ao menos dois grandes motivos a explicar sua implementação apenas marginal no setor saúde. Um primeiro de caráter ideológico, como referido anteriormente, quando se confundiu a natureza do serviço (público, no caso) com a propriedade do serviço, privada em ambos os casos, embora sem finalidade lucrativa. Um segundo motivo, embora não dissociado do primeiro, relacionado com os custos políticos, técnicos e econômicos para transição entre serviços da administração direta, especialmente hospitais, para as novas figuras. Esses dois motivos explicam bastante a restrição do modelo OS apenas para novos hospitais, casos de São Paulo e Ceará. No caso do estado de São Paulo, durante o processo de negociação com a oposição na Assembleia para aprovação da lei complementar, esta conseguiu que os hospitais teriam que ser novos, não se aceitando a transformação de hospitais em operação. Aqui a causa foi exclusivamente ideológica. De qualquer maneira, o município de São Paulo aprovou em sua lei de criação de OS a permissão de transformar também hospitais em operação, em que pesem os mencionados custos (políticos) de transferência da administração de pessoal regido pelas normas do estatuto do funcionalismo para a iniciativa privada.

Nesses 20 anos pós-constituição não se logrou um projeto mais estratégico para a administração pública brasileira, salvo o Plano Diretor da Reforma do Estado, com a liderança do Ministro Bresser Pereira no primeiro governo FHC. Ainda que suas consequências reais tenham sido limitadas, é inegável que houve ganhos quanto a estabelecer um amplo debate no meio político, entre dirigentes, e no meio acadêmico, sobre a transformação do aparelho de Estado, tornando-o mais contemporâneo. Artigo recente de Fernando Abrucio analisa com propriedade e objetividade a trajetória recente da gestão pública no Brasil, dedicando importante análise às proposições de Bresser Pereira, seus acertos e equívocos (Abrucio, 2007). Mas é inegável que as ideias bresserianas contaminaram a administração pública, tanto federal, quanto em estados e municípios, na perspectiva de alcançarem-se melhores desempenhos. Ainda hoje, boa parte das iniciativas de sucesso são marcadas por suas originais posições, com destaque para a cultura de resultados na gestão, no plano internacional, designada de "nova gestão pública", superando o modelo burocrático, centrado nas normas, pelo modelo dito gerencial. Em seu projeto, resguarda-se às áreas centrais e exclusivas de Estado o modelo weberiano, agora assentado efetivamente no mérito e na condição de carreiras estratégicas, incluindo novas funções para o aparelho mais central do Estado.

A profissionalização da gestão pública galga espaços e importância após este período, incluindo maior protagonismo, por exemplo, da Escola Nacional de Administração Pública (Enap), como também da Escola de Administração Fazendária (Esaf) e, ainda, com o fortalecimento em paralelo e diferenciado de inúmeras carreiras no aparelho central do Estado, muito embora sem extensão a todas as áreas, onde a profissionalização da máquina pública ainda não aportou até os dias de hoje.[2] Diversas iniciativas, ainda que focalizadas, modernizam e alteram o desempenho da administração pública no governo federal, destacando-se áreas econômica, fiscal, de planejamento governa-

mental e de controle interno. O mesmo teve repercussão em muitos estados, inclusive com programas coordenados pelo nível federal, de modernização da administração fiscal dos estados (Pnafe), da modernização da gestão e do planejamento (Pnage) e da modernização do controle externo dos estados (Promoex) (Abrucio, 2007).

O público e o privado no Estado e na saúde

Sobre o tema da personalidade jurídica das organizações de saúde, na esfera estatal, também é necessária uma discussão acerca da diferença entre estatal e público e a possibilidade de instituições da esfera privada conviverem com entes e objetivos públicos. Assim, os autores entendem que entidades privadas sem finalidades lucrativas, como as Santas Casas, são entidades com finalidades públicas, embora não estatais. Por outro lado, existe uma fecunda discussão que aqui não será travada sobre a privatização do Estado, quando este é colocado a serviço de interesses grupais. Portanto, o que definirá esta discussão (público × privado) serão os objetivos das organizações, uma vez que o objetivo de uma organização é que define se esta é pública ou privada. E, com isso, não se quer camuflar a discussão sobre o legal e o legítimo. Aqui é enfrentada a discussão da personalidade jurídica no campo legal.

Portanto, a delimitação do problema exige que se detenha sobre a questão do objetivo das organizações e sobre como ele se realiza. Motta (1983), em textos de mais de 30 anos, chamava atenção para o que considerava a principal fragilidade das organizações estatais – a dificuldade para fixar, entender e executar objetivos.

O fato é que o mundo está em rápida transformação e a Europa, para se reposicionar nesse ambiente cada vez mais competitivo, vem desencadeando nas últimas duas décadas um movimento político-econômico-jurídico, que tem colocado em risco importantes conquistas sociais, embora este movimento tenha alcançado mais a previdência social que a saúde. Esse movimento, de cunho neoliberal, tem tido expressão nos países periféricos e no Brasil, principalmente através da privatização de ativos que estavam nas mãos do Estado. No caso do Brasil, e em particular nos governos Collor e FHC, ele atingiu duramente a capacidade de financiamento do setor saúde. Encolhimento do Estado, gerencialismo, administração pública gerenciada etc. têm sido os nomes, geralmente com carga negativa dada a esses movimentos realizados pelo Estado. Em que pesem as consequências econômicas dessa discussão, em boa parte dela confunde-se o conceito de entrega de um direito da cidadania, com o Estado fazedor. Interessa fazer; entregar é consequência de fazer! A propriedade da organização que faz é uma questão secundária. Importante frisar que o financiamento deve ser público e que é fundamental que o movimento venha acompanhado de capacidade regulatória por parte do Estado e de controle social.

Nesse sentido (fazer ou entregar), o objetivo das organizações passa a se submeter à forma jurídica das organizações. Na área da saúde, este erro tem sido cometido com muita frequência, o que acarreta as consequências indicadas por Motta em seu artigo – descompromisso com a prestação de serviços, ineficiência, valorização dos meios em detrimento dos fins.

É chegada a hora de também enfrentar a discussão de uma reforma, parcial que seja, do Estado, para permitir focar nos resultados. Não dá para gerenciar com eficiência instituições complexas dentro das regras e finalidades da administração direta ou mesmo descentralizada exclusivamente restritas ao direito público.

---

[2] Estima-se que, ainda hoje, mais de 60% dos quadros de gestão central do Ministério da Saúde sejam de não servidores públicos.

Uma realidade de gestão estrangulada pelos limitados ou inseguros modelos, ao lado de novas tendências e desafios

Recente documento do Ministério do Planejamento sobre Fundações Públicas (Brasil, 2007) e a crise da área hospitalar colocaram novamente na agenda do SUS a questão dos modelos de gestão pública. Em justificativa, o documento relaciona os seguintes pontos:

"Esgotamento dos modelos de autarquia e fundação pública: rigidez no regime administrativo, especialmente em relação à gestão orçamentária, gestão de pessoas e compras; inadequação da categoria jurídica de empresas, para atividades não lucrativas (especialmente as sociais) – empresas dependentes (LRF); necessidade de revisão do modelo de Organizações Sociais: (a) questionamentos quanto à constitucionalidade e (b) não aderência do modelo para alguns setores; doutrina jurídica e a jurisprudência do STF apoiam o entendimento de que a personalidade jurídica de direito privado é própria do modelo fundacional."

Santos (2006), referindo-se a esta proposta, comenta que a administração pública tem baixa capacidade operacional, fraco poder decisório, controles essencialmente formais e sem qualidade, além de sofrerem influências políticas externas. Assim, a finalidade da administração passou a ser os meios e seus processos e não os fins. Tal contexto se reflete na *gestão hospitalar pública*, dificultando uma política de incorporação tecnológica, informatização, modernização administrativa e gestão de recursos humanos comprometidos com o serviço público. Na maioria dos hospitais públicos, falta gestão capaz, eficiente, moderna e humana. Esses serviços, muitas vezes, têm alto custo e limitados resultados. A capacitação profissional para gerir a complexidade de um sistema hospitalar fortemente marcado pela inovação tecnológica e práticas empreendedoras é um dos grandes desafios hoje da gestão pública.

Como se não bastassem os limites nos modelos jurídicos e de gestão, Vecina e Malik (2007) apontam como principais tendências, entre outras, para a área hospitalar no Brasil as seguintes características: reduzir número de leitos e hospitais, exceto em casos específicos; criar escalas econômicas mais adequadas para serviços com maior complexidade, com concentração de tecnologia tanto em equipamentos quanto em processos; a incorporação da integralidade nos discursos de serviços públicos e privados; buscar novas formas de financiamento, pois o modelo atual deixa todos os atores insatisfeitos. Portanto, a superação dos estrangulamentos não diz respeito apenas às estruturas e aos modelos de gestão. Em relação à dimensão econômica, de escala e de escopo de serviços e em particular dos hospitais, o país encontra-se praticamente na contramão. No período entre 1988 e 2005, foram abertos quase mil hospitais públicos no país, basicamente em municípios e com escala média ao redor de 17 leitos (AMS/IBGE, 2006). Naturalmente, essas organizações carecem de racionalidade econômica, como também assistencial, e desrespeitam mínimos princípios de caráter sistêmico e de rede de serviços. Muito certamente, o caráter político, não sanitário, tem sido determinante. Ao mesmo tempo, na literatura encontram-se formulações para escalas sustentáveis economicamente entre 100 e 450 leitos por hospital (Ferguson, Sheldon e Posnett, 1997). A média de leitos dos hospitais brasileiros, entre públicos e privados em conjunto, é de 61,9 leitos (AMS/IBGE, 2006) e dados do Cadastro Nacional de Estabelecimentos da Saúde (Ministério da Saúde) registram apenas 440 hospitais no país com 201 ou mais leitos, algo como 7% de todos os hospitais.

Apesar de o SUS possuir claros princípios e mesmo diretrizes estratégicas, há reconhecida limitação em algumas frentes. Se, por um lado, é possível registrar importante avanço na atenção básica de saúde, o mesmo não é perceptível na atenção hospitalar e mais complexa. Ao longo de todos esses anos, a política hospitalar, salvo exceções, foi restrita à administração das tabelas de pagamento das autorizações de internação hospitalar (AIHs) e, ainda assim, em boa parte delas, sem base em parâmetros realísticos de custos.

É fato que, hoje, não apenas a questão dos modelos jurídicos e de gestão apresenta-se como gargalo para a maior eficiência dos serviços de saúde. Urge que estratégias de médio e longo prazo sejam instituídas, de modo que o desenvolvimento dos sistemas e serviços de saúde esteja mais alinhado a condicionantes tanto epidemiológicos, quanto tecnológicos e de racionalidade econômica. As tendências epidemiológicas e da carga da doença no país estão não apenas a indicar, mas, já como parte da realidade, apenas a aprofundar, ainda mais, o peso das doenças crônicas e degenerativas (Schramm *et al.*, 2004) que requerem outros modelos de atenção, em que novas tecnologias mais complexas necessitam ser mobilizadas. No entanto, o atual parque de serviços, sobretudo o hospitalar, encontra-se bastante defasado para as atuais e futuras demandas. Um exemplo é a importante defasagem de número de leitos de cuidados intensivos, frente a uma demanda que apenas começa a aumentar.

Outra exigência está colocada no próprio modelo de hospital, decorrente tanto das necessidades epidemiológicas, quanto das possibilidades tecnológicas, novas racionalidades econômicas e ainda da melhor integração a outros pontos de atenção nos sistema de saúde. Serão hospitais com maior escala de leitos, estes mais complexos, com mais tecnologia embarcada e com várias atividades deslocadas para fora da organização, tanto para o espaço ambulatorial, mesmo pré-hospitalar, como para o domicílio e, ainda, para novas organizações, para cuidado tanto de idosos, quanto de casos crônicos não agudizados e que requeiram tecnologias não tão complexas.

Em todo esse processo, sobre planejamento e gestão dos sistemas, mais do que a gestão dos serviços isoladamente, está depositada enorme responsabilidade e exigência de inovações.

Os diversos modelos praticados nos serviços de saúde e em especial nos hospitais

Nas áreas sociais e na saúde, em particular, não se logrou estratégia reformista a contento. Exceção feita ao caso já citado, mais focalizado, das organizações sociais de saúde de São Paulo, oriundas do Plano Diretor da Reforma de Estado. Poucos outros estados experimentaram, ainda que marginalmente, o modelo de OS, entre eles, Bahia, Pará e Ceará. Em consequência, o que se estabeleceu no período pós-constituição foi uma década marcada por experimentalismos, muitos ao arrepio de regulamentações jurídicas seguras. A consequência é que os serviços de saúde brasileiros estão submetidos a diferentes regimes administrativos e modelos de gestão. Na área de gestão de pessoas, por exemplo, e de forma extremamente emblemática, estimam-se em várias dezenas as modalidades "criativas" de contratação. Quanto ao regime, entendido como relacionado com a propriedade do patrimônio e, ainda, com as normas administrativas de seu funcionamento, distinguem-se três grandes conjuntos. Um primeiro, de caráter público e estatal, constituindo a administração pública, direta e indireta. Um segundo grupo, constituído no âmbito privado, mas compondo, de forma diferenciada, funções de interesse público. Este grupo é definido como integrante do terceiro setor, operando para a administração pública mediante condições legais específicas. Finalmente, o terceiro grupo, também de propriedade privada, tipicamente operando com base nas regras de mercado, podendo ou não, mediante contratos, prestar serviços ao sistema público. No caso brasileiro, é no segmento hospitalar privado, segmento que concentra a maior parte dos hospitais, que ocorre a maior parcela de internações para o SUS. Dados de 2006 registram no setor privado com e sem finalidade lucrativa e não lucrativo 57% do total das internações do SUS (SIH/SUS/MS). Em relação aos demais serviços, não hospitalares, a sua imensa maioria encontra-se na administração pública, 75% de todos os serviços de saúde sem internação do país (AMS/IBGE, 2006). Exceção ao Programa de Saúde da Família, em que dados extraoficiais estimam que entre 70 e 90% dos seus trabalhadores estejam fora da administração pública, mediante contratos de trabalho de diversas naturezas e em vários tipos de organizações (associações de moradores, sindicatos, igrejas, fundações de apoio, entre outros, mediante convênios ou outros instrumentos pactuados com a administração pública, praticamente sempre municipal).

A administração pública e o terceiro setor encontram-se representados na Figura 11.1. Como hospitais vinculados à administração pública, têm-se os modelos próprios da administração direta – serviços e hospitais federais, estaduais e municipais, no caso federal, integrantes do próprio Ministério da Saúde, Ministério da Educação e ainda dos ministérios militares e, em seguida, das secretarias estaduais e municipais. Este primeiro grupo, vinculado à administração direta, é o maior, dentre os públicos. Nos níveis estaduais e municipais, há ainda hospitais sob a condição de autarquias e fundações públicas, mantendo-se, no entanto, a administração direta como o modelo mais praticado.

No espaço da sociedade (Figura 11.1), instituídas por particulares, e todas sem caráter lucrativo, encontram-se as organizações sociais (OS), as OSCIP, as fundações de apoio e, finalmente, os serviços sociais autônomos.

No setor típico privado, encontram-se as demais figuras jurídicas, com e sem finalidade lucrativa, instituídas com base no código civil brasileiro.

Importantes para o debate sobre os modelos de gestão hospitalar são as organizações hospitalares na administração pública e, ainda, aquelas privadas não lucrativas, instituídas e qualificadas como de interesse da administração pública. É reconhecido o quanto os modelos da administração direta, autárquica e mesmo de fundação pública restringem a autonomia dos dirigentes hospitalares nos mais diversos âmbitos administrativos. Como mostra a Figura 11.1, estes entes, além de integrarem a administração pública, estão submetidos ao regime administrativo exclusivamente público, com os constrangimentos e limites de autonomia impostos por diversas legislações, a destacar-se a lei (nº 8.112) do regime jurídico único (RJU), na área de pessoal, a lei das licitações (nº 8.666) que regula compras e contratos, a lei orçamentária e a lei de responsabilidade fiscal, que, em particular, impacta os governos e seus órgãos diretamente vinculados quanto aos tetos de gastos com pessoal, para citar as principais.

Embora compondo a administração pública, os demais entes, como empresas e sociedades de economia mista, são regidos pelo direito administrativo privado, ainda que com algumas regras da administração pública. Assim, o regime de pessoal é o da Consolidação das Leis do Trabalho (CLT), com a obrigatoriedade de seleção pública; o regime de compras e contratos pode ser próprio, obedecidos determinados princípios da Lei 8.666; o orçamento também é próprio, assim como a contabilidade e outros instrumentos de gestão, caracterizando organizações com autonomia patrimonial, orçamentária e financeira. É fato que, muito embora integrem a administração pública, esses entes possuem autonomia administrativa muito próxima daquela típica do setor privado. Para tais empresas, essa condição é imperiosa, pois atuam em áreas econômicas submetidas à concorrência nacional e/ou internacional, com objetivos claros de competitividade e retorno econômico, além de objetivos estratégicos e outros, no interesse do Estado.

Especialmente após a Constituição de 1988, as limitações de autonomia para entes da administração direta, autárquica e fundacional aumentaram. A medida constitucional de maior impacto foi a eliminação da condição dada anteriormente para que as fundações públicas, portanto instituídas por lei, pudessem operar sob regime do direito privado. Um importante exemplo quanto a isso era a Fundação

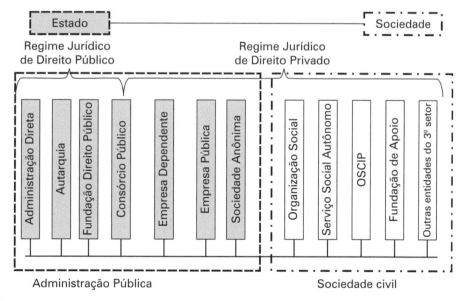

Figura 11.1 Gradiente de formas institucionais sob as quais o Estado atua na economia e no desenvolvimento social. OSCIP = organização da sociedade civil de interesse público. Fonte: elaborada por Valéria Salgado – Ministério do Planejamento, Orçamento e Gestão, 2007.

Oswaldo Cruz (Fiocruz/MS), mas também são exemplos a Fundação Caetano Munhoz da Rocha, da Secretaria da Saúde do Paraná, a Fundação Ezequiel Dias (Funed) da SES de Minas Gerais, a FHEMIG, a FURP de São Paulo, a Fundação de Saúde da SES do Ceará etc., que, entre outros entes federais, estaduais e municipais, possuíam regime do direito privado e foram, após a Constituição de 1988, transformadas em fundações públicas de direito público, ao que se convencionou denominar "autarquização das fundações", dado que, a partir de então, toda a sua gestão é similar à de uma autarquia, com todos os ditames do direito público. Essa definição constitucional, ao causar importante restrição de autonomia gerencial para órgãos da administração pública, acabou por gerar diversos mecanismos alternativos visando à recomposição de padrões de autonomia.

Para a natureza organizacional hospitalar, com características bastante singulares sobre seu funcionamento, as exigências de autonomia já eram reconhecidas como condição a possibilitar superiores padrões de eficiência e qualidade. A década de 1990 foi farta no surgimento de modelos alternativos de gestão hospitalar que garantissem maior autonomia e governabilidade internamente às organizações. Na impossibilidade legal para entes próprios da administração pública, os modelos foram construídos a partir da sociedade. Entre os modelos mais utilizados, tem destaque a constituição de fundações de apoio, que se constituem em entes privados, instituídos com base na Lei Federal 8.958/1994. Existem para "apoiar" um hospital, mas também universidades ou outros serviços, configurando um ente à parte e "ao lado" de um órgão da administração direta, autárquica ou fundacional pública. Modalidade bastante praticada junto aos hospitais universitários públicos[3] (integrantes das autarquias universitárias), mas também em outros hospitais federais (p. ex., Fundação Ary Frauzino em apoio ao Instituo Nacional do Câncer/MS) e mesmo estaduais (como a Fundação Zerbini – talvez a precursora deste modelo, em apoio ao Instituto do Coração/HCFMUSP).

Essa figura jurídica independente de ação legal específica da administração pública – lei específica para cada fundação – é simplesmente uma associação civil, privada, instituída por pessoas e que obtém registro para seu nascimento no cartório de pessoas jurídicas, ao registrar-se o respectivo estatuto. Mesmo antes da Lei 8.958/1994 (lei federal que regulamenta a fundação de apoio), essa figura já era alternativa em voga. A finalidade de apoio a tal ente encontra-se instituída nos respectivos estatutos, e sua operação formal junto ao ente apoiado baseia-se na quase totalidade dos casos em convênios ou termos de compromisso entre ambas as organizações.

Mas, para além desses entes, outras modalidades foram praticadas, sempre em direção a associações e/ou contratações com organizações privadas. O caso da Unifesp é um dos mais emblemáticos, pois parte de sua estrutura é gerenciada por uma sociedade civil sem finalidade lucrativa – Sociedade Paulista para o Desenvolvimento da Medicina (SPDM), que remonta à década de 1950. As terceirizações plenas (todo o hospital) ou parciais (serviços ou sistemas específicos intra-hospitalares) foram mecanismos também utilizados. Entre esses e com alvo no estrangulamento da gestão nos recursos humanos, muitos hospitais e mesmo secretarias operaram contratos com cooperativas para alocação mais flexível de mão de obra.

No começo dos anos 2000, diversos estudos, ao relatarem diferentes desempenhos entre hospitais, registram o fato de que, nos hospitais com desempenhos superiores, quase sempre é identificada alguma característica que lhes permite alcance de mais autonomia, estando essa sempre associada a um dos diversos mecanismos citados anteriormente, fossem eles próprios ou somente associados e/ou contratados à organização hospitalar analisada.

Nos anos mais recentes, os órgãos de controle público, em especial os tribunais de contas, os ministérios públicos federais, diversos casos também no âmbito estadual e também do trabalho, além das controladorias jurídicas dos órgãos executivos, iniciaram processos visando a que as figuras jurídicas da administração pública, em particular as federais, retomem práticas estritamente legais. Assumiu-se nos órgãos de controle do Estado e do governo que as práticas visando ao alcance de autonomia de gestão entre entes da administração pública e da administração privada possuem limites legais, tendo estes sido ultrapassados em vários aspectos.

Em especial na gestão de recursos humanos, o governo federal e, também, os governos estaduais emitem normas limitando contratações de pessoal através de terceiras empresas (cooperativas, fundações de apoio etc.) e ainda, especialmente por ações dos ministérios públicos, passam a ser cerceadas várias práticas administrativas antes tidas como legais, incluindo repasses mediante convênios entre o SUS e tais entes. Os hospitais que haviam passado a depender de tais artifícios administrativos sofrem estrangulamentos importantes, inclusive comprometendo serviços já dependentes dos "apoios" de entes associados ou contratados externamente. Em julho de 2006, decisão de plenário do Tribunal de Contas da União emite resolução limitando em definitivo várias práticas administrativas a partir de fundações de apoio para hospitais federais, no Rio de Janeiro. Ao mesmo tempo, o mesmo documento reconheceu que o imobilismo e as amarras da administração pública *empurraram* o gestor público para aliar-se a mecanismos externos ao Estado para viabilizar-se (Acórdão TCU 1.193/2006).

Os Quadros 11.1 e 11.2 apresentam informações de referência geral sobre os diferentes tipos de personalidade jurídica apontados na Figura 11.1 e que têm significância para esta discussão.

Como referencial para a análise comparada, apresenta-se de maneira sintética e didática a estrutura possível de personalidades jurídicas da administração pública brasileira. É usado como referência para construir estes conceitos o texto de Madeira (2000).

Premissas e parâmetros para modelos eficientes

No caso específico dos diferentes modelos na busca de alternativas para a gestão em saúde, em particular de hospitais, a questão a responder é a da eficiência. Os hospitais são agências extremamente complexas, e construir modelos que aperfeiçoem sua capacidade de produzir resultados sanitários não se enquadra na busca de maior competitividade e sim na busca de uma agência mais efetiva para a sociedade. Naturalmente, essas organizações não se voltam apenas para hospitais, podendo servir para gerenciar redes, ambulatórios etc.

É importante tornar a mencionar que as alterações no ambiente recente da saúde, bem como as tendências já identificadas – revolução demográfica, revolução epidemiológica, aumento dos custos para incorporar novas e crescentes cargas tecnológicas, o advento e barateamento do uso da TI, a luta corporativa travada na área da saúde com o advento de muitos novos profissionais a disputar sua

---

[3]Praticamente inexistem hospitais universitários, autárquicos ou vinculados a autarquias universitárias que não operem com suporte de uma fundação de apoio, seja própria ou cobrindo toda a respectiva universidade.

Capítulo 11 | Estruturas Jurídico-institucionais e Modelos de Gestão para Hospitais e Outros Serviços de Saúde

Quadro 11.1 Regime Jurídico de Direito Público.

Administração direta: são as organizações dos três níveis de governo e composta de órgãos de governo. Também é chamada de administração centralizada. Não possui personalidade jurídica própria, subordinada ao regime administrativo; funções de disciplina: formulação, regulamentação, regulação, coordenação e fiscalização; pouco apropriada para execução de serviços públicos; sem autonomia administrativa, financeira e orçamentária.

Administração indireta: ou descentralizada, é composta de pessoas administrativas (personalidade jurídica distinta e o que a faz indireta e com certa autonomia, definida em sua lei de criação).

- *Autarquia*: é um tipo de autonomia usada pelo Estado para a gestão descentralizada na execução de tarefas típicas de Estado, como exercer o poder de polícia. Mas tem sido usada para ensino (universidades), saúde (hospitais como o Hospital das Clínicas da FMUSP), indústria (IQUEGO – Indústria Química do Estado de Goiás).
  - ° *Regime especial*: é uma autarquia na qual a lei de criação estipulou algumas condições especiais (caso da USP).
  - ° *Agência executiva*: é também uma autarquia especial, criada para o gerenciamento de entidades de ensino e de pesquisa. Existem poucos exemplos ainda desta modalidade.
  - ° *Agência reguladora*: autarquia de regime especial, nos termos de sua lei de criação voltada para a realização de atividades no campo da regulação. São exemplos Anvisa, ANEEL, Anatel etc.
- *Fundação de direito público*: hoje praticamente reduzidas a autarquias, são as fundações que existiam quando da promulgação da Constituição de 1988. São, por exemplo, as utilizadas pelos hemocentros e parte das universidades federais.
- *Consórcio público*: estas personalidades são entes de cooperação entre municípios e/ou entre estados, criados por lei e com autorização expressa dos legislativos envolvidos, com o objetivo de gerenciar um bem comum, como uma usina de asfalto, um hospital regional, uma região de saúde etc. A gestão do consórcio se realiza através da instituição de uma associação que pode estar tanto no regime de direito público, como no de direito privado (maior número de casos). Tem sido utilizada na área de saúde em São Paulo (Penápolis) e em Minas Gerais.

Fonte: elaboração dos autores.

Quadro 11.2 Regime Jurídico de Direito Privado.

Fundação pública de direito privado: este tema é discorrido mais a frente neste capítulo.

Empresa pública: instituída por lei pelo Estado para intervir no domínio econômico do setor privado em igualdade de condições com empresas privadas. Exemplos no espaço público: a Finep, a Caixa Econômica Federal, mas existe um hospital empresa pública instituído em 1970 e que é o Hospital de Clínicas da FMUFRGS, que está muito bem gerenciado. Ou seja, o modelo que serve à Finep também dá certo para hospitais, sem transformá-los em empresas privadas.

Sociedade anônima: também forma de o Estado intervir no domínio econômico, criando sociedades anônimas por ações, como a Petrobras, o Banco do Brasil etc. Também temos um hospital nessas condições que é o Grupo Hospitalar Conceição, também no RS, e que vem sendo bem administrado em suas cinco unidades hospitalares, com seus 1.800 leitos. Tem um passivo trabalhista imenso, que tem levado o atual governo a buscar transformá-lo em outra coisa, não para melhorar a gestão, e sim para isolar o passivo trabalhista!

Serviço social autônomo: esta personalidade jurídica foi muito utilizada no passado para gerenciar serviços de saneamento básico, ou seja, dar condições ao Estado para construir, operar e cobrar por esse serviço. Também é a forma de se expressarem os serviços sociais de apoio da indústria, comércio etc., criados por lei federal e financiados com recursos dos empregadores (Sesc, Sesi, Senac). Interessante registrar que após a Constituição de 1988 esterilizar as fundações públicas, o Hospital das Pioneiras Sociais, então Fundação, foi transformado em Serviço Social Autônomo, e continua tão exemplar como sempre foi, graças à autonomia garantida por essa personalidade jurídica. Aliás, hoje é uma rede que se estende por cinco estados.

Organização social (OS): regida pela Lei 9.637/98, personalidade jurídica de direito privado, não estando submetida às normas do direito público: as obrigações são estabelecidas pelo Contrato de Gestão; associação sem finalidade lucrativa ou fundação de direito privado qualificada pelo poder público para exercer atividade pública descentralizada; com o objetivo específico de oferecer mais autonomia e flexibilidade ao serviço público com aumento de eficiência e qualidade; regime CLT sem concurso público; tem privilégios tributários. Na área da saúde foi implementada como alternativa à gestão hospitalar pública pelo Governo de São Paulo.

Organização da sociedade civil de interesse público (OSCIP): regida pela Lei 9.790/99 "Lei do Terceiro Setor", são entidades civis sem fins lucrativos, instituídas por iniciativa de particulares, qualificadas pelo poder público (Ministério da Justiça), não estando submetidas às normas do direito público: as obrigações são estabelecidas pelo Termo de Parceria e seus objetivos são ampliar o universo de entidades com possibilidade de parceria com o setor público fora daquelas definidas como utilidade pública e fortalecimento do terceiro setor para o fomento de projetos relevantes; o termo de parceria substitui as formas de contratos regidos pela Lei 8.666 e os convênios; não é modelo próprio para desenvolver atividade pública; têm sido instituídas com frequência na área cultural.

Outras situações	*Fundações de apoio*: este é um caso interessante. Estas fundações nasceram como instituições privadas e voltadas exclusivamente para apoiar um órgão público. Assim, elas são um patrimônio (como de resto todas as fundações) instituído por particulares, mas afetado pelo objetivo de apoiar o setor público. Têm sido chamadas de fundações de terceiro tipo.
	Convênio: também como fruto da falta de opção para realizar transferências entre o setor público e entre este e particulares operando situações de parceria, os convênios têm sido usados quase abusivamente pelas diversas esferas de governo. A vantagem é que, como os convênios estabelecem relações entre entidades com objetivos comuns, eles não necessitam de licitações, o que torna esse mecanismo muito ágil. Porém, ele é muito frágil do ponto de vista dos controles e, por isso, também tem sido motivo de muita crítica por parte dos órgãos de controle do Estado (Tribunais de Contas e Ministério Público).

Fonte: elaboração dos autores.

inserção no modelo assistencial, os direitos adquiridos pela sociedade pós-constituição de 1988 etc. compõem um novo e, até então, inexistente cenário. Este conjunto de mudanças transformou de tal forma o ambiente, que olhar para as soluções do passado significará não conseguir fazer frente aos desafios do presente. Portanto, devem ser construídas novas soluções. Mas não é possível uma busca de alternativas sem parâmetros, referências que sejam balizadoras para novos modelos.

Busca-se mais eficiência e que esta seja acompanhada de mais qualidade e segurança no cuidado aos pacientes e usuários dos serviços. Serão vários os atributos a serem considerados para modelos eficientes e com segurança e qualidade no cuidado, conforme identificado a seguir. Mas, de imediato, uma condição e atributo básico de qualquer modelo é a autonomia de gestão. Trata-se necessariamente de um "jogo de pesos e contrapesos": mais autonomia, mais eficiência, menos controle, menos subordinação a um poder central. A relação entre autonomia e eficiência, resultados, tem documentação no mundo moderno, não se tratando de dogma (Mintzberg, 1995; Motta, 1991; Motta, 1997).

No modelo tradicional de gestão, as decisões concentram-se no nível central, distantes daqueles que detêm informações relevantes associadas a tais decisões, sendo uma das principais causas do desempenho insatisfatório dos serviços de saúde e mais grave ainda quando se trata de hospitais. O modelo centralizado torna os processos de tomada de decisão mais burocráticos e morosos. Maior autonomia de gestão significa dotar os dirigentes hospitalares de maior poder de decisão, como igualmente responsabilizá-los diretamente pelo desempenho dessas organizações. Confere maior agilidade e flexibilidade à condução dos hospitais públicos, estabelecendo condições mais efetivas para que essas organizações respondam a políticas, diretrizes, incentivos governamentais e, em especial, aos gestores do sistema. Modelos fundados em maior autonomia de gestão devem ainda resultar na conquista de maior estabilidade política para os serviços e hospitais. Não se deve, no entanto, confundir autonomia com soberania, dado que a primeira requer forçosamente a adoção de novos e enriquecidos dispositivos de acompanhamento, prestação de contas e responsabilização, sejam conselhos superiores de administração, contratos de gestão e ainda controles externos, tanto no âmbito do Estado, como no da sociedade.

O tema da autonomia deve ser ainda considerado em várias dimensões, cobrindo os mais amplos campos ou frentes da prática gerencial, incluindo a gestão orçamentário-financeira, toda a área de compras e contratos e mesmo a autonomia para associações com outros serviços. Particular ênfase deve ser conferida à autonomia na gestão das pessoas, dada a condição de organizações do tipo profissional e que exigem capacidades gerenciais autônomas específicas para a mobilização, valorização, controle e avaliação dos profissionais e de suas práticas.

Quanto à definição do escopo do hospital, a autonomia deve ser fortemente condicionada, dada a necessária integração do hospital na rede de serviços e a submissão deste aos papéis pactuados com os gestores do sistema. O contrato de gestão será o instrumento, negociado, a tratar de regular essa autonomia, em nível que, comparado a modelos clássicos de gestão, deverá ser na prática contido.[4]

Outros atributos devem ser considerados para novos modelos, tratando-se de estarem adequadamente contemplados nas bases legais e nas configurações dos sistemas, instrumentos e práticas a estruturarem a gestão. Os atributos são compreendidos enquanto recortes, um tanto quanto arbitrários, dado que, na prática, eles são não apenas interdependentes, mas, por vezes, também possuem limites pouco claros ou interseções entre os seus campos. Determinadas características serão transversais, apresentando-se como de caráter mais finalístico, sendo então arroladas entre os atributos associados à missão e às finalidades do serviço. É o caso dos atributos da qualidade e da eficiência, obrigatoriamente presentes ou interativos em relação aos demais atributos.

A seguir, uma breve localização e caracterização dos atributos a serem considerados.

◢ **Governança.** Compreende um conjunto de dispositivos e práticas inerentes ao modelo capaz tanto de "emponderar" o sistema, como de permitir que ele seja responsável frente às demandas da sociedade e dos organismos superiores de gestão; um adequado sistema de governança supõe, ainda, as seguintes condições – tomada de decisão compartilhada, socialmente legitimada, transparência, capacidade e práticas rotineiras de prestação de contas interna e externamente, controle externo e responsividade (satisfaz necessidades e interesses da sociedade); algumas instâncias devem ser consideradas em um sistema de governança, tais como conselho gestor; sistema de prestação de contas (interno e externo); sistema de comunicação (interno e externo), sistema de ausculta à sociedade (ouvidoria, por exemplo) e um sistema de captação/prospecção de demandas (antecipatório em relação a demandas/necessidades); em suma, o tema da governabilidade deve estar imerso em um espaço de transparência.

◢ **Profissionalização.** A profissionalização da gestão compreende que ela deva ser configurada com dispositivos técnicos suficientes e adequados aos objetivos organizacionais, operando tanto os meios/recursos, quanto a gestão de resultados; tais dispositivos devem ser operados por profissionais especialmente formados e competentes, de modo que tais instrumentos gerem os melhores resultados; a gestão organizacional deve ser operada por especialistas; é desejável que estes expressem desenvolvimento de identidade profissional de "dirigente hospitalar"; as competências gerenciais dos dirigentes superiores (alta gestão) são específicas e merecem ser explicitadas – identificação de perfis profissionais competentes; deve haver estrutura de educação continuada no interior das organizações, preferencialmente mediante parcerias acadêmicas e mesmo junto a outras empresas, visando ao desenvolvimento de "talentos" para a gestão; a profissionalização envolve uma clara definição de responsabilidades e supõe um adequado sistema de recompensas – gratificações compatíveis e sistemas específicos de incentivos.

◢ **Financiamento.** Este atributo remete a toda a dimensão econômico-financeira da gestão hospitalar. Deve ser compreendido tanto no que concerne à dimensão do financiamento adequado (volume de recursos aplicados à saúde e em bases de equidade – recursos em volume suficiente para o funcionamento dos hospitais), quanto às fontes e origens desses recursos (se públicas ou privadas e para exatamente quais itens) e ainda às modalidades de pagamento aplicáveis aos hospitais, considerando-se aqui os incentivos implícitos e as vantagens/riscos potenciais do emprego de cada uma dessas modalidades; a partir dessas definições (através de ambas as dimensões), este atributo deve permitir a sustentabilidade (geração de equilíbrio econômico, incluindo demandas de alavancagem ou investimento na

---

[4]Há certo consenso de que, nos modelos de baixa autonomia de gestão, a autonomia dos dirigentes locais e mesmo dentro de um serviço ou hospital, quanto ao escopo assistencial seja grande, podendo estes abrir, fechar ou alterar tipos, volumes e padrões da assistência, sem maiores controles dos níveis centrais; essa autonomia será forçosamente contida nos novos modelos gerenciais.

organização) do empreendimento, debaixo de lógicas de maximização de recursos (eficiência), respeitada a dimensão da qualidade da atenção; neste atributo, há uma dimensão relacionada com a disponibilidade de recursos necessários (tem a ver com recursos para a saúde/SUS ou com estratégias de outras fontes, por exemplo, parcerias público-privadas – PPV); as modalidades de pagamento devem ser consideradas na medida em que possuam instrumentos de incentivo à eficiência e à qualidade.

Gestão das pessoas. A natureza da organização hospitalar impõe que a gestão do trabalho seja fortemente dependente dos profissionais, sendo estes os mais responsáveis pela eficiência e a qualidade dos processos e resultados alcançados. Os mecanismos de gestão de pessoas são, portanto, altamente críticos e cruciais para o sucesso do trabalho organizacional, devendo ser entendidos como parte da própria gestão do trabalho. Elementos a considerar – desejáveis neste atributo: a gestão de RH deve possuir elementos de autonomia para os dirigentes da organização, sobretudo quanto a seleção, contratação e demissão (ainda que compartilhada e com base em regras sistêmicas); gestão estratégica de RH; valorização permanente do desempenho, cuidado com as pessoas (incluindo saúde do trabalhador); salários dignos – referência de mercado; horários flexíveis; sistemas de remuneração baseados em ganhos fixos + ganhos variáveis; inclusão de incentivos gerais – ambiente, social etc., gestão de competências; desenvolvimento profissional; dispositivos para gestão de conflitos; processos participativos; seleção e recrutamento flexíveis; profissionais não devem ter estabilidade.

Tecnologia da informação. Compreendida como suporte tecnológico a partir do qual os sistemas de informação são operados de modo a registrar, processar e gerar informações – confiáveis, integradas, em tempo oportuno, adequadas às necessidades e de fácil alcance e compreensão dos seus distintos usuários – com vistas a: subsidiar os processos de tomada de decisão de natureza estratégica, tática ou operacional nas áreas clínica e administrativo-financeira; contribuir para a integração informativa, ocupando um papel estratégico como veículo para o processo de comunicação organizacional; servir de base para a integração do hospital com a rede de serviços e com seu ambiente econômico, social e institucional; tornar mais ágeis, abrangentes e sistematizados o acesso e a difusão de informações e evidências clínicas e gerenciais, contribuindo para o seu maior conhecimento e utilização; favorecer o desempenho global da organização hospitalar e do sistema de saúde, auxiliando, mais especificamente, para a melhoria da qualidade e da segurança da assistência prestada, a redução dos erros médicos, o incremento da eficiência administrativa e a maior satisfação dos usuários. Vale assinalar que a tecnologia de informações (TI), ao criar condições jamais vistas não só para o acesso às bases de conhecimentos científico-tecnológicas como para a troca de informações entre instituições, profissionais e usuários de serviços de saúde, dirimindo as dificuldades de comunicação a distância, tem sido reconhecida como o grande artefato de inovação das formas como o cuidado à saúde é organizado e prestado, mediante a propagação de iniciativas como a telemedicina ou as ferramentas e processos de educação e orientação a distância de profissionais e usuários.

Organização do cuidado. Enquanto atributo do modelo de gestão, deve ser compreendido como aquele que "melhor medeia" o modelo de gestão propriamente dito com os atributos relacionados com a missão da organização; a organização do cuidado trata, portanto, dos mecanismos, instrumentos e práticas de atenção que viabilizem o cumprimento dos objetivos assistenciais do hospital, em conformidade com padrões, mais uma vez de eficiência e qualidade; este atributo compreende: o próprio perfil assistencial do hospital, incluindo os objetivos e metas de produção pactuadas no sistema; a definição dos critérios de ingresso e de relacionamento com as demais unidades do sistema, preferencialmente mediante instrumentos de regulação externa; o acompanhamento do ingresso, incluindo o acolhimento à alta, inserindo as responsabilidades e a segurança no seguimento dos clientes; a gestão dos recursos críticos de assistência: do leito aos equipamentos diferenciados, incluindo centro cirúrgico, leitos complexos etc.; a configuração de sistema de regulação assistencial interna (regulação de casos/pacientes); a adequada divisão e integração entre serviços e equipes profissionais (organização por linhas de cuidado ou a efetiva garantia da continuidade de cuidado internamente ao hospital); a incorporação de modalidades "alternativas" adequadas tecnologicamente de atenção, como assistência domiciliar, hospital-dia, cirurgia ambulatorial, valorizando ganhos de eficiência e qualidade no cuidado; necessário suporte/estrutura técnico-laboratorial e nas diversas áreas de apoio especializado (imagem etc.), compreendendo condições gerais para as estruturas e processos (certificados, controles externos de qualidade e vigilância sanitária).

Outros atributos, descritos a seguir, devem ser compreendidos enquanto objetivos do serviço, envolvendo, naturalmente, estruturas e processos que enriqueçam os modelos de gestão.

Qualidade. É um dos focos permanentes da gestão, em uma perspectiva de melhoria contínua, envolvendo: implementação de estruturas e processos de qualidade (comissões, protocolos, monitoramentos, análises de processos); processos de acreditação externa; cumprimento de normas de vigilância de serviços; uso intensivo de informações; prontuários com qualidade de registros; implementação de ferramentas de gestão da clínica (protocolos, gestão de casos, filas etc.); e permanente atenção com a satisfação dos clientes.

Pesquisa, desenvolvimento e ensino. Os serviços e, especialmente, os hospitais devem assumir a P&D como expressão de organizações que aprendem e inovam e que deve expressar-se em ganhos de custos e qualidade e ainda propiciando: a geração de conhecimentos e tecnologias, tanto assistenciais, quanto organizacionais; o hospital como centro de pesquisa clínica, utilizando-se de sistemas de incentivo à pesquisa, à formação e à inovação; lógicas de captação de recursos para P&D e a prática de associações a sistemas de formação (cooperação para estágios etc., junto a sistemas formais – universidades, institutos).

Inserção no SUS. Atributo de todo serviço e hospital com finalidade pública, não importando sua natureza jurídica, entendendo-se que a missão, perfil e programa assistencial são compartilhados no sistema; que o serviço deve contribuir com a formulação de políticas e programas para o sistema – SUS; participar e atuar em instâncias do sistema – fóruns, câmaras etc.; a função assistencial deve estar adequadamente localizada no sistema – responsabilidades específicas dentro das diversas linhas de cuidado do sistema; o serviço esteja vinculado à regulação assistencial externa – submetido a centrais de regulação; haja sistemas de prestação de contas externas – contrato de gestão; opere sistemas de informações integrados – acesso a dados dos clientes; que pactue no sistema a responsabilidade com o cuidado do usuário do sistema (acolhimento, seguimento, vínculos etc.) – integrado a sistema de referência e contrarreferência.

Eficiência. Este atributo envolve: adoção de sistemas de incentivo à eficiência; adoção de modalidades de atenção com relação custo-benefício mais adequada; busca de racionalidades de escopo e escala para aquisição de insumos, para serviços logísticos e apoio técnico; sistemas integrados de gestão de materiais; padronização de insumos como expressão da missão e do perfil assistencial e de ganhos de custos e qualidade; utilização intensiva de bancos de dados de preços de serviços e de insumos; construção de racionalidades de escopo e de escala na oferta de serviços, considerando a missão e o perfil assistencial, o funcionamento em rede e os ganhos de custo e de qualidade; permanente uso economicamente racional de blocos cirúrgicos, leitos, consultórios, equipamentos, utilização de tecnologias; adoção de sistemas de indicadores de desempenho da gestão; incorporação de especialistas em gestão de insumos e de serviços logísticos, incluindo a compra; utilização intensiva do *benchmarking* como ferramenta de melhoria da qualidade; e adoção de práticas de melhoria contínua da qualidade.

◢ **Assistência centrada no paciente.** Implica que a organização conscientemente assuma a perspectiva dos pacientes para a organização e a gestão das atividades médico-hospitalares, valorizando: o respeito ao paciente, aos seus valores, suas preferências e suas necessidades manifestas; a preocupação com o impacto que a doença ou o tratamento ao qual o paciente é submetido sobre a sua qualidade de vida e sobre a sua sensação subjetiva de bem-estar; a ênfase no envolvimento dos pacientes no processo de tomada de decisão; o contato profissional e institucional com os pacientes baseado na dignidade, no respeito e na sensibilidade; a orientação para o máximo resgate da autonomia dos pacientes; a permanente informação sobre a sua situação clínica, a evolução observada e o prognóstico existente; a prioridade ao atendimento às reclamações e aos incômodos manifestos pelo paciente – sejam dores, reações aos medicamentos etc.; o apoio e ajuda ao paciente na realização de suas atividades rotineiras no hospital; a garantia de um ambiente limpo, seguro, confortável e agradável para o paciente; a organização do espaço de modo a assegurar a privacidade para o paciente; o suporte emocional ao paciente e aos seus familiares para o alívio da ansiedade e do medo provocados pela hospitalização; a orientação da equipe responsável pelo cuidado e de parte de toda a instituição para o estabelecimento de uma relação de confiança com o paciente e com seus familiares; a orientação no sentido de que o compartilhamento de informações com o paciente e/ou seus familiares seja feito de forma cuidadosa, de modo a efetivamente tranquilizá-los e capacitá-los a lidar com a situação; a busca do envolvimento da família e dos amigos.

Os atributos apresentam-se como referências a serem consideradas em modelos e práticas de gestão para hospitais com finalidades públicas, portanto integrantes do SUS. Ao mesmo tempo e de modo associado, algumas premissas são fundamentais para a base legal das estruturas a serem consideradas. As premissas propostas, descritas a seguir, por Ibañez *et al.* (2001) serão usadas.

◢ **Subordinação à política de saúde do nível de governo em que a organização se inserir.** Esta questão é crucial, porém o cuidado deve ser em evitar realizar uma soma com soma zero. É possível subordinar a política através de mecanismos como os contratos de gestão, os termos de ajuste. É com estes instrumentos que se viabilizam a equação do financiamento e o acompanhamento da execução e cumprimento das metas pactuadas. Será preciso cuidar, dentro dessa premissa, de eventual excesso de constrangimentos legais, em nome de se garantir um controle cartorial. A solução deixará de ser solução.

◢ **Legalidade.** Muitas vezes, parece que a proposta de criar uma solução dentro do âmbito da eficiência busca contornar a lei, conspurcá-la. Não, e por isso a lei que cria a alternativa deve ser clara

nas diferenças que propõe (gestão orçamentária, gestão de pessoal, gestão de materiais e contratos, gestão da estrutura organizacional e cargos). Na verdade, as diferentes figuras disponíveis no direito administrativo para gerir organizações não são congenitamente assim ou assado e sim são o que a sua lei instituidora delimita em função de seus objetivos.

◢ **Eficiência gerencial.** Não se falou aqui em eficácia na medida em que a eficiência subordina-se a esta. E a busca é de ser mais eficiente – ser capaz de entregar mais daquilo que se tem que entregar. Aumentando, portanto, a efetividade. Aqui as consequências do que foi definido nas duas premissas anteriores serão definitivas. Não dá para pensar em eficiência com a estrutura de execução orçamentária da administração direta. O que não significa não ter orçamento como instrumento gerencial e legal. Não dá para ser eficiente utilizando o estatuto do funcionalismo para gerenciar pessoal. Achar o contrário é ingenuidade ou hipocrisia. O estatuto deve ser utilizado apenas para as carreiras típicas de Estado. Não dá para comprar utilizando a regra estrita da Lei 8.666, apesar de os pregões terem melhorado bastante este item. A estrutura organizacional deve ser fixada pela organização e modificada sempre que for necessário. Enfim, gerenciar e alcançar resultados exige autonomia e responsabilização, esta dada pelas condições fixadas no contrato de gestão e pela quarta premissa.

◢ **Capacidade de controle.** Este é um gargalo importante. Tribunal de Contas, Ministério Público, Secretarias de Controle Interno etc. são órgãos quase que exclusivamente voltados para controle de meios e não de resultados. O contrato de gestão é uma coleção de metas, de resultados e não existe um adequado preparo para esta tarefa. O Estado tem que melhorar a sua capacidade para controlar a execução dos recursos colocados à disposição destas organizações, tanto do ponto de vista da execução, como do alcance dos resultados. A questão da execução deve sempre levar em conta o grau de autonomia que a lei definiu, mas que não permite que a contratação de pessoal seja realizada sem seleção e, portanto, sem clientelismo, da mesma maneira que as compras devem ser realizadas dentro de regras que evidenciem a forma da tomada de decisão e o não favorecimento de nenhum fornecedor. Enfim, uma gestão legal deve ser fiscalizada para garantir que os dinheiros públicos estão sendo utilizados legalmente. Este é um grande desafio para o Estado brasileiro – desenvolver sua capacidade de fiscalizar de fato.

Perspectivas para uma nova figura jurídica no interior da administração pública brasileira

Debates que ganham consistência a partir de 2005 indicam tendências quanto à formulação de novo modelo jurídico para os hospitais públicos e integrantes da administração pública. Dentre os elementos característicos e que se destacam como consenso entre os especialistas e formuladores, está a dimensão autonomia de gestão, mantendo-se para a mesma a sua condição estatal e pública.

As atuais formulações governamentais para a administração pública brasileira sugerem um novo ente estatal, com natureza pública, submetido ao regime do direito privado. A sua possível inserção na administração pública está representada na Figura 11.2.

Este novo ente dispõe de autonomias nas áreas de gestão de recursos humanos, compras e contratos, patrimonial, orçamentária e contábil. A sua configuração encerra as autonomias já típicas das em-

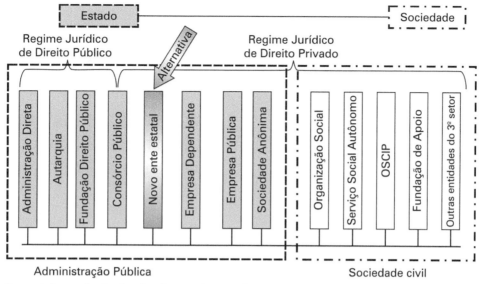

◢ **Figura 11.2** Gradiente de formas institucionais sob as quais o estado atua na economia e no desenvolvimento social, incluindo um possível novo ente organizativo. OSCIP = organização da sociedade civil de interesse público. Fonte: elaborada por Valéria Salgado – Ministério do Planejamento, Orçamento e Gestão, 2007.

presas públicas brasileiras, ressalvando pela natureza fundacional a sua condição para atuação exclusiva em área de natureza social, tal como saúde, educação, ciência e tecnologia, desporto, cultura, turismo, dentre outras.

Uma nova alternativa jurídico-administrativa governamental de base autonomista é seguramente uma condição necessária para novos modelos de gestão aplicáveis a hospitais públicos, mas certamente não suficiente. O hospital, ao integrar sistemas de saúde e, no caso particular, exclusivamente o Sistema Único de Saúde, necessita de elevada integração aos demais componentes do sistema, assegurando que agregue a este outras dimensões além da eficiência, fortemente dependente da autonomia. Dimensões como acesso, continuidade do cuidado, foco nas necessidades de saúde, complementaridade somente são alcançáveis mediante mecanismos cooperativos, pactuados entre os agentes do sistema e que integrem de forma consistente o hospital ao sistema de atenção. Essa condição, para ajustar-se adequadamente às lógicas maiores de gestão da rede de serviços nas esferas do sistema, impõe papel diferenciado e reitor dos gestores e entre os gestores dos sistemas.

Os gestores de sistemas e redes, secretários de saúde, com suas estruturas específicas, possuem função diferenciada no ordenamento e coordenação de toda a rede, a ela subordinando o conjunto e cada um dos serviços que a integram, inclusive os hospitais. Essa condição supõe que, em contrapartida às diversas autonomias possibilitadas por um novo modelo, são necessários instrumentos e práticas mais aperfeiçoadas para coordenação do sistema.

A prática aprimorada com base no *contrato de gestão* entre gestores e dirigentes de serviços, no caso de hospitais, constitui-se em elemento essencial a compor qualquer novo modelo. Especialmente no âmbito federal, envolvendo, sobretudo, hospitais de ensino, mas já se estendendo para hospitais filantrópicos.

É na Secretaria de Saúde de São Paulo, a partir da experiência acumulada com a contratualização de hospitais sob gestão de organizações sociais de saúde, que se encontra a tecnologia mais desenvolvida no país quanto à gestão hospitalar com base em contratos de gestão. Um contrato deve ser compreendido como instrumento e práticas de pactuação de objetivos institucionais entre o ente executor das ações de saúde – o hospital – e o mantenedor institucional – o gestor do sistema. O contrato configura-se como dispositivo de acompanhamento e avaliação do desempenho institucional da entidade contratada e de aperfeiçoamento contínuo das suas relações de cooperação, supervisão e fiscalização com o poder público (doc. Governo Federal/ Casa Civil e MPOG). O contrato de gestão implica a explicitação de compromissos e metas almejadas, favorecendo a instauração de uma "cultura de resultados" na organização. O processo de contratualização e de acompanhamento dos contratos resulta em custos adicionais de transação, dado que novas tecnologias de gestão incluem técnicos especialistas e, sobretudo, aperfeiçoamento dos sistemas de informações.

O objeto do contrato deve ser especificado de acordo com dimensões e eixos norteadores da ação institucional, que compreendem o conjunto das atividades realizadas pelo hospital, a partir de suas possibilidades, tecnologias, cultura, mas no interesse maior do sistema de atenção, e que naturalmente requerem financiamento correspondente. O contrato, finalmente, viabiliza uma nova modalidade de pagamento ao hospital, por orçamentação global, com base em custos parametrizados e em função dos serviços efetivamente pactuados.

Em suma, há tendências, fruto de acúmulos alcançados, para novas alternativas organizacionais aplicáveis a hospitais públicos e que considerem a autonomia dentro da própria administração pública. É a proposta das Fundações públicas de direito privado cujas características centrais são (Salgado, 2007):

- *Sujeição ao direito público*: lei autorizadora (e registro de seus atos constitutivos no cartório competente); controle do Tribunal de Contas; equiparação de seus empregados para os fins previstos no art. 37 da CF; escolha pública para a contratação de pessoal; compras e contratos através de licitação; extinção dependente de lei
- *Consequências do regime do direito privado*: bens penhoráveis; não beneficiária do processo de execução contra Fazenda Pública (precatórios) – art. 100 da CF; não terá Juízo privativo; Regime Jurídico dos Empregados – CLT; regida pelos seus estatutos e pela lei autorizadora; prazos processuais comuns; imunidade tributária, conforme previsto no art. 150, § 2º da CF; não sujeita às disposições da lei de responsabilidade fiscal, especialmente no que tange a limites de despesas com pessoal

- *Controle e fiscalização*: normas de controle e fiscalização previstos nos estatutos – conselho externo de administração; supervisão do Ministério da Saúde e demais instâncias de contratação regional e/ou municipal; Tribunal de Contas; Ministério Público; subordinação ao controle social em saúde exercido pelos Conselhos de Saúde Local e Regional/Estadual em decorrência da inserção do hospital no sistema locorregional
- *Contrato de gestão*: objetivos, metas, prazos, critérios de controle e avaliação, obrigações e responsabilidades de seus dirigentes; investimento anual com base em percentual de receitas em ações de inovação, capacitação de pessoal, adequação mobiliária e imobiliária; fixação de teto percentual para gastos com pessoal; dirigentes com penalidade de perda de mandatos no caso de descumprimento do contrato de gestão injustificadamente
- *Estrutura organizacional*: conselho curador (de administração) – órgão de direção superior, controle, fiscalização e avaliação; comissão ou conselho fiscal – órgão de assessoramento ao conselho curador na área de gestão contábil, patrimonial e financeira; conselho de direção – direção executiva, responsável pela gestão técnica, patrimonial, administrativa e financeira
- *Regime de pessoal*: regime jurídico da CLT; aprovação do plano de carreira e salários pelo conselho curador, incluindo benefícios, reajustes etc., em consonância com contrato de gestão; previsão na lei das demissões pela CLT; previsão na lei para o enquadramento/alinhamento do pessoal estatutário – processo de transformação
- *Compras e contratos*: contratação de serviços, obras, compras, alienação, locação, nas modalidades de pregão e consulta pública, na forma com que for disciplinado em Regulamento Próprio da Fundação, observadas as regras gerais das legislações específicas – Lei nº 9.472/97, art. 54 e Lei 9.986/00 que estendeu a todas as agências reguladoras a possibilidade de uso das modalidades consulta e pregão.

A comparação entre as Fundações e as Organizações Sociais as aproxima, principalmente quando se leva em conta a existência do contrato de gestão.

Algumas questões levantadas por profissionais e gestores ligados ao SUS merecem ser referidas:

- A sua característica de ser uma entidade integrante da administração pública indireta, com autonomia administrativa, financeira, orçamentária e patrimonial. A fundação estatal e o contrato de gestão são modelos que possibilitam modernizar o Estado, acabando com a visão dos anos 1990 de que isso somente seria possível fora do Estado, como se o Estado pudesse ser substituído pelo setor privado em vez de complementado em algumas ações e serviços, quando e se necessário
- Se o contrato de autonomia observar princípios como: subordinação da autonomia aos objetivos do serviço público e à qualidade de sua prestação; compromisso dos órgãos e entes públicos na gestão de um serviço de qualidade; consagração do controle social; reforço da responsabilização dos dirigentes públicos mediante o desenvolvimento de instrumentos de avaliação do desempenho do serviço prestado; adequação dos recursos aos resultados que se pretendem – será um instrumento inovador de gestão pública, em especial para a área da saúde

- A presente iniciativa pode representar a reintrodução do tema da reforma hospitalar na agenda governamental, articulando-o à retomada do debate em torno da reforma do Estado brasileiro. A atual proposta pode ter um efeito demonstrativo e multiplicador no país (Barbosa, 2006).

Contrato de gestão | Instrumento para fortalecimento do sistema e condição para todos os modelos básicos

O *contrato de gestão* é um instrumento próprio da administração pública a ser utilizado para a contratação de serviços e o estabelecimento de compromissos entre um ente público (supervisor ou controlador) e outra organização pública, vinculada e descentralizada; também pode ser utilizado entre um ente público e outro privado que atue em atividades de interesse público. O contrato de gestão estipula metas de produção para um período ao ente contratado, com o correspondente valor a ser repassado pelo ente contratante, além de diversas outras atribuições e de mecanismos de acompanhamento do mesmo, incluindo possibilidades de ajustes etc.

Em documento específico sobre contrato de gestão, o ministério traça os compromissos institucionais e de apoio à modernização da gestão, definindo as seguintes medidas para o realinhamento estratégico-estrutural (Mare, 1995): redefinição de sua missão, identificação precisa de produtos e clientes, objetivos e metas claramente definidos, definição de estrutura organizacional e tecnologia a serem utilizadas, além do desenvolvimento de metodologias na área de planejamento, avaliação de desempenho, informatização, recursos humanos, custos e regulamentação específica para investimentos.

Lima (1996) define o contrato de gestão como instrumento gerencial originado da administração por objetivos (APO) ou administração sistêmica por objetivos e resultados. Segundo André (1994), o contrato consiste no estabelecimento periódico e sistemático de compromissos negociados e acordados entre o nível local e o central, acerca dos objetivos e metas para um dado período de gestão, com o intuito de induzir à participação maior e à corresponsabilização na operacionalização dos referidos objetivos e metas. Em contrapartida, a administração central concede à local maior autonomia gerencial, liberando-a do controle dos meios, que passa a ser realizado sobre os resultados alcançados.

Outra abordagem para este tipo de contrato no setor da saúde refere-se à sua dimensão sistêmica, a fim de evitar que a desarticulação, desintegração e atomização hoje existentes venham a ser reforçadas. Nesse sentido, afirma Lima (1996), é necessário que esse tipo de contrato esteja associado a políticas e a outros instrumentos gerenciais de âmbito regional/central que assegurem a integração, a articulação e o equilíbrio da rede de serviços, bem como o acesso da população às ações por elas desenvolvidas. Fleury (1996) aponta outro aspecto "no problema ligado à autonomia, regulação e desempenho que é a questão da prestação de contas, da responsabilização, *accountability*, do interesse público". Essa dimensão, segundo a autora, transcende a realidade institucional, remetendo ao contexto da reestruturação das relações entre Estado e sociedade.

Ibañez *et al.* (2001) referem que o Estado de São Paulo adota a potencialidade da nova figura de organização social dentro das medidas de gestão estratégica e modernização do serviço público. Isto compreende o programa de privatizações, o estímulo à demissão voluntária, a adoção do contrato de gestão nas unidades descentralizadas, o programa de aumento da produtividade e qualidade, entre outros.

Considerações finais

Os anos recentes, em particular após o SUS, são ricos em inovações e desafios para a atenção e a gestão hospitalar no país. O acelerado desenvolvimento tecnológico em saúde, combinado com perspectivas de políticas públicas mais efetivas e equânimes se fazem acompanhar de exigências mais racionais no campo organizacional, além de economicamente sustentáveis. Trata-se de equação de enorme complexidade, ainda mais ao somar-se a necessária transparência e controle social sobre as políticas mais gerais, aplicação de recursos, ações e resultados efetivamente alcançados por cada serviço. A resolução da equação, por mais que esteja em curso, já com ganhos notórios para o sistema e para a população, segue com limites, contradições e paradoxos. Ainda registra-se uma limitada clareza sobre como estabelecer um padrão estratégico de desenvolvimento para a atenção hospitalar no país, alinhado tanto com as políticas e programas em atenção básica e não hospitalar, quanto com a altura dos novos padrões de complexidade das doenças, que exigem mais tecnologia incorporada aos hospitais e concomitante menor número de leitos no sistema. Uma nova atenção hospitalar só é possível com novos hospitais, no sentido de novas tecnologias e práticas hospitalares. Não há como configurar novos modelos de atenção hospitalar, sem que igualmente novos tipos organizativos e novos modelos de gestão surjam. A atenção e a gestão são elementos interdependentes.

Há conhecimentos e experiências acumuladas tanto na atenção quanto na gestão hospitalar, obrigatoriamente considerando outros países. Há ainda certa efervescência, como se estivessem próximos novos horizontes, quando já são perceptíveis alguns novos padrões, com potenciais para deslocamento de antigos e desgastados modelos hospitalares.

O que se tem que advogar é encontrar um caminho para a modernização da capacidade de agir do estado brasileiro. A sociedade anseia por resultados, quer entrega, e do lado do Estado o que se observa é: um confortável imobilismo, ou a ação violenta de um corporativismo que se esconde sob o manto de um discurso ideológico esquerdista e vazio, ou mesmo um espaço que ainda é imenso, dos que querem usar o Estado como pasto para manter seus privilégios, é o campo da corrupção, do clientelismo. O Estado que não responde, e isso a sociedade tem que perceber, não somente não entrega como também mantém o *status quo* e serve para realimentar sua capacidade de autorreprodução.

Existem soluções. E elas são novas, diferentes e incômodas. A experiência de São Paulo com as OS foi recentemente analisada pelo Banco Mundial (La Forgia e Coutolenc, 2008) e foi considerada totalmente exitosa. A Fundação Estatal de Direito Privado é o novo também e está em condições de ser testada e colocada a serviço da gestão da saúde, se aprovada pelo Congresso. Tem-se que evitar a armadilha da ilegalidade, que tende a criar situações instáveis e indesejáveis do ponto de vista da segurança jurídica, como é o caso das Ações Diretas de Inconstitucionalidade, que pendem sobre as OS e a situação das fundações de apoio com as quais o MP tem tido uma conturbada convivência.

Este é um país que não conseguirá conviver com *uma* solução ou com ideias antigas. Mais do mesmo. O momento e o dinamismo da sociedade moderna e do setor saúde, com toda a sua capacidade transformadora, exigem novas e variadas alternativas que possam se adaptar à multiplicidade de situações que a fronteira da contemporaneidade exige. Não é tarefa de poucos e, antes de tudo, exigirá de todos a percepção de um senso de urgência!

Referências bibliográficas

Abrucio, FL. Trajetória recente da gestão pública brasileira: um balanço crítico e a renovação da agenda de reformas. RAP. *Revista Brasileira de Administração Pública*, v. 1, p. 77-87, 2007.

AMS/IBGE. Estatísticas da Saúde: Assistência Médico-sanitária 2005. Departamento de População e Indicadores Sociais. Rio de Janeiro: IBGE, 2006.

André, MA. *Contratos de gestão: texto básico para subsídio às discussões sobre a reforma do Estado.* Convênio IBAM/IPEA/ENAP. Rio de Janeiro, IBAM, 1994.

Barbosa, PR. *Fundações estatais como estratégias para novos modelos públicos de gestão hospitalar.* Apresentação em ms-power point Conasems. Joinville, Junho 2006.

Brasil. Ministério da Administração Federal e Reforma do Estado. Modelo padrão de contrato de gestão – poderoso instrumento de gestão institucional. Brasília, 1995.

Brasil. Ministério do Planejamento Orçamento e Gestão. Secretaria de Gestão. Projeto Fundação Estatal. Principais Aspectos. Brasília, 2007, 48 p.

Brasil. *Plano diretor da reforma do aparelho do Estado.* Presidência da República, Câmara da Reforma do Estado, Ministério da Administração Federal e Reforma do Estado. Brasília, 1995, 86 p.

Ferguson, B; Sheldon, TA; Posnett, J (editors). *Concentration and choice in healthcare.* London: Financial Times Healthcare, 1997.

Fleury, S. *Tendências e perspectivas da autonomia e regulação da gestão pública no Brasil.* Seminário fev/RJ/BNSP/FIOCRUZ – ESPP, Novembro 1996 (mimeo).

Ibañez, N; Bittar, OJN; Sa, ENC; Yamamoto, EK; Almeida, MF; Castro, CGJ. Organizações sociais de saúde: o modelo do Estado de São Paulo. *Ciência & Saúde Coletiva*, v. 6, p. 391-404, 2001.

Ibañez, N; Vecina Neto, G. Modelos de gestão e o SUS. *Ciência & Saúde Coletiva*, v. 12, p. 1831-1840, Abrasco, Rio de Janeiro, 2007.

La Forgia, G; Coutolenc, BF. *Hospital performance in Brazil: the search for excellence.* Washington, DC: The World Bank, 2008. v. 1. 385 p.

Lima, SML. O contrato de gestão e modelos gerenciais para as organizações hospitalares públicas. *Revista de Administração Pública*, 30(5): 201-235, 1996.

Madeira, JMP. Administração Pública Centralizada e Descentralizada, Rio de Janeiro. *América Jurídica*, 2000, p. 171, 331, 443, 447.

Mare – Ministério da Administração Federal e Reforma do Estado. *Plano diretor da reforma do aparelho do Estado.* Brasília: Imprensa Nacional, novembro 1995. Plano aprovado pela Câmara da Reforma do Estado da Presidência da República em Setembro de 1995.

Ministério da Saúde. Secretaria-executiva. *Mais saúde: direito de todos – 2008-2011.* Série C. Projetos, Programas e Relatórios. 2ª edição. Brasília (DF), 2008.

Mintzberg, H. Criando Organizações Eficazes. São Paulo: Atlas, 1995, p. 102-124.

Motta, PR. Analisis gerencial de los Sistemas de Salud. *In: OPS Publicación Científica*, n. 449, Washington, DC, EUA, 1983, p. 10-17.

Motta, PR. *Gestão contemporânea.* Rio de Janeiro: Record, 1991, p. 110-146.

Motta, PR. *Transformação organizacional: a teoria e a prática de inovar.* Rio de Janeiro: Qualitymark Ed., 1997, p. 10-16.

Salgado, VAB. *Modelos de gestão: formas jurídico-institucionais da administração pública. Conceitos e características principais.* Ministério do Planejamento, Orçamento e Gestão. Secretaria de Gestão. Outubro, 2007.

Santos, L. *Da reforma do estado à reforma da gestão hospitalar federal: algumas considerações.* Novembro, 2006.

Schramm, JM de A *et al.* Transição epidemiológica e o estudo da carga de doença no Brasil. *Ciência e Saúde Coletiva*, 9(4), 2004. Disponível em: http://www.scielo.br/scielo.php?script=sci_arttex&pid=S1413-8123200400400011&lng=pt&nrm=isso.

Vecina Neto, G; Malik, AM. Tendências na assistência hospitalar. *Ciência e Saúde Coletiva*, v. 12, n. 4, p. 825-839 Abrasco, julho/agosto 2007.

12 Gestão de Pessoas em Hospitais

Cláudia Valentina de Arruda Campos e Ana Maria Malik

Introdução

Muitos são os avanços da área de gestão de pessoas observados nas primeiras décadas do século 21 frente às práticas de épocas anteriores. Transformações sociais, nas relações de trabalho, mudanças tecnológicas e novas formas de gestão afetaram diretamente a realidade da área. As pessoas tornaram-se o centro das atenções de pesquisas em administração. O fato de serem as pessoas que criam, que produzem valor e que utilizam as organizações parece ter sido redescoberto.

No entanto, grande parte do que se discute na área de gestão de pessoas tem ainda sido pouco aplicado à área de saúde. Nosso desafio é apresentar alguns dos temas atualmente abordados na área de gestão de pessoas, como gestão da mudança, do conhecimento e de competências, e buscar articulá-los às especificidades das organizações hospitalares.

Um hospital não pode ser visto como um ente isolado. No Brasil, cada hospital faz parte de uma rede que, idealmente, compõe o sistema de saúde nacional, mesmo que este esteja longe de constituir uma rede ou um sistema. Da mesma maneira que os hospitais, os profissionais de saúde também fazem parte de um sistema, o mercado de trabalho do país. Assim, antes de adentrarmos na realidade hospitalar, faremos uma breve passagem sobre alguns aspectos relevantes da gestão do trabalho no Brasil nos últimos anos, com destaque para a área de saúde.

O período de 1990 a 2003 foi árduo para o trabalhador brasileiro. Nesse período, o rendimento médio real do conjunto dos trabalhadores sofreu sucessivas quedas até estagnar-se, em 2004, em um patamar abaixo do de 1995. A massa de remuneração dos empregados e autônomos foi reduzida de 52,3% do PIB brasileiro, em 1990, para 40,1%, em 2003 (IBGE/Contas Nacionais *apud* Cardoso, 2006:24). Essa grande redução da massa salarial foi consequência do tipo de ajuste macroeconômico promovido para enfrentar a crise externa que levou à redução no número de postos de trabalho e à redução do valor da remuneração do trabalho (Cardoso, 2006).

A partir de meados da primeira década de 2000, o mercado de trabalho brasileiro apresentou mudanças com uma queda progressiva nas taxas de desocupação, aumento do número de trabalhadores em trabalhos formais, redução da informalidade do emprego e aumento do rendimento do trabalho, particularmente em função da política de aumento do salário mínimo (IBGE, 2013; IPEA, 2014). Constatou-se que o número de empregos formais no Brasil cresceu de 23,76 milhões, em 2002, para 47,46 milhões em 2012. Isso foi acompanhado por um crescimento real médio dos rendimentos de 27,1% (IBGE, 2013).

Esse quadro geral influenciou a área de saúde. Pesquisas apontam para a tendência de formalização nas relações trabalhistas, no período de 2001 a 2009, particularmente na área pública, com o aumento do número de servidores efetivos em substituição a terceirizados e profissionais temporários (Machado et al., 2011). Sobre o número de postos de trabalho na área da saúde, em 2009, o setor contava com cerca de 3,9 milhões de trabalhadores, tendo 2,6 milhões de vínculos formais, 690 mil sem carteira assinada e 611 mil profissionais autônomos (IBGE, 2009 *apud* Machado et al., 2011:103).

Apesar das melhorias obtidas, ainda há problemas a serem resolvidos. Do ponto de vista dos vínculos trabalhistas, verifica-se que os municípios concentram os vínculos precarizados (Machado et al., 2011), talvez até devido ao grande número de agentes ligados à saúde da família, que não podem ser efetivos, pois devem cumprir uma série de requisitos do programa. Do ponto de vista da distribuição dos profissionais, pesquisas diagnosticaram como um dos principais problemas da área de saúde, a má distribuição dos profissionais médicos no território nacional (IBGE, 2009). Em função disso, o governo federal criou, em 2013, um programa chamado Mais Médicos, com o objetivo de suprir essa carência nos municípios do interior e nas periferias das grandes cidades. O programa prevê, além da contratação de médicos nacionais e estrangeiros, ações voltadas para a expansão e a descentralização da formação médica no Brasil, com a criação de novas vagas de graduação em faculdades de medicina e de residência médica (Ministério da Saúde, 2014). Este programa, quando de seu lançamento, tornou-se uma questão política, com uma série de manifestações contrárias a ele, mas seus resultados apenas serão constatados após alguns anos.

Esses foram alguns dos fatores que influenciaram a área de gestão de pessoas em saúde no Brasil nos últimos anos. São questões do sistema que afetam a realidade de cada organização em particular. No entanto, também há questões da área de gestão de pessoas em saúde que são internas às organizações. Assim como existem ações estabelecidas para o sistema, também são necessárias ações no âmbito das organizações.

A área de gestão de pessoas de um hospital tem características que dificultam a implantação de ações setoriais. Algumas das dificuldades existentes no modelo hospitalar são: regime de plantões (cada vez mais frequente no Brasil, no setor público), que cria obstáculos à formação de equipes estáveis de atendimento; número de vínculos dos profissionais, com grande quantidade de empregos e jornadas de trabalho muito longas; formas de contratação precarizadas, que não permitem um contrato psicológico adequado entre profissionais e organização; ausência de planos de carreira e de perspectivas a longo prazo, entre outras. A associação desses fatores pode levar a uma alta rotatividade dos profissionais, ao baixo nível de satisfação no trabalho e à ausência de motivação.

Soma-se a isso o fato de o hospital contar com uma estrutura organizacional complexa, responsável pela prestação de serviços que exigem alto grau de especialização e uso intensivo de mão de obra e de tecnologia. Segundo Mintzberg (2003), o hospital é uma organização profissional, em que a distribuição de poder privilegia os trabalhadores que detêm o conhecimento necessário à realização dos processos produtivos, com participação equivalente das instâncias da administração e da cúpula estratégica. É característica dessas organizações que as instituições de formação e de controle profissional exerçam grande influência sobre os profissionais e as organizações. A título de exemplo, no Brasil, os parâmetros para o número de profissionais da área de enfermagem que devem atuar em uma unidade hospitalar são estabelecidos pelo Conselho Federal de Enfermagem (Cofen). Do ponto de vista do profissional médico, o Código de Ética Médica é estabelecido pelo Conselho Federal de Medicina (CFM), cabendo a este órgão investigar problemas de conduta profissional. Por isso, faz parte do perfil de um "bom" administrador hospitalar a capacidade de negociação, não apenas com os profissionais – em particular os médicos – mas também com as organizações responsáveis por sua formação e regulação. Em uma organização profissional, a administração frequentemente é mais frágil, quando comparada a outros modelos organizacionais, e é comum que os cargos administrativos sejam ocupados por profissionais provenientes não da área administrativa, mas sim da técnica, pois neste tipo de organização, o conhecimento técnico é muito valorizado pelos pares. Esta configuração faz com que a atuação da área de gestão de pessoas de um hospital tenha peculiaridades em relação à de uma fábrica, por exemplo, ao mesmo tempo que é similar ao funcionamento de outras organizações semelhantes, como uma universidade.

As características da organização hospitalar fazem com que administrar a área de gestão de pessoas de um hospital seja um grande desafio. As questões que se colocam ao gestor são: O que pode fazer um gestor de pessoas em um hospital? Como organizar a área? Como a área pode auxiliar a organização a adaptar-se a processos de mudança? Que instrumentos tem o gestor para conseguir que os profissionais realizem um trabalho de qualidade e estejam satisfeitos? Como cuidar de pessoas que cuidam da saúde de outras pessoas?

Diversos autores têm buscado desenvolver alternativas para a organização da área de gestão de pessoas. Dentre eles, Ulrich (1998) propôs um modelo lógico que permite pensá-la de forma sistêmica. A área de gestão de pessoas assume múltiplos papéis, desempenhando simultaneamente funções operacionais e estratégicas, voltadas para pessoas e para processos. O modelo desenvolvido por Ulrich (1998) permite que as diversas ações da área de gestão de pessoas possam ser planejadas e analisadas de forma conjunta. O modelo pode ser representado graficamente, como mostra a Figura 12.1.

A representação do modelo é composta por dois eixos: no eixo vertical, há foco no longo ou a curto prazo; no eixo horizontal estão, de um lado, os processos organizacionais e, de outro, as pessoas.

Neste modelo, os profissionais de gestão de pessoas precisam ser estratégicos e operacionais, concentrando-se tanto no longo quanto a curto prazo. Os quadrantes superiores estão voltados para o longo prazo. À esquerda, encontram-se as ações voltadas para a administração da estratégia de gestão de pessoas e, à direita, as ações ligadas às pessoas, voltadas para a transformação e a mudança da organização. O planejamento é estratégico e processual, mas a operacionalização desta estratégia, por meio das mudanças, depende das pessoas. Nos quadrantes inferiores, voltados para o curto prazo, encontram-se, à esquerda, ações relacionadas com o cotidiano da área de gestão de pessoas e, à direita, ações voltadas para atender às necessidades dos funcionários.

Funções da área de gestão de pessoas

A área de gestão de pessoas tem quatro diferentes funções. A tarefa do gestor é desenvolver e articular cada uma destas áreas, e cada uma com as demais. Os quatro diferentes papéis da área devem

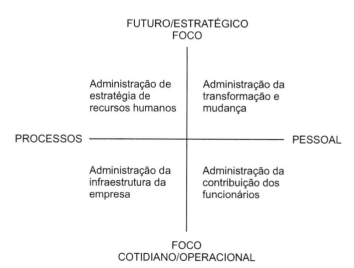

▲ **Figura 12.1** Múltiplos papéis da área de gestão de pessoas. Fonte: Ulrich (1998:40).

estar coordenados para que sua atuação seja sistêmica e integrada. Cada um deles pode ser desdobrado em diferentes atividades. No Quadro 12.1, encontram-se relacionadas algumas das atividades de gestão de pessoas relacionadas com esses papéis.

A seguir, são detalhados os papéis da área de gestão de pessoas e algumas das atividades pertinentes à área. Contudo, é importante destacar preliminarmente dois aspectos, ao adotar o modelo proposto: o caráter holístico no trato de cada área de gestão considerada em relação às demais e a posição da função de gestão de pessoas na estrutura organizacional. Significa dizer que não adianta contar com um bom elenco de atividades em um dos cantos do quadro anterior, sem o desempenho correspondente nos itens dos demais quadrantes. Sob o segundo aspecto, seria desperdício de investimento fortalecer as instâncias técnicas correspondentes de cada área de gestão de pessoas se o alto comando da organização não estiver comprometido com tais funções.

Administração de estratégias de gestão de pessoas

No papel de parceiro estratégico de um hospital, a área de gestão de pessoas atua voltada para a organização como um todo, e o resultado esperado é a execução da estratégia. Os profissionais da área são parceiros estratégicos quando participam da definição das estratégias e quando as convertem em práticas de gestão de pessoas. É necessário destacar que há diferenças entre participar da definição e participar da implementação da estratégia. Por muito tempo, considerou-se que a definição da estratégia organizacional cabia a um

⊿ **Quadro 12.1** Papéis e atividades da área de gestão de pessoas.

Administração de estratégias de gestão de pessoas
- Definição de estratégias da área vinculadas à estratégia da organização
- Planejamento da força de trabalho da organização
- *Balanced scorecard* (BSC)

Administração da infraestrutura de gestão de pessoas
- Recrutamento e seleção
- Remuneração
- Benefícios
- Gestão de desempenho
- Plano de cargos e salários
- Capacitação
- Universidade corporativa
- Sistema de informação
- Sistema de controle

Administração da transformação e da mudança
- Gestão de competências
- Gestão do conhecimento
- Trabalho em equipe

Administração da contribuição dos funcionários
- Clima organizacional
- Qualidade de vida no trabalho
- Comunicação
- Saúde ocupacional
- Atividades sociais e comemorativas
- Relações sindicais
- Relações com conselhos profissionais

Fonte: elaboração dos autores.

pequeno grupo e que, depois de definida, caberia às áreas, inclusive a de gestão de pessoas, fazer com que ela se torne realidade. Esta separação entre planejamento e execução é uma das causas de grande parte dos planos estratégicos nunca terem saído do papel.

A área de gestão de pessoas detém informações sobre a organização como um todo. Idealmente, é quem melhor conhece as características e as capacidades dos profissionais de uma organização, e pode trazer esses dados para o processo de definição da estratégia. Além disso, pode contribuir significativamente para a construção de competências organizacionais na seleção, treinamento e desenvolvimento dos profissionais e de suas competências.

Participar do processo da estratégia requer que os profissionais da área de gestão de pessoas conheçam não apenas sua área, mas também a área financeira e os clientes da organização. Espera-se que saibam como contribuir para o cumprimento das metas organizacionais. Definido o plano estratégico, é necessário verificar quais as competências necessárias para alcançar os resultados esperados. Com a definição das competências estratégicas, pode ser feito o mapeamento daquelas existentes, das que precisam ser desenvolvidas e das que necessitam ser buscadas no mercado.

A seguir, serão apresentadas duas correntes de estratégia: de um lado, Hamel e Prahalad (2005), com a noção de competência essencial e, de outro, Mintzberg *et al.* (2000), com o conceito de estratégia emergente.[1] A importância da apresentação destes dois modelos, como dois representantes de escolas de estratégia, é que estes modelos estão ligados a duas questões amplamente discutidas na área de gestão de pessoas: a gestão de competências e a gestão do conhecimento.

Hamel e Prahalad (2005) têm uma abordagem que enfatiza o foco interno da formação da estratégia, com a criação do conceito de competência essencial. Para os autores, competência é a capacidade de combinar, misturar e integrar recursos em produtos e serviços. Neste modelo, a empresa deve identificar, cultivar e explorar as competências essenciais que permitem seu crescimento. Enfatizam-se o talento e o conhecimento na organização. Algumas das características da competência essencial são: não diminui com o uso, é única e difícil de ser imitada. Além disso, seu valor precisa ser percebido pelo cliente, ela permite o acesso a grande variedade de mercados e pode ser considerada uma vantagem competitiva sustentável. A possibilidade de identificar suas competências oferece à empresa condições para realizar investimentos e alocar recursos em focos estratégicos. Para que uma organização consiga desenvolver sua competência essencial, é necessário aprendizado contínuo, integração de diferentes tecnologias, organização do trabalho, elevado grau de comunicação, envolvimento e comprometimento dos membros da organização.

Para Mintzberg *et al.* (2000), por sua vez, a estratégia possui aspectos formais e emergentes. A ideia de estratégia emergente considera que há um processo incremental na formulação da estratégia. Enquanto as estratégias deliberadas focam o controle sobre os processos, a estratégia emergente foca o aprendizado. Nessa perspectiva, a estratégia é formada na prática, através de um processo permanente de ação e reflexão.

Um instrumento bastante utilizado no acompanhamento da implementação de estratégias é o *balanced scorecard* (BSC). Especificamente na área de gestão de pessoas, são utilizados indicadores de

---

[1] Em *Safári de estratégia: um roteiro pela selva do planejamento estratégico*, Mintzberg, Ahlstrand e Lampel (2000) identificam 10 escolas de estratégia. No modelo proposto pelos autores, tanto a teoria de Prahalad e Hamel quanto o modelo de Mintzberg fazem parte da Escola de Aprendizagem.

processos internos e de aprendizado e crescimento. No entanto, o BSC não inclui um método para operacionalizar a dimensão do conhecimento. Em função das dificuldades em se mensurar o aprendizado, cada organização desenvolve seu modo de registrar e controlar as variáveis que considere importantes. Mais comumente são utilizadas medidas genéricas de satisfação no trabalho, rotatividade e produtividade (Kaplan e Norton, 1997).[2,3]

Administração da infraestrutura

No papel de especialista em gestão, cabe ao setor de gestão de pessoas ser eficiente nas atividades específicas de infraestrutura. Este é o papel tradicional da área. Algumas das atividades que lhe cabem são:

- Recrutamento e seleção
- Remuneração
- Plano de benefícios
- Gestão de desempenho
- Plano de cargos e salários
- Capacitação
- Universidade corporativa
- Sistema de informação
- Sistema de controle.

As diversas atividades da área de gestão de pessoas precisam ser pensadas de forma integrada e sistêmica. A seguir algumas das atividades da administração da infraestrutura dessa área são detalhadas.

O processo de recrutamento de profissionais para a organização pode ser externo, interno ou misto. Cada uma das formas de recrutamento apresenta vantagens e desvantagens em relação às demais. O recrutamento externo, com frequência, é mais caro e mais demorado que o interno. Por outro lado, traz competências novas para a organização. Já o recrutamento interno possibilita o crescimento dentro da organização, sendo um estímulo ao crescimento dos profissionais. Uma das dificuldades encontradas no recrutamento interno é a resistência do grupo às mudanças de papel de seus componentes. No recrutamento misto, ou seja, interno e externo simultaneamente, são recrutados profissionais de dentro e de fora da organização para que se avalie quem é mais adequado ao cargo. Portanto, nenhuma das formas de recrutamento é superior ou inferior à outra. Em cada situação, a organização precisa avaliar as vantagens e desvantagens de cada uma e optar pela que lhe parecer mais adequada. Atualmente, é comum que as organizações terceirizem o processo de recrutamento e seleção de profissionais. Nesses casos, é importante que haja clareza quanto às competências esperadas do profissional contratado. A empresa responsável pelo processo de recrutamento precisa conhecer o perfil da organização e sua cultura, pois será a partir desses elementos que poderá selecionar profissionais adequados.

Quanto aos sistemas de remuneração, cada vez mais as empresas optam por sistemas de remuneração variável, vinculando a remuneração à produtividade e à qualidade. Na área de saúde, isso não é simples, mas é possível. A remuneração pode estar vinculada ao alcance de metas qualitativas e quantitativas, estabelecidas conjuntamente com os profissionais. No processo de avaliação de desempenho, verifica-se o alcance das metas e o valor da remuneração.[4] Os EUA e a Inglaterra têm testado o modelo de *pay for performance* (P4P) ou remuneração por desempenho. No setor privado do Brasil, este modelo representa o estímulo ao alcance de algumas metas de produção ou de qualidade e começa a ser empregado em alguns hospitais e por algumas operadoras. Os novos modelos de avaliação da Agência Nacional de Saúde Suplementar (ANS) podem ser considerados respondendo a este conceito, lembrando que a Agência não lida diretamente com os hospitais, mas pode interferir no seu desempenho por meio desses intermediários. No setor público, hospitais administrados por contratos de gestão também podem ser considerados como representantes desse modelo de remuneração. Nestes hospitais, os contratos definem indicadores a serem atingidos, e seu cumprimento produz reflexos na remuneração dos serviços (Malik, 2007). Na administração direta isso é muito mais difícil.

Sobre os planos de benefícios, há organizações que trabalham com "cardápios" variados de benefícios, em que cada profissional escolhe seu "pacote", dentro do valor estabelecido pela administração. Dessa forma, otimizam-se os benefícios disponíveis. A desvantagem desse modelo é o custo operacional de administrar pacotes diferenciados. O custo administrativo precisa ser avaliado para que seja verificada a viabilidade da implantação do modelo.

A gestão do desempenho é um processo, ou um conjunto de processos, cuja função é articular os objetivos organizacionais aos individuais. Constituem elementos do processo: a definição dos objetivos estratégicos; a definição das funções a serem desempenhadas para que se alcancem esses objetivos; a fixação de objetivos individuais; o apoio e o acompanhamento do desempenho individual; a análise do desempenho e a remuneração vinculada ao desempenho. Assim, a avaliação do desempenho é apenas um dos itens da gestão do desempenho. Para surtirem efeito, as avaliações precisam ser realizadas periodicamente. A vinculação de seus resultados à remuneração traz vantagens e desvantagens. Uma das vantagens é que a avaliação tende a ser encarada com seriedade e, se as metas estabelecidas forem claras e alcançáveis, há grande probabilidade de o corpo funcional mobilizar-se em direção a elas. Como desvantagem, há o aumento do conflito institucional e a insatisfação dos profissionais que não cheguem a atingir as metas estabelecidas. É importante que as metas sejam alcançáveis, pois, de outra forma, podem se tornar desestimulantes aos profissionais. O ideal é que cada profissional possa participar da definição de suas próprias metas de trabalho. Ao participar do processo de definição de metas, que devem obrigatoriamente estar vinculadas às metas estratégicas da organização, cada um se torna mais consciente do que se espera de seu trabalho. Isso faz com que as pessoas conheçam a estratégia organizacional e sua participação no "todo".

Outra atividade da infraestrutura de gestão de pessoas, o Plano de Carreira, Cargos e Salários (PCCS), é de grande importância para os trabalhadores. Muito tem sido discutido, na área de gestão de pessoas, especialmente em saúde, sobre carreiras. Há quem afirme que a gestão da carreira, hoje, seja do indivíduo e não das instituições, e que cabe a cada um manter sua empregabilidade. Em uma realidade de trabalho com alto índice de desemprego, esta proposta se sustenta. No entanto, sem isentar o trabalhador de sua responsabilidade para com sua própria formação, é importante que, dentro de uma organização, as pessoas tenham possibilidade de desenvolvimento e crescimento profissional. De outra forma, a organização tende a perder seus melhores profissionais. É preciso também que as regras para ascensão na carreira sejam claras. Na área pública, o PCCS tem sido largamente discutido no Sistema Único de Saúde. O Ministério

---

[2]Sobre *scorecard* de gestão de pessoas, ver Becker, Huselid e Ulrich (2001) e Fernandes *et al.* (2006).
[3]Sobre mensuração de resultados em gestão de pessoas, ver Lacombe (2006).
[4]Sobre sistemas de remuneração variável, ver Oliva e Albuquerque (2006).

da Saúde apoiou a elaboração de diretrizes unificadas para os PCCSs nos Estados, Municípios e Distrito Federal, com o objetivo de construir uma carreira unificada para a área de saúde, com estruturas semelhantes em todos os órgãos do sistema. Em novembro de 2006, as diretrizes do PCCS foram aprovadas pela Comissão Intergestores Tripartite e referendadas pelo Conselho Nacional de Saúde (Brasil, 2007).

Uma questão ligada à carreira na área de saúde que precisa ser observada pelos gestores de pessoas é que, frequentemente, o crescimento dentro da organização hospitalar significa uma mudança de profissão. As atribuições de uma gerência de setor, por exemplo, são muito diferentes das atribuições de um médico ou de um enfermeiro ligados à assistência. Um ótimo médico pode ser transformado em um mau gerente. A alternativa para minimizar esse problema é a criação de carreiras em Y. Neste modelo, tanto a área técnica quanto a gerencial têm possibilidades de ascensão em paralelo.[5]

As ações da área de capacitação de pessoas são frequentemente chamadas de treinamento e desenvolvimento, sendo o treinamento voltado para as atividades operacionais a curto prazo e o desenvolvimento para aquelas a longo prazo. Atualmente, esta é uma atividade fundamental da área de gestão de pessoas. Muito tem sido desenvolvido e pensado sobre ela, pois é por meio da capacitação que as pessoas desenvolvem as novas competências necessárias à organização. Ao setor de capacitação cabe não apenas operacionalizar as atividades, mas definir uma política de formação de seu quadro adequada aos objetivos organizacionais. Este é um dos principais instrumentos de que a área de gestão de pessoas dispõe para a gestão da mudança organizacional.

Observa-se que as práticas de treinamento e desenvolvimento tradicionais não conseguem mais responder às novas demandas, não apenas das organizações, mas também dos indivíduos. Na área de gestão, por exemplo, há contradições entre o modelo de formação tradicional e as novas competências esperadas de quem ocupa função gerencial, o que faz com que tenham surgido novas técnicas e propostas pedagógicas mais adequadas às demandas atuais, que buscam maior vinculação entre a teoria e a prática.[6]

Quanto aos instrumentos utilizados para capacitação, há hoje inúmeras inovações. O ensino a distância, por meio da *Internet*, possibilita que as pessoas estudem em qualquer lugar e em qualquer horário, desde que tenham o equipamento adequado e a capacitação para fazê-lo.

Uma das tendências na área de capacitação é a universidade corporativa, que não é tão recente. De acordo com Eboli (1999), as principais diferenças existentes entre um centro de treinamento tradicional e uma universidade corporativa encontram-se no Quadro 12.2.

Para a autora, a universidade corporativa deve oferecer oportunidades de aprendizagem sobre as questões mais importantes da organização. Seu foco deve ser estratégico e organizacional, e seu currículo precisa estar alinhado às estratégias da organização. É importante destacar que uma universidade corporativa não se confunde com seu espaço físico. Algumas das experiências mais bem-sucedidas em universidades corporativas ocorrem a distância, na utilização intensiva da tecnologia com o objetivo de criar um ambiente organizacional propício à aprendizagem.

◢ **Quadro 12.2** Mudança de paradigma de centro de treinamento para universidade corporativa.

	Centro de treinamento tradicional	Universidade corporativa
Objetivo	Habilidades	Competências críticas
Foco	Aprendizado individual	Aprendizado organizacional
Escopo	Tático	Estratégico
Ênfase	Necessidades individuais	Estratégias de negócios
Público	Interno	Interno e externo
Local	Espaço real	Espaço real e virtual
Resultado	Aumento das habilidades	Aumento do desempenho

Fonte: Eboli, 1999, p. 115.

Também é um diferencial importante da universidade corporativa capacitar não apenas os profissionais da organização, mas também seus parceiros, clientes, distribuidores e fornecedores de produtos terceirizados. Outra característica francamente positiva é contar com um modelo de financiamento cujo objetivo é o autofinanciamento. No Brasil, desde o início do século 21, encontramos diversos hospitais, principalmente privados, com institutos de ensino e pesquisa, bem como com centros de estudos, estes últimos presentes tanto em hospitais privados quanto em serviços públicos.

Sobre os sistemas de controle na área de gestão de pessoas, não há um modelo ideal a ser adotado para todas as organizações. Uma longa discussão sobre o sistema de marcação de frequência, por exemplo, pode ser abreviada ao analisarem-se as características da organização e de seus profissionais. O sistema de controle adotado por cada organização está intimamente relacionado com o seu sistema de liderança. Já tem 30 anos a teoria da liderança situacional de Hersey e Blanchard (1986), segundo a qual o modelo de liderança a ser adotado, e consequentemente o modelo de controle, depende das características da organização, dos líderes e dos liderados. Segundo os autores, quanto maior o grau de maturidade dos profissionais, maior a possibilidade de delegação. Pessoas imaturas exigem sistemas de controle autoritários. É claro que esta relação não é unilateral: organizações autoritárias tendem a produzir comportamentos imaturos, e maturidade não é diretamente proporcional à escolaridade. O ideal é que se estabeleçam relações de confiança entre os profissionais e a organização, e que os controles se tornem responsabilidade de cada um. O objetivo não é apenas de obediência às regras, mas de comprometimento dos profissionais com a organização.[7]

Administração da contribuição dos funcionários

O terceiro papel proposto para a área de gestão de pessoas, o de administrador das contribuições dos funcionários, é responsável pelo levantamento do nível de satisfação dos profissionais no trabalho, da motivação e das demandas trabalhistas, sendo um facilitador do processo de comunicação na organização. No papel de defensor dos funcionários, cabe ao setor promover o vínculo entre a organização e seus profissionais. O resultado esperado é o aumento do envolvimento dos funcionários com o hospital. Para conseguir isso, a área de gestão de pessoas precisa estar próxima e compreender as

---

[5]Sobre carreiras em Y, ver *Administração de carreiras: uma proposta para repensar a gestão de pessoas*, Dutra (2004).
[6]Sobre educação corporativa, ver *Treinamento, desenvolvimento e educação em organizações e trabalho: fundamentos para a gestão de pessoas*", organizado por Borges-Andrade, Abbad e Mourão (2006).

---

[7]Sobre a administração da infraestrutura de gestão de pessoas, ver Chiavenato (2005).

necessidades das pessoas que trabalham na organização, de forma a ajudar a criar e a manter o contrato psicológico entre a organização e seus funcionários. Trata-se de um importante canal de escuta e de formulação de demandas.

Dentre as atribuições vinculadas a este papel, há a de promotor da qualidade de vida no trabalho. Qualidade de vida inclui desde aconselhamento sobre saúde, segurança no trabalho e ginástica laboral, até programas extensos, que levam em conta aspirações de carreira, satisfação no trabalho e clima organizacional. Essas atividades têm por objetivo melhorar a qualidade do trabalho e reduzir a rotatividade, o absenteísmo e as doenças laborais.

Um aspecto comumente negligenciado pelas organizações é a questão da segurança no trabalho. Com o objetivo de normatizar e tornar obrigatórios procedimentos mínimos na área de segurança no trabalho, o Ministério do Trabalho e Emprego publicou, em 2005, a Norma Regulamentadora (NR) nº 32, sobre segurança e saúde no trabalho em serviços de saúde. Abril de 2007 foi o fim do prazo para adequação das instituições de saúde a todas as normas da portaria.[8]

Sobre satisfação no trabalho e motivação dos trabalhadores, há diversas teorias, entre as quais destacamos a teoria das satisfações humanas (Herzberg, 1964) e a teoria da expectativa (Vroom, 1970; Lévi-Leboyer, 1994). Segundo a teoria das satisfações humanas, também conhecida como teoria higiene-motivacional, há uma diferença entre os fatores geradores de satisfação no trabalho e os fatores de insatisfação, sendo que os principais fatores de satisfação estão ligados ao próprio trabalho. Alguns exemplos de fatores de satisfação, também chamados de fatores motivacionais, são: o trabalho em si (gostar do trabalho); realização; responsabilidade; reconhecimento e promoção. Já os principais fatores de insatisfação referem-se a fatores ambientais ou higiênicos, tais como política da organização, administração, estilo de supervisão, relações interpessoais, condições de trabalho, salário e segurança. Enquanto os fatores motivacionais são intrínsecos e estão associados a um efeito positivo de longa duração na *performance*, os higiênicos são extrínsecos e produzem mudanças de comportamento a curto prazo (Herzberg, 1964).

Vroom (1970), por sua vez, desenvolveu a chamada teoria da expectativa ou da instrumentalidade. Sua principal contribuição foi o enfoque processual que atribuiu à motivação. Enquanto as teorias anteriores consideravam a motivação desde um ponto de vista presente e passado, a teoria da instrumentalidade indica que a motivação está ligada às expectativas futuras de satisfação. Desta forma, também se podem distinguir a satisfação e a motivação para o trabalho. Enquanto a satisfação está ligada a eventos passados, a motivação está ligada a expectativas futuras.

Numerosos estudos indicam que diferentes culturas e organizações apresentam distintos fatores de satisfação no trabalho. Apesar de não haver relação direta entre satisfação no trabalho e produtividade, pesquisas constatam a existência de correlação entre satisfação no trabalho e rotatividade. O desligamento do trabalho, quando a realidade do mercado permite, é um comportamento defensivo do trabalhador frente à sua insatisfação (Lévi-Leboyer, 1994).

Quanto aos profissionais de saúde, em particular médicos e enfermeiros, os fatores que têm levado à realização de pesquisas sobre satisfação no trabalho são diferentes. Enquanto, hoje, a principal questão na área de enfermagem são os processos de migração entre países (fator especialmente importante para os países de língua anglo-saxônica), pois a situação de lotação do pessoal de enfermagem é crítica, e as pesquisas possibilitam a busca de mecanismos de fixação dos profissionais, para os médicos, diversas pesquisas de satisfação no trabalho têm buscado comparar o nível de satisfação no trabalho de médicos que atuam na atenção primária ao nível de satisfação de especialistas (Campos, 2005).

Para se ter uma ideia da dimensão dos problemas migratórios dos profissionais de enfermagem, pesquisa revelou que, enquanto no início dos anos 1990, em média, 10% dos enfermeiros contratados por ano, na Inglaterra, eram estrangeiros, em 2001, mais de 50% dos profissionais contratados, cerca de 16 mil enfermeiros, eram provenientes de outros 95 diferentes países. Estes acelerados níveis de migração indicam a existência de problemas tanto nos países que cedem quanto nos países que recebem os profissionais (Kline, 2003; Buchan e Sochalski, 2004).

Quanto aos médicos, a realização de *surveys* voltados para a avaliação de sua satisfação no trabalho é um fenômeno recente. Há estudos realizados nos EUA, Malásia, Austrália, Nova Zelândia, Inglaterra e Noruega. A maior parte destes estudos, excetuando os da Noruega, aponta para o declínio da satisfação no trabalho dos profissionais médicos (Sararaks e Jamaluddin, 1997; Bailie *et al.* 1998; Dowell *et al.*, 2001; Sibbald *et al.*, 2003; Murray *et al.*, 2001; Pathman *et al.*, 2002; Landon *et al.*, 2003; Nylenna e Gulbrandsen, 2005).

Uma das formas de verificação da satisfação no trabalho dos profissionais é a realização de pesquisas de clima organizacional. O clima organizacional é uma percepção coletiva e pode ser entendido como a atmosfera do ambiente de trabalho. Ele é temporário e sujeito a mudanças constantes, diferentemente da cultura organizacional, que tem caráter mais permanente. Assim, o clima precisa ser avaliado periodicamente com o objetivo de verificar suas flutuações, e se as ações realizadas, voltadas para sua melhoria, surtiram o efeito esperado.

Não há um instrumento de medida ideal para a análise do clima organizacional adequado à realidade de qualquer organização. Assim, é necessário que os instrumentos de pesquisa sejam validados pelas organizações em que serão aplicados. Cabe ressaltar que, ao realizar uma pesquisa de clima organizacional, é imprescindível que seus resultados retornem à população pesquisada e que os problemas detectados se convertam em ações. Isso porque, ao realizar a pesquisa, criam-se expectativas nos participantes. Caso os dados não sejam utilizados, a pesquisa pode ser uma fonte de insatisfação para o grupo, pois, ao contribuir com as respostas, as pessoas criam a expectativa de influenciar a organização.

Como esperado porta-voz dos funcionários, a área de gestão de pessoas pode criar um sistema de ouvidoria interna, com o objetivo de identificar problemas e receber sugestões dos funcionários. Cabe também à área promover atividades sociais e comemorativas, realizar negociações trabalhistas e relacionar-se com os conselhos profissionais.

Agente de transformação e mudança organizacional

As transformações tecnológicas da atualidade têm levado a um intenso discurso de necessidade de mudanças. Na área do conhecimento, vivemos uma fase de transição de uma educação institucionalizada para uma situação de troca generalizada de saberes. O modelo do aprendizado de uma profissão na juventude, para exercê-la durante toda a vida, foi ultrapassado. A maior parte do conhecimento adquirido no início de uma carreira se torna obsoleta em um curto

---

[8]NR 32 – Segurança e saúde no trabalho em serviços de saúde – Portaria MTE nº 485, de 11/11/2005. Disponível no *site*: http://portal.mte.gov.br/data/files/8A7C816A350A-C8820135161931EE29A3/NR-32%20(atualizada%202011).pdf

espaço de tempo. Isso faz com que indivíduos e grupos não detenham saberes estáveis, e participem de um processo de geração de conhecimentos rápido e imprevisível, em que cada um precisa aprender a navegar (Lévy, 1999).

Em um ambiente de mudanças constantes, é preciso que as organizações se adaptem com rapidez. O aumento do valor do conhecimento como ativo intangível tem levado ao desenvolvimento de métodos de gerenciamento do conhecimento organizacional. Como agente de mudanças, cabe à área de gestão de pessoas possibilitar a inovação e a geração de conhecimentos na organização. Já se fala com naturalidade da gestão do conhecimento como uma área nas organizações.

O processo de mudança organizacional é complexo e, normalmente, produz uma série de conflitos. As mudanças, quanto mais profundas, afetam maior número de atores e reorganizam as relações na instituição. A transformação nas relações existentes em uma organização, muitas vezes, envolve uma mudança na sua cultura. Cultura organizacional é o modelo de pressupostos básicos que um determinado grupo inventou, descobriu ou desenvolveu no processo de aprendizagem, para lidar com os problemas de adaptação externa e integração interna. A cultura também pode ser chamada de personalidade da organização e tem grande peso sobre o comportamento dos indivíduos (Schein, 2001). Apesar de a modelagem de comportamento de profissionais especializados ser grandemente determinada pela sua formação, também há uma forte influência da cultura organizacional neste comportamento. Por isso, verifica-se que muitos profissionais agem de forma diferente dependendo da organização em que se encontram.

A estabilidade e a unidade cultural podem ser benéficas, por exemplo, quando um hospital é reconhecido como um centro de excelência, pela qualidade do atendimento e quando há orgulho dos profissionais em trabalhar naquela organização. São aspectos da cultura que podem ser muito favoráveis. A dificuldade está em transformar um hospital que tenha má fama junto a seus clientes, ou convencer um corpo de funcionários desmotivados a mudar seu comportamento e a imagem da organização. Esta transformação é um grande desafio para qualquer gestor de pessoas.

É importante destacar que não se mudam estruturas internas, frutos de ações adaptativas desenvolvidas durante anos, rapidamente. No entanto, a resistência à mudança pode ser reduzida à medida que se dê possibilidade de ação aos indivíduos dentro da nova proposta. Técnicas de gestão que favoreçam a emancipação política das pessoas mostram-se mais adequadas à necessidade de adaptação dos indivíduos a uma realidade de mudanças rápidas e complexas. Indivíduos com diferentes visões de mundo e valores podem demorar a chegar a um consenso, mas têm maior probabilidade de construir soluções que levem em consideração diversos elementos da realidade. Ao contrário, sistemas homogêneos, que reproduzem a mesma visão de mundo e a mesma forma de pensamento, tendem a não questionar seus pressupostos e a reproduzir os mesmos erros. Um grupo organizacional homogêneo comunica-se mais rapidamente e vivencia menos conflitos; porém, estudos mostram que um grupo organizacional diverso é fonte de aprendizado e inovação (Motta, 2003).

Dois meios de realização de processos de mudança organizacional têm sido amplamente difundidos: a gestão de competências e a gestão do conhecimento. Existe diferença entre essas duas perspectivas. Enquanto a gestão de competências, de forma geral, parte de uma proposta de competências a serem desenvolvidas pelos indivíduos e pela organização, em função de uma estratégia estabelecida, a proposta da gestão do conhecimento e da criação de organizações que aprendem, tem, como principal objetivo, a inovação.

As competências têm sido estudadas na literatura acadêmica a partir de duas abordagens, que se relacionam e complementam: a competência organizacional e a individual. Sobre a competência organizacional, a definição mais difundida é a competência essencial de Prahalad e Hamel (1998), que é a capacidade de combinar, misturar e integrar recursos em produtos e serviços. Quanto à competência individual, alguns autores a têm definido como o conjunto de conhecimentos, habilidades e comportamentos (ou atitudes) que uma pessoa detém, que lhe possibilita um desempenho superior no trabalho (Spencer e Spencer, 1993; McLagan, 1996 apud Lacombe, 2006). Além dessa definição, competência individual também tem sido definida como saber fazer ou como inteligência prática de situações, o que inclui saber agir, mobilizar, comunicar, aprender, assumir responsabilidade e ter visão estratégica (Lacombe, 2006). Segundo Fleury e Fleury (2001), competência pode ser definida como "um saber agir responsável e reconhecido, que implica mobilizar, integrar, transferir conhecimentos, recursos e habilidades, que agreguem valor econômico à organização e valor social ao indivíduo" (Fleury e Fleury, 2001:185).

No Brasil, a prática das empresas aponta para uma tendência de iniciar a gestão de competências pelo enfoque estratégico, em que primeiro são mapeadas as competências organizacionais e, em um segundo momento, definem-se as individuais e gerenciais. Isso cria a maior dificuldade encontrada nos processos de implantação de sistemas de gestão por competência: a existência de uma abordagem individualista, em que prevalecem a identificação, o desenvolvimento e a avaliação de competências individuais em detrimento de práticas coletivas. A passagem de competências individuais para organizacionais tem sido bastante debatida. Parece haver consenso entre autores que as competências individuais são a base das competências organizacionais e que o processo de promoção do desenvolvimento de competências é a aprendizagem. No entanto, o que de fato diferencia a competência de uma organização não é apenas a competência de seus membros, mas a qualidade da interação entre eles (Bitencourt, 2004; Lacombe, 2006).

Empresas que se organizam a partir da abordagem de competências precisam desenvolver um plano detalhado sobre como cada política contribuirá para os objetivos estratégicos. Pode-se dizer que a grande contribuição da abordagem das competências para a gestão de pessoas é o fornecimento de um quadro referencial único para o planejamento e para a operacionalização da área como um todo. Ao analisar a organização em relação a sua estratégia e aos seus recursos internos, a lógica das competências funciona como um eixo que direciona políticas e práticas (Lacombe, 2006).

A gestão do conhecimento, por sua vez, parte de pressupostos diversos. Em uma organização profissional, como um hospital, onde o poder está grandemente distribuído pelos seus membros e o poder da administração é reduzido, é comum que as mudanças sejam lentas e negociadas. Paradoxalmente, as mudanças tecnológicas na área de saúde avançam a grande velocidade. Assim, em um hospital, enquanto as mudanças tecnológicas avançam rapidamente, a organização do trabalho se modifica muito mais lentamente (Mintzberg et al., 2000). Esse processo descreve o que Argyris e Schön (1978) chamaram de aprendizagem de circuito simples. Os autores definem a existência de dois diferentes circuitos de aprendizagem nas organizações: os de circuito simples e os de circuito duplo. A aprendizagem de circuito simples pode ser associada ao modelo "industrial" e a aprendizagem de circuito duplo, ao chamado modelo "pós-industrial" ou informacional (Motta, 2003). A aprendizagem de circuito simples é baseada na detecção do erro e em sua correção. Nesse modelo, preservam-se os pressupostos do sistema operacional, ou seja, os valores do sistema. Pode-se dizer que se trata da melhoria contínua de processos, em que se aprimora a eficiência até um nível ótimo, sem que seus valores ou suas etapas de funcionamento sejam questionados. Do ponto de vista individual, também se pode utilizar este conceito. A aprendizagem de circuito simples refere-se à incorporação pelo indivíduo de novas práticas, desde que estas não contradigam seus valores. É uma incorporação de conhecimento que não questiona as práticas anteriores (Motta, 2003).

A aprendizagem de circuito duplo, por sua vez, envolve um processo diferente de percepção e exploração de possibilidades. Após ter acesso a novas informações, o indivíduo as compara à forma de funcionamento de um dado sistema ou processo, o que leva ao questionamento das normas de funcionamento do sistema. As ações corretivas derivadas desse processo podem envolver a mudança de práticas, valores e pressupostos do sistema ou processo antigo. No processo produtivo e gerencial, questionam-se as suas bases de funcionamento, redesenhando-se o processo ou incluindo-se modificações relevantes no sistema, reconfigurando-se o processo produtivo, a tecnologia ou a organização. No que se refere ao indivíduo, a aprendizagem de circuito duplo leva ao questionamento das próprias formas de comportamento e à mudança. Enquanto a aprendizagem de circuito simples leva à melhoria e ao aperfeiçoamento do sistema, mantidas as suas principais características e pressupostos, a aprendizagem de circuito duplo leva à inovação ou à invenção e incorporação efetiva de novas formas de comportamento (Motta, 2003).

O trabalho em equipe nas instituições de saúde pode ser um dos instrumentos para a gestão da mudança. Este modelo de organização do trabalho, preconizado há décadas e mencionado como se fosse habitual, auxilia os pacientes e os profissionais, pois garante a continuidade do tratamento e possibilita a humanização do atendimento. No entanto, para que haja uma equipe, é preciso que as pessoas não apenas trabalhem juntas, mas que possam realizar, no seu espaço de trabalho, um processo de reflexão coletiva sobre o significado de suas experiências, o que é bastante raro!

Voltando ao exemplo do hospital, o aperfeiçoamento da técnica se dá de forma rápida e constante, mas a implantação de processos de mudança mais profundos é muito mais difícil. Um exemplo disso é o sistema de plantões, adotado pela maioria dos hospitais para os profissionais de saúde, em especial médicos. Juntamente ao modelo de fragmentação por especialidade, isso leva a um modelo *taylorista* de divisão de tarefas e fragmentação do cuidado assistencial. Apesar de haver consenso quanto ao fato de esse modelo não ser adequado, sua mudança exige uma transformação na relação entre profissionais e organizações, e entre categorias profissionais, de difícil implantação. Isso demanda um pensamento crítico sobre o trabalho capaz de levar a um processo de aprendizagem e transformação baseadas no circuito duplo de aprendizagem. Nesse processo de aprendizagem, indivíduos e grupos precisam superar o medo da mudança para que consigam mudar seu comportamento na prática e não apenas no discurso. Além disso, precisa haver alteração nos tipos de vínculo, seja psicológico, seja funcional.

A implementação de um sistema favorável ao aprendizado requer a politização dos indivíduos. Trata-se da construção, não apenas de um sistema técnico, mas de um sistema social capaz de favorecer a aprendizagem em circuito duplo. Quando as organizações aprendem a aprender, desenvolvem uma postura mais flexível, em que o erro é visto como uma experiência positiva, na medida em que é uma oportunidade na construção de um novo conhecimento (Motta, 2003).

Outros autores merecem destaque em função de seus estudos sobre gestão do conhecimento. Peter Senge (1990) descreveu a necessidade de cinco disciplinas para caracterizar uma organização de aprendizagem: domínio pessoal, modelos mentais (visão de mundo), objetivo comum, aprendizagem em equipe e raciocínio sistêmico, com destaque para este último. Para o autor, organizações que aprendem são organizações em que as pessoas aprendem a aprender coletiva e continuamente. As organizações em aprendizagem (*learning organizations*) são baseadas na autonomia e no *empowerment* e estimulam o aprendizado em todos os níveis hierárquicos como parte do trabalho cotidiano (Senge, 1990).

Davenport e Prusak (1998) também se destacaram ao afirmar que o conhecimento de uma organização pode ser encontrado em documentos, rotinas, processos, práticas e normas das organizações, mas que está, sobretudo, na mente das pessoas. Os autores afirmam que as ferramentas de gestão do conhecimento – *softwares* – têm por objetivo modelar parte do conhecimento detido pelas pessoas e pelos documentos corporativos, disponibilizando-o para toda a organização. O objetivo dessas ferramentas é que o conhecimento seja disseminado através de redes de comunidades, transformando a tecnologia em meio e o conhecimento em mensagem. A aplicação dessas ferramentas exige que sejam consideradas pessoas e tecnologia, mas a ênfase deve ser dada às pessoas. Os autores destacam que organizações muito rígidas e burocráticas têm dificuldades em implantar sistemas de gestão do conhecimento, dado que estes estimulam a troca contínua entre seus participantes.

Conclusão

O trabalho do gestor de pessoas, a partir do modelo proposto por Ulrich (1998), é bastante complexo. A atuação do gestor em diferentes papéis, implementando a estratégia e defendendo os funcionários, por exemplo, pode gerar conflitos. Também existe a mesma necessidade de equilíbrio entre os papéis de agente da mudança e de manutenção da disciplina e da estabilidade. A articulação entre os quatro papéis propostos para a área não é simples, como também não é simples o contexto em que se encontram as organizações. No entanto, a visão do conjunto de atividades que envolve o setor é fundamental, para que haja uma política de gestão de pessoas integrada, em que cada parte esteja correlacionada com a estratégia da área como um todo. Isso é o que possibilita uma visão sistêmica da área de gestão de pessoas.

Para isso, o gestor necessita ter habilidades operacionais e estratégicas. Sua compreensão precisa ser generalista e sua atuação envolve parcerias com outros setores. É preciso que os profissionais da área se capacitem, compreendam a organização, o mercado em que ela está inserida e sua estratégia. A área de gestão de pessoas precisa estar preocupada com os resultados da organização.

Cabe destacar que, em uma organização, a posição de cada área na estrutura organizacional reflete sua importância relativa. Apesar de a área de gestão de pessoas responder por grande parte dos custos e dos resultados de um hospital, é comum serem encontrados setores subdimensionados, localizados na parte inferior da estrutura. Uma proposta real de investimento em gestão de pessoas precisa estar presente também na organização e no investimento da própria área, com profissionais qualificados e com poder para participar das definições estratégicas da organização.[9]

Finalmente, é preciso salientar a importância, em um hospital, das gerências de linha no gerenciamento das pessoas. Os gerentes de linha assumem um papel de destaque, pois são eles que, no dia a dia, gerenciam as pessoas da organização. A área de gestão de pessoas pode definir políticas, elaborar estratégias e oferecer suporte, mas a relação cotidiana de trabalho se dá entre os profissionais e suas gerências diretas. Assim, para que seja possível a implantação de uma nova política na área de gestão de pessoas, é fundamental o envolvimento dos gerentes de linha no processo.

Referências bibliográficas

Argyris, C; Schön, D. *Organizational learning*: a theory of action perspective. New York: McGraw-Hill, 1978.

Bailie, R; Sibthorpe, B; Douglas, B; Broom, D; Attewell, R; McGuiness C. Mixed feelings: satisfaction and disillusionment among Australian GPs, *Family Practice*. 15(1):58-66, Feb. 1998.

Becker, B; Huselid, M; Ulrich, D. *The HR scorecard*: Linking people, strategy and performance. Boston: Harvard Business School Press, 2001.

Bitencourt, CC. Gestão de competências gerenciais e a contribuição da aprendizagem organizacional. *RAE*. v. 44, nº 1, p. 58-69. Janeiro/Março 2004.

Borges-Andrade, JE; Abbad, GS; Mourão, L. *Treinamento, desenvolvimento e educação em organizações e trabalho*: fundamentos para a gestão de pessoas. Porto Alegre: Artmed, 2006.

Brasil. Ministério da Saúde, 2007. Portaria nº 1.318, de 5 de junho de 2007. Disponível em: conselho.saude.gov.br/ultimas_noticias/2007/portaria%201318.doc.

Brasil. Ministério da Saúde, 2014. Disponível em: http://portalsaude.saude.gov.br/index.php/cidadao/acoes-e-programas/mais-medicos/mais-sobre-mais-medicos/5953-como-funciona-o-programa Acesso em 20 de junho de 2014.

Brasil. Ministério do Trabalho e Emprego. Portaria MTE nº 485, de 11 de novembro de 2005, NR32 – Segurança e saúde no trabalho em serviços de saúde. Disponível no *site*: http://portal.mte.gov.br/data/files/8A7C816A350AC88 20135161931EE29A3/NR-32%20(atualizada%202011).pdf Acesso em 20 de junho de 2014.

Buchan, J; Sochalski, J. The migration of nurses: trends and policies. *Bulletin of the World Health Organization*, n. 82, p. 587-594, 2004.

Campos, CVA. *Por que o médico não fica*: Satisfação no trabalho e rotatividade dos médicos do programa de saúde da família do município de São Paulo. 2005. Dissertação (Mestrado em Administração Pública e Governo) – Escola de Administração de Empresas de São Paulo da Fundação Getulio Vargas, São Paulo.

Campos, CVA; Bonassa, E. O novo paradigma em gestão de pessoas em hospitais. *In*: Gestão hospitalar: Administrando o hospital moderno. (Org.) Ernesto Lima Golçalves, São Paulo: Saraiva, 2006.

Cardoso Jr., JC. *Macroeconomia e mercado de trabalho no Brasil*: trajetória recente e tendência aparente. Observatório de Recursos Humanos em Saúde, (NESP/CEAM/UnB), Plano Diretor 2006, Brasília, 2006. Disponível no *site*: http://www.observarh.org.br/nesp/sistema/banco/20060901045936_macroeconom_trab.pdf Acesso em 20 de junho de 2014.

Chiavenato, I. *Gestão de pessoas*: O novo papel dos recursos humanos nas organizações. 2ª edição. Rio de Janeiro: Campus, 2005.

Davenport, TH; Prusak, L. *Conhecimento empresarial*: como as organizações gerenciam o seu capital intelectual. Rio de Janeiro: Campus, 1998.

Dowell, AC; Westcott, T; McLeod, DK; Hamilton, S. A survey of job satisfaction, sources of stress and psychological symptoms among New Zealand health professionals. *New Zealand Medical Journal*. v. 14; n. 114(1145), p. 540-543, Dec. 2001.

Dutra, JS. *Administração de carreiras*: uma proposta para repensar a gestão de pessoas. São Paulo: Atlas, 2004.

Eboli, M. *Desenvolvimento e alinhamento dos talentos humanos às estratégias empresariais*: o surgimento das Universidades Corporativas. São Paulo: Schmukles Editores, 1999.

Fernandes, BHR; Fleury, MTL; Mills, J. Construindo o diálogo entre competência, recursos e desempenho organizacional. *RAE*, v. 46, n. 4, outubro/dezembro 2006.

Fleury, MTL; Fleury, A. Construindo o conceito de competência. *RAC*, Edição Especial, 2001: 183-196.

Hamel, G; Prahalad, CK. *Competindo pelo futuro*. Rio de Janeiro: Campus, 2005.

Hersey, P; Blanchard, KH. *Psicologia para administradores*: As teorias e as técnicas da liderança situacional. São Paulo: EPU, 1986.

Herzberg, F. *The motivation to work*. 2nd ed. New York: John Wiley & Sons, Inc., 1964.

Instituto Brasileiro de Geografia e Estatística. *Pesquisa de assistência médico-sanitária*, Rio de Janeiro: 2009. Disponível em http://www.ibge.gov.br/home/estatistica/populacao/condicaodevida/ams/2009/default.shtmAcesso em: 20 de junho de 2014.

Instituto Brasileiro de Geografia e Estatística. *Síntese de indicadores sociais*: uma análise das condições de vida da população brasileira, 2013. Disponível em http://www.ibge.gov.br/home/estatistica/populacao/condicaodevida/indicadoresminimos/sinteseindicsociais2013/default.shtm Acesso em: 20 de junho de 2014.

Instituto de Pesquisa Aplicada. Dados macroeconômicos, 2014. Disponível em http://www.ipeadata.gov.br/Acesso em: 20 de junho de 2014.

Kaplan, RS; Norton, DP. *A estratégia em ação: Balanced Scorecard*. 6ª edição. Rio de Janeiro: Campus, 1997.

Kline, DS. Push and Pull Factors in international nurse migration. *Journal of Nursing Scholarship*, v. 35, n. 2, p. 107-117, jun. 2003.

Lacombe, BMB. *Avaliação e mensuração de resultados em Gestão de Pessoas e a relação com o desempenho organizacional*: um estudo com as maiores empresas brasileiras. EAESP/FGV/NPP – Núcleo de Pesquisas e Publicações, Relatório de Pesquisa nº 02/2006.

Landon, BE; Reschovski, J; Blumenthal, D. Changes in Career Satisfaction Among Primary Care and Specialist Physicians, 1997-2001. *Journal of American Medical Association (JAMA)*, v. 289, n. 4, January 22/29, 2003.

Lévy, P. *Cibercultura*. São Paulo: Editora 34, 1999.

Lévi-Leboyer, C. *A crise das motivações*. São Paulo: Atlas, 1994.

Machado, MH; Oliveira, ES; Moyses, NM. Tendências do mercado de trabalho em saúde no Brasil. In: Pierantoni, CR; Dal Poz, MR; França, T. (Org.) *O Trabalho em saúde*: abordagens qualitativas e quantitativas. Rio de Janeiro: CEPESC: IMS/UERJ: ObservaRH, 2011. Disponível em http://www.obsnetims.org.br/uploaded/24_1_2014__0_O_trabalho_em_saude.pdf Acesso em: 20 de junho de 2014.

McLagan, P. Great ideas revisited: Creating the future of HRD. *Training & Development*, v. 50, n. 1, p. 60-65, jan. 1996.

Malik, AM. Comentário ao artigo de Lindenauer, PK; Remus, D; Roman, S; Rothberg, MB; Benjamin, EM; Ma, A *et al*. Public reporting and pay for performance in hospital quality improvement. *N. Engl. J. Med.* 2007;356(5):486-96. Einstein: *Educação Continuada em Saúde*. 2007, 5(1 Pt 2):4-12.

Mintzberg, H. *Criando Organizações Eficazes*: Estruturas em Cinco Configurações. 2ª edição. São Paulo: Atlas, 2003.

Mintzberg, H; Ahlstrand, B; Lampel, J. *Safári de estratégia*: um roteiro pela selva do planejamento estratégico. Porto Alegre: Bookman, 2000.

Motta, FP. *Aprendizagem e psicodinâmica organizacional*. EAESP/FGV/NPP – Núcleo de Pesquisas e Publicações – Relatório de Pesquisa nº 9/2003.

Murray *et al*. Doctor discontent. A comparison of physician satisfaction in different delivery system settings, 1986 and 1997. *The Journal of General Internal Medicine*, v. 16, n. 17, p. 452-459, jul. 1997.

NESP/CEAM/UNB – *Observatório de RH em saúde. Subsídios para o Plano de Reordenamento dos Recursos Humanos no Âmbito do Ministério da Saúde*: Tendências e Situação dos Recursos Humanos do Poder Executivo Federal, 1990-2004, Versão Revista e Atualizada, Brasília, 2005. Disponível em: http://www.nesp.unb.br/polrhs/projetos/rel_sittend.pdf Consultado em: 09/11/2007.

Nylenna M; Gulbrandsen, P. Unhappy doctors? A longitudinal study of life and job satisfaction among Norwegian doctors 1994-2002. *BMC Health Services Research*, v. 4, p. 44, 2005.

Oliva, EC; Albuquerque, LG. Filosofia e modelo dos programas de remuneração das empresas que aderiram aos níveis diferenciados de governança corporativa da Bovespa. *Revista de Gestão USP*, São Paulo, v. 13, n. 2, p. 79-96, abril/junho 2006.

Pathman, DE; Konrad, TR; Willians, ES; Scheckler, WE; Linzer, M; Douglas, J. Physician job satisfaction, dissatisfaction, and turnover. *The Journal of Family Practice*. v. 51, n. 7, p. 593-605, Jul. 2002.

Prahalad, CK; Hamel, G. A competência essencial da corporação. *In*: Montgomery, CA; Porter, ME. *Estratégia*: a busca da vantagem competitiva. Rio de Janeiro: Campus, 1998.

Sararaks, S; Jamaluddin, R. Job satisfaction of doctors in Negeri Sembilan, *Medical Journal of Malaysia*, v. 52, n. 3, p. 257-63, Sep. 1997.

Schein, EH. *Guia de sobrevivência da cultura corporativa*. Rio de Janeiro: José Olympio, 2001.

Senge, P. *A quinta disciplina*. São Paulo: Nova Cultural, 1990.

Sibbald, B; Bojke, C; Gravelle, H. National survey of job satisfaction and retirement intentions among general practitioners in England. *British Medical Journal*, v. 326, p. 22-30, 2003.

Spencer, LM; Spencer, SM. *Competence at work*: models for superior performance. New York: John Wiley & Sons, 1993.

Ulrich, D. *Os campeões de recursos humanos*: inovando para obter os melhores resultados. São Paulo: Futura, 1998.

Vroom, VH. The nature of the relationship between motivation and performance. *In*: Vroom, VH; Deci, EL. (Orgs.) *Management and motivation*: selected readings. Penguin Books, Middlesex, 1970, p. 229-236.

---

[9]Uma proposta de estrutura para a área de gestão de pessoas em hospitais encontra-se em Campos e Bonassa, 2006.

Gestão Financeira e de Custos

Afonso José de Matos

Introdução

Este descreve a conceituação relacionada com a gestão financeira e de custos, cuja discussão compreende temários relevantes à administração dos recursos financeiros empregados pelas instituições de saúde – análise das demonstrações financeiras, análises de custos baseadas na relação custo-volume-lucro e os instrumentos de planejamento e gestão orçamentária.

No âmbito da questão relacionada com a análise das demonstrações financeiras, serão considerados a estruturação das informações contábeis e financeiras, em especial o balanço patrimonial, a demonstração de resultados e os instrumentos de análise econômico-financeira. Para tanto, a conceituação compreende os principais indicadores financeiros, destinados à avaliação dos níveis de liquidez, desempenho do capital de giro, perfil de financiamento e avaliações da rentabilidade e retorno dos investimentos.

Com relação à análise da relação custo-volume-lucro, as discussões darão ênfase aos fundamentos da abordagem de custeio direto, com a apresentação da conceituação de instrumentos de análise gerencial dos custos e dos resultados – ponto de equilíbrio e margem de contribuição – vitais à tomada de decisão e gestão estratégica.

Na discussão relacionada com o tema de planejamento e gestão orçamentária, as ilustrações compreenderão a conceituação dos instrumentos de orçamento operacional, financeiro e de investimentos, os quais têm como objetivo nutrir toda estrutura organizacional com os elementos essenciais ao processo de planejamento, gestão e controle dos recursos empregados por uma instituição de saúde.

Às instituições de saúde brasileiras, não resta alternativa senão a de compreender que o mundo nos impõe uma revolução tecnológica sem precedentes, níveis de competitividade crescentes, reivindicações por melhores serviços a um menor preço, cuja sobrevivência só será mantida com a competência de remeter as nossas organizações para níveis de produtividade superiores aos atuais.

Ao executivo financeiro, cabe a compreensão desses desafios e a aplicação de um exercício da função, de forma altamente profissional e competente. A esta responsabilidade, são reservadas relevantes decisões relacionadas com aquisição, utilização e controle dos recursos financeiros.

A síntese das atividades desta função compreende as seguintes atribuições:

- Alocação eficiente dos recursos financeiros e patrimoniais da empresa, de modo a propiciar as condições de liquidez (adequada dosagem de recursos nas funções de capital de giro) e investimentos em ativo fixo, de forma a permitir o exercício da atividade operacional e correspondente geração de resultados compatíveis com a expectativa da alta administração
- Obtenção e manutenção de uma estrutura de financiamento com satisfatórias respostas ao nível de liquidez e encargos financeiros que assegurem a viabilidade diante dos padrões de retorno gerados pelos investimentos
- Permanente controle das atividades operacionais e monitoramento da gestão dos recursos, por meio do exercício das técnicas de gerenciamento de custos, instrumentos orçamentários e de avaliação econômico-financeira.

Gestão financeira de uma instituição de saúde

De modo a propiciar orientações ao alcance deste nível de gestão, o presente capítulo relaciona os conceitos básicos de administração financeira aplicados à instituição de saúde:

- Demonstrações financeiras
- Indicadores financeiros
- Gestão e análise de custos hospitalares

- Gestão e controle orçamentário
- Administração do capital de giro e decisões de investimento de capital.

Demonstrações financeiras

A sistemática avaliação dos resultados e evolução patrimonial do hospital utiliza como fonte de informações as demonstrações financeiras. Estas demonstrações estão compreendidas nas atribuições da contabilidade que, em razão da responsabilidade de registro de todos os eventos que afetam o patrimônio da empresa, expressam, de maneira periódica, as condições econômico-financeiras através do balanço patrimonial e da demonstração de resultados do exercício.

As demonstrações financeiras, à medida que sejam preparadas de forma a reproduzir com fidelidade todos os eventos de natureza econômico-financeira e apresentados, em tempo hábil, constituem uma fonte de extrema relevância para a análise do grau de evolução patrimonial e desempenho das atividades operacionais do hospital (Figura 13.1).

A periodicidade de apresentação destas demonstrações é de, pelo menos, uma vez por ano. Entretanto, muitas empresas já utilizam o balanço e a demonstração de resultados sob uma frequência semestral ou mensal, permitindo que as informações se tornem instrumentos gerenciais de avaliação do desempenho econômico-financeiro da empresa.

Balanço patrimonial

O balanço patrimonial resume as condições financeiras e patrimoniais do hospital em uma determinada data, normalmente ao final de cada ano (Figura 13.2). Pode-se dizer que o balanço patrimonial é uma "fotografia" da situação financeira e patrimonial da empresa, em um dado momento.

Para melhor compreender o conteúdo do balanço patrimonial, as expressões desta demonstração podem ser descritas como vemos a seguir.

Ativo

São os bens e direitos de uma empresa. O ativo é subdividido nos seguintes títulos:

- *Circulante*: consiste nas disponibilidades, direitos e recursos com possibilidade de conversão em dinheiro no período não superior a 360 dias. Os itens que normalmente constam do ativo circulante são caixa e bancos, aplicações financeiras, contas a receber, estoques e despesas pagas antecipadamente
- *Realizável a longo prazo*: são os direitos realizáveis em um prazo superior a 360 dias. Na maioria dos balanços, este item é de baixo valor, representado apenas por eventuais títulos a receber a longo prazo
- *Permanente*: encontram-se classificados os investimentos permanentes e as imobilizações do hospital. Este título compreende os seguintes subitens:
  - Investimentos, representados por aplicações de recursos a longo prazo, normalmente na forma de participações societárias em outras empresas
  - Imobilizado, contendo o capital empregado na infraestrutura instalada – terrenos, prédios, equipamentos, aparelhos, instalações, móveis e veículos
  - Diferido, com a descrição de eventuais recursos que tragam benefícios futuros e que, em razão disso, são amortizados através do reconhecimento das despesas provenientes do diferimento. São exemplos de contas classificadas neste item as despesas pré-operacionais que tragam benefícios a longo prazo.

Passivo

São as fontes de financiamento da empresa.

- *Circulante*: são os compromissos do hospital junto a terceiros, com vencimento não superior a 360 dias. As principais contas do passivo circulante estão representadas por fornecedores, salários a pagar, encargos sociais e tributários a recolher, empréstimos a curto prazo, dentre outros
- *Exigível a longo prazo*: consiste nas obrigações junto a terceiros com vencimento a um prazo superior a 360 dias. Normalmente, encontram-se neste item empréstimos ou financiamentos destinados a suprir as necessidades de investimento em imobilizações do hospital
- *Patrimônio líquido*: é representado pela participação dos sócios ou acionistas na empresa, ou seja, as reivindicações por parte dos proprietários. Incluem-se neste título as contas de capital, reservas e lucros acumulados.

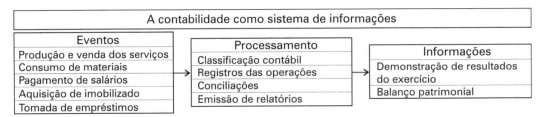

Figura 13.1 A contabilidade como sistema de informações. Fonte: elaboração do autor.

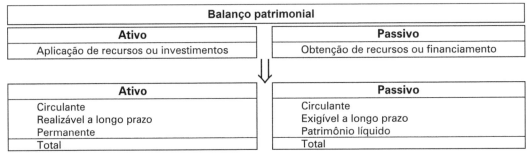

Figura 13.2 Balanço patrimonial. Fonte: elaboração do autor.

O exemplo numérico apresentado na Figura 13.3 mostra o formato usual do balanço patrimonial. As informações constantes do balanço reproduzem a situação financeira e patrimonial e devem ser objeto de frequente avaliação por parte da direção do hospital e sistemático acompanhamento por parte da gerência financeira.

Demonstração de resultados do exercício

A demonstração de resultados relata os resultados decorrentes do exercício das atividades de uma empresa durante um determinado período, normalmente representado por 1 ano. Resume as informações relacionadas com receita, despesa e lucro.

Receita

Corresponde à remuneração pela venda de serviços prestados e rendimentos não operacionais obtidos pelo hospital.

- *Receita operacional*: é representada pelo valor da venda dos serviços prestados pelo hospital. A receita operacional normalmente se expressa por tipo de clientela (SUS, convênios e particulares) e por tipo de serviço (diárias, taxas de sala, materiais e medicamentos, serviços de diagnóstico e honorários médicos)
- *Receita não operacional*: corresponde aos rendimentos eventuais provenientes de aplicações financeiras ou resultados da venda de bens.

Despesa

São os valores relativos aos insumos utilizados na consecução das atividades da empresa.

Nas atividades hospitalares, os itens de despesa de maior relevância correspondem a salários, consumo de materiais, depreciação, serviços de terceiros, manutenção, água, luz, telefone, impostos, dentre outros.

A Figura 13.4 ilustra a constituição dos itens das despesas constantes da Demonstração de Resultados. A expressão "custo dos serviços prestados" compreende os insumos utilizados na atividade produtiva (ligados à atenção direta ao paciente) e as "despesas operacionais", os demais insumos relacionados com as funções administrativa, comercial e financeira do hospital (Figura 13.5).

Lucro

Corresponde à diferença entre a receita e a despesa:

- Receita > despesa = lucro
- Receita < despesa = prejuízo.

Análise das demonstrações financeiras | Indicadores financeiros

Os indicadores financeiros representam um valioso instrumento de avaliação das condições econômico-financeiras de uma instituição de saúde.

Nas atuais condições de competitividade do mercado e, em especial, com os grandes desafios do setor de saúde que se avizinham, fica reforçada a necessidade da sistemática avaliação dos indicadores financeiros. Normalmente, os indicadores financeiros são utilizados com os seguintes objetivos:

- Realizar comparações com o desempenho de outros hospitais através de informações que resumam a média do setor

Hospital XYZ				
Balanço patrimonial				
(exercício de 20XI)			R$ 1.000,00	
Ativo			**Passivo**	
Circulante:			Circulante:	
· Caixa e bancos	$ 220		· Fornecedores	$ 420
· Aplicações financeiras	$ 753		· Salários a pagar	$ 680
· Contas a receber	$ 1.355		· Encargos sociais a recolher	$ 292
· Estoques	$ 482		· Empréstimos	$ 853
· Despesas pagas antecipadamente	$ 110			
Subtotal	$ 2.920		Subtotal	$ 2.245
Realizável a longo prazo:			Exigível a longo prazo:	
· Títulos a receber	$ 180		· Financiamentos	$ 1 .435
Permanente:			Patrimônio líquido:	
· Investimentos:			· Capital social	$ 5.150
Ações de outras companhias	$ 300		· Reservas	$ 750
			· Lucros acumulados	$ 420
· Imobilizado:			Subtotal	$ 6.320
Terrenos	$ 715			
Prédios	$ 2.433			
Equipamentos	$ 2.915			
Móveis	$ 220			
Veículos	$ 179			
	$ 6.462			
· Diferido:				
Despesas pré-operacionais	$ 138			
Subtotal	$ 6.900			
Total	$10.000		Total	$10.000

Figura 13.3 Balanço patrimonial – Hospital XYZ. Fonte: elaboração do autor.

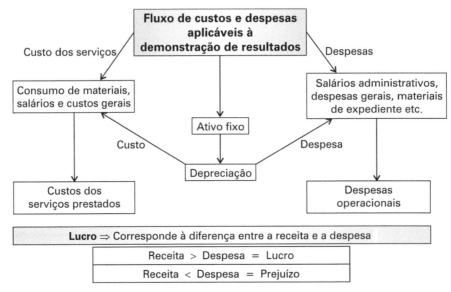

Figura 13.4 Fluxo de custos e despesas aplicáveis à demonstração de resultados. Fonte: elaboração do autor.

Hospital XYZ Demonstração de resultados do exercício (01.01 a 31.12 XI)	
Receita operacional	$ 12.000
(-) Custo dos serviços prestados	$ (7.300)
Lucro bruto	$ 4.700
(-) Despesas operacionais	
· Administrativos	$ (2.320)
· Gerais	$ (915)
· Depreciação	$ (428)
Lucro operacional	$ 1.037
Receitas não operacionais	$ 424
Lucro líquido antes do imposto de renda	$ 1.461
(-) Provisão para imposto de renda	$ (435)
Lucro líquido	$ 1.026

Figura 13.5 Demonstração de resultados do exercício – Hospital XYZ. Fonte: elaboração do autor.

- Auxiliar os níveis gerenciais no processo de verificação do desempenho econômico-financeiro, em relação a parâmetros padrão de indicadores que tenham sido desenvolvidos de forma específica para a instituição
- Prever eventuais dificuldades com antecipação, através da sinalização histórica indicada pela sistemática análise dos indicadores financeiros.

A resenha de indicadores financeiros utilizada em análises desta natureza supre as necessidades de diferentes usuários que, em razão do perfil de relacionamento com o hospital, poderão selecionar os indicadores que venham a responder de forma específica às suas características:

- Proprietários (sócios ou acionistas) da empresa
- Instituições financeiras, fornecedores e demais credores
- Clientes
- Direção e gerências do hospital.

Cada uma destas fontes certamente está em constante interesse em ter respostas a respeito do desempenho econômico-financeiro:

- O hospital dispõe de capacidade para atender os compromissos assumidos?
- O financiamento é adequado e o hospital terá condições de resgate?
- As obrigações a longo prazo estão bem dimensionadas e compatíveis com a remuneração dos investimentos?
- O fluxo de caixa do hospital encontra-se favorável?
- Qual a taxa de retorno do hospital?

Toda esta série de questões terá resposta à medida que for feita a análise de indicadores financeiros. Para tanto, são necessárias as informações constantes do balanço patrimonial e da demonstração de resultados do exercício.

Os indicadores financeiros encontram-se divididos em quatro categorias básicas:

- Liquidez
- Atividade
- Estrutura de capital
- Rentabilidade.

Índices de liquidez

Os indicadores de liquidez têm a finalidade de medir a capacidade da empresa de saldar as obrigações assumidas junto a terceiros. Trata-se de indicador de extrema relevância, pois grande parte das dificuldades financeiras das empresas encontra-se intimamente relacionada com o seu grau de liquidez.

ÍNDICE DE LIQUIDEZ CORRENTE

$$\frac{\text{Ativo circulante}}{\text{Passivo circulante}} = \frac{\$\ 2.920}{\$\ 2.245} = 1,30$$

A interpretação do índice compreende que, para cada $ 1,00 de compromissos contabilizados no passivo circulante, o hospital dispõe de $ 1,30 de recursos aplicados no ativo circulante, mostrando capacidade de atender as obrigações junto a terceiros.

ÍNDICE DE LIQUIDEZ SECO

$$\frac{\text{Ativo circulante} - \text{Estoques}}{\text{Passivo circulante}} = \frac{\$\ 2.920 - 482}{\$\ 2.245} = 1,09$$

Com a exclusão dos estoques, o índice torna-se menor em relação ao índice de liquidez corrente. O objetivo é gerar uma avaliação mais líquida em termos de liquidez, eliminando os estoques por se tratar do capital de giro de menor liquidez em relação aos demais, especialmente quando comparado com "caixa e contas a receber".

ÍNDICE DE LIQUIDEZ IMEDIATO

$$\frac{\text{Disponível}}{\text{Passivo circulante}} = \frac{\$\ 220 + \$\ 753}{\$\ 2.245} = 0,43$$

O índice mostra o nível de recursos disponíveis, de forma imediata, em relação ao volume de obrigações junto a terceiros. Ao contrário do índice de liquidez corrente, no qual se recomenda a manutenção do índice acima de 1, esta avaliação apenas indica a parcela de participação das disponibilidades diante dos demais itens que compõem o ativo circulante.

ÍNDICE DE LIQUIDEZ GERAL

$$\frac{\text{Ativo circulante} + \text{Realizável a longo prazo}}{\text{Passivo circulante} + \text{Exigível a longo prazo}} = \frac{\$\ 2.920 + \$\ 180}{\$\ 2.245 + \$\ 1.435} = 0,84$$

A liquidez geral demonstra o nível de cobertura aos recursos de curto e a longo prazo, em relação ao total de obrigações junto a terceiros. Em se tratando de financiamentos a longo prazo destinados a investimentos em imobilizações, havendo viabilidade, gerarão os recursos para resgates das fontes de financiamento.

◢ Índices de endividamento

Esta categoria de indicadores financeiros destina-se à avaliação da eficiência da utilização do capital empregado. Estes índices procuram relacionar o volume de recursos empregados com o porte das atividades operacionais.

PERÍODO MÉDIO DE COBRANÇA

$$\frac{360}{\text{Receita operacional/Contas a receber}} = \frac{360}{\$\ 12.000/1.355} = 40,6 \text{ dias}$$

O período médio de cobrança indica o número médio de dias para auferir as contas a receber dos clientes do hospital. No exemplo

apresentado, o Hospital XYZ leva 40,6 dias, em média, para receber as receitas de serviços (prazo concedido + atraso no recebimento).

PERÍODO MÉDIO DE PAGAMENTO

$$\frac{360}{\text{Compras/Fornecedores}} = \frac{360}{\$\ 2.555/420} = 59,2 \text{ dias}$$

Este índice demonstra a média de dias para pagamento das duplicatas aos fornecedores. O período de 59,2 dias significa que o hospital está mantendo uma posição favorável em relação ao período médio de cobrança, ou seja, cobra as contas dos clientes a um prazo inferior à liquidação das duplicatas junto aos fornecedores.

GIRO DE ESTOQUES

$$\frac{\text{Consumo de materiais}}{\text{Estoque médio*}} = \frac{\$\ 2.393}{\$\ 401} = 5,97 \text{ vezes}$$

*Estoque médio = Estoque inicial + Estoque final/2. Considerado o valor de $ 320 referente ao estoque inicial.

O giro de estoques reflete a proporção de estoques mantidos em relação ao consumo anual ocorrido. No exemplo mencionado, o consumo de materiais corresponde a aproximadamente 6 vezes o estoque médio, gerando um período médio de estocagem de 60 dias. Ou seja, os estoques mantidos pelo hospital são suficientes para o consumo ao longo de 60 dias.

GIRO DO ATIVO

$$\frac{\text{Receita operacional}}{\text{Ativo total}} = \frac{\$\ 12.000}{\$\ 10.000} = 1,2 \text{ vez}$$

Este indicador relaciona o valor total das receitas diante do capital empregado. A importância do índice deve-se à interpretação de que a empresa é constituída para o exercício de uma atividade operacional. Portanto, nada mais lógico do que o relacionamento entre o volume das atividades (expresso pelo valor da receita), diante dos recursos empregados para este objetivo.

O índice de 1,2 vez demonstra que, para cada $ 1,00 de recursos empregados, o hospital está gerando $ 1,20 de receitas operacionais.

GIRO DO ATIVO FIXO

$$\frac{\text{Receita operacional}}{\text{Ativo fixo}} = \frac{\$\ 12.000}{\$\ 6.900} = 1,74 \text{ vez}$$

O objetivo deste índice é demonstrar a relação entre o volume de recursos empregados no ativo fixo e o nível da receita operacional. O significado é semelhante ao giro do ativo, ou seja, já que os recursos são empregados para o exercício das atividades hospitalares, torna-se relevante a avaliação do volume desta atividade diante do porte do investimento realizado.

Neste caso, para cada $ 1,00 de investimento em ativo fixo, o hospital tem gerado $ 1,74 de receitas operacionais.

GIRO DE ATIVO CIRCULANTE

$$\frac{\text{Receita operacional}}{\text{Ativo circulante}} = \frac{\$\ 12.000}{\$\ 2.920} = 4,11 \text{ vezes}$$

Este indicador indica a proporção da receita operacional diante do capital empregado no ativo circulante. A importância corresponde às mesmas considerações dos indicadores de giro do ativo e do ativo fixo apenas refletindo, neste caso, a relação do volume de receita diante do capital de giro utilizado na consecução das atividades operacionais.

O índice de 4,11 vezes demonstra que, para cada $ 1,00 de recursos empregados no capital de giro, o hospital gera $ 4,11 de receitas operacionais.

Estrutura de capital

Os indicadores selecionados sob este título têm a finalidade de indicar o nível e a qualidade do financiamento praticado pela empresa. Pela equação contábil demonstrada no balanço patrimonial, o ativo corresponde ao volume de investimentos realizados pelo hospital, compreendendo necessariamente uma fonte de financiamento expressa no passivo. Os índices destacam como o hospital mantém a sua estrutura de capital, classificados em capital próprio e de terceiros, e a indicação da política de financiamento a ser seguida pela empresa.

Participação do capital de terceiros

$$\frac{\text{Passivo circulante + Exigível a longo prazo}}{\text{Ativo total}} \times 100 = \frac{\$ 2.245 + \$ 1.435}{\$ 10.000} \times 100 = 36,80\%$$

O índice destaca o nível de financiamento proveniente de capitais de terceiros (passivo circulante e exigível a longo prazo). No exemplo, o índice de 36,80% representa o nível de endividamento, ou seja, o volume de ativos que são financiados por terceiros.

Participação do capital próprio

$$\frac{\text{Patrimônio líquido}}{\text{Ativo total}} \times 100 = \frac{\$ 6.320}{\$ 10.000} \times 100 = 63,20\%$$

Representa a parcela de financiamento por parte dos sócios ou acionistas. A proporção do capital próprio indica o ativo que é de propriedade dos sócios ou acionistas do hospital. O índice de 63,20% mostra uma participação superior à parcela financiada por terceiros.

Para a definição do grau de endividamento adequado, é importante a verificação da relação entre o retorno obtido pela aplicação dos recursos no ativo e os correspondentes encargos financeiros incorridos pelas fontes de financiamentos expressos no passivo.

A vantagem ou desvantagem do endividamento pode ser medida pelos acréscimos ou decréscimos ocorridos no patrimônio líquido. Para a segura decisão a respeito da adoção de financiamentos junto a terceiros, é importante a verificação das condições sobre as quais se encontra a empresa, com relação à alavancagem financeira (Figura 13.6).

Índices de rentabilidade

Os indicadores que expressam o nível de rentabilidade compreendem uma avaliação relevante como expressão das condições econômico-financeiras. Mesmo que grande parte das instituições de saúde estejam enquadradas como entidades filantrópicas (sem fins lucrativos), não se pode negar que os resultados são efetivamente necessários à melhoria da qualidade, ao crescimento, ao desenvolvimento de novos serviços, ao financiamento do capital de giro e reposição de investimentos na infraestrutura instalada. A todas estas necessidades de lucro, agrega-se a remuneração do capital empregado pelos investidores, de forma semelhante a quaisquer outros ramos de atividade.

Os indicadores que expressam a rentabilidade do hospital consistem na análise dos lucros obtidos em relação a receitas operacionais, ativo total e patrimônio líquido.

Margem bruta

$$\frac{\text{Lucro bruto}}{\text{Receita operacional}} \times 100 = \frac{4.700}{12.000} \times 100 = 39,17\%$$

A margem bruta demonstra o percentual de lucro bruto em relação ao total da receita operacional. O lucro bruto representa o resultado das atividades de caráter produtivo (receita operacional menos custo dos serviços prestados), pois o custo dos serviços prestados representa os insumos incorridos na função de assistência médico-hospitalar, excluindo as despesas operacionais do hospital. O percentual de 39,17% demonstra que, de cada $ 100,00 de receita, sobram $ 39,17 de resultado bruto; o restante ($ 60,83) foi incorrido, portanto, no custo dos serviços prestados.

Margem operacional

$$\frac{\text{Lucro operacional}}{\text{Receita operacional}} \times 100 = \frac{1.037}{12.000} \times 100 = 8,64\%$$

O índice representa o desempenho das atividades que constituem o objeto principal da empresa. O lucro operacional demonstra-se de forma segregada de eventuais resultados não operacionais, representados por outras atividades não relacionadas com a atividade principal do hospital.

O índice de 8,64% representa a margem operacional e compreende a diferença entre a receita operacional e os insumos incorridos sob os títulos de custo dos serviços prestados e despesas operacionais (administrativas, gerais, depreciação).

Margem líquida

$$\frac{\text{Lucro líquido}}{\text{Receita operacional}} \times 100 = \frac{1.026}{12.000} \times 100 = 8,55\%$$

Este indicador expressa o resultado líquido em relação ao nível das receitas operacionais. O lucro líquido utilizado na fórmula inclui receitas não operacionais e a própria provisão para imposto de renda, demonstrando, assim, o resíduo de lucro líquido obtido após considerados todos os itens de receita e despesas, independentes da sua origem operacional ou extraoperacional.

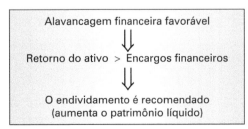 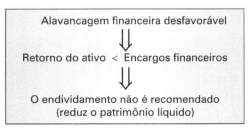

Figura 13.6 Alavancagem financeira. Fonte: elaboração do autor.

O índice de 8,55% indica a proporção de lucro líquido em relação ao valor das receitas operacionais relacionados na demonstração de resultados do exercício.

Retorno do investimento

$$\frac{\text{Lucro líquido}}{\text{Ativo total}} \times 100 = \frac{1.026}{10.000} \times 100 = 10,26\%$$

O retorno do investimento destaca a eficácia geral com que os recursos foram empregados na empresa. A avaliação dos resultados em relação ao capital empregado representa uma forma ampla e abrangente de desempenho e resume a efetiva remuneração do investimento que esteve ao longo do ano a serviço das atividades operacionais do hospital.

O percentual de 10,26% representa a remuneração do capital empregado, ou seja, para cada $ 100,00 de ativo total, são gerados $ 10,26 de lucro líquido. Um outro parâmetro de avaliação do desempenho é o cálculo do período de recuperação do capital empregado, ou seja, o período em que o investimento se paga. É também denominado de *payback*. Para um retorno de 10,26%, o *payback* é de 9,75 anos (100%/10,26%); significa que, para um retorno de investimento de 10,26%, o capital empregado demora aproximadamente 10 anos para se pagar.

Com o objetivo de tornar este índice mais adequado à efetiva verificação do desempenho, costuma-se expressar sob os títulos de "margem" e "giro" (Figura 13.7).

O retorno do investimento descrito sob a forma de "margem" e "giro" amplia a possibilidade de avaliação do desempenho econômico-financeiro do hospital. A "margem" expressa a capacidade de geração dos resultados das atividades e resume o desempenho na fixação dos preços dos serviços e gestão dos custos e despesas. O "giro", por sua vez, indica o grau de eficiência na utilização do capital empregado, que se expressa através do nível de receita em relação ao ativo total destinado à consecução das atividades operacionais.

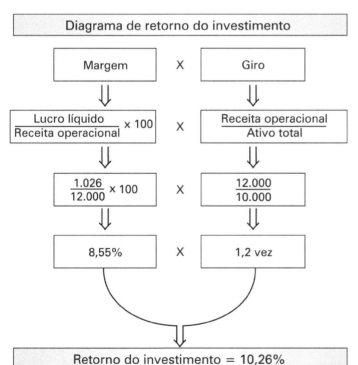

◢ **Figura 13.7** Diagrama de retorno do investimento. Fonte: elaboração do autor.

A Figura 13.8 sintetiza a abrangência do retorno do investimento.

Retorno do patrimônio líquido

$$\frac{\text{Lucro líquido}}{\text{Patrimônio líquido}} \times 100 = \frac{1.026}{6.320} \times 100 = 16,23\%$$

O retorno do patrimônio líquido mostra a remuneração do capital investido pelos sócios ou acionistas da empresa. Constitui, assim, uma informação útil à avaliação por parte dos proprietários das quotas ou ações do hospital, se os resultados gerados pelas atividades correspondem a uma remuneração de capital compatível com outras oportunidades disponíveis no mercado.

A utilização da fórmula anterior indicou o percentual de 16,23% ao ano, correspondente a um período de recuperação do capital investido pelos proprietários, em torno de 6 anos. Da mesma forma que foi utilizado para o retorno do investimento, pode-se expressar este indicador através dos conceitos de "margem" e "giro" (Figura 13.9).

À medida da disponibilidade do cálculo dos indicadores financeiros por parte do hospital, recomenda-se a avaliação dos resultados diante de algum parâmetro de avaliação que a direção ou a gerência financeira tenha desenvolvido para esta finalidade (muitas vezes, representado por experiências de anos anteriores). É bastante usual a comparação dos indicadores do hospital com a média de setor. No Brasil, entretanto, são poucas consolidações regulares do segmento hospitalar que possa ser utilizado para esta finalidade.

Gestão e análise de custos hospitalares

As instituições de saúde não podem prescindir de instrumentos gerenciais destinados à melhoria dos padrões de produtividade dos recursos utilizados na prestação de serviços médico-hospitalares. Nesta dimensão de gerenciamento, encontram-se os instrumentos de gerenciamento de custos que, adequadamente aplicados, trarão a transparência do desempenho em toda a extensão das atividades operacionais do hospital.

A gestão de custos aplicada às especificações de uma instituição de saúde compreende diferentes formas de acumulação de custos, destinadas a suprir a série de necessidades dos usuários que exercem a gerência, a análise e a tomada de decisão.

As seguintes abordagens são bastante usuais no processo de apuração e análise de custos:

- Custeio por absorção
- Custeio direto
- Custeio baseado em atividade.

◢ Custeio por absorção

A metodologia de custeio por absorção representa o instrumento mais tradicional de gestão de custos; trata-se de uma abordagem de custeio sob os fundamentos conceituais da contabilidade de custos.

> *"Custeio por absorção é o método derivado da aplicação dos princípios de contabilidade geralmente aceitos. Consiste em apropriação de todos os custos de produção aos bens elaborados, e só os de produção; todos os gastos relativos ao esforço de fabricação são distribuídos para todos os produtos feitos" (Martins, 2001).*

Sob a orientação conceitual da contabilidade de custos, o custeio por absorção tem como papel primordial o cálculo do custo de produção, cujas informações são utilizadas para a contabilização do

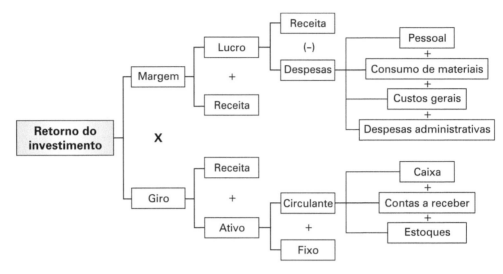

Figura 13.8 Abrangência do retorno do investimento. Fonte: elaboração do autor.

custo dos produtos vendidos ou custo dos serviços prestados (constantes da demonstração de resultados do exercício), e dos estoques de produtos elaborados ou produtos e serviços em elaboração (registrados no balanço patrimonial). Sob os fundamentos do custeio por absorção, os insumos considerados como custo correspondem somente aos valores dos de produção – as despesas operacionais (despesas gerais e administrativas) são classificadas como despesa de período, e não incorporam o custo de um produto ou de um serviço prestado.

Embora essa conceituação corresponda aos fundamentos da contabilidade de custos, a abordagem de custeio por absorção, largamente utilizada para o processo de operação dos custos hospitalares, compreende uma adaptação a essa versão básica e estende o cálculo dos custos para a totalidade dos insumos, independente da classificação de custos e despesas. Sob esta orientação, a expressão de custeio por absorção passa por uma adaptação e denomina-se "custeio por absorção pleno".

A metodologia de custeio por absorção sob essa extensão (não ficando restrita apenas aos custos propriamente ditos, mas também incluindo as despesas) é utilizada nos hospitais para o cálculo dos custos sob a segmentação de centros de custos, bem como sob a unidade de custeio de procedimentos hospitalares.

A apropriação de custos por centros de custos e o custeio de procedimentos hospitalares representam as duas formas mais usuais de expressão do custo de um serviço gerado por uma empresa hospitalar. O custo gerado pela apropriação por centro de custos corresponde às unidades de serviços produzidas em cada um dos centros de custos definidos para o hospital. As expressões de custo unitário associadas a cada um dos centros de custos corresponderão, portanto, a uma diária hospitalar, a uma taxa de sala cirúrgica, a uma consulta, a um exame, entre outros. O custo dos procedimentos hospitalares corresponde a uma sequência de cálculos, os quais compreenderão os custos unitários gerados pelos centros de custos combinados com a intensidade dos referidos insumos (Figura 13.10).

Apropriação de custos por centros de custos

A metodologia de apropriação de custos por centros de custos destaca-se pela possibilidade de geração dos custos unitários dos serviços produzidos em departamentos geradores das atividades de atenção final aos pacientes.

A seguir, exemplos de unidades de produção, em que os custos unitários são alcançados através da adoção da metodologia de apropriação de custos por centros de custos (Quadro 13.1).

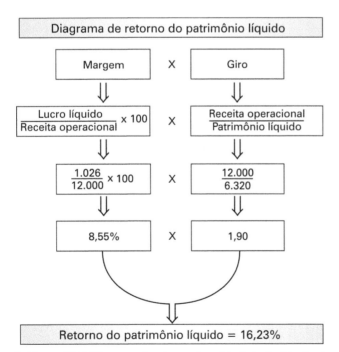

Figura 13.9 Diagrama de retorno do patrimônio líquido. Fonte: elaboração do autor.

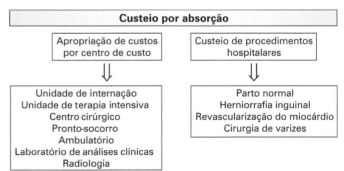

Figura 13.10 Custeio por absorção. Fonte: elaboração do autor.

Quadro 13.1 Exemplos de apropriação de custos por centros de custos.

Centros de custos	Parâmetros de custos
Unidade de internação	Custo da diária hospitalar
Unidade de terapia intensiva	Custo da diária de UTI
Centro cirúrgico	Custo da taxa de sala
Pronto-socorro	Custo do atendimento do PS
Serviço de diagnóstico	Custo do exame
Ambulatório	Custo da consulta

Fonte: elaboração do autor.

Custeio de procedimentos hospitalares

O cálculo do custo dos procedimentos hospitalares consiste na elaboração do custo dos tratamentos e compreende a integração dos custos unitários com o perfil de conduta médica adotada na consecução dos procedimentos. A importância do cálculo do custo dos procedimentos é indiscutível no atual cenário de gestão das instituições de saúde brasileiras. As razões mais claras relacionam-se ao modelo de remuneração adotado pelo SUS (é fixado um valor para cada procedimento), à crescente discussão sobre a adoção desta metodologia por outras fontes de clientela (convênios, seguro-saúde, autogestão e cooperativas médicas) e à preocupação com a melhoria da produtividade dos insumos utilizados em toda a cadeia produtiva dos serviços de assistência médico-hospitalar.

A Figura 13.11 mostra a integração dos relatórios gerados pela metodologia de apropriação por centros de custos e custeio dos procedimentos hospitalares.

Custeio direto

Uma das formulações de maior significado gerencial encontra-se compreendida através da abordagem de custeio direto, também denominado análise das relações "custo-volume-lucro". Esta conceituação propicia um acervo de informações úteis à análise de custos e correspondente avaliação de resultados operacionais, na rapidez que a tomada de decisões relevantes exige.

Para a concretização desta formulação, é importante a análise de custos em relação ao nível da atividade operacional. Os custos de um hospital apresentam diferentes comportamentos – alguns são fixos (não se alteram com as modificações do volume), enquanto outros são de natureza variável (alteram-se à mesma proporção das flutuações no nível de atividade).

O interesse desta conceituação é propiciar uma clara compreensão das flutuações dos resultados diante das alterações no volume de serviços do hospital, em razão do comportamento dos custos fixos e variáveis. À medida que os custos se comportam desta forma, o aumento de receita gera aumento de lucro, enquanto a diminuição provoca a redução de resultados operacionais.

Com esta classificação de custos, torna-se importante a avaliação dos resultados sob diferentes níveis de atividade, incluindo-se o cálculo do ponto de equilíbrio que é representado pelo volume de serviços em que ocorre a igualdade entre receita e custos.

Classificação dos custos

- *Custo fixo*: corresponde aos itens de custos que permanecem constantes, mesmo que ocorram alterações no volume de serviços, dentro de uma determinada capacidade de produção
- *Custo variável*: são os custos que variam à mesma proporção do volume de atendimento do hospital
- *Custo total*: é a soma dos custos fixos e custos variáveis.

Receita total

Corresponde à remuneração dos serviços prestados e se altera à medida que ocorrem modificações no nível de atendimento.

Ponto de equilíbrio

É a quantidade ou valor em que a receita total é igual ao custo total. Neste ponto, não há lucro nem prejuízo.

$$RT = CT$$
$$RT = CF + CV$$
$$Q \times pv = CF + Q \times CVu$$
$$Q \times pv - Q \times cvu = CF$$
$$Q (pv - cvu) = CF$$

$$Qpe = \frac{CF}{pv - cvu}$$

Por meio da aplicação da fórmula anterior, o hospital passa a dispor da informação do ponto de equilíbrio.

Exemplo:

Custo fixo (CF): $ 2.000
Custo variável unitário (cvu): $ 20
Preço de venda unitário (pv): $ 30

$$Qpe = \frac{CF}{pv - cvu} = \frac{\$\ 2.000}{\$\ 30 - \$\ 20} = 200 \text{ unidades}$$

Demonstração de resultados:

Receita total (200 × $ 30)................. $ 6.000
(–) Custo variável (200 × $ 20)......... ($ 4.000)
(–) Custo fixo.. ($ 2.000) ($ 6.000)
LUCRO... --- 0 --- ---0---

O cálculo de ponto de equilíbrio demonstra que, com 200 unidades, o hospital terá lucro zero. Para um volume de serviços acima de 200 unidades, haverá lucro e, para uma quantidade abaixo de 200 unidades, as atividades apresentarão prejuízo.

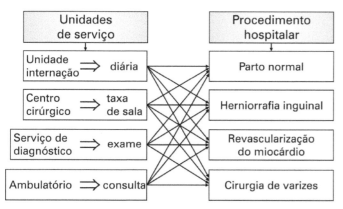

Figura 13.11 Integração dos relatórios gerados pela metodologia de apropriação por centros de custos e custeio dos procedimentos hospitalares. Fonte: elaboração do autor.

Custo total:

Descrição	150 unid.	200 unid.	250 unid.
Custo variável	$ 3.000	$ 4.000	$ 5.000
Custo fixo	$ 2.000	$ 2.000	$ 2.000
Custo total	$ 5.000	$ 6.000	$ 7.000

Custo unitário:

Descrição	150 unid.	200 unid.	250 unid.
Custo variável unitário	$ 20	$ 20	$ 20
Custo fixo unitário	$ 13	$ 20	$ 8
Custo médio unitário	$ 33	$ 40	$ 28

O comportamento dos custos em fixos e variáveis faz com que o custo total aumente à medida que há elevação na quantidade produzida, gerando, em compensação, uma redução no custo unitário, em razão da utilização da mesma estrutura de custos fixos por um maior número de unidades.

Demonstração de resultados:

Descrição	150 unid.	200 unid.	250 unid.
Receita total	$ 4.500	$ 6.000	$ 7.500
(–) Custo variável	($ 3.000)	($ 4.000)	($ 5.000)
(–) Custo fixo	($ 2.000)	($ 2.000)	($ 2.000)
Lucro	($ 500)	--- 0 ---	$ 500

A conceituação de custos, receita e ponto de equilíbrio pode ser observada sob a forma gráfica (Figura 13.12).

Margem de contribuição

O valor da margem de contribuição corresponde à diferença entre o preço de venda e o custo variável, destina-se à cobertura dos custos fixos e, após o ponto de equilíbrio, à geração do lucro.

Através do conceito da margem de contribuição, fica visível que, além da cobertura do custo variável, há a necessidade de cobrir o montante de custos fixos. Estes são cobertos pela margem de contribuição.

Utilizando as mesmas informações do exemplo anterior, a demonstração de resultados ajusta-se para a seguinte forma.

Demonstração de resultados:

Descrição	150 unid.	200 unid.	250 unid.
Receita total	$ 4.500	$ 6.000	$ 7.500
(–) Custo variável	($ 3.000)	($ 4.000)	($ 5.000)
Margem de contribuição	$ 1.500	$ 2.000	$ 2.500
(–) Custo fixo	($ 2.000)	($ 2.000)	($ 2.000)
Custo total	($ 500)	--- 0 ---	$ 500

Através desta forma de apresentação da demonstração de resultados, é possível perceber a destinação da margem de contribuições para os diferentes níveis de atividade.

- *No ponto de equilíbrio:* a margem de contribuição é igual ao custo fixo
- *Abaixo do ponto de equilíbrio:* a margem de contribuição é insuficiente para cobrir o custo fixo. O hospital tem prejuízo
- *Acima do ponto de equilíbrio:* a margem de contribuição cobre o custo fixo e ainda contribui para a geração de lucro.

Com a conceituação da margem de contribuição, a fórmula de ponto de equilíbrio pode ser apresentada sob uma maneira mais simples:

$$Qpe = \frac{CF}{MCu}$$

$$Qpe = \frac{\$\,2.000}{\$\,10} = 200 \text{ unidades}$$

Em que: Qpe é a quantidade do ponto de equilíbrio; CF, custo fixo e MCu, margem de contribuição unitária. Assim, torna-se mais clara a compreensão da origem dos resultados operacionais para os diferentes níveis de atividade apresentados no exemplo.

As atividades ao nível de 250 unidades proporcionaram o lucro de $ 500 porque o hospital vendeu 50 unidades acima do ponto de equilíbrio, gerando, assim, uma contribuição unitária para o lucro no valor de $ 10. O lucro, portanto, pode ser calculado através da multiplicação da margem de contribuição unitária e o volume de unidades acima do ponto de equilíbrio (50 unidades × $ 10 = $ 500).

Desta maneira, conclui-se que, para quaisquer volumes de produção, é possível alcançar o valor do lucro com rapidez, tornando esta

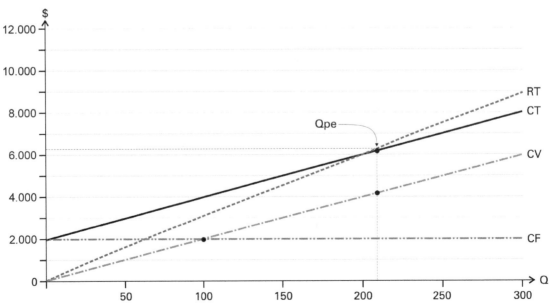

▲ **Figura 13.12** Custos, receita e ponto de equilíbrio. RT: receita total; Cf: custo fixo; CT: custo total; Qpe: quantidade do ponto de equilíbrio; CV: custo variável; Q: qualidade. Fonte: elaboração do autor.

conceituação extremamente relevante para a avaliação das flutuações de lucro e as correspondentes razões da sua ocorrência.

Custeio baseado em atividade

O instrumento sob a denominação de custeio baseado em atividade (ABC – *Activity Based Costing*) representa uma das mais recentes conquistas da área de gestão de custos e resultados.

A descrição dos custos sob a segmentação das atividades, e não por itens de custos (como os sistemas tradicionais descrevem), proporciona uma nova visão de análise – o gestor passa a avaliar se a atividade utilizada para a geração dos serviços, sob determinado custeio, é compatível com o nível de valor agregado ao produto ou serviço prestado.

A Figura 13.13 descreve claramente que não são os produtos ou serviços que consomem recursos – são as atividades que consomem recursos e elas geram os produtos ou serviços. Essa visão consiste em um inquestionável progresso na gestão de uma instituição de saúde – identificação das atividades que agregam e que não agregam valor sob o foco do cliente ou do usuário dos serviços, análises de custos decorrentes de capacidades ociosas, bem como o aprimoramento da gestão dos preços.

Planejamento e orçamento empresarial

É inegável que a instituição de saúde brasileira encontra-se em um ambiente de extrema necessidade de aprimoramento dos padrões conceituais de gestão. Todas as organizações têm que se adaptar às novas condições impostas pela presente conjuntura, em que os investimentos são crescentes (e exigem grande habilidade na sua adoção), os níveis de competitividade se acirram, os consumidores reivindicam serviços de maior qualidade e os preços não se reajustam com a mesma facilidade como nos tempos da neurose inflacionária que assolou o país ao longo de muitos anos. Assim, somente as reações rápidas à dinâmica de mudanças que afetam também o setor de saúde e suportadas por instrumentos gerenciais adequados assegurarão as chances de o hospital operar com sucesso.

Na resenha de instrumentos gerenciais, além das conceituações já mencionadas – análise econômico-financeira e gestão de custos hospitalares –, destaca-se a gestão orçamentária. O orçamento representa um instrumento de planejamento e controle que habilita a direção do hospital a gerir as atividades sob caminhos traçados pelos objetivos e metas, a antecipar-se às mudanças e adaptar-se a elas.

O orçamento e a função de planejamento

O processo de planejamento nasce com o planejamento estratégico, que estabelece as diretrizes gerais e a longo prazo, a partir dos objetivos fixados pela alta administração. O orçamento, por sua vez, traduz os objetivos em metas operacionais a serem alcançadas a curto prazo.

O orçamento consiste em um conjunto de relatórios que reúnem as estimativas quanto aos aspectos operacionais, financeiros e à política de investimentos da empresa. É sensível aos objetivos gerais da instituição, setoriais e padrões de desempenho, os quais são inter-relacionados para constituir o plano de ação do hospital. O orçamento normalmente é preparado para o período de 1 ano e, por essa razão, é comum se utilizar a denominação "orçamento anual".

Para a consecução do orçamento, há necessidade de alguns pré-requisitos, dentre os quais se destacam:

- Estrutura organizacional bem definida
- Sistema contábil adequado
- Dados estatísticos básicos
- Plano de orçamento formal.

A elaboração do orçamento proporciona para o hospital algumas inegáveis vantagens:

- Dirigir as atividades de modo a atingir os objetivos do hospital
- Antecipar-se aos problemas, antes de eles se tornarem agudos, evitando a adoção de medidas corretivas
- Controlar custos
- Melhorar a eficiência, a produtividade e eliminar desperdícios
- Poupar o tempo dos administradores, através do princípio da "administração por exceção".

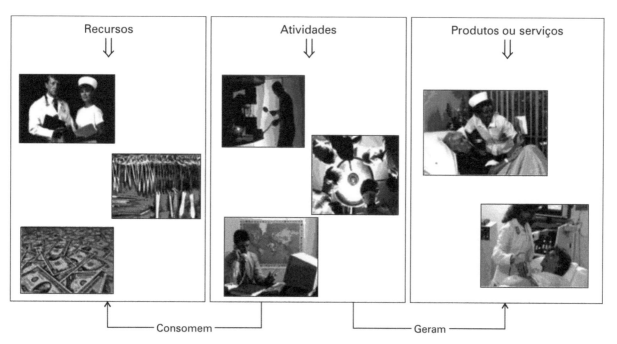

▲ **Figura 13.13** A segregação das atividades. Fonte: elaboração do autor.

O orçamento, compreendido dentro destas características e orientações, consiste em um instrumento imprescindível à eficaz gestão e ao controle das atividades hospitalares. Mesmo que os executivos venham a ter dificuldades iniciais na estimativa dos parâmetros orçamentários e ocorram divergências em relação aos valores reais incorridos, o orçamento proporciona a cooperação entre todos os níveis gerenciais, propiciando sensível melhoria na comunicação dos planos por toda a instituição.

Tipos de orçamento

Normalmente, são utilizadas três categorias básicas de orçamento (Figura 13.14):

- Orçamento operacional
- Orçamento financeiro
- Orçamento de investimentos.

ORÇAMENTO OPERACIONAL

O orçamento operacional compreende a estimativa das receitas operacionais e os custos e despesas operacionais.

As estimativas constantes do orçamento operacional reproduzem o volume das atividades e, portanto, não podem prescindir de um quadro de dados estatísticos organizado. Alguns autores utilizam a denominação "orçamento estatístico", ao mesmo tempo que a definem como pré-requisito para a elaboração do orçamento das receitas, custos e despesas operacionais.

Com a elaboração do orçamento operacional, além da estimativa das receitas, custos e despesas, o hospital passa a dispor de parâmetros de resultados esperados para o período e, assim, poderá avaliar se os níveis de lucro encontram-se compatíveis com a reivindicação da direção do hospital. Caso os indicadores de resultado não mostrem um adequado desempenho, recomenda-se a revisão de todo o processo orçamentário, de modo a localizar eventuais pontos de ineficiência, com o objetivo de conduzir os resultados para os padrões desejáveis.

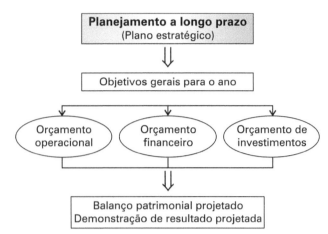

Figura 13.14 As três categorias básicas de orçamento. Fonte: elaboração do autor.

A seguir, um quadro ilustrativo de um orçamento operacional (Figura 13.15).

ORÇAMENTO FINANCEIRO

O orçamento financeiro consiste no planejamento das entradas (recebimentos) e saídas (pagamentos) de caixa a curto prazo. As expressões "orçamento de caixa" e *cash flow* também são utilizadas como identificação deste instrumento.

O orçamento financeiro relaciona todas as estimativas de ingresso de recursos financeiros e os correspondentes desembolsos previstos para o período. A elaboração deste orçamento segue a orientação do regime de caixa. Difere do orçamento operacional, que segue a orientação do regime de competência, ou seja, as receitas correspondem à estimativa da prestação dos serviços, e os custos e despesas refletem a previsão dos níveis efetivamente incorridos, independente do correspondente desembolso.

\multicolumn{7}{c}{**Hospital XYZ**}
\multicolumn{7}{c}{Orçamento operacional – 20XI}
Descrição	Janeiro	Fevereiro	(...)	Novembro	Dezembro	Total
1 – Receita* • Diárias hospitalares • Taxas • Materiais e medicamentos • Serviços de diagnóstico • Honorários médicos • Outras receitas operacionais Total das receitas						
2 – Custos e despesas • Salários • Honorários médicos • Serviços de terceiros • Depreciação • Manutenção e conservação • Água, luz e telefone • Outros custos e despesas operacionais Total dos custos e despesas operacionais						
3 – Resultado operacional						

* A descrição dos itens deve ser adaptada à composição da receita de cada hospital e pode contemplar a origem da clientela, a prestação de serviços por clínicas ou mesmo outras descrições de caráter mais analítico.

Figura 13.15 Exemplo de um orçamento operacional.

Assim, a despesa de depreciação encontra-se incluída no orçamento operacional, mas não faz parte do orçamento financeiro porque não constitui uma saída de caixa, mas representa um insumo utilizado nas atividades operacionais, através do desgaste dos equipamentos e instalações na prestação dos serviços. A tomada de empréstimos (em dinheiro) constitui uma entrada de caixa e deve ser relacionada no orçamento financeiro, porém não é considerada na elaboração do orçamento operacional (apenas as despesas de juros decorrentes de empréstimos deverão constar no orçamento operacional, pois trata-se efetivamente de despesas).

A Figura 13.16 dá um exemplo de elaboração de orçamento financeiro.

ORÇAMENTO DE INVESTIMENTOS

O orçamento de investimentos compreende o dimensionamento dos investimentos programados para o período, especialmente ligados às imobilizações do hospital. Trata-se de um instrumento de extrema relevância, em razão de se tratar de aplicações de recursos com extensão a longo prazo, ou seja, não podem ser vistos apenas como uma estimativa ao horizonte anual – as decisões de investimentos refletem nos anos seguintes e devem ser abordadas com aprimorada técnica de avaliação de projetos de investimento.

Embora a decisão de investimento compreenda um horizonte superior a 1 ano, para fins da elaboração do orçamento anual são utilizadas as informações relativas a despesas e custos operacionais (despesas de depreciação, manutenção, juros), a saídas de caixa destinadas à aquisição de bens ou ao resgate de parcelas de financiamento, constituindo, assim, insumos indispensáveis à elaboração dos orçamentos operacional e financeiro. A Figura 13.17 apresenta um modelo de planilha para elaboração do orçamento de investimentos.

DEMONSTRAÇÕES FINANCEIRAS PROJETADAS

A elaboração dos orçamentos segmentados na forma de operacional, financeiro e investimentos se consolida nas demonstrações financeiras – demonstração de resultados e balanço patrimonial (Figura 13.14). Esta metodologia permite a visão consolidada dos resultados

Hospital XYZ Orçamento financeiro – 20XI						
Descrição	Janeiro	Fevereiro	(...)	Novembro	Dezembro	Total

1 – Recebimentos
• Clientes
  SUS
  Convênios
  Particulares
• Tomada de empréstimos
• Receitas financeiras
• Outros recebimentos
Total dos recebimentos						

2 – Pagamentos • Salários • Honorários médicos • Fornecedores • Serviços de terceiros • Água, luz e telefone • Manutenção e conservação • Outros pagamentos Total dos pagamentos						
3 – Fluxo líquido de caixa						

◢ **Figura 13.16** Exemplo de orçamento financeiro. Fonte: elaboração do autor.

Hospital XYZ Orçamento de investimentos – 20XI						
Descrição	Janeiro	Fevereiro	(...)	Novembro	Dezembro	Total

• Investimentos em
  imobilizados:
  – Reforma da caldeira
  – Aquisição de raios X
  – Ampliação do setor de
    ambulatórios
• Aquisição de rede de
  microcomputadores
• Reforma da central de
  material esterilizado
(...)						

Total						

◢ **Figura 13.17** Exemplo de um orçamento de investimento.

e os efeitos na posição financeira e patrimonial, devendo ser objeto de avaliações de desempenho orçamentário, antes da avaliação final por parte da alta administração. A avaliação compreende a verificação se os indicadores de desempenho encontram-se compatíveis com os objetivos e metas para o exercício objeto do orçamento sob discussão. Eventuais divergências entre os níveis orçamentários e os padrões de desempenho estabelecidos pela alta administração poderão levar à revisão do processo orçamentário, de modo a gerar desempenhos que reflitam as expectativas compreendidas no plano estratégico e a longo prazo da empresa.

As Figuras 13.18 e 13.19 descrevem a consolidação das demonstrações financeiras projetadas.

Controle orçamentário

Através da elaboração dos orçamentos descritos no presente capítulo, passa-se a dispor de instrumentos de controle das suas atividades, de forma a assegurar a eficácia na aplicação e obtenção dos recursos e a correspondente execução dos objetivos fixados pela alta administração.

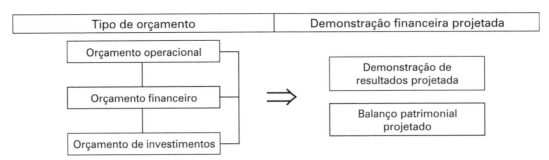

Figura 13.18 Orçamentos segmentados e as demonstrações financeiras. Fonte: elaboração do autor.

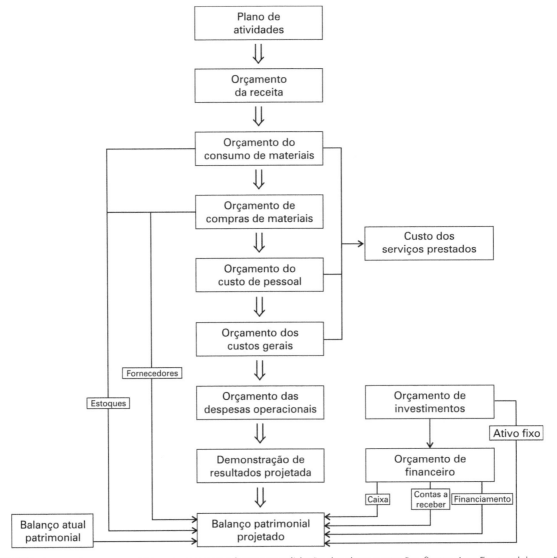

Figura 13.19 Instrumentos orçamentários e a correspondente consolidação das demonstrações financeiras. Fonte: elaboração do autor.

Os dados constantes do orçamento do hospital servem de padrão para avaliar o desempenho dos resultados, através da comparação entre os níveis orçados e os dados efetivamente incorridos. Sem o padrão de referência estabelecido pelo orçamento, a administração não teria nada além do passado para medir os resultados do presente.

Para o exercício do controle, ou seja, a verificação se os resultados incorridos encontram-se em conformidade com os dados constantes do orçamento, é necessária a constituição de informações contábeis, financeiras e gerenciais em perfeita harmonia de formato e critérios utilizados no processo orçamentário. Uma vez mais, destaca-se a efetivação, colaboração e integração das diferentes funções administrativas para a eficiente consecução da gestão orçamentária e de controle do hospital.

A Figura 13.20 apresenta um modelo de relatório de controle para o orçamento operacional, em que se encontram descritos os valores orçados em reais e as variações incorridas para cada item.

Hospital XYZ
Relatório de desempenho – mês e acumulado

Descrição	Março				Acumulado			
	Orçado	Real	Variação		Orçado	Real	Variação	
			$	%			$	%
1 – Receita								
• Diárias hospitalares								
• Taxas								
• Materiais e medicamentos								
• Serviços de diagnóstico								
• Honorários médicos								
• Outras receitas operacionais								
Total das receitas								
2 – Custos e despesas								
• Salários								
• Honorários médicos								
• Consumo de materiais								
• Serviços de terceiros								
• Depreciação								
• Manutenção e conservação								
• Água, luz e telefone								
• Outros custos e despesas operacionais								
Total dos custos e despesas								
3 – Resultado operacional								

◢ **Figura 13.20** Modelo de relatório de desempenho – Hospital XYZ. Fonte: elaboração do autor.

▌ Bibliografia

Atkinson, AA; Banker, RD; Kaplan, RS; Young, SM. *Contabilidade gerencial*. Tradução de Management Accounting. São Paulo: Atlas, 2000.

Baker, J. J. *Activity-based costing and activity-based management for health care*. EUA: Aspen Bublishers, 1998.

Berman, HJ; Weeks, LE. *Administração financeira de hospitais*. Tradução Katherine V Marie-José Okretic. São Paulo: Pioneira Editora, 1979.

Beulke, R; Bertó, DJ. *Gestão de custos e resultados na saúde:* hospitais, clínicas, V laboratórios e congêneres. São Paulo: Saraiva, 1997.

Brown, M. *Health care financial management:* health care management review. vi EUA: Aspen Publishers, 1992.

Ching, HY. *Manual de custos de instituições de saúde:* sistemas tradicionais de custos e sistema de custeio baseado em atividades (ABC). São Paulo: Atlas, 2001.

Cleverley, WO. *Essentials of health care finance*. 3. ed. EUA: Aspen Publishers, 1992.

Couttolenc, BF. *Gestão de recursos financeiros – série saúde & cidadania*. São Paulo: Faculdade de Saúde Pública da Universidade de São Paulo. v. 10,1998.

Falk, JA. *Gestão de custos para hospitais:* conceitos, metodologias e aplicações. São Paulo: Atlas, 2001.

Finkler, S. *A Essentials of cost accounting for health care organizations*. EUA: Aspen Publishers, 1994.

Gitman, LJ. *Princípios de administração financeira*. 7. ed. São Paulo: Harbra, 1997.

Gottlieb, J. *A healthcare cost accounting:* practice and applications. HFMA, 1989.

Helfert, EA. *Técnicas de análise financeira: um guia prático para medir o desempenho dos negócios*. 9 ed. Porto Alegre: Bookman, 2000.

Horngren, CT; Foster, G; Datar, SM. *Contabilidade de custos*. Tradução José Luiz Paravato. 9. ed. Rio de Janeiro: LTC, 1997.

Iudícibus, S; Martins, E; Gelbcke, ER. *Manual de contabilidade das sociedades por ações:* aplicável às demais sociedades. 5. ed. São Paulo: Atlas, 2001.

Marion, JC. *Contabilidade empresarial*. 8. ed. São Paulo: Atlas, 2001.

Martins, E. *Contabilidade de custos*. 8. ed. São Paulo: Altas, 2001.

Matarazzo, DC. *Análise financeira de balanços:* abordagem básica e gerencial. 5. ed. São Paulo: Atlas, 1998.

Matos, AJ. *Retorno do investimento:* uma avaliação da empresa hospitalar. São Paulo: Centro São Camilo de Desenvolvimento em Administração da Saúde, 1979.

Matos, AJ. *Gestão de custos hospitalares*. técnica, análises e tomada de decisão. 3. ed. São Paulo: Editora STS, 2002.

Morse, WJ, Davis, JR, Hartgraves, AL. *Management accounting*. 2. ed. USA: Addison Wesley, 1988.

Neumann, BR. *Management accounting for health care organizations*. 5. ed. HFMA healthcare financial management association, 1998.

Nowick, M. *The financial management of hospitals and healthcare organizations*. 4.ed. HFMA healthcare financial management association, 2007.

Padoveze, CL. *Controladoria estratégica e operacional*. São Paulo: Pioneira Thonson Learning, 2003.

Padoveze, CL. *Curso básico gerencial de custos*. São Paulo: Pioneira Thonson Learning, 2006.

Prahalad, S. *Financial management of health Institutions*. Spectrum Publications, 1974.

Seawell, L. Vann. *External and internal reporting by hospitals. HFMA – Healthcare Financial Management Association*, 1984.

Suver, JD, Kahn III, CNK, Clement, JP. *Cases in health care financial management*. USA: Aupha, 1984.

Vanderbeck, EJ; Nagy, CE. *Contabilidade de custos*. Tradução Robert Brian Taylor.11. ed. São Paulo: Pioneira Thomson Learning, 2001.

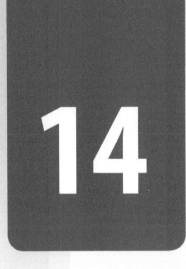

14
Avaliação Econômica em Saúde

Marcos Bosi Ferraz

A saúde e a economia

Nas últimas décadas, os países têm questionado seus sistemas de saúde quanto ao atendimento às expectativas da população, ou seja, usuários e potenciais usuários do sistema de saúde.

A saúde, assim como os demais setores da economia, tem sido impactada por tremendas mudanças nas últimas décadas, decorrentes de novos conhecimentos e desenvolvimento científico-tecnológico. A geração de novos conhecimentos e o desenvolvimento científico-tecnológico devem atender as expectativas e gerar um melhor e progressivo bem-estar a todos os cidadãos.

O sistema de saúde, assim como outros setores da economia, é impactado por mudanças e evoluções tecnológicas de outros setores da economia.

Considerando-se este cenário, há um grande desafio comum aos diversos e variados sistemas de saúde do mundo. Ou seja, como conciliar expectativas e necessidades de potenciais, porém certos, usuários destes sistemas de saúde, com a riqueza hoje disponível, em um ambiente extremamente complexo, como o sistema de saúde, e em constante e rápida mudança (seja pelas diferentes percepções e necessidades de seus usuários, seja pela enorme e rápida geração de conhecimentos e de desenvolvimento técnico-científico e tecnológico)? Em outras palavras, como definir e conciliar a assistência à saúde, de acordo com três variáveis: qualidade da assistência à saúde, acesso ao sistema de saúde e custo desta assistência ou atenção? A definição de qualidade em saúde, ou mesmo do que chamamos acesso em saúde, já se constitui em um grande desafio. Assumindo que (embora seja de definição difícil) esta definição exista, o verdadeiro desafio seria satisfazer o seguinte dilema: oferecer assistência à saúde com qualidade minimamente satisfatória, acesso a este sistema de saúde com o mínimo de restrição possível e assistência à saúde com um custo máximo suportável por esta sociedade. É importante observar que diferentes países terão, certamente, ao expressar os desejos e necessidades de suas sociedades, definições distintas para cada um destes três aspectos, qualidade, acesso e custos. Estes, associados às definições de prioridades em saúde, assim como em outros setores da economia, fazem com que atualmente não existam no mundo sistemas de saúde iguais, apenas vagamente parecidos. Embora existam inúmeras nações no mundo, cada sistema de saúde é único. Apesar deste fato, comparações e aprendizados entre sistemas de saúde existem e devem ser valorizados e explorados.

Isso posto, o desafio atual é conciliar a necessidade do usuário em termos de saúde e os recursos disponíveis e alocados para o sistema de saúde. Fica claro que há um limitador econômico neste processo.

Para lidar com a incerteza dos fenômenos biológicos e a transitoriedade da verdade em saúde, bem como para avaliar e adequar a aplicabilidade do conhecimento disponível à prática clínica, há cerca de quatro décadas surgiu uma especialidade na área da saúde chamada, inicialmente, de epidemiologia clínica. Compreende duas grandes subáreas de atuação: (a) geração de novos conhecimentos, orientada para profissionais envolvidos com a geração de conhecimentos, ou seja, pesquisadores do setor saúde – caracteriza a aplicação das melhores práticas de pesquisa em saúde, utilizando os métodos científicos adequados e respeitando todos os princípios éticos que norteiam a pesquisa envolvendo seres vivos. Esta subárea preocupa-se com a utilização dos melhores métodos de pesquisa para a geração de novos conhecimentos, com o propósito de limitar ao mínimo a incerteza possível (validade interna), e respeitar e reconhecer os limites na generalização dos resultados (validade externa); (b) utilização apropriada da melhor evidência disponível e sua aplicação adequada para o paciente certo, no momento certo. Esta subárea pode ser chamada de avaliação crítica da literatura e está intimamente direcionada para profissionais da saúde que utilizam as melhores evidências para orientar decisões em benefício dos pacientes e do sistema de saúde.

Com a constante e enorme geração de novos conhecimentos, e reconhecimento da incapacidade de os profissionais se manterem atualizados de forma harmônica, as entidades médicas e sociedades de classe têm sugerido e proposto a revisão periódica da literatura pertinente e a definição de diretrizes orientadoras de condutas. Estas diretrizes não são mandatórias, mas devem servir como orientação para os profissionais pela melhor evidência disponível e fundamentada por métodos científicos. São as chamadas diretrizes de prevenção, diagnóstico, tratamento e reabilitação.

Nos últimos 20 ou 30 anos, com o progressivo reconhecimento de que há muito conhecimento disponível e pronto para ser utilizado para aliviar sofrimento e/ou melhorar a saúde e o bem-estar do cidadão, surgiu outro fator limitante que foi o econômico. Embora haja muito a ser feito, não há recursos suficientes para satisfazer todas as necessidades e expectativas dos cidadãos. Em um ambiente de recursos escassos e muita demanda, existe a necessidade da aplicação de alguns fundamentos e princípios econômicos para auxiliar a tomada de decisão. Surge uma nova especialidade ou área do conhecimento na fronteira de duas ciências, a ciência biológica e a ciência humana, mais especificamente, ou seja, a economia da saúde, que pode ser conceituada como uma área cujos conceitos e fundamentos econômicos são aplicados ao setor saúde. Economia da saúde pode ser definida como o estudo de como indivíduos e sociedades exercem a opção de escolha na alocação dos escassos recursos destinados à área da saúde entre as alternativas que competem para seu uso, e como estes escassos recursos são distribuídos entre os membros da sociedade. Esta definição abrange, na sua primeira parte, a questão da eficiência do sistema de saúde, ou seja, como produzir mais saúde para um todo (ou seja, de forma ampla e irrestrita, como produzir mais anos de vida e mais qualidade de vida para a sociedade como um todo) com o menor uso possível de recursos. Em outras palavras, assumindo e reconhecendo a restrição orçamentária, qual o melhor conjunto de serviços e produtos a ser oferecido para os usuários deste sistema que maximize o ganho de saúde para esta população? A segunda parte desta definição aborda a questão da equidade. Ou seja, este conjunto de serviços e produtos deve atender às expectativas de diferentes grupos de indivíduos da maneira o mais harmônica possível, sem privilegiar um grupo em detrimento do outro. Por exemplo, um paciente com tuberculose merece e tem o direito de receber um tratamento minimamente satisfatório, assim como um paciente com AIDS, embora sejam doenças diferentes e que requerem investimentos distintos. Ou ainda, para pacientes com condições semelhantes ou iguais, espera-se que ambos tenham a oportunidade de receber tratamentos semelhantes ou iguais. Para pacientes com doenças distintas esperam-se e justificam-se investimentos e condutas distintas. O conceito de equidade pressupõe tratar iguais de forma igual e tratar desiguais de forma desigual.

Diversas ferramentas e estratégias, fundamentadas em conhecimentos atualmente tidos como válidos e aplicáveis, hoje estão disponíveis nestas duas áreas (epidemiologia clínica ou, mais recentemente, assistência à saúde baseada em evidência, e economia da saúde) para melhor orientar as decisões em saúde.

Outra característica recentemente observada em nosso sistema de saúde, da mesma forma que no de outros países, é o reconhecimento de sua crescente complexidade e necessidade de planejamento e gestão do uso de seus recursos. Por se tratar de um sistema cujas ações propostas implicam demandas futuras, e por estar em constante mudança e ser altamente dependente de conhecimento, a formulação de políticas públicas, o planejamento, a gestão dos recursos do sistema e das relações entre os participantes que nele atuam é fundamental.

Ainda mais recentemente, com o poder crescente do usuário em potencial (maior educação e reconhecimento de seus direitos), observava-se um fenômeno que sempre esteve presente, ou deveria estar, que é a preocupação de construção ou melhoria de um sistema de saúde fundamentado nas necessidades de seu usuário; desta forma, centrado e direcionado a satisfazer as expectativas de seu potencial usuário, o cidadão. Também, em fase inicial, a evolução e construção de um sistema de saúde que priorize as necessidades percebidas e valorizadas pelos seus cidadãos e não apenas a expressão de interesses individuais ou de pequenos grupos de usuários, ou de partes interessadas. Vale a pena considerar que a sociedade, por meio de seus representantes sérios, honestos e comprometidos, não só deva atender aos interesses de um todo, mas faça as escolhas mais acertadas para o momento, pense, ao mesmo tempo, no médio e longo prazos, e reconheça os limites de investimento suportáveis para a própria sociedade.

Neste contexto, diversos países do mundo estão discutindo como evoluir ou construir seus sistemas de saúde que atendam aos seguintes princípios: (a) qualidade mínima desejável; (b) acesso justificável e com mínima restrição; (c) custo máximo suportável pela sociedade.

Adicionalmente, algumas tendências precisam ser reconhecidas, consideradas e trabalhadas na construção deste novo sistema de saúde, ou seja: (a) o cidadão está cada dia mais educado e demandando mais produtos e serviços (mais crítico e com maior acesso à informação e ao conhecimento disponível); (b) há um crescente número de opções de consumo, mais produtos e serviços estão à disposição dos potenciais usuários do sistema de saúde, fruto do desenvolvimento científico-tecnológico e da inovação; (c) estamos vivenciando uma transição demográfica, ou seja, com a melhoria das condições de vida (de modo geral) e mais educação, as pessoas estão vivendo mais e a taxa de fecundidade está diminuindo. A nossa pirâmide demográfica está mudando, com uma proporção crescente de adultos e idosos e reflexos para o sistema de saúde: maior proporção de usuários "crônicos" do sistema de saúde; (d) estamos vivenciando uma transição epidemiológica, ou seja, embora não tenhamos resolvido os problemas e desafios relacionados com as doenças muito conhecidas, como tuberculose, malária, doença de Hansen, dengue, entre outras, estamos identificando novas doenças que merecem consideração: subtipos de câncer, doenças cardiovasculares, doença de Alzheimer, pré-diabetes, entre outras; e (e) conscientização de que a riqueza da nação não cresce na mesma proporção e/ou é distribuída de forma a permitir que as expectativas do cidadão e da sociedade sejam minimamente atendidas. Isso enaltece e ratifica a importância de decisões responsáveis em nome de um todo (sistema de saúde) e para um todo (sociedade, conjunto de cidadãos).

Avaliação econômica em saúde

Como apresentado anteriormente, o processo de avaliação de tecnologias em saúde inclui uma análise criteriosa dos aspectos econômicos envolvidos na adoção de tecnologias pelo sistema de saúde.

Tradicionalmente, três aspectos têm sido considerados na avaliação de intervenções utilizadas nos sistemas de saúde: a segurança, a eficácia (se a intervenção "funciona" ou atinge seus objetivos em um cenário ideal), e a efetividade (se a intervenção "funciona" ou atinge seus objetivos em um cenário real) do produto ou procedimento.

A estes conceitos tradicionais, economistas da saúde muito recentemente acrescentaram um quarto conceito, ou seja, o da eficiência de produtos e serviços. A essência deste novo elemento é avaliada pela pergunta: estamos obtendo o melhor e maior benefício possível pelos recursos que estamos utilizando? Uma das ferramentas disponíveis que pode ser usada para avaliar e orientar a busca de maior eficiência do sistema de saúde é a avaliação econômica em saúde.

A avaliação econômica completa em saúde pode ser definida como o estudo de duas ou mais estratégias ou intervenções propostas para o sistema de saúde, e, em ambas, os custos incorridos com sua implementação e as consequências em termos de ganhos de saúde (redução da morbidade e/ou redução da mortalidade) são diretamente comparados (Ministério da Saúde, 2007; Drummond, 1995; Drrummond et al., 1997; Heyland et al., 1999; Gafni e Birch, 2006).

Uma nova tecnologia ou intervenção vencedora é aquela que custa menos para o sistema de saúde e proporciona maior ganho de saúde, quando comparada com a intervenção vigente e disponível. Neste caso, trata-se de intervenção dominante, portanto não existe a necessidade de realizar formalmente uma avaliação econômica. Ou seja, há um claro ganha-ganha para o sistema de saúde, a intervenção deve ser adotada ou incorporada de imediato. Sua incorporação liberará o escasso recurso disponível para implementação ou ampliação de outros programas de saúde. O oposto também pode ocorrer, ou seja, algumas novas intervenções ou tecnologias têm um custo de implementação maior que o atualmente utilizado e disponibilizado pelo sistema de saúde e produzem menor ganho de saúde. São as chamadas intervenções do perde-perde. Estas tecnologias devem ser banidas e não disponibilizadas pelo sistema de saúde, pois são piores que as já disponíveis e consomem preciosos recursos adicionais.

A avaliação econômica em saúde deve, portanto, ser realizada quando há um *trade-off* com a adoção de uma nova tecnologia, ou seja, há um ganha-perde. A nova tecnologia ou intervenção produz "mais saúde", porém consome mais recursos e tem maior custo, ou produz "menos saúde", porém consome menos recursos e tem, portanto, menor custo. Em ambos os casos, procura-se avaliar se o ganho adicional é justificado pelo consumo adicional de recursos, e consequente maior custo, ou se a redução do ganho de saúde é justificada pela liberação de recursos a investir em outros programas e estratégias de saúde.

A avaliação econômica, embora formalmente utilizada para orientar decisões em sistema de saúde de alguns países desenvolvidos nas últimas três décadas, ocorre há muito tempo em outros setores da economia, como agricultura, transporte, habitação, entre outros. Conceitualmente, o que se procura, ao fazer escolhas fundamentadas, é maximizar o retorno para a sociedade (ou para um grupo desta sociedade) ao longo do tempo para um determinado investimento feito. Nos vários setores citados, agricultura, por exemplo, o recurso investido é quantificado em termos monetários (R$) e o retorno para o investimento também é quantificado em termos monetários (R$).

Em saúde, temos como avaliar os recursos utilizados na produção de saúde em termos monetários, mas infelizmente não temos ainda uma forma ou ferramenta universalmente aceita que seja capaz de avaliar o retorno para este investimento em termos monetários de maneira simples e compreensível. Fazendo uma analogia ao exemplo dado, seria o equivalente a avaliar 1 ano de vida ganho a mais com uma intervenção, porém, em termos monetários, o que não só é muito difícil, mas eticamente questionável.

Para ser aplicada em sistemas de saúde, auxiliar e orientar o processo de decisão, a avaliação econômica em saúde, do ponto de vista metodológico, requer a consideração simultânea de vários aspectos. Para facilitar sua compreensão, a avaliação econômica será esquematicamente representada na forma de um cubo, ou seja, em três facetas ou dimensões. A primeira faceta do cubo corresponde ao tipo de avaliação econômica, definida pela forma como o ganho de saúde é mensurado; a segunda faceta corresponde à caracterização e à inclusão dos diferentes tipos de custos incorridos na implementação de uma estratégia ou intervenção em saúde; e a terceira faceta corresponde aos diferentes tipos de pontos de vista e perspectivas que a avaliação econômica pode ter.

A primeira faceta do cubo corresponde ao tipo de análise a ser efetuada.

Existem quatro tipos de avaliação econômica: custo-minimização, custo-efetividade, custo-utilidade e custo-benefício. Em todas estas análises, o numerador representa a quantidade de recursos consumidos com a implantação da estratégia ou da intervenção, quantificados em termos monetários, e o denominador representa uma medida do benefício ou a forma de mensurar o ganho de saúde, sendo o que de fato define o tipo de análise.

A avaliação de custo-minimização é utilizada quando temos duas ou mais intervenções que proporcionem exatamente o mesmo benefício (ganho de saúde). Em virtude de a literatura médica apresentar raramente intervenções que proporcionem o mesmo resultado (em termos de benefícios e malefícios), esta análise é pouco encontrada na literatura. Vale a pena destacar que esta avaliação eventualmente tem sido utilizada como de conveniência do pesquisador, ao assumir premissas de igualdade de benefício ou malefício entre intervenções. Como tais premissas muito raramente podem ser defendidas, a literatura técnico-científica tem, de certa forma, desestimulado tal avaliação.

Na avaliação de custo-efetividade (uma das mais frequentemente encontradas na literatura), o parâmetro clínico, em geral utilizado na prática clínica para analisar melhora, piora ou acompanhar a doença ou condição, é considerado como parâmetro capaz de mensurar e refletir o potencial ganho de saúde. Por exemplo, em uma análise envolvendo o tratamento com anti-hipertensivos, o parâmetro clínico rotineiramente utilizado para avaliação e acompanhamento é a medida de pressão arterial pelo esfigmomanômetro, ou seja, pressão arterial medida em mmHg. No caso do tratamento de pacientes com infarto agudo do miocárdio, o parâmetro clínico utilizado pode ser anos de sobrevida. Na comparação entre duas vacinas, o parâmetro pode ser o número de casos de doença prevenidos, entre outros. Podemos observar, portanto, que, na análise de custo-efetividade, o parâmetro é doença ou especialidade específica e, desta forma, torna-se muito difícil comparar intervenções, envolvendo diferentes doenças ou especialidades, uma vez que os denominadores são distintos. Outro aspecto digno de nota neste tipo de avaliação econômica é o fato de que estes parâmetros avaliam parcialmente o ganho de saúde. Ou seja, no caso de uma intervenção com anti-hipertensivos em pacientes com hipertensão arterial, por exemplo, ganhos como redução da dor de cabeça, das tonturas que incomodam o paciente não são considerados. Assume-se que a redução do nível pressórico proporcionará uma redução dos sintomas e melhora dos sinais da doença, o que nem sempre pode ser verdadeiro. Outro aspecto a ser considerado é que toda intervenção proporciona potenciais ganhos e perdas para os pacientes. As intervenções, uma vez implementadas, trazem riscos de desenvolvimento de eventos indesejáveis. No caso dos anti-hipertensivos, como exemplo, um determinado medicamento pode ter o efeito benéfico de redução da pressão arterial, porém, em uma determinada parcela de casos, pode fazer com que os indivíduos eventualmente refiram ou desenvolvam distúrbios de potência sexual. Do mesmo modo, ao utilizar o parâmetro medida de pressão (mmHg) como parâmetro principal e único na avaliação econômica, não estaremos capturando esta eventual perda de saúde por parte do paciente. Aliás, este exemplo ilustra um outro fenômeno comumente observado em nosso sistema de saúde. O médico muitas vezes toma a decisão em nome do paciente, e este não tem a oportunidade de expressar sua opinião sobre as eventuais consequências desta decisão. No entanto, apenas o paciente sofre as consequências desta decisão. Se, por acaso, o paciente valora mais a perda de potência em relação à redução dos sinais e sintomas da hipertensão arterial, muito provavelmente fará a opção de não seguir adequadamente a orientação médica (reduzindo sua aderência ao tratamento, e contribuindo para a redução da "efetividade na comunidade" e, também, reduzindo a eficiência desta intervenção). Nestes casos, a experiência do profissional em estabelecer uma relação médico-paciente equilibrada, compartilhar conhecimento e decisões e reconhecer as preferências do paciente é de fundamental importância para o sucesso da decisão e o alcance dos objetivos do tratamento.

Embora a avaliação de custo-efetividade apresente as limitações metodológicas no que tange à mensuração incompleta do ganho de saúde e impropriedade de comparar intervenções de parâmetros clínicos distintos, ela ainda é muito utilizada e respeitada no meio técnico-científico, desde que seja metodologicamente adequada. Sua grande vantagem, por outro lado, está fundamentada no fato de que o avanço do conhecimento, até então, tem se baseado no estudo das doenças de forma específica, pelos parâmetros mais aceitos e empregados rotineiramente na prática clínica. Outro aspecto importante é a disponibilidade de conhecimento fundamentada nestes parâmetros clínicos. Os ensaios clínicos controlados e randomizados, hoje disponíveis na literatura, tendem a utilizar os parâmetros mais relevantes do ponto vista clínico e que têm maior uniformização de mensuração em todo o mundo. Atualmente, constituem e justificam a base do conhecimento instalado e das ações em sistemas de saúde.

Em resumo, a vantagem na realização de uma avaliação econômica do tipo custo-efetividade está no fato de já haver muitos dados e informações disponíveis na literatura biomédica sobre os potenciais ganhos de saúde com as diversas intervenções tecnológicas incorporadas, tendo sido mensurados pelos parâmetros clínicos de medida tradicionais utilizados pela prática clínica usual. Entre as desvantagens deste tipo de avaliação, vale a pena citar: (a) a avaliação apenas parcial do paciente (os parâmetros de medida do ganho de saúde utilizados não capturam na plenitude todos os efeitos da intervenção); (b) a imensa maioria dos parâmetros de medida do ganho de saúde utilizados neste tipo de avaliação não incorpora ou considera valores e preferências dos pacientes; e (c) o fato de a avaliação ser doença ou especialidade-específica (devido ao parâmetro clínico avaliado) não permite, portanto, a comparação de novas intervenções para doenças distintas, que eventualmente possam competir pelo mesmo e escasso recurso do sistema de saúde.

No caso da avaliação de custo-utilidade, o denominador é comum a diferentes doenças e especialidades, ou seja, procura-se utilizar, como medida do ganho de saúde, um único parâmetro clínico relevante e capaz de ser mensurado em qualquer condição clínica.

O parâmetro de medida de ganho de saúde mais comumente utilizado neste tipo de avaliação fundamenta-se na mensuração da qualidade de vida. Embora seja um parâmetro subjetivo por natureza, nas últimas duas décadas diversas técnicas e métodos foram desenvolvidos para possibilitar sua mensuração. Vários questionários estruturados hoje estão disponíveis internacionalmente, bem como a qualidade de vida pode ser medida pela técnica direta chamada *utility*. Este termo em inglês, traduzido para o português como utilidade, no entanto, não tem a conotação de algo que é útil, mas traz sua definição econômica, ou seja, "preferência por um determinado estado de saúde ou bem-estar". Assim, o parâmetro qualidade de vida pode ser medido de forma objetiva antes e depois de intervenções, possibilitando uma avaliação do ganho de saúde em termos de qualidade de vida. Ainda, utilizando o mesmo conceito e a técnica do *utility*, pode-se obter um indicador de saúde que combine a qualidade de vida e a quantidade de vida, principalmente para ser utilizado em intervenções cujas consequências são observadas em períodos de tempo superiores a 1 ano. Este parâmetro é conhecido como QALYs (*Quality Adjusted Life Years*), ou, em português, sobrevida em anos ajustada pela qualidade de vida. Por este conceito, 1 ano de vida com saúde perfeita (plena qualidade de vida, *utility* = 1,0) equivale a 2 anos com qualidade de vida a 50% (*utility* = 0,5, tendo a morte um *utility* = 0,0) (Destky e Laupacis, 2007; Gafni e Birch, 1997; Mehrez e Gafni, 1990).

É importante mencionar que, para alguns indivíduos ou algumas condições, mais vale o ganho de qualidade de vida do que o aumento da sobrevida; para outros, o ganho de quantidade de vida passa a ser mais relevante.

A avaliação econômica do tipo custo-utilidade tem como principais vantagens o fato de avaliar o paciente na sua plenitude, quando submetido a uma intervenção, considerando tanto os potenciais ganhos de qualidade de vida, como a quantidade de vida, assim como os eventuais *trade-offs* entre ambos. Um aspecto adicional e importante é considerar e incorporar, no processo de avaliação, os valores e preferências dos pacientes. Por utilizar um parâmetro de avaliação que não é doença ou condição específica, permite também que intervenções para diferentes doenças e condições sejam comparadas, o que prontamente retrata dilemas de decisão do sistema de saúde, ou seja, uma situação comum, que é a competição entre as diferentes doenças e tecnologias pelo recurso escasso. Uma desvantagem desta avaliação, no entanto, reside no fato de o próprio parâmetro de avaliação ainda ser pouco conhecido ou utilizado na prática clínica. Desta forma, há muito pouca informação disponível na literatura biomédica, e quase todos os dados e informações sobre o impacto das mais diversas tecnologias na saúde dos pacientes precisam ser obtidos prospectivamente. Por fim, a valoração do que deve ser considerado como clinicamente relevante pode ser, em alguns casos, passível de discussão. Estas desvantagens, porém, não desmerecem as inúmeras vantagens que esta avaliação possui, quando comparada à avaliação de custo-efetividade. Apesar de ser mais abrangente, quando comparada à avaliação de custo-efetividade, ela ainda não é capaz de capturar na plenitude o custo de oportunidade para o investimento da sociedade no que tange a um potencial ganho de saúde. Esta avaliação, por utilizar um parâmetro característico do setor saúde (QALYs), não permite que intervenções e investimentos feitos em outros setores da economia, como, por exemplo, educação ou saneamento básico, sejam comparados quanto a seu pleno retorno para a sociedade. Mesmo nestes casos, o parâmetro QALYs poderia ser utilizado, porém apenas parcialmente captaria os ganhos e retornos para a sociedade.

A avaliação econômica do tipo custo-benefício, ainda hoje muito raramente encontrada na literatura biomédica, tem em seu denominador o ganho de saúde valorado em termos monetários; em outras palavras, o valor monetário da vida. Embora existam diferentes métodos propostos para valorizar a vida de uma pessoa (p. ex., a vida já de certa forma valorada em termos monetários, embora estes sejam imperfeitos: pelos seguros de vida; pelos ganhos adicionais de um trabalhador exposto a riscos específicos em algumas profissões com atividades profissionais sob risco; e por métodos que permitem o cálculo da produção para a sociedade de um trabalhador ao longo de sua vida), estes métodos são extremamente questionados pela complexidade metodológica e múltiplos fatores que envolvem esta medida, sendo a discussão ética uma das mais difíceis, pois envolve valorar a vida em termos monetários.

Muitos trabalhos disponíveis na literatura biomédica não são, na realidade, avaliações do tipo custo-benefício, mas estudos focados no desenvolvimento metodológico de ferramentas de mensuração do valor da vida em termos monetários, bem como na validação destas ferramentas e medidas. As implicações éticas da valoração da vida em termos monetários e as repercussões sociais das decisões, envolvendo tal valoração, também têm sido abordadas e discutidas com frequência (Zarate, 2007; Pauly, 1995; Johannesson e Jönsson, 1991). No entanto, é importante salientar que a avaliação econômica do tipo custo-benefício talvez seja a única capaz de capturar na plenitude o custo de oportunidade do investimento de estratégias e intervenções que acontecem em diferentes setores da economia e que proporcionam ganhos de saúde.

As características e a dinâmica do sistema de saúde, bem como da geração de conhecimento neste setor (como em outros da economia) que é contínua, crescente e aditiva, fazem com que as novas decisões no dia a dia sejam dependentes e muito relacionadas com as decisões já tidas e implementadas. Desta forma, o processo de avaliação econômica e clínica de uma nova tecnologia, estratégia ou intervenção em saúde deve ser sempre feito e comparado com a melhor opção disponível e utilizada pelo sistema de saúde.

Assim sendo, nos diferentes tipos de avaliação econômica, o que se propõe é realizar uma avaliação incremental, o que permite conhecer qual o custo adicional de uma intervenção em relação à outra, para propiciar um ganho adicional de saúde. Ou seja, uma razão de diferenças, diferença de custos (numerador) sobre a diferença de ganho de saúde (denominador). Desta forma, intervenções custo-econômicas são aquelas que, quando comparadas com outras, proporcionam um ganho de saúde adicional e uma redução de custos. Estas são as intervenções vencedoras, pois, além de proporcionarem um ganho de saúde, liberam recursos para serem investidos em outros programas do sistema de saúde. Infelizmente, estas intervenções são raramente identificadas em nosso sistema de saúde. Normalmente, o que observamos são novas intervenções que produzem mais saúde do que outra existente e disponível; porém, ao mesmo tempo, consomem mais recursos deste sistema de saúde. Em países desenvolvidos, as intervenções são chamadas de custo-efetivas quando o custo adicional pelo ganho de saúde adicional, medido pelo QALY, é inferior a US$ 30 a US$ 50 mil por QALY (Olsen e Smith, 2001; Cheng *et al.*, 2000; Laupacis *et al.*, 1992; Kanis *et al.*, 2007; Manns *et al.*, 2007). Já a Organização Mundial de Saúde (OMS) preconiza que as intervenções deveriam ser chamadas de custo-efetivas quando o custo adicional por QALY ganho for inferior ao valor de um a três vezes o produto interno bruto *per capita* do país (Mark *et al.*, 1995; WHO, 2007). É importante

ressaltar que, mesmo nestas condições (intervenções custo-efetivas), há sempre um custo adicional para o sistema de saúde, e novas fontes de recursos serão necessárias para viabilizar sua implantação, ou algum programa ou alguma intervenção já disponível ou em uso pelo sistema de saúde terá que ser descontinuado para liberar recursos para o novo programa. Em países desenvolvidos, intervenções com um custo adicional por QALY adicional ganho muito elevado (acima de US$ 50 a 100 mil) são consideradas custo-proibitivas e somente razões ou explicações muito especiais justificam a incorporação delas aos sistemas de saúde. Um exemplo, que poderia ser categorizado como excepcional, seria o atendimento a uma prioridade e necessidade em saúde expressiva e inequívoca de uma minoria populacional pouco ou não representada nos seus interesses, na sociedade.

A segunda faceta do cubo refere-se aos diferentes tipos de custos que devem ser atentamente observados, documentados e incorporados à avaliação. Os custos diretos médico-hospitalares são aqueles que acontecem como resultado direto da intervenção, por exemplo: custo de internação, custo de exames subsidiários, custo de medicamentos, honorários médicos e de outros profissionais da saúde, entre outros. Já como exemplos de custos diretos não médico-hospitalares, citam-se os relacionados com o transporte do paciente de sua casa até o hospital para uma consulta. Custos indiretos são aqueles relacionados com a perda de produtividade do indivíduo, de familiares, ou de seu cuidador, relacionados ou ocasionados pela doença. O indivíduo, sua família e a própria sociedade perdem quando um indivíduo deixa de trabalhar por motivo de agravo à sua saúde.

Importante mencionar que o processo que envolve o custeio de uma determinada intervenção em saúde é composto pela identificação e qualificação dos produtos e serviços utilizados na implementação desta intervenção e o correspondente custeio em termos monetários dos mesmos. As diferenças conceituais entre os custos e os preços de insumos, produtos e serviços precisam ser consideradas e analisadas conforme a perspectiva ou ponto de vista da avaliação econômica. Ainda, a questão que envolve a presença de subsídios deve ser analisada e considerada no processo de custeio dos insumos.

A terceira faceta do cubo representa os possíveis pontos de vista da avaliação, ou seja, a avaliação pode ter o ponto de vista da sociedade, do paciente, de um determinado hospital, de uma indústria farmacêutica, de uma seguradora de saúde, de um administrador público, entre outros. O ponto de vista define quais recursos (custos) consumidos (incorridos) pela estratégia na sua implementação serão computados na avaliação. Sugere-se que toda avaliação econômica contemple o ponto de vista da sociedade, ou seja, o ponto de vista mais amplo, em que todos os custos incorridos sejam computados independentemente de quem arcará com eles. Já, por exemplo, uma avaliação sob o ponto de vista do paciente considerará apenas os custos que recaem para os pacientes. Desta forma, uma intervenção pode ser custo-efetiva do ponto de vista do paciente (pouco ou quase nenhum custo adicional para o paciente por QALY adicional ganho), porém custo-proibitiva se avaliada sob a perspectiva da sociedade.

Como em ambas as estimativas, do uso de recursos e seus custos (numerador), e na estimativa do ganho de saúde (denominador) da razão incremental há incertezas nas suas definições, é necessário que limites para estas incertezas sejam definidos. Tais incertezas estarão sempre presentes, pois se referem à observação de fenômenos biológicos. Assim sendo, com os limites de incerteza definidos, é possível realizar uma análise de sensibilidade, que pode ser do tipo univariada ou multivariada. No caso da univariada, varia-se cada parâmetro que compõe o cálculo do uso do recurso (ou custo), ou o cálculo do ganho de saúde, um a um, de cada vez, obtendo-se novas e variadas razões de incremento. No caso da análise de sensibilidade multivariada, criam-se cenários que favoreçam e desfavoreçam as intervenções em comparação. Estimativas do uso dos recursos e seus custos, bem como estimativas do ganho de saúde, são escolhidas conforme os limites de confiança definidos (e aceitos como razoáveis expressões da incerteza) e utilizados na construção de cenários que favoreçam uma ou outra intervenção. Em ambos os tipos de análise de sensibilidade, tão mais robusta será a avaliação econômica, quanto menor for a variação desta razão, ou melhor, menor a capacidade de a alteração das estimativas influenciar a conclusão e decisão sobre a adoção desta estratégia pelo sistema de saúde.

É necessário frisar que, para que uma análise econômica seja realizada, recursos precisam estar disponíveis; há a necessidade da busca de dados, ou informações na literatura biomédica ou em bancos de dados, bem como, em alguns casos, há a necessidade da geração deles.

A avaliação econômica em saúde pode ser realizada basicamente de duas formas: (a) pela implementação de estudos prospectivos, em que a evidência do ganho de saúde, bem como as evidências sobre o uso de recursos e seus custos, são obtidas por estudos prospectivos. Neste caso, dependendo da pergunta formulada ou da intervenção em teste, diferentes tipos de estudo podem e devem ser propostos, como, por exemplo, estudos experimentais (ensaio clínico controlado e randomizado) ou estudos observacionais (estudo coorte, por exemplo). Os estudos prospectivos têm a vantagem de coletar todos os dados necessários para a realização de uma avaliação econômica e, se bem desenhados, incorporar e ser capazes de captar de forma adequada as incertezas inerentes à observação de fenômenos biológicos. Ainda, têm a vantagem de documentar de forma simultânea o uso de recursos e seus custos na mesma população de indivíduos ou pacientes que obtêm o ganho de saúde. A desvantagem é que necessitam de um recurso considerável para sua implementação, bem como de um tempo mínimo que corresponda a esse tempo; (b) por outro lado, os estudos retrospectivos utilizam dados disponíveis na literatura (evidências obtidas de estudos já concluídos e publicados) e estimativas de uso de recursos normalmente obtidos em bancos de dados, eventualmente disponíveis. Nem sempre todos os dados necessários para a realização de uma avaliação econômica estão disponíveis ou são de qualidade uniforme ou minimamente desejável. Uma avaliação crítica da qualidade destes dados e informações é necessária, bem como sua adequação para a inclusão na avaliação econômica. Enfatizando a busca ampla, estruturada e criteriosa dos dados existentes na literatura, por exemplo, sobre a eficácia ou efetividade de um determinado tratamento ou intervenção, é preciso fazer uma análise crítica sobre a qualidade desses dados. Somente estudos de boa qualidade devem ser utilizados para a obtenção da informação. Para isso, é necessário que conceitos de epidemiologia clínica, ou medicina baseada em evidências sejam incorporados e aplicados. No caso de falta de dados ou informação, duas opções existem: coletam-se os dados faltantes a partir de pequenos estudos prospectivos, ou estimam-se tais dados da melhor forma possível. As avaliações econômicas baseadas em estudos retrospectivos são menos custosas e podem ser realizadas, na maioria das vezes, de forma mais rápida, justamente por não necessitarem da geração de novos dados, informações ou conhecimentos.

Para tornar a avaliação econômica mais compreensível para leitores e críticos, em ambos os casos (estudos prospectivos e retrospectivos), comumente se usam árvores de decisões, cujos eventos são representados ao longo do tempo com probabilidades de ocorrência, respectivos desfechos clínicos e correspondentes usos de recursos e custos. Modelos por árvore de decisão e modelos de Markov, em particular, são ferramentas adicionais e que podem ser utilizadas em análises econômicas em saúde com o propósito de melhor caracterizá-las visualmente e/ou sofisticá-las metodologicamente. A aplicação e o uso destes modelos devem ter um objetivo definido, obedecer a metodologia já consagrada e estabelecida, e segui-la.

Por tratar e considerar fenômenos biológicos, as estimativas dos eventos em estudo e incluídos na avaliação econômica em saúde são, por natureza, imprecisas. Com o objetivo de avaliar a robustez dos resultados, ou seja, o impacto da imprecisão das estimativas no resultado final, análises de sensibilidade devem ser conduzidas ao se implementar uma avaliação econômica em saúde. Esta pode ser do tipo univariada (quando cada estimativa ou parâmetro com incerteza, clínicos e econômicos, são alterados um a um) ou multivariada (quando a estimativa de vários parâmetros é alterada de forma simultânea). Ainda pode ser classificada como determinística ou probabilística. O detalhamento metodológico de cada um destes tipos de análise de sensibilidade foge ao escopo deste capítulo.

Ainda, há avaliações econômicas nas quais a comparação de estratégias e intervenções acontece ao longo de tempos prolongados (maiores que 1 ano) e, portanto, como esperado, tais intervenções impactam o sistema de saúde tanto do ponto de vista clínico como econômico. Em algumas destas análises, custos e consequências (ganhos de saúde) não necessariamente acontecem ao mesmo tempo. É o caso de intervenções preventivas, em que o custo é precoce (momento da intervenção) e os potenciais ganhos de saúde acontecem anos depois (fruto da intervenção preventiva). Nesta situação, aconselha-se "descontar" custos e consequências, ou seja, fazer com que eles sejam considerados como se tivessem acontecido ao mesmo tempo. A lógica do uso de uma taxa de desconto está baseada no conceito "preferência temporal", ou seja, as pessoas (de modo geral) preferem consumir e receber benefícios no presente e efetuar suas despesas no futuro. Trata-se de uma técnica para corrigir o efeito temporal; propicia trazer a valor presente (mesmo tempo) os custos e as consequências (ganho de saúde) que acontecem em tempos distintos. Recomenda-se que seja avaliada a propriedade do uso da taxa de desconto para custos e consequências em avaliações econômicas com duração superior a 1 ano. A literatura preconiza a utilização de taxas de desconto entre 0 e 10%, na dependência das características da avaliação econômica em si e do contexto econômico em que os resultados desta avaliação serão aplicados.

Por fim, para que uma avaliação econômica seja realizada e acreditada, é necessário que as evidências sobre o ganho de saúde adicional e uso de recursos e custos sejam inquestionáveis do ponto de vista metodológico, ou seja, é necessário reconhecer a existência de evidências que sejam válidas e extrapoláveis para o meio em que esta intervenção será utilizada. Somente com o exercício destes conhecimentos, estaremos aptos a tomar decisões que aliem a ciência à melhor utilização pelo sistema de saúde dos escassos recursos disponíveis.

Referências bibliográficas

Cheng, AK; Rubin, HR; Powe, NR *et al.* Cost-utility analysis of the cochlear implant in children. *JAMA*, 16; 284(7):850-6, 2000.

Destky, AS; Laupacis, A. Relevance of cost-effectiveness analysis to clinicians and policy makers. *JAMA*, 298(2):221-4, 2007.

Drummond, M. The role of health economics in clinical evaluation. *J. Eval. Clin. Pract.*, 1(1):71-5, 1995.

Drummond, MF; Richardson, WS; O'Brien, BJ *et al.* Users' guides to the medical literature. XIII. How to use an article on economic analysis of clinical practice. A. Are the results of the study valid? Evidence-Based Medicine Working Group. *JAMA*. 21;277(19):1552-7, 1997.

Gafni, A; Birch, S. Incremental cost-effectiveness ratios (ICERs): the silence of the lambda. *Soc. Sci. Med.*, 62(9):2091-100, 2006.

Gafni, A; Birch, S. QALYs and HYEs (healthy years equivalent). Spotting the differences. *J. Health Econ.*, 16(5):601-8, 1997.

Heyland, DK; Gafni, A; Kernerman, P *et al.* How to use the results of an economic evaluation. *Crit. Care Med.*, 27(6):1195-202, 1999.

Johannesson, M; Jönsson, B. Economic evaluation in health care: Is there a role for cost-benefit analysis? *Health Policy*, 17:1-23, 1991.

Kanis, JA; Stevenson, M; McCloskey, IV *et al.* Glucocorticoid-induced osteoporosis: a systematic review and cost-utility analysis. *Health Technol Assess*, 11(7):1-231, 2007.

Laupacis, A; Feeny, D; Detsky, AS; Tugwell, PX. How attractive does a new technology have to be to warrant adoption and utilization? Tentative guidelines for using clinical and economic evaluations. *CMAJ*, 146(4):473-81, 1992.

Manns, B; Klarenbach, S; Lee, H *et al.* Economic evaluation of sevelamer in patients with end-stage renal disease. *Nephrol. Dial. Transplant*, 22(10):2867-78, 2007.

Mark, DB; Hlatky, MA; Califf, RM *et al.* Cost-effectiveness of thrombolytic therapy with tissue plasminogen activator as compared with streptoquinase for acute myocardial infarction. *N. Engl. J. Med.*, 332:1418-24, 1995.

Mehrez, A; Gafni, A. Quality-adjusted life years, utility theory, and healthy-years equivalents. *Med. Decis. Making*, 9(2):142-9, 1989. Erratum in: Med. Decis. Making, 10(2):148-9, 1990.

Ministério da Saúde. Secretaria de Ciência, Tecnologia e Insumos Estratégicos – SCTIE. Departamento de Ciência e Tecnologia – DECIT. Coordenação Geral de Avaliação de Tecnologias em Saúde. Disponível em: http://portal.saude.gov.br/portal/arquivos/pdf/resultadoats.pdf. Acesso em: julho 2007 e outubro 2007.

Olsen, JA; Smith, RD. Theory *versus* practice: a review of willingness to pay in health and healthcare. *Health Economics*, 10:39-52, 2001.

Pauly, MV. Valuing health care benefits in monetary terms. *In: Valuing health care* (ed. F.A. Sloan), pp. 99-124. Cambridge University Press, Cambridge, 1995.

World Health Organization (WHO). Cost-effectiveness thresholds. Disponível em: http://www.who.int/choice/costs/CER_thresholds/en/. Acesso em: outubro 2007.

Zarate, V. DALYs and QALYs in developing countries. *Health Aff.* (Millwood), 2007 Jul-Aug; 26(4):1197-8.

15 Gestão de Suprimentos e Medicamentos

Wilson Reinhardt Filho

O objetivo básico da administração de materiais consiste em colocar os recursos necessários ao processo produtivo com qualidade, em quantidades adequadas, no tempo correto e com o menor custo. O sistema de materiais deve ser entendido como parte do sistema de produção que funciona como meio para que se alcancem os objetivos, e integra a cadeia de suprimentos, representada pela Figura 15.1.

Suprimento é qualquer item que será adquirido, administrado, armazenado, processado, distribuído e transportado pela logística. Na cadeia de suprimentos, identificamos processos desenvolvidos pelo hospital e outros que são responsabilidades do fornecedor. Em todas as funções, há necessidade de estabelecimento de acordos envolvendo os *usuários* dos materiais, os *responsáveis pela área econômica* e os *fornecedores*. Este capítulo abordará o sistema de materiais do hospital, seus subsistemas e as funções de cada subsistema, representados na Figura 15.2.

O sistema de materiais é dos que mais consomem recursos do orçamento do hospital. Os custos diretos de aquisição são aqueles pagos a fornecedores, acrescidos dos impostos referentes às compras

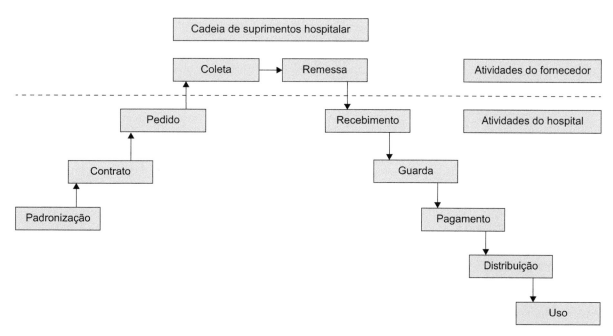

◂ **Figura 15.1** Cadeia de suprimentos hospitalar. Fonte: elaboração do autor.

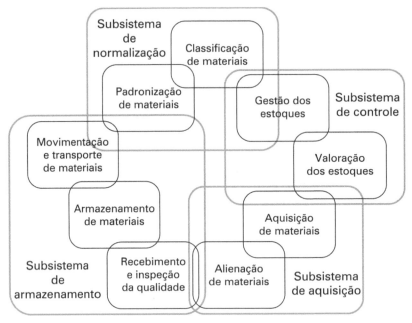

◢ **Figura 15.2** O sistema de materiais do hospital, seus subsistemas e as funções de cada subsistema. Fonte: elaboração do autor.

e situam-se entre 23 e 29%, dependendo da complexidade e da organização da instituição. Estes percentuais são compatíveis com os observados em instituições similares nos EUA.

A apuração dos custos indiretos é mais complexa e não há dados que permitam apresentar resultados confiáveis, porém é razoável que se considere parte de gastos com sistema de materiais as despesas com os centros de custo, cujas atividades estejam dedicadas ao sistema, como farmácia, compras e almoxarifado, assim como parte dos gastos com a unidade de contas a pagar.

Além disso, parte da mão de obra da atenção direta ao paciente envolve-se com a solicitação de materiais, seja para o centro de custo ou ao paciente; seu recebimento, conferência, a administração do estoque da unidade, checagem da medicação e outras tarefas relacionadas.

Quando os custos diretos e indiretos são somados, os valores obtidos variam de 35 a 45% do orçamento total do hospital e aumentam com o grau de desorganização do sistema de materiais. Estes dados variam conforme a metodologia aplicada (nem sempre explicitada).

Para efeito de raciocínio, imaginemos duas situações: um hospital onde o percentual de gastos diretos e indiretos seja inferior ao mencionado e situe-se em 33%, e outro mais desorganizado do ponto de vista do sistema de materiais, cujos gastos totais sejam de 50%. No primeiro caso, cada R$ 3,00 economizados no sistema de materiais significarão R$ 1,00 de economia no orçamento; no segundo caso, cada R$ 2,00 de economia no sistema de materiais representarão R$ 1,00 no orçamento geral do hospital. Seja como for, isso significa muito dinheiro.

Subsistema de normalização

O subsistema de normalização é responsável por responder à pergunta: o que será comprado, armazenado e distribuído. Suas funções são: a *normalização*, que seleciona, padroniza e especifica os itens; e a *classificação/codificação* de materiais, cuja finalidade é ordenar os itens escolhidos.

A maioria dos administradores não fica feliz com aquisições de produtos que estejam fora do seu cadastro. A normalização ou padronização bem-feita é uma maneira de diminuir este tipo de ocorrência; é o laço de união entre a proposta assistencial e o sistema de apoio. Nesse campo, ocorre o diálogo técnico entre as áreas meio e fim.

O subsistema de normalização utiliza como entradas: as normas técnicas, a política da organização, os recursos tecnológicos e de produção disponíveis no mercado, que servirão para definir o modelo assistencial, o grau de atendimento a ser prestado, além de verificar as possibilidades de resposta do mercado às solicitações de materiais.

As classificações denominadas ABC de valor, de popularidade e XYZ de importância são relatórios fundamentais e serão abordadas no subsistema de controle. Os relatórios de materiais adquiridos ou solicitados, seja os mantidos em estoque, seja os de entrada e saída, bem como o relatório de materiais não utilizados, fornecem importantes subsídios para nortear as inclusões ou exclusões de itens do catálogo.

O processamento dos dados fornece as saídas deste subsistema, que são: os relatórios de materiais por ordem alfabética, por código e o catálogo de especificações.

Para executar adequadamente essa tarefa, é fundamental a participação de todos os setores que tomam parte no processo produtivo. O grupo multidisciplinar seleciona os itens que serão incluídos no catálogo de materiais ou excluídos dele. A elaboração, revisão periódica e atualização do catálogo de materiais não devem ser feitas apenas pela administração de materiais – é uma obrigação de todos.

A formatação de um catálogo de materiais de uma instituição não é, definitivamente, uma atividade que dependa da vontade de uns poucos colaboradores. É imprescindível que a alta administração apoie a iniciativa, explicite de maneira formal quem são os participantes encarregados de seu desenvolvimento, facilitando desta forma a tarefa de coletar as opiniões, para que o produto final seja o mais adequado.

O grupo escolhido formará a comissão de padronização (ou "comitê de seleção de medicamentos e materiais", ou outro nome), que é órgão colegiado, de caráter permanente e deliberativo. O grupo escolhido deverá ter alta capacitação técnica no campo para o qual for designado, ser hierarquicamente bem situado na esfera política e administrativa, e manter um diálogo contínuo com o usuário; eventualmente, o grupo poderá solicitar colaboração de especialistas para orientá-lo nos casos de insumos e medicamentos para clínicas especializadas.

Entre os critérios utilizados para a seleção, devem ser considerados os seguintes: segurança, eficiência, eficácia, qualidade, disponibilidade no mercado, impacto administrativo e menor custo.

Definido que um determinado item fará parte do catálogo de materiais, o grupo cuidará de redigir a sua especificação, utilizando critérios objetivos, de fácil compreensão, que possibilitem a sua identificação por parte dos clientes tanto internos quanto externos. A especificação completa de um item serve como meio de comunicação entre a unidade e os fornecedores externos. A descrição simplificada para uso interno é muito útil.

Conforme os itens vão sendo descritos, procede-se à sua classificação que leva em consideração determinados critérios de agrupamento dos itens de modo que possam ser codificados posteriormente. Os itens devem ser classificados de maneira simples e objetiva para facilitar a padronização, o armazenamento, a distribuição e o processamento eletrônico dos dados.

Na fase de estruturação do catálogo de materiais, busque informações com os administradores do sistema de informação a respeito do tamanho dos campos disponíveis para descrição dos produtos. É mais comum do que possa parecer que as descrições, feitas em aplicativos como editores de texto, planilhas eletrônicas ou pequenos bancos de dados, não possam ser totalmente transferidas para os sistemas de processamento de dados do hospital, gerando mais trabalho, muitas vezes com perdas consideráveis de informação.

O sistema de materiais possui um grande número de transações que serão utilizadas por diferentes módulos do sistema de informação. A codificação dos itens deve ser capaz de identificar o produto de modo que a um determinado código corresponda um e apenas um produto, e vice-versa. O sistema de codificação não pode depender de critérios pessoais e deve ser expansível, de modo a suportar inclusões de novos itens.

Os códigos numéricos não sequenciais e estruturados são os mais utilizados hoje. O número de dígitos dos grupos, dos subgrupos e dos itens depende do tamanho do sistema a que se destina. Costuma-se fixar um grupo de números para identificar o grupo de materiais, outro para o subgrupo e um terceiro conjunto numérico para o item, além de um dígito verificador, adicionado pelo sistema de processamento eletrônico de dados. Novamente, vale a recomendação de que os administradores do sistema devem ser consultados a respeito do tamanho possível, bem como da sua integração com o módulo de almoxarifado para captura de dados referentes a lote e validade, geração de código de barras para a dispensação e rastreamento dos produtos prescritos/administrados aos pacientes.

Terminada a tarefa, deve-se divulgar o catálogo, informar a todos como consultá-lo, qual a sua estrutura, estabelecer rotinas próprias de qualquer arquivo desta natureza: inclusão, exclusão e edição (modificação) de itens. Nomear um guardião do catálogo, geralmente alguém da área de TI, é providência obrigatória para que as alterações sejam controladas, evitando-se que o catálogo se deteriore.

Considerando-se a realidade atual, com grandes mudanças tecnológicas e cada vez mais rápidas, torna-se obrigatório que o grupo desenvolva suas atividades de modo contínuo para que, observando o ambiente externo, possa acompanhar as transformações e atualizar o catálogo sempre que necessário.

Importância da padronização

Pesquisas feitas nos EUA com administradores hospitalares e executivos das companhias fornecedoras de materiais hospitalares mostram que nenhum hospital conseguiu reduzir custos sem que tenha trabalhado adequadamente a questão de padronização de materiais. Não é uma tarefa de resultados imediatos, necessita grande envolvimento dos usuários, particularmente do corpo clínico, nem sempre envolvido com este tipo de tarefa e apresenta diversas barreiras. Entre as principais dificuldades são citadas: a "preferência" por determinado produto, nem sempre guiada por critérios técnicos, a limitação dos sistemas de informação que muitas vezes alteram as especificações para não ampliar o tamanho dos campos já definidos, as diferenças tecnológicas entre os produtos de fornecedores distintos, o que demanda mais atenção no desenvolvimento da especificação. A falta de padronização traz como subproduto a manutenção de capital intelectual do setor de compras, pois apenas aquelas pessoas sabem o que comprar e onde comprar.

Subsistema de controle

O subsistema de controle deve responder às questões: quando e quanto se deve comprar? Suas funções são *gestão de estoques* e *valoração de estoques*.

Utiliza como entradas do processo as normas contábeis da organização para determinar o valor dos estoques, os objetivos definidos em relação aos níveis de estoques a serem mantidos, os catálogos existentes, as relações de entrada e saída de materiais.

Determinar o valor dos estoques é uma tarefa que depende de vários fatores, e existem diversos métodos para sua execução. Ao analisar-se o custo de um produto na entrada do estoque, devemos considerar todos os valores envolvidos na sua aquisição, que vão além do custo do produto em si. Devem ser observados os gastos com fretes, seguros, impostos, financeiros, custos de manutenção dos estoques, que afetam enormemente o custo do material.

Por essa razão, prefere-se determinar o valor do produto na saída do estoque, e há três possibilidades de fazê-lo:

- Método PEPS ou FIFO (*First In First Out*): o primeiro a entrar é o primeiro a sair do estoque. Esse método proporciona maior lucro contábil para a empresa
- Método UEPS ou LIFO (*Last In First Out*): o último a entrar é o primeiro a sair. A empresa registra menor lucro contábil
- Método do custo médio ponderado: fornece um resultado mais real.

Na função de gestão de estoques, busca-se determinar as quantidades que serão adquiridas. A literatura tem vários modelos que podem ser aplicados, e a maioria dos hospitais utiliza a média aritmética móvel para este cálculo. Em qualquer circunstância, é absolutamente necessário que os dados sejam adequadamente lançados, pois serão a base para a aquisição dos produtos.

A compra deve ser feita sempre que o estoque apresentar uma quantidade de produto suficiente para atender as necessidades do período compreendido entre a solicitação e a chegada do pedido. Esse tempo é chamado de *prazo de abastecimento*. O nível de estoque que indica o momento de solicitação de compra é denominado *nível de ressuprimen-*

to. A quantidade a ser adquirida deve ser a mínima suficiente para atender as necessidades até que se atinja um novo período de abastecimento e é calculada a partir das médias já mencionadas. Durante o *período de renovação*, que é o tempo que decorre entre dois pedidos consecutivos, podem ocorrer algumas falhas, motivadas, por exemplo, por atrasos por parte dos fornecedores na entrega dos produtos ou por aumento de demanda. Para evitar falta de produtos e compras emergenciais, introduz-se o conceito de *estoque de reserva*, que é uma quantidade de material para suprir eventuais necessidades do sistema.

O estoque de reserva é composto por duas parcelas e pode ser expresso pela fórmula:

$$ER = (\Delta D \times PA) + (D \times \Delta tAF)$$

Em que a primeira parcela indica a variação de demanda durante o prazo de abastecimento normal e a segunda representa a demanda normal, por um período de abastecimento que sofre alteração por atraso do fornecedor.

A definição do momento da compra depende do modelo adotado para a renovação dos estoques. Não há um modelo único aplicável a todos os itens; a política da organização e os dados históricos de demanda são importantes para que se escolha, para cada item, a forma mais adequada de adquirir um produto.

No *modelo de estoque mínimo* estabelece-se que o nível de ressuprimento é a quantidade de material necessário para atender a demanda durante o período de abastecimento, tendo em vista a expectativa de consumo indicada pela média aritmética móvel; mais o estoque de reserva. Sempre que o nível de estoque de um determinado item atingir esse valor, será feito o pedido, e a quantidade de material a ser adquirida pode ser representada pela fórmula:

$$Q = ER + (PA \times D)$$

Em que: Q = quantidade a ser adquirida; ER = estoque de reserva; PA = prazo de abastecimento; D = demanda média.

Neste caso, a quantidade de material a ser adquirida é fixa, exige monitoramento constante e confiável das entradas e saídas; o que varia é a frequência de compras do item.

A Figura 15.3 é a representação gráfica de como variam os estoques de um item de consumo constante quando utilizamos o modelo de estoque mínimo. Repare que a quantidade adquirida é a mesma e, sendo um item de consumo constante, o período de renovação (tempo decorrido entre dois pedidos consecutivos) também o é.

O mesmo modelo de reposição de estoques para um item de consumo variável pode ser representado graficamente como na Figura 15.4. Neste caso, a quantidade adquirida continua sendo constante, porém, como o consumo é variável, o período de renovação não é igual e, portanto, muda a frequência dos pedidos.

No *modelo de estoque máximo (avaliação periódica)*, primeiramente estabelece-se a quantidade máxima do item que se poderá ter em estoque. Esta quantidade é formada por três parcelas.

$$EMáx. = ER + (D \times PR) + (D \times PA)$$

Em que: ER = estoque de reserva; D = demanda média (calculada a partir da média aritmética móvel); PR = prazo de renovação (período entre duas avaliações do estoque); PA = prazo de abastecimento (tempo que decorre entre o pedido e a entrega efetiva do material).

Conhecido o EMáx., a posição dos estoques é avaliada em intervalos de tempo predeterminados e as quantidades a serem adquiridas serão calculadas segundo a seguinte fórmula:

$$Q = EMáx. - ED$$

Em que: Q = quantidade a ser adquirida; EMáx. = estoque máximo; ED = estoque disponível (soma dos estoques existentes + pedidos já feitos e ainda não recebidos).

O modelo de estoque máximo também pode ser representado graficamente. A Figura 15.5 representa a variação de quantidade em estoque de um item de consumo constante; a Figura 15.6 mostra um item de consumo variável, ambos segundo o modelo de avaliação periódica.

Repare que as quantidades adquiridas em cada pedido são iguais apenas porque o item possui consumo constante e as avaliações dos estoques ocorrem a intervalos regulares.

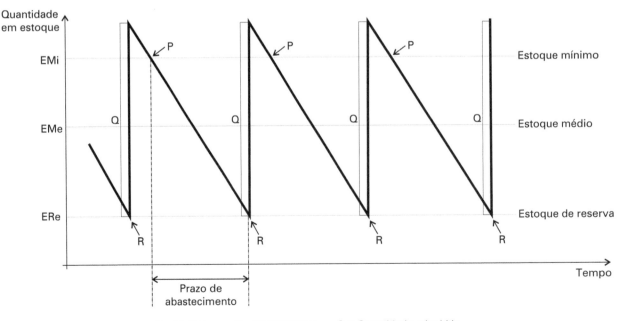

▲ **Figura 15.3** Representação gráfica da variação dos estoques de um item de consumo constante quando utilizamos o modelo de estoque mínimo. Fonte: elaboração do autor.

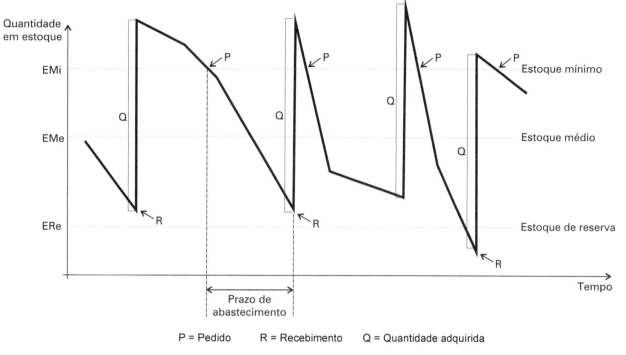

P = Pedido   R = Recebimento   Q = Quantidade adquirida

Figura 15.4 Modelo de reposição de estoques para um item de consumo variável. Fonte: elaboração do autor.

No modelo de estoque máximo de item de consumo variável, as quantidades adquiridas são diferentes em cada pedido e as avaliações dos estoques ocorrem em períodos determinados.

Os modelos citados indicam as quantidades a serem adquiridas no momento do pedido. As quantidades a serem compradas podem ser dimensionadas também por outros métodos. Entre os mais utilizados, está o chamado lote econômico de compra, que busca reduzir os custos de obtenção e de posse do material. A expressão matemática utilizada para o cálculo do LEC é:

$$LEC = \sqrt{\frac{2 \times C_1 \times D}{C_2 \times T}}$$

Em que: C_1 = custo do pedido por lote; D = demanda; C_2 = custo unitário de estocagem por unidade de tempo; T = período.

Construção da curva ABC de valor

Todos os modelos citados são úteis, nenhum deles pode ser usado isoladamente e em muitos casos podem ser combinados. A definição a respeito do mais adequado depende de vários fatores, e pelo menos um relatório fornecido pelo sistema de materiais adquire importância fundamental nesta escolha: a curva ABC de valor; ela permite que as decisões sejam tomadas com base em dados objetivos, diminuindo

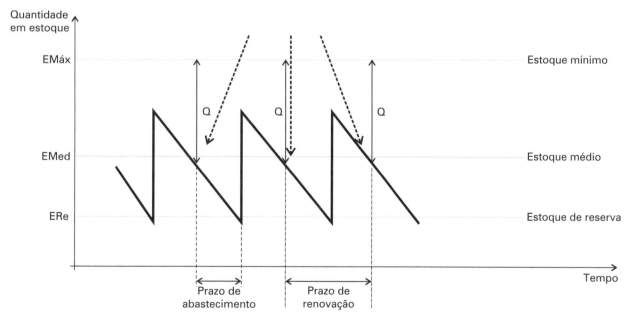

Figura 15.5 Variação de quantidade em estoque de um item de consumo constante segundo o modelo de avaliação periódica. Fonte: elaboração do autor.

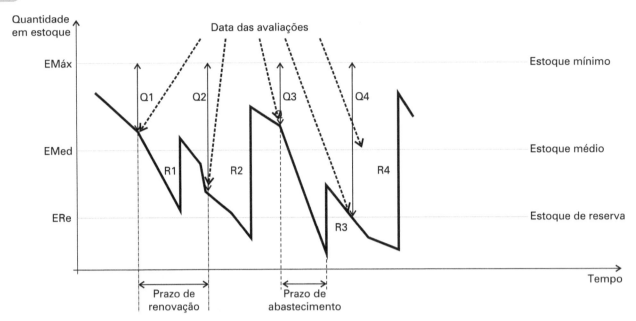

Figura 15.6 Variação de quantidade em estoque de um item de consumo variável segundo o modelo de avaliação periódica. Fonte: elaboração do autor.

a chance de erros, que poderão causar estragos no orçamento. Em boa parte das instituições de saúde, este relatório está mal formatado, inexiste ou não é usado.

Não faz sentido calcular a curva ABC e plotar os seus pontos em um gráfico manualmente, pois os sistemas eletrônicos existem para facilitar este tipo de tarefa, porém é necessário que saibamos como se obtém este relatório para que possamos interpretá-lo de maneira adequada.

O passo inicial consiste em ter duas séries de dados, que são: o número de unidades consumidas de um determinado item, no período de tempo avaliado, por exemplo, 1 ano, e o custo médio unitário de cada item no mesmo período.

Pouco valor tem uma curva obtida analisando-se períodos curtos de tempo (mês), ou incluindo-se equipamentos ou material consignado. As melhores análises são de material de consumo regular e com os dados referentes a períodos maiores.

Mesmo que no módulo do sistema de materiais seja possível obter a curva ABC, é necessário saber como ela está configurada, quais parâmetros serão usados para emissão do relatório, como cálculo do preço médio do item, período a ser considerado, exclusão de itens consignados que não foram adquiridos (embora possam estar no estoque). Nem sempre os responsáveis pela implantação dos sistemas informatizados solicitam ao administrador de materiais estas informações básicas.

A seguir, simularemos uma curva com 20 itens, conforme o Quadro 15.1. Calculamos o gasto total do item, multiplicando o número de unidades pelo custo médio da unidade, no período considerado.

Ao preencher a coluna do custo total, sabemos que o item 13 é o que mais compromete o orçamento do material de consumo, o segundo que mais gasta é o 16 e assim por diante. Para facilitar, colocamos o número de ordem na coluna seguinte, depois ordenamos os valores em ordem decrescente. A seguir, construímos a coluna de valores acumulados, em que na primeira célula está o valor do item que mais gasta, na seguinte o primeiro mais o segundo, depois 1 + 2 + 3, até que na última linha teremos Σ_1^{20}, como mostra o Quadro 15.2.

Quadro 15.1 Simulação de uma curva ABC com 20 itens – passo 1.

Item	Unidades consumidas	Custo médio no período (R$)	Custo total = unidades × R$
01	11.535	2,00	R$ 23.070,00
02	2.000	23,07	R$ 46.140,00
03	1.253.470	0,50	R$ 626.735,00
04	8.459	20,00	R$ 169.180,00
05	7.690	1,50	R$ 11.535,00
06	12.304	2,50	R$ 30.760,00
07	56.137	5,00	R$ 280.685,00
08	5.383	25,00	R$ 134.575,00
09	5.000	15,38	R$ 76.900,00
10	769	50,00	R$ 38.450,00
11	27.684	2,50	R$ 69.210,00
12	8.000	7,69	R$ 61.520,00
13	56.906	15,00	R$ 853.590,00
14	8.459	55,00	R$ 465.245,00
15	1.538	10,00	R$ 15.380,00
16	116.888	6,25	R$ 730.550,00
17	7.690	12,50	R$ 96.125,00
18	5.383	10,00	R$ 53.830,00
19	200	269,15	R$ 53.830,00
20	769	10,00	R$ 7.690,00

Fonte: elaboração do autor.

Quadro 15.2 Simulação de uma curva ABC com 20 itens – passo 2.

Item	Unidades consumidas	Custo médio no período (R$)	Custo total = unidades × R$	Nº ordem	Ordem por custo total	Custo total acumulado
01	11.535	2,00	R$ 23.070,00	17	853.590,00	R$ 853.590,00
02	2.000	23,07	R$ 46.140,00	14	730.550,00	R$ 1.584.140,00
03	1.253.470	0,50	R$ 626.735,00	3	626.735,00	R$ 2.210.875,00
04	8.459	20,00	R$ 169.180,00	6	465.245,00	R$ 2.676.120,00
05	7.690	1,50	R$ 11.535,00	19	280.685,00	R$ 2.956.805,00
06	12.304	2,50	R$ 30.760,00	16	169.180,00	R$ 3.125.985,00
07	56.137	5,00	R$ 280.685,00	5	134.575,00	R$ 3.260.560,00
08	5.383	25,00	R$ 134.575,00	7	96.125,00	R$ 3.356.685,00
09	5.000	15,38	R$ 76.900,00	9	76.900,00	R$ 3.433.585,00
10	769	50,00	R$ 38.450,00	15	69.210,00	R$ 3.502.795,00
11	27.684	2,50	R$ 69.210,00	10	61.520,00	R$ 3.564.315,00
12	8.000	7,69	R$ 61.520,00	11	53.830,00	R$ 3.618.145,00
13	56.906	15,00	R$ 853.590,00	1	53.830,00	R$ 3.671.975,00
14	8.459	55,00	R$ 465.245,00	4	46.140,00	R$ 3.718.115,00
15	1.538	10,00	R$ 15.380,00	18	38.450,00	R$ 3.756.565,00
16	116.888	6,25	R$ 730.550,00	2	30.760,00	R$ 3.787.325,00
17	7.690	12,50	R$ 96.125,00	8	23.070,00	R$ 3.810.395,00
18	5.383	10,00	R$ 53.830,00	12	15.380,00	R$ 3.825.775,00
19	200	269,15	R$ 53.830,00	13	11.535,00	R$ 3.837.310,00
20	769	10,00	R$ 7.690,00	20	7.690,00	R$ 3.845.000,00

Fonte: elaboração do autor.

A partir dos dados obtidos até o momento, sabemos que o total de gastos com o material de consumo é de R$ 3.845.000,00. Utilizando a coluna de valores decrescentes, podemos dizer que o item que mais gasta compromete 22,2% do orçamento: $\frac{R\$ 853.590,00}{R\$ 3.845.000,00} \times 100 - 22,2\%$; calculamos os percentuais de gasto de cada item, colocando os valores na coluna a seguir e, posteriormente, calculamos os percentuais acumulados. Se 20 itens são 100% dos itens de nossa curva, cada um deles representa 5% do total. A última coluna representa o total acumulado. O Quadro 15.3 apresenta estas operações.

Depois de obtidos os dados do Quadro 15.3, usamos a coluna de % acumulado para construir a curva, que nada mais é que uma curva de frequência acumulada. No exemplo utilizado, a representação gráfica corresponde à Figura 15.7.

Com o Quadro 15.3 preenchido, podemos reparar que os quatro primeiros itens (20% dos itens) consomem 69,6% dos recursos, e que mais da metade dos itens (55%), do item 10 ao 20, consomem apenas 10,7% dos recursos. Sabe-se quais os itens com que devemos tomar cuidado na negociação, que o item de maior custo unitário (19) não é tão importante do ponto de vista do gasto anual; é um relatório que permite que as decisões a respeito das aquisições sejam tomadas com base em dados concretos.

Os itens A são os que se situam no início da curva, os itens C são os que se encontram no final. Entre eles, estão os B. Até onde considerar itens A? Uma maneira de responder é considerar os que respondem por 80% dos gastos; outra é fazer o corte baseado na capacidade de se gerenciar um determinado número de itens, de maneira mais próxima.

Para itens A, devem-se: reduzir os prazos de abastecimento, reduzir os estoques, reduzir os períodos de renovação, reduzir os estoques de reserva, estabelecer controles de utilização, buscar os melhores fornecedores, obter os melhores preços.

Evidentemente, haverá uma redução dos estoques desses itens e, consequentemente, necessidade de maior frequência de pedidos de compra; o controle contínuo dos estoques existentes é fundamental para que se evitem faltas. Em relação aos itens C, pode-se trabalhar com maiores prazos de abastecimento, aumentar os estoques de reserva, e os controles podem ser mais flexíveis. Para os itens classificados como B, adota-se uma política intermediária. A classificação ABC de popularidade pode ser feita de maneira análoga à classificação ABC de valor, apenas substituindo-se os valores despendidos pelo número de unidades consumidas pelo item.

As saídas do subsistema de controle são: a classificação ABC de valor, a classificação ABC de popularidade, os pedidos de compra, a movimentação de estoques valorizados, os indicadores de gestão de estoque, a relação de materiais não utilizados em determinado período, os relatórios de estoque.

◢ **Quadro 15.3** Simulação de uma curva ABC com 20 itens – passo 3.

Item	Unidades consumidas	Custo médio no período (R$)	Custo total = unidades × R$	Nº ordem	Ordem por custo total	Custo total acumulado	Gasto por item (%)	Acumulado (%)	Itens (%)
01	11.535	2,00	R$ 23.070,00	17	853.590,00	R$ 853.590,00	22,20%	22,20%	5%
02	2.000	23,07	R$ 46.140,00	14	730.550,00	R$ 1.584.140,00	19,00%	41,20%	10%
03	1.253.470	0,50	R$ 626.735,00	3	626.735,00	R$ 2.210.875,00	16,30%	57,50%	15%
04	8.459	20,00	R$ 169.180,00	6	465.245,00	R$ 2.676.120,00	12,10%	69,60%	20%
05	7.690	1,50	R$ 11.535,00	19	280.685,00	R$ 2.956.805,00	7,30%	76,90%	25%
06	12.304	2,50	R$ 30.760,00	16	169.180,00	R$ 3.125.985,00	4,40%	81,30%	30%
07	56.137	5,00	R$ 280.685,00	5	134.575,00	R$ 3.260.560,00	3,50%	84,80%	35%
08	5.383	25,00	R$ 134.575,00	7	96.125,00	R$ 3.356.685,00	2,50%	87,30%	40%
09	5.000	15,38	R$ 76.900,00	9	76.900,00	R$ 3.433.585,00	2,00%	89,30%	45%
10	769	50,00	R$ 38.450,00	15	69.210,00	R$ 3.502.795,00	1,80%	91,10%	50%
11	27.684	2,50	R$ 69.210,00	10	61.520,00	R$ 3.564.315,00	1,60%	92,70%	55%
12	8.000	7,69	R$ 61.520,00	11	53.830,00	R$ 3.618.145,00	1,40%	94,10%	60%
13	56.906	15,00	R$ 853.590,00	1	53.830,00	R$ 3.671.975,00	1,40%	95,50%	65%
14	8.459	55,00	R$ 465.245,00	4	46.140,00	R$ 3.718.115,00	1,20%	96,70%	70%
15	1.538	10,00	R$ 15.380,00	18	38.450,00	R$ 3.756.565,00	1,00%	97,70%	75%
16	116.888	6,25	R$ 730.550,00	2	30.760,00	R$ 3.787.325,00	0,80%	98,50%	80%
17	7.690	12,50	R$ 96.125,00	8	23.070,00	R$ 3.810.395,00	0,60%	99,10%	85%
18	5.383	10,00	R$ 53.830,00	12	15.380,00	R$ 3.825.775,00	0,40%	99,50%	90%
19	200	269,15	R$ 53.830,00	13	11.535,00	R$ 3.837.310,00	0,30%	99,80%	95%
20	769	10,00	R$ 7.690,00	20	7.690,00	R$ 3.845.000,00	0,20%	100,00%	100%

Fonte: elaboração do autor.

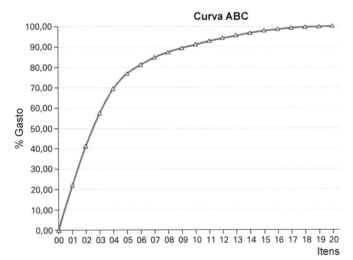

◢ **Figura 15.7** Curva ABC de frequência acumulada com 20 itens. Fonte: elaboração do autor.

Subsistema de aquisição

O subsistema de aquisição tem duas funções: *aquisição*, que responde pela compra dos materiais, e *alienação*, que cuida da venda de materiais não utilizados ou inservíveis.

Comprar é buscar o atendimento às necessidades de produtos e serviços conforme os requisitos de qualidade estabelecidos pelo processo produtivo, no tempo correto, com os melhores preços e condições de pagamento.

Cada organização realiza essas funções segundo as suas normas internas, quase sempre controladas pela administração superior. Nas empresas particulares, dependendo de sua complexidade, existem diferentes graus de controle do processo de compra, diversos graus de complexidade e instâncias do processo.

Nas empresas públicas, as normas estão estabelecidas em dispositivos legais, cuja complexidade varia conforme o valor do compromisso financeiro envolvido. Licitação é o processo formal de aquisição executado por órgãos públicos, desenvolvido conforme os preceitos estabelecidos para tal fim, com o objetivo de atender às necessidades da organização quanto à compra de produtos, bens ou serviços.

As entradas principais do subsistema são os princípios da licitação, as normas internas da organização, o mercado, as empresas assemelhadas (verificar como, de quem e a que preço instituições semelhantes estão comprando), a classificação ABC de valor, as solicitações fora do catálogo, os relatórios de movimentação de estoque e o catálogo de especificações.

Em publicações anteriores, usamos este subsistema para detalhar as modalidades de licitação, chamar atenção a respeito dos rigores processuais e cuidados necessários durante o processo de compra.

A literatura a respeito é vasta e com alto nível de detalhamento do assunto; por esta razão, gostaria de enfocar o tema sob outro ponto de vista, o da qualificação, da avaliação e da gestão dos contratos com os fornecedores, fundamentais para que se consiga o produto solicitado, no momento certo e pagando o valor justo.

Como foi dito no início do capítulo, os fornecedores são parte importante do sistema de materiais e a padronização um dos pré-requisitos para a escolha dos fornecedores, pois, sem definição dos itens que serão consumidos, ou dos serviços a serem adquiridos, pouco se poderá fazer em relação ao fornecedor.

O mercado competitivo impõe às empresas a pressão por maneiras de cortar os custos de material e de produção de produtos ou serviços. Isso torna a padronização de itens de compra, harmonização de condutas, uniformização de processos, rotinas e procedimentos uma tarefa obrigatória no sentido de tornar a atividade o mais controlável possível, diminuindo as variáveis e reduzindo os eventos fora do padrão.

Quando já sabemos "o que" vamos usar na nossa atividade, podemos pensar em escolher os nossos fornecedores. As empresas devem buscar relações duradouras e de confiança mútua com os fornecedores; isso implica cumprir os acordos de parte a parte, pagamentos em dia, inclusive. A escolha de um fornecedor qualificado é atividade importante do gerente da cadeia de suprimentos da organização e tem como benefícios a redução dos custos de produção de bens e serviços, na redução dos custos de aquisição, na diminuição dos estoques totais e na redução do número de não conformidades nas entregas.

A seleção e avaliação de fornecedores é um processo que pode ser medido do ponto de vista qualitativo e quantitativo; requer um modelo de seleção formal, sistemático e racional. A política da organização deve escolher quais aspectos são relevantes e merecem ser avaliados na escolha de seus fornecedores. O grupo que formula esta política analisará como cada um dos critérios influirá na composição do julgamento final. Evidentemente, isso é construído ao longo do relacionamento e demanda a construção de um instrumento, sua avaliação contínua e deve estar claramente definido na relação com o fornecedor e, quando possível, fazer parte das cláusulas do contrato.

Entre os aspectos em geral considerados, estão aqueles que focalizam a qualidade, o custo total, os prazos de entrega, a inovação, a regularidade fiscal, a situação financeira, o atendimento aos marcos regulatórios, as eventuais certificações e o modelo de administração da empresa fornecedora. São importantes também: experiência anterior, posição no mercado, indicação de outros clientes (troca de informações entre empresas semelhantes), estrutura do fornecedor, avaliação dos processos de envio dos produtos e sua documentação, conformidade com as especificações dos produtos e serviços contratados, certificações e pesquisas de satisfação de clientes internos e externos.

As instituições devem formatar seu manual de compras e dedicar especial atenção para o cadastramento de fornecedores, seja de materiais ou de serviços. A falta de critérios ou a desobediência aos parâmetros estabelecidos levaram muitas empresas à aquisição de produtos roubados e comercializados por empresas fantasmas.

Identifica-se primeiramente a necessidade de um fornecedor, formulam-se critérios e como cada um influenciará na escolha, qualificam-se os fornecedores e finalmente monitoram-se os escolhidos e seus contratos. Pouco ou nada adianta celebrar um contrato de fornecimento de produtos ou de serviços, se não acompanharmos a sua execução, se não for avaliado periodicamente e se as metas previstas não forem perseguidas. A participação dos usuários permite

que se agregue conhecimento técnico às cláusulas dos contratos e ao processo decisório de seleção dos fornecedores. As visitas técnicas devem ser incentivadas. Instituições similares organizam visitas conjuntas para verificação de processos de trabalho dos fornecedores, para que eventuais falhas sejam corrigidas.

Tudo o que foi dito serve para empresas públicas e privadas. O registro de preços permite a relação, a longo prazo, de empresas públicas e fornecedores. Um edital bem-feito, com a participação de técnicos, deve incluir parâmetros que possam avaliar a qualidade de prováveis fornecedores e metas a serem atingidas e pressupor o gerenciamento efetivo do contrato.

Não é razoável que os contratos sejam tratados como propriedade do departamento jurídico. Os interessados devem ter acesso às cláusulas que lhes dizem respeito e existem ferramentas de processamento de dados que monitoram todo o ciclo de vida do contrato. A relação dos contratos e as aquisições fora do catálogo são as principais saídas deste subsistema.

Hoje existem ferramentas que auxiliam a operação de compra e, desta forma, conseguem colocar em contato fornecedores e compradores. Cuidado especial deve ser tomado no uso destes aplicativos. O primeiro comentário é que, muitas vezes, a facilidade de se ter à disposição um grande número de fornecedores em uma tela pode fazer com que fornecedores desconhecidos sejam acionados sem que se adotem os cuidados necessários para o cadastramento no hospital, consequentemente, com lacunas no processo de qualificação. Vale lembrar que os hospitais são responsáveis solidários nos casos de utilização de materiais inadequados.

A outra questão que vale a pena lembrar é que os casos de produtos classificados como "A" da curva são aqueles que devem ter uma política específica de aquisição e nada melhor do que contratos corporativos e negociação pessoal entre os interessados. Produtos assim classificados não devem ser tratados na esteira dos produtos "C" da curva; pequenos erros na aquisição produzirão estragos enormes no orçamento.

Subsistema de armazenamento

O subsistema de armazenamento é responsável pelo recebimento de materiais, armazenamento e distribuição. Nesse subsistema, as funções são três: a *inspeção da qualidade*, o *armazenamento* e a *movimentação e o transporte de materiais*. No hospital, quem realiza estas atividades é o sistema composto pela farmácia e pelo almoxarifado.

Este subsistema usa como entradas: a posição de estoques, os catálogos de materiais e de especificações, as requisições de materiais, a classificação ABC de popularidade.

Os serviços de Vigilância Sanitária, por meio de seus diferentes níveis de competência, são os instrumentos mais adequados disponíveis para o exercício da função de inspeção da qualidade, porém a instituição tem obrigação de relatar aos órgãos reguladores eventuais problemas de não cumprimento por parte dos fornecedores e/ou produtos comercializados. Auxiliar e provocar os mecanismos de inspeção são atitudes responsáveis, que colaboram para a depuração do mercado, melhoria dos produtos e serviços, e podem evitar problemas de corresponsabilidade por utilização de produtos inadequados.

A inspeção deve ser feita no recebimento dos produtos; qualquer problema que seja constatado posteriormente terá solução mais difícil, principalmente se os produtos já foram pagos. Reservar tempo necessário para certificar-se a respeito de quantidades, preços unitário e total, integridade das embalagens, compatibilidade com o cadastro e, eventualmente, com as amostras apresentadas previamente, bem como detalhes a respeito de prazos de validade e registro do produto.

Evidentemente, para que todos estes parâmetros sejam conferidos, é necessário que os colaboradores encarregados desta função tenham em mãos os instrumentos mínimos que forneçam estas informações, tais como catálogo de especificações, cópias dos pedidos e, no caso de instituições públicas, cópia da nota de empenho. Quando não for possível esta conferência, o recebimento provisório pode diminuir, embora não evite os efeitos de eventuais problemas que surjam.

Na função de armazenamento, estão as atividades próprias do almoxarifado/farmácia e da farmácia. Quando se visitam os hospitais, constata-se que nem sempre este local foi pensado de maneira correta. É comum encontrarmos áreas improvisadas, inadequadas do ponto de vista físico, na maioria das vezes mal dimensionadas, insalubres e que colaboram para a deterioração mais acelerada dos produtos.

No início do capítulo, mostramos que os custos totais do sistema de materiais são altos e podem ser representados pela Figura 15.8.

A Figura 15.8 é para lembrar que almoxarifado/farmácia têm sob sua responsabilidade boa parte dos recursos financeiros e não podem ser tratados de qualquer maneira. Há necessidade de capacitação para o bom desempenho daqueles que respondem por esta atividade. Ainda é comum o deslocamento para os almoxarifados daqueles que não se enquadraram em outras funções. Nada mais inadequado. Nenhum de nós deixaria o próprio dinheiro em mãos de quem não está capacitado para geri-lo. Deixar a equipe sem referências é permitir que se adotem comportamentos equivocados.

Entre as atividades do almoxarifado, estão o recebimento de materiais, a guarda de materiais, no sentido de preservar, localizar e controlá-los, e, fundamentalmente, entregar materiais àqueles que os solicitam para aplicação nos processos produtivos.

Muitas instituições improvisam nas instalações de seus almoxarifados, esquecendo-se de que se deve garantir o pronto acesso aos principais itens e o espaço deve apresentar flexibilidade no seu arranjo físico (ainda há quem use prateleiras de alvenaria). O espaço destinado aos almoxarifados depende de diferentes fatores; entre eles, podemos citar a frequência de atendimento aos usuários, o número de centros de custo e o tipo de material que cada um utiliza.

O armazenamento propriamente dito deve levar em consideração a similaridade de itens, a rotatividade do item, o volume e peso dos produtos, deixando mais à mão os de maior rotatividade e de maior volume/peso, bem como a ordem de entrada e saída, e itens similares baseados na classificação dos itens vista no subsistema de normalização. Arranjos inadequados colaboram para perdas por vencimento.

A função de distribuição é a que gera maiores problemas no sistema de materiais, principalmente quando não há confiança entre o usuário e a administração de materiais, Quando o sistema, como um todo, não está ajustado, leva à criação de estoques periféricos que prejudicam ainda mais o sistema.

A principal regra de distribuição, a ser aplicada para a ruptura do ciclo de desconfiança, é que o sistema deve distribuir a menor quantidade que a sua logística permitir, diminuindo as quantidades distribuídas e aumentando a frequência de distribuição. Esse procedimento se justifica pelo fato de que o usuário, em geral, não possui condições adequadas de armazenamento, e os estoques periféricos significam aumento dos recursos imobilizados.

Outras condições a serem implementadas na função de distribuição são: estabelecer um registro dos usuários que significa saber quem pode solicitar o material, como contatar o usuário, tempo para se efetuar o contato; cadastrar os itens que podem ser consumidos pelo centro de custo, onde cada usuário, tendo em vista o seu papel na organização, possuirá um elenco de produtos que poderá solicitar. A comissão de normalização poderá ajudar a definir quem pode pedir o quê; definir as quantidades de cada item a serem concedidas ao usuário, inicialmente de acordo com a previsão. O sistema de materiais deve ter a capacidade de fazer o monitoramento e as correções, conforme as solicitações. O processamento de dados é ferramenta indispensável para o bom desempenho do sistema.

A função de distribuição deve atender às emergências, para que o usuário possa confiar no sistema, diminuindo-se, com isso, a formação de estoques nas áreas, além de difundir entre os usuários a prática de utilizar o material e reduzir, ao mínimo possível, o tempo despendido com as ações relacionadas com a administração de estoques periféricos e distribuição de produtos.

A distribuição ao paciente é um dos assuntos mais relevantes, possui diferentes abordagens e é matéria de estudos exaustivos. A função de distribuição pode seguir modelos estabelecidos como: *sistema de complementação da previsão, sistema de unidades móveis* e *sistema baseado em ordens de produção.*

Sistema de complementação da previsão

A previsão é o ponto de partida; determina-se, então, a data de requisição do material. O usuário, no momento adequado, informa o estoque existente na unidade e recebe uma quantidade suficiente para complementar os níveis de estoque constantes de sua previsão.

Sistema de unidades móveis

O usuário recebe todos os itens de sua previsão em um contenedor e devolve a unidade que estava em uso, com as sobras. É bastante utilizado em centros de material esterilizado, centros cirúrgicos, postos de enfermagem e centros de saúde.

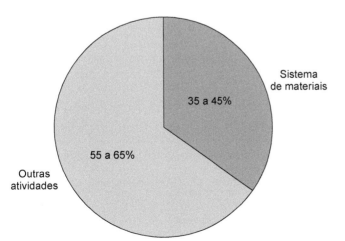

▲ **Figura 15.8** Custos totais do sistema de materiais. Fonte: elaboração do autor.

Sistema baseado em ordens de produção

É utilizado para dispensar medicamentos. As prescrições são as ordens para que se embalem as quantidades suficientes para atender aos pedidos. Apesar de ser um sistema que possui grande detalhamento, envolver vários funcionários e depender de disciplina para entrega dos pedidos, traz grande economia. A distribuição por ordens de produção pode ser feita de diferentes modos:

- *Coletivo*: os pedidos não são feitos em nome dos pacientes, mas, sim, em nome de centros de custo. A farmácia envia uma quantidade de medicamentos para serem estocados nas unidades e utilizados conforme as prescrições. Não há vantagens no seu uso, e as desvantagens são muitas:
  - Falta de controle dos medicamentos
  - Aumento do desvio de medicamentos
  - Piora da conservação dos produtos
  - Aumento da possibilidade de administração de produtos vencidos
  - Aumento do número de erros de administração de medicamentos
  - Diluição das responsabilidades e
  - Diminuição da segurança do paciente
- *Dose individualizada* (24 h): os pedidos de medicamentos são feitos especificamente para cada paciente, considerando a prescrição médica para o período de 24 h. Aqui, já existe alguma interação com a unidade de farmácia; apresenta vantagens em relação ao sistema coletivo, a saber:
  - Diminuição dos estoques nas unidades
  - Redução potencial de erros de medicação
  - Redução de custos com medicamentos
  - Aumento da participação da farmácia no processo e
  - Maior controle sobre os medicamentos
- *Distribuição por dose unitária (SDU):* é o sistema que melhor atende aos requisitos de colocar à disposição do paciente o medicamento que foi prescrito, na dosagem e na formulação corretas, e na hora certa para sua administração. Para adoção deste sistema, deve-se contar com Comissão de Farmácia e Terapêutica atuante para padronizar medicamentos e processos. A diferença em relação ao sistema de dose individualizada é que neste sistema também são unitarizadas as doses dos líquidos.
- Frequentemente, é citado como desvantagem da implantação do sistema de doses unitárias o fato de que a unidade de farmácia passa a trabalhar durante as 24 h. O sistema custa mais caro, necessita incorporar equipamentos e usa mais mão de obra, porém o retorno do investimento compensa e promove:
  - Maior segurança para o paciente
  - Maior participação do farmacêutico na equipe multiprofissional
  - Redução dos estoques nos setores
  - Aumento dos controles do sistema de materiais
  - Maior segurança para o médico
  - Redução no índice de erros de administração e
  - Redução no tempo de distribuição de medicamentos.

O SDU melhora a segurança e permite que os diferentes subsistemas do sistema de materiais possam ser integrados, como os subsistemas de controle e de aquisição.

Serão necessários equipamentos, material de consumo e inteligência (TI) para dar baixa nos estoques, emitir pedidos de compra, lançar as transações nos prontuários tanto médicos como contábeis. Um dos problemas é a eventual limitação dos sistemas de informação, mas outras áreas já realizam estas atividades rotineiramente, vejam os exemplos dos supermercados. Este é o caminho a ser perseguido e não se devem fazer concessões que prejudiquem a segurança dos profissionais de saúde e dos pacientes.

A segurança do paciente está em primeiro lugar. A análise do fluxo de dispensação de produtos prescritos envolve uma equipe multiprofissional para avaliar o processo de trabalho, as causas que possam provocar variações e propor melhorias baseadas no constante monitoramento.

A prescrição feita pelo médico (lembrar que este é um ato privativo do médico e que não pode ser delegado) tem que ser revista e eventuais incompatibilidades discutidas em reuniões de trabalho da equipe. Isso inclui a participação do farmacêutico no momento de estabelecimento dos protocolos, a obrigatoriedade da presença do profissional para checagem de prescrição durante as 24 h. Isso contribuirá para a diminuição dos erros.

Enfermarias possuem armários, carrinhos de medicação ou estações de trabalho informatizadas. Os itens neles contidos não podem ser tratados como consumidos; eles alimentam a cadeia de formação de estoques paralelos, principalmente quando o sistema de materiais não funciona bem.

A apropriação destes estoques pela unidade de farmácia deve ser perseguida. Diminuir e zelar pelos estoques estratégicos em unidades como PA, PS, UTI; garantir que o retorno de medicamentos não utilizados seja por alterações da prescrição ou pela saída do paciente.

A manipulação de fórmulas farmacêuticas nos hospitais deve ser restrita; fracionamento e diluições de soluções devem seguir protocolos muito bem desenhados. Fora destas condições, prefira sempre o produto acabado; não há por que aumentar a insegurança em um terreno já tão perigoso. Busque a montagem de um sistema que permita a rastreabilidade dos itens dispensados.

O Instituto de Medicina dos EUA publicou em 1999 um relatório denominado *To Err Is Human: Building a Safer Health System* (Errar é humano: Construindo um sistema de saúde mais seguro). Informações de estudos reais e cálculos feitos a partir destes achados levaram os autores a concluir que cerca de 100.000 pessoas morrem anualmente por causa de erros cometidos em hospitais.

Inicialmente foram feitas críticas a esse trabalho, alegando-se imprecisão metodológica para se chegar a este resultado, o qual colocava os erros como a oitava causa de morte, superando as mortes por AIDS, acidentes de trânsito ou câncer de mama, mas o que o estudo realmente mostrava é que os hospitais precisavam tratar da segurança do paciente. Esta publicação é largamente citada nos dias de hoje e não ocorrem mais tantos questionamentos a respeito das suas conclusões.

Estudos realizados pela Associação Americana de Hospitais mostram que nos sistemas sociais de atenção à saúde, como o Medicare e Medicaid, durante os anos de 2004 e 2006, mais de 238.000 mortes foram provocadas por erros cometidos durante a internação. E segundo o Inspetor Geral de Saúde, o Medicare em 1 ano contabiliza 180 mil mortes por falhas no atendimento aos pacientes.

Um estudo conduzido pelo *British Medical Journal* monitorou durante 24 h a administração de medicamentos injetáveis em pacientes de 1.300 leitos de UTI em unidades de 27 países. O resultado foi assustador:

durante as 24 h, foram cometidos erros em um terço dos pacientes. Estes erros levaram a 5 mortes, além de danos irreversíveis em 7 pacientes.

O fato parece não ter mais fim. O *Journal of Patient Safety* publicou um novo estudo informando que os erros foram diretamente responsáveis ou contribuíram fortemente para um número de mortes entre 210 mil e 440 mil/ano. Evidentemente inúmeras críticas surgiram, desqualificando o trabalho, porém, vários especialistas no assunto analisaram a metodologia utilizada e concluíram que os dados são consistentes.

Partindo do princípio que os dados estejam corretos, os erros cometidos durante as internações não seriam mais a oitava causa de morte nos EUA, e, sim, a terceira causa, atrás das doenças cardíacas e do câncer.

Estes trabalhos, exceto o do *BMJ* para as UTIs, foram resultado de coleta de dados reais de unidades de internação e posteriormente calculados para o número total de internações no país. Contudo, os erros estão em todas as portas do sistema de saúde e não apenas nos hospitais e suas unidades de internação. Dá para imaginar a quantidade de problemas que acontecem com os pacientes ambulatoriais? Por exemplo, pacientes de ambulatórios de saúde mental que levam medicamentos para 30 dias ou mais, sem acompanhamento. É possível saber se as medicações estão sendo tomadas corretamente, no horário certo? Podem ter sido dispensados medicamentos com dosagem inadequada?

Certa vez uma paciente relatou-me a dificuldade de tomar o medicamento correto já que as caixas dos genéricos são todas iguais. Provavelmente, muitos outros pacientes têm essa dificuldade, o que levaria a trocas. Somam-se também os possíveis erros dos balconistas das farmácias e os erros de equipes de programas de saúde da família, cuja possibilidade de controle de eventos adversos tende a ser nula.

Pouco importa se o número é 210 mil ou 440 mil/ano; é irrelevante, pois mesmo que sejam 210 mil mortes/ano este número é muito alto. Unindo todos esses fatores temos um enorme problema de saúde pública. Por este motivo a Organização Mundial da Saúde resolveu colocar a qualidade dos serviços e a segurança dos pacientes como agenda prioritária na busca por aprimoramento dos serviços.

Evidentemente, as instituições que já trabalham as questões de qualidade, com a gestão por processos, já implantaram suas normas e rotinas. Elas discutem e aplicam protocolos consagrados, tendo assim o caminho facilitado. Por outro lado, aquelas que não adotam estas práticas terão mais dificuldade ou continuarão a ignorar o assunto.

O caminho não é fácil, necessita de investimentos, vontade de alterar a cultura institucional, mas é necessário mudar este quadro. Os resultados aparecerão à medida que as ações forem implantadas, pois a maioria dos eventos adversos a que são submetidos os pacientes são evitáveis.

Quando todos os tipos de erros são considerados, pode-se esperar, em média, pelo menos um erro de medicação por dia de internação/paciente. O pior de tudo isso é que boa parte de eventos adversos resultam de erros que poderiam ser considerados evitáveis, e parece ser um paradoxo, quando a busca por padrões de qualidade permeia as atividades produtivas e as instituições hospitalares perseguem certificações. É muito estranho saber e, o que é pior, esperar que estes erros ocorram diariamente, pois eles acontecerão.

Há classicamente cinco pontos que devem estar corretos quando se trata de processo de administração de medicamentos ao paciente: paciente certo, horário correto, dose correta, via de administração certa e medicamento prescrito.

O uso de tecnologia de informação na administração de medicamentos já é difundido e, dependendo do fornecedor do sistema, pode agregar módulos que incorporam alertas para interações medicamentosas, incompatibilidades dose-medicamento, registram cada passo do processo, emitem relatórios de horários, impedem a ingestão de determinado produto ou, pelo menos, avisam se o paciente tem alergia a tal produto, melhorando assim a segurança do paciente e da equipe multiprofissional.

Dois instrumentos são extremamente úteis e devem estar presentes quando se pensa em utilizar a tecnologia de informação para apoiar a distribuição de medicamentos: a prescrição eletrônica e o código de barras. Há sistemas que trabalham isoladamente e, com isso, perdem-se informações importantes, não cumprindo sua função de modo adequado. Evite soluções improvisadas; o fato de alguém digitar o nome dos medicamentos na área de internação e esta digitação ser impressa na unidade de farmácia pode significar nada; além disso – ou mesmo o pior – pode ser uma fonte adicional de erros.

Ainda há um longo caminho a se percorrer, acordos envolvendo fornecedores de produtos e sistemas, regulamentos a serem estabelecidos, na busca de aprimorarem-se os mecanismos que promovam a contínua melhoria do processo.

Outro instrumento importante como indicador da função é o índice conhecido como nível de serviços, obtido a partir do número de solicitações atendidas corretamente (quantidade e produto) em relação ao total de solicitações no período. É comum encontrarmos resistências na implantação deste indicador, mas, além de fornecer uma análise pontual, ele indica quando um determinado item está com nível de estoque baixo, possibilitando que, antes da falta, os responsáveis pela distribuição comecem a "racionar" o item, promovendo corte natural na distribuição.

Estoques representam dinheiro, e a tendência das empresas é buscar a redução dos estoques com nível adequado de segurança para evitar as faltas. Fornecedores comprometidos com as instituições fazem mais do que vender produtos, oferecem serviços que auxiliam a administração na tarefa de resolver de modo adequado a equação estoque baixo sem faltas. A política da organização vai definir se este serviço poderá ou não ser prestado.

Os produtos que este subsistema fornece são: relatórios de entradas, relação de saídas, relatórios de devoluções e relação de produtos não aceitos.

Estrutura organizacional do sistema de materiais

A estrutura organizacional do sistema de materiais admite diversas configurações que variam desde a centralização completa até a total descentralização. A complexidade da organização é um dos fatores que vai influenciar a decisão do modelo a ser adotado.

Importante na questão de suprimentos é considerá-la de forma sistêmica, deixando de tratar cada subsistema como algo desconectado dos demais e considerando-os como um conjunto de funções relacionadas, para que se atinja o objetivo citado no início do capítulo, cabendo aos gestores definir, de maneira clara, políticas, princípios, regras, fluxos, rotinas e procedimentos a serem adotados pela organização.

Bibliografia

Agency for Healthcare Research and Quality (AHRQ). Making health care safer ii: an updated critical analysis of the evidence for patient safety practices. *Evidence Report/Technology Assessment* Number 211. Rockville, MD: AHRQ, 2013.

Agency for Healthcare Research and Quality. *Patient Fact Sheet: 20 tips to help prevent medical errors*. February, 2000.

Allen, M. *How many die from medical mistakes in US hospitals*. ProPublica, September 20, 2013.

Chang, A, Schyve, PM, Croteau, RJ, O'Leary, DS, Loeb, JM. *The JCAHO patient safety event taxonomy: a standardized terminology and classification schema for the misses and adverse events*. Int J Qual Health Care. 2005 Apr; 17(2): 95-105. Epub 2005 Feb 21.

Cohen, MR. *Medication errors*. American Pharmaceutical Association, 1999.

Kowalski, JC. *Needed: a strategic approach to supply chain management*. Health Financ Manage. Jun; 63(6): 90-8, 2009.

Kowalski, JC. *Supply chain management strategies a composite of experiences in the United States*, 2004. Segurança do Paciente e Qualidade em Serviços de Saúde. Vol. 1, nº 1 Agência Nacional de Vigilância Sanitária – Brasília, Jan-Jul de 2011.

Ministério da Saúde – Anvisa. http://www.anvisa.gov.br/

Reisman, A. *Systems analysis in health-care delivery*. Lexington, Massachusetts: Lexington Books, 1979.

The Institute of Medicine. *Crossing the quality chasm: a new health system for the 21st century*. Committee on Quality of Health Care in America, 2001.

The Institute of Medicine. *To err is human: Building a better health system*. November, 1999.

U.S. Pharmacopeia. USP's Center for the Advancement of Patient Safety (CAPS). http://www.usp.org/

Valentin, A, Capuzzo, M, Moreno, R *et al.* Errors in administration of parenteral drugs in intensive care units: multinational prospective study BMJ, v. 338, p. b814, 2009.

Vecina Neto, G; Reinhardt Filho, W. *Gestão de recursos materiais e de medicamentos*. Instituto para o Desenvolvimento da Saúde/Universidade de São Paulo. Faculdade de Saúde Pública. Núcleo de Assistência Médico-Hospitalar. Coleção Saúde & Cidadania, volume 12, 1998.

Institute of Medicine Sep 20, 2013 Marshall Allen.

16 Marketing e Saúde

Inês Pereira

Como tudo começou

A aproximação entre as áreas de *marketing* e saúde começou a ocorrer nos EUA, ao longo da década de 1970. Nesse período, a American Marketing Association desenvolveu uma área dedicada à saúde, a Academy for Health Services Marketing, e, em 1977, a American Hospital Association patrocinou a primeira conferência de *Marketing* de saúde, tendo também sido publicado o primeiro livro específico sobre o tema (Thomas, 2002).

O que gerou tal aproximação? Do lado acadêmico, interessava aos pesquisadores de *marketing* ampliar o escopo da disciplina, expandindo seu estudo e sua aplicação a novas indústrias. Do lado da saúde, crescia a concorrência. Elevava-se o número de organizações sem finalidades lucrativas no setor, com maior ênfase em aspectos como a orientação aos clientes e o fortalecimento de vínculos com a comunidade. Hospitais começavam a competir por pacientes e estavam interessados em iniciativas que levassem a maior aproximação com clientes atuais e potenciais. Os orçamentos destinados à propaganda aumentaram.

Nos anos 1980, ainda que a situação de concorrência se acirrasse e houvesse organizações do setor dando importância e um alto orçamento para a área de *marketing*, muitos hospitais resistiam à ideia do *marketing* de saúde. Em parte, porque havia, de fato, poucos profissionais com essa especialização, mas também porque muitos viam *marketing* como um sinônimo de propaganda, e propaganda na área era algo que os profissionais da saúde olhavam com extrema desconfiança.

Reações negativas ao *marketing* de saúde também partiram de organizações que haviam despendido muitos recursos com propaganda, particularmente aquela voltada à promoção de sua imagem, sem obter resultados satisfatórios. Sem profissionais de *marketing* capacitados para atuação no setor, com pouco ou nenhum conhecimento de seu público-alvo e sem integrar a função de *marketing* a outros aspectos da operação dos serviços, as organizações de saúde não conseguiam obter um resultado significativo de seus investimentos em propaganda. Assim, sem compreender plenamente o conceito de *marketing* de saúde e em face da necessidade de redução de custos, muitas dessas organizações voltaram atrás, cortando seus recursos destinados à área.

A década de 1990 trouxe uma onda de fusões e aquisições no setor de saúde americano que fez emergir grandes organizações, muitas vezes conduzidas por administradores advindos de outras áreas, com ampla visão de negócio e mais valorização da orientação ao consumidor. A tecnologia também permitiu o acesso e manuseio de um volume muito maior de informações sobre as pessoas e seu comportamento relacionado com a saúde. A errônea associação entre *marketing* e propaganda deu lugar à perspectiva do *marketing* como uma disciplina voltada às necessidades do cliente, com ênfase em pesquisa de mercado e geração de dados. O novo foco era a satisfação do paciente. Os altos investimentos em propaganda de imagem foram substituídos por promoções voltadas a públicos e serviços mais específicos. Começaram a ser exploradas práticas utilizadas em outras indústrias, como o *marketing* de relacionamento.

A última década consolidou a presença do *marketing* nas organizações de saúde, com crescente especialização de seus profissionais. Não mais se questiona se o *marketing* deve estar presente na gestão dessas organizações. O que interessa agora é entender, cada vez mais, como ele pode contribuir para o desenvolvimento da saúde.

Conceito

Para Deshpande e Webster (1989), o conceito de *marketing* define uma cultura organizacional distinta, que coloca o consumidor no centro de seu pensamento estratégico e operacional. Além desse foco central, Wrenn (1997) destaca que todas as áreas devem integrar seus esforços no sentido de buscar meios pelos quais, à medida que satisfaz as necessidades de seus clientes, a organização atinja seus objetivos mais eficientemente.

Richers (2000) definiu *marketing* de um modo sucinto: entender e atender o consumidor. O autor propôs um sistema para a implementação do processo de entender e atender clientes em quatro etapas, nas quais a organização deve: (a) analisar sua situação, seu mercado, seus concorrentes e clientes, e, a partir dessa análise, (b) adaptar sua oferta para oferecer mais valor em seu conjunto de serviços e produtos, com respectivos benefícios e custos; (c) ativar essa oferta, com desenvolvimento de programas de comunicação e facilitação do acesso dos clientes aos serviços; e, por fim, (d) avaliar suas atividades, com auditoria de seus serviços e exame das tendências do setor.

O autor propôs tal sistema como um contraponto à ideia e prática corrente de usar um ou outro instrumento de *marketing* isoladamente, como, por exemplo, apenas usar a pesquisa de mercado para entender os clientes ou apenas usar a propaganda para divulgar serviços ou produtos. Para Richers (2000), isso não é aplicar o conceito de fato. A experiência americana na década de 1980 revelou os limites dessa fragmentação, que provavelmente faz parte considerável da experiência brasileira ainda nos dias de hoje.

Além disso, organizações distintas têm orientações e prioridades diferentes em seu gerenciamento e em sua cultura. Kotler e Keller (2006) apontam possibilidades alternativas para o foco central das organizações, comentadas a seguir.

A primeira delas é o foco no conceito de produção. A prioridade é oferecer produtos e serviços baratos, em grande escala, reduzindo seus custos e mantendo fácil acesso. Dentro dessa orientação, acredita-se que estes serão os serviços preferidos pelos consumidores. Ao menos em parte, serviços públicos de saúde praticam essa orientação.

Já organizações com foco no conceito de produto acreditam que os clientes darão preferência a serviços de maior qualidade, de melhor desempenho ou de tecnologia mais inovadora. Isso leva muitos gestores a ficarem bem mais atentos e terem muito mais apego ao produto ou serviço em questão (ou a tecnologias a eles relacionadas) do que ao paciente que é seu usuário.

Em um estudo sobre as concepções errôneas que médicos têm de *marketing*, Porter (2000) enumera várias delas associadas ao foco no conceito de produto. Médicos acreditam que as pessoas precisam da medicina. Logo, ela não precisa ser vendida nem há motivo para estudar a satisfação do paciente. O *marketing*, entendido erroneamente como um nome disfarçado para propaganda, só serviria para gastar a receita que os profissionais da saúde geram. E desnecessariamente, já que a qualidade se vende por si só: pacientes bem atendidos certamente serão leais aos profissionais da saúde, acatando de bom grado suas indicações de especialistas e confiando plenamente em suas orientações.

Parker-Pope (2008) cita conclusões de estudos que derrubam tais concepções, mostrando que a confiança nos médicos influencia fortemente o fato de o paciente tomar ou não os remédios prescritos e que, infelizmente, os pacientes confiam cada vez menos nos médicos. Notícias sobre erros médicos e a influência da indústria farmacêutica vêm aumentando ainda mais a desconfiança dos pacientes.

Nos dias de hoje, muitas pessoas podem investigar suas questões de saúde e sobre as alternativas de prestadores de serviços e de tratamentos. Pela Internet, o acesso é fácil e a informação, abundante, com maior divulgação de remédios diretamente ao consumidor e com a multiplicação de *sites* de saúde. Informados e mais exigentes quanto ao serviço geral oferecido, muitos usuários de serviços de saúde podem escolher e são participantes mais ativos e inquisidores nos cuidados relativos ao seu bem-estar. Os médicos, por seu turno, são treinados para diagnosticar e tratar doenças e, pressionados pelo declínio dos reembolsos e pelo aumento dos custos, têm apenas alguns minutos para cada paciente.

Vários depoimentos de médicos citados por Parker-Pope (2008) confirmam que se amplia o hiato entre eles e seus pacientes:

- "Quando os pacientes chegam com ideias preconcebidas sobre o que devemos fazer, eles realmente ficam perturbados quando não damos ouvidos. Eu me esforço para explicar por que faço o que faço, mas algumas pessoas não se satisfazem até que façamos o que elas querem"
- "(...) Você sente, de muitas maneiras, que está bem longe das próprias pessoas que deveria ajudar. Nós nem mesmo falamos a mesma língua"
- "Desde que comecei a praticar, não consigo deixar de me surpreender pela infelicidade dos pacientes e, francamente, pela forma como são maltratados"
- "Ninguém está falando com os pacientes. Todos estão apressados demais. Não acho que os médicos sejam pessoas más – eles apenas trabalham em um sistema quebrado."

Acreditar que tal hiato possa ser abreviado apenas com o uso de esforços agressivos de vendas e promoção – o que equivale ao que Kotler e Keller (2006) denominam de foco no conceito de vendas – também seria um equívoco.

Fell (2001) aponta que os consumidores estão prestando cada vez menos atenção às campanhas de propaganda. Particularmente na área de saúde, eles buscam outras fontes de informação, como conselhos de amigos ou indicações de colegas de trabalho. As pessoas não estão à procura de anúncios de organizações de saúde nem irão acessar seus *sites* apenas porque eles estão no ar. Se o serviço não oferece valor ao cliente, ele não será utilizado, não importa quão criativa seja sua propaganda. Consumidores não estão interessados em características dos serviços, mas nos benefícios que terão com eles.

A perspectiva do cliente é o que interessa para organizações com foco no conceito de *marketing*. Como apontam Kotler e Lee (2008), "uma maneira rápida para você entender o que é foco centrado no cliente é assumir que seu cliente (público-alvo) está constantemente se perguntando: o que há nisso para mim?"

Os autores explicam a chamada teoria da troca: os benefícios oferecidos aos clientes têm que ser percebidos como algo de valor superior ou igual ao que os clientes darão em troca (seus custos financeiros e não financeiros). Se o público-alvo perceber que os seus custos têm mais valor que os benefícios, a organização precisa aumentar os benefícios percebidos, reduzir os custos percebidos, ou ambos (Kotler e Lee, 2008). Adotar o enfoque centrado no cliente abre o caminho para entender tais percepções, bem como o processo de decisão do uso de serviços de saúde.

Aplicação do conceito

Adotar o foco centrado no cliente e nas suas percepções certamente não significa atender literalmente às suas demandas. É o caso, por exemplo, do paciente que busca com convicção um tratamento inadequado, quer por se basear em uma crença errônea sobre sua eficácia, quer por ter sido induzido por informações incorretas na Internet ou pela propaganda da indústria de medicamentos. Rotfeld (2003) cita, como exemplos, casos de dor de garganta, uma causa comum de visita ao médico. Menos de uma quinta parte dos casos é causada por bactérias e o restante, por vírus. Muitos pacientes pedirão um antibiótico ao seu médico, que sabe que antibióticos têm efeito contra bactérias, mas não sobre os vírus, e que, além do desperdício de dinheiro, o uso frequente de antibióticos pode tornar seu efeito muito menor quando se fizerem realmente necessários. Apesar disso, muitos pacientes podem se sentir frustrados se for prescrita outra opção de tratamento.

Da mesma forma, as descrições de doenças de forma vaga e com base em sintomas gerais encontradas na mídia e na Internet e, principalmente, os apelos emocionais de propagandas de medicamentos podem levar as pessoas a dar a seus problemas uma gravidade que não existe: nem todos que perdem o sono, sentem-se deprimidos ou com pouco apetite sexual precisam ser tratados com medicamentos caros. De acordo com Rotfeld (2003), tais equívocos gerados pela comunicação persuasiva encontram sua contrapartida na classe médica. O autor aponta que pesquisas repetidamente indicam que, uma vez que um laboratório lança e inicia o processo de venda de um medicamento destinado a uma condição específica, o número de pessoas diagnosticadas com o problema aumenta consideravelmente.

Precisamente por conhecer tais aspectos do processo de decisão na relação médico-paciente, o autor concorda que tratar os pacientes como consumidores é muito melhor do que tratá-los como seres passivos e obedientes: "*marketing* pode ser uma ferramenta para encorajar os pacientes a serem mais envolvidos com os cuidados com sua própria saúde, possibilitando uma aliança terapêutica entre médicos e pacientes que levará a decisões conjuntas com o objetivo de uma saúde melhor a longo prazo" (Rotfeld, 2003). Certamente, será mais fácil convencer o paciente a ter um comportamento mais indicado para a melhoria de sua saúde se forem reconhecidas as suas percepções, ainda que incorretas, sobre o assunto e se, com base em um objetivo comum de saúde, for construída uma relação de confiança, capaz de reverter concepções equivocadas ou preconcebidas de ambos os lados.

Construir tal relação de confiança pode parecer cada vez mais difícil, em face da crescente pressão do tempo e dos custos sobre os médicos, o que determina um progressivo aumento no seu número de atendimentos diários. No entanto, desde que o foco do cliente seja uma orientação plenamente estabelecida dentro da organização, com convergência de pessoas, processos e tecnologias, a tecnologia de informação pode propiciar soluções que facilitem o relacionamento da organização de saúde com seu público-alvo.

Benz e Paddison (2004) citam, como exemplo, uma campanha promovida pelo Community Health Network (CHN), de Indianápolis, com seis mil pacientes atendidos por quatro de seus médicos. Foram enviadas cartas, assinadas e com uma foto do médico dessas pessoas, advertindo os pacientes sobre *check-ups* e exames importantes. Tais cartas foram elaboradas em dezenas de versões diferentes, para atender a pacientes com quadros clínicos distintos, homens e mulheres e com idades entre 3 meses e 75 anos. Todas as cartas foram enviadas em um período do ano próximo ao aniversário de seus destinatários.

O programa foi monitorado por 6 meses e a CHN observou uma correlação entre o recebimento das cartas e a marcação de exames, com uma taxa de resposta de 21%.

Perspectivas

Walker (2004) aponta que, no futuro, os pacientes terão um papel cada vez mais ativo em seus próprios cuidados médicos e buscarão informações em tempo real pela Internet e canais de serviços ao consumidor. Aplicações interativas permitirão aos consumidores visualizar suas informações pessoais e médicas, seu histórico de prescrições e o tratamento de suas reclamações. O uso de ferramentas de pesquisa e de tomada de decisão ajudará médicos e pacientes na escolha entre alternativas de tratamento de saúde. Para Scott (2006), a Internet e o *e-mail* serão usados para marcação de consultas, manutenção de dados médicos e de saúde e a prestação de consultas eletrônicas.

Em um contexto em que os consumidores terão à disposição informação abundante, liberdade de escolha de seu provedor de saúde e demanda por uma participação mais ativa nos cuidados com sua saúde, será muito recomendável que as organizações de saúde busquem construir relacionamentos a longo prazo com seus pacientes. Para organizações, esta abordagem permitirá melhor mensuração dos custos e receitas associados a cada paciente e, para o paciente, esta também será a maneira mais adequada para avaliar o impacto dos cuidados médicos sobre seu bem-estar e qualidade de vida. Para manter um relacionamento a longo prazo, é essencial fortalecer sua relação com os médicos e desenvolver o conhecimento sobre o comportamento do consumidor, de modo a personalizar as ações de *marketing* (Wolf, 2001).

Desse modo, as organizações de saúde poderão, de fato, aplicar o conceito de *marketing*, sendo capazes de entregar valor aos seus consumidores, gerenciar seu relacionamento com eles e promover seus objetivos, beneficiando a organização, o bem-estar das pessoas e o da sociedade em geral.

Referências bibliográficas

Benz, G; Paddison, NV. Developing patient based strategies. *Healthcare Executive*, 19(5): 40, 2004.

Deshpande, R; Webster Jr., FE. Organizational culture and marketing: defining the research agenda. *Journal of Marketing*, 53(1): 3, 1989.

Fell, D. Marketing assumptions for new economy health care leaders. *Marketing Health Services*, 21(2): 20, 2001.

Kotler, P; Keller, KL. Administração de marketing, 12ª ed. São Paulo: Pearson Prentice Hall, 2006.

Kotler, P; Lee, N. Marketing no setor público. Porto Alegre: Bookman, 2008.

Parker-Pope, T. NYT: Médico e paciente, agora em divergências. *In*: http://cienciaesaude.uol.com.br/ultnot/2008/08/01/ult4477 u878.jhtm. Acesso em: 01/08/2008.

Porter, R. Ten misconceptions physicians have about marketing. *Medical Group Management Journal*, 47(5), 18, 2000.

Richers, R. Marketing: uma visão brasileira. São Paulo: Negócio Editora, 2000.

Rotfeld, HJ. Misplaced marketing. *The Journal of Consumer Marketing*, 20(1): 7, 2003.

Scott, J. Reaching the next generation of healthcare consumers. *Health Care Strategic Management*, 24(4): 8, 2006.

Thomas, R. How far have we come? *Marketing Health Services*, 22(4): 36, 2002.

Walker, T. Getting to the next level. *Managed Healthcare Executive*, 14(6): 26, 2004.

Wolf, EJ. A new approach to healthcare marketing. *Healthcare Marketing Executive*, 16(1): 12, 2001.

Wrenn, B. The market orientation construct: Measurement and scaling issues. *Journal of Marketing Theory and Practice*, 5(3): 31, 1997.

PARTE 3

Organização e Funcionamento dos Serviços de Saúde

17 Governança Clínica

Antonio Carlos Onofre de Lira, Antonio Eduardo Antonietto Junior
e Luiz Francisco Cardoso

Introdução

Nas últimas décadas, tem sido objeto de estudo a melhora da atenção prestada pelos sistemas de saúde. A partir de mudanças mais recentes advindas desde a década de 1990, notadamente no Reino Unido e nos principais países da comunidade britânica, tais estudos vêm produzindo modificações ao atendimento de seus usuários. Neste âmbito, se propõe uma união de iniciativas relativas à melhora da assistência, utilizando os melhores processos de qualidade e de gerenciamento organizacional. Assim, espera-se que, com a governança clínica, as organizações de saúde possam melhorar continuamente a qualidade dos seus serviços e garantir elevados padrões de atendimento em um ambiente de excelência de cuidados clínicos.

> "Governança garante, em prol de seus usuários, que uma organização faça o que deve e evite o que é inaceitável" (Carver, 1990).

A governança clínica é o termo aplicado para reunir todas as atividades que promovem, revisam, medem e monitoram a qualidade do cuidado ao paciente em um todo coerente e unificado (Department of Health of Western Australia, 2001). Essas atividades não são novas. Os profissionais da saúde têm sido chamados para ofertar o melhor padrão de cuidados aos seus pacientes. Muitos médicos auditam suas práticas pessoais e, ativamente, buscam seu desenvolvimento e educação. A medicina com base em evidências tem tornado informações relevantes mais acessíveis, clínicos têm comparado sua prática rotineira aos padrões de efetividade, enquanto organizações médicas e hospitais trabalham fortemente para reduzir e gerenciar os riscos no cuidado (http://www.safetyandquality.health.wa.gov.au). Contudo, essas atividades geralmente têm crescido de maneira fragmentada. Preocupações, particularmente de confrontos legais, têm dificultado o conhecimento, o aprendizado pelos erros e o seu compartilhamento.

Isso é agravado por uma cultura generalizada que atribui o erro às falhas humanas. As investigações sobre o erro clínico tendem a se concentrar em achar um culpado, em vez de reconhecer que a equipe de cuidadores constantemente se esforça em fazer o seu melhor, mas em ambiente muitas vezes inadequado. Consequentemente, às vezes, tem sido perdida a chance de usar os erros como aprendizado para beneficiar outros pacientes (http://www.safetyandquality.health.wa.gov.au). Por reunir todas as atividades voltadas à qualidade clínica em um só movimento, como um guarda-chuva, a governança clínica diminui essas barreiras, assegurando a melhora de qualidade na organização como um todo (Scally e Donaldson, 1998).

A introdução da governança clínica é destinada a melhorar a qualidade do cuidado clínico em todos os níveis organizacionais, pelo fato de consolidar, codificar e padronizar políticas organizacionais, particularmente sobre a responsabilidade clínica e corporativa (Scally e Donaldson, 1998). A governança clínica tem muitos paralelos com a governança corporativa: ser rigorosa na sua aplicação, abranger toda a organização, enfatizar a responsabilidade compartilhada sobre as entregas, desenvolver a confiança e ter uma conotação positiva (Scally e Donaldson, 1998). De acordo com os princípios de governança corporativa da Organização de Cooperação e Desenvolvimento Econômico (OECD), organizações bem administradas são aquelas nas quais o controle financeiro, o desempenho dos serviços e a qualidade estejam inteiramente integrados em cada um de seus níveis. Em saúde, isso requer que cada serviço trabalhe detalhadamente seus arranjos de responsabilidade e assegure que sejam conhecidos por todos os integrantes da organização (http://www.safetyandquality.health.wa.gov.au).

A governança clínica é sistematizada com base em seis pilares de ações (Figura 17.1 e descritos a seguir), voltados para melhorar a padronização da prática clínica, de acordo com o documento do NHS inglês que lançou suas bases (Department of Health, 1998).

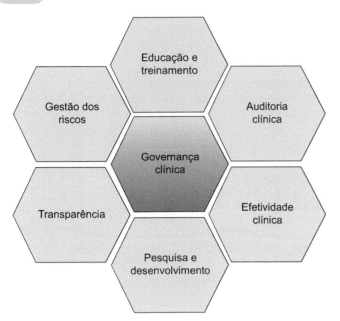

◢ **Figura 17.1** Governança clínica: seis pilares de ações. Fonte: Department of Health. The new NHS: modern, dependable, 1998.

Gestão dos riscos

Os hospitais estão cada vez mais preocupados em garantir um atendimento de qualidade a seus clientes. A segurança do paciente, por meio do gerenciamento de riscos, tem recebido destaque com a implementação de medidas de prevenção à exposição aos riscos, bem como aos danos ao cliente decorrentes da assistência à saúde.

Conceitualmente, a gestão do risco é a aplicação sistemática de políticas, procedimentos e práticas de gerenciamento às tarefas de análise, avaliação, controle e monitoramento de risco. Em geral, o risco é o inverso da segurança. Define-se risco como igual à combinação da probabilidade da ocorrência do dano e sua gravidade; segurança é estar livre de risco inaceitável. No dia a dia das atividades práticas, nem sempre estas são feitas com qualidade e isentas de erros, que podem ser consequência de falhas nas habilidades das pessoas por problemas de formação ou de treinamento e/ou por condições inadequadas de infraestrutura (Department of Health, 1997, 1998; Calman et al., 1999). Os riscos podem ser classificados em:

- *Assistencial*: que se refere à segurança para os pacientes e profissionais diretamente envolvidos nos cuidados da assistência ao paciente
- *Ocupacional*: que se refere às condições adequadas e seguras para o exercício das atividades profissionais
- *Estrutural*: que se refere à segurança para pacientes e profissionais quanto às condições dos equipamentos, produtos, materiais e estrutura física e funcional
- *Ambiental*: que se referem às ações responsáveis para que preservem a saúde e a integridade dos profissionais, comunidade e meio ambiente
- *Institucional*: que se referem à preservação da imagem e perenidade da instituição.

A gestão do risco exige uma *mudança cultural*, em que é necessário desenvolver um ambiente de aprendizado que contrapõe a busca do culpado, culminando com a punição e leva a um ambiente inibidor de identificação de problemas e de oportunidade de melhorias. Por outro lado, a busca do erro voltado para o aprendizado promove um ambiente estimulador da identificação de problemas e a identificação de excelente oportunidade de melhoria.

Obrigatoriamente, a organização da gestão do risco deve ter como base processos documentados com foco na prevenção. As responsabilidades devem estar bem estabelecidas e é necessário que os resultados sejam determinados por indicadores acompanhados regularmente.

A organização da gestão deve propiciar um sistema acessível e democrático, no qual qualquer colaborador possa ser capaz de fazer uma notificação de erro (Department of Health, 1997). Os objetivos da notificação devem se basear em: (1) evitar problemas futuros e criar mecanismos de proteção; (2) prover *feedback* e comunicação entre as áreas; (3) promover a prática do "aprender com as experiências"; (4) promover a conformidade e as mudanças efetivas em políticas e procedimentos e (5) criar e nutrir um "clima de segurança do paciente" (Calman et al., 1999).

Destacamos aqui um dos riscos historicamente mais trabalhados: as infecções hospitalares que ocorrem em qualquer hospital do Brasil e do mundo. Trata-se de um tema de relevância, em que são necessários todos os esforços administrativos e assistenciais para evitar e controlar os fatores passíveis de intervenção. As taxas de infecção de um hospital devem ser as mais baixas possíveis, pois causam aumento na morbidade, na mortalidade e no tempo de internação dos pacientes; além disso, acarretam mudança nos padrões de resistência microbiana e, consequentemente, elevação nos custos assistenciais. Em nosso âmbito, do ponto de vista legal, o Programa de Controle de Infecção Hospitalar começou a ser regulamentado em 1983, com a Portaria MS nº 196/83, revogada e substituída pela Portaria MS nº 930/92. Atualmente, está em vigor a Portaria nº 2.616, de 12 de maio de 1998, que revogou a Portaria nº 930/92. Em 1997, foi publicada, no Diário Oficial da União, a Lei nº 9.431/97, que, em seu artigo 1º, fala da obrigatoriedade de os hospitais manterem um Programa de Infecções Hospitalares (PCIH); no artigo 2º, preconiza a criação de Comissão de Controle de Infecções Hospitalares (CCIH) para execução desse controle. Atualmente, as diretrizes gerais para o Controle das Infecções em Serviços de Saúde são delineadas pela Agência Nacional de Vigilância Sanitária (Anvisa), na Gerência Geral de Tecnologia em Serviços de Saúde, por meio da Unidade de Controle de Infecções em Serviços de Saúde (UCISA). Um novo impulso tem sido dado no sentido de enfrentar a problemática das infecções relacionadas com a assistência.

Do ponto de vista organizacional, a CCIH de cada hospital tem por objetivo a elaboração de planos de ações contendo as principais diretrizes para a prevenção e o controle de infecção hospitalar, além de metas a serem cumpridas a curto, médio e longo prazos. A atuação da CCIH tem como base: vigilância epidemiológica; uso racional de antimicrobianos; educação continuada; monitoramento do perfil de resistência e sensibilidade aos antimicrobianos das bactérias causadoras; padronização, implantação e monitoramento das medidas de isolamento.

Depois de mais de uma década de regulamentação, determinando a atuação dos gestores por meio de comissões, o poder político ainda não assumiu seu papel no controle e prevenção das infecções hospitalares. O modelo de atuação com base em comissões mostrou-se frágil dentro da estrutura de gestão da saúde pública, que é sensível às mudanças político-administrativas. Os hospitais de maior porte e complexidade conseguiram incorporar melhor as ações de prevenção e controle de infecções hospitalares previstas no atual modelo de funcionamento em comissões, o que não aconteceu de modo linear nos hospitais de menor porte. As ações que requerem maior nível de organização e preparo técnico foram menos incorporadas, até mesmo em hospitais de maior porte e complexidade. O conhecimento da magnitude do problema da infecção hospitalar é pouco consistente, dificultando a identificação, a priorização e a avaliação do impacto de ações de prevenção por parte de gestores e administradores hospitalares.

O uso de indicadores globais de infecção, sem ajustes, impossibilita a comparação intra e interinstitucional, assim como a identificação de fatores de risco específicos para a realidade local. Além disso, a dedicação da comissão a atividades de monitoramento global de infecções desvia o foco de atuação em detrimento das ações de prevenção e controle. A não utilização de metodologia padronizada e de critérios diagnósticos validados também é apontada como um dos motivos de falha.

Assim, é necessário enfatizar as adequações com relação ao monitoramento de infecções relacionadas com a assistência, com indicadores padronizados e ajustados à necessidade local. Deve-se promover o estímulo à autoavaliação e a acreditação como meio de impulsionar a busca contínua da qualidade; por último, uma solução que já vem sendo implementada em outros países pode ser a de vincular a adoção de políticas de melhora de qualidade na atenção e aumentar a resolubilidade a modalidades de financiamento diferenciado.

Em vários países vêm se disseminando programas que tentam implantar a cultura de gerenciamento de riscos; em nosso âmbito, a Anvisa (http://portal.anvisa.gov.br/) instituiu o Programa Nacional de Segurança do Paciente (PNSP) em 2013, cujos objetivos são: promover e apoiar a implementação de iniciativas voltadas para a segurança do paciente em diferentes áreas de atenção, organização e gestão de serviços de saúde, por meio da implantação da gestão de riscos e de núcleos de segurança do paciente nos estabelecimentos de saúde; envolver os pacientes e familiares nas ações de segurança do paciente; ampliar o acesso da sociedade às informações relativas à segurança do paciente; produzir, sistematizar e difundir conhecimentos sobre segurança da saúde; fomentar a inclusão do tema *segurança do paciente* no ensino técnico e de graduação e pós-graduação na área da saúde.

▌ Efetividade clínica

Protocolos clínicos

Protocolos clínicos com base em evidências são diretrizes terapêuticas fundamentadas em evidências científicas e práticas de consenso, racionalizadas quanto ao uso e organizadas de acordo com a disponibilidade de sua aplicação no local. Acredita-se que, dentre as vantagens desse modelo de assistência, está o incremento significativo na segurança e na qualidade, diminuindo a variabilidade da conduta clínica, o que possibilita melhor previsibilidade de custos na internação.

Os documentos elaborados devem incluir recomendações a partir de evidências científicas derivadas de revisões sistemáticas da literatura (McNicol *et al.*, 1993), que podem estar relacionadas com uma patologia escolhida pela instituição com base em sua prevalência epidemiológica ou no seu grau de importância assistencial. Podem

abranger desde diagnóstico, prevenção e tratamento. O caminho para a construção de um protocolo assistencial deve seguir alguns passos, tais como (Browman *et al.*, 1995):

- Definição do assunto problema: requer conhecimento epidemiológico do hospital, sendo necessário considerar três fatores:
  - Frequência: identificar quais as condições clínicas, patologias, procedimentos e outras situações de interessem que sejam frequentes
  - Custo: selecionar condições clínicas ou procedimentos que mais demandem recursos do hospital
  - Risco: situações que envolvam maior risco para os pacientes
- Definição de limites e critérios de inclusão/exclusão
  - Busca e seleção de publicações relevantes: determinada por um prazo não inferior a 5 anos das principais publicações no assunto. É importante que as evidências sejam analisadas de acordo com a sua validação, robustez e custo-efetividade
  - Análise crítica e adequação do cenário de prática
  - Redação do protocolo: deve ser realizada por um grupo com notório saber e interesse no assunto. Esta redação deve ser uma proposta que será apresentada para os demais membros da instituição
  - Discussão e aprovação: é muito importante a participação de todos os envolvidos e que haja um consenso nas definições e na aplicação do protocolo por toda a instituição. Há certa dificuldade em identificar na instituição quais são as instâncias em que a proposta deve ser apresentada para discussão e aprovação. Notadamente, ela deve ser a mais ampla e democrática possível. As contribuições desta fase podem ser muito importantes para a elaboração do documento final. Além disso, pode aumentar o grau de adesão ao protocolo
  - Divulgação e treinamento das equipes: esta fase é talvez a mais importante e duradoura de todas, podendo demandar muitos recursos por um período que pode chegar a 1 ano
  - Monitoramento de resultados: os resultados dos indicadores devem ser realizados regularmente, procurando, sempre que possível, a comparação com outras instituições. As metas devem ser constantemente desafiadas
  - Atualização: recomenda-se uma atualização periódica do protocolo com base no fato de que a evolução da medicina é muito rápida, e novas evidências são diariamente incorporadas. O tempo entre uma atualização e outra deve ser definido pela equipe da organização do protocolo; no entanto, recomenda-se uma atualização anual.

Gestão, controle de ocupação e da permanência hospitalar

O principal objetivo da gestão de leitos é buscar a utilização dos leitos hospitalares na sua capacidade máxima, determinada pela estratégia do hospital, com diminuição do tempo de espera para a internação, buscando a satisfação dos clientes internos e externos. A gestão do fluxo de pacientes é uma maneira de melhorar os serviços de saúde. A adaptação da relação entre capacidade e demanda aumenta a segurança do paciente e é essencial para assegurar que os pacientes recebam o cuidado certo, no lugar certo, na hora certa, durante todo o tempo. Algumas medidas são apontadas como fundamentais na implementação de uma gestão de leitos adequada. O hospital deve criar critérios para ocupação de leitos das internações eletivas e não eletivas como as programadas pelo pronto-socorro; além disso, deve definir prioridades e quantidade de cirurgias eletivas. A criação de um setor para gerenciamento de leitos, dono do processo, que ainda serve de referência e determina diretrizes para todos os outros setores os quais tenha interface direta, pode ser uma forma de organização muito interessante e frequentemente utilizada em vários serviços. Alguns setores específicos como enfermagem, serviços de apoio (p. ex., manutenção e higienização), além do corpo clínico são fundamentais na integração para o sucesso. Todos devem ter a consciência da sua importância e dos impactos quando ocorrerem falhas de processo. O impacto de uma diminuição no giro do leito deve ser de conhecimento para toda a cadeia. O acompanhamento de indicadores como tempo médio de internação, alta, liberação do leito para higienização, higienização e composição do leito deve ser de fácil acesso e analisado frequentemente.

As pressões por leitos enfrentadas pelos hospitais estão aparecendo em um momento em que muitos deles ficam sem capacidade para acomodar pacientes. Isso faz com que a gestão da capacidade hospitalar seja uma maneira de contrapor esse problema e faça com que seja possível admitir novos pacientes. O aprimoramento do fluxo de internação pode resultar no declínio da permanência média ao longo do tempo. Por meio da utilização de protocolos clínicos, os hospitais têm conseguido atender a mais pacientes com a mesma capacidade de anos atrás; muitos, no entanto, ainda têm dificuldade em manter um baixo tempo de permanência. A natureza compartimentada dos hospitais pode atrapalhar o fluxo de internação. Infelizmente, os hospitais têm dificuldade de fazer um progresso unificado no fluxo de internação como um todo. O fluxo de alta deve ser observado com o intuito de minimizar a perda de horas decorrentes da demora do paciente de sair fisicamente do leito que ocupava. Em unidades que trabalham com protocolos bem desenvolvidos, a maioria dos pacientes sai dentro do horário previsto e o fluxo de pacientes é otimizado para acomodar o aumento da demanda. Em contraste, unidades que não seguem rotinas padronizadas tornam-se, com frequência, um gargalo para a instituição, com dias de pacientes internados que poderiam ter sido evitados. Os sistemas de gerenciamento de leitos informatizados são atualizados em tempo real e as atividades são marcadas com o horário de ocorrência. Os hospitais estão usando cada vez mais essa tecnologia para medir e adaptar a utilização do local e dos funcionários com base em demandas passadas.

Por último, a disponibilidade de um sistema de gerenciamento de leitos pode auxiliar a gestão, evitando o aumento no tempo de espera para internação e o cancelamento de cirurgias por falta de leitos, além de auxiliar na programação de manutenções preventivas e corretivas em apartamentos. Esse sistema deve possibilitar a integração das equipes de hospedagem, enfermagem, nutrição e manutenção; estas devem alimentar e atualizar os seus dados, refletindo-se na qualidade do atendimento aos pacientes. Finalmente, o uso de indicadores como tempo médio de higienização, para internação e de alta até a liberação do leito deve ser mensurado para checar os resultados e promover ações de melhorias.

Gestão de crônicos | A longa permanência

A redução dos custos, o aumento na qualidade dos serviços e melhor acessibilidade da assistência médica são importantes estratégias utilizadas na gestão da atenção à saúde. Trata-se de um grande desafio no contexto de um mundo globalizado, altamente competitivo e com carência de recursos financeiros. A implementação de tais estratégias no tratamento das doenças crônicas é a mais desafiadora de todas.

Este cenário preocupante, em especial para o gerenciamento das doenças crônicas, é devido ao número de pessoas que apresentam ao menos uma doença crônica (ANS, 2010). Estima-se que 90 milhões de americanos sejam portadores de doenças crônicas como diabetes, hipertensão, artrite e demência. Um terço dos adultos jovens de 18 a 34 anos, dois terços dos adultos de meia-idade (45 a 64 anos) e em torno de 88% dos idosos apresentam pelo menos uma doença crônica.

A maioria dos gastos de saúde acontece em cinco principais doenças: diabetes melito, asma brônquica ou doença pulmonar crônica, insuficiência cardíaca, aterosclerose coronária e depressão, cuja origem pode estar no tabagismo e na obesidade. Além disso, a maioria dos gastos acontece nos últimos 18 meses de vida de um indivíduo. Portanto, equacionar o tratamento dos doentes crônicos é fundamental para equilibrar os pratos de uma balança em que, de um lado, está a qualidade dos serviços oferecidos e, do outro, a quantidade de recursos disponíveis.

Um dos grandes avanços da humanidade tem sido a possibilidade de as pessoas viverem mais. As transformações da estrutura etária da população no mundo e no Brasil têm demonstrado o aumento da participação absoluta e relativa de pessoas em idades avançadas. Isso reflete a mudança de um regime demográfico marcado por altas taxas de fecundidade e mortalidade do século passado e por outro com baixas taxas de fecundidade e aumento da expectativa de vida, projetadas para as primeiras décadas deste século.

No mundo, 11% da população corresponde aos idosos e acredita-se que, em 2030, este percentual chegue a 16%. No Brasil, acredita-se que passaremos dos atuais 10% para 19% até 2030.

A faixa etária composta pelos idosos tem uma enorme amplitude etária, envolvendo aproximadamente 30 anos de vida de um indivíduo. Parcelas significativas deste grupo gozam de boas condições físicas; no entanto, ao passar dos 80 anos de vida, começam a experimentar crescentes limitações para a execução de suas atividades diárias.

Além disso, também se observa a manutenção de doenças infecciosas e doenças consideradas negligenciadas sobre as quais incidem os efeitos das condições de vida desfavoráveis, sobretudo nas classes sociais mais desfavorecidas.

O envelhecimento da população implica exposição a doenças crônicas e perda de autonomia e independência que, aliados ao aumento de expectativa de vida, demandam políticas voltadas para o cuidado de longa duração que auxilie na realização das atividades da vida diária.

A ocupação hospitalar é um problema associado à duração da hospitalização. Quinn *et al.* (2007), ao analisarem pacientes que permaneceram internados por um período superior a 100 dias, observaram que estes indivíduos foram responsáveis por 0,6% do total das internações; no entanto, isso correspondeu a 10% do total da ocupação hospitalar. Portanto, ao aumentar a eficiência e a produtividade, reduzindo o tempo de permanência hospitalar, é possível otimizar a utilização dos leitos hospitalares.

Weingarten *et al.* (1998) demonstraram que a adoção de diretrizes pode levar à redução do tempo de permanência hospitalar sem prejuízo na evolução dos pacientes após alta hospitalar.

Em outra contribuição, Cleary *et al.* (1991) estudaram os dados de internação e os do acompanhamento de 3 e 12 meses após alta hospitalar de pacientes em três hospitais na Califórnia e outros três em Massachusetts. Esses autores observaram que houve grande variação no tempo de permanência entre esses hospitais ao comparar pacientes com seis tipos de diagnósticos (infarto agudo do miocárdio, cirurgia de revascularização do miocárdio, colecistectomia, tireodectomia, prostatectomia e cirurgia de quadril). Além disso, observaram que não houve impacto significativo em óbitos, classe funcional de probabilidade de reinternação e satisfação do paciente com relação ao cuidado prestado.

Dessa maneira, os fatores clínicos e socioeconômicos que levam à permanência hospitalar prolongada são: (1) idade; (2) estado nutricional; (3) doenças como acidente vascular encefálico, fratura óssea, doenças renais, insuficiência arterial periférica e demências. Vários outros fatores contribuem para aumentar o tempo de internação. A necessidade de reabilitação motora, respiratória, nutricional ou da deglutição revela uma dificuldade de fazer a transição para uma equipe fora do hospital. O médico e a família podem ficar inseguros com a possibilidade de perder alguns progressos conseguidos durante a internação.

Mesmo quando é possível dispor de assistência domiciliar, muitas vezes, há atraso no pedido por escrito, que deve ser realizado pelo médico assistente. Além disso, é frequente o atraso da liberação pela operadora de saúde, que muitas vezes nega o pedido quando interpreta que foi solicitado mais do que o paciente precisaria ou quando acredita que a internação domiciliar será muito prolongada.

Muitas vezes, a família coloca barreiras para a alta hospitalar – geralmente nos casos em que o paciente se tornou dependente e necessita de um cuidador em tempo integral e de adaptações ambientais no domicílio.

Um estudo realizado na Itália com mais de 1.000 pacientes idosos hospitalizados concluiu que a avaliação multidimensional é essencial para a identificação de condições médicas, funcionais e socioeconômicas que podem aumentar o risco de internação prolongada (Cleary *et al.*, 1991).

Portanto, a utilização da avaliação geriátrica ampla deve ser realizada o quanto antes e, principalmente, a intervenção deve ser precoce, embora mais estudos de efetividade sejam necessários.

Outra proposta adicional é utilizar os indicadores de qualidade para pacientes idosos internados.

Algumas das doenças negligenciadas em atenção primária – tais como diabetes melito, hipertensão, obesidade e dislipidemia – contribuem para um envelhecimento com perda funcional, desnutrição, dependência e, consequentemente, hospitalização prolongada. É sabido que o grau de informação e conhecimento do cliente sobre suas doenças contribui sensivelmente para melhorar os cuidados e diminuir os custos com a saúde em todos os níveis, uma vez que tendem a se cuidar melhor.

O modelo de saúde hospitalocêntrico, que algumas décadas atrás parecia ser adequado, mostrou-se de alto custo e pouco efetivo na manutenção da saúde, com sobrecarga de todos os seus serviços. Embora essa sobrecarga de demanda seja mais evidente nos serviços de urgência/emergência, ela também é sentida nas unidades de internações de baixa e alta complexidade, pois funcionam como vasos comunicantes que acaba por sobrecarregar todas as áreas hospitalares. O gestor responsável pelos leitos hospitalares tem um grande desafio que vai exigir capacidade de gestão, criatividade e relacionamento com o corpo clínico. O desafio começa quando o hospital tem um modelo aberto que permite a autonomia total do médico; não raro, esbarramos com diagnósticos incertos, abordagens centradas em procedimentos e terapias complexas, aumentando o tempo de internação.

Para que seja possível ter uma abordagem minimamente satisfatória a fim de evitar internações prolongadas, é necessário ter:

- Conhecimento do perfil de pacientes que chegam ao setor de urgência e emergência
- Conhecimento do perfil de pacientes idosos internados
- Conhecimento do perfil de atuação dos médicos
- Monitoramento do paciente que recebeu alta após longa permanência
- Equipe multiprofissional motivada e com foco na prevenção de internações prolongadas.

Educação e treinamento

O compromisso de melhora contínua da qualidade da atenção à saúde, reforçado pela governança clínica, traz naturalmente as ações de educação e treinamento das equipes de saúde como eixo estruturante. No serviço de saúde moderno, não é mais aceitável para qualquer profissional abster-se de educação continuada após a sua qualificação – muito do que é aprendido durante sua formação inicial se torna rapidamente desatualizado.

> *Na Inglaterra, diferentes sistemas surgiram para apoiar o contínuo desenvolvimento em diferentes carreiras profissionais – (PREP) para enfermeiros, subsídio de educação pós-graduação (PGEA) para médicos generalistas, desenvolvimento profissional contínuo (CPD) para médicos internistas, por exemplo – e alguns praticantes tornaram-se educadores treinados para apoiar tais abordagens (p. ex., tutores de Atenção Primária). Além disso, algumas especialidades têm uma exigência por períodos consideráveis de pós-graduação antes de acreditação – especialidades médicas e especialista em enfermagem, por exemplo. Para outros grupos de praticante, como farmacêuticos, fisioterapeutas e terapeutas ocupacionais, a educação tem sido a responsabilidade do empregador (Starey, 2001).*

De acordo com Mesquita e Schout (2013), em material sistematizado pela Associação Nacional de Hospitais Privados (ANAHP), "a formação de profissionais de saúde capacitados para a gestão da assistência em conformidade com o modelo hospitalista contemporâneo é uma peça-chave para o desenvolvimento de um processo pleno de governança clínica. Por essa razão, programas de educação permanente e contínuo desenvolvimento de lideranças são fundamentais. A fuga de talentos, algo bastante comum nos hospitais, tem proporcionado elevado *turnover* dos profissionais de saúde, o que representa um desafio para a consolidação de um modelo de governança clínica maduro nas instituições, e deve ser vista como questão prioritária nos hospitais, especialmente entre os gestores e diretores"

Várias são as estratégias de educação que podem ser utilizadas para garantir um ambiente de transmissão de técnicas e conceitos compromissados com a boa prática assistencial. Vale ressaltar a consolidação, na última década, da educação permanente em saúde, que traz, de acordo com Ceccim (2005), "a definição pedagógica para o processo educativo que coloca o cotidiano do trabalho – ou da formação – em saúde em análise, que se permeabiliza pelas relações concretas que operam realidades e que possibilita construir espaços coletivos para a reflexão e a avaliação de sentido dos atos produzidos no cotidiano. A educação permanente em saúde, ao mesmo tempo que disputa pela atualização cotidiana das práticas segundo os mais recentes aportes teóricos, metodológicos, científicos e tecnológicos disponíveis, insere-se em uma necessária construção de relações e processos que vão do interior das equipes em atuação conjunta (implicando seus agentes) às práticas organizacionais (implicando a instituição e/ou o setor da saúde) e às práticas interinstitucionais e/ou intersetoriais (implicando as políticas nas quais se inscrevem os atos de saúde)" (Ceccim, 2005). Esta proposta educacional em muito se coaduna com as propostas da governança clínica, à medida que não se restringe à mera transmissão técnica ou complementar à formação básica, como prescrito pela educação continuada, *a fim de melhorar a capacidade de uma pessoa ou grupo, frente à evolução técnico-científica e às necessidades sociais.*

A educação permanente em saúde aponta a maturidade da mudança comportamental dos trabalhadores em saúde esperada pela governança clínica, à medida que cria um ambiente de constante aprendizado a partir da prática do trabalho, com a participação crítica dos indivíduos conscientes de serem partes de equipes multiprofissionais, com saberes e vivências que se complementam e que consideram a participação dos pacientes e o compromisso ético e social de suas melhores práticas.

> *"O que deve ser realmente central à educação permanente em saúde é sua porosidade à realidade mutável e mutante das ações e dos serviços de saúde; é sua ligação política com a formação de perfis profissionais e de serviços, introdução de mecanismos, espaços e temas que geram autoanálise, autogestão, implicação, mudança institucional; enfim, pensamento (disruptura com instituídos, fórmulas ou modelos) e experimentação" (Ceccim, 2005).*

Pesquisa e desenvolvimento

A boa prática sempre procurou evoluir de acordo com evidências advindas da pesquisa. O intervalo de tempo para a introdução de tal mudança pode ser muito longo – por exemplo, o uso de agentes trombolíticos no infarto agudo do miocárdio levou mais de 20 anos desde a primeira evidência de eficácia para se tornar prática médica estabelecida. Reduzir esse tempo e a morbidade associada exige ênfase não só na realização de pesquisas, mas também na sua aplicação (Ceccim, 2005).

Técnicas como a avaliação crítica da literatura, gestão de projetos e desenvolvimento de diretrizes, protocolos e estratégias de implementação são ferramentas para promover o uso das evidências de pesquisa. A criação de programas de melhoria e de planos de desenvolvimento organizacional e de estratégias fomenta e deve ter como base plataformas institucionais de pesquisa e desenvolvimento. No sistema inglês, desde os anos 2000, as associações profissionais e acadêmicas estão envolvidas em fomentar essa cultura de desenvolvimento e investigação (Quinn *et al.*, 2007). Em nossa realidade, torna-se cada vez mais comum que hospitais de excelência estruturem serviços de pesquisa, desenvolvimento e inovação, em ambientes próprios ou em parceria com instituições de ensino superior. Tais estruturas, ligadas às estratégias de ensino e educação, formam nichos potentes de geração e propagação de conhecimento, cada vez mais estratégicos para a sua perenidade.

Auditoria clínica

O termo auditoria clínica vem da tradução literal da língua inglesa (*clinical audit*), o que pode trazer algumas interpretações e aspectos de preconceitos, em vista do fato de que a auditoria foi travestida e traduzida às equipes de saúde como vistorias, com base quase sempre nos prontuários dos pacientes, que impunham limitações aos serviços prestados, especialmente de pacientes de operadoras de planos de saúde privados. Isso acabava por exigir relatórios infindáveis de justificativas de utilização de materiais, medicamentos, tratamentos, indicações de cirurgias etc., tanto nos serviços públicos quanto nos privados. Aqui não vamos tratar deste tipo de auditoria.

A auditoria no conceito da governança clínica é um dos aspectos mais importantes para se compreender e mensurar o efeito que cada caminho definido nos processos da gestão da saúde trilhou – desde aspectos individuais (como revisão dos prontuários de pacientes, com o objetivo de conhecer as causas íntimas do sucesso ou fracasso da prática do cuidado), bem como levantamentos estatísticos, análise e revisão de indicadores gerais e específicos.

A auditoria clínica é um processo criado nas instituições de saúde, cujo objetivo fundamental é a melhora da assistência e do cuidado prestado ao paciente. São criadas rotinas de revisão periódica e contínua de cada um dos processos assistenciais, sempre fundamentados em normas, padrões e metas; ou seja, na efetividade clínica. Tem como produto a mudança, a transformação dos processos e/ou da estrutura, com vista na melhoria dos resultados esperados. A auditoria é um tipo de monitoramento da intervenção, criação e implementação de protocolos, diretrizes ou outros tipos de evidências científicas. Deve-se ressaltar que a prática médica faz parte desse processo, em cujo âmbito as revisões se mostram como poderoso caminho de refino da prática clínica e medição de desempenho; sendo, portanto, um dos itens de avaliação individual do membro da equipe de saúde, inclusive o médico.

O Serviço Nacional de Saúde Britânico (National Health System, 1998) conceitua a auditoria clínica como *análise crítica sistemática da qualidade da atenção à saúde, incluindo os procedimentos utilizados para diagnóstico e tratamento, o uso de recursos e os resultados finais para os pacientes e população.* Portanto, a auditoria clínica já é uma prática bastante comum nos serviços de saúde (p. ex., reuniões clinicopatológicas, revisão de prontuários, análise de eventos e outros). A contribuição dos conceitos aqui apresentados será feita na medida em que essas práticas forem sistematizadas, universalizadas entre toda a equipe e registradas de modo a possibilitar um fluxo de revisão constante, com análise precisa dos reais efeitos da prática assistencial. No NHS, foram criados os grupos de assessoria da auditoria clínica (MAAG, Medical Audit Advisory Groups) com objetivo de difundir tal prática em todo o sistema.

O fluxo de informações da auditoria clínica (Figura 17.2) é um ciclo que não difere muito do já tradicional PDCA (*plan, do, check, action* – planejar, implementar, analisar e agir), e pode ser resumido conforme definição de Norman, 2000 em E.V. Mendes:

- *Identificação do problema*: conhecer o problema parece ser uma tarefa simples, a prática demonstrará, no entanto, que muitas vezes esta será a etapa fundamental cujo consenso deve ser conquistado na equipe que realiza a auditoria
- *Definição de padrões e metas*: caso não existam padrões e metas previamente definidos, o segundo passo é defini-los. Não há auditoria – ou qualquer outro tipo de análise – na qual não se saiba quais são os objetivos ou a qual segmento do processo total o subprocesso analisado faz parte, e o ponto que se quer claramente abordar. Em capítulos anteriores, já foi mencionado que o melhor caminho é pelo menos saber aonde se quer chegar

- *Avaliação da consistência entre problema e padrão observado*: não é incomum que soluções apresentadas e implementadas não ofereçam a menor mudança da realidade, simplesmente porque a melhor solução encontrada não tinha nada a ver com o problema em questão. Uma das melhores maneiras de verificar se há consistência é a participação na equipe de auditoria ou, pelo menos, no problema específico tratado, de todos aqueles que conhecem o processo intimamente. Trata-se de uma medida simples e muito eficaz. Se a conclusão for de que há grande relação de causa e efeito no problema, vamos ao passo seguinte
- *Identificação da mudança*: um pequeno exercício de profecia que tenta imaginar o novo processo diante das mudanças propostas. Há, inclusive, muito apoio da tecnologia da informação para esta fase, com desenhos de cenários futuros e modelos que podem ajudar a previsão
- *Implementação da mudança*: talvez o mais difícil item de todo o ciclo. Por enquanto, estávamos apenas analisando, sugerindo e propondo a mudança a ser realizada – o que é sempre fascinante. No entanto, a materialização da solução é tarefa realmente complexa e que exige um grande número de competências tanto do líder quanto de toda a equipe. Uma experiência importante consiste na agilidade e na rapidez na implementação. Se há demora, há descrédito, e sempre acaba por surgir novos problemas ou novas ideias. Os novos problemas e ideias podem sempre ser bem-vindos, mas somente a implementação do plano combinado poderá demonstrar efetividade
- *Monitoramento da mudança*: somente o monitoramento contínuo poderá avaliar o resultado das soluções propostas. Já foi ressaltado que o que não pode ser medido não pode ser melhorado. É fundamental que padrões e metas preestabelecidos sejam restaurados ou modificados conforme o plano original.

Em geral, as tecnologias de auditoria clínica, como já mencionado, fazem parte total ou parcialmente da realidade dos serviços de saúde. Muitos são os autores que trataram do assunto, dentre eles Robinson e Steiner (1998). As mais comuns podem ser resumidas em seis tecnologias, as quais são descritas a seguir.

Revisão do uso

A revisão do uso é uma maneira de se avaliar como e quais tecnologias estão disponíveis e sendo utilizadas no processo do cuidar e da assistência. Trata-se sempre de uma discussão muito complexa; o que chamamos de custo/benefício é aqui considerado. A má utilização dos recursos, ou uso de recursos desnecessários ou sem evidência científica, e a super (*over medicalization*) ou subutilização são exemplos que não contribuem para a melhoria da saúde. A revisão do uso busca compreender quais níveis de tecnologia são necessários e suficientes à prática, e vale para todos os níveis da assistência. A começar pelos recursos diagnósticos: estatísticas internacionais mostram que mais de 95% dos exames de patologia clínica são normais; o mesmo ocorre com mais de 70% dos exames de imagem. Há ainda estudos que demonstram que há possibilidade de se diminuir em 25 a 30% as prostatectomias por câncer de próstata, pois esses procedimentos não contribuem com a sobrevida ou com a qualidade de vidas dos doentes. A utilização dos tipos de leitos hospitalares que devem ser ocupados de acordo com a situação do paciente também é muito comum, como discutido no tema de gestão de leitos. Cerca de 30% dos leitos de UTI costumam ser ocupados por pessoas que não têm nem diagnóstico nem prognóstico e tampouco complexidade de cuidado que justifiquem a permanência nesse tipo de leito. O mesmo ocorre com pacientes crônicos que muitas vezes fazem uso de leitos inadequados nos hospitais, tanto do ponto de vista do tipo de assistência necessária como da ausência de adaptações físicas e de equipamentos fundamentais ao tipo de assistência.

Estas e outras situações estão no âmbito da revisão do uso. Todos os recursos disponíveis devem ser avaliados *vis-à-vis* às evidências científicas, metas, custos, protocolos e diretrizes em funcionamento, e, principalmente, aos resultados clínicos das intervenções.

Perfilização da clínica

A compartimentalização da assistência em especialidades médicas, grupos específicos de diagnósticos, grupos etários e até mesmo linhas de cuidados, ou seja, em grupos epidemiológicos semelhantes, se mostra como uma boa técnica de atuação. É o que se chama de "perfil" de atendimento; portanto, a perfilização da clínica. Os cuidados com os pacientes são cada vez mais específicos e voltados às necessidades individuais, obrigando os serviços a cumprirem suas metas, também de maneira específica. A separação em grupos epidemiológicos facilita enormemente a formulação de protocolos e a implantação de políticas de intervenção na saúde das pessoas. A auditoria clínica como revisão do histórico de atendimento, das formas e práticas específicas, facilita as comparações e análises de resultado.

Apresentação de casos

A discussão de casos – talvez a mais comum das tecnologias utilizadas nos serviços de saúde – é uma parte da auditoria já bem aceita e que tem um aspecto de proporcionar segurança à equipe de saúde na continuidade da assistência. Além disso, a verificação da aplicação das evidências e protocolos no nível individual mostra-se como ferramenta eficaz. Colateralmente, é também uma excelente maneira de educação a atualização científica.

Revisão de eventos sentinela

Evento sentinela é a "ocorrência inesperada ou variação do processo envolvendo óbito, qualquer lesão física ou psicológica ou o risco de sua ocorrência". De modo geral, o nível central dos sistemas ou serviços de saúde determina qual o conjunto de eventos que deve ser continuamente monitorado, mas cada unidade pode, e deve, estabelecer o seu próprio conjunto de situações a ser observada. Cada evento, lembrando que o simples risco de ocorrência também faz parte, deve ser pormenorizadamente analisado a fim de encontrar a

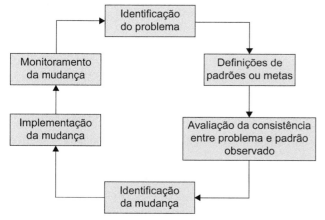

Figura 17.2 O ciclo da auditoria clínica. Fonte: Norman, 2000.

raiz do problema e propor ações imediatas de correção do processo ou criação de barreiras no sentido de se evitar o evento. Qualquer momento do processo assistencial pode participar do evento e, em geral, os fatores identificados são uma cascata de pequenas ou grandes falhas. Portanto, as intervenções imediatas devem sempre focar todo o processo.

◢ Revisão de eventos adversos

Do mesmo modo que para os eventos-sentinela, os eventos adversos devem ser continuamente analisados. A diferença está na gravidade dos casos: os eventos, ou quase eventos, adversos por mais simples que sejam e sem consequência aos pacientes, devem ser analisados para a construção de propostas de intervenção e erradicação de problemas futuros.

◢ Surveys

As enquetes (*surveys*) são levantamentos ou estudos, periódicos ou não, de informações para a análise dos resultados da assistência de extrema importância. São sempre retroativos e municiam as avaliações no tempo. Algo que foi importante e eficaz por um período pode, na atual situação, não ter o mesmo impacto. Tais levantamentos certamente atualizam os processos assistenciais.

▌ Transparência

Um dos fundamentos da governança clínica é a transparência. No caso específico deste tema, é uma definição paradoxal e dialética, visto que é carregada de simplicidade e complexidade. Simplicidade quando fica determinado que a transparência nada mais é que a maneira franca e sincera com que os profissionais e o sistema se relacionam com as pessoas e a comunidade. Espera-se que as informações que fluem de um lado a outro sejam as mais verdadeiras e claras. A história do cuidado à saúde sempre demonstrou que as pessoas, quando pacientes, usuários ou clientes, sempre se utilizaram da máxima verdade porque sabem ser informações fundamentais à resolução de seus problemas. Há quem afirme que, no caso do relacionamento entre médico e paciente, por exemplo, este revela ao profissional fatos jamais ditos até mesmo às pessoas de seu convívio.

Já o contrário, ou seja, o fluxo de verdades, franquezas e sinceridades do caminho inverso, do sistema para o usuário, na maioria das vezes, não acontece da mesma maneira. Portanto, neste item do capítulo, trataremos da transparência no fluxo do sistema para a sociedade e para as pessoas, usuárias ou não.

Além desse fato, é importante mencionar que o consagrado movimento global pela qualidade e segurança do processo de assistência à saúde percebeu que a busca pela compreensão dos mais finos detalhes do cuidado à saúde, principalmente quando ocorriam equívocos e falhas, necessitava do conhecimento íntimo e verdadeiro das pessoas que participaram desses eventos, no sentido de identificar o que tinha causado ou contribuído para os ocorridos, com danos leves, moderados e graves aos pacientes.

Assim, The National Patient Safety Foundation e Lucian Leape Institute coordenaram duas mesas-redondas com ampla participação de diversos segmentos da sociedade, a fim de discutir o tema *transparência*, e editaram o livro com título *Shining a light:*

safer health care through transparency (em tradução livre: Lançando uma luz sobre a segurança do cuidado à saúde através da transparência) que apresenta a resultante de múltiplas reflexões. Neste relatório, foram identificados quatro domínios da transparência:

- Transparência entre médicos e pacientes, identificada na divulgação dos eventos após os erros médicos
- Transparência entre os próprios médicos, identificada na revisão dos casos clínicos por seus pares e outros mecanismos para compartilhar informações dentro das organizações de prestação de cuidados de saúde
- Transparência das organizações de saúde com a sociedade, identificada na participação de organizações da sociedade civil, redes colaborativas, associações de doentes, captação das informações e elaboração de soluções
- Transparência de ambos, médicos e serviços de saúde com o público, identificada na comunicação pública de dados e indicadores de qualidade e segurança.

Um aspecto importante também relatado nessas mesas-redondas é o grau em que esses domínios são inter-relacionados e interdependentes. Por exemplo, na criação de ambientes onde os clínicos são estimulados a agir com honestidade uns com os outros sobre seus erros dentro das organizações, o que pode levar a mudanças importantes no sistema para prevenir futuros erros, pode ser frustrante caso esses médicos acreditem que serão tratados de maneira injusta ou preconceituosa no caso de os mesmos erros serem divulgados publicamente. É papel dos líderes políticos e institucionais lidar com essas tensões de modo a contribuir com a transparência.

A seguir, foi feita uma compilação (modificada e adaptada) de recomendações que, na verdade, são ações identificadas em cada nível dos gestores da saúde para implementação e garantia da transparência.

◢ Ações para todos os stakeholders

- Certificar-se da divulgação de todos os conflitos financeiros e não financeiros de interesse
- Fornecer informação confiável aos pacientes de modo que seja útil para eles
- Apresentar os dados a partir da perspectiva e das necessidades dos pacientes e familiares
- Criar culturas organizacionais que incentivem e promovam a transparência em todos os níveis
- Compartilhar lições aprendidas e adotar as melhores práticas de organizações semelhantes
- Certificar-se de que todos os níveis e elos da cadeia corporativa têm competências essenciais com relação à comunicação precisa com pacientes, familiares, médicos e às outras organizações sociais e ao público.

◢ Ações para a liderança organizacional | Líderes, membros de conselhos de organizações e conselhos populares de saúde

- Priorizar a transparência, a segurança, a aprendizagem e a melhora contínua
- Rever frequente e ativamente dados abrangentes de desempenho de segurança
- Ser transparente sobre a composição do conselho

- A contratação, a demissão, a promoção de colaboradores e a remuneração dos dirigentes devem estar alinhadas aos resultados da cultura de qualidade e segurança e transparência com base em indicadores nacionais, se possível.

Ações relacionadas com indicadores | Ministério da Saúde, Secretarias Estaduais e Municipais de Saúde, Agências Reguladoras de Saúde

- Desenvolver e melhorar as fontes de dados e mecanismos para a coleta dos registros de segurança do processo assistencial
- Desenvolver normas e materiais para a formação de pessoas nas competências essenciais para as organizações como, por exemplo, encontrar a melhor maneira de apresentar dados e indicadores para os pacientes e o público
- Desenvolver um banco de dados de todas as fontes pagadoras (pessoa física e jurídica) e robustos registros de atuações assistenciais.

Organismos de acreditação em qualidade e segurança dos processos assistenciais

- Trabalho com centros e unidades de serviços, públicos e privados, agências reguladoras, indústria farmacêutica e de materiais e equipamentos, distribuidores etc. para o desenvolvimento de medidas de cuidados que são importantes para pacientes e médicos em todos os níveis de assistência.

Serviços públicos de saúde

- Exigir (como condição de participação de qualquer instituição de saúde) que todos os dados de desempenho sejam tornados públicos
- Assegurar que as informações sejam acessíveis para pacientes e público, incluindo dados de reclamações, registros de prontuários, dados clínicos e dados de desfecho, resguardada a confidencialidade de responsabilidade das instituições.

Ações para melhorar a transparência entre médicos e pacientes | CEO, outros líderes e médicos

- Antes do cuidado
  - Oferecer a cada paciente uma descrição completa de todas as alternativas para os exames e tratamentos, bem como os prós e contras de cada um
  - Informar os pacientes sobre a experiência pessoal de cada médico, enfermeiro, fisioterapeuta etc., com resultados e histórico disciplinar
  - Informar os pacientes sobre o papel que os profissionais sob treinamento ocupam no processo assistencial
  - Divulgar todos os conflitos de interesse
  - Fornecer aos pacientes com o máximo de neutralidade informações relevantes de terceiros (p. ex., vídeos de pacientes, depoimentos) e expandir a disponibilidade de tais recursos
- Durante o cuidado
  - Fornecer informação completa aos pacientes sobre todos os exames complementares planejados e também sobre o tratamento, de modo que paciente, familiares e amigos possam entender
  - Incluir pacientes em rondas hospitalares interprofissionais e de mudança de turno

  - Fornecer acesso aos registos médicos a pacientes e familiares, resguardada a confiabilidade e sigilo exigidos
- Depois do cuidado
  - Fornecer prontamente a pacientes e familiares todas as informações sobre qualquer dano resultante, seguido de desculpas e resolução justa
  - Fornecer apoio organizado para os pacientes envolvidos em um incidente
  - Fornecer apoio organizado para os médicos envolvidos em um incidente
  - Envolver os pacientes em qualquer análise de causa raiz, com o grau que desejam estar envolvidos
  - Incluir pacientes e familiares no processo de notificação de eventos
  - Envolver os pacientes em operações de organização e governança.

Ações para melhorar a transparência entre médicos, CEO e outros líderes

- Criar uma cultura de apoio à transparência junto aos cuidadores e demais colaboradores da corporação
- Criar processos multidisciplinares e fóruns para elaboração de relatórios, análises e compartilhamento de informações, utilizando dados de segurança com vistas à melhora contínua
- Criar processos para enfrentar as ameaças à transparência ou comportamento disruptivo, abaixo do padrão de desempenho, violação de práticas seguras e supervisão inadequada dos colegascom baixo desempenho.

Ações para melhorar a transparência entre as organizações | CEO, outros líderes e membros dos conselhos de administração

- Estabelecer mecanismos para adotar as melhores práticas de segurança de outras organizações
- Participar de redes colaborativas com outras organizações para acelerar a melhoria
- Fornecer os recursos para redes colaborativas estaduais e regionais.

Ações para melhorar a transparência ao público | Reguladores e pagadores

- Certificar-se de que todas as entidades de saúde tenham as competências essenciais para comunicar ao público sobre o seu desempenho com precisão e de modo compreensível
- Garantir que as organizações de saúde exibam publicamente as medidas que utilizam para monitoramento da qualidade e da segurança (p. ex., painéis, boletins organizacionais).

Líderes e médicos do sistema de saúde

- Imprimir alta prioridade para que as entidades médicas e clínicas reportem os indicadores de desempenho de seus pares em publicações de organizações sociais que discutem a transparência, como redes colaborativas, *websites*, associações etc.

A transparência ocupa lugar fundamental na questão da educação em saúde, sem a qual os objetivos da educação que são, dentre muitos outros fatores, aumentar continuamente a capacidade das pessoas ao autocuidado e ao cuidado ao próximo, assim como ao conhecimento do processo saúde-doença da prevenção e participação social.

Referências bibliográficas

Agência Nacional de Saúde Suplementar (Brasil). Experiências de financiamento da saúde dos idosos em países selecionados: relatório executivo/Agência Nacional de Saúde Suplementar (Brasil) – Dados eletrônicos. – Rio de Janeiro: ANS, 2010. 44 p.

Brasil. Ministério da Saúde. Agência Nacional de Vigilância Sanitária. http://portal.anvisa.gov.br.

Browman, GP; Levine, MN, Mohide A *et al.* The practice guidelines development cycle: a conceptual tool for practice guidelines development and implementation. *Journal of Clinical Oncology*, 13(2): 502-11, 1995.

Calman, KC; Bennett, PG; Coles, DG. Risks to health: some key issues in mamangement, regulation and communication. *Health, Risk and Society*, 1: 107-116, 1999.

Carver, J. *Boards that make a difference*. San Francisco: Jossey-Bass, 1990.

Ceccim, RB. Educação Permanente em Saúde: desafio ambicioso e necessário. *Interface – Comunic Saúde Educ*, 9(16): 161-77, Set 2004/Fev 2005.

Cleary, PD *et al.* Variations in the lenght of stay and outcomes for six medical and surgical conditions in Massachessetts and California. *JAMA*, 266: 73-9, 1991.

Department of Health of Western Australia. Clinical governance. A framework of assurance. Department of Health of WA, 2001.

Department of Health. The new NHS: modern, dependable. London: Stationery Office; 1998.

Department of Health. The new NHS: modern, dependable. London: Stationery Office; 1997.

Kogan, M., Redfern, S. (Eds.). Making Use of Clinical Audit. Open University Press, Buckingham, 1995.

McNicol, M; Layton, A; Morgan, G. Team work In: the key to implementing guidelines? *Quality in Health Care*, 2: 215-6, 1993.

Mesquita, ET; Schout, D. Uma jornada contínua em busca da excelência – Diagnóstico n. 22-17/10/2013.

Quinn, MP; Courteny, AE; Fogarty, DG *et al.* Influence of prolonged hospitalization on overall bed occupancy: a five-year single-centre study. *QJ Med*, 100: 561-6, 2007.

Robinson, R e Steiner, A. Managed Health Care: US evidence and Lessons for the National health Service. Buckingham: Open University Press. 1998.

Scally, G; Donaldson, LJ. Clinical governance and the drive for quality improvement in the NHS in England. *BMJ*, 317: 61-5, 1998.

Starey, N. What is clinical governance? *Evidence Based Medicine*, 1(12), 2011.

Weingarten, S *et al.* Can practice guidelines safely reduce hospital length of stay? results from a multicenter interventional study. *Am J Med*, 105: 33-40, 1998.

Western Australia. Office os Safety and Quality in Health Care. Introduction to clinical governance – A background paper. Information series n. 1.1 – http://www.safetyandquality.health.wa.gov.au/

Zanocchi, M *et al.* Multidimensional assessment and risk factors for prolonged hospitalization in the elderly. *Aging Clin Exp Res*, 15(4): 305-9, Aug 2003.

Serviços de Assistência Direta ao Paciente

INTRODUÇÃO

Gonzalo Vecina Neto

Os serviços de assistência direta ao paciente concentram a maior parte das ações de cuidado à saúde oferecidas à população. As atividades neles desenvolvidas se caracterizam por uma forte interação do usuário com profissionais de saúde e por terem impacto direto no seu estado de saúde. A constante e forte relação cliente-fornecedor é determinante para a concentração de processos críticos nessas unidades e para o seu peso diferenciado na construção da imagem da instituição junto ao cliente e na sua satisfação.

Os serviços de assistência direta ao paciente concentram as atividades que configuram o objeto de procura dos usuários de serviços de saúde. Consequentemente, representam a principal fonte de receita direta da organização; por outro lado, são as unidades em que se concentram os recursos humanos e tecnológicos de uma instituição de saúde, representando, assim, seu maior custo. Considerando também o risco intrínseco das atividades neles desenvolvidas e a constante interação com o usuário, é fácil perceber que os serviços de assistência direta detêm a maior concentração de processos críticos e de risco de uma instituição de saúde. Estas especificidades configuram, ainda, grandes desafios para seus gestores e constituem o foco de programas, como acreditação e gestão do risco, que buscam diminuir as interações negativas e a ocorrência de eventos adversos com os usuários de serviços de saúde.

Outro aspecto relevante é a constante incorporação de novas tecnologias, produtos e práticas de gestão nos sistemas de saúde, o que demanda novos modelos gerenciais e a reformulação do processo assistencial no âmbito dos serviços de saúde.

Neste capítulo, serão apresentadas as unidades de assistência ambulatorial, internação, terapia intensiva, emergência, centro cirúrgico e centro obstétrico, internação de longa permanência, hospital-dia e alternativas de desospitalização.

Tendências e desafios do setor saúde na assistência direta ao paciente

O cenário do setor saúde vivencia transformações, inovações e tendências que vêm causando impacto na gestão dos serviços de assistência direta ao paciente:

- Crescente preocupação com a contenção de custos e com a eficiência do sistema, associada a modelos de pagamento com maior risco financeiro para o prestador, como o pagamento por pacotes assistenciais, o pagamento por *performance*, por capitação (*capitation*)
- Disseminação de serviços ambulatoriais no conceito de hospital-dia, otimização no uso do leito hospitalar associado a um aumento da demanda por leitos de terapia intensiva, disseminação de grandes serviços de apoio diagnóstico e terapêutico, e aumento da demanda por serviços de assistência médica domiciliar de complexidade assistencial crescente
- Busca por modelos de gestão estratégica de corpo clínico, com foco em alianças estratégicas, técnicas e administrativas, e menor

ênfase na imposição de normas. Igualmente, uma busca por modelos de assistência multiprofissional fundamentados no trabalho em equipe e menor ênfase nas práticas profissionais individuais

- Disseminação de processos de certificação/acreditação da gestão administrativa e assistencial de instituições de saúde e de linhas de cuidado para afecções específicas
- Percepção da necessidade de adotar modelos visando ao cuidado integral e a longo prazo, no lugar do cuidado de eventos agudos assistidos de maneira isolada e adoção de modelos de gestão da prática assistencial estruturados na lógica de linhas de cuidado, gestão de doenças e gestão de casos (*service lines*, *disease management* e *case management*, conforme são conhecidas em inglês)

- Transição para um modelo de gestão do sistema no conceito de redes interligadas e de menor ênfase na hierarquização vertical
- Utilização intensiva de tecnologia de informação nos processos assistenciais, telemedicina, robotização e *softwares* de apoio à decisão clínica
- Aplicação clínica de biotecnologia, terapias genéticas, biofármacos e bioprodutos, entre outros. Descompasso entre o ritmo do desenvolvimento de novas tecnologias e o do desenvolvimento técnico das equipes assistenciais
- Pressão para o desenvolvimento de ferramentas de avaliação do desempenho institucional com foco na aplicação dos recursos e dos resultados da assistência praticada e possibilidade de comparabilidade entre instituições.

ASSISTÊNCIA AMBULATORIAL

Gonzalo Vecina Neto | Pubenza López Castellanos

Na definição do Ministério da Saúde, é a modalidade de atuação realizada por um ou mais integrantes da equipe de saúde a pacientes em regime de não internação. O conjunto de ações executadas nesta modalidade de atuação contempla: consultas médicas e da equipe multiprofissional, procedimentos cirúrgicos tecnicamente adequados ao ambiente ambulatorial, procedimentos diagnósticos, procedimentos terapêuticos de reabilitação, hemoterapia, medicamentosos e comportamentais, além de ações de educação em saúde, individuais ou em grupo.

▎ Planejamento, organização e funcionamento

No sistema de saúde, as diferentes modalidades de assistência são organizadas em três níveis de complexidade: *atenção primária* (também chamada de atenção básica, embora se critique o termo por ele permitir sua compreensão como uma simplificação do processo de atenção); *atenção secundária* (atenção especializada e hospitalar não especializada); e *atenção terciária*, diretamente associada ao sistema de alta complexidade e à assistência hospitalar.

Os modelos de gestão em rede preservam a lógica de níveis de complexidade, para o desenho dos fluxos assistenciais, sem as premissas de subordinação hierárquica entre eles. A ideia da gestão organizando redes (e não sistemas hierarquizados) responde às necessidades do planejamento de realidades locorregionias muito distintas em termos de oferta e demanda. No Capítulo 3, Eugênio V. Mendes, que tem tratado deste tema utilizando o conceito de organização da atenção em redes poliárquicas, aprofunda esta discussão.

Os parâmetros populacionais para fins de cálculo da demanda e planejamento de unidades ambulatoriais são voltados ao número de consultas médicas por habitante/ano. No Brasil, no setor público, estes índices oscilam entre 2 e 3 consultas por habitante/ano (Portaria 1.101/2002 do MS). No setor privado, esse número é de 5,36 consultas/habitante/ano, constatado em levantamento da Agência Nacional de Saúde Suplementar (ANS), em 2004. Essa grande disparidade indica as distorções das relações entre oferta e demanda nas duas

redes. Estimar a necessidade, e não a demanda, certamente é muito mais complexo. O número de consultas necessárias deve estar mais próximo dos indicadores do setor privado.

No setor público, existe uma importante repressão à demanda, em particular naquela determinada pela procura espontânea, o que acaba por sobrecarregar o sistema de urgência, tornando-o a válvula de escape do sistema. Esta situação levou o Ministério da Saúde a propor a estruturação de uma rede de unidades intermediárias, chamadas de Unidade de Pronto Atendimento a Saúde (UPAs). Em São Paulo, a Secretaria Municipal de Saúde criou uma rede de Assistência Médica Ambulatorial (AMAs). Tanto uma como a outra têm como proposta assistencial o atendimento à demanda com baixa complexidade no aparato de apoio. Certamente, o mais adequado seria dotar a rede básica de capacidade de atender a demanda através de um processo de acolhimento.

Acolhimento, neste contexto, significa um redesenho do processo de atenção para organizar a demanda, recapacitando os profissionais nas unidades e dando condições ao redirecionamento da demanda de acordo com a sua exigência, sem rechaçar o atendimento. Os pacientes que necessitarem de atendimento médico deverão recebê-lo por intermédio de médicos em regime de plantão (ou sob outro modelo de contratação, mas não envolvidos no atendimento da rotina assistencial). Se o atendimento requerido puder ser realizado pela equipe de enfermagem, com base em protocolos estabelecidos, este deverá ser o caminho. Se houver possibilidade de agendar o atendimento, ou necessidade de encaminhar o doente para o sistema de urgência, isso deve ser realizado.

Algum tipo de parâmetro deve ser utilizado para planejar uma unidade. Aqui se propõe, com base nos dados apresentados, trabalhar com uma perspectiva de 3 ou 4 consultas/habitante/ano, sendo 65% nas clínicas básicas e demanda espontânea, 20% nas especialidades e 15% no sistema de urgência/emergência.

Ao utilizar estes parâmetros, é recomendado observar características demográficas e socioeconômicas da população-alvo, para realizar os ajustes necessários tanto no diagnóstico como no dimensionamento de unidades. Outros indicadores a serem considerados são a cobertura de saúde suplementar (privada) e a concentração de serviços na região (trata-se de fatores que influenciam de maneira importante os índices regionais. Por exemplo, regiões com elevada concentração de recursos assistenciais atraem usuários de outras localidades, gerando distorções dos indicadores de utilização em relação à população local. De igual maneira, a cobertura de saúde suplementar distorce os indicadores de utilização no SUS em relação à base populacional geral).

Para concluir a programação dos recursos físicos, ainda é necessário determinar a duração média das consultas e o regime de funcionamento do ambulatório – quantas horas por dia e quantos dias por semana. A discussão do tempo de duração das consultas tem levado a um reducionismo no processo assistencial, com perda na qualidade da relação médico/paciente, levando à perda de capacidade resolutiva da atenção básica. O profissional de saúde deve ter condição de estabelecer uma relação adequada com o cliente. Marcar uma consulta a cada 15 min certamente não é o caminho para se estabelecer essa relação. Portanto, o critério de utilizar um parâmetro para calcular recursos físicos como a relação de 15 min por consulta nas áreas básicas e 30 nas especialidades, ou 20 min nas consultas de primeira vez, não deve ser extrapolado para o projeto assistencial. Este deverá levar em conta o tempo, a complexidade da especialidade, as características do profissional. Enfim, a gestão do ambulatório deve ser local, apesar da utilização dos parâmetros, que são necessários e devem ser utilizados para o planejamento físico e para a organização das agendas de marcação de consultas. O parâmetro não pode ser prioritário em relação à realidade. Esta discussão se repete constantemente e pode ser resolvida com a gestão local.

No setor privado, que contrata médicos e outros profissionais em seus consultórios, esta discussão pode ser menos importante. Porém, neste início de século 21, algumas operadoras vêm estruturando ambulatórios reguladores, que servem de porta de entrada do sistema, ou ainda têm sido utilizados na gestão de doenças e de casos mais complexos. São propostas oriundas da tendência de regular custos do sistema e foram adaptadas de organizações americanas sob o nome genérico de atenção gerenciada (ou *managed care*).

Na Atenção Primária à Saúde (APS) ou Atenção Básica, dentro do setor público, as ações de saúde ocorrem, quase que exclusivamente, na modalidade ambulatorial dentro das Unidades Básicas de Saúde (UBS) e no Programa de Saúde da Família (PSF). Nas UBS tradicionais, o modelo predominante é o cuidado médico com foco nas especialidades básicas – pediatria, clínica médica, ginecologia e obstetrícia, além da equipe multiprofissional constituída por enfermagem, serviço social, psicologia e odontologia. Algumas unidades contam com equipe de reabilitação e com a presença não necessariamente simultânea de: fonoaudiologia, fisioterapia e terapia ocupacional. Tradicionalmente, nas UBS, a oferta de serviços é organizada na forma de programas como pré-natal, saúde da mulher, puericultura (incluindo vacinação), hipertensão, diabetes, saúde mental. O parâmetro de planejamento utilizado é o de uma unidade para 15.000 habitantes em média. Este parâmetro remonta à Resolução número 3 da Ciplan citada no primeiro capítulo deste livro.

O número de profissionais é dimensionado para garantir o atendimento de segunda a sexta-feira, no regime de 8 h/dia. Em situações específicas, o horário de atendimento é estendido para 12 h/dia, com a finalidade de oferecer atendimento aos trabalhadores ou de aumentar a oferta mantendo a mesma estrutura física. Existe também a proposta de extensão do atendimento até as 22 h, tendo em vista a população trabalhadora, mas as questões relacionadas com transporte e segurança para a equipe que trabalha neste tipo de turno têm limitado a oferta deste horário. Na periferia das grandes cidades, vem ganhando força a jornada de trabalho aos sábados, justamente com o mesmo alvo – o trabalhador que não tem disponibilidade de frequentar a unidade durante a semana.

No modelo do PSF, a lógica é fundamentada no cuidado ao núcleo familiar no contexto do seu domicílio. Para isso, se organiza em equipes constituídas, no mínimo, por 1 médico de família, 1 enfermeiro, 1 ou 2 auxiliares de enfermagem, e 4 a 6 agentes comunitários de saúde, selecionados na comunidade e buscando uma relação numérica de 1 agente para cada 200 a 250 famílias. Cada equipe é responsável por uma área geográfica delimitada, equivalente a 1.000 famílias, atuando na promoção da saúde, prevenção, recuperação, reabilitação de doenças e agravos mais frequentes, e na manutenção da saúde desta comunidade. O programa poderá incorporar também a atenção à saúde bucal. A estratégia da Saúde da Família visa a uma reorientação do SUS, tendo a APS como centro organizador da rede de cuidados ao paciente. Neste sentido, o objetivo das unidades de atenção primária transcende a execução de cuidados diretos a indivíduos e contempla ações de vigilância, monitoramento de risco e coordenação do cuidado integral à saúde da população. Com a finalidade de ampliar a capacidade resolutiva e a qualificação das equipes de saúde da família, foi definida a implantação de Núcleos de Apoio à Saúde da Família (Nasf), unidades ambulatoriais que concentram profissionais médicos nas especialidades de pediatria, ginecologia, psiquiatria, além de equipe multiprofissional de reabilitação, saúde mental e acupuntura. O parâmetro para o planejamento destes núcleos determina 1 Nasf para 10 a 20 equipes de saúde da família, e o modelo assistencial contempla prioritariamente o apoio matricial aos profissionais das equipes e a assistência direta ao paciente, quando necessário.

A infraestrutura prevista para estas unidades consta da RDC 50 da Anvisa, legislação sanitária que determina as características e necessidades de infraestrutura e fluxos que devem ser adotados na implantação de unidades de saúde, de acordo com sua vocação assistencial. É importante destacar que as unidades de APS devem ser de fácil acesso, preferencialmente térreas, permitir o acesso de pessoas portadoras de deficiências e dispor de espaços amplos para atividades em grupo e comunitárias.

O grau de incorporação tecnológica nas unidades de APS é de baixa complexidade, porém é recomendável que a unidade conte com equipamentos e capacitação para oferecer suporte básico à vida e avaliação de quadros agudos de portadores de agravos, crônicos ou não, e acesso imediato a exames de diagnóstico por imagem e análises clínicas.

Na Atenção Secundária ou Especializada, os ambulatórios de especialidades, clínicas e policlínicas representam a maioria dos serviços que configuram esta modalidade e suas características físicas constam da RDC 50. A unidade funcional do ambulatório ou clínica é o consultório, cujas dimensões devem permitir a alocação de mobiliário e equipamentos específicos de cada especialidade, preservando a circulação confortável dos profissionais de saúde, do paciente e de, ao menos, um acompanhante. É desejável a iluminação natural, o que nem sempre é possível; nos casos de iluminação artificial, é recomendado o uso de luz branca, para evitar distorção das cores, com a menor carga térmica possível. Algumas especialidades (proctologia, ginecologia, obstetrícia) necessitam de um sanitário anexo ao consultório; outras têm necessidades de consultórios dispondo de dimensões adequadas (oftalmologia, ginecologia).

É recomendável o uso de materiais laváveis e de fácil limpeza nos móveis e revestimentos, para diminuir o risco de transmissão de infecções. A pia é obrigatória nos consultórios, bem como nas demais salas de atendimento. No contexto de biossegurança, também é recomendada a dedicação de, pelo menos, uma sala para o isolamento de pacientes com suspeita de doenças transmissíveis por vias respiratórias; tratando-se de área de atendimento de pneumologia, o isolamento é obrigatório. Também devem ser planejadas de maneira adequada as salas de apoio ao processo assistencial previstas na legislação – sala de enfermagem, de preparação de medicação, de inalação, para procedimentos, para vacinas, para atividades didáticas etc. Para o conforto dos usuários, é importante o dimensionamento de áreas de espera amplas considerando a presença de, pelo menos, um acompanhante por usuário. Esta relação tende a aumentar nas especialidades pediátricas e no atendimento a pacientes idosos.

De maneira geral, os ambulatórios de especialidades e policlínicas englobam serviços diagnósticos, recebem demanda com vistas à realização de procedimentos invasivos de baixa/média complexidade e risco, tornando necessária uma infraestrutura que garanta a segurança na execução destes procedimentos (suporte básico à vida, biossegurança e retaguarda). Os serviços de apoio sempre incluem a coleta de material para patologia clínica, imagens (pelo menos, ultrassonografia e radiografia), eletrocardiografia – convencional, de esforço e dinâmica –, monitoramento de pressão arterial, eletroencefalografia, endoscopia, broncoscopia, colonoscopia. É importante realçar que a presença das áreas de apoio é fundamental para que o paciente tenha à sua disposição, em um único local, o maior número possível de exames que venham a ser necessários para o seu diagnóstico e tratamento. O objetivo é prestar um melhor serviço, mas também manter uma concentração/escala de utilização adequada dos equipamentos. Portanto, o ambulatório, nestes casos, pode se transformar em unidade de apoio diagnóstico, também atendendo a demanda de outras unidades ambulatoriais.

No planejamento do ambulatório, duas áreas quase sempre inadequadamente contempladas, gerando consequências negativas na operação, são aquelas destinadas à gestão e, principalmente, à utilização pelos colaboradores. A falta de vestiários, copa e sanitários redunda sempre em improvisações que invadem a área assistencial. Também é relevante não desperdiçar área com atividades que possam ter soluções organizacionais modernas, como as voltadas à estocagem de materiais e medicamentos (entregas parceladas) ou a arquivos (informatização).

Pontos críticos na organização do ambulatório

Os seguintes pontos devem ser observados.

◢ **Regulação.** Esta atividade é responsável pela entrega do produto que ensejou o planejamento e organização do ambulatório. A melhor definição de regulação no nível micro-organizacional é atividade que garante a entrega. Nesse sentido, o agendamento é o primeiro instrumento da regulação: uma vez definido o modelo de relacionamento do ambulatório com uma rede assistencial, o primeiro ponto crítico será o modo de utilizar as consultas oferecidas. Não deve existir sobra de vagas nem sobremarcação. A maneira de distribuir as consultas a serem agendadas pela rede demandante e de realizar e confirmar o agendamento será crítica para evitar o absentismo

e a consequente subutilização dos recursos. Devem-se sempre evitar agendamentos mais distantes, para além de 15 dias. Dependendo de o quanto o recurso é escasso, é desejável criar um sistema de confirmação no dia anterior. É interessante também criar protocolos para agendar consultas nas especialidades menos ofertadas. Dependendo da circunstância, para evitar a falta pode-se criar um sistema de sanções (com o cuidado para que a sanção não se transforme em uma barreira ao tratamento).

Esta área também se responsabiliza pela construção dos protocolos de relacionamento com os clientes/rede, os protocolos clínicos e o modelo de alta dos pacientes (no caso de ambulatórios de especialidades). Na verdade, deve ser desenhado o modelo de recepção dos pacientes, que determinará se existirão triagem, atividades de pré- e ou pós-consultas, e se os pacientes poderão voltar a ser encaminhados para a rede (referência e contrarreferência).

◢ **Prontuário do paciente.** Esta é uma questão abordada na seção Serviço de arquivo médico e estatística (Same) no Capítulo 19, mas sempre cabe realçar a importância do prontuário único na assistência à saúde. No caso da atenção básica, ele poderá ser estruturado com base na família. Embora seja interessante do ponto de vista epidemiológico, este modelo trunca a possibilidade de integração com sistemas que não utilizem a lógica da família. Na iminência de contar com bancos de dados de grande porte (cartão SUS), o mais adequado é utilizar o prontuário único individualizado, em que são registradas sequencialmente as atividades realizadas pelo paciente.

◢ **Autorizações – Pagamentos.** No setor privado, a questão das autorizações e do pagamento dos atos realizados abre e fecha o ciclo de atendimento ambulatorial. Caso não sejam adequadamente planejadas, essas ações podem trazer consequências ruins para o relacionamento com o cliente, tanto considerando gargalos quanto conflitos. Os conflitos podem ser muito minorados com a confecção de protocolos de cobrança e, principalmente, com explicações minuciosas no momento da recepção. Se o cliente for adequadamente informado, ele poderá decidir o quer fazer, o que sempre faz muita diferença. Quanto aos gargalos, estes devem merecer um bom planejamento para evitar que pessoas que querem pagar pelo atendimento prestado tenham que esperar demasiado tempo. Sempre existirão filas; é praticamente impossível acabar com elas, sem gerar ociosidade, que também é uma característica indesejável. Mas as esperas devem ser razoáveis e, sempre que possível, ocorrer de maneira confortável (p. ex., utilizando o sistema de senhas eletrônicas semelhante ao que hoje tem sido empregado em bancos, aeroportos etc.).

Futuro

Nunca é demais destacar a importância da atividade ambulatorial no processo de atenção à saúde e principalmente no futuro deste processo, devido aos múltiplos componentes que devem deixar a assistência à saúde cada vez mais cara. O ambulatório é um instrumento poderoso para gerenciar o crescimento dos custos, mas para utilizar a sua plena capacidade é preciso enfrentar alguns desafios, os quais são elucidados a seguir.

◢ **Promoção e proteção da saúde.** Estas ações devem ocupar o espaço de destaque que cabe a elas na área da saúde pública. Tanto na área privada como na pública, o desafio é diminuir o número de ações de recuperação da saúde ou, pelo menos, desenvolver ações que impliquem diagnósticos precoces. O desafio que deve ser enfrentado é o de conseguir criar espaços dentro do processo de atenção para introduzir as ações de promoção e proteção. Este é um desafio mundial e para o qual o conhecimento existente ainda não deu respostas adequadas.

◢ **Humanização.** Neste contexto, a humanização deve fazer frente a dois desafios: (a) enfrentar com informação eficaz a medicalização do processo assistencial, demonstrando que o consumo de atos médicos não produz saúde e que a atenção ambulatorial é potencialmente tão resolutiva quanto a hospitalar; e (b) tornar o processo de atenção menos frio, impessoal e distante. É necessário desenvolver um processo assistencial mais preocupado com a segurança do cliente, com a sua dor e desconforto. Não são luxos; é humanidade. Informação e respeito à vontade expressa pelos pacientes e seus responsáveis são fundamentais.

◢ **Assistência farmacêutica.** Tanto para o setor público como para o privado, a fim de que a atenção ambulatorial seja eficaz, é fundamental o acesso real a medicamentos. Sem medicamentos, a assistência ambulatorial tem as pernas quebradas. Naturalmente, a assistência farmacêutica deve se juntar à aderência ao tratamento. Aparentemente, o custo de agregar a assistência farmacêutica não está na conta atual da assistência médica no Brasil. Na verdade, isso se deve à incapacidade crônica de o setor saúde brasileiro trabalhar com indicadores e medir custos. Uma hipertensão diagnosticada e não tratada redundará em um acidente vascular cerebral (AVC) e em muitos outros gastos, além da dor e da morte.

◢ **Atendimento da demanda.** Integrar as redes de atenção à urgência e as ambulatoriais e responder ao desafio de atender integradamente à demanda são fundamentais para diminuir o desperdício dos recursos, tanto na rede básica quanto na de urgência. Porém, ter-se-á que propor um modelo de atendimento à demanda que não se transforme em mais um elemento paralelo ao sistema. Ou seja, o atendimento à demanda deve ser complementar ao atendimento programado através do sistema de regulação, que contempla o planejamento da rede assistencial. É necessário que se evite a solução fácil de criar UPAs e AMAs, que, se atendem à demanda, desestruturam a rede.

PRONTO-SOCORRO

Gonzalo Vecina Neto

▌ Definição

O pronto-socorro (PS) é uma unidade, em geral, intra-hospitalar preparada para atender urgências (situação clínica na qual o paciente deve ser considerado em risco à vida até ser atendido por um médico) e emergências (situação clínica em que existe risco iminente de morte). Existem unidades extra-hospitalares, porém estas têm limitações em sua resolutividade (pela falta de adequada retaguarda assistencial – centro cirúrgico, UTI, meios diagnósticos). O pronto-socorro pode ter outros nomes, como unidade de pronto atendimento ou unidade de emergência, e funciona ininterruptamente (24 h por dia e 365 dias por ano).

O atendimento à urgência deve ser planejado de maneira integrada com os serviços de saúde oferecidos, quando a proposta está voltada para uma população definida. É o caso da área pública, quando deve ser considerada a rede de atenção, integrando o atendimento pré-hospitalar, o atendimento à demanda espontânea (ver na seção Assistência Ambulatorial), o atendimento à urgência propriamente dita, o atendimento da retaguarda hospitalar e a estrutura para atender os portadores de sequelas. A não integração resulta em concentrar no PS uma demanda excessiva de casos simples, que concorrem com os casos urgentes, piorando a qualidade e a capacidade resolutiva da assistência. Fundamental, também, é o funcionamento do sistema de atenção pré-hospitalar. No Brasil, este sistema está estruturado por meio do Serviço de Atendimento Médico de Urgência (Samu), integrado pelas secretarias municipais de saúde e pelo sistema de atendimento de urgências da Polícia Militar, operado pelo Corpo de Bombeiros e conhecido pelo número telefônico de acesso ao serviço – 197. A não integração entre os dois sistemas é um dos problemas que geram desperdício nos recursos para a realização deste atendimento. Mas, de uma forma geral, a proposta é que, quanto antes um paciente em situação de risco iminente à vida for atendido, maiores são as suas chances de sobrevivência e de evitar sequelas. No caso do setor privado, este sistema normalmente não está estruturado e o atendimento se resume à unidade de PS e, em alguns casos, a uma rede de unidades articuladas.

Nas cidades de grande e médio porte – mais de 100.000 habitantes –, o atendimento pré-hospitalar conjugado à rede de unidades de emergência é fundamental para aumentar a sobrevida dos pacientes, em particular no caso das emergências traumáticas. A integração, regional e entre unidades, é fundamental para viabilizar o financiamento do sistema, uma vez que este tem que estar operante todo o tempo. No caso do atendimento pré-hospitalar, isso significa manter centros de triagem telefônica operados por profissionais de saúde, uma ambulância tripulada por enfermagem para cada 100.000 habitantes e uma ambulância UTI, tripulada por enfermagem e médico para cada 400.000 habitantes, além das unidades de pronto-socorro propriamente ditas.

▌ Planejamento

Como mencionado anteriormente, o planejamento deve levar em conta um território. Por isso, torna-se muito difícil caracterizar e planejar unidades isoladas de hospitais privados. Conforme apontado na seção Assistência Ambulatorial, estima-se que, em um sistema de saúde, cerca de 15% das consultas serão de urgência. O tempo de duração de cada atendimento deste tipo é variável, sendo aceito que normalmente varie de 10 a 20 min.

O que define o projeto físico do PS é seu programa assistencial – as especialidades oferecidas, o grau de resolutividade, o acesso a leitos hospitalares e a capacidade de resolução da retaguarda hospitalar. Assim como o atendimento pré-hospitalar é fundamental para a sobrevida dos pacientes, no atendimento intra-hospitalar é básico o acesso adequado a exames subsidiários, sangue, leitos preparados e com pessoal experiente à disposição para resolver casos de urgência. Situações de improvisação, como atendimento e internação em macas, são consideradas fundamentais nesta fase. Por isso, hospitais que dispõem de unidades de emergência devem dar prioridade de internação para os pacientes acamados (não internados!) no PS.

Nas grandes cidades, tem se tornado frequente o planejamento de hospitais de emergência, voltados exclusivamente para o atendimento deste tipo de pacientes. Normalmente, esta decisão é fruto da falta de capacidade ou de viabilidade em planejar a rede toda. Hospitais com uma única porta de entrada para pacientes externos devem ser exceções, pois implicam imobilização de recursos voltados exclusivamente para situações emergenciais.

Uma unidade clássica de PS atua nas áreas de clínica médica, clínica cirúrgica, pediatria e tocoginecologia. Se a demanda não é grande, pode-se trabalhar contando *in loco* apenas com o clínico ou o cirurgião e mantendo os demais profissionais a distância. Devido a questões trabalhistas, esta solução não é muito menos onerosa que aquela que mantém os especialistas presentes. Assim, torna-se adequada a solução desenhada localmente. Desenho local significa resolver o projeto assistencial com o que for disponível. Lembrando que uma unidade pequena terá baixa capacidade resolutiva por definição e deve ser cuidadosamente pensada devido aos custos de manter equipes em regime de plantão. Quando existe demanda e não existe volume para justificar uma unidade completa que funcione 24 h, pode-se criar uma unidade de Pronto Atendimento (atendimento à demanda) que não deve funcionar à noite, pois realizará poucos atendimentos e com baixo poder de resolução. É mais efetivo manter uma ambulância.

A decisão sobre outras especialidades, como a ortopedia, deverá ser tomada de acordo com a realidade local, considerando a possibilidade de uma cobertura parcial (durante o dia, por exemplo) ou de resolver os casos em um segundo tempo (uma vez realizado o atendimento de urgência, a cirurgia ortopédica, plástica etc. será realizada em um segundo tempo cirúrgico). Picos de atendimento, resultados do não atendimento da rede básica, podem ser resolvidos com diaristas trabalhando em regime chamado de horizontal (médicos em regime de 20 h semanais). Nestes casos, deve-se tentar garantir que os médicos se revezem entre a porta e a análise dos casos em observação. Com relação aos médicos, preconiza-se deixar de utilizar plantões de mais de 12 h, pois são contraproducentes. Sempre que o volume justificar, recomenda-se manter em unidades de observação diaristas durante o período diurno.

O PS é um pedaço de rua que invade o hospital. Assumida esta definição, fica clara a dificuldade de planejá-lo e justifica-se o fato de que o projeto assistencial e a interação com a rede são os elementos críticos do planejamento.

▌ Organização do processo assistencial e definição do programa físico

Esta unidade pode funcionar exclusivamente como unidade de referência para uma rede que se comporta como sua porta de entrada. Neste caso, os pacientes já chegam identificados e pré-atendidos nas medidas de suporte à vida, e a estrutura de suporte do hospital será mais determinante.

A existência de uma maternidade também confere uma condição específica à unidade. O fluxo de atendimento à gestante deve levar em conta seu encaminhamento à maternidade após avaliação clínica realizada na sala de admissão, especificamente utilizada para esta finalidade. Normalmente, o plantonista da maternidade cobre a emergência, daí a importância da proximidade entre a sala de admissão e o centro obstétrico. Este fato acaba determinando que a entrada do PS seja usada apenas como passagem pelas parturientes. A outra situação no atendimento a mulheres que requer uma área específica, necessitando de uma sala de exames, são os casos de abortamento.

A unidade mais comum, que atende demanda espontânea nas especialidades básicas, deverá obedecer às seguintes condições: acesso diferenciado para pacientes ambulantes e para os que chegam de ambulância e em estado grave. Durante a recepção dos pacientes ambulantes, a primeira ação tem que definir se o caso apresenta ou não risco iminente à vida. Hoje existem alguns modelos de procedimentos para classificar risco e priorizar o atendimento, como o protocolo de Manchester, que deve ser aplicado por enfermeiros. Classificado o risco, os pacientes ambulantes são encaminhados para o que couber, e seu acompanhante irá providenciar o trâmite de identificação. Nos hospitais privados, este é um momento crítico, pois, durante esta identificação, fica caracterizado se o cliente tem direito ao atendimento naquela unidade em função de seu plano de assistência suplementar ou se será atendido como particular (pagamento *out of pocket*). Nestes casos, o cuidado maior é evitar a omissão de socorro e sempre atender o cliente de maneira a cumprir com o objetivo do PS e não caracterizar o crime de omissão previsto em lei. Após o atendimento, terão sequência as providências jurídicas por parte do hospital e, eventualmente, a transferência do paciente.

Após esta fase, o paciente será admitido, sendo encaminhado ou para a sala de emergência (às vezes chamada de sala de atendimento de parada cardiorrespiratória), ou para os consultórios das diversas especialidades (a pediatria deve ser individualizada, inclusive na espera), ou para uma área de higienização ou sala de pequenos procedimentos, como suturas. Uma condição bastante crítica nesta fase é perante a suspeita de se estar atendendo um paciente que necessite de isolamento respiratório (tuberculose, por exemplo). Nestes casos, é importante que a unidade tenha pelo menos uma sala com condições de ar-condicionado com segregação em relação aos outros espaços. Também durante esta fase serão solicitados exames subsidiários – radiológicos, ultrassonográficos e laboratoriais são os mais comuns. Poderá ser necessário o acesso a derivados de sangue e, neste caso, as provas de tipagem sanguínea e cruzadas deverão ser providenciadas. A proximidade entre estes setores do hospital dependerá dos volumes de atendimento e da possibilidade de tornar principalmente a área de imagens a mais próxima possível da unidade de emergência. Em hospitais mais complexos, poder-se-á contar também com o acesso a procedimentos endoscópicos.

Nesta fase da elucidação diagnóstica e instalação das medidas de suporte à vida, o paciente deverá contar com uma área adequada para aguardar o resultado de exames, ou receber alguma medicação sintomática, ou realizar um procedimento, como uma inalação. Durante este período, o paciente está sob responsabilidade do hospital e somente poderá sair se receber alta ou assumir diretamente a responsabilidade por se retirar. Por isso, ele deve permanecer em espaço interno e sob observação.

Assim, o paciente pode ficar em uma área onde ele espera o resultado de um exame e com muita liberdade, em um local em que espera um resultado e/ou recebe alguma medicação, porém apresentando um quadro estável, ou pode necessitar, enquanto se elucida seu diagnóstico, de um espaço com condições de suporte à vida (monitoramento contínuo de sinais vitais, ventilação mecânica etc.). Esta área da unidade é chamada de observação e deve individualizar o espaço para crianças e adultos. Dependendo do processo de atenção (com quartos coletivos, por exemplo), também deve separar homens e mulheres. É recomendado que o tempo de espera na observação não exceda 12 h. Após esse período, o paciente deve receber alta ou ser internado. Aqui costuma ocorrer uma falha nos hospitais públicos e nos universitários, onde a administração da ocupação de leitos não obedece a uma prioridade fixada por uma política interna, sendo definida por professores ou chefes de clínica e não pela administração. A ordem deve ser: o primeiro leito vago será ocupado por pacientes de alta da UTI; a seguir, por pacientes da observação do PS e, finalmente, pelos pacientes eletivos. Desrespeitar esta regra básica ocasiona o atendimento de pacientes em macas e em condições precárias.

Os pacientes com alta podem ser referidos para suas unidades de origem, para casa e para ambulatórios de especialidade. Somente em condições muito particulares devem receber uma solicitação de retornarem ao PS. Isso pode ocorrer em hospitais onde se realiza a retirada de pontos ou de gesso, sem que haja ambulatório de retorno. Nos hospitais privados, o final do fluxo é o caixa, onde os pagamentos e/ou a preparação da documentação para o convênio são finalizados.

Em alguns hospitais, em particular públicos, dentro das modernas políticas de desestigmatização do atendimento psiquiátrico, tem-se incorporado no PS o atendimento a casos de doença mental. Quando existe essa possibilidade, o programa deve considerar uma área adequada para a internação de urgência destes casos. Principalmente nos hospitais públicos, é fundamental uma boa estrutura de serviço social. O assistente social é fundamental para ajudar na identificação de pacientes, localizar parentes e encontrar alternativas de encaminhamentos para pacientes que não necessitam ficar internados, porém requerem cuidados. Também é frequente a necessidade de assistência policial em casos em que exista suspeita de ocorrência de delitos e violências. O hospital tem a responsabilidade de notificar a autoridade policial para a lavratura do boletim de ocorrência que irá desencadear as ações policiais posteriores. Em unidades voltadas para o atendimento de grande número de emergências, é frequente o plantão policial ser no próprio PS.

Uma consequência positiva do funcionamento ininterrupto da emergência é a relação entre administradores e médicos, que pode ser estabelecida, em particular, nos hospitais de médio porte. Normalmente, o médico chefe de equipe é o responsável pelo funcionamento técnico do hospital, respondendo pelo processo de atendimento das intercorrências clínicas nas enfermarias e pela priorização de utilização de salas cirúrgicas. Da mesma maneira, a enfermeira responsável responde pela coordenação das áreas administrativas e está subordinada ao chefe de equipe médica. Nos hospitais de maior porte, estas funções costumam ser desempenhadas por profissionais específicos (atendimento de intercorrências clínicas e gestão administrativa das áreas do hospital).

O relacionamento do hospital com as equipes de enfermagem em relação à jornada de trabalho dependerá da política definida (ver seção Gerenciamento do serviço de enfermagem no Capítulo 19), mas é comum trabalhar com dois turnos diurnos de 6 h e o noturno no regime de 12 por 36 h. É mandatória a presença de um enfermeiro na chefia. No caso dos médicos, já foi discutido o trabalho em plantões de 12 h e a atenção horizontal sempre que recomendada (áreas de observação contínua de pacientes, atendimento de picos). O plantão a distância deve ser evitado. Deve-se tomar cuidado na contratação de soluções coletivas. As cooperativas não têm sido aceitas na justiça trabalhista como uma solução. Uma boa consultoria jurídica deve preceder o modelo adotado.

▌ Futuro e desafios

Demanda | Regulação | Racionalização

Este, certamente, é o maior desafio da área de atendimento de emergências: como atender no tempo certo, com um custo suportável, os cidadãos que devem ser atendidos? A resposta é complexa e depende de um conjunto concatenado de ações, que incluem uma rede básica resolutiva que atenda a demanda espontânea, alguma integração entre as redes pública e privada e um instrumental de regulação adequado, baseado em um bom modelo assistencial, um conjunto tão completo quanto possível de protocolos de atendimento (que pode ser construído na medida da necessidade) e um comando único não questionável.

Informação ao paciente

Este também é um desafio contemporâneo. Como manter o cliente informado de tudo o que será feito, sem deixar de tomar as medidas oportunamente e evitando transformar o processo de atenção em uma interminável coleção de assinaturas em que o cliente tem a sensação de que algo está sendo escondido? A resposta não está construída ainda, mas já existe uma certeza: informar é sempre necessário e positivo para que a relação entre cliente e equipe produza a sinergia indispensável ao processo de atenção. A resposta deve ser construída pela equipe.

CENTRO CIRÚRGICO

Gonzalo Vecina Neto

O centro cirúrgico (CC) costuma ser visto como apenas mais uma unidade do hospital. Na verdade, esta visão acarreta um equívoco grave. O CC deve ser visto como o coração do hospital no século 21. O hospital atende a pacientes cada vez mais graves e, cada vez mais, estes serão pacientes cirúrgicos em alguma fase de seu tratamento.

Assim, entender o hospital a partir da oferta de leitos (leitos cirúrgicos por sala de cirurgia) leva a um subdimensionamento do CC e cria um gargalo na operação, que implica aumento da média de permanência ou em filas indesejáveis. Portanto, um planejamento inadequado do CC terá como consequência um hospital ineficiente.

Este mesmo cuidado deve ser tomado com relação aos leitos de cuidados críticos, como alertado na seção Unidade de tratamento intensivo, adiante.

Como o hospital tem sido chamado de uma coleção de deseconomias de escala, durante o processo de planejamento deve-se tomar o cuidado de não produzir gargalos, pois a maioria dos elementos é planejada em função do número de leitos. Neste caso, a solução para não transferir as ineficiências é jogar com a demanda externa com vistas a complementar a demanda interna, no caso dos serviços de apoio diagnóstico e terapêutico e também no caso do CC. Portanto, não se deve tolerar a ociosidade, porém deve ser realizado um planejamento folgado para atender a demanda interna e, durante a operação, deve ser usada parte da capacidade para atender demanda externa por cirurgia ambulatorial. Esta proposta ficará mais clara quando for discutida a área da cirurgia ambulatorial. No caso dos serviços como UTI, a alternativa para evitar a ociosidade de leitos é dispor de uma programação de ativação/desativação de leitos, associada ao conceito de unidades semi-intensivas (leitos monitorados com concentração menor de pessoal).

As áreas de apoio técnico e administrativo (lavanderia, cozinha, farmácia, manutenção) devem responder à capacidade de planejamento operacional definida pela demanda. Um hospital cuja cozinha ou lavanderia foram subdimensionadas por erro de planejamento pode instituir mais um turno de trabalho, trocar equipamentos em busca de maior eficiência, terceirizar parte da produção etc. Mas o centro cirúrgico subdimensionado leva à desativação ou não ativação de leitos e, portanto, à piora de sua escala de funcionamento.

Está-se recomendando o planejamento de um CC com capacidade maior do que a determinada pelo número de leitos do hospital, pois, sob o ponto de vista da operação dos recursos, é mais grave ter um gargalo cirúrgico do que leitos congestionados. Esta proposta é fruto do entendimento de que o investimento realizado para construir um CC é elevado e a ociosidade deste gera ineficiência. Mas a ineficiência gerada por um CC subdimensionado é maior. A hipótese é que custa mais ter um CC ocioso que ter a média de permanência aumentada por falta de salas. Portanto, sem advogar por desperdício, deve-se buscar a construção do equilíbrio entre a demanda interna, o número de salas cirúrgicas e a demanda por cirurgia ambulatorial.

É importante realçar o custo de operar unidades cirúrgicas descentralizadas (geralmente adotadas pela pressão de abrir novas salas), pois é bastante comum encontrar hospitais com salas cirúrgicas descentralizadas – para o pronto-socorro, para a cirurgia cardíaca ao lado da unidade coronariana etc. O CC não consta apenas das salas cirúrgicas e sim de um complexo articulado de áreas com funções de apoio à atividade cirúrgica. Sua descentralização promove uma subutilização de espaços nobres dentro do hospital e, por isso, somente em casos específicos se recomenda a descentralização do CC.

▌ Planejamento, organização e funcionamento

Quantidade de salas

A questão mais instigante no planejamento do CC diz respeito ao número de salas cirúrgicas. A norma brasileira da vigilância sanitária (Anvisa – RDC 50) recomenda uma sala para cada 25 leitos cirúrgicos. Em um hospital com taxa de ocupação de 85% e média de permanência de 4 dias, isso implica realizar cerca de 8 cirurgias por sala/dia, que é um parâmetro difícil de ser alcançado. Terão que ser cirurgias de

médio para pequeno porte e com uma rotação de salas muito rápida. Alguns hospitais já planejam seus serviços cirúrgicos com uma relação de 15 leitos cirúrgicos para cada sala, sem contar com a atividade ambulatorial.

O planejamento cirúrgico depende do tipo de cirurgia, do tempo médio dos procedimentos, da duração do programa cirúrgico diário, do funcionamento do CC aos sábados (cada vez mais frequente), do tempo necessário para o preparo de salas entre cirurgias, da existência de serviços de pré- e de pós-anestesia. Uma parte dessas variáveis é relativamente controlável, porém outra é mais difícil de prever ou manter sob controle. Sempre existirá uma razoável imponderabilidade, daí a necessidade de se trabalhar com estândares, ou seja – erros médios. Assim, assume-se neste momento, para o atual padrão de operação de unidades cirúrgicas, uma relação média de uma sala cirúrgica para cada 15 leitos cirúrgicos.

Tamanho das salas

Outra questão fundamental diz respeito ao tamanho das salas cirúrgicas. A norma técnica aceita salas de, no mínimo, 25 m² (para cirurgias ortopédicas, neurológicas e cardíacas, recomendam-se, pelo menos, 36 m²). No entanto, a concentração de equipamentos em sala tem se tornado cada vez maior e é difícil utilizar adequadamente salas com menos de 35 m². Para as cirurgias mais complexas, é adequado utilizar medidas mais generosas, em torno de 40 a 50 m².

Tipo de sistema de ar-condicionado

A consulta à literatura não permite ir além da recomendação da utilização de sistemas de ar-condicionado dotados de filtros absolutos (*high efficiency particulate air* – HEPA) para o centro cirúrgico. A legislação brasileira está representada pela NBR 7.256 e pela RDC 50 de 21/02/02. Não existe recomendação do uso de fluxo laminar (para as cirurgias limpas como as que envolvem articulações, há uma discussão não resolvida sobre se existe ou não evidência para recomendar esta tecnologia), mas estão proibidos os aparelhos de parede e os *splits* (seja pela não filtração, seja pela não renovação do ar). Basicamente, as normas definem a temperatura entre 18 e 24°C, a umidade do ar entre 50 e 55%, a capacidade de filtragem em 0,5 a 5 μ, com pressão positiva nas salas cirúrgicas em relação aos corredores e destes em relação ao exterior e com renovação de 20%/h por ar fresco.

Segregação de circulação limpa e suja e controle da infecção hospitalar

Esta e outras discussões acerca de detalhes construtivos em unidades cirúrgicas estão sendo mais bem entendidas atualmente. Não há necessidade de ter fluxos separados, há sim necessidade de realizar a movimentação de materiais com um adequado acondicionamento. A segregação de fluxos consome muita área de circulação em regiões nobres do edifício e não consegue separar tudo como seria esperado – material limpo, material sujo, equipe antes e depois, paciente antes e depois. Portanto, a regra é que tudo deve circular com prévia disposição em rotinas operacionais conhecidas e desenhadas para diminuir os riscos das contaminações. Mas fluxos podem cruzar e usar os mesmos elevadores, desde que o acondicionamento e a manipulação sejam adequados. Cantos não precisam ser arredondados, mas sim é necessário ter um conjunto adequado de processos de limpeza da sala cirúrgica. O forro pode ser de gesso, mas deve ser evitado o uso de placas. Quanto às luminárias da sala, devem ser fechadas para evitar o acúmulo de poeira. Em última análise, não devem ser usados comportamentos e soluções que sejam mais ritualísticos do que realmente ações que consigam diminuir o risco de infecções hospitalares.

Salas de cirurgia especializadas

As salas especializadas devem ser evitadas. Quando isso não for possível, elas devem permitir outros usos. Suítes vasculares, salas para ortopedia ou neuro, enfim, ter uma sala que se presta mais a um tipo de cirurgia é adequado, mas ela não pode ser bloqueada para uso exclusivo. É frequente o caso da sala de cirurgia de emergência, principalmente em hospitais-escola. São sempre apenas mais um fator de geração de baixa utilização das salas cirúrgicas. As urgências também têm que ser preparadas para entrar em sala e podem entrar em um sequenciamento. As emergências têm que ser pré-resolvidas no local onde o primeiro atendimento for realizado. Uma importante inovação são as salas inteligentes, que basicamente estão preparadas para realizar a integração das informações dos pacientes, em particular aquelas relativas a imagens. Nos bons centros cirúrgicos do futuro, todas as salas serão inteligentes. Atualmente, dado o seu custo, elas são poucas e disputadas entre os cirurgiões. A alternativa é contar com equipamentos móveis, que possam ser levados à sala no momento mais crítico para realizar a integração de imagens, servindo assim ao cirurgião.

Salas de pré- e pós-anestesia

O momento da anestesia é sempre um passo no início da cirurgia em que se gasta pelo menos meia hora. Se uma sala roda quatro vezes, vão-se consumir, pelo menos, duas horas em procedimentos não cirúrgicos. Na Europa e nos EUA, é comum os pacientes entrarem em sala já anestesiados e em condição de passar pelos procedimentos de antissepsia e preparação do campo. Os atos pré-cirúrgicos se realizam em um espaço especificamente destinado para esse fim. No Brasil, anestesista e cirurgião resistem a essa maneira de proceder, piorando a eficiência do uso da sala. As razões são de cunho exclusivamente cultural e devem ser discutidas. Realizar as ações pré- e pós-anestésicas fora da sala aumenta em pelo menos 25% a utilização da sala cirúrgica.

Sala de recuperação pós-anestésica/cirúrgica e sua relação com a UTI

A sala de recuperação, com relação de um leito por sala cirúrgica, sempre deve existir. Pode ser a sala onde ocorre o pós-anestésico imediato, além da recuperação propriamente dita (o momento em que as condições clínicas do paciente são reestabelecidas). Quando o paciente é encaminhado à UTI, é lá que ocorre esse procedimento. Aliás, é frequente a reserva de vaga na UTI para pacientes submetidos a procedimentos de maior risco e/ou agressão. Unidades de recuperação com tempo de estada do paciente superior a quatro horas devem ser evitadas, pois tumultuam o giro dos leitos da recuperação e trazem risco de contaminação para os demais pacientes. Para estes casos, recomenda-se utilizar a UTI.

Facilidades

Toda sala deve ser servida de oxigênio, protóxido de azoto, ar comprimido, vácuo clínico e uma rede de tomadas adequadamente aterradas e protegidas. É cada vez mais comum o uso de colunas (estativas) para um acesso melhor a essas facilidades, bem como para melhor visualizar os monitores que controlam os sinais vitais do paciente. As salas também devem ter piso condutivo, para, principalmente, evitar acidentes com eletricidade estática.

Sala de equipamentos e apoio da engenharia clínica

Um centro cirúrgico moderno requer uma grande concentração de equipamentos com razoável tecnologia embarcada. É frequente encontrar boa parte desses equipamentos encostados nos corredores, correndo o risco de serem danificados por macas e pelo trânsito de pessoas. É fundamental reservar salas para guardar equipamentos quando fora de uso e também dispor, na unidade, de técnicos ligados à atividade de engenharia clínica. Trata-se de um profissional capaz de auxiliar o médico na instrumentação adequada da tecnologia presente na sala, com capacidade de realizar a manutenção preditiva dos equipamentos e, eventualmente, corrigir falhas de seu funcionamento.

Vestiários e área de conforto

Os vestiários devem ser sempre de barreira (unidirecionais) e calculados para dar vazão às necessidades de pessoas que devem trabalhar no CC. Quase sempre, é menor do que o necessário, por ter sido mal planejado. Também é frequente a proposta de separação de vestiários para médicos e não médicos, o que deve ser evitado. A área de conforto sempre deve existir e, neste caso, convém separar os médicos dos não médicos, pois se trata de área para reduzir tensões, onde se requer alguma privacidade. Alguns hospitais oferecem equipamentos para realizar atividades físicas ou massagens, nessa unidade.

Sala de anatomia patológica

Deve sempre existir uma adequada sala para o anatomopatologista analisar os tecidos e, de maneira imediata, interagir com o cirurgião. Este é considerado atualmente um dos diferenciais de um bom serviço cirúrgico.

Sala de laboratório clínico

A presença de um laboratório no CC, com capacidade de oferecer resultados imediatos sobre dados de eletrólitos, coagulação, elementos do sangue e gases, é fundamental em cirurgias de grande porte como transplantes de fígado. No entanto, esta questão também pode ser resolvida através de ductos pneumáticos e rotinas de priorização de processamento.

Segurança patrimonial

O equilíbrio entre privacidade e segurança é muito complexo. Por isso, é fundamental ter uma política clara de segurança patrimonial, que deve ser divulgada como um produto que melhora a qualidade do trabalho dos profissionais e o atendimento dos pacientes. O instrumento mais adequado para esta realização é o circuito fechado de televisão, com gravação de imagens. A colocação de detectores de metais, em certas ocasiões, pode ser exigida, mas, quando isso ocorre, a situação, em geral, já está fora de controle. Portanto, o uso de circuito fechado de televisão, um bem sistematizado processo de inventário e um conjunto conhecido de rotinas sobre entrada e saída de materiais e de artigos pessoais conseguem dar a necessária sensação de segurança.

Débito de materiais e serviços na conta paciente e/ou baixa no estoque

Este é um dos mais complexos problemas do CC. Os materiais são de alto custo e uma parte deles é consignada, e ainda costuma haver participação, na sua utilização, dos representantes das empresas que os produzem. Órteses, próteses e materiais especiais (OPME): sob esta denominação, entra no estoque do CC e sai dele uma quantidade razoável do recurso financeiro de um hospital, daí a importância de seu controle. Na maioria dos modernos hospitais, estes materiais e os outros consumíveis são identificados com etiquetas de código de barras, e seu uso é lançado no momento da aplicação na sala cirúrgica pela circulante de sala. Nesta operação, é onerada a conta do paciente e dada baixa no estoque. Como a circulante de sala também deve servir a equipe cirúrgica em suas necessidades no campo e nem sempre tudo o que é necessário está na sala, nem sempre a atividade de lançar os materiais utilizados é adequadamente realizada. A solução frequente de colocar uma pessoa especificamente para cuidar das baixas é muito cara. Alguns hospitais estão iniciando a utilização das etiquetas munidas de um *chip* de radiofrequência, que realiza as operações de baixa a cada vez que o material passa por um detector. Isso pode ser feito através de um portal, de um sensor em uma porta de armário ou mesmo com um sensor manual. O fator crítico ainda é preço do *chip* e o aperfeiçoamento dos mecanismos de registro de movimentação dos materiais.

Organização da agenda cirúrgica

A operação do CC é repleta de condições críticas, mas nenhuma delas se iguala ao agendamento da atividade cirúrgica. Cada cirurgia tem um tempo de duração e uma série de necessidades específicas (materiais, sangue, exames intraoperatórios, equipamentos específicos, caixas de instrumental, materiais que devem ser solicitados – pois são de alto custo e não costuma existir estoque no hospital). Além disso, o cirurgião tem necessidades de horário, preferência por salas, às vezes por determinados profissionais que devem estar na sala no momento – a circulante, a instrumentadora, o primeiro auxiliar, o anestesista, o perfusionista, o técnico de raios X etc. Portanto, o agendamento não é uma atividade trivial e deve ser cuidadosamente estruturado e gerenciado. É o momento mais crítico na determinação de se a unidade será eficiente ou se tornará um ralo de recursos. Agendas eletrônicas, *softwares* ajudam, e muito, mas são necessários profissionais que entendam os médicos que se utilizam do CC,

conheçam suas necessidades e saibam sobre a estruturação do CC. Geralmente, é uma enfermeira, ou mesmo um médico, ou ambos, que consegue dar conta desta complexa tarefa, auxiliada pela disposição de todos os envolvidos. Naturalmente, devem existir regras conhecidas por todos sobre a necessidade de agendar com antecipação, sobre como é realizada a rotina de autorização de cirurgia de um convênio e sobre como é realizada a liberação de uso de OPME pelo convênio. Em suma, rotinas, profissionais dedicados, suficiência de recursos necessários para os atos cirúrgicos e clima de cooperação e não de busca de culpados.

O agendamento é uma atividade que deve ser adequadamente complementada. O paciente deve chegar ao hospital, ser identificado, ter verificadas as suas condições clínicas e ser encaminhado ao centro cirúrgico, após entregar seus pertences e receber a roupa cirúrgica. Alternativamente, ele pode necessitar de algum procedimento prévio (tricotomia, banho). Todas estas condições devem estar previstas e ter adequadas rotinas. O transporte do paciente da unidade ao CC é uma dessas rotinas simples e que acaba por gerar espera de uma equipe cirúrgica inteira. Portanto, este transporte deve ser realizado com antecedência. Em particular, quando a circulação vertical é problemática, deve ser mais planejado. Porém, o paciente não deve ficar 20 ou 30 min esperando na antessala do CC, em um ambiente frio e inóspito.

Outra questão vital é a chegada da equipe, em particular do cirurgião. Ele tem um comportamento, muitas vezes, de alguém que tudo pode. Esse é um dos motivos pelo qual a pré-anestesia não tem tido bons resultados no Brasil: às vezes, o cirurgião não chega e o seu paciente está anestesiado. Não há maneira correta de reanimá-lo e depois informar que o seu cirurgião não veio.

Importante ter uma rotina adequada para não perder os pertences dos pacientes. Um problema muito frequente ocorre com as próteses dentárias. A mensagem, portanto, é criar uma estrutura cuidadosa para garantir a presença do paciente, da equipe e dos insumos necessários ao ato cirúrgico, e todas estas questões devem ser devidamente esclarecidas ao paciente no momento do agendamento.

Demarcação de lateralidade, time-out

Existe grande resistência dos cirurgiões em realizar os procedimentos para demonstrar, quando for o caso, o lado a ser operado, previamente à entrada do paciente em sala e antes de o ato cirúrgico realizar a checagem de nome do paciente, lado a ser operado, condições da sala (*time-out*). Esta resistência demonstra que muito ainda se terá que caminhar para conseguir melhorar a qualidade do processo de atenção. O que é visto como perda de tempo e/ou um teatro desnecessário é, na verdade, um conjunto de procedimentos que tem evitado erros e deve ser sempre estimulado em qualquer tipo de procedimento cirúrgico.

CIRURGIA AMBULATORIAL

Gonzalo Vecina Neto

Existem duas confusões quando se trata de cirurgia ambulatorial. A primeira é definir a cirurgia ambulatorial como uma forma menor de cirurgia, algo que tem menos exigências para funcionar, que

tem menos risco, que pode ser feito em qualquer lugar. O centro cirúrgico ambulatorial (CCA) tem todas as exigências de um CC normal, podendo, no entanto, ficar fora de um hospital (grande vantagem, pois não necessita de toda sua estrutura) e atender pacientes que não precisarão ficar internados (no máximo, exigirão um período de observação de 12 a 24 h). No entanto, cirurgias ambulatoriais poderão ser realizadas em qualquer CC hospitalar, sem que isso seja considerado um desperdício.

A segunda confusão é que a cirurgia ambulatorial é um excelente negócio. Ela tem um custo muito inferior ao da cirurgia com internação. Além disso, para o paciente que não deve ficar no hospital, também é melhor. Porém, no Brasil, pelas distorções do modelo de financiamento da atenção à saúde, onde boa parte da remuneração vem do uso de materiais e dos exames subsidiários, ela pode ser um mau negócio para o hospital. Ou seja, é bom para o paciente, para o médico e para o financiador, mas não para o hospital.

Enquanto essa equação não for adequadamente compreendida, ensejando uma solução mais lógica, este procedimento não se disseminará como se disseminou em outros países. Esta condição é mais evidente quando se trata de unidades autônomas. No caso de unidades intra-hospitalares, este fato se dilui entre as escalas do hospital e até pode ser favorável, pois o médico que realiza os procedimentos cirúrgicos ambulatoriais também realiza outros atos mais complexos. É, por exemplo, o caso do oftalmologista, que intervém nas cataratas de seus pacientes, que chegam ao hospital e, três horas depois, recebem alta, sem consumir nada do hospital. Mas este cirurgião tem também seus outros pacientes operados, internados e utilizando o restante da tecnologia disponível.

Portanto, uma unidade de CCA anexa ou mesmo dentro do CC do hospital serve para equilibrar as deseconomias, embora exija um cuidado para que as cirurgias ambulatoriais não ocupem o espaço das cirurgias que demandam serviços internos.

▎ Planejamento, organização e funcionamento

Quantas salas, que dimensão, que especialização

Um CCA deve funcionar com, no mínimo, duas salas, para permitir alguma escala. O adequado é pelo menos três salas. No entanto, o planejamento da unidade deve ser norteado por estudos de mercado. Devem-se procurar as operadoras de planos de saúde ou o SUS e verificar seu interesse e a potencial população a ser coberta. No caso do SUS, da mesma maneira, as autoridades sanitárias devem ser procuradas e, neste caso, a única saída para viabilizar uma unidade deste tipo é se ela for operada diretamente pelo estado ou então contratualizada pela administração pública. Com relação às salas de cirurgia, estas devem ter, no mínimo, 25 m², mas aqui também a tendência é aumentar o número de equipamentos em sala, aumentando a metragem recomendada para, pelo menos, 30 m². Também neste caso, não são recomendáveis as salas especializadas, exceto as que não sejam exclusivas. Em centros de reprodução humana, o laboratório de fertilização ocupa uma área contígua a uma sala cirúrgica e se comunica através de uma janela com bloqueio.

Ar-condicionado, facilidades, circulação

Como já mencionado, as exigências são em tudo semelhantes às de um CC, e as facilidades já mencionadas devem estar presentes. Apenas a área de conforto pode ser inexistente ou muito exígua.

Pré- e pós-anestésico

Aqui deve ocorrer a mesma discussão sobre a conveniência de haver salas de pré-anestésico. Com certeza, em um bem programado movimento cirúrgico, elas aumentam a eficiência do serviço.

Sala de recuperação, UTI, quartos

Deve ser previsto um leito de recuperação para cada sala. Este é um leito monitorado, com uma concentração adequada de pessoal e sob supervisão médica. O número de quartos irá depender do tipo de cirurgia que será praticada. O recomendável é manter, pelo menos, quatro quartos por sala cirúrgica. Pelo menos dois quartos devem ter condição de monitoramento, e é obrigatória a vinculação com um serviço hospitalar dotado de condições de atender as urgências.

Agendamento

Novamente, a atividade crítica será a do agendamento. Conciliar paciente, médico, operadora e capacidade do serviço é o desafio. As recomendações já realizadas servem para este caso também.

De novo, é vital ter rotinas adequadas para receber o paciente e lembrar que, neste caso, a unidade deverá contar com um vestiário dedicado a pacientes que somente irão para o quarto após o ato cirúrgico. No caso de unidades extra-hospitalares, é necessário prever também um conjunto de facilidades, como alimentação, caixas e áreas de apoio administrativo.

CENTRO OBSTÉTRICO

Gonzalo Vecina Neto

Com a queda do coeficiente de natalidade que vem ocorrendo nos últimos 30 anos no Brasil, os serviços de obstetrícia têm sido desativados ou reduzidos. Além disso, tem sido cada vez mais frequente a discussão da adoção de diferentes modelos de parto humanizado – parto de cócoras, parto na banheira, parto em casas de parto, parto em casa, parto na suíte obstétrica (aquele ocorre dentro da maternidade em um quarto preparado para o nascimento) etc. Dentro dessas novas tendências nos hospitais públicos, está totalmente disseminada a prática do alojamento conjunto (mãe e filho ficam no mesmo ambiente). Outra tendência importante nesta área é o nascimento de crianças com complexas patologias ou com prematuridade importante e que tem exigido unidades de neonatologia cada vez mais capacitadas para atender estes casos. Esta seção abordará o parto dentro da perspectiva de um centro obstétrico (CO) tradicional.

Planejamento, organização e funcionamento

Todo o planejamento da unidade deve partir da informação do coeficiente de natalidade (nascidos vivos no período/população na metade do período × 1.000) que indica o número de partos esperados. Com a média de permanência estimada em 2,5 dias e a taxa de ocupação em 85%, estima-se a necessidade de leitos da maternidade. Se o modelo for de alojamento conjunto, deve-se ter um pequeno berçário de observação para os recém-nascidos serem examinados e verificar se eles não são portadores de alguma patologia não diagnosticada no pré-natal. Nos hospitais sem alojamento conjunto, deve existir o berçário normal na razão de um berço por leito de maternidade. O berçário de patológicos deve ser organizado para atender cerca de 10% dos nascimentos, com média de permanência de 7 dias e taxa de ocupação de 85%. Para cada 20 leitos de maternidade, devem ser previstos dois leitos de pré-parto e uma sala de parto. Os leitos de pré-parto devem ter banheiro anexo. O fluxo de atendimento do parto normal é o seguinte: gestante encaminhada ao hospital, a partir da indicação de seu médico (dinâmica de parto – contrações e outros sinais). Neste momento, ela deve ser examinada na sala de admissão de gestantes, e a sua condição clínica e a do feto devem ser verificadas. Se comprovado que o nascimento deverá ocorrer, a parturiente é admitida e enviada à sala de pré-parto (permanência nunca superior a 12 h), onde as condições do parto se estabelecerão e, quando o obstetra resolver, ela será encaminhada à sala de parto. A analgesia poderá ser feita no pré-parto (peridural) ou na sala de parto (geralmente raquidiana ou bloqueio local). Após o nascimento, com a presença do pai na sala (desejável), o recém-nascido é encaminhado à sala contígua de reanimação (pode ser na própria sala de parto), e o parto é terminado. Após o parto, a mãe é enviada diretamente à maternidade. Para partos cirúrgicos, devem ser previstos uma sala cirúrgica para cada três salas de parto e um leito de recuperação pós-anestésica para cada sala cirúrgica. Uma discussão travada em relação, em particular, a hospitais-maternidade é a necessidade de haver uma UTI. A legislação não se manifesta. Somente é justificável haver uma UTI para atender gestantes e/ou puérperas se a maternidade for grande o suficiente para ter um número de leitos que justifique uma equipe completa. Caso contrário, o adequado é utilizar um hospital geral para o qual essas pacientes sejam encaminhadas quando necessário.

Localização e dimensões

O CO de hospitais pequenos (menos de 50 leitos) podem ser incluídos no CC. Nos hospitais maiores, as salas para realização de partos cirúrgicos podem ficar no CC ou ser no próprio CO. Pode, inclusive, haver salas únicas – para realização do parto tanto por via baixa quanto alta –, dependendo dos procedimentos padronizados quanto aos cuidados universais voltados para o controle de infecção. As salas de parto devem ter cerca de 20 m² e as cirúrgicas, 25 m². Os vestiários devem ser de barreira. Todas as demais recomendações devem seguir a RDC 50 da Anvisa. É importante realçar que o hospital que dispõe de uma maternidade tem um complexo articulado – admissão, internação, centro obstétrico, berçário. É como um hospital dentro do hospital e, exceto pelos casos patológicos (mãe e/ou criança), o conjunto de eventos é natural e fisiológico. Por isso, as questões de circulação pelo hospital e as relativas à humanização do atendimento aqui são mais críticas.

Mortalidade materna

No Brasil, a mortalidade materna é epidêmica. Enquanto o indicador aceitável situa-se em cerca de 20 mortes maternas/100.000 nascidos, no Brasil o indicador é de cerca de 55. E, no caso das mulheres negras (total das negras, excluídas as pardas), é de 260!! Apesar do aumento da cobertura de pré-natal, a mortalidade ainda é muito elevada e tem importante causalidade no momento em torno do parto. Por volta da 36ª semana, a gestante tem alta do pré-natal e é encaminhada para o hospital onde irá dar à luz. Neste momento, começam a ocorrer desencontros fatais para o próximo passo e também é o momento em que a pré-eclâmpsia se manifesta e não é adequadamente percebida e, entre outras causas, vai alimentar a epidemia. Mais maternidades não serão a solução. O problema a ser enfrentado é o modelo assistencial, a maneira como as gestantes são atendidas durante a gestação e não como são atendidas no pré-, per e pós-parto. Ou se integra o atendimento, ou essa vergonhosa epidemia não terá fim.

INTERNAÇÃO

Gonzalo Vecina Neto

Definição

A unidade de internação define o centro do hospital, uma vez que este se estrutura para atender o paciente internado. Todos os serviços do hospital estão voltados para atender as necessidades do paciente internado, e o leito hospitalar é a unidade de medida e organização do hospital. Deve-se diferenciar o leito utilizado para internar pacientes (chamado de censável) do leito de apoio (pré-parto, observação no pronto-socorro, recuperação pós-cirúrgica, berçário normal etc.) que não deve ser contado como leito hospitalar, uma vez que não deve receber pacientes internados e sim pacientes em processo de atendimento. Isso é fundamental para a avaliação do rendimento do hospital, por meio da construção de indicadores como a taxa de ocupação ou do índice de giro. A questão do custo crescente da atividade hospitalar concentra-se no custo do leito; por isso, está tão ativada a busca de alternativas à hospitalização. O atendimento médico em regime de internação faz parte do processo de atenção à saúde, mas, devido ao custo e à busca de processos mais humanizados e menos medicalizados, nos últimos anos esse atendimento vem perdendo espaço para modalidades de atenção extra-hospitalares tratadas ao final desta seção.

Na atenção ao paciente psiquiátrico, existe um movimento mundial, baseado na proposta do psiquiatra italiano Franco Basaglia, de promover a desospitalização do atendimento ao portador de transtornos mentais. A tendência é a utilização da internação em último caso, usando o atendimento ambulatorial, por meio de unidades especializadas (Centros de Atenção Psicossocial – CAPS), ou de ambulatórios gerais. Também há no Brasil um movimento em relação à constituição de unidades de internação psiquiátrica em hospitais gerais, com o objetivo de desestigmatizar o paciente portador de transtornos psiquiátricos e também melhorar a qualidade de seu atendimento clínico relativo às comorbidades. De qualquer modo, não se tratará desta modalidade de atenção nesta seção, voltado para discutir o atendimento do paciente clínico agudo em regime de internação.

Também é possível dizer que se exagerou na utilização do hospital como agência com capacidade de resolver todas as questões de saúde; tornou-se fundamental redirecionar o processo de atenção, recuperando – como se discute neste livro – a atenção básica e, principalmente, as ações de promoção e proteção à saúde.

Planejamento

Quantos leitos uma comunidade deve ter para seu processo de atenção à saúde? Quantos leitos um hospital deve ter?

A resposta à primeira questão é bastante complexa, pois a melhor construção passa por definir as relações entre necessidade, oferta e demanda. O conceito de necessidade, que já foi exclusivamente construído com base na epidemiologia, vem sofrendo pelo alargamento da visão epidemiológica (a epidemiologia social é a maior responsável por esse alargamento da visão estrita que tinha a epidemiologia descritiva, anteriormente usada para olhar a necessidade) e pelas próprias aspirações da sociedade em relação à saúde. No século 21, ocorre uma releitura do conceito de necessidade, cada vez mais incorporando a demanda dentro dessa definição. Como exemplo, as questões ligadas à área da cirurgia plástica têm, cada vez mais, saído do espaço de uma decisão pessoal (quero ser mais bonito/a) para uma decisão sanitária (tornar-se mais bonito pode melhorar a saúde das pessoas, a começar pelo aumento da autoestima).

Como a decisão de ofertar leitos tem profundas consequências nos custos do processo de atenção, esta discussão, longe de terminar, vem se tornando cada vez mais complexa. No mundo todo, existe uma tendência a reduzir internações (redução da média de permanência, utilização de outras modalidades de atenção etc.), baixando a necessidade por leitos. Com isso, observa-se a oportunidade de realizar uma reengenharia do setor hospitalar. Por outro lado, o envelhecimento da população leva a um aumento da utilização de leitos; os casos mais complexos impõem uma importante pressão na média de permanência. No entanto, as outras tendências para reduzir a utilização dos hospitais ainda dão como resultado um balanço positivo. Se a necessidade de leitos vem caindo, os leitos necessários são, cada vez mais, de maior complexidade, o que estimula a realização da reengenharia mencionada. Cabe lembrar a dificuldade de fechar leitos, devido ao potencial de criação de desemprego; além disso, a redução da oferta local pode levar a problemas políticos.

Por volta dos anos 1980, trabalhava-se com uma necessidade teórica de 4 leitos/1.000 habitantes (como resultado de uma conclusão do Congresso dos EUA, em 1946 – Comissão Hill-Burton). No final da primeira década do século 21, dependendo da taxa de internação, da média de permanência e da taxa de ocupação, pode-se trabalhar

com indicadores inferiores a 2/1.000.[1] A média de permanência está caindo devido a uma operação melhor (na década de 1980, situava-se em torno de 10 dias e, na de 2000, tem-se situado em torno de 4 dias), e a taxa de ocupação está subindo (já é aceitável que permaneça acima de 80%), por causa de um avanço da operação dos hospitais aos sábados.

Mas a taxa de internação é uma incógnita mais complexa. Quando se olha a realidade brasileira, a medida recomendada para ela já foi 9,6 internações/100 habitantes/ano (excetuando a psiquiatria – Portaria 3.046/82, Conasp); pela Portaria MS 1.101/02, passou a ser 7. Nos leitos não SUS, o valor desse dado se encontra em torno de 14 ou 15 internações/100 habitantes/ano (ANS). Aqui existe um ruído na informação: no caso dos dados do SUS, parte-se do pressuposto de que lhe cabe garantir cobertura para toda a população, ignorando que a cobertura da assistência médica suplementar dá conta, em tese, de, pelo menos, 23% da população.

A necessidade de leitos na área de obstetrícia é considerada fácil de estimar, por exemplo, em função do coeficiente de natalidade (em queda), pois ainda se podem estimar a taxa de cesáreas, a média de permanência e a taxa de ocupação, o que permite chegar ao número de leitos. Mas, nas outras áreas de atuação do hospital, a estimativa da necessidade de internações é muito mais complexa. Assim, para estimar a necessidade de leitos, levam-se em conta os dados de demanda disponíveis. Portanto, dependendo de se estar trabalhando com o setor público ou com o privado, recorrer-se-á aos dados disponíveis de taxa de internações/ano, média de permanência e taxa de ocupação para responder à primeira pergunta. Após estimar a necessidade de leitos com base na demanda, passa-se para a segunda etapa, que é confrontar esse cálculo com a oferta e com o modelo assistencial proposto. Para esta segunda tarefa, devem-se utilizar os dados do Cadastro Nacional de Estabelecimentos de Saúde (CNES), a cada ano mais fidedigno, e os dados disponíveis dos sistemas de regulação que orientam a utilização dos recursos disponíveis. Sistemas de regulação também têm se tornado um instrumento cada vez mais presente no controle e utilização de serviços de saúde. Basicamente, trata-se de sistemas de agendamento centralizado e acompanhamento do uso dos recursos assistenciais disponíveis, por intermédio de *software* e *hardware* dedicados.

A segunda pergunta também envolve um razoável grau de complexidade para ser respondida. É consenso que pequenos hospitais, exceto em áreas de muito baixa densidade populacional, não devem ser construídos. Não há como eles disporem de equipamentos e contarem com técnicas de alta complexidade, pois não têm escala para utilizá-las de maneira eficiente. Pode-se considerar um hospital pequeno aquele que dispõe de menos de 50 leitos, como ocorre na nomenclatura oficial, mas não é recomendável construir hospitais com menos de 200 leitos.

Estas considerações fazem mais sentido para hospitais gerais, que atuam nas quatro grandes especialidades (pediatria, clínica médica, clínica cirúrgica e obstetrícia). No entanto, se o hospital buscar uma situação de ter tecnologia de ponta sempre disponível para seu processo de assistência, haverá tal redundância que as escalas exigidas

---

[1]No caso do Brasil, a Ciplan – Comissão Interministerial de Planejamento e Coordenação – criada em 1980, publicou um instrumento de planejamento de saúde, a Resolução Ciplan nº 3, a qual definia que o número de leitos necessários em área urbana era de 2/1.000 habitantes, além de definir um conjunto extenso de outros parâmetros. Em 1982, eles foram complementados para a população previdenciária pela Portaria Conasp 3.046, que, entre outros parâmetros assistenciais, determinou que a necessidade de leitos seria de 1,82/1.000 habitantes, sem considerar os leitos psiquiátricos. No entanto, a *intelligentsia* da época desconfiava destes dados, sempre lembrando os históricos 4/1.000 habitantes, que, em determinado momento, também ganharam algum tipo de concordância não explícita da Opas.

para um pleno funcionamento eficiente mostrarão um número de leitos sempre acima de 300. No século 21, tem sido frequente buscar a construção de grandes hospitais, com mais de 500 leitos, justamente devido à concentração e à duplicação de equipamentos de alto custo (ressonâncias magnéticas, tomógrafos computadorizados, PET-CT, equipamentos de medicina nuclear, aceleradores lineares, equipamentos robotizados, radiologia invasiva digital, ultrassons etc.). Neste caso, estes hospitais criam uma situação em que o equilíbrio operacional vem da utilização destes serviços por pacientes externos ao hospital, na área de apoio diagnóstico.

Organização

Sobre a estrutura

◢ Características gerais

A unidade de internação é o espaço onde o paciente fica a maior parte do tempo em que permanece internado, e a maneira de olhar este espaço tem sofrido importantes mudanças. Há bem poucos anos, era um espaço técnico por excelência. Mas essa maneira de olhar a unidade tem sofrido uma releitura, para dar lugar ao conforto e à humanização. Nestes novos tempos, existe uma contínua tensão entre *acessibilidade* (o paciente tem que estar o mais acessível para a equipe poder prestar o nível de cuidado exigido por seu quadro clínico), *observabilidade* (quando a equipe não está ao lado do paciente, este deve ser observável – diretamente ou através do monitoramento de seus sinais vitais ou mesmo de câmeras de circuito fechado de TV), *privacidade* (ele deve ter direito a estar sozinho ou com os seus, poder realizar, com a maior liberdade possível, seus atos fisiológicos, alimentar-se etc.) e *comodidade* (deve ficar confortável, deve ficar em um ambiente limpo, mas, ao mesmo tempo, com temperatura adequada, pintado de cores que induzam bem-estar, com adequada comunicação com o mundo – TV, jornais, acesso a *web* etc.). Estas quatro condições, muitas vezes, são pouco compatíveis e tornam esse jogo bastante complexo. É necessário que se ofereçam diferentes tipos de acomodações, dependendo do quadro clínico do paciente, em que as quatro condições vão estar presentes de maneira distinta.

Não se trata de discutir quem é a fonte pagadora do paciente, pois estas características devem estar presentes em qualquer ambiente. O que pode ser alterado é a sofisticação e o luxo com que estas determinações estarão presentes. Já é um consenso a importância da presença do acompanhante junto ao paciente, e a existência do Estatuto da Criança e do Adolescente transformou isso em um direito, portanto trata-se de cumprir com o preceito de maneira a garantir acolhimento e humanidade ao paciente e ao seu acompanhante.

◢ Características especiais

Apesar de a legislação impor medidas mínimas, é importante realçar que portas de acesso a locais de atenção a pacientes devem ter, pelo menos, 1,20 m, o que permite que o paciente seja mobilizado no próprio leito. Portas de banheiro, sempre com abertura para fora (hoje já existem portas reversíveis, que são caras) e com largura mínima de 1,00 m, para permitir a entrada com cadeira de rodas e algum tipo de equipamento adicional. Além disso, corredores, quartos e banheiros devem ser amplos para permitir que o paciente seja mais facilmente manipulado e cuidado (esta facilidade torna a construção mais cara, porém economiza recursos na operação). Os pisos devem

ser quentes nos ambientes internos, fáceis de limpar, mas também devem ser antiderrapantes para diminuir o risco de quedas. Nas paredes, além da existência dos protetores contra choques de macas, também deve haver corrimões.

A iluminação deve ser adequada à realização de procedimentos assistenciais e também ter possibilidade de graduação para os momentos de conforto do paciente. O acesso à luz natural deve ser garantido, em particular para que o paciente não tenha rompida sua relação com o ciclo nictemeral, e devido à necessidade de a equipe médica realizar suas observações clínicas. Da mesma forma, o quarto deve permitir um adequado escurecimento ao amanhecer e durante o dia, para conforto do paciente. Também devem existir tomadas em número suficiente no quarto, tanto de 110, quanto de 220 (para equipamentos que requeiram esta voltagem), todas aterradas e identificadas. Dependendo do tipo de rede elétrica, devem ser identificadas as tomadas que estão no sistema de emergência. Os quartos da unidade de internação recebem, com frequência, monitores, camas elétricas, bombas infusoras, terminais de computadores para os sistemas de controle etc.

A ventilação merece um capítulo à parte. Deve ser garantida a ventilação natural, porém as janelas devem ter condição de evitar tentativas de suicídio e/ou de fugas (o paciente internado é da responsabilidade do hospital e, se quiser ir embora, pode pedir alta a qualquer momento, mas não é possível sua evasão). Dadas as condições climáticas, pode ser necessária a instalação de sistemas de ar-condicionado. Esta decisão agrega custo na obra e na operação. Se a região permitir e a arquitetura ajudar, com soluções que protejam o edifício do calor e/ou permitam circulação adequada de ar, pode-se evitar esta instalação, mas esta tem sido cada vez mais frequente devido a questões de conforto térmico. Deve ser garantido nos quartos o acesso a rede de oxigênio, vácuo clínico e ar comprimido medicinal, para cada leito.

◢ Características das enfermarias

Hoje a RDC 50 admite quarto coletivo com até seis camas, mas esta deve ser uma situação excepcional. Atualmente, quartos com dois leitos, providos de suas respectivas instalações sanitárias, devem ser o modelo a seguir. São mais flexíveis e permitem o mínimo de conforto e privacidade para o paciente e seu acompanhante. Enfermaria é o conjunto de quartos que têm a sua melhor eficiência quando agrupados entre 20 e 30 quartos. Sempre deve ser levado em conta não criar distâncias muito longas para o pessoal de atendimento e a própria escala de atendimento dos grupamentos da enfermagem, o que é tratado em outro capítulo neste livro. Com relação à unidade de internação, a legislação é bastante detalhada e aqui somente se registra a importância de certos destaques.

Reduzir a tipologia de quartos é fundamental para uma operação mais fácil. Embora o zoneamento dos pacientes por diagnóstico permita uma especialização da equipe de atendimento, na maior parte das vezes isso não implica uma mudança física do quarto. Apenas na pediatria, onde se pode optar por enfermarias, embora quartos sejam melhores. Seja como for, é fundamental ter condições de atender as necessidades diferenciadas de higienização das crianças. Na maternidade, pode-se trabalhar com o modelo do alojamento conjunto, onde de novo se devem prever as condições de higienização. Sempre deve ser prevista no quarto uma área para a equipe higienizar suas mãos.

Também existe uma modalidade de dispensação da assistência farmacêutica em que a medicação tem a sua fase final de preparo à beira do leito. Neste caso, a facilidade é requerida, bem como o mobiliário adequado para manter a medicação do paciente. Nestes casos, está se operando um sistema de dose unitária, inclusive para injetáveis, que pode realizar a checagem da medicação, a baixa e até o faturamento simultâneo do medicamento, com profundas implicações do ponto de vista de segurança para o paciente e de eficiência para a gestão do hospital. Apesar de a dispensação ser realizada no quarto, a sala de serviços deve continuar a existir, bem como todas as outras salas de apoio – sala de utilidades, sala de expurgo, posto de enfermagem (que deve ser disposto de maneira a ser facilmente acessível dentro da geografia da unidade), sala de prescrição médica, sala de roupa limpa, sala de roupa suja (admitido o uso de tubos de queda autolimpantes), sala de equipamentos, depósito de material de limpeza, sala para lixo, sala de curativo (quando os quartos não forem individuais), copa (independente do sistema de distribuição, é prudente ter uma copa na enfermaria), sanitários para funcionários e visitantes (ter lavabos nos corredores é sempre uma boa medida, além de sua disponibilidade nos quartos como recomendado anteriormente), área de estar de familiares e acompanhantes (é uma área que inclusive pode ser multiuso, sendo utilizada para outras atividades, como trabalhos em grupo com pacientes e familiares, com o objetivo de socializar e/ou mesmo realizar atividades físicas coletivas).

Uma condição importante é ter condição adequada de controlar a entrada de animais sinantrópicos (mosquitos, baratas etc.), tanto pelo seu risco intrínseco, como pelo mal-estar que causam. Nesse caso, o maior problema são as janelas dos quartos. Finalmente, a questão do fumo – colaboradores não podem fumar, e assim não se deve falar em fumódromos. Quanto aos acompanhantes, igualmente não deve ser permitido o fumo no hospital, mas existem casos especiais de pacientes em que o médico prescreve que o paciente deve continuar fumando. Para esse tipo de caso, é fundamental manter um quarto que possa ser higienizado e que não deixe o odor se espalhar.

Sobre o processo de atenção

Na seção Gerenciamento do serviço de enfermagem do Capítulo 19, este assunto é tratado, porém cabem aqui alguns destaques. Na unidade de internação, interagem diretamente as equipes: médica, de enfermagem, de fisioterapia, de nutrição, de fonoaudiologia, de psicologia, de serviço social, de limpeza, de coleta de sangue do laboratório, de farmácia, de manutenção, de hotelaria, além dos contatos com áreas administrativas relacionadas com contas e faturamento. Todas essas equipes querem dar a sua contribuição para o processo de atenção. No entanto, principalmente nos primeiros dias, ocorrem muitas repetições cansativas para o paciente, com pouco resultado prático.

O modelo de atenção tem que mudar e isso tem que ocorrer a partir de uma mudança no comportamento do médico, que deve ter um papel de líder do processo de atenção e conduzir seu contato com o paciente junto com os demais profissionais. A enfermagem, que tem presença junto ao paciente, deve desenvolver um papel coordenador

deste contato. Esta transformação deve ser dirigida pelo "mantra" – *tudo tem que ter como centro o paciente e suas necessidades e quem deve atendê-las é o colaborador mais apto a fazê-lo e que se encontre mais próximo quando a necessidade ocorrer*. Não se trata de descaracterizar os profissionais e sim de mudar o perfil de ação, em geral resumível em "não é comigo, é com o outro". Com o acúmulo de novos saberes no processo de atenção, houve uma brutal fragmentação do cuidado e mesmo disputa por parte desse cuidado. Por isso, deve ser restabelecida a relação com o cliente e com seu processo de atenção.

Deve-se ter tolerância zero com erros. Segurança é o nome da nova atitude. Nenhum erro deve ser aceito com naturalidade, por mais inócuas que sejam suas consequências. Todo erro, ou mesmo os quase erros (estavam para serem cometidos e, por alguma razão, foram frustrados, os *near miss*), deve ser comunicado, contado e analisado. A análise deve ter como resultado alguma ação que busque corrigir a causa e nunca redunde em punição. Não se busca encontrar culpados, mas sim corrigir processos e melhorar o cuidado. Também é fundamental ter um processo de registro de atividades minucioso e ter o plano de cuidado controlado. Nessa direção, não há alternativa: o prontuário eletrônico é condição indispensável e a extensiva utilização da TI, um caminho sem volta na atenção à saúde.

▌ Avaliação

Na avaliação do funcionamento de unidades de internação, além dos clássicos indicadores, como média de permanência, taxa de ocupação, internações por porta de entrada, índice de giro, intervalo de substituição, taxa de mortalidade geral e específica, taxas e índices da área de controle da infecção hospitalar, muitos outros estão se agregando e se referem a controle de úlceras de pressão, acidentes com medicações vesicantes, tempo de demora para atender emergências (código azul), quedas de pacientes, erros na administração de medicamentos, erros no fornecimento de refeições, redução das complicações cirúrgicas por erro na lateralidade, erros por não utilizar a melhor evidência, particularmente em eventos com alta incidência, uso de associações medicamentosas indevidas etc. Com certeza, os modernos hospitais não têm apenas um compromisso de entregar a tecnologia da hora, mas, fundamentalmente, um compromisso de melhorar a condição sanitária de seus clientes. Daí, como abordado em outras seções e aqui somente citado, não se podem deixar de lado a preocupação com a qualidade, o uso de instrumentos como a avaliação por terceiros (acreditação), a capacitação permanente de seu corpo de trabalhadores, a preocupação com a saúde dos colaboradores, a preocupação com o ambiente seguro, enfim a noção de que não existem ações isoladas e sim um complexo de ações quando se está trabalhando em prol da saúde humana, criando um ambiente de contínua busca de se superar.

UNIDADE DE TRATAMENTO INTENSIVO

Gonzalo Vecina Neto

▌ Definição

A unidade de tratamento intensivo (UTI) é uma unidade voltada para o atendimento de pacientes clinicamente instáveis, que necessitam de monitoramento, apoio de equipamentos de ventilação mecânica e, sobretudo, estar sob vigilância contínua e direta de uma equipe multiprofissional. No século 21, o que caracteriza a UTI é a presença da equipe, constituída por médico, enfermagem, fisioterapeuta e fonoaudiólogo. Outros profissionais, como farmacêutico, psicólogo, nutricionista e assistente social, são frequentemente requeridos. Uma característica a mais é o grau de especialização crescente desta equipe. Até bem pouco tempo atrás, o médico podia ser um cardiologista, anestesista ou nefrologista, mas no Brasil a UTI exige a presença de pelo menos um coordenador com título de especialista em tratamento intensivo.

Existem vários tipos de UTI:

- *Geral:* recebe qualquer tipo de paciente e é a mais frequente
- *Especializada:* tanto por tipo de doente – adulto, obstétrica, pediátrica, neonatologia; como por tipo de patologia – para transplantados, coronariopatas, grandes queimados, tétano. Cada uma delas mantém a condição de dispor de cuidados próximos, mas tem suas particularidades oriundas do modelo de atenção demandado pelos diferentes quadros clínicos determinados, seja pela especialidade, seja pelo tipo de doente. Como exemplo destas particularidades tem-se o caso dos coronariopatas: dadas a condição clínica e a história natural do infarto (logo após o infarto, não há mais dor, porém as condições clínicas são instáveis), o paciente exige privacidade e condições de utilização de sanitários não encontradas em pacientes de uma UTI geral. Algumas especialidades têm proposto UTI especializadas com condições um pouco distintas (é o caso da UTI psiquiátrica para atender casos agudos com adequada concentração de pessoal, embora o paciente não esteja clinicamente em risco à vida). Outra área vem acrescentando este modelo de unidade: a maternidade. Neste caso em particular, o cuidado a ser tomado é não elevar excessivamente os custos, pois a demanda na área obstétrica por atendimento intensivo é muito pequena e a maioria dos hospitais não tem escala para manter uma unidade especializada funcionando. Assim, recomenda-se utilização da UTI geral para estes hospitais e, no caso de hospitais-maternidade, a contratação de leitos de UTI em hospitais próximos
- *Semi-intensiva:* cada vez estão mais presentes nos hospitais as unidades semi-intensivas. São utilizadas para diminuir a demanda pelos leitos de UTI e criam um espaço intermediário de atenção definido pela estabilidade de um quadro clínico grave e que requer uma concentração menor de pessoal (médico, enfermagem, fisioterapia e fonoaudiólogo).

Planejamento

Pensar em assistência hospitalar sem a retaguarda de uma UTI hoje em dia é praticamente impossível. A realização de procedimentos médico-cirúrgicos eletivos em pacientes estáveis carrega a exigência de uma eventualidade em que o suporte de uma unidade de terapia intensiva ou semi-intensiva será necessário. Esse é um dos problemas importantes da assistência hospitalar no Brasil. O país dispõe de cerca de 2,1 leitos/1.000 habitantes, quando, perante os parâmetros propostos na portaria MS 1.101/02, seria necessário 1,8 leito/1.000 habitantes. No entanto, apenas 3% do total de leitos são de UTI e, portanto, a capacidade resolutiva da rede é muito ruim: sobram leitos de baixa complexidade e faltam leitos resolutivos. A experiência aponta que um hospital geral deve ter, pelo menos, 10% do total de seus leitos concentrados em uma UTI. Hospitais mais complexos que atendem a pacientes mais graves e com perfil mais cirúrgico têm elevado esse percentual para 20% (se considerados os leitos de semi-intensivo – 30%).

No planejamento físico da unidade, sempre estará sendo realizado um balanço entre acessibilidade, observabilidade, privacidade e comodidade. Dada a importância crescente da humanização destas unidades e de se incorporar o familiar no processo de atenção, a privacidade e a comodidade vêm ganhando espaço nas modernas UTI, assim como a presença de sanitários no espaço de cuidado principalmente para o apoio ao acompanhante. Necessário registrar que essa privacidade maior do paciente e a introdução do familiar no espaço do cuidado requerem uma concentração maior de pessoal devido ao aumento das exigências de atenção. Também, em termos de espaço físico, o que antes era um boxe de cerca de 9 m², delimitado por cortinas, hoje tem, pelo menos, 12 m², se estruturado como boxe, e 16 m², quando estruturado em um quarto com paredes frontais devassáveis e com instalações sanitárias.

O crescimento da área física se deve ao aumento da concentração de equipamentos à beira do leito – monitoramento, respiração mecânica, bombas de infusão, bolsas de medicamentos, de alimentação endovenosa e/ou enteral, tubos de drenagem e, em determinados momentos, um ultrassom diagnóstico ou para guiar uma punção, uma dialisadora ou um aparelho de raios X. As camas elétricas estão maiores e muito mais funcionais e exigem portas de 1,1 m de largura. Ao lado das camas, estão os braços das estativas, onde tudo fica agregado. A equipe necessita de espaço para o atendimento, e o acompanhante precisa ficar em algum lugar. Para um bom processo de atenção, a fase de planejamento físico deve ser cuidadosa. Neste caso, o *layout* é muito importante. Uma UTI não deve agrupar mais que 12 leitos, o que compõe uma boa unidade de planejamento do cuidado multiprofissional. Também não deve ter menos de seis leitos, pelas mesmas razões. A estrutura de apoio da unidade está bem descrita na Resolução 50 da Anvisa. Ainda deve-se atentar em destinar espaço para que o pessoal da equipe de atenção converse com privacidade com os familiares, áreas de descanso para a equipe e vestiários adequados (a UTI não é uma área restrita, do ponto de vista da infecção, mas o pessoal deve estar com uniformes próprios) e é aconselhável que as visitas coloquem um avental.

Preferencialmente, a unidade deve estar localizada próximo ao centro cirúrgico e ter boa comunicação com o PS e com a área de imagem: embora se disponha de excelentes equipamentos portáteis, é frequente a solicitação de exames mais sofisticados, que exigem o deslocamento do paciente, geralmente acompanhado por parte dos equipamentos de suporte à vida.

A unidade deve ter uma relação direta com a patologia clínica que pode ser obtida através de ductos pneumáticos e de equipamentos que realizam um conjunto de exames mais críticos (gasometria, eletrólitos, glicemia, hematócrito) operado pelo próprio profissional de atenção e na área de atendimento (*point-of-care*). Com relação à hemodiálise, dependendo do equipamento disponível será necessário prever o acesso à água de osmose reversa (existem equipamentos que dispensam essa necessidade). Também devem ser previstas rede de gases (ar comprimido medicinal, oxigênio e vácuo clínico) e rede elétrica moderna, com circuitos protegidos e com uma solução adequada para o suprimento, em regime de substituição, do fornecedor público (rede de emergência).

Organização e funcionamento

A questão mais crítica deverá ser como eleger os pacientes que devem/podem ter acesso à UTI e como tomar decisões em relação aos pacientes que se tornam fora de possibilidade terapêutica. Nestes casos, a avaliação clínica determinará a escolha. Porém, esta pode ser muito subjetiva e, por isso, têm sido desenvolvidos instrumentos de avaliação de pacientes para tornar essa tarefa mais simples. São metodologias que criam graduações de escala de gravidade dos casos clínicos. Um dos mais utilizados é o Apache – *Acute Physiology and Chronic Health Evaluation*. São também recomendados a graduação de fisiologia aguda simplificada (SAPs), o modelo de probabilidade de mortalidade (MPM II). De qualquer maneira, estes instrumentos são utilizados em conjunto com o modelo de organização do corpo clínico e o modelo de gestão do hospital.

A organização da equipe é muito crítica. O médico deverá ter um preparo técnico específico e alguma capacidade de liderança. Normalmente, nas UTI com 8 a 10 leitos, é comum se ter, além do plantonista, um médico responsável pela atenção horizontal em pelo menos um período do dia. Além da evidente vantagem do acompanhamento horizontal, este profissional poderá ser o líder para criar o clima organizacional necessário na unidade. É importante perceber que, no caso da UTI, existe um elemento externo: o médico do paciente, ou seja, o responsável pelo caso fora da UTI e que quase sempre acompanha e intervém no tratamento.

O processo de atenção será muito dependente da integração da equipe. Por isso, a função liderança é fundamental, principalmente pela área médica (devido à liderança técnica) e pela área de enfermagem (devido à liderança técnica e à presença na unidade). Se o cuidado não for continuamente integrado, a qualidade cairá e os resultados assistenciais serão piores. Destacada a importância da chefia e da integração da equipe, resta destacar a importância de se ter acesso a outras especialidades médicas e não médicas para o apoio terapêutico, como a psicologia, o farmacêutico, a nutricionista, a assistente social.

A UTI deve ter um processo de avaliação da qualidade assistencial e de seus resultados operacionais e administrativos. Neste sentido, existem muitos indicadores de acompanhamento dos resultados clínicos, como o acompanhamento de patologias traçadoras, a comparação dos indicadores clínicos com outras UTI, os indicadores de concentração de recursos humanos por leito, os indicadores de infecção hospitalar e os indicadores financeiros.

Futuro e desafios

Um desafio cada vez mais presente nas UTI é o da humanização e, conjugadamente com este (como apontado na área de PS), o da informação. Humanizar principalmente estabelecendo um conjunto de ordenamentos, de disposições, voltados para respeitar a vontade do paciente e, se necessário, de seu acompanhante é um desafio que está longe de ter uma solução adequada. Trata-se, antes de tudo, de uma disposição para garantir a qualidade do processo de atenção, não baseado estritamente em questões técnicas.

Dentro deste espaço, aparece a discussão da ortotanásia, que é o termo utilizado para definir a morte natural, permitindo ao paciente morte digna, com menos sofrimento. Portanto, evitam-se métodos extraordinários de suporte à vida, como medicamentos e aparelhos, em pacientes fora de possibilidade terapêutica. A persistência terapêutica em paciente irrecuperável está associada à distanásia, considerada morte com sofrimento. Distanásia é a prática pela qual se prolonga, através de meios artificiais, a vida de um enfermo incurável. Enquanto não existem balisadores legais para apoiar a decisão clínica, o bom senso do médico em seu relacionamento com a família é que definirá o tipo de desfecho nestes casos.

Outro de muitos desafios desta área é o representado pelo exponencial crescimento dos custos de operação do atendimento a pacientes graves. A saída para esta questão se encontra, em parte, no desafio de enfrentar as situações em que o paciente está fora de possibilidade terapêutica e, em parte, em estabelecer sistemas de avaliação econômica da efetividade das técnicas propostas. Na medida em que o desenvolvimento tecnológico é contínuo e seu impacto em custo também o é, a população está envelhecendo e alterando seu padrão epidemiológico e, portanto, aumentando sua capacidade de consumir serviços de saúde e a capacidade de financiar a atenção à saúde é finita... Qual será o futuro?

DESOSPITALIZAÇÃO

Gonzalo Vecina Neto | Lucila Pedroso da Cruz

O termo desospitalização tem sido utilizado para fazer menção a atividades e procedimentos cuja execução pode ser transferida do espaço intra-hospitalar para outros ambientes, comumente denominados extra-hospitalares. Para a melhor compreensão deste tema, é importante abordar alguns aspectos, tais como: o histórico do modelo assistencial; as razões que têm levado à necessidade da desospitalização e o modo como esta alternativa à hospitalização vem sendo realizada.

Histórico do modelo assistencial

Observar o histórico do modelo assistencial, tendo como referência o período do século 18 aos dias atuais, é importante para o entendimento das tendências de gestão do sistema de saúde. No século 18 e no início do século 19, o hospital era a alternativa para as pessoas com baixo poder aquisitivo e, por exclusão, quem não era atendido nesse ambiente recebia cuidados no seu domicílio. É curioso perceber que, atualmente, retoma-se a atividade de atenção domiciliar, já praticada há cerca de trezentos anos, como uma das formas modernas de assistência extra-hospitalar.

Em meados do século 19, trabalhos como os de Pasteur, referentes à microbiologia e à antissepsia, introduziram recursos para se atuar com higiene no ambiente hospitalar, levando a mudanças nas práticas médicas. No início do século 20, há uma transformação na imagem do hospital perante o público. Alguns avanços contribuíram para que esta tendência fosse fortalecida: a adoção da assepsia, o desenvolvimento da radiologia, de técnicas de laboratório e de terapêuticas mais eficazes.

Parte 3 | Organização e Funcionamento dos Serviços de Saúde

Dando um salto no tempo, chega-se ao período dos anos 1980 e 1990, ocasião em que os hospitais gerais de grande porte têm um destaque especial, pois eram muito valorizadas estruturas contendo mil, mil e duzentos leitos, voltadas especificamente para a atenção aos pacientes internados. Esta visão foi sofrendo modificações com o passar dos anos. Nota-se que estes hospitais gerais, em função do melhor aproveitamento de seus equipamentos, abrem as portas aos pacientes externos, tendo como finalidade a otimização do investimento e o aumento da receita.

De 2000 até os dias atuais, verificam-se algumas tendências em nosso país:

- A redução do número de leitos hospitalares, que representa um movimento que já ocorria na Europa nos anos 1990, e a diminuição do tempo médio de permanência
- O hospital direcionado a cuidados agudos e intensivos de pacientes com necessidade de alta densidade tecnológica. Isso significa concentrar, nesse ambiente, processos mais complexos, cirurgias de maior porte, equipamentos e medicamentos de ponta
- A desospitalização, caracterizada como uma prática para se evitar a internação do paciente, oferecendo oportunidades de tratamento ambulatorial ou alternativas como hospital-dia ou atenção domiciliar
- A necessidade do desenvolvimento de um modelo de cuidados dirigidos a pacientes portadores de doenças crônicas (idosos, em sua maioria), que faz uso de recursos ambulatoriais, domiciliares

e hospitalares. Neste caso, não se trata de hospitais para cuidados agudos e sim de estruturas preparadas para receber pacientes que demandam uma assistência especial, subaguda ou crônica. Fala-se, portanto, de um novo conceito de sistema de saúde que deixa de lidar apenas com casos agudos e episódicos e se prepara para interagir com as necessidades dos que apresentam condições crônicas.

Para exemplificar a situação do número de estabelecimentos assistenciais e de leitos hospitalares no Brasil, há um histórico representado nos Quadros 18.1 e 18.2, retirados da publicação da Pesquisa de Assistência Médico-Sanitária (PAMS) do IBGE, do ano 2005.

Em relação ao número de estabelecimentos com internação, vale destacar que, em 2005, havia cerca de 7.100 hospitais, ou estabelecimentos com internação, como são chamados, e, desse total, 2.700 são públicos e 4.400, privados. Existe, portanto, uma relação com praticamente 40% de estabelecimentos públicos para 60% privados. Considerando a situação de leitos, os números de 2005 demonstram uma pequena queda deste montante em comparação aos de anos anteriores. O total de cerca de 443 mil leitos contempla aproximadamente 150 mil leitos públicos e 294 mil leitos privados. Sabe-se que, do contingente de leitos privados, cerca de 80% estão credenciados junto ao Sistema Único de Saúde (SUS).

Quadro 18.1 Estabelecimentos de saúde, por tipo de atendimento e esfera administrativa – Brasil – 1976/2005.

Ano	Total			Com internação			Sem internação		
	Total	Público	Privado	Total	Público	Privado	Total	Público	Privado
1976	13.133	6.765	6.368	5.311	960	4.315	7.822	5.805	2.017
1977	14.288	7.290	6.998	5.505	1.001	4.504	8.783	6.289	2.494
1978	15.345	7.839	7.506	5.708	1.072	4.636	9.637	6.767	2.870
1979	17.079	8.748	8.331	6.036	1.162	4.874	11.043	7.586	3.457
1980	18.489	10.045	8.444	6.110	1.217	4.893	12.379	8.828	3.551
1981	21.762	13.615	8.147	6.342	1.322	5.020	15.420	12.293	3.127
1982	23.314	14.928	8.386	6.495	1.400	5.095	16.819	13.528	3.291
1983	25.651	16.749	8.902	6.680	1.450	5.230	18.971	15.299	3.672
1984	27.552	18.363	9.189	6.861	1.547	5.314	20.691	16.816	3.875
1985	28.972	17.076	11.896	6.678	1.469	5.209	22.294	15.607	6.687
1986	30.872	18.790	12.082	6.920	1.595	5.325	23.952	17.195	6.757
1987	32.450	20.174	12.276	7.062	1.703	5.359	25.388	18.471	6.917
1988	33.632	21.472	12.160	7.123	1.823	5.300	26.509	19.649	6.860
1989	34.831	22.706	12.125	7.127	1.889	5.238	27.704	20.817	6.887
1990	35.701	23.858	11.843	7.280	2.034	5.246	28.421	21.824	6.597
1992*	41.008	26.729	14.279	7.430	2.114	5.316	33.578	24.615	8.963
1999*	48.815	32.606	16.209	7.806	2.613	5.193	41.009	29.993	11.016
2002*	53.825	37.674	16.151	7.397	2.588	4.809	46.428	35.086	11.342
2005*	62.483	43.987	18.496	7.155	2.727	4.428	55.328	41.260	14.068

Fonte: IBGE, Diretoria de Pesquisas, Coordenação de População e Indicadores Sociais, Pesquisa de Assistência Médico-Sanitária, 1976/2005. *Exclusive os estabelecimentos que realizam somente serviços de apoio à diagnose e terapia.

◢ Quadro 18.2 Leitos para internação em estabelecimentos de saúde por esfera administrativa – Brasil – 1976/2005.

| Ano | Total | Esfera administrativa | |
		Público	Privado
1976	443.888	119.062	324.826
1977	455.712	121.209	334.503
1978	475.452	124.575	350.877
1979	488.323	118.463	369.860
1980	509.168	122.741	386.427
1981	522.769	124.866	387.903
1982	530.501	127.580	402.921
1983	534.055	127.521	406.534
1984	538.721	127.537	411.184
1985	532.283	137.543	394.740
1986	512.346	114.548	397.798
1987	519.698	115.842	403.856
1988	527.196	120.776	406.420
1989	522.895	119.530	403.365
1990	533.558	124.815	408.743
1992	544.357	135.080	409.277
1999	484.945	143.074	341.871
2002	471.171	146.319	324.852
2005	443.210	148.966	294.244

Fonte: IBGE, Diretoria de Pesquisas, Coordenação de População e Indicadores Sociais, Pesquisa de Assistência Médico-Sanitária, 1976/2005.

▌ Causas da desospitalização

Frente ao cenário apresentado, do histórico do modelo assistencial, pode-se voltar o foco à compreensão de quais são as razões que têm levado à necessidade de desospitalização. Há vários fatores que influenciam as características atuais de cuidados assistenciais, tais como: *demográficos* e *epidemiológicos*. Observam-se o envelhecimento da população e a mudança do perfil de doenças, levando a uma necessidade de cuidados permanentes. Um exemplo concreto seria o caso de um indivíduo que sofreu um acidente vascular cerebral e ficou com sequelas, necessitando de assistência de profissionais especializados, dedicada durante as 24 h do dia.

Outro aspecto importante está voltado *à redução da permanência hospitalar e à melhor utilização dos leitos hospitalares* para casos de maior complexidade, incentivando os tratamentos ambulatoriais e domiciliares. O próprio desenvolvimento tecnológico atual permite este tipo de abordagem com segurança, ou seja, há condições de se acompanharem pacientes crônicos em ventilação mecânica em seus próprios domicílios.

A *aceitação das formas de tratamento extra-hospitalar por parte dos pacientes* é outra razão que favorece a desospitalização. Há alguns anos, estas práticas não eram bem aceitas. Assim como em séculos passados ir para o hospital era traumático, no período mais recente de introdução da atenção domiciliar os pacientes não queriam ir para casa, devido ao receio de que o cuidado não fosse completo ou seguro.

Finalmente, a perspectiva de *redução de custos em relação ao tratamento intra-hospitalar* configura-se em uma das principais causas da transferência da execução de procedimentos para o ambiente extra-hospitalar. Tem-se assistido mundialmente à expansão desse tipo de cuidado.

▌ Mecanismos de oferta de atendimento extra-hospitalar

É interessante analisar como a desospitalização tem se apresentado nos modelos de assistência. Há alguns exemplos de programas de governo bastante conhecidos, como o *Programa de Saúde da Família*, que representa o eixo estruturante para a organização da assistência no Sistema Único de Saúde (SUS) e tem relação direta com a prestação de serviços em Unidades Básicas de Saúde ou no próprio domicílio.

O outro modelo refere-se ao redirecionamento da assistência na *Saúde Mental* (Lei nº 10.216, de 06 de abril de 2001), com o mérito da implementação de uma política de atendimento extra-hospitalar. Este assunto tem sido alvo de muitas discussões sobre a definição legal de internação das pessoas portadoras de transtornos mentais apenas quando os recursos extra-hospitalares se mostrarem insuficientes. Por outro lado, surgem argumentos alusivos às dificuldades de não haver leitos disponíveis mesmo em hospitais gerais, no caso de indicação de tratamento intra-hospitalar.

A *Política Nacional do Idoso*, definida pela Lei nº 8.842, de 04 de janeiro de 1994, assegura os direitos sociais do idoso e trata, dentre outros temas, das ações governamentais na área da saúde, garantindo assistência nos diversos níveis de atendimento do SUS. Em função dessa legislação, surgem determinações sobre a organização de serviços de referência ao atendimento integral desta parcela da população. Constam como modalidades assistenciais: a internação hospitalar, o ambulatório especializado em saúde do idoso, o hospital-dia geriátrico e o atendimento domiciliar.

Dentre os mecanismos de oferta de atendimento extra-hospitalar, foram mencionadas, além do atendimento ambulatorial, duas modalidades assistenciais extra-hospitalares: *hospital-dia* e *atenção domiciliar*.

Hospital-dia

O hospital-dia é definido como um modelo de assistência intermediária entre a internação e o atendimento ambulatorial, para realização de procedimentos clínicos, cirúrgicos, diagnósticos e terapêuticos, que requeiram a permanência do paciente na Unidade, por um período máximo de 12 h (Port. GM/MS nº 44, de 10 de janeiro de 2001). Há uma polêmica sobre o período de permanência, visto que a Agência Nacional de Vigilância Sanitária (Anvisa) define como sendo de 24 h o período máximo. O que importa é que em um curto espaço de tempo, não mais que 24 h, o paciente pode realizar uma série de procedimentos, antes somente possíveis mediante internação hospitalar mais prolongada. As atividades realizadas em hospital-dia exigem estrutura de serviço vinculada às atividades que ele presta, sendo, muitas vezes, necessário o estabelecimento de uma referência ambulatorial ou hospitalar. Isso quer dizer que, se a proposta é tratar um paciente oncológico, haverá uma estrutura adequada a este atendimento, incluindo, muitas vezes, local exclusivo para preparo da medicação com cabine de segurança biológica. Se a proposta é fazer cirurgias ambulatoriais dentro do hospital-dia, é necessária infraestrutura contendo salas cirúrgicas e todos os comemorativos que acompanham esta demanda. As principais indicações de utilização do hospital-dia são procedimentos diagnósticos e tratamentos oncológicos, cirúrgicos, psiquiátricos, entre outros.

Atenção domiciliar

O estabelecimento do Atendimento e da Internação Domiciliares, no âmbito do SUS, ocorreu por intermédio de uma Lei pouco conhecida, a Lei nº 10.424, de 15 de abril de 2002, assinada pelo Presidente Fernando Henrique Cardoso, como complemento à Lei nº 8.080, de 1990. A modalidade de atenção domiciliar propõe a transferência do paciente internado no hospital para receber tratamento em domicílio, ou, a partir de uma consulta ambulatorial, opta-se por não interná-lo e mantê-lo sob cuidados em sua residência. Isso significa que ou o paciente está no hospital, é avaliado e se conclui que ele tem condições de alta hospitalar para cuidados domiciliares, ou, diretamente do próprio ambulatório, recomenda-se a atenção domiciliar. Existem critérios emitidos pela Anvisa para regulamentar esses serviços tanto de assistência quanto de internação (RDC nº 11, de 26 de janeiro de 2006). Qual a diferença? A atenção domiciliar, nesse regulamento, é um termo genérico, subdividido em assistência domiciliar e internação domiciliar. A assistência domiciliar é o conjunto de atividades de caráter ambulatorial, programadas e continuadas desenvolvidas em domicílio, ou seja, o "ambulatório" em casa. A internação domiciliar é o conjunto de atividades prestadas no domicílio, caracterizadas pela atenção em tempo integral ao paciente com quadro clínico mais complexo e com necessidade de tecnologia especializada, ou seja, o "hospital" em casa.

Os critérios da atenção domiciliar estabelecidos pela Anvisa são basicamente: alvará sanitário e registro no Cadastro Nacional de Estabelecimentos de Saúde (CNES); responsabilidade técnica; equipe multiprofissional; plano de atenção domiciliar; prontuário domiciliar e suporte diagnóstico; insumos e rastreabilidade; programa de prevenção e controle de infecções e eventos adversos; avaliação por indicadores. É fato amplamente conhecido que os serviços de atenção domiciliar tiveram início no Brasil, há algumas décadas. O Hospital do Servidor Público Estadual de São Paulo foi pioneiro na modalidade e o Programa de Internação Domiciliar de Santos também foi inovador. Nos últimos anos, houve um crescimento considerável no número de serviços de atenção domiciliar e surgiu a necessidade de regulamentação. A existência de uma legislação que defina regras de funcionamento de abrangência nacional tem o objetivo de evitar uma concorrência desleal. A ideia é justamente que a prestação de serviços tenha uma certa homogeneidade e as atuações não sejam tão díspares, com serviços muito acanhados ou até perniciosos, *versus* serviços altamente desenvolvidos.

Aqui vale uma menção especial aos cuidados paliativos definidos como um conjunto de cuidados destinados a pacientes que já não respondem mais aos tratamentos curativos. Esta programação frequentemente inclui cuidados domiciliares, e o trabalho é desenvolvido tendo como foco o próprio paciente e sua estrutura familiar. No Brasil, este tipo de assistência é oferecido principalmente em hospitais ou nos lares dos pacientes.

Monitoramento

É possível acompanhar o desempenho de hospitais-dia e de serviços de atenção domiciliar, por meio de vários indicadores. Taxas de infecção e de mortalidade para as respectivas modalidades; taxas de complicações de procedimentos em hospital-dia; taxas de internação após atenção domiciliar são exemplos de parâmetros de avaliação.

Há também a possibilidade de se analisarem ganhos relacionados com a melhoria da qualidade de vida. Por exemplo, o grau de melhoria na capacidade de deambulação de um paciente em atenção domiciliar, estudando-se o período entre a admissão e a alta do programa.

São também muito frequentes os estudos de custos com a finalidade de se compararem as vantagens financeiras entre a assistência hospitalar e a extra-hospitalar. Normalmente, estes estudos são feitos sob a óptica do prestador e do financiador.

As certificações de qualidade destes serviços usam modelos de avaliação externa amplamente divulgados, como a acreditação. Este assunto é objeto de discussão no Capítulo 27.

Considerações finais

Há muitas dúvidas que geram preocupações nos estudiosos do assunto:

- A desospitalização, que tem sido tão estimulada, leva a uma redução de custos na perspectiva do paciente? Isso tem muito a ver com a discussão de que às vezes existe uma transferência de custos. Quer dizer, quem acaba arcando com uma série de despesas é o próprio paciente, seus familiares, seus responsáveis, por falta de cobertura dos sistemas de financiamento ou porque, para manter um paciente em casa, muitos familiares abandonam seus empregos para se tornarem cuidadores
- A atual formação dos profissionais de saúde é capaz de habilitá-los ao atendimento em ambiente domiciliar? Por exemplo, o médico, que está bastante habituado a atuar em um ambiente protegido, como é o hospital, quando se vê obrigado a enfrentar não apenas a relação médico-paciente, mas também a relação médico-família, está habilitado para isso? Tem-se falado na desospitalização do ensino
- Se existe uma tendência de redução de leitos, por que se observam investimentos constantes em construção de hospitais e a ampliação de sua capacidade instalada, mesmo em regiões supostamente bem servidas de leitos hospitalares?

Esses são questionamentos a serem debatidos e, certamente, mais uma série de dúvidas pode ser levantada, mas vale destacar que a desospitalização é um caminho, uma tendência, que propõe a racionalização dos custos da saúde e uma revolução do modelo de assistência, evitando a perpetuação da hegemonia do modelo intra-hospitalar, que tende a não se tornar sustentável com o tempo.

Bibliografia

Anvisa – RDC 50 – Regulamento Técnico para planejamento, programação, elaboração e avaliação de projetos físicos de estabelecimentos assistenciais de saúde: Brasília, DF, 21/02/2002.

Attkisson, CC *et al. Administración de Hospitales – Fundamentos y Evaluación del Servicio Hospitalario* – México: Trillas, 1993.

Barrionuevo, AF *et al. Atención gerenciada de La salud.* Buenos Aires: Ed EdiSer, 2000.

Campos, GWS; Amaral, MA. A clínica ampliada e compartilhada, a gestão democrática e redes de atenção como referenciais teórico-operacionais para a reforma do hospital. *Ciência & Saúde Coletiva*, 12(4): 849-59, 2007.

Carpenter, I; Gladman, JRF; Parker, SG; Potter J. Clinical and research challenges of intermediate care. *Age & Ageing*, 2002; 31:97-100.

Castelar, RM *et al. Gestão hospitalar – Um desafio para o hospital brasileiro*, Rio de Janeiro: École Nationale de La Santé Publique, 1993.

Cruz, LP. *Assistência Domiciliar: estudo sobre a formação de profissionais e a prestação de serviços no estado de São Paulo.* São Paulo: EAESP/FGV, 1999. 128 p (Dissertação de Mestrado).

Fajardo, DG. *Dirección de Hospitales*. México: Ed. El Manual Moderno, 2008.

Fein, AMD (redator convidado). Gerenciamento da unidade de terapia intensiva. *Clínicas de terapia intensiva*, v. 3, Rio de Janeiro: Interlivros, 1993.

Ferreira, JHG. *Tendências para atenção à Saúde.* Debates GV Saúde da FGV-EAESP, nº 2, 2006.

Feuerwerker, LCM; Cecílio, LCO. O hospital e a formação em saúde: desafios atuais. *Ciência & Saúde Coletiva*, 12(4): 965-71, 2007.

Gonçalves, EL (org.). *Gestão hospitalar: administrando o hospital moderno.* São Paulo: Saraiva, 2006.

Malagón-Londoño, G. *Administración hospitalaria.* 2ª Ed., Bogotá: Panamericana, 2000.

Organização Mundial da Saúde. *Cuidados inovadores para condições crônicas: componentes estruturais de ação.* Relatório Mundial, Brasília, 2003.

Temes, LJ *et al. Gestión clínica*, Madrid: MacGraw-Hill – Interamericana de España, 2001.

Varo, J. *Gestión Estratégica de la calidad en los servicios sanitarios*, Madrid: Díaz de Santos, S.A., 1994.

Vecina Neto, G; Malik, AM. Tendências na assistência hospitalar. *Ciência & Saúde Coletiva*, 12(4): 825-39, 2007.

19 Serviços Técnicos

Gonzalo Vecina Neto

Neste capítulo, serão apresentadas algumas unidades que compõem este conjunto de áreas do moderno hospital. Algumas áreas são clássicas, como a enfermagem, a reabilitação (às vezes, agregada à área de apoio diagnóstico e terapêutico), o Same. Outras, como a nutrição e a limpeza, tradicionalmente estão agregadas à área de administração, mas o moderno hospital migrou estas áreas para a área técnica. Uma área que faz parte deste conjunto é a farmácia, que, no arranjo deste livro, está sendo apresentada e discutida no Capítulo 15 junto à área de materiais.

GERENCIAMENTO DO SERVIÇO DE ENFERMAGEM

Ivana Lucia Correa Pimentel de Siqueira | Helen Maria Benito Scapolan Petrolino | Regina Maria Yatsue Conishi

Introdução

A enfermagem tem um importante papel no contexto hospitalar.

Representa o grande contingente de pessoal do hospital (cerca de 35 a 40% do quadro geral) e, portanto, a força de trabalho da prática assistencial.

A equipe de enfermagem é a grande veiculadora da atenção assistencial aos clientes, envolvendo-se diretamente com a qualidade do cuidado prestado. Mantém-se atuante em tempo integral e faz elos com grande parte das outras equipes, entregando, na maioria das vezes, o produto final destes diversos serviços.

Dada tal relevância, torna-se fundamental uma análise dos principais aspectos a serem trabalhados no gerenciamento da equipe e na condução deste serviço, como a aplicação de um modelo assistencial, os processos de trabalho e o desenvolvimento dos profissionais. Estes elementos, selecionados dentre tantos outros importantes, fazem parte das inúmeras discussões da atualidade e pertencem ao mundo empresarial global.

Se pensarmos na trajetória de graduação do enfermeiro, verificaremos que estará voltada ao preparo assistencial técnico-científico e, em uma menor parte, ao aspecto administrativo, o qual se pauta nos principais preceitos teóricos que auxiliarão na prática. Entretanto, as competências administrativas ficam longe de se desenvolverem nos primeiros anos de experiência profissional e vão sendo descobertas e amadurecidas conforme os desafios e as necessidades se apresentam.

Trata-se de uma das profissões em que temos jovens trabalhadores pertencentes a contextos socioeconômicos bastante distintos, mas que precocemente são responsáveis por uma equipe de profissionais com médias de idade bastante superiores que as deles e uma imensa responsabilidade junto ao paciente. Assumem papel de liderança no gerenciamento das unidades, e as respectivas *performances* afetam diretamente os resultados do setor.

Dentre os profissionais da equipe multiprofissional os enfermeiros são os que acabam por assumir diversas ações voltadas à adequação do ambiente, à regularidade dos processos e burocracias da unidade e à representação da Instituição frente ao cliente e isso os torna requerentes de um conhecimento generalista e senso de liderança a fim de apoiar e auxiliar as várias frentes de trabalho.

A polivalência e a generalidade são atributos históricos e essenciais desta atividade, que não dispensa a necessidade de especialização para a possibilidade de aprofundamento em uma área e respaldo do conhecimento e da crítica do profissional.

Neste sentido, o *modelo assistencial* direciona a sistematização das atividades cotidianas para que a realização aconteça de forma organizada e possibilite a integração da operação aos objetivos da instituição. Em última instância, determina os processos de trabalho de enfermagem e o *dimensionamento de pessoal*, direcionando o gestor na administração do setor e situando toda a equipe quanto ao *modus operandi*.

O modelo referencia os *processos de trabalho*, outro segmento fundamental para o gerenciamento. Aí se inserem as rotinas e os procedimentos, as bases da prática de enfermagem. Eles constituem uma oportunidade de padronização e segurança do cuidado, garantia da qualidade da assistência prestada.

Sustentando o modelo assistencial está a estrutura organizacional da enfermagem que consiste na explicitação das linhas ou relações de decisão/comando, planejamento/operação e controle do serviço de enfermagem. Representa a forma como o serviço se articula em si mesmo e no todo para a prestação da assistência de enfermagem e deve estar alinhada à execução da estratégia institucional.

Cabe aqui ressaltar que a prestação da assistência é realizada, em grande parte, pelos auxiliares ou técnicos de enfermagem. Cabe ao enfermeiro atuação direta nas situações que envolvem maior complexidade e gravidade ou, ainda, em planejamento, organização, coordenação e avaliação da assistência, como inclusive prevê a lei do exercício profissional em seu artigo 8 da Lei 7.498, de 25 de junho de 1986 (Diário Oficial, 1987). A liderança e o conhecimento técnico-científico se despontam, então, como atributos importantes para que o enfermeiro consiga delegar as ações assistenciais; coordenar as diversas situações que exijam sua avaliação e atitude; e, especialmente, tomar decisões certas nessas situações. Por outro lado, temos o grande contingente de técnicos e auxiliares de enfermagem, que deverão também desenvolver, em seu espectro de atuação, senso de avaliação e tomada de decisão e estar bem capacitados quanto a rotinas e procedimentos técnicos.

É neste sentido que a *educação continuada* é colocada como outro elemento fundamental para o sucesso do gerenciamento deste serviço, auxiliando os profissionais no fortalecimento de seus conhecimentos e na maior segurança de aplicação do cuidado, indispensáveis para a qualidade da assistência e contribuintes da construção da tão importante competência de liderança dos enfermeiros.

Os serviços de educação continuada precisam estar alinhados às estratégias gerais da instituição, valendo-se de modelos e metodologias que possibilitem sua consecução sem acúmulos de horas excedentes de trabalho e sem aumentar significantemente os custos da operação. A escolha ou construção de métodos de desenvolvimento de profissionais tem importância relevante em se tratando de uma atividade técnica que lida com o ser humano e é passível de eventos adversos.

Os temas propostos neste texto constituem um arcabouço estratégico para o gerenciamento do serviço de enfermagem e serão discutidos a seguir.

Modelos assistenciais e a enfermagem

Modelo assistencial é uma construção histórica, política e social, organizada em um contexto dinâmico, para atender aos interesses de grupos sociais. É uma forma de organização do Estado e da sociedade civil, de instituições de saúde, trabalhadores e empresas que atuam no setor para produzir serviços de saúde. São ainda descritos como uma racionalidade, um modo de combinar tecnologias materiais e não materiais utilizadas nos serviços de saúde, visando ao enfrentamento de problemas individuais e coletivos, em um determinado território para determinadas populações (Lucena *et al.*, 2006).

Os modelos mais tradicionais e que mantêm fortes influências na enfermagem são o modelo clínico e o epidemiológico, nascidos no capitalismo (Almeida e Rocha, 1997).

O primeiro, baseado nos instrumentos de diagnóstico e tratamento, coloca o médico no centro da atividade assistencial e mantém atenção na doença em detrimento do paciente. A finalidade do cuidar da enfermagem é a mesma do médico, ou seja, a cura do indivíduo. O objetivo de trabalho é a tarefa, a necessidade de fazer e não o cuidado centrado no paciente, o que reitera que, a despeito das mudanças e evolução da enfermagem, estas considerações ainda são significantes em nosso tempo. Já o modelo epidemiológico traz uma abordagem da assistência coletiva, abrindo maiores espaços aos outros profissionais, cabendo à enfermagem também uma parcela do cuidar, mas de forma mais independente do médico (Nightingale, 1989; Castellanos, 1987; Waldow, 1998).

A enfermagem, entretanto, vem, através dos tempos, galgando conhecimentos, delineando seu próprio fazer e seus limites. Alguns modelos são utilizados, emprestados de outras ciências, e outros são propostos, a fim de organizar a assistência de enfermagem e manter o paciente como elemento central. Assim, podemos citar alguns modelos pela enfermagem como os *cuidados integrais*, *primary nursing* e outros modelos como o *cuidado focado* ou o *cuidado progressivo* advindo da área médica.

Talvez o modelo de cuidados integrais seja o mais comum dentre eles. Trata da abordagem ao paciente como um todo, na tentativa de personalização do cuidado e da prestação de uma assistência mais homogênea e não fragmentada. Para Kron e Gray (1994), o método de cuidado integral, atendimento total ou método de casos é aquele em que há designação de alguns pacientes para um enfermeiro que lhes presta toda a assistência durante um turno de trabalho. Este método parte do pressuposto de que o enfermeiro é o profissional mais bem preparado para realizar todo o atendimento de enfermagem que o paciente requer.

O modelo *primary nursing*, apresentado por Manthey (1980), é um sistema de prestação de atendimento em que o enfermeiro é responsável e presta contas pela direção dos cuidados de um cliente, ou grupo de clientes. O enfermeiro primário ou principal elabora o plano de cuidados e garante que ele seja implementado durante as 24 h. Na ausência de enfermeiro principal, o cuidado do cliente é delegado a um enfermeiro adjunto ou associado que segue o plano de cuidados tal como foi elaborado pelo enfermeiro principal (Iyer *et al.*, 1993).

Segundo a autora do modelo, ele permite prestar assistência com qualidade, de forma humana e competente, e com continuidade, e resgatar a relação enfermeiro-paciente, sendo o enfermeiro o elemento principal da assistência (Manthey, 1980).

O cuidado centrado no paciente é um modelo de assistência que se define pelo trabalho colaborativo entre os profissionais, enfatiza a educação e o conhecimento compartilhado e o envolvimento do paciente e da família na prestação da assistência (Institute of Medicine, 2001).

Após várias experiências com conflitos e benefícios, a diretriz do modelo sugere a integração interdisciplinar respeitando a autonomia de cada profissional e das respectivas áreas de atuação e uma coordenação da assistência do paciente sem subordinação da equipe, além da inclusão e envolvimento das áreas de apoio (Gerteis *et al.*, 1993; Reid *et al.*, 2005; Miller , 1999). Vale dizer que o enfermeiro, geralmente, é o profissional eleito nas situações de nomeação de um único coordenador da assistência, o que também vem sendo documentado em estudos que abordam a liderança do enfermeiro (Redman e Jones, 1998; Bowcutt *et al.*, 2006).

Mas, de modo geral na prática, constatamos que os serviços de enfermagem se utilizam de propostas mistas e derivadas dos modelos gerais de saúde.

É neste sentido que verificamos que historicamente a estruturação de unidades no modelo de cuidados progressivos é adotada em muitas instituições como uma forma de organizar os recursos e a assistência, aliado a outros modelos conceituais. Neste modelo surgem as unidades ou áreas de cuidados semi-intensivos ou intermediários, além das tradicionais unidades de internação geral e de cuidados intensivos. Esta estruturação permitirá que os pacientes com demandas assistenciais distintas em termos de criticidade e dependência sejam atendidos em áreas com recursos físicos e humanos quantitativa e qualitativamente adequados à sua necessidade, reduzindo falha assistencial e desperdício de recursos (AACN, 2000; SCCN, 1997).

Para se determinar o nível de demanda/necessidade dos pacientes nestes modelos são definidos critérios de admissão e alta na estrutura de unidades vigente no hospital que podem ser baseados em sistemas de classificação. Estes, por sua vez, se baseiam na avaliação de parâmetros, na maior parte das vezes, clínicos que indiquem o grau de gravidade/instabilidade, potencial ou instalada, que o paciente apresenta.

Esses parâmetros estão normalmente associados ao grau de dependência da avaliação e decisões imediatas de alto impacto sobre a evolução do paciente. Em nosso meio são relacionadas com o profissional médico, assim como a própria decisão final de transferência de pacientes entre unidades, já que não dispomos de sistema de atuação de enfermagem altamente fundamentada em protocolos clínicos como na realidade norte-americana.

Entretanto, dentro de uma mesma unidade onde coexistam vários níveis de complexidade de cuidados, os critérios de avaliação dos pacientes para transição de nível assistencial são, em geral, da enfermagem e se apoiam em dois tópicos interligados e fundamentais para gestão: classificação de pacientes e dimensionamento de pessoal por carga de trabalho.

Dimensionamento de pessoal e carga de trabalho

Embora a assistência aos pacientes institucionalizados se concretize através da ação de diversos profissionais especializados, os estudos de carga de trabalho em instituições de saúde e seu impacto sobre resultados versam primordialmente sobre o contingente de trabalhadores de enfermagem e, nesse sentido, se desenvolveram os instrumentos de medida de carga de trabalho.

As necessidades dos pacientes a serem atendidos, o padrão de cuidado pretendido, a estrutura/planta física/equipamentos da unidade, a produtividade, nível de preparo, capacitação e desenvolvimento técnico dos profissionais envolvidos na assistência são fatores que em conjunto oferecem impacto sobre a carga de trabalho da enfermagem e portanto, sobre a adequação do número de profissionais necessários à assistência (Gaidzinki, 1994).

Classificação de pacientes

Historicamente, os sistemas de classificação de pacientes (SCP) surgiram da necessidade de adequação dos recursos humanos de enfermagem às necessidades dos pacientes. Representam, portanto, forma estruturada e sistemática de se determinar o grau de dependência de pacientes em relação à assistência de enfermagem, com objetivo de estabelecer o tempo despendido no cuidado integral ao paciente e, em última instância, o quantitativo e o qualitativo de pessoal de enfermagem necessário para atender às necessidades dos pacientes (Gaidzinki, 1994; Malloch e Conovaloff, 1999). Nesse sentido, diversos instrumentos foram desenvolvidos, inclusive no Brasil.

Os sistemas de classificação de pacientes foram mostrando evolução no sentido de maior subdivisão de níveis de complexidade assistencial ou intensidade de cuidados, passaram a relacionar número de profissionais de enfermagem necessários ao atendimento da demanda e, posteriormente, horas de cuidados. Além disso, de manuais tornaram-se computadorizados; com isso, passaram a servir de instrumento para adequação dos números e qualificação de profissionais de enfermagem de acordo com a necessidade dos pacientes a serem atendidos em tempo real (Malloch e Conovaloff, 1999).

A partir dos sistemas de classificação, é possível determinar diretrizes de atendimento que embasem os planos de cuidados do paciente e os treinamentos de pessoal de enfermagem, bem como a colocação de profissionais nas respectivas áreas segundo suas habilidades e competências.

Inicialmente, delinearam-se três níveis: intensivos, intermediários e mínimos. (Note-se que, aqui, o termo "intermediário" refere-se especificamente à denominação de um nível de complexidade assistencial, enquanto, anteriormente, quando introduzido o conceito de cuidados progressivos, o termo "intermediário" referia-se genericamente a qualquer nível assistencial multiprofissional situado entre o mínimo e o intensivo.)

A utilização do modelo na prática mostrou que havia pacientes que eram classificados como intensivos para a assistência de enfermagem, mas não se encaixavam clinicamente com a unidade de cuidados intensivos. Assim, ocorreu a necessidade de se acrescentar um nível assistencial entre o intermediário e o intensivo, o *semi-intensivo*.

Fugulin (1997) definiu uma quinta categoria de classificação de cuidados, a de *alta dependência*, situada em escala, entre semi-intensivo e intermediário:

- *Cuidados intensivos:* pacientes graves e recuperáveis, com risco iminente à vida, sujeitos à instabilidade de funções vitais, que requeiram assistência de enfermagem e médica permanente e especializada
- *Cuidados semi-intensivos:* pacientes recuperáveis, sem risco iminente à vida, sujeitos à instabilidade de funções vitais que requeiram assistência de enfermagem e médica permanente e especializada
- *Alta dependência:* pacientes crônicos que requeiram avaliações médicas e de enfermagem, estável sob o ponto de vista clínico, porém com total dependência das ações de enfermagem quanto ao atendimento das necessidades humanas básicas
- *Cuidados intermediários:* pacientes estáveis sob o ponto de vista clínico e de enfermagem, com parcial dependência de enfermagem para o atendimento das necessidades humanas básicas

- *Cuidados mínimos:* pacientes estáveis sob o ponto de vista clínico e de enfermagem que requeiram avaliações médicas e de enfermagem, mas fisicamente autossuficientes quanto ao atendimento das necessidades humanas básicas.

Este sistema de classificação foi referendado pelo Cofen na Resolução nº 189, de 16 de março de 1996 (revogada), e na Resolução 293/2004, em vigor, que estabelece parâmetros mínimos para o dimensionamento de pessoal de enfermagem nas instituições de saúde, utilizando, porém, quatro dos cinco níveis propostos, tendo sido excluído o nível de alta dependência, perfil muito comum nos hospitais brasileiros (Gaidzinki, 1994).

Perroca (1996), no Brasil, desenvolveu um instrumento para classificação de pacientes com 13 indicadores com cinco níveis crescentes de variação de dependência, pontuados de 1 a 5. Quanto maior a pontuação do paciente, mais complexo e dependente em termos de assistência de enfermagem ele seria. Conforme a faixa de pontuação que o paciente obtivesse, seria classificado como de nível assistencial intensivo, semi-intensivo, intermediário ou mínimo.

O padrão de cuidado pretendido é determinado pela filosofia, objetivos e propostas assistenciais do serviço de enfermagem e da instituição (modelo assistencial) que se refletem diretamente nos processos de trabalho e deve ser considerado o ponto de partida para a previsão de pessoal (Kurcgant *et al.*, 1989).

Nessa direção, o dimensionamento de pessoal de enfermagem, que visa adequar, quantitativa e qualitativamente, o quadro de enfermagem ao atendimento das necessidades da clientela e instituição, torna-se um instrumento gerencial para busca da qualidade assistencial (Kurcgant *et al.*, 1989).

O tempo de assistência é o principal instrumento para medida de carga de trabalho. Mas é um parâmetro de difícil obtenção e consenso, pois depende de inúmeros fatores variáveis que se alteram conforme o tipo de unidade ou de hospital. O acompanhamento paralelo de indicadores de qualidade poderá apontar para a necessidade de ajustes na quantidade e no treinamento de pessoal, bem como na concepção de processos.

O Quadro 19.1 apresenta o tempo sugerido de assistência de enfermagem, segundo Fugulin (1997) e o Cofen (2004).

Além destes, outros instrumentos de classificação de pacientes buscam quantificar a necessidade de pessoal de enfermagem através de medidas de carga de trabalho. Como exemplo temos o *Therapeutic Intervention Scoring System* (TISS)-28 (Miranda *et al.*, 1996) de onde se derivou posteriormente o *Nursing Activities Score* (NAS), ambos destinados para unidades de terapia intensiva. Este último apresentou uma evolução importante ao considerar o tempo despendido pela enfermagem na realização de atividades de assistência indireta típicas

da enfermagem como vigilância, educação, informação, apoio e administrativas (organização, planejamento e registros). No entanto, na prática, os registros de enfermagem formais (prontuário) oferecem pouca informação sobre como e quanto estas atividades indiretas são realizadas (duração, frequência e quantidade de profissionais envolvidos), o que prejudica a aplicação e avaliação dos resultados.

Assim, a despeito da evolução, observa-se que estes instrumentos podem não refletir a necessidade real de pessoal de enfermagem devido às diferenças de qualificação dos profissionais envolvidos e das rotinas/processos dos serviços, o que deve ser considerado na avaliação dos instrumentos e dos resultados obtidos.

Processos de trabalho da enfermagem

O cotidiano da enfermagem está composto de inúmeras rotinas e procedimentos, integrados, que desenham o comportamento e a *performance* da equipe e constituem os processos de trabalho. Eles são direcionados pelo modelo assistencial adotado, visão e filosofia, bem como alguns objetivos específicos do serviço de enfermagem e da instituição.

A revisão periódica dos processos é fundamental para os ajustes necessários e para segurança do cuidado, tema que se anuncia como precursor de uma prática de qualidade.

Vale considerar dois aspectos importantes: a resistência à mudança, tão peculiar da enfermagem, e as dificuldades de manutenção da qualidade geradas pelo grupo de profissionais, numeroso e heterogêneo.

Para esta discussão, abordaremos as rotinas mais importantes, além da segurança do cuidado.

Passagem de plantão

A passagem de plantão é uma rotina inserida na maioria das equipes multiprofissionais. Trata-se do momento de troca de informações entre turnos, cuja finalidade é garantir a continuidade do cuidado, constituindo-se em uma das principais rotinas da atividade de enfermagem (Magalhães *et al.*, 1997).

A passagem de plantão pode se delinear em algumas modalidades (Matheus *et al.*, 1998).

O modelo estruturado utiliza-se de um roteiro direcionador com itens importantes como dados de identificação, evolução do estado, pendências e alterações no turno. Ainda, o instrumento pode atender a equipe multiprofissional de forma única, o que enriquece e permite uma melhor visualização da evolução do paciente e integração das informações. A troca de informações poderá acontecer de forma falada ou escrita, e o contato entre equipes para melhor entendimento sempre deve ser considerado. Quanto ao tempo despendido, uma preocupação do gestor devido às horas extras, costuma ser bastante otimizado neste modelo.

Já a modalidade não estruturada, ainda muito vigente na realidade, tem os riscos de falas prolongadas, compreensão conflitante, informações não adequadas, comprometimento da continuidade da assistência pela insuficiência de informações e excesso de tempo dedicado à passagem de plantão (Pirolo, 1999).

Ambas as modalidades podem acontecer com a participação de toda a equipe, das categorias profissionais isoladamente ou de partes mistas da equipe. Na situação em que as equipes completas, ingressante e egressa, reúnem-se para a passagem de plantão, os casos

◢ **Quadro 19.1** Tempo médio de assistência em horas para pacientes por nível de assistência.

Nível de assistência	Res. Cofen 189/96 (revogada)	Fugulin (1997)	Res. Cofen 293/2004 (em vigor)
Intensivo	15,4	15,2	17,9
Semi-intensivo	8,5	9,1	9,4
Intermediário	4,9	4,1	5,6
Mínimo	3,0	3,2	3,8

Fonte: elaboração dos autores.

são abordados com o propósito de que todos saibam sobre os pacientes; entretanto, estudos mostram que há muitos pontos negativos referentes ao extenso tempo de abstração da equipe da atenção aos pacientes, inclusive eventos adversos. Os outros formatos utilizam tempos menos duradouros e permitem uma troca de informações mais direcionada sobre os pacientes, contudo se recomenda que o enfermeiro participe de todas as trocas de informações dos pacientes sob seus cuidados, junto aos seus auxiliares ou técnicos de enfermagem (Siqueira *et al.*, 2005; Nogueira, 1998).

Escala de prestação de cuidados

A escala de prestação de cuidados objetiva dividir as atividades entre a equipe e evitar a sobrecarga de trabalho. A forma de divisão influi diretamente no tipo de assistência prestada. Pode constar das formas: funcional, em equipe e integral (Kron e Gray, 1989).

No método funcional, a divisão se dá por tarefas. É um modo que vem sendo abandonado, dada a pouca visão da equipe sobre a evolução do paciente e a fragmentação proporcionada no atendimento.

A forma em equipe é a divisão em subgrupos, método conveniente para atendimentos em grandes volumes.

Já no modo integral, o paciente é assistido por um profissional em sua totalidade, o que demanda mais recursos humanos do que no método anterior, mas permite a realização de uma assistência mais personalizada. Pode ser incrementado, evitando o rodízio de pacientes entre os profissionais, o que favorece o conhecimento do paciente, o vínculo e o melhor aproveitamento do tempo para os cuidados (Siqueira, 2003).

Muitas instituições utilizam o rodízio de pacientes nas escalas de trabalho, na tentativa de melhorar o conhecimento das patologias e tratamentos da unidade, como estratégia de aprendizagem mediante as oportunidades de prestação de cuidados em pacientes diversificados. Entretanto, há controvérsias como a falta de referência para o paciente e o pouco conhecimento sobre as peculiaridades e hábitos do paciente (Siqueira, 2003).

A escala deve ser feita pelo enfermeiro, lembrando que o início das atividades da equipe dependerá da divisão a ser anunciada. Assim, ela poderá ser realizada pelo profissional do plantão que se encerra, garantindo maior agilidade à equipe e permitindo uma passagem de plantão direcionada dos respectivos pacientes escalados. Ou, como primeira atividade de quem inicia o turno, o que pode incidir em atrasos na prestação da assistência; entretanto, esta acaba sendo a modalidade preferida dos enfermeiros, dado o maior conhecimento dos membros de sua equipe, facilitando a distribuição.

Planejamento e execução da assistência de enfermagem

A assistência de enfermagem necessita ser planejada e executada mediante uma proposta de sistematização.

As teorias de enfermagem embasam a prestação da assistência pela fundamentação de um método de resolução de problemas. No Brasil, desde a década de 1970, a teoria de Horta (1977), baseada nas necessidades humanas básicas, foi amplamente disseminada e mantém, até hoje, forte influência na área hospitalar.

De modo geral, o histórico de enfermagem, o plano de cuidados e a evolução pertencem a estas propostas e constituem-se nas fases para o planejamento e execução da assistência e englobam o cotidiano da prática de enfermagem hospitalar. Outra fase, o diagnóstico de enfermagem, já não tão vastamente utilizado no país, trata de uma taxonomia que permite o uso de uma nomenclatura homogênea para aplicação de diretrizes e cuidados específicos de enfermagem (Kurcgant, 1991).

O artigo 8 da Lei 7.498, de 25 de junho de 1986, que regulamenta a lei do exercício profissional, anuncia que cabe privativamente ao enfermeiro a realização do histórico e a prescrição de cuidados de enfermagem.

O histórico de enfermagem acontece, geralmente, na admissão do paciente e consta de diversos dados sobre o motivo do atendimento ou internação, hábitos do paciente, uso de medicamentos, exames físico admissional e outras informações. Trata-se de um instrumento cujas informações são usadas por toda equipe multiprofissional para diversas finalidades, uma vez que, em geral, mantém uma completude de dados sobre o paciente.

O plano de cuidados ou prescrição de cuidados de enfermagem apresenta as ações da equipe de enfermagem em relação ao paciente e é revisado em frequência proporcional às necessidades e à gravidade do paciente, mediante uma nova avaliação do enfermeiro. Vale abordar que o plano de cuidados de enfermagem vem dando lugar ao plano de cuidados do paciente, resultado da junção dos vários planos respectivos da equipe multiprofissional, o que fortalece o trabalho em equipe, favorece a visualização e a compreensão das necessidades do paciente, diminui as chances de repetições desnecessárias de cuidados.

A evolução de enfermagem consta de um relatório-resumo referente às alterações e ocorrências do paciente em um determinado período de tempo, servindo também às outras equipes como fonte de informação.

Estes instrumentos adotam formatos semiestruturados que exigem menos textos livres, economizam tempo de confecção e têm maior facilidade de informatização do prontuário do paciente.

Segurança do cuidado

Este tema trata de uma das grandes preocupações da área da saúde.

A literatura aponta que a prestação de assistência oferece muitos riscos aos pacientes. Estudos em prontuários na Austrália, na Nova Zelândia, na Grã-Bretanha e na França revelaram dados alarmantes de eventos adversos, 10 a 15%, decorrentes da assistência, e que causaram danos aos pacientes, mostrando também que cerca de 30 a 60% destes eventos poderiam ser evitados (Valentin *et al.*, 2006; Sheldon, 2007).

Já outros estudos em UTI norte-americanas apontaram para uma proporção de cerca de 40 eventos/100 pacientes-dia, dos quais 25% são atribuíveis a medicações (Valentin *et al.*, 2006; Brennan *et al.*, 1991).

Dada tal relevância, a Organização Mundial da Saúde, OMS, criou a World Alliance for Patient Safety, em 2004, com o objetivo de dedicar atenção ao problema, mediante a coordenação, disseminação e aceleração de melhorias para a segurança. Foram propostos alguns programas de segurança em nível mundial (OMS, 2009):

- Cuidado limpo é cuidado seguro (*clean care is safer care*) – implementado em 2005-2006 – visa reduzir infecções associadas ao cuidado à saúde, inclusive com implantação de diretrizes para higienização das mãos

- Cirurgia segura salva vidas (*safe surgery saves lives*) – implementado em 2007-2008 – objetiva melhorar a segurança do cuidado cirúrgico, através da aplicação de um *checklist* com itens para checagem antes da indução anestésica (*sign in*), antes da incisão na pele (*time out*) e antes de o paciente sair da sala cirúrgica (*sign out*)
- Enfrentando a resistência microbiana (*tackling antimicrobial resistance*) – a implantação do programa acontece no ano de 2010, com algumas fases ainda em aperfeiçoamento, como o monitoramento do uso dos protocolos.

Além desses desafios, há outras 11 áreas de atuação:

- Pacientes envolvidos com a segurança do próprio cuidado (*patients for patient safety*): programas de segurança que enfatizam o papel central dos pacientes no esforço de melhorar a qualidade e segurança da saúde
- Pesquisa para a segurança do paciente (*research for patient safety*)
- Taxonomia que ajudará a extrair, apreender e analisar fatores relevantes para a segurança do paciente, tendo em vista a melhoria sistêmica e da aprendizagem sobre o tema
- Relato e aprendizagem (*reporting and learning*): objetiva o desenvolvimento de Diretrizes sobre Sistemas de Relato e Aprendizagem em Eventos Adversos
- Soluções para a segurança do paciente (*solutions for patient safety*): são intervenções ou ações para prevenir ou reduzir risco e dano ao paciente decorrentes do processo de cuidado à saúde, como: prevenção de quedas, úlceras de decúbito, resposta à deterioração do quadro do paciente, comunicação de resultados de exames críticos, prevenção de infecção da corrente sanguínea associada a cateterismo central
- Os cinco principais problemas (*high 5s initiative*): objetivam redução significativa dos cinco principais problemas de segurança do paciente ao longo dos 5 anos e construção de uma rede de aprendizagem para compartilhar conhecimento e experiências em implementar protocolos operacionais padronizados (POP). As soluções são:
  - Administração de medicamentos concentrados injetáveis (*Managing Concentrated Injectable Medicines*)
  - Garantia da precisão da medicação na transição do cuidado (*assuring medication accuracy at transitions in care*)
  - Comunicação durante a passagem de responsabilidade do paciente (*communication during patient hand-overs*)
  - Melhora da higienização das mãos para prevenir infecções associadas ao cuidado à saúde (*improved hand hygiene to prevent health care-associated infections*)
  - Realização do procedimento correto no lado correto (*performance of correct procedure at correct body site*)
  - Tecnologia para a segurança do paciente (*technology for patient safety*): uso de novas tecnologias
  - Gerenciamento do conhecimento (*knowledge management*): para agregar e compartilhar conhecimento sobre desenvolvimento da segurança do paciente globalmente
  - Eliminar infecções na corrente sanguínea associadas ao uso de cateter central (*eliminating central line-associated bloodstream infections*)
  - Educação para cuidado seguro (*education for safer care*): desenvolvimento de guia curricular de segurança do paciente
  - Prêmio da segurança (*safety prize*): prêmio internacional para a excelência no campo da segurança do paciente.

O serviço de enfermagem deve ter uma grande preocupação com este assunto, buscando comprometimento e até liderança na implementação das ações de segurança, dado o grande contingente de pessoal envolvido na assistência e a íntima relação com todos os programas apontados anteriormente. Inclusive, porque boa parte dos itens mencionados como quedas e úlceras de decúbito são indicadores de cuidados de enfermagem.

Alguns aspectos do gerenciamento do serviço podem ser destacados em relação à segurança do paciente (Bork, 2005; Page, 2004; McGillis *et al.*, 2004; Malila *et al.*, 2002), como:

- Programa de treinamento para atualizar os profissionais, retirar dúvidas e garantir a disseminação das ações de segurança
- Dimensionamento de pessoal adequado a cada unidade para evitar sobrecarga de trabalho
- Ações para garantia de registros adequados no prontuário do paciente, fonte de dados para obtenção de informações
- Bom relacionamento da equipe a fim de criar um clima adequado de trabalho
- Modelo assistencial que considere a segurança do paciente em suas diretrizes e a integração da equipe multiprofissional
- Revisão periódica das rotinas e procedimentos
- Rotina de captação ativa e passiva de eventos adversos
- Análise periódica dos dados sobre eventos e divulgação para sensibilização
- Informação e incentivo ao paciente para que ele participe da segurança do cuidado.

Estes aspectos certamente em curso melhorarão a qualidade da assistência prestada e trarão segurança não somente ao paciente, mas também aos profissionais.

Atualmente, vem se falando bastante a respeito da participação do paciente na segurança. Trata-se de mais um tema, no qual a enfermagem tem grande participação. É uma tendência que surge junto aos meandros da qualidade e que potencializa a transparência e o incentivo às informações, o autocuidado e, sobretudo, uma nova maneira de enxergar e tratar o paciente.

Desenvolvimento em enfermagem

O fator humano é o grande diferencial quando falamos de cuidados a pacientes e, por essa razão, o desenvolvimento dos profissionais é imprescindível.

O grande número de profissionais na enfermagem, as possibilidades de formação e de diversidade técnico-científica e social, as condições para o seu desempenho e desenvolvimento profissional, atrelados às características dos cenários de atuação e inseridos no contexto da vida pessoal e do trabalho, são fatores importantes no planejamento das ações de capacitação e de desenvolvimento profissional.

As tendências de transformações educacionais no meio acadêmico conduzem a desospitalização do processo ensino-aprendizagem, a aprendizagem baseada em problemas e evidências, a aprendizagem direcionada para a aquisição de competências cognitivas e tecnológicas em prevalência à apreensão de aptidões específicas, a adoção da transdisciplinaridade, a incorporação da avaliação econômica e da bioética nos currículos, e o estímulo à investigação. Vivemos um momento no qual o profissional está sendo mobilizado para o seu desenvolvimento e, para tal, é necessário considerar as necessidades de cada um e a estratégia para avaliá-las (Ito *et al.*, 2006).

Na enfermagem, profissão historicamente sedimentada em tarefas, é preciso atentar para não sucumbir ao desestímulo do desenvolvimento do raciocínio e da crítica dos profissionais, pela prática educacional tradicional, que pode ser exemplificada por aulas que abordam o passo a passo dos procedimentos, sem muitos esclarecimentos dos porquês e das intenções. Isso desfavorece o desempenho do profissional nas situações que fogem à regra e no atendimento às situações tão variadas quando se lida com o ser humano.

Os serviços de enfermagem comumente têm em suas estruturas uma unidade de educação continuada dedicada à capacitação de seus profissionais. Assim, em geral, cabem a este setor o treinamento admissional, o programa de desenvolvimento, a adoção de um modelo de ensino, a avaliação da aprendizagem e a disponibilização de recursos para isso (Kurcgant, 1991).

Alguns fatores devem ser considerados para o sucesso da implementação de um programa de desenvolvimento: recursos, conteúdo, carga horária e modelo.

Os recursos dedicados à capacitação do profissional costumam ser precários na maioria dos hospitais. Disponibilidade de salas de aula, laboratórios e recursos didáticos são requisitos básicos, mas nem sempre suficientes. O mercado disponibiliza diversos instrumentos de aprendizagem como bonecos e simuladores que são bastante adequados. A informatização também vem sendo empregada no ensino, inclusive em programas extensos de capacitação, compondo o chamado *ensino a distância*. Ou ainda a utilização de teleconferência, que permite a públicos distantes o contato a qualquer tempo. São recursos cada vez mais utilizados, mas ainda escassos para muitos.

O conteúdo precisa atender as necessidades da empresa e dos profissionais. Assim, programas que contemplem temas básicos e especializados podem ser mais adequados. Vale enfatizar que a enfermagem é uma profissão com alta demanda de habilidades técnicas que precisam ser desenvolvidas e, por vezes, corrigidas, apontando que a inclusão de atividades práticas é fundamental e que temas rotineiros podem ser uma chance de importantes correções, especialmente nos procedimentos técnicos.

Fontes de informação como manuais de procedimentos e diretrizes técnicas considerando a abordagem interdisciplinar devem ser cuidadosamente elaboradas e atualizadas, alinhando conhecimento técnico e evidências científicas aos processos assistenciais, compondo material de fácil consulta à equipe, favorecendo o acompanhamento das mudanças nos processos em volume e tempo oportuno, considerando a *expertise* técnica das áreas especializadas de assistência ao paciente.

Outra preocupação sobre esse tema é a carga horária necessária. De modo geral, as definições circundam em torno de incluir os treinamentos no horário de trabalho ou não, em se sabendo das implicações de horas extras e custos consequentes. A aprendizagem à beira do leito por um preceptor sênior ou instrutor previamente capacitado, e da própria equipe local, buscam transformar o ambiente de trabalho em um local de aprendizagem contínua e de todos. Já os profissionais dedicados ao treinamento e desenvolvimento da equipe podem ser ainda mais habilitados no uso de ferramentas de aprendizagem e desafiados para um resultado de excelência assistencial, conquistada pelas mãos de quem ele capacitou e dedicou atenção ao seu desenvolvimento.

Alguns pontos ainda merecem abordagem:

- *Formação básica diversificada × área de atuação*: a formação básica diversificada da equipe de enfermagem (auxiliar de enfermagem, técnico de enfermagem e enfermeiro) e a sua especialização, nem sempre direcionada à área de atuação, são fatores agravantes no direcionamento efetivo das ações de educação. A carga horária

dedicada ao treinamento e desenvolvimento dos profissionais é mal definida nas empresas, assim como a disponibilidade da instituição e do colaborador neste investimento

- *Planejamento e monitoramento do desenvolvimento profissional:* o diagnóstico associado ao desenvolvimento profissional demanda planejamento e controle, considerando recursos necessários, investimento da empresa e do próprio colaborador, assim como o monitoramento de resultados que se espera traduzir na melhoria do cuidado ao cliente, metodologias de trabalho seguras e no desenvolvimento contínuo dos profissionais, atendendo à sua formação básica e especializada

- *Dinamismo na mudança de processos assistenciais vinculados a desenvolvimento científico, gestão da qualidade e oferta de produtos à saúde:* torna-se um desafio às empresas acompanhar o ritmo dessas transformações dependentes da capacitação profissional para a sua execução.

Essas questões devem ser cuidadosamente analisadas na elaboração de programas de educação contínua, considerando, além do conteúdo, a metodologia mais apropriada e o monitoramento dos resultados.

O último aspecto diz respeito aos modelos. Eles enfocam o desenvolvimento profissional e estão disponíveis, servindo como exemplo:

- *"From novice to expert"* (do iniciante ao perito) de Benner (1984), que introduz o conceito de que o enfermeiro especialista desenvolve habilidades e compreensão da assistência ao paciente, ao longo do tempo, através de uma sólida base educacional, bem como uma multiplicidade de experiências. Enfermeiros passam por cinco níveis de desenvolvimento: principiante, iniciante avançado, competente, proficiente e perito. Cada etapa tem por base a anterior, e princípios são refinados e expandidos pela experiência, conferindo ganhos em perícia clínica. Para o novato, predominam aspectos técnicos dos cuidados de saúde, como, por exemplo, uma lista urgente de afazeres na instabilidade em doentes críticos em pós-operatório de cirurgia cardíaca. O perito cuida do mesmo paciente; entretanto, além dos detalhes técnicos, integra conhecimento em fisiopatologia cardiovascular na avaliação de sinais e sintomas e orienta a assistência de forma mais precisa e detalhada, indo além das tarefas e respondendo pelo todo (Dracup e Bryan-Brown, 2004)

- *Vanderbilt professional nursing practice program (VPNPP)*, construído a partir do trabalho de Benner, identifica os comportamentos esperados aos enfermeiros, considerando quatro níveis de desenvolvimento: principiante, competente, proficiente e perito (Robinson *et al.*, 2003)

- O Departamento de Saúde da Inglaterra define o conhecimento e as habilidades que se aplicam nos seus trabalhos, necessárias aos funcionários do *National Health NHS*, a fim de entregar serviços de qualidade. Ele fornece um único, consistente, abrangente e explícito quadro de revisão e desenvolvimento a todos os funcionários (Department of Health, 2009)

- A Associação Americana de Enfermagem desenvolveu o modelo COPA – *Concepts and Methods of the Competency Outcomes and Performance Assessment* (Conceitos e Métodos dos Resultados de Competência e Avaliação do Desempenho) – e nele pressupõe que uma abordagem baseada na competência exige que os educadores analisem as atuais necessidades e ambiente, a partir dos quais determinam conteúdos e competências a serem alcançados no programa instrucional (Lenburg, 2009)

- A qualidade e segurança nos processos de trabalho podem ser um caminho na motivação dos colaboradores para sua educação. Com o déficit educacional que permeia nosso país, é importante que as empresas assumam um compromisso formal no desenvolvimento dos profissionais, uma vez que se trata de um processo gradativo que demanda tempo, investimento e monitoramento.

A abrangência desse compromisso torna-se evidente no movimento da Assembleia Mundial da Saúde, quando, em maio de 2006, aprovou a resolução WHA59.23 (WHO, 2006) que afirma aos Estados-Membros seu compromisso com a educação e a formação de mais profissionais de saúde. Esta resolução OMS emitiu um mandato de:

- Prestar apoio técnico aos Estados-Membros, conforme necessário, nos seus esforços para revitalizar a educação sanitária e de instituições de formação e aumentar rapidamente a saúde laboral
- Incentivar os parceiros da saúde global de apoio à educação e formação
- Incentivar os Estados-Membros em parcerias destinadas a melhorar a capacidade e a qualidade da educação profissional de saúde nos países em desenvolvimento
- Incentivar e apoiar os Estados-Membros no desenvolvimento do planejamento das equipes de trabalho, bem como a utilização de abordagens inovadoras de ensino, incluindo a utilização de tecnologias da informação e comunicações.

Referências bibliográficas

Almeida, MCP; Rocha, SMM. O trabalho de enfermagem. São Paulo: Corte; 1997. Considerações sobre a enfermagem enquanto trabalho; p. 15-26.

American Association of Critical-Care Nurses: Standards for acute and critical care nursing practice. Aliso Viejo, CA: AACN 1-7; 2000.

American College of Critical Care Medicine of the Society of Critical Care Medicine: Guidelines on admission and discharge for adult intermediate care units, 1997.

Benner, P. From novice to expert: Excellence and power in clinical nursing practice. Menlo Park: Addison-Wesley, p. 30-34; 1984.

Bork, AMT. Enfermagem baseada em evidências. Rio de Janeiro: Guanabara Koogan; 2005.

Bowcutt, M; Wall, J; Goolsby, MJ. The clinical nurse leader. Promoting patient-centered outcomes. Nurs. Admn. Q., 2006 April; 30(2):156-61.

Brasil. Decretos, leis etc. Decreto 94.406, de 08 de junho de 1987. Diário Oficial, Brasília, 09 de junho de 1987, seção 1. Regulamenta a Lei nº 7.498, de 25 de junho de 1986, que dispõe sobre o exercício da Enfermagem e dá outras providências.

Brennan, TA et al. Incidence of adverse events and negligence in hospitalized patients. Results of the Harvard Medical Practice Study. N. Engl. J. Med., 1991; 324:370-6.

Castellanos, BEP. O trabalho do enfermeiro – a procura de um caminho para seu estudo: da abordagem mecânica-funcionalista à pesquisa emancipadora (tese). São Paulo. Escola de Enfermagem da USP; 1987.

Conselho Federal de Enfermagem. Resolução no 293/2004. Fixa e estabelece parâmetros para dimensionamento do quadro de profissionais de enfermagem nas instituições de saúde e assemelhados. http://www.corensp.org.br/resolucoes/resolucao293.htm (acessado em 26/mar/2009).

Department of Health-UK. The NHS Knowledge and Skills Framework (NHS KSF) and the Development Review Process, October 04 [internet site]. London, Department of Health available: http://www.dh.gov.uk/en/Publicationsandstatistics/Publications/PublicationsPolicyAndGuidance/DH_4090843 (Acessado em 10/mar/American Nursing Association-Continuing Education 2009).

Dracup, K; Bryan-Brown, CW. From novice to expert to mentor: shaping the future. American Journal of Critical Care. November 2004; 13(6):448-50.

Fugulin, FMT. Sistema de classificação de pacientes: análise das horas de assistência de enfermagem [dissertação]. São Paulo (SP): Escola de Enfermagem da USP; 1997.

Gaidzinki, RR. O dimensionamento do pessoal de enfermagem segundo a percepção dos enfermeiros que vivenciam esta prática [tese]. São Paulo (SP): Escola de Enfermagem da USP; 1994.

Gerteis, M et al. Through the patient's eyes. San Francisco: Jossey-Bass; 1993.

Horta, WA. O processo de enfermagem. São Paulo: EDUSP; 1977.

Institute of Medicine. Envisioning the national health care quality report. Washington, DC: National Academy Press; 2001.

Ito, EE; Peres, AM; Takahashi, RT; Leite, MMJ. O ensino de enfermagem e as diretrizes curriculares nacionais: utopia × realidade. Rev. Esc. Enferm. USP [online], 2006, 4(40):570-575. ISSN 0080-6234.

Iyer, P; Taptich, B; Bernocchi-Losey, D. Processo e diagnóstico em enfermagem. Porto Alegre: Artes Médicas; 1993.

Kron, T; Gray, A. Administração dos cuidados de enfermagem ao paciente. 6ª ed., Rio de Janeiro: Interlivros; 1994.

Kurcgant, P. Administração em enfermagem. São Paulo: EPU; 1991.

Kurcgant, P; Cunha, K; Gaidzinski, RR. Subsídios para a estimativa de pessoal de enfermagem. Enfoque 1989; 17(3):79-81.

Lenburg, CB. COPA Model Framework Concepts and Methods of the Competency Outcomes and Performance Assessment [internet site]. Available: http://nursingworld.org/mods/archive/mod110/copafull.htm (acessado em 18/fev/2009).

Lucena, AFL; Paskulin, LMG; Souza, MF; Gutiérrez, MGR. Construção do conhecimento e do fazer enfermagem e os modelos assistenciais. Rev. Esc. Enferm. USP, 2006; 40(2):292-8.

Magalhães, AM; Pires, CS; Keretzky, KB. Opinião dos enfermeiros sobre a passagem de plantão. Rev. Gaúcha de Enferm., 1997; 18(1):43-53.

Malila, FM; Von Reuden, KY. The impact of collaboration on patient outcomes. J. Clin. Systems Managment., 2002; 4(5):10-2.

Malloch, K; Conovaloff, A. Patient classification systems, part 1. JONA, 1999; 29(7/8):49-56.

Manthey, M. A prática de Primary Nursing (Enfermeira Principal). Minneapolis: Creative Nursing Management; 1980.

Matheus, MCC; Colvero, L de A; Igue, CE; Dias, DC. Passagem de plantão verbal e não verbal. Acta Paulista de Enfermagem, 1998; 11(2):77-82.

McGillis, L; Doran, D; Pink, GH. Nurse staffing models, nursing hours and patient safety outcomes. JONA, 2004; 34(1):41-5.

Miller, E. Reengineering the role of a nurse manager in a patient-centered care organization. J. Nurs. Care Qual., 1999 Aug; 13(6):47:56.

Miranda, DR; Nap, R; Rijk, A; Schaufeli, W; Iapichino, G. Nursing activities score. Crit. Care Med., 2003; 31(2):374-82.

Miranda, DR; Rijk, A; Schaufeli, W. Simplified therapeutic intervention scoring system: the TISS-28 itens results from a multicenter study. Crit. Care Med., 1996; 24(1):64-73.

Nightingale, F. Notas sobre a Enfermagem. São Paulo: Cortez; 1989.

Nogueira, MS. Incidentes críticos na passagem de plantão [dissertação]. Ribeirão Preto (SP): Escola de Enfermagem da USP de Ribeirão Preto; 1998.

Organização Mundial da Saúde – Aliança Mundial para a Segurança do Paciente. http://www.who.int/patientsafety/en/(acessado em 12/mar/2009).

Page, A (editor). Keeping patients safe: transforming the work environment of nurses. Washington, DC: Institute of Medicine. National Academy Press, 2004; 24-5.

Perroca, MG. Sistema de classificação de pacientes: construção e validação de um instrumento [dissertação]. São Paulo (SP): Escola de Enfermagem da USP; 1996.

Pirolo, SM. A equipe de enfermagem e o mito do trabalho em grupo [dissertação]. São Paulo (SP): Escola de Enfermagem da USP; 1999.

Redman, RW; Jones, KR. Effects of implementing patient-centered care models on nurse and non nurse managers. J. Nurs. Adm., 1998 Nov; 28(11):46-53.

Reid, PP; Comptton, D; Grossman, JH; Fanjiang, G. A framework for a systems aproch to health care delivery, in building a better delivery system. A new engeneering/health care partnership. Washington, DC: National Academy Press; 2005.

Robinson, K; Eck, C; Keck, B; Wells, N. The Vanderbilt Professional Nursing Practice Program. JONA, September 2003, 33(9):441-50.

Sheldon, T. Dutch study shows that 40% of adverse incidents in hospital are avoidable. BMJ, 2007; 334:925.

Siqueira, ILCP. Avaliação de um modelo empírico de gestão implantado em unidades de internação de um hospital privado [tese]. São Paulo (SP): Escola de Enfermagem da USP; 2003.

Siqueira, ILCP; Kurcgant, P. Passagem de plantão: falando de paradigmas e estratégias/Shift report: talking about paradigms and strategies. Rev. Acta Paul., Enferm., Out.-dez. 2005; 18(4):446.

Valentin, A; Capuzzo, M; Guidet, B; Moreno, RP; Dolanski, L; Bauer, P et al. Patient safety in intensive care: results from the multinational sentinel events evaluation (SEE) study. Intensive Care Med., 2006; 32:1591-8.

Waldow VR. Cuidado humano: o resgate necessário. Porto Alegre: Sagra Luzzatto; 1998.

World Health Organization, Rapid scaling up of health workforce production, 2006. United States: World Health Organization; 2006; Resolution WHA59.23. Available from: http://www.who.int/hrh/education/en/

SERVIÇO DE REABILITAÇÃO

Gonzalo Vecina Neto

▌ Definição

Medicina física, reabilitação, prevenção terciária, vários são os nomes dados às atividades realizadas nesta unidade. Também têm mudado seus objetivos e continuamente vêm sendo incorporados novos profissionais. Em seus primórdios, esta área era ligada à ortopedia e voltada para diminuir os problemas causados pelas perdas de membros e outras sequelas físicas geralmente provocadas por acidentes e pelas guerras. Para isso, concorriam o ortopedista e pessoal leigo ou da área de enfermagem, que aprendiam a propor novas abordagens e a desenvolver próteses e órteses que pudessem beneficiar os pacientes.

Em um segundo momento, esta área ganhou muita relevância na área da reabilitação de trabalhadores lesionados e recebeu inclusive o nome de reabilitação profissional. O Hospital das Clínicas da FMUSP criou, durante a década de 1970, uma unidade cujo nome era exatamente este: Centro de Reabilitação Profissional de Vergueiro.

Ao longo do tempo e principalmente a partir dos anos 1960, começaram a se incorporar novas profissões (fisioterapeuta, fonoaudiólogo, terapeuta ocupacional etc.) e especialidades médicas (a mais determinante a fisiatria) ao processo de atenção aos pacientes que procuravam essas unidades. Muitos conflitos profissionais ocorreram e ocorrem para delimitar a esfera de atuação de cada um: quem diagnostica, quem prescreve, quem é responsável pelas atividades de vida diária, quem investiga os aspectos sociopsicológicos etc. Como existem diversos modelos de organização destas unidades (com e sem médicos de diversas especialidades, com e sem fisiatras, enfermeiros, terapeutas ocupacionais, educadores físicos, fisioterapeutas, psicólogos, fonoaudiólogos, foniatras, nutrólogos, nutricionistas, farmacêuticos), diversas são as possibilidades de acomodar distintos modelos organizacionais e terapêuticos.

É fundamental impedir que questões corporativas transformem o atendimento multiprofissional em um atendimento por múltiplos profissionais e a vida do paciente em um inferno, em que em diferentes momentos muitas pessoas perguntam as mesmas coisas sem que isso lhes traga qualquer benefício.

De qualquer maneira, a partir dos anos 1990 a reabilitação, com a organização incorporando o trabalho de equipes multiprofissionais constituídas de acordo com o seu projeto terapêutico, tem se estruturado como unidade:

- *Intra-hospitalar*, com atividades voltadas para diminuir o possível dano de um processo patológico no curso de uma enfermidade (os fonoaudiólogos na prevenção da aspiração em pacientes vítimas de acidente vascular cerebral, ou os fisioterapeutas realizando movimentação passiva em idosos para prevenir escaras) ou como unidade complexa, como será apontado à frente
- *Extra-hospitalar*, com atividades voltadas para a redução de danos, com arranjos geralmente complexos do ponto de vista do projeto assistencial.

Intra-hospitalar ou extra-hospitalar, a proposta, além da redução de danos, passa a ser a de desenvolver capacidades adaptativas frente a uma sequela instalada, com o objetivo de melhorar a qualidade de vida do paciente.

Também existe o espaço de intervir nas consequências do processo de envelhecimento, que causa limitações que exigem o desenvolvimento de capacidades adaptativas e/ou a recuperação ou melhoria de algumas funções. Por isso, a reabilitação vem se desenvolvendo como uma subespecialidade muito associada à geriatria e à gerontologia.

Não se trata de curar, se trata de adaptar, de desenvolver uma nova capacidade, não necessariamente em um espaço ideal e sim no espaço onde o cliente vive. De nada adianta capacitar o paciente a andar no plano, se ele vive em um morro que tem que ser subido todos os dias. O projeto terapêutico tem que levar em conta a situação de vida, além do dano.

Também sofreu uma profunda transformação a noção do que é dano. Antes, o dano era visível. Hoje, ele pode ser representado por uma insuficiência respiratória, pela dor; não se trata mais de atender um incapacitado e sim o portador de uma limitação à sua capacidade de ter uma vida plena.

Esta é a nova unidade de reabilitação que a contemporaneidade exige que seja construída. No caso brasileiro, isso impõe dois desafios: o de assumir a prevenção terciária e o de incorporar a questão social no projeto de intervenção.

Além destas duas propostas, também apareceu nos últimos anos uma área que se desenvolve paralelamente às unidades de reabilitação, voltada para melhorar o desempenho de atletas e que está ligada à área da medicina esportiva. Estas unidades são geralmente associadas a unidades de atendimento de pacientes, em particular por questões de escala, embora em clubes existam como unidades independentes. Muitas academias de ginástica têm importantes componentes deste tipo de intervenção, que não será aqui abordado.

▌ Planejamento, organização e funcionamento

Reabilitação na rede de serviços

A Opas, por meio de suas publicações, vem estimulando a ideia da descentralização dos serviços de saúde. Essa proposta ganhou muito espaço dentro da construção do sistema de saúde brasileiro, em particular no estado de São Paulo. Durante a gestão João Yunes (83/86), foram criados 62 Escritórios Regionais de Saúde (ERSA), tendo sido a primeira grande experiência brasileira, em escala, sobre descentralização da saúde. Esses movimentos auxiliaram na gestação de propostas sobre o arranjo dos serviços de saúde. Uma delas, não implementada naquele momento, mas que começou a ser retomada no início dos anos 2000, é a da realização de ações de reabilitação escalonadas em distintos níveis de atenção. Assim:

- *Nível primário*: ações a serem desenvolvidas em unidades básicas de saúde pelo pessoal normalmente existente nessas unidades (médicos generalistas, enfermeiros, técnicos de enfermagem, assistentes sociais, psicólogos, dentistas) e com a estrutura e equipamentos disponíveis. As pessoas devem ser treinadas para diagnosticar, tratar com a tecnologia existente os casos identificados, realizar ações de prevenção da geração de incapacidades (principalmente, educativas, atividades em grupo, caminhadas, exercícios simples) e encaminhar casos mais complexos para os outros níveis do sistema

- *Nível intermediário*: é uma unidade presente em ambulatórios de maior porte e com a presença de vários especialistas médicos. Atende principalmente com fisioterapeutas, terapeutas ocupacionais e psicólogos. Como área física, dispõe de um espaço para atendimentos individuais dos fisioterapeutas (boxes), uma área de ginásio com aparelhos e salas para atendimentos individuais ou em grupos pelos outros profissionais. Recebe os pacientes da rede básica e os atende ou encaminha para unidades mais complexas
- *Nível regional*: é uma unidade especializada, que pode ser intrahospitalar e que incorpora todas as categorias profissionais que atendem na área de reabilitação: médicos de diferentes especialidades (ortopedista, reumatologista, oftalmologista, otorrinolaringologista, fisiatra), educador físico, nutricionista, fonoaudiólogo, psicólogo, fisioterapeuta, terapeuta ocupacional, especialista em próteses e órteses, assistente social. Também deve ter o apoio de outras especialidades médicas, como cardiologista, pneumologista, neurologista e equipe especializada no tratamento da dor. A área física deve proporcionar, pelo menos, quatro ambientes: (a) um ambiente para atividades físicas, estudo da marcha e dos movimentos, adaptada também para vivenciar atividades rotineiras, como entrar em um carro e sair dele, mover-se em casa, no banheiro etc. Nesta área, além dos diversos espaços, devem também ficar os aparelhos utilizados para exercícios, como barras, escadas, esteiras, bicicletas, espelhos etc.; (b) um ambiente voltado para as atividades em grupo, frequentemente dirigidas pela psicologia ou pela terapia ocupacional. Trata-se de espaços abertos com almofadas ou salas com mesas e balcões para realização de sessões de pintura, trabalhos manuais etc.; (c) área úmida, onde serão instalados os equipamentos para hidroterapia de membros e, se possível, a piscina, onde serão realizados exercícios para recuperação de funções musculares e exercícios isocinéticos; (d) área para uso de equipamentos individuais, constituída de boxes de atendimento para eletroterapia, termoterapia, ultrassom etc. e (e) a área de consultórios para avaliações individuais dos pacientes.

A existência de área de atendimento a portadores de deficiências auditivas implicará a incorporação de um espaço específico para cabine audiométrica e para ajuste de próteses auditivas. Alguns outros equipamentos podem ser instalados nesse local, como os utilizados para diagnóstico da capacidade respiratória.

Anexa à unidade, pode ser prevista uma oficina de próteses e órteses. Como estas unidades exigem pessoal muito especializado e máquinas para produção das próteses e órteses, a atividade tem sido, cada vez mais, realizada em escala econômica mais adequada em unidades especializadas e de maior porte.

Esta proposta não pode excluir outros arranjos. Por exemplo, uma unidade básica pode ter um fisioterapeuta para atender alguma demanda específica, determinada pela prevalência epidemiológica da área, como a presença de grande número de idosos. A ideia, cada vez mais, é privilegiar os arranjos em rede e abandonar os arranjos sistêmicos e hierarquizados. Sem dúvida, ter unidades mais complexas para atender casos mais complexos, ou seja, gerar escala para aumentar a eficiência de recursos escassos, continuará a ser uma orientação importante para montar as redes assistenciais.

Reabilitação nos hospitais

Os hospitais podem ter unidades de diferentes graus de complexidade, como a desenhada anteriormente. Além disso, uma parte importante da reabilitação pode ter um componente cirúrgico (p. ex., no caso de contrações espásticas nos portadores de paralisia cerebral ou na correção de defeitos congênitos). Existem hospitais que acabam por ter uma orientação totalmente voltada para essa atividade, como é o caso do Centrinho em Bauru, hospital ligado à USP e totalmente voltado para tratar as deformidades congênitas da face.

Tudo dependerá do projeto assistencial do hospital. O moderno hospital quase nunca escapa de ter, pelo menos, uma unidade de atendimento fisioterápico para seus pacientes. É uma área que oferece os boxes de terapia individual, consultórios e um ginásio com aparelhos para marcha. Além disso, nas UTI e nas unidades de internação é fundamental contar com o cuidado cada vez mais rotineiro do fisioterapeuta, tanto na área respiratória quanto na neurológica, e do fonoaudiólogo, na prevenção da pneumonia aspirativa. Nos hospitais, também vem se tornando rotineiro oferecer o cuidado do psicólogo, tanto para trabalhar situações de estresse do paciente como da família, no pré-cirúrgico e/ou na confirmação de diagnósticos de enfermidades com poucas possibilidades terapêuticas.

▌ Futuro

É bastante difícil estimar o número dos portadores de deficiência. A Opas sugere que cerca de 10% da população é portadora de algum tipo de deficiência. Agregando a esse número os potenciais portadores de deficiência futura, por não realizarem atividades de prevenção hoje, essa epidemia será certamente um dos mais graves problemas de saúde pública dos próximos anos.

No caso brasileiro, o descaso da saúde pública com os portadores de deficiência agrava em muito o problema no futuro imediato. Existe uma agenda abandonada, que está sendo recuperada junto com a construção da noção de cidadania. Parte dessa agenda passará por um projeto de cuidado aos portadores de deficiências, como já timidamente vem ocorrendo com a questão da acessibilidade urbana. A saída certamente passará por inovar na construção da resposta, e a inovação passará por incorporar conhecimentos e habilidades aos profissionais que atuam na atenção básica de maneira que estes venham de modo mais substantivo atuar na prevenção e no atendimento aos portadores de deficiências.

▌ Bibliografia

Opas HSS/SLOS-20. Desarrollo y fortalecimiento de los sistemas locales de salud – los servicios de rehabilitacion. Washington DC: Opas, 1993.
Ortiz, GF. Atencion médica – teoria y prática administrativas. Ciudad de México: La Prensa Médica Mexicana, 1983.

Gestão do Serviço de Alimentação em uma Instituição de Saúde

Ariane Nadólskis Severine

Introdução

O objetivo do serviço de alimentação (SA) em uma instituição de saúde vai além de servir uma alimentação saborosa, equilibrada e segura. A abrangência deste serviço ultrapassa os limites da cozinha quando contemplamos a assistência nutricional aos pacientes internos, externos e aos colaboradores, ou seja, este serviço é responsável pela produção de bens de consumo, prestação de serviços, atividades de ensino, pesquisa e controle de qualidade.

Suas atribuições se iniciam no planejamento para aquisição dos gêneros alimentícios, material descartável, utensílios, fórmulas lácteas e enterais, entre outros produtos inerentes para o desenvolvimento das atividades de compra, armazenamento, produção, distribuição e assistência.

O gestor de um SA de uma instituição de saúde é responsável por alinhar todas as frentes deste complexo negócio com estratégias e metas bem definidas para que o objetivo seja alcançado para os diferentes clientes e expectativas. Cabe ao gestor definir especificações e alterá-las sempre que necessário e monitorar o grau de satisfação dos diversos clientes.

O crescimento dos serviços de saúde faz com que as áreas de apoio, como a nutrição, repensem seus modelos de trabalho e busquem novas tecnologias e tendências para apoiar este crescimento.

Segmentos de atuação

O SA em uma instituição de saúde atua em vários segmentos conforme características e objetivos definidos pela alta administração da instituição, além, é claro, da produção de refeições. É importante sabermos em quais áreas a nutrição estará presente e quais suas responsabilidades.

Geralmente a atuação nas áreas assistenciais são o foco do serviço, pois se trata do atendimento direto ao paciente que representa o objetivo maior da instituição.

Atualmente, a presença do profissional nutricionista nas equipes interdisciplinares é indiscutível e de grande relevância para o tratamento global assistencial do paciente, seja ele internado ou ambulatorial.

As principais áreas de atuação são: unidades de internação, pacientes externos (*check-up*, ambulatórios de pediatria, oncologia, nefrologia, gerontologia, medicina do trabalho, reabilitação, obesidade etc.), setor de produção de fórmulas lácteas e dietas enterais, equipe multiprofissional de terapia nutricional, compras, setor de produção de refeições, creche entre outras.

Organograma

O organograma é elaborado conforme diretrizes da instituição. Muitas instituições dividem o SA em produção e assistência e podem ou não estar ligados a diferentes diretorias como diretoria de operações/serviços e diretoria técnica, porém devemos ter muita atenção quando ocorrer esta divisão, pois um serviço depende diretamente do outro. O resultado final da assistência nutricional está na entrega da refeição, da mamadeira ou da dieta enteral e separar a produção da assistência pode ter, como consequência, mais complicações que vantagens. A boa integração destas áreas é o pilar de sustentação para o bom resultado. Um modelo de organograma para o serviço de alimentação é ter lideranças definidas para alinhamento das equipes.

Modelo de trabalho

A definição de qual o melhor modelo de operação para o SA deverá ser analisada por vários ângulos e discutida com a alta liderança da instituição.

Para que a decisão tomada seja a mais adequada, é necessário pontuar as possibilidades em relação à estrutura de serviço, operação da produção e o resultado esperado.

Cada serviço possui características específicas, motivo pelo qual antes de selecionar o modo de operar, faz-se necessário conhecer as particularidades do serviço de alimentação.

Os modelos atualmente encontrados são:

- Terceirização total do serviço (compras, produção e assistência) com um gestor da instituição responsável pelo contrato
- Terceirização parcial (compras e produção) e demais atividades como assistência e serviços ligados diretamente ao paciente com colaboradores da instituição ficando sob administração do gestor da instituição
- Autogestão com responsabilidade da instituição por todos os serviços do SA.

O grande desafio gerencial é conciliar os objetivos da instituição, as necessidades dos clientes e a liderança dos colaboradores e, em alguns casos, o monitoramento do terceiro em um ambiente de estrutura complexa com constantes mudanças.

As instituições que possuem o modelo de autogestão estudam atualmente opções para racionalização de processos e otimização de mão de obra na área de produção de refeições.

A aquisição de produtos pré-processados, como os hortifrutis, pode auxiliar na otimização da estrutura física destinada à área de pré-preparação de vegetais e de mão de obra. Estes produtos possuem um custo mais alto em relação aos *in natura*; porém, ao se analisar o resultado final em relação aos recursos (mão de obra) economizados e a perdas (talos, folhas etc.), torna-se favorável esta opção, entretanto não são todos os produtos que se encontram disponíveis no mercado de processados. Vale também uma análise sobre aquisição de carnes já limpas e porcionadas conforme padrão predefinido; o resultado pode ser vantajoso quando o serviço não dispõe de área adequada e recurso humano suficiente para manipulação de carnes.

Em relação ao serviço terceirizado, podemos ampliar a discussão. Atualmente é vista como processo de gestão em que terceiros assumem atividades total ou parcialmente estabelecendo relações de parcerias.

O conceito de terceirização evoluiu enfatizando elementos em comum como parceria, qualidade e mudança. A adoção do processo de terceirização depende de fatores fundamentais como: o porte da instituição, a característica do serviço a ser realizado e a forma de gestão. A avaliação criteriosa destes pontos é necessária e fundamental para um resultado positivo.

Na opção de terceirizar o serviço, a definição do contrato com direitos e deveres com acordo de nível de serviço (SLA – *service level agreement*) criteriosamente estruturado auxilia na qualidade da entrega e no monitoramento das funções. Este monitoramento deve ser diário pelo gestor do contrato para que os ajustes sejam realizados de imediato sem prejuízo na entrega.

Na complexidade de uma instituição de saúde, é importante não perder o foco de que a qualidade e a segurança alimentar devem ser superiores ao resultado financeiro, porém este faz parte na análise das propostas.

A construção de uma relação de confiança entre instituição e prestador de serviço é fundamental para a saúde e manutenção do contrato.

Tendências na produção de refeições

A estrutura da área de produção de refeições abriu portas ao desenvolvimento de soluções operacionais e tecnológicas para otimizar esta "fábrica" de refeições. Temos, atualmente, no mercado soluções que nos auxiliam gerenciar uma unidade de serviços de alimentação com foco reduzido na produção, permitindo concentrar energias nos demais processos deste serviço.

Com o avanço tecnológico nesta área, já é possível adquirir algumas preparações prontas só para serem finalizadas. O sistema *sous vide* é um deles. Método de cozinhar em embalagens plásticas seladas a vácuo em baixas temperaturas por um longo tempo, o que se diferencia dos métodos convencionais de cozinha por dois modos fundamentais: O alimento cru é selado a vácuo em sacolas plásticas e o alimento é cozido utilizando aquecimento controlado com precisão.

O *sous vide* nos permite otimizar a preparação de alguns cardápios ficando apenas para regeneração e finalização do prato. Este sistema nos traz a vantagem de variar as opções dos pedidos que não foram programados no cardápio do dia, permitindo desta forma atender aos pedidos *a la carte*, frequentes nas instituições de saúde.

Para este processo é necessário investir em equipamentos como: termômetros especiais, seladora a vácuo, resfriador ultrarrápido, fornos combinados, cadeia fria e, dependendo do processo de regeneração, serão necessários carros térmicos de distribuição de refeições ou forno micro-ondas industrial.

A tecnologia disponível atualmente para o processo de distribuição possibilita que técnica como esta seja utilizada na área hospitalar.

O mercado oferece opções nacionais e importadas de carros para distribuição de refeições que permitem que estas refeições sejam mantidas sob refrigeração após a montagem das bandejas, e próximo ao horário de servir, o equipamento regenera a temperatura das preparações quentes e mantém refrigeradas as preparações frias.

Outra tendência que os serviços estão adotando para otimizar a produção de refeições é o *cook chill* que consiste na preparação e cocção normal dos alimentos seguidas de imediato porcionamento, refrigeração em condições controladas de temperatura superiores ao ponto de congelamento e armazenamento sob refrigeração. O reaquecimento é realizado no momento da distribuição que pode ser por meio dos carros de distribuição de refeições citados anteriormente.

Estas novas tecnologias têm características que alteram a rotina na área de produção de refeições e, muitas vezes, os profissionais não as enxergam como aliadas à melhoria de processos e, sim, como ameaça (Quadro 19.2). O fato de ser necessária uma estrutura adequada em relação à área física e equipamentos adequados faz que estes modelos sejam repensados em função do custo. Este fato, em especial, deve ser analisado, pois pode ser vantajoso e dar condições para uma operação com custo menor ao final de sua implantação.

A quebra de paradigmas se faz necessária. Este setor sempre trabalhou no modelo tradicional no qual, em todos os dias, se inicia uma operação gigantesca para que a refeição seja entregue no horário.

Dentre as vantagens destacamos o fato de evitarmos o estresse de todo dia produzir, horas antes da refeição, e poder se programar sem surpresas de entregas ou imprevistos com as estruturas de recursos humanos (faltas e atrasos) ou, ainda, problemas na estrutura física (falta de energia, problemas de instalações hidráulicas, entre outras).

Para se iniciar esta modalidade de trabalho é necessário ter uma estrutura física e equipamentos adequados para o resfriamento, armazenamento e regeneração.

Em uma instituição de saúde, como já referido anteriormente, na complexidade da operação e nas inúmeras dietas disponíveis para o atendimento das restrições às patologias, estes sistemas de trabalho podem otimizar as preparações das dietas sem restrição (dieta geral) ou das solicitações não programadas.

Estas são tendências de impacto para a reestruturação de grandes serviços.

Recursos humanos

O gestor do SA tem a responsabilidade de administrador de recursos humanos, definindo o perfil de cada colaborador para o cargo, seleção, descrição de funções, aperfeiçoamento de mão de obra e determinação de rotinas e procedimentos da área.

Quadro 19.2 Processos de produção de refeições.

	Vantagens	Desvantagens
Sous vide	Segurança alimentar	Limitação das preparações
	Preservação da unidade natural do alimento	Dificuldade em ajustar temperos × preparações
	Realce do sabor	Custo inicial de investimento
	Otimização da produção para diferentes preparações	Adaptação da técnica de cocção para diferentes preparações
	Validade prolongada	
Cook chill	Otimização do tempo de produção e RH	Custo inicial de investimento
	Ganho de produtividade com a mesma área física	Impossibilidade de realizar a preparação de alguns alimentos devido ao preparo antecipado
	Operação programada evitando problemas de fornecimento de produtos. É possível se reprogramar no caso de falhas nas entregas	Interferência no resultado final em função do processo de regeneração inadequado (ressecamento/apresentação)
	Redução de custo operacional	
	Validade das preparações de até 5 dias sob refrigeração	

Fonte: elaboração do autor.

O dimensionamento dos recursos humanos no SA em uma instituição de saúde é realizado baseando-se em alguns fatores como:

- Característica do hospital – geral ou especializado
- Modelo de construção:
  - Monobloco: horizontal ou vertical
  - Várias torres
- Característica dos pacientes:
  - Particulares
  - Conveniados
  - Serviço de acompanhante
- Número de refeições:
  - Pacientes
  - Acompanhantes
  - Médicos
  - Colaboradores
- Padrão de atendimento:
  - Cardápio opcional
  - Cardápio fechado
  - *À la carte*
- Sistema de distribuição:
  - Centralizado
  - Descentralizado
  - Misto
- Área física e instalações
- Jornada de trabalho.

Estes critérios são fundamentais para se dimensionar a equipe de produção e assistência.

Gerenciamento de custo

O SA é uma unidade que possui custos elevados e que geralmente não possui receita.

O planejamento e o acompanhamento das ações e processos permitem gerenciar com eficiência os custos da unidade.

Para controlar os custos é necessário:

- Planejar o cardápio de forma eficiente: uma dieta deve declinar das preparações das demais dietas com a mesma base de matéria-prima. A definição do porcionamento e do *per capita* é necessária para aquisição dos gêneros com melhor negociação
- Padronização das preparações com receitas técnicas
- Critérios bem estabelecidos no padrão da matéria-prima visando ao custo/benefício
- Acompanhamento de aquisições, entregas e armazenamento adequado para evitarmos perdas
- Planejamento da produção conforme taxa de ocupação e característica das dietas prescritas
- Acompanhamento da manipulação e distribuição das refeições, garantindo a qualidade e minimizando desperdício
- Planejamento de equipamentos para otimização da operação, fluxo e mão de obra
- Manutenção dos equipamentos que permitam desempenho adequado à produção, garantindo fluxo operacional
- Seleção e desenvolvimento de mão de obra qualificada, objetivando melhor resultado operacional
- Estabelecer critérios de qualidade e nível de serviço.

Uma ferramenta eficiente para acompanhamento dos custos é a curva ABC que permite a visualização dos produtos e gêneros que têm impacto na operação em relação à quantidade/custo.

Classe A: itens com alto custo ou alto consumo e correspondem a 10 a 20% dos itens e 80% do valor total do custo de gêneros.

Classe B: itens que possuem custo ou consumo mensal intermediário e correspondem a 30 a 40% dos itens e a 15% do valor total do custo de gêneros.

Classe C: itens com custo ou consumo mensal baixo e correspondem a 50% dos itens e a 5% do valor total do custo de gêneros.

Lactário | Setor de produção de fórmulas lácteas e dietas enterais

O lactário é a unidade destinada a limpeza, esterilização, preparo e guarda de mamadeiras e fórmulas lácteas, podendo também ser responsável pela produção, pelo armazenamento e pela distribuição de dietas enterais e suplementos nutricionais, desde que o fluxo seja devidamente elaborado.

Este setor está sob responsabilidade do SA e o responsável técnico deve ser o nutricionista, que tem a tarefa de implantar e gerenciar os processos.

Para que esta unidade possa trabalhar conforme normas e legislações, devemos ter processos minimamente detalhados para higiene pessoal, de utensílios e ambiental, processamento de alimentos e fórmulas, controles microbiológicos, armazenamento, recebimento da ordem de produção, identificação dos produtos, distribuição, entre outros.

Padronização

Atualmente encontramos no mercado uma grande variedade de fórmulas lácteas e dietas enterais e, por este motivo, a elaboração de uma padronização que atenda os diferentes segmentos deste setor deve ser criteriosa.

Nas dietas enterais no sistema fechado, a dispensação pode ficar sob responsabilidade da farmácia, porém a competência técnica na determinação da formulação e o acompanhamento é responsabilidade do nutricionista clínico. Esta possibilidade racionaliza a área de estoque e a mão de obra destinada à identificação e à dispensação destas dietas por parte do lactarista que passa assumir outras atribuições.

Planejamento de compras

O planejamento de compras deve ser baseado no movimento do estoque e o acompanhamento deste estoque é realizado por meio do relatório diário de produção.

As fichas técnicas para o preparo das fórmulas e possíveis combinações entre fórmulas lácteas e mucilagens, assim como dietas enterais e módulos, são necessários para que o produto seja uniforme e o controle de estoque baseado na produção seja real.

É importante ser definida de forma clara e objetiva a política de compra para produto não padronizado, porém devemos trabalhar com esta situação na forma de exceção, pois a rotina na produção é diretamente afetada nestes casos. Na área da pediatria, esta situação não é incomum devido a particularidades das crianças e médicos. Nestes casos, o nutricionista clínico deve ajustar o produto com a equipe médica, propondo similares presentes na padronização para evitar uma compra não padronizada desnecessária.

Controle de produção e distribuição

A produção das diferentes fórmulas deve ter lote determinado para que a rastreabilidade seja possível em qualquer momento. No lote desta produção deve constar a descrição dos produtos utilizados e seus respectivos lotes de fabricação para também serem rastreados na vigência de uma não conformidade.

Fichas específicas e tabelas para este controle podem ser elaboradas. A tecnologia da informação através de sistema informatizado já está presente neste setor, permitindo o acompanhamento de toda a cadeia do processo produtivo com a leitura de código de barras.

Este sistema pode ser implantado, cadastrando todos os produtos que são produzidos e todos os ingredientes que compõem as receitas.

Além da rastreabilidade podemos atribuir a este sistema a identificação do produto com etiquetas contendo a descrição do produto, nome do paciente, leito e número do prontuário.

Na distribuição este sistema permite alinhar a identificação do produto com a leitura da identificação do paciente em sua pulseira através da leitura do código de barras ou ainda na identificação no prontuário do paciente. Esta checagem com estas duas ou três leituras evitaria uma entrega equivocada, garantindo a segurança da informação e do paciente.

Controle microbiológico

Diariamente inúmeras fórmulas são produzidas e todas devem ter uma amostra controle que devem ser armazenadas sob refrigeração em temperatura de até 4°C por 96 h para rastreabilidade no caso de não conformidades.

Mensalmente recomenda-se uma análise microbiológica de produtos, utensílios e manipuladores para checagem de processos.

Gerenciamento da qualidade no serviço de alimentação

O SA trabalha com produtos críticos e processos complexos, o que exige que tenhamos controles rigorosos para garantir um alimento seguro. A garantia da qualidade dos alimentos é feita com a prevenção de veiculação de agentes patogênicos.

A Organização Mundial da Saúde (OMS) considera fundamentais alguns itens para a proteção e preservação dos alimentos e são considerados como Regras de ouro da OMS:

- Preferir alimentos tratados com objetivos higiênicos
- Cozinhar bem os alimentos
- Consumir imediatamente os alimentos cozidos

- Guardar cuidadosamente os alimentos cozidos
- Reaquecer bem os alimentos cozidos
- Evitar contato entre os alimentos crus e os cozidos
- Lavar as mãos frequentemente
- Manter cuidadosamente limpas todas as superfícies da cozinha
- Manter os alimentos fora do alcance de insetos, roedores e outros animais
- Utilizar água pura.

Além destas regras, devem ser aliados:

- Manual de boas práticas de fabricação
- Padronização de procedimentos operacionais (POP)
- Análise de perigos e pontos críticos de controle (APPCC).

Podemos assegurar um excelente produto com todas estas regras, porém de nada adiantará ter regras descritas se não houver um treinamento adequado para os colaboradores que irão operar o serviço.

O treinamento e a reciclagem são a alma e o caminho para o sucesso da operação e a garantia de um bom resultado.

Recomenda-se, nos serviços de grande porte, uma equipe destinada somente para treinamentos e reciclagens que ficaria responsável pela educação continuada da equipe, uma vez que são muitos procedimentos e rotinas.

Bibliografia

Abreu, ES, Spinelli, MGN, Pinto, MAS. Gestão de unidades de alimentação e nutrição: um modo de fazer. 3ª edição. São Paulo: Metha, 2009.

Baldwin D. Guia prático para cozinhar em sous-vide. Traduzido por Pratginestós NM. São Paulo: Gastronomy Lab, 2005.

Brasil. Secretaria de Saúde do estado de São Paulo. Centro de Vigilância Sanitária. Portaria CVS nº 5 de 9 de abril de 2013 – Regulamento Técnico de Boas Práticas para Estabelecimentos Comerciais de Alimentos e para Serviços de Alimentação. Disponível em: http://www.anvisa.gov.br.

Brasil. Secretaria Municipal da Saúde de São Paulo. Portaria nº 2619 de 06 de dezembro de 2011. Regulamento de Boas Práticas e de Controle de condições sanitárias e técnicas das atividades relacionadas à importação, exportação, produção, manipulação, beneficiamento, acondicionamento, transporte, armazenamento, distribuilção, embalagem, reembalagem, fracionamento, comercialização e uso de alimentos, águas minerais e de fontes, bebidas, aditivos e embalagens para alimentos. Disponível em: http://www.prefeitura.sp.gov.br.

Gobbo, MA, Maculevicius, J. Manual de organização do lactário. Rio de Janeiro: Atheneu, 1985.

Mallon, J, De Negri, ST. Processos de terceirização em serviços de alimentação coletiva. Disponível em http://www.racine.com.br acessado em outubro de 2009.

Mezomo, IB. Os serviços de alimentação – Planejamento e Administração. 5ª edição. São Paulo: Manole, 2002.

Rubim, C. Gestão de negócios em unidades de alimentação e nutrição (UAN) – Uma Visão Estratégica. Disponível em http://www.racine.com.br acessado em outubro de 2009.

Silva Junior, EA. Manual de controle higiênico-sanitário em serviços de alimentação. 6ª edição. São Paulo: Varela, 2008.

Silva, SMCS, Mura, JDP. Tratado de alimentação, nutrição e dietoterapia. São Paulo: Roca, 2007.

Zanella, LC. Instalação e administração de restaurantes. São Paulo: Metha, 2007.

SERVIÇO DE ARQUIVO MÉDICO E ESTATÍSTICA

Gonzalo Vecina Neto

O serviço de arquivo médico e estatística (Same), também chamado de serviço de prontuário do paciente (SPP), é uma unidade que vem ganhando importância no hospital, em particular devido à questão da qualidade do processo de atenção. Sua função primordial é receber, processar e armazenar as informações do paciente. Historicamente, a unidade é identificada como a que recepciona o paciente, registra seus dados de identificação, abre a ficha de atendimento (pronto-socorro, ambulatório, exames subsidiários, internação), abre a ficha-índice (utilizada no arquivo geral para registrar a entrada do paciente e identificá-lo com um número único), abre o prontuário, organiza e audita o prontuário, encaminha as informações para o sistema de cobrança (autorização de internação hospitalar [AIH] no SUS, ou a documentação específica de cada convênio no hospital privado), responde às consultas da auditoria da fonte pagadora, responde às solicitações legais de informações sobre o paciente, realiza agendamentos e ainda prepara as estatísticas sobre a movimentação dos pacientes no hospital – a estatística nosológica e a administrativa. Em geral, está estruturada em três setores: registro, arquivo e estatística, que executam as atividades listadas anteriormente.

▌ Planejamento, organização e funcionamento

Registro de pacientes

O Same tem a responsabilidade de registrar os contatos com o paciente. As atividades desempenhadas para o registro são descritas a seguir.

◢ **Agendamento.** O Same tradicional detém a função agendamento através de uma central telefônica que armazena as posições disponíveis para realização dos serviços hospitalares e as condições para a realização da atividade agendada: jejum, pré-medicação, horários, preços, forma de pagamento etc. Esta é, portanto, uma atividade crítica para o hospital que se comunica com o mundo exterior. Envolve problemas como o tempo de espera na ligação, o tipo de avisos fornecidos durante a espera, o número de ligações perdidas, o treinamento da telefonista para dar informações clínicas, as soluções com as quais ela enfrenta conflitos de agendamento de mais de um exame no mesmo dia. Por essas razões, é muito complexo conseguir terceirizar um *call center* de hospital que quer fidelizar a sua clientela. É diferente quando se tem um hospital sem essa preocupação, onde uma central de chamadas terceirizada consegue uma escala econômica melhor e aumenta a eficiência, embora com um atendimento despersonalizado. Tem havido uma migração destas atividades de agendamento, que tradicionalmente eram realizadas pelo Same e que vêm sendo realizadas por outras áreas do hospital (ora ligada à enfermagem, ora ao comercial). O objetivo é agilizar e melhorar o agendamento, aproximando-o da operação crítica – relacionamento com os convênios, realização de exames. O problema é como integrar as ações, de tal maneira que o paciente não seja submetido a um fluxo confuso. Portanto, uma rotina adequada e um pessoal capacitado a executá-la podem tornar bem-sucedida a operação desta crítica função.

◢ **Recepção.** O paciente, ao chegar pela primeira vez ao hospital, poderá estar fazendo um contato eventual – exames subsidiários ou consulta no pronto-socorro. Nestes casos, ele será identificado por meio de uma ficha de atendimento, onde será registrado o que for realizado. Esse documento ficará no hospital para documentação do atendimento realizado e servirá como instrumento para emitir a cobrança (no caso de hospitais privados). Esta ficha deverá estar acompanhada, quando for o caso, de documento de consentimento assinado pelo paciente, onde ele se declara informado do que será realizado e autoriza o hospital a realizá-lo.[1] O arquivamento da ficha de atendimento e de seus anexos é realizado pela área de arquivo do Same, apenas pelo número e data da realização do atendimento, devendo, no entanto, quando o paciente tem algum registro no hospital, ser enviado ao seu prontuário.

Outra possibilidade é que o paciente venha a ter um contato que se desdobrará em outras atividades com o hospital, como uma internação ou o início de um tratamento contínuo (ambulatorial, quimioterapia, reabilitação). Nesse caso, sua identificação deve gerar inicialmente uma ficha de registro – ficha-índice – cuja utilidade é ser a informação que sempre permite a rápida localização das informações do paciente, a cada passagem do paciente pelo serviço, por meio de seu número de registro. Este é um procedimento fundamental, pois os pacientes que se tornam clientes do hospital, ao terem um único número de informação, têm também um único processo de registro dos atos médicos realizados no hospital (prontuário médico), o que permite que seu tratamento seja sempre concatenado com toda a sua história clínica, e não visto episódio a episódio.

Este procedimento sempre foi crítico. Nos hospitais privados, dado o custo de realizar um controle único, sempre deixou de ser realizado. Os hospitais-escola valorizam a ideia da continuidade do tratamento e, portanto, do registro único e, consequentemente, do prontuário único. Com a banalização e com a queda dos custos do processamento eletrônico de dados, este procedimento tende a ser adotado por todos os hospitais. Também tem contribuído para uma revalorização desta função e do próprio Same o recente movimento de certificação hospitalar, que exige um prontuário único e registros confiáveis.

A recepção tem se destacado do Same, que era a área que executava esta função. Em alguns hospitais, esta área de recepção tem ficado com a enfermagem; em outros, dados os procedimentos de pagamento, tem ficado ligada ao financeiro. Ainda se veem situações em que fica ligada ao comercial. Como com a função de agendamento, esta mudança busca aumentar a efetividade ora do relacionamento com operadoras, ora do faturamento ou da própria operação. Seja qual for a solução organizacional, ela dependerá de rotinas integradoras e de capacitação.

◢ **Fluxo de saída (alta e óbito) do paciente.** A saída do paciente se dá por alta, óbito, transferência ou fuga. Trata-se de um momento crítico do processo de atenção. A saída por alta médica (existe a saída por alta a pedido do paciente ou de seus familiares) inicia-se com o comunicado do médico ao paciente, continua com a prescrição

---

[1]O consentimento informado é um documento que deve estar anexo a todas as movimentações do paciente. Neste texto, ele não será mais mencionado.

da alta, com a orientação do paciente em relação aos cuidados a serem executados fora do hospital (que devem ser comunicados por todos os profissionais envolvidos no cuidado) e com a liberação do leito pelo Same. Esta unidade se responsabiliza pela conferência do prontuário, se ele está completo, com documentos como resumo de alta. Quando a saída se dá por óbito, ainda lhe cabe verificar se o atestado de óbito está correto.

A liberação do leito no hospital privado depende ainda da quitação das contas do paciente (mesmo pacientes de convênio podem ter que pagar gastos não cobertos e/ou honorários médicos). Assim, nesses casos, a liberação é dada pelo financeiro. Este passo ainda é um grande desafio, pois, dependendo do grau de automatização do fechamento das contas, muitas inclusões (e, às vezes, exclusões) serão feitas nesse momento, e essa atividade pode durar de poucos minutos a longas horas, levando a desgastes para todos os envolvidos. Podem ser necessárias negociações em relação às contas, que deveriam gerar o mínimo constrangimento possível. Como se trata de questões cotidianas, o pessoal deve estar capacitado a enfrentar estas situações.

Após este momento, entra em ação outra operação complexa que é feita pela área de internação e alta do Same. O paciente é comunicado de que o trâmite de alta está terminado e precisa desocupar o quarto para que este possa ser higienizado com vistas a receber outro paciente. Às vezes, o paciente tem que esperar um familiar, ou quer almoçar antes de sair, levando a algumas situações não rotineiras, mas que devem ser previstas nas normas de funcionamento do hospital. O fluxo de óbitos e transferências segue uma rotina semelhante.

Após a saída do paciente, no caso dos convênios ocorre auditoria das contas, quando os auditores querem revisar o prontuário e rever os lançamentos contábeis. É uma operação que envolve o Same (pelo prontuário), o comercial (pelas regras pactuadas) e o financeiro (pelos lançamentos). Do lado do hospital, este diálogo deveria ter apenas um representante, que consiga estabelecer um diálogo produtivo, pois nesse momento os convênios são o cliente.

Prontuário médico

O prontuário médico é o repositório das informações reunidas durante o processo de atendimento do paciente, utilizado por todos os profissionais envolvidos na assistência. O termo prontuário único se refere a que, nas diversas passagens do paciente pelo hospital, deve recuperar-se seu prontuário e, neste, ir registrando o resultado de suas sucessivas passagens pelo hospital. O resultado desta prática é uma visão integrada e única do processo de atenção ao paciente. O prontuário é do paciente e está sob a guarda do hospital, ou do estabelecimento de saúde. Deve haver uma norma sobre como são agregadas as informações, outra sobre como o prontuário pode ser requisitado, e ainda sobre como circula pelo hospital. Ainda se faz necessária uma norma para seu arquivamento.

Um dos modelos de arquivamento é o numérico sequencial; outro é o dígito terminal, com ou sem cores. O segundo modelo, embora mais complexo, oferece segurança contra os erros de arquivamento, além de permitir um melhor planejamento físico do sistema. Em futuro que já se avizinha, o prontuário deverá ser totalmente eletrônico, o que diminuirá, em muito, a complexidade atual com a sua circulação e controle. No momento, a discussão está centrada na assinatura eletrônica dos profissionais, para o que já existem soluções, mais complexas, como as que utilizam características biológicas, ou mais simples, com

sistemas de senhas. O maior problema a enfrentar é o da segurança dos dados do paciente, ou seja, como garantir rastreabilidade, sigilo e responsabilidade pelos registros realizados. As soluções já existem, mas não estão suficientemente testadas no Brasil. Em alguns países, já se discute o conceito de informações transportadas pelo próprio paciente em *chips* (ver o Capítulo 22, Gestão da Tecnologia de Informação) ou megassistemas de controle de bancos de dados médicos.

Declarações e atestados

O Same deve ter uma área especializada em responder a demandas dos próprios pacientes, dos convênios e das autoridades judiciais sobre a emissão de laudos e atestados. Quando um documento como esse é solicitado, a primeira análise deve ser a legal, em existindo previsão de entrega do documento, o profissional responsável pelo atendimento deve ser solicitado a produzir o documento ou o próprio setor poderá retirar a informação dos registros existentes.

Estatística

A estatística nosológica é aquela referente aos diagnósticos e procedimentos realizados no hospital e pelos seus profissionais. No passado, requeria um complexo e trabalhoso sistema de registro em fichas com vários cruzamentos possíveis (por diagnóstico, por topografia, por médico) e somente existia nos hospitais de ensino. Também nos hospitais com atividade de ensino, esta área é a que promove levantamentos para oferecer os dados para alimentar pesquisas que devem ter sua prévia autorização pelas respectivas comissões de ética.

A estatística administrativa é a responsável pelo controle da movimentação dos leitos (este controle pode ser realizado em alguns hospitais pela área da recepção), pela contagem dos atendimentos realizados nas várias áreas do hospital, como ambulatório, pronto-socorro, centro cirúrgico, centro obstétrico, áreas do apoio diagnóstico e terapêutico etc. Aqui devem ser produzidos os indicadores clássicos de média de permanência, taxa de ocupação, taxa de mortalidade, índice de giro, intervalo de substituição, taxa de cesárea, taxa de reoperações etc. Esta também pode ser a área que compila indicadores de outras áreas, como infecção hospitalar, limpeza, lavanderia. As estatísticas das áreas administrativas propriamente ditas (dados financeiros, compras, dados de pessoal) geralmente são compiladas nas áreas administrativas e de planejamento do hospital. De qualquer maneira, existe uma tendência a migrar parte desta atividade, senão de produção, pelo menos de análise, para a área de gestão da qualidade.

❙ Futuro

O Same, em particular dos hospitais públicos, funciona com maior ou menor concentração das funções anteriormente descritas, mas a tendência é de descentralizar uma parte dessas funções e, com a informatização, outra parte será absorvida dentro do próprio processamento eletrônico, como a realização das estatísticas, geralmente processadas e interpretadas pela área de gestão da qualidade. O que tem ocorrido é que um conjunto de atividades – recepção, agendamento, registro, controle de informações, que tinham como centro o contato com o paciente e o controle de suas informações, com a revolução da informática e da comunicação, vem dando a oportunidade de montar diferentes opções de departamentalização, com ganho expressivo de qualidade para o contato do hospital com o paciente. Isso significa que o Same está em extinção? Como ele tradicionalmente vem sendo apresentado, provavelmente sim. Ele está passando por um processo de transformação em que suas funções estão sendo incorporadas dentro do processo de atenção e o seu principal produto – qualidade para o processo de atenção via padronização e controle das informações sobre o paciente – está sendo incorporado ao próprio processo de atenção no momento em que este ocorre. Com o fim da utilização de papel como forma de realizar registros, o Same deverá ser o responsável pela emissão de laudos e documentos legais e o diálogo com a auditoria das fontes pagadoras.

No entanto, o registro dos atos médicos será cada vez mais fundamental e também um conjunto de informações não médicas que tem relevância do ponto de vista da humanização do processo de atendimento e, portanto, da qualidade intrínseca da assistência. Em inglês, *customer relationship management* (CRM), que pode ser traduzido como gestão de relacionamento com o cliente. Trata-se de operar um *software*, geralmente pela recepção do hospital, que acumula as informações sobre as escolhas e preferências do cliente, de tal maneira que, em um momento de um contato futuro, o hospital possa atendê-lo melhor sem que ele tenha que solicitar especificamente suas preferências. Certamente, dependendo do modelo, esta proposta pode significar uma sofisticação muito grande, mas, operado com cautela, pode significar um atendimento mais humano e de melhor qualidade.

Bibliografia

Anvisa – RDC 50 – Regulamento Técnico para planejamento, programação, elaboração e avaliação de projetos físicos de estabelecimentos assistenciais de saúde: Brasília, DF, 21/02/2002.

Attkisson, CC *et al.* Administración de hospitales. Fundamentos y evaluación del servicio hospitalario. México: Trillas, 1993.

Malagón-Londoño, G. Administración hospitalaria. 2ª ed., Bogotá: Ed. Médica Panamericana, 2000.

Opas – El Departamento de Registros Médicos: Guia para su organizacion, Serie Paltex nº 19, OPAS, Washington DC, 1990.

Temes, LJ *et al.* Gestión clínica. Madrid: McGraw-Hill – Interamericana de España, 2001.

Varo, J. Gestión estratégica de la calidad en los servicios sanitarios. Madrid: Ed. Díaz de Santos, 1994.

CENTRAL DE MATERIAL ESTERILIZADO

Gonzalo Vecina Neto

Definições fundamentais

◢ **Centro de material esterilizado (CME).** Esta unidade é destinada a processar limpeza, empacotamento, desinfecção e/ou esterilização de produtos que serão utilizados no processo de atenção à saúde. É chamada de central, devido à tendência à concentração da fase de esterilização em uma única unidade.

◢ **Artigo crítico.** Os artigos destinados aos procedimentos invasivos em pele e mucosas adjacentes, nos tecidos subepiteliais e no sistema vascular, bem como todos os que estejam diretamente conectados com este sistema, são classificados como artigos críticos. Estes requerem esterilização. Por exemplo, agulhas, cateteres intravenosos, materiais de implante etc.

◢ **Artigo semicrítico.** Os artigos que entram em contato com a pele não íntegra, porém esse contato é restrito às camadas da pele ou com mucosas íntegras, são chamados de artigos semicríticos e requerem desinfecção de médio ou de alto nível ou esterilização. Por exemplo, cânula endotraqueal, equipamento respiratório, espéculo vaginal, sonda nasogástrica etc.

◢ **Artigo não crítico.** Os artigos destinados ao contato com a pele íntegra e também os que não entram em contato direto com o paciente são chamados de artigos não críticos e requerem limpeza ou desinfecção de baixo ou médio nível, dependendo do uso a que se destinam ou do último uso realizado. Por exemplo, termômetro, materiais usados em banho de leito como bacias, cuba-rim, estetoscópio, roupas de cama do paciente etc.

◢ **Biofilme.** Os biofilmes são agregações complexas das bactérias, que segregam matriz adesiva protetora – neste caso, protetora das bactérias, contra qualquer tentativa de exterminá-las. Os biofilmes formam-se em virtualmente qualquer situação em que haja contato de sólidos e líquidos ou sólidos e gases. Sabe-se que polissacarídios produzidos e excretados pela célula, os exopolissacarídios (EPS) produzidos, por exemplo, pelas espécies *Escherichia coli* e *Vibrio cholerae*, são essenciais no desenvolvimento de biofilmes maduros. O principal componente da remoção do biofilme, que é fundamental para o processo de instalação e multiplicação de microrganismos, é a limpeza mecânica. Sobre este fato, existe unanimidade que ainda não está suficientemente difundida. A fase mais importante do processo de esterilização e/ou desinfecção é a fase da limpeza mecânica que irá remover ou reduzir muito o biofilme.

◢ **Esterilização.** É o processo de destruição de todas as formas de vida microbiana, ou seja, bactérias nas formas vegetativa e esporulada, fungos e vírus, mediante a aplicação de agentes físicos e químicos. Entretanto, considerando o comportamento dos microrganismos em um meio de cultura e sob ação de um agente esterilizante (morte em curva logarítmica), o processo de esterilização assume um entendimento mais complexo. Sendo assim, esterilização é o processo pelo qual os microrganismos são mortos a tal ponto que não seja mais possível detectá-los no meio de cultura padrão no qual previamente haviam proliferado. Convencionalmente, considera-se um artigo estéril quando a probabilidade de sobrevivência dos microrganismos que o contaminam é menor do que 1:1.000.000 (10^{-6}). Esse critério é o princípio básico dos testes biológicos em geral utilizados para controlar os processos de esterilização.

◢ **Desinfecção.** Processo de eliminação ou destruição de todos os microrganismos na forma vegetativa, independente de serem ou não patogênicos, presentes nos artigos e objetos inanimados. A destruição de algumas bactérias na forma esporulada também pode ocorrer, mas não se tem o controle e a garantia desse resultado. No seu espectro de ação, a desinfecção de alto nível deve incluir a eliminação de alguns esporos, do bacilo da tuberculose, de todas as bactérias vegetativas, dos fungos e de todos os vírus. A desinfecção de alto nível é indicada para itens semicríticos, como lâminas de laringoscópios, equipamentos de terapia respiratória e anestesia. Na desinfecção de nível intermediário, não é esperada ação sobre os esporos bacterianos e ação média sobre vírus não lipídicos. No entanto, é importante que seja tuberculicida, elimine a maioria dos fungos e atue sobre todas as células vegetativas bacterianas. Na desinfecção de baixo nível, não há ação sobre os esporos ou sobre o bacilo da tuberculose, podendo ter ou não ação sobre vírus não lipídicos e tem atividade relativa sobre fungos, mas é capaz de eliminar a maioria das bactérias em forma vegetativa.

◢ **Descontaminação.** Descontaminação e desinfecção não são sinônimos. A descontaminação tem por finalidade reduzir o número de microrganismos presentes nos artigos sujos, de forma a torná-los seguros para manuseio, isto é, de maneira a que ofereçam menor risco ocupacional.

Produtos e meios desinfetantes

Existem uma série de produtos desinfetantes, todos com suas limitações de preço, agressividade aos materiais ou ao meio ambiente, atividade ou toxicidade. Não há um produto ideal. Pior, nenhum tem utilidade sem uma técnica adequada. Muitas vezes, eles são usados como se fossem mágicos – e, sem a técnica adequada, somente sobram seus piores efeitos. Além disso, antes do desinfetante deve vir a limpeza. Sem uma adequada limpeza, os produtos não conseguem realizar seus objetivos. Os produtos mais importantes utilizados para desinfecção na área da saúde são descritos a seguir.

◢ **Glutaraldeído.** É um aldeído com toxicidade humana cujo uso foi proibido pela Anvisa. Era um desinfetante de alto nível e esterilizante, dependendo do tempo de exposição. Foi excluído devido ao seu mau uso, principalmente envolvendo materiais utilizados em endoscopia e laparoscopia. Certamente, contribuiu para sua exclusão a chegada tardia ao mercado brasileiro do ácido peracético.

◢ **Formaldeído.** Também um aldeído com toxicidade humana, que pode ser encontrado na forma aquosa a 10% ou na alcoólica a 8%. É desinfetante de alto nível com imersão dos produtos por 30 min. É utilizado para vidrarias e em hemodiálise.

◢ **Fenólicos.** Desinfetantes de nível médio que agem em 10 min em superfícies e em 30 min em artigos. Não devem ser usados em berçários. Têm ação residual e são muito úteis em superfícies.

◢ **Quaternários de amônia.** Desinfetantes de baixo nível; já quase foram esquecidos. Devido a sua baixa toxicidade, estão sendo associados a produtos detergentes e estão sendo utilizados, em particular, para superfícies, principalmente onde os fenólicos e/ou clorados não podem ser usados, particularmente em áreas não críticas.

◢ **Cloro.** É um desinfetante de alto nível, geralmente apresentado como líquido ou pó, como hipoclorito, associado a cálcio, lítio, sódio ou potássio. É um produto de baixo custo, porém não funciona em presença de matéria orgânica que consome o cloro livre, corrói metais, tem ação descolorante, é muito difícil de validar e, na forma líquida, na presença de luz, o cloro livre se perde rapidamente. A solução em geral utilizada é a 2% ou 20.000 ppm (cada 1% de cloro livre equivale a 10.000 ppm). Pode ser usado para borrachas e superfícies.

◢ **Álcool.** Álcool etílico a 70% apresenta custo intermediário em relação ao cloro, tem baixa toxicidade e boa ação germicida. É um desinfetante de nível médio de artigos e superfícies e deve ser aplicado com exposição de 10 min. Não é aconselhável para borrachas, plásticos e cimento de lentes.

Produtos e meios esterilizantes

◢ **Glutaraldeído.** A 2%, com um tempo de exposição de 12 h, é esterilizante, mas foi banido no Brasil devido a problemas na forma de uso que estimularam casos de infecção, principalmente em cirurgias plásticas.

◢ **Formaldeído.** Em solução aquosa a 10% ou em solução alcoólica a 8%, com tempo de exposição de 18 h, o procedimento é esterilizante. Dadas a sua toxicidade e a existência de outros métodos para esterilizar materiais termossensíveis, seu uso tem sido muito restrito. O mesmo ocorre com o uso de pastilhas de paraformaldeído. Foram recentemente introduzidas no país as autoclaves de esterilização a frio (60°C), que empregam formaldeído e que têm sido utilizadas com bons resultados. A esterilização se dá por uma combinação de tempo de exposição, concentração do gás produzido, pressão e temperatura. Existe uma discussão em relação ao uso das autoclaves de paraformaldeído que, apesar de registradas na Anvisa, são acusadas de não conseguirem ter seu processo validado. Mas a solução tem um custo de aquisição e operação muito melhor que suas alternativas (plasma de peróxido e óxido de etileno). Se for resolvida a questão da validação da autoclave de paraformaldeído, os hospitais terão mais uma alternativa.

◢ **Vapor saturado sob pressão.** Este é o modelo mais usual de esterilizar e tem evoluído muito devido à incorporação de avanços tecnológicos nos equipamentos, embora tenha a limitação de não poder ser usado para produtos termossensíveis. Hoje está disponível com quatro possibilidades de funcionamento – retirada do ar frio por: gravidade, pressão pulsante, alto vácuo e pressão pulsante com deslocamento por gravidade. O último método é o mais eficiente para produzir ciclos mais rápidos, o que é crítico do ponto de vista do tamanho do inventário. O processo se dá por uma combinação entre tempo, exposição e temperatura. Nas autoclaves de gravidade e temperatura de operação de 121°C, o ciclo será de 30 min para produtos embalados. Nas de alto vácuo com temperatura de 133°C, o ciclo será de 4 min para produtos embalados. Para produtos não embalados (vidros e metais) nestas autoclaves, pode-se ter um ciclo ultrarrápido, usado em situações especiais de 3 min e chamado de *flash*. Para borrachas, será de 10 min (não embaladas).

◢ **Calor seco.** Com temperatura de 200 a 220°C por 2 h, esterilizam-se, principalmente, pós e óleos. Foi muito utilizado em consultórios dentários e hoje seu uso está proibido devido à possibilidade de técnicas inadequadas. O problema é que, a cada abertura da estufa, o tempo deve ser zerado, o que ocasiona um mau uso da tecnologia, praticamente ausente dos hospitais.

◢ **Radiação.** Apesar da existência da radiação infravermelha, da ultravioleta e das ondas curtas, dada a sua baixa penetrabilidade seu uso não é permitido no país. A radiação gama, geralmente obtida a partir de fontes de cobalto, é bastante utilizada, mas, devido ao custo da construção e operação destas unidades, seu uso é restrito à indústria, que gera grandes escalas econômicas para fazer frente ao investimento realizado. Sua utilidade advém do fato de que também é um método a frio e tem tido crescente emprego inclusive na indústria alimentícia, para aumentar a viabilidade dos alimentos irradiados.

◢ **Plasma de peróxido de hidrogênio.** É método introduzido nos anos 1990 e de custo de aquisição e operação bastante elevado. Os produtos devem ser embalados em um falso tecido e o ciclo é a frio. O tempo de duração é de cerca de 1 h. Produtos com lúmen têm limitações e/ou devem receber uma turbina para garantir a penetração do gás. Sua atuação se dá através do uso de autoclaves e de cassetes de plasma de peróxido de hidrogênio.

⬛ **Óxido de etileno.** Este produto é muito eficaz na esterilização a frio, utiliza ciclo de cerca de 4 h, seguido de aeração forçada por 12 h ou, no ambiente, por 7 dias. É inflamável, irritante de mucosas, carcinogênico e teratogênico, por isso seu uso está sujeito à existência de complexas instalações e ao controle do uso e dos resíduos no material esterilizado. Na indústria, é utilizado puro; porém, nas empresas que vendem esterilização para o setor hospitalar, geralmente é utilizado em mistura com outros gases a fim de diminuir sua combustibilidade. Além disso, é um produto de custo elevado, tanto quanto o do peróxido de hidrogênio. Todas as unidades no Brasil, hoje, ou são industriais ou são especializadas na esterilização terceirizada para hospitais. Devido ao tempo de processamento e transporte até as unidades de esterilização, os produtos destinados a este processo exigem um inventário maior, o que aumenta ainda mais seu custo.

⬛ **Ácido peracético.** Produto de introdução recente no país (2008), é também um método de esterilização a frio e tem seu uso quase restrito à esterilização de endoscópios, colonoscópios e outros aparelhos ópticos invasivos, em substituição ao glutaraldeído. É utilizado em máquinas de lavagem e esterilização desses equipamentos. Seu ciclo, dependendo da concentração da solução, será de 15 a 20 min.

⬛ **Outros agentes.** Existem ainda, a serem rapidamente comentados, os métodos de filtragem para ar (os filtros absolutos associados a fluxo laminar com capacidade de filtrar partículas maiores que $0,3 \mu$) e líquidos (filtros N 0,22). Também existe um produto que tem sido apresentado, porém com escassa literatura, que se propõe a esterilizar a frio: o brometo de lauril dimetil benzila amônio. Para que seu uso seja disseminado, deverá ser produzido mais material publicado. Da mesma maneira, começam a surgir alguns produtos à base de nanopartículas com uma promessa de esterilização baseada na ação de remoção do biofilme.

Planejamento, organização e funcionamento da central de material esterilizado

A CME é a unidade hospitalar responsável pelo recebimento do material usado no conjunto cirúrgico (centro cirúrgico-centro obstétrico). Deve então processá-lo e devolvê-lo em condições de ser usado novamente. Por *processar*, deve ser entendido o conjunto de operações destinadas a: descontaminação, limpeza, embalagem, desinfecção ou esterilização, controle de qualidade, estocagem, controle de inventário e distribuição. Também recebe o material de outras unidades do hospital (geralmente, já limpo e embalado) com o mesmo objetivo. Todo material oriundo do sistema de estocagem, que deva passar por algum processo de limpeza, deve ser introduzido no conjunto cirúrgico pela CME (a depender da área física da central). Também são processadas na CME as roupas que necessitem de esterilização, as quais devem ser dobradas na lavanderia/rouparia. Caso contrário, deve existir um espaço específico para essa dobragem na CME.

Normalmente, não são processados na CME os aparelhos de endoscopia/colonoscopia e o material reutilizado da hemodiálise (linhas e filtros).

No planejamento da unidade, devem ser levados em conta o movimento cirúrgico, a padronização das caixas de instrumental, o

modelo de abastecimento das salas, a utilização de descartáveis e a esterilização de roupas (vem aumentando o número de hospitais que têm utilizado cada vez mais roupas cirúrgicas descartáveis, com grande impacto na necessidade de esterilização a vapor). Neste planejamento, também é fundamental definir as técnicas de descontaminação, de limpeza (termodesinfetadoras, túneis de limpeza, lavadoras de ultrassom) e de esterilização que serão utilizadas (vapor, plasma de peróxido de hidrogênio, formaldeído ou óxido de etileno – neste caso, deve ser previsto um contrato, pois será sempre uma unidade terceirizada). É o cruzamento da expectativa de volumes de produção e tecnologias que dita a quantidade de equipamentos necessários. Apesar de se poder contar com a assessoria dos fabricantes, não há soluções mágicas (uma máquina por "x" cirurgias). Hoje, a maioria das máquinas é de barreira (dupla porta), exceto as esterilizadoras que usam tecnologia a frio. Também começaram a aparecer novidades como o túnel de lavagem, que tem um fluxo de trabalho semelhante a um lavador automático de louças, mas que, neste caso, pode incorporar uma fase de ultrassom.

A área suja deve estar prevista para suportar a entrada dos materiais, de maneira a permitir sua descontaminação e encaminhamento para a crítica fase da lavagem (quanto melhor esse procedimento for feito, melhor será o resultado de todo o processo). A separação com a área limpa deve ser total, e a pressão do ar nesta área deve ser negativa em relação à área limpa.

A área limpa deve ter vestiário de barreira, pressão positiva do ar e ser bem planejada quanto às bancadas para confeccionar os pacotes e secar materiais de lúmen. Também se requer um acesso ergonômico às máquinas de esterilizar e o oferecimento das segregações exigidas na legislação para as tecnologias a frio. É ainda fundamental ter condições de realizar o inventário e o controle de qualidade dos materiais cirúrgicos em uso.

Nesta área, bem como no local de descarga das autoclaves, é vital proceder ao controle de qualidade do processo de esterilização. Aqui serão usados os testes químicos (revelam se houve exposição ao produto esterilizante e indicam a eficácia do processo de autoclavagem propriamente dito) e os testes com indicadores biológicos, que utilizarão diferentes agentes de acordo com a tecnologia empregada de esterilização. Por exemplo, *Bacillus subtilis var niger* para o óxido de etileno, *Bacillus stearothermophilus* para o vapor. São recomendados testes semanais com os biológicos, e diários com os químicos.

Questões finais

⬛ **Terceirização.** A área da esterilização está cada vez agregando mais tecnologia e conhecimento. Quanto tempo ainda antes de ocorrer com o restante dos materiais o que ocorreu com a área do óxido de etileno ou com a lavanderia? Provavelmente, o divisor de águas será o quanto ainda poderá ser reprocessado. Aqui se defrontam os interesses econômicos dos fabricantes, dos financiadores e a questão da real agregação de segurança que artigos de uso único possam trazer para os pacientes, além da viabilidade econômica de criar unidades de esterilização onde o volume gere uma escala econômica que permita o retorno do investimento e a cobertura dos custos de operação.

⬛ **Príons.** Qual será o futuro desta partícula proteica que se reproduz e é capaz de "infectar"? Experimentalmente o que existe é a proposta de autoclavagem a vapor por 1 h a 132°C.

⊿ **Reprocessamento.** O que pode ou deve ser reprocessado? A indústria quer que o que for produzido como de uso único seja de fato descartado. Em uma realidade social como a brasileira, isso é criminoso. Por outro lado, a Anvisa criou um conjunto de regras bastante restritivas, que estão sendo seguidas pelos grandes hospitais que atendem a clientes privados e são ignoradas pelo restante da rede. Ainda não se estabeleceu um diálogo que consiga construir a virtude intermediária. Uma das maiores especialistas brasileiras no tema da esterilização, Kazuko U. Graziano (2000), fala da necessidade de se repensar a questão dos descartáveis que contribuem para o desastre ecológico e sugere que se recupere a importância da limpeza dos artigos e do uso do conhecimento para não reificar procedimentos inócuos. É algo como recuperar o conceito de tecnologia apropriada, difundido pela Organização Pan-americana da Saúde, na década de 1980.

Bibliografia

Anvisa – Curso Básico de Controle de Infecção Hospitalar, Caderno C – Métodos de Proteção Anti-infecciosa, Brasília, 2000.

Anvisa – RDC 50 – Regulamento Técnico para planejamento, programação, elaboração e avaliação de projetos físicos de estabelecimentos assistenciais de saúde: Brasília DF, 21/02/2002.

Cuervo, JL *et al.* Géstion de hospitales – nuevos instrumentos y tendencias. Barcelona: Vicens Vives, 1994.

Graziano, KU *et al.* Limpeza, Desinfecção, Esterilização de Artigos e Antis-sepsia, *in*: Fernandes, AT. Infecção hospitalar e suas interfaces na área da saúde. São Paulo: Atheneu, 2000, vol. 1.

Malagón-Londoño, G. Administración hospitalaria. 2ª ed., Bogotá: Ed. Médica Pan-americana, 2000.

Montes, JLT *et al.* Gestión hospitalaria. 4ª ed., Madrid: McGraw-Hill – Interamericana de España, 2007.

SERVIÇO DE HIGIENE E LIMPEZA HOSPITALAR

Ivana Lucia Correa Pimentel de Siqueira | Gizelma de Azevedo Simões Rodrigues

Introdução

O setor de higiene e limpeza é um prestador especializado de serviços que contribui para o controle de infecções oriundas do ambiente e conservação do patrimônio físico da Instituição, além de promover bem-estar aos pacientes, acompanhantes, visitantes e funcionários.

Pode ser um serviço próprio ou de uma empresa externa. Em ambas as situações, há benefícios e desvantagens. Em geral, os serviços próprios permitem atendimento mais personalizado, enquanto as negociações dos contratos podem ser mais vantajosas em relação ao outro modelo.

Neste texto buscaremos apresentar uma breve discussão sobre dimensionamento e capacitação de recursos e operacionalização do serviço, temas pertinentes à rotina cotidiana deste setor.

Dimensionamento do quadro de pessoal

Com muita frequência, verifica-se a tendência de dimensionar o quadro de pessoal do serviço de higiene e limpeza baseada na proporção do número de pacientes ou de leitos por limpadores, porém este critério não se aplica adequadamente.

A forma mais tradicional é a utilização da metragem da área física construída, considerando-se uma série de fatores que interferem no desempenho dos limpadores. Segundo padrões brasileiros, um funcionário limpa 400 m² em áreas livres e 300 m² em áreas fechadas por jornada de 8 h (Mezzomo, 1993).

Já os critérios a serem analisados como coadjuvantes do processo de dimensionamento segundo a prática vivenciada são:

- Classificação das áreas hospitalares sob o aspecto criticidade
- Região onde o hospital localiza-se: zona rural ou urbana
- Planta física e idade da construção: estrutura pavilhonar ou única, existência de rampas de acesso ou somente elevadores, pé-direito e acabamento das paredes, tipo de piso e vários acessos externos
- Condições internas de trabalho: existência de depósito de material de limpeza, torneiras e tanques de uso exclusivo do serviço

de higiene, interruptores nos corredores, ralos para escoamento em grandes áreas livres, área para diluição de produtos e guarda de equipamentos, disponibilidade de estocagem de materiais no almoxarifado central, estrutura ágil de distribuição

- Especialidade do hospital: ramo de atividade
- Grau de exigência dos clientes internos e externos
- Política administrativa do serviço: autogestão ou serviço terceirizado
- Taxa de ocupação hospitalar e fluxo diário da população flutuante: consultas, visitantes, acompanhantes, alunos e estagiários
- Dinâmica de liberação de vagas: existência de sistema de agilização de altas, política de reservas seguindo mapa cirúrgico, existência ou não do sistema hospital-dia
- Proporção entre quartos e enfermarias
- Jornada de trabalho adotada pela Instituição: 6 h, 8 h, 12/36 h
- Disponibilidade e tipo de equipamentos de trabalho
- Qualificação da mão de obra disponível, considerando grau de escolaridade, idade e portadores de obesidade e doenças.

A distribuição da equipe pelos turnos de trabalho deve ser orientada pela demanda do hospital. Pode-se sugerir que 50% do contingente de higiene seja alocado no turno da manhã, 30% à tarde e 20% à noite, lembrando-se que o período noturno concentra o maior número de limpezas terminais dos setores fechados e áreas administrativas.

O serviço de higiene tende a montar uma organização de trabalho que opera de forma sequencial, ou conforme a demanda, a depender do tipo de atividade. Poderia exemplificar situações das limpezas concorrentes que costumam acontecer com planejamento prévio de locais e ordenação semelhante diariamente. Já nas situações das terminais (devido às altas), a ocorrência se dá segundo a demanda.

Na verdade, a discussão é se nós poderíamos empregar outra lógica neste tipo de organização. Em se pensando que os pacientes têm diferentes necessidades, cuidados, é fácil isentar que planos mais personalizados de higienização seriam mais eficientes. Entretanto, com baixos requisitos dos cargos (dos colaboradores), o volume de trabalho e a pouca supervisão, geralmente disposta na operação, fica justificada a ocorrência de um modelo sintético de ordem sequencial e praticamente invariável no cotidiano, já planejado em geral de forma anual, pouco sensível às mudanças ocorrentes e às necessidades das áreas e dos pacientes.

Capacitação

Os programas de capacitação são importantes na obtenção e manutenção da qualidade do serviço prestado. Devem acontecer em formato o mais atrativo possível, uma vez que se trata de um trabalho técnico e de um público, em geral, com pouco conhecimento.

O grande desafio consiste, na verdade, na mudança de hábitos e atitudes destes trabalhadores, tarefa não tão simples. Um exemplo clássico é a lavagem das mãos. Para internalizarem essa necessidade é importante chamar atenção, como na demonstração de lâminas com bactérias em um microscópio, demonstrando que a olho nu não enxergamos os agentes causadores de doenças. Fica assim demonstrada a importância da higienização adequada, bem como suas repercussões na infecção hospitalar.

Os programas de capacitação devem constar de conceitos sobre higiene e limpeza, nomenclaturas utilizadas, técnicas, manuseio de equipamentos, atendimento ao cliente e principais rotinas. Também acreditamos que temas relacionados com a gestão ambiental são relevantes, para a prática mais sustentável, incluindo-se temas sobre o uso racional de água, gás e energia, além da reciclagem.

Operacionalização do serviço

O cotidiano do serviço de limpeza, entre outras atividades, tem fundamentalmente as rotinas de higienização, concorrente e terminal, e a gestão dos resíduos (Torres e Lisboa, 2008).

A higiene e limpeza hospitalar de superfícies proporciona um ambiente com a menor carga de contaminação possível, contribuindo para a redução da possibilidade de transmissão de patógenos oriundos de fontes inanimadas (Torres e Lisboa, 2008).

A limpeza concorrente pode ser definida como a limpeza e/ou desinfecção realizada diariamente no ambiente, através da higienização das superfícies horizontais (pisos, mobiliários, pias etc.), removendo a sujidade aparente do ambiente.

Merece maior atenção a limpeza das superfícies horizontais que tenham maior contato com as mãos dos pacientes e dos profissionais de saúde, tais como maçanetas, interruptores de luz, criado-mudo, mesas de refeição, telefones, grades da cama, suporte de soro, campainhas e outros (CDC, 2003).

A limpeza terminal é a limpeza e/ou desinfecção realizada no ambiente através da higienização de superfícies horizontais e verticais, com acessórios adequados a cada tipo de superfície para melhor ação mecânica. Acontece na alta, transferências, óbito, longa permanência do paciente em um mesmo apartamento ou quando solicitada.

A limpeza, além destes dois tipos, mantém diferenças, dependendo do local a que se aplica; no caso, áreas críticas, semicríticas e não críticas.

As áreas dos serviços de saúde são classificadas em relação ao risco de transmissão de infecções com base nas atividades realizadas em cada local. Essa classificação orienta as complexidades, o cuidado e o detalhamento dos serviços a serem executados nesses setores, de modo que o processo de limpeza e desinfecção esteja adequado ao risco (Anvisa, 2004).

De acordo com a Agência Nacional de Vigilância Sanitária (Anvisa), estas áreas são definidas como:

- Áreas críticas: são áreas que oferecem maior risco de transmissão de infecções, ou seja, áreas que realizam um grande número de procedimentos invasivos e/ou que possuem paciente de alto risco com o sistema imunológico comprometido. Exemplos: unidade de terapia intensiva, unidade de transplante, centro cirúrgico e obstétrico, unidade de quimioterapia, berçário de alto risco, isolamentos, unidade de diálise, banco de sangue, laboratório, central de material, lactário, hematologia, unidade de emergência e necrotério
- Áreas semicríticas: são áreas onde o risco de transmissão de infecções é menor, pois, embora existam pacientes, estes não requerem cuidado de alta complexidade ou isolamento. Exemplos: unidade de internação e ambulatórios
- Áreas não críticas: são áreas não ocupadas por pacientes. Exemplos: áreas administrativas.

A limpeza concorrente representa a maior parcela do serviço prestado, inclusive com predominância de tempo despendido nas áreas críticas e semicríticas.

A Anvisa recomenda que as áreas críticas sejam higienizadas 3 (três) vezes/dia para melhor controle do ambiente, as semicríticas, 2 (duas) vezes/dia, enquanto as não críticas, 1 (uma) vez ao dia (Anvisa, 2010).

O uso de equipamentos que disponham de mecanismos para redução do consumo de água, como os *mops*, é de grande valia, não somente para economia, como também para maior produtividade na limpeza. Por meio de suas luvas (cabeleiras) com fio de algodão/microfibra que têm alto poder de absorção e que, adaptadas a uma armação articulada, permitem várias manobras e alto poder de limpeza.

Outro equipamento para agilização do serviço são as máquinas lavadoras extratoras que lavam e secam simultaneamente.

O desafio é a melhor qualidade da limpeza em menor tempo possível. Para tal, a utilização de maquinário e equipamentos modernos, sistemas de informatização para agilização da informação de altas, transferências e outras, bem como a integração com o serviço de enfermagem e recepções podem facilitar a agilização das atividades.

Soluções tecnologicamente mais modernas começam a despontar no mercado como uma possibilidade de melhorar a eficiência e a eficácia da higiene hospitalar, entretanto, ainda, de modo geral, sob altos custos.

Os EUA, a União Europeia e o Japão têm investido amplamente em nanotecnologia. Esta tecnologia consiste em considerar as matérias em suas escalas atômicas e moleculares, permitindo a produção de soluções de grande potencial de resolutividade. São utilizadas nanopartículas que têm mecanismos de atuação variados, como autolimpeza, repelência, desativação de microrganismos, quebra de moléculas de gordura, entre outras. Certamente, estas soluções serão mais utilizadas, trazendo grande impacto ao serviço de higiene e limpeza (Conama, 2005).

Outro aspecto a ser considerado acerca da operacionalização é sobre a relação da higiene com outros serviços, especialmente, com a enfermagem e serviços ligados ao controle de leitos, dada a dinâmica hospitalar. A melhor comunicação destas áreas, sobre as movimentações dos pacientes e aspectos do tratamento que impactam no serviço de higiene, revelam-se como grandes oportunidades de melhorar a qualidade e a produtividade pela redução de retrabalho e do estabelecimento de priorizações atreladas às necessidades da unidade, impossíveis de serem percebidas pela higiene.

Gerenciamento de resíduos

A cada ano, cresce o interesse das instituições na preservação do meio ambiente e na manutenção da saúde pública. Esta constatação é sentida na ampla preocupação com o manuseio dos resíduos hospitalares, nas várias etapas do processo de segregação, coleta, armazenamento e destino final do lixo.

Plano de gerenciamento de resíduos de serviço de saúde

Um plano eficiente de gerenciamento do resíduo hospitalar reduz os riscos potenciais de infecção e propicia melhoria das condições e aspecto do ambiente.

O plano de gerenciamento de resíduos de serviços de saúde (PGRSS) deve priorizar a minimização da geração de resíduos, especialmente dos infectantes, tóxicos e radioativos, a redução de incidência de acidentes ocupacionais e a redução dos índices de infecção, e estímulo à reciclagem entre funcionários e pacientes.

Desde o início da década de 1990, a Anvisa e o Conama (Conselho Nacional do Meio Ambiente) vêm se empenhando junto às instituições de saúde na implantação do PGRSS. Através da harmonização destes dois órgãos, foi publicada a RDC nº 306, pela Anvisa, em dezembro de 2004, e a Resolução nº 358, pelo Conama, em maio de 2005, que definiram regras equânimes para o tratamento dos resíduos sólidos do país, com o desafio de considerar as especialidades locais de cada estado e município.

Um PGRSS aplica-se a todas as áreas do complexo hospitalar, incluindo as instalações adjacentes à Instituição e também a todos os pacientes, colaboradores, familiares e visitantes. Ele deve conter as fases da operacionalização do processo: segregação, coleta, armazenamento, reciclagem, tratamento e destino dos resíduos; controle de geração com identificação das unidades geradoras de resíduos infectante e especial e avaliação periódica dos fluxos implantados, incluindo acondicionamento e transporte.

Vale ressaltar que no destino dos resíduos, a prefeitura municipal, ou empresa terceirizada, assim que realiza a coleta da unidade geradora, é corresponsável com as instituições de saúde em atender todos os requisitos ambientais e de saúde pública.

Classificação dos resíduos e sistema de acondicionamento

A classificação preconizada atende a RDC 306, de dezembro de 2004 (Anvisa).

Ela utiliza os agrupamentos e as recomendações de acondicionamento descritos a seguir.

◢ Grupo A | Resíduos potencialmente infectantes

A.1. Resíduo biológico

Deve ser encaminhado para incineração e acondicionado em saco duplo vermelho, após ser submetido a tratamento, utilizando-se processo físico, ou outros processos, que venha a ser validado para obtenção de redução ou eliminação da carga microbiana. Posteriormente, deve ser depositado em saco branco leitoso.

A.2. Carcaças, peças anatômicas, vísceras e outros resíduos de animais

Após serem submetidos a tratamento, utilizando-se processo físico, ou outros processos, que venha a ser validado para obtenção de redução ou eliminação da carga microbiana, devem ser acondicionados em sacos duplos brancos leitosos, os quais precisam ser substituídos quando atingirem 2/3 de sua capacidade ou, ao menos, uma vez a cada 24 h, e manter identificado o seguinte: *"peças anatômicas de animais"*.

A.3. Peças anatômicas do ser humano

Deve ser realizado tratamento térmico por incineração ou cremação. Sepultar em cemitério, desde que haja autorização do órgão competente. Armazenar em câmara fria no serviço de anatomia patológica. Se encaminhadas para sistema de tratamento, acondicionar em saco duplo vermelho com a seguinte identificação: *"peças anatômicas"*.

A.4. Kits de linhas arteriais, intravenosas, dialisadores e outros

Acondicionar em sacos duplos brancos leitosos, os quais precisam ser substituídos quando atingirem 2/3 de sua capacidade ou, ao menos, uma vez a cada 24 h, com a seguinte identificação: *"resíduo infectante"*.

A.5. Príons

Devem sempre ser encaminhados para incineração.

Acondicionar em saco duplo vermelho após serem submetidos a tratamento, utilizando-se processo físico, ou outros processos, que venha a ser validado para obtenção de redução ou eliminação da carga microbiana. Após, depositados em sacos brancos leitosos.

◢ Grupo B | Resíduos químicos

Devem ser submetidos a tratamento ou disposição final específicos.

Acondicionar em recipientes constituídos de material compatível com o líquido armazenado, resistentes, rígidos, estanques, com tampa rosqueada e vedante. Devem ser identificados com a discriminação da substância química e frases de risco no local de geração e/ou saco vermelho com a identificação de químico perigoso.

Os químicos fixadores utilizados na revelação de filmes são tratados na própria unidade, onde a recuperação da prata é feita por meio de filtro separador, em equipamento de empresa especializada. Os resíduos líquidos do processo são descartados na rede de esgoto após tratamento.

◢ Grupo C | Rejeitos radioativos

Os rejeitos radioativos não podem ser considerados resíduos até que seja decorrido o tempo de decaimento necessário ao atingimento do limite de eliminação.

Acondicionar em recipiente compatível com suas características físico-químicas, de forma a não sofrer alterações que comprometam a segurança durante o armazenamento e o transporte. Recipiente identificado de forma visível, com a simbologia internacional de presença de radiação ionizante (trifólio de cor magenta), acrescido da expressão *"rejeito radioativo"*, indicando o principal risco que apresenta aquele material e informações sobre o produto.

Grupo D | Resíduo comum

Acondicionar em saco plástico preto, recipientes plásticos com tampa e sistema de pedal 20 ℓ e recipientes de fibra de vidro, coloridos com tampa de pedal, para acondicionar resíduo segregado.

Grupo E | Resíduos perfurocortantes

Acondicionar em recipientes rígidos, resistentes a punctura, ruptura e vazamento, com tampa, devidamente identificados. As agulhas descartáveis devem ser desprezadas juntamente com as seringas, sendo proibido reencapá-las ou proceder à sua retirada manualmente. Devem ser identificados com símbolo internacional de risco biológico, acrescido da seguinte inscrição: *perfurocortante*.

Reciclados

Os reciclados são compostos por todos os materiais que podem sofrer um processo de transformação, utilizando técnicas de beneficiamento para reprocessamento ou obtenção de matéria-prima para fabricação de novos produtos. Devem ser descartados separadamente, em recipientes identificados, e em local apropriado.

O acondicionamento deve ser em saco preto e *fecho de lixo* colorido para identificar os materiais.

Gestão ambiental e a Agenda Global Hospitais Verdes e Saudáveis

Um dos maiores problemas do século 21 é o contínuo e desordenado crescimento das cidades. Tal fato cria agravantes ambientais, como, por exemplo: produção e destinação inadequada do lixo e esgoto, destruição da biodiversidade das espécies e da camada de ozônio, aquecimento global, poluição, desmatamento, crescimento da população mundial, disponibilidade de água potável, degradação dos oceanos, mudanças climáticas, entre outros (Henrique, 2007).

A saúde é diretamente afetada pelos efeitos da mudança climática, contaminação química e uso não sustentável dos recursos que agravam os problemas de saúde em todo o mundo. Esses problemas fazem aumentar a pressão sobre os sistemas de saúde, comprometendo a sua já tão escassa capacidade (Karliner e Guenther, 2012).

Ao mesmo tempo, e paradoxalmente, o próprio setor saúde contribui para agravar estes problemas de saúde ambiental, ainda que esteja tentando resolver seus impactos. Devido aos produtos e tecnologias que emprega, dos recursos que consome, dos resíduos que gera e dos edifícios que constrói e utiliza, o setor saúde constitui uma fonte significativa de poluição em todo o mundo e, por conseguinte, contribui de forma não intencional para agravar as tendências que ameaçam a saúde pública.

Já o oposto também é verdadeiro. Apesar de existir uma confluência de crises, observa-se também uma crescente convergência de soluções que promovem tanto a saúde pública como a sustentabilidade ambiental, apontando um caminho para um futuro mais verde e mais saudável (Karliner e Guenther, 2012).

Profissionais estão empenhados em solucionar, liderar e conduzir a transformação de suas instituições de saúde, defendendo as políticas e práticas que promovam a melhoria da saúde ambiental pública e, ao mesmo tempo, economizem recursos escassos.

A Agenda Global Hospitais Verdes e Saudáveis (AGHVS) foi criada em 2011 e tem como objetivo promover a saúde pública e ambiental

do sistema de saúde. É uma das principais referências para se conseguir convergir esforços no caminho da sustentabilidade e saúde do planeta.

Atualmente, mais de 3.500 instituições de saúde formam a Rede Global Hospitais Verdes e Saudáveis. Esta divulga a Agenda por meio de 10 objetivos interligados. Cada um contém uma série de ações que podem ser implementadas tanto por hospitais quanto por sistemas de saúde. Eles estão comentados a seguir de acordo com seus objetivos e propósitos (Karliner e Guenther, 2012).

Liderança

Priorizar a saúde ambiental como um imperativo estratégico.

Propósito da agenda. Manifestar apoio da liderança aos hospitais verdes e saudáveis a fim de: criar uma mudança de cultura organizacional a longo prazo; alcançar uma ampla participação dos trabalhadores do setor saúde e da comunidade; e fomentar políticas públicas que promovam a saúde ambiental.

Substâncias químicas

Substituir substâncias perigosas por alternativas mais seguras.

Propósito da agenda. Melhorar a saúde e a segurança dos pacientes, do pessoal, das comunidades e do meio ambiente utilizando substâncias químicas, materiais, produtos e processos mais seguros, indo além das exigências de conformidade ambiental.

Resíduos

Reduzir, tratar e dispor de forma segura os resíduos de serviços de saúde.

Propósito da agenda. Proteger a saúde pública reduzindo o volume e a toxicidade dos resíduos produzidos pelo setor saúde, implementando ao mesmo tempo as opções ambientalmente mais apropriadas de gestão e destinação dos resíduos.

Energia

Implementar eficiência energética e geração de energia limpa renovável.

Propósito da agenda. Reduzir o uso de energia proveniente de combustíveis fósseis como forma de melhorar e proteger a saúde pública; promover a eficiência energética, bem como o uso de fontes renováveis, visando, a longo prazo, obter 100% das necessidades de energia de fontes renováveis geradas no hospital ou na comunidade.

Água

Reduzir o consumo de água e fornecer água potável.

Propósito da agenda. Implementar uma série de medidas de conservação, reciclagem e tratamento que reduzam o consumo de água dos hospitais e a poluição por águas residuais. Estabelecer a relação entre a disponibilidade de água potável e a resiliência dos serviços de saúde para suportar problemas físicos, naturais, econômicos e sociais. Promover a saúde ambiental pública fornecendo água potável para a comunidade.

Transporte

Melhorar as estratégias de transporte para pacientes e funcionários.

Propósito da agenda. Desenvolver estratégias de prestação de serviços e de transporte que reduzam a pegada de carbono dos hospitais e sua parcela de contribuição para a poluição local.

Alimentos

Comprar e oferecer alimentos saudáveis e cultivados de forma sustentável.

◢ **Propósito da agenda.** Reduzir a pegada ambiental dos hospitais e promover, estimulando ao mesmo tempo hábitos alimentares saudáveis entre os pacientes e funcionários. Favorecer o acesso a alimentos produzidos localmente.

Produtos farmacêuticos

Gerenciar e destinar produtos farmacêuticos de forma segura.

◢ **Propósito da agenda.** Reduzir a poluição por produtos farmacêuticos, restringindo as prescrições desnecessárias, minimizando a destinação inadequada de resíduos farmacêuticos, promovendo sua devolução aos fabricantes e pondo fim ao descarte de medicamentos na forma de ajuda a catástrofes.

Edifícios

Apoiar projetos e construções de hospitais verdes e saudáveis.

◢ **Propósito da agenda.** Reduzir a pegada ambiental do setor de saúde e transformar os hospitais em um local mais saudável para funcionários, pacientes e visitantes mediante a incorporação de práticas e princípios de edifícios ecológicos no projeto e na construção de unidades de saúde.

Compras

Comprar produtos e materiais mais seguros e sustentáveis.

◢ **Propósito da agenda.** Comprar materiais produzidos de maneira sustentável através de cadeias de suprimentos social e ambientalmente responsáveis.

Vale mencionar que a AGHVS é promovida no Brasil pela Associação Civil Projeto Hospitais Saudáveis, fundada em 27 de agosto de 2010, em parceria com a organização internacional Health Care Without Harm (HCWH) (Saúde sem Dano – SSD) e compartilham objetivos e diversos projetos (Karliner e Guenther, 2012).

Estamos diante de uma oportunidade de discussões e compartilhamento de experiências e ideias sobre ações voltadas a preservação do ambiente e promoção da saúde sob uma óptica de sustentabilidade e modernidade que, certamente, comporá um melhor futuro para todos.

▌ Referências bibliográficas

Agência Nacional de Vigilância Sanitária – Anvisa – RDC 306, de 07 de dezembro de 2004 – Dispõe sobre o Regulamento Técnico para o gerenciamento de resíduo de serviços de saúde. Brasília, 2004.

Agência Nacional de Vigilância Sanitária – Anvisa – Segurança do Paciente em Serviços de Saúde: limpeza e desinfecção de superfícies. Brasília, 2010.

Centers for Disease Control and Prevention. Guidelines for environmental infection control in health-care facilities: recommendations of CDC and the Healthcare Infection Control Practices Advisory Committee (HICPAC). MMWR 2003; 52 (No.RR-10):1-48.

Conselho Nacional do Meio Ambiente. Resolução nº 358, de maio de 2005 – Dispõe sobre o tratamento e a disposição final dos resíduos dos serviços de saúde e dá outras providências. Brasília, 2005.

Fujihima, A., Zhang, X. Titanium dioxide photocatalysis: present situation and future approaches. Comptes Rendus Chimie 9 (5-6),2006: 750-760.

Henrique, LT. Efeitos dos problemas ambientais na sociedade e população. 2007. Disponível em:http://www.cenedcursos.com.br/efeitos-dos-problemas-ambientais-na-sociedade-e-populacao.html > Acessado em 01/set/2013.

Karliner, J; Guenther, R. Agenda global hospitais verdes e saudáveis. 2012. Disponível em: http://greenhospitals.net/wp-content/uploads/2012/03/GGH-HA-Portugese.pdf >Acessado em 01/set/2013.

Mezzomo, AA. A importância da qualidade dos serviços de higiene e limpeza. Hosp. Adm. Saúde 17(1):5-7; 1993.

Torres, S; Lisboa, TC. Gestão dos serviços de limpeza, higiene e lavanderia em estabelecimentos de saúde. 3ª Ed. São Paulo, 2008.

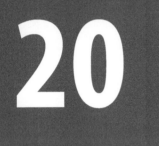

20 Serviços Diagnósticos e Terapêuticos

Lucila Pedroso da Cruz

Introdução

O monitoramento do estado de saúde de um indivíduo, seja como medida de prevenção ou como resultado da avaliação de sua resposta à prescrição de um tratamento, é feito mediante a atuação de uma equipe multiprofissional de saúde (ou interdisciplinar, como preferem alguns). A prática clínica pode necessitar de apoio técnico para confirmar as hipóteses diagnósticas elaboradas ou para implementar um tratamento especializado, que exija um ambiente específico (como unidades de emergência, ambulatoriais, hospitalares ou, mais recentemente, domicílios com adaptações para tal finalidade). Neste momento, são acionados os serviços, conhecidos como de *apoio diagnóstico* e *terapêutico* (SADT).

Não há um conceito universal para esta sigla, talvez porque o próprio nome já represente uma definição por si. No entanto, o que se inclui no *ranking* de serviços desse grupo varia muito de acordo com as especialidades estruturais e profissionais do local que alberga as atividades.

É comum, didaticamente, dividir os SADT em 3 categorias:

- Serviços exclusivamente diagnósticos (como análises clínicas, radiologia convencional, eletrocardiograma)
- Serviços diagnósticos e terapêuticos (como endoscopia, hemodinâmica) e
- Serviços exclusivamente terapêuticos (como serviços de terapia antineoplásica – quimioterapia; de terapia renal substitutiva – diálise; radioterapia; hemoterapia).

A implantação dessas modalidades de atenção pode ocorrer em unidades hospitalares ou extra-hospitalares (ambulatoriais, hospital-dia, atenção domiciliar). De fato, alguns serviços, há menos de 2 décadas, não tinham autorização para funcionar fora do ambiente hospitalar. Um exemplo disso foi a proclamação pelo governo canadense do *Independent Health Facilities Act* (IHFA) nos anos 1990, provendo financiamentos para unidades diagnósticas e terapêuticas, sinalizando diretamente que as atividades destes serviços poderiam ser oferecidas de modo seguro fora do ambiente hospitalar. Essa decisão veio associada a mecanismos para garantir que essas unidades trabalhariam com altos padrões de cuidado. Daí a necessidade de avaliações constantes do ponto de vista técnico (referente aos protocolos e indicadores relacionados com as práticas realizadas), vinculadas também a análises de suporte de gestão de qualidade, monitorando os resultados desses serviços, com base em muitas fontes, dentre as quais, a satisfação do cliente.

Outro exemplo de uso de SADT extra-hospitalar, tendo como referência a legislação brasileira, pode ser visto ao se consultar a resolução que trata dos parâmetros de funcionamento dos serviços de atenção domiciliar, definidos pela Agência Nacional de Vigilância Sanitária (Anvisa). Foram previstas situações de realização de procedimentos, como diálises ou hemoterapias, em domicílio.

Quais são as modalidades de serviços oferecidas na classificação de SADT? São várias as formas de classificação possíveis:

- O sistema de saúde suplementar, tendo como referência as versões das tabelas de remuneração de procedimentos elaboradas pela Associação Médica Brasileira (AMB), usa, na maioria das vezes, as especialidades médicas para inserir especificamente os procedimentos diagnósticos e terapêuticos. Esse método organiza a busca de procedimentos e a realização de processos, como os pedidos de autorização e a emissão de faturamento dos prestadores às operadoras. No entanto, propicia algumas repetições, como no caso da densitometria óssea encontrada nos capítulos de Radiodiagnóstico e de Medicina Nuclear, em versões da tabela AMB 90 e 92

- O Sistema Único de Saúde (SUS), responsável pelo financiamento e pela realização do maior número de procedimentos no Brasil, criou um grupo conhecido por procedimentos assistenciais de alta complexidade, em que se incluem: hemodinâmica, terapia renal substitutiva (diálise), radioterapia, quimioterapia, hemoterapia, tomografia computadorizada, ressonância magnética, radiologia intervencionista, medicina nuclear *in vivo*. Nesse sistema, constam como procedimentos de média complexidade, entre outros, o grupo de ultrassonografias, subdividido em ecografias e ecocardiografias (imagem e cardiologia no mesmo grupo).

Há muitas alternativas de classificação, que independem das especialidades médicas e remetem à técnica empregada. Pode-se, por exemplo, usar a denominação endoscopia para fazer referência a procedimentos digestivos e respiratórios (endoscopia digestiva e endoscopia peroral), assim como métodos gráficos para fazer menção a traçados resultantes de eletrocardiogramas (cardiologia) e eletroencefalogramas (neurologia).

O Quadro 20.1 apresenta uma sugestão de classificação de serviços, com alguns exemplos, baseada nas especialidades médicas. Esse formato é frequentemente usado, em função de sua associação com habilitações profissionais e de motivações comerciais no mercado privado. Não constam no quadro os procedimentos realizados por laboratórios gerais (conceito extraído do *Manual de Acreditação da Organização Nacional de Acreditação* [ONA] para organizações prestadoras de serviços de laboratório clínico), a saber: análises clínicas, anatomia patológica e citopatologia, que envolvem diretamente várias especialidades médicas.

Caracterização da evolução do modelo assistencial

A difusão e a adoção de tecnologias em SADT estão diretamente relacionadas com a evolução do modelo assistencial de saúde. Houve um momento, entre as décadas de 1980 e 1990, em que os hospitais

◢ **Quadro 20.1** Modelo de classificação de serviços de apoio diagnóstico e terapêutico (SADT), com base nas especialidades médicas.

Especialidades	Procedimentos
Imagem	Radiologia, mamografia, ultrassonografia, densitometria, tomografia computadorizada, ressonância magnética, radiologia intervencionista, medicina nuclear, radioterapia
Cardiologia	Ecocardiografia, eletrocardiografia (ECG), Holter, monitoramento ambulatorial da pressão arterial (MAPA), cardiologia intervencionista (hemodinâmica)
Endoscopia	Endoscopia digestiva alta, colonoscopia
Neurologia	Eletroencefalografia (EEG), eletroneuromiografia, polissonografia
Ginecologia	Colposcopia, histeroscopia
Medicina fetal	Ultrassonografia morfológica, perfil biofísico fetal (inclui cardiotocografia)
Oftalmologia	Acuidade visual, mapeamento de retina, paquimetria, retinografia
Otorrinolaringologia	Audiometria, impedanciometria, otoemissões acústicas
Urologia	Urofluxometria, urodinâmica, ureteroscopia
Pneumologia	Espirometria, prova ventilatória completa

Fonte: elaborado pelos autores.

trabalhavam para construir estruturas de grande porte em termos de número de leitos, voltadas apenas ao paciente internado. Nesse período, surgiram no país avanços tecnológicos representados por equipamentos, como a tomografia computadorizada e a ressonância magnética. A necessidade e a viabilidade de hospitais gigantes em número de leitos passaram a ser reconsideradas e ocorreu a abertura da oferta de serviços ao paciente externo. Esse movimento tinha um caráter financeiro (aumento da receita) e de posicionamento de mercado (alto valor agregado frente aos clientes médicos e pacientes).

Após 1999, os SADT nos hospitais de maior porte sofrem inversão do modelo anterior, com predomínio de pacientes externos. Entre os anos 2000 até o momento atual, tem-se concretizado a redução de leitos hospitalares tanto no setor público quanto no privado. Desospitalização é um termo que passa a ser usado, na medida em que ocorre o incremento de atividades realizadas no âmbito de unidades ambulatoriais ou na própria residência do indivíduo, com a expansão de serviços de atenção domiciliar. Vale mencionar, além das atividades ambulatoriais, dos chamados centros diagnósticos, os serviços prestados em unidades de hospital-dia, que vão desde procedimentos diagnósticos como histeroscopia, até outros de caráter terapêutico, como a administração de quimioterápicos. Nesses ambientes, é possível operar com procedimentos de risco, até porque há uma exigência legal para se manter um serviço como esse com segurança, além de um acordo de referência de pacientes ao hospital, em caso de complicações.

Detalhando um pouco mais o aspecto da última fase da evolução assistencial mencionada, é importante citar como exemplo a possibilidade atual de se tratar, ambulatorialmente, um coronariopata por meio de um *stent* ou um paciente com aneurisma cerebral por meio de técnicas e materiais aplicados por um neurorradiologista. Nesse contexto, ainda deve-se dar destaque à digitalização de imagens e ao incremento do sistema de informações hospitalares, promovendo inovações no diagnóstico remoto e nas atividades de telemedicina e telerradiologia. Em termos de equipamento, houve o aparecimento do PET-scan (tomografia por emissão de pósitrons), o qual pode ser usado principalmente em cardiologia, neurologia e oncologia.

O avanço tecnológico também explica outro movimento que se observa na análise do Quadro 20.1. Especialidades como a oftalmologia, em que os procedimentos diagnósticos, até bem pouco tempo, eram realizados exclusivamente dentro do próprio consultório ou de clínicas especializadas, passam também a fazer parte do *mix* de exames dos SADT, dada a impossibilidade de se acompanhar o desenvolvimento tecnológico e a inviabilidade de investimentos financeiros e estruturais para a operação desses equipamentos por grupos de menor poder aquisitivo.

O desenvolvimento e o uso das tecnologias médicas durante as últimas décadas têm crescido rapidamente. É inegável que inovações tecnológicas têm contribuído para a queda das taxas de mortalidade e morbidade em todo o mundo. Porém, mesmo que estas novas tecnologias tenham produzido mudanças no estado de saúde de muitas populações, é importante reconhecer que muitas dessas mudanças são bastante onerosas em relação aos benefícios produzidos. E é nessa seara que o planejamento é indispensável, a fim de que os benefícios introduzidos por essas tecnologias sejam totalmente usados.

Aspectos gerais na gestão dos serviços de apoio diagnóstico e terapêutico

Considerando a tecnologia um fator de grande relevância no gerenciamento de SADT, torna-se necessário defini-la para que não se cometa o equívoco de restringir o objeto da discussão apenas a equipamentos altamente sofisticados. O conceito é muito mais abrangente e relaciona-se com o conjunto de conhecimentos sistematizados e aplicados em determinado ramo de atividade, com o propósito de gerar produtos ou serviços. No caso do campo de aplicação da saúde no Brasil, existe uma Portaria do Ministério da Saúde, de 2005, que detalha o escopo de atuação: "medicamentos; materiais, equipamentos e procedimentos; sistemas organizacionais, educacionais, de informações e de suporte; e programas e protocolos assistenciais, por meio dos quais a atenção e os cuidados em saúde são prestados à população." Portanto, tecnologia em saúde remete a uma técnica cirúrgica, a um equipamento diagnóstico, a um protocolo clínico, passando por diferentes insumos, como vacinas, medicamentos, meios de contraste para exames, materiais médicos, entre outros.

Diante desse cenário, torna-se importante conhecer um pouco melhor o mercado de atuação; os elementos envolvidos na incorporação da tecnologia e as exigências de legislação.

Mercado

O mercado de atuação dos SADT pode ser visto sob diversas ópticas: fabricantes, prestadores, operadoras e clientes. O momento é de consolidação de mercado para os distintos *players*, ou seja, busca-se o crescimento de diferentes empresas por meio de aquisições ou por crescimento orgânico ou por diversificação de serviços ou ainda pela internacionalização, conforme será elucidado adiante.

◢ Fabricantes

Os fabricantes de tecnologia médica já dispõem de forte presença nos mercados de saúde de nações industrializadas, como Japão, Oeste Europeu e América do Norte. Desse modo, eles têm trabalhado no sentido de fortalecer suas operações no âmbito local, considerando os mercados de saúde de países em desenvolvimento e estudando cuidadosamente as possibilidades e variáveis envolvidas, antes de qualquer movimento. São fundamentais os aspectos econômicos, políticos e sociais, relacionados com estrutura do sistema de saúde, financiamento nacional da saúde, prioridades governamentais, papel e poder de atuação do Ministro da Saúde local, participação de operadoras de saúde, porcentagem do produto interno bruto (PIB) destinado à saúde, parceiros comerciais, formas de remuneração médica e sua influência na hierarquia de decisão do sistema de saúde.

Além disso, é possível detectar outras integrações na cadeia de grandes fornecedores. Há vários exemplos de empresas que fabricam equipamentos diagnósticos, adquirindo empreendimentos que as fortaleçam na área de laboratório clínico e tecnologia da informação. Esses fabricantes anunciam que, em vez de vender equipamentos, oferecem soluções médicas, porque há uma ampliação do *mix* de produtos e serviços. No Brasil há forte dependência de tecnologia do exterior, mas, apesar da produção nacional ser insuficiente, têm-se observado as multinacionais fechando negócios de aquisições no mercado local para ampliar seu mercado.

◢ Prestadores

O mercado de prestadores de SADT no Brasil abrange, predominantemente, serviços privados em relação aos públicos. No entanto, é importante lembrar que muitos serviços privados são contratados pelo SUS. O Quadro 20.2 ilustra, em parte, a situação de distribuição de equipamentos nas distintas regiões do país, considerando as esferas administrativas e alguns tipos de equipamento.

É necessário avaliar diversos elementos na tentativa de se apontarem quais grupos sociais mais se beneficiam dos gastos em saúde, como:

- A distribuição de equipamentos nas diferentes regiões e sua respectiva proporção em relação ao âmbito nacional
- Os indicadores demográficos, de distribuição de renda e de saúde, como taxas de morbidade, mortalidade infantil, mortalidade, incluindo acesso a serviços de saúde, visando conhecer o público-alvo, sua demanda e seu uso
- A origem dos pacientes atendidos nas regiões com maior número de equipamentos, haja vista que há um contingente de residentes de uma região que migram para outra a fim de se tratar.

No entanto, uma avaliação mais superficial torna possível notar as desigualdades regionais em tecnologia em saúde, levando-se em conta equipamentos de complexidades diferentes.

Assim como os fabricantes, os prestadores de SADT, em especial no segmento privado, têm procurado a consolidação de mercado, no que diz respeito a:

- Aquisições, ou seja, grandes grupos adquirindo serviços de porte e posicionamentos variados no mercado
- Crescimento orgânico, ou seja, uma empresa multiplicando sua área de abrangência com a abertura de novas unidades
- Diversificação de serviços, relativa à ampliação de oferta de procedimentos. Para exemplificar esse caso, pode-se mencionar uma unidade que realiza exames de imagem e resolve agregar exames de análises clínicas para atrair uma clientela que pretende, em uma única visita ao local, efetuar todos os pedidos diagnósticos solicitados pelo médico
- Internacionalização, ou seja, serviços localizados em um mercado expandindo-se para outras fronteiras. É possível observar esse fato ao visitar os *sites* de algumas empresas americanas já presentes na Índia e no México, ou australianas, com unidades espalhadas pela Europa e pelos EUA, por exemplo. Há também os casos de serviços de grande renome, que atraem clientes estrangeiros para suas instalações (turismo da saúde), por motivos financeiros (por oferecer um preço atraente na moeda local) ou por *status* (grife do serviço).

Os SADT requerem a participação de uma equipe multiprofissional (biólogos, biomédicos, enfermeiros, farmacêuticos, médicos, odontólogos, técnicos, entre outros), que varia de acordo com o *mix* de procedimentos oferecidos. Observa-se diminuição de profissionais contratados e terceirização de prestação de serviços.

Apesar de tratar-se de um mercado com muitas oportunidades de colocação, é necessário lembrar que, em todas as categorias profissionais, encontram-se problemas de deficiência de formação educacional, tendo como resultado colaboradores que não conseguem trabalho, em função de um currículo fraco (em formação e em experiência) ou, quando conseguem, demonstram nítida ineficiência e, consequentemente, redução na qualidade da atenção.

◢ Operadoras

Os indicadores apontam para um mercado de saúde suplementar em grande crescimento. A regulamentação pela Agência Nacional de Saúde Suplementar (ANS) influencia a oferta de serviços, impacta os custos das operadoras e os preços de venda dos planos ao consumidor, na medida em que define o rol de procedimentos, ou seja, a referência de cobertura mínima obrigatória para cada segmentação

Quadro 20.2 Equipamentos de ultrassonografia com Doppler colorido, tomografia e ressonância existentes em estabelecimentos de saúde, por esfera administrativa, no Brasil e nas grandes regiões – Brasil – 2005.

Grandes regiões	Tipos de equipamento	Total	Disponíveis ao SUS	Público	Esfera administrativa	
					Privado	
					Total	SUS
Brasil	Ultrassonografia Doppler colorido	**6.185**	**1.716**	**856**	**5.329**	**1.681**
	Tomografia	**1.961**	**858**	**264**	**1.697**	**830**
	Ressonância	**549**	**175**	**49**	**500**	**191**
Norte	Ultrassonografia Doppler colorido	288	105	90	198	62
	Tomografia	71	32	16	55	26
	Ressonância	18	9	4	14	9
Nordeste	Ultrassonografia Doppler colorido	1.097	348	180	917	351
	Tomografia	294	159	48	246	152
	Ressonância	88	46	13	75	46
Sudeste	Ultrassonografia Doppler colorido	3.249	847	428	2.821	764
	Tomografia	1.088	436	144	944	405
	Ressonância	311	74	22	289	86
Sul	Ultrassonografia Doppler colorido	959	282	78	881	366
	Tomografia	342	188	30	312	200
	Ressonância	87	32	4	83	39
Centro-Oeste	Ultrassonografia Doppler colorido	592	134	80	512	138
	Tomografia	166	43	26	140	47
	Ressonância	45	14	6	39	11

Fonte: IBGE, 2005.

de planos de saúde contratada pelo consumidor. Desse modo, em geral, o que não está no rol não está à disposição do beneficiário. O procedimento de mamografia digital, por exemplo, passou a integrar recentemente a listagem citada.

Outro fator que interfere na oferta de SADT é a localização geográfica desses serviços. Há regiões com grande incidência de serviços credenciados e outras mais carentes. Na primeira situação, o serviço pode ser atraente à operadora se os preços de venda oferecidos forem reduzidos, favorecendo o direcionamento da clientela. No entanto, é necessário que o prestador tenha amplo conhecimento de seus custos para evitar acordos comerciais desvantajosos.

Há, ainda, a verticalização por parte de algumas operadoras, isto é, a mesma empresa que comercializa planos de saúde constrói sua rede própria de serviços para atendimento ao beneficiário.

Também é relevante mencionar que muitas operadoras (como as seguradoras) não negociam mais com pessoas físicas, apenas com pessoas jurídicas. Nesse cenário, as empresas empregadoras, que oferecem o plano de saúde como benefício aos seus colaboradores, tornam-se mais um importante *player* do mercado.

Clientes

A avaliação da situação de mercado em relação a clientes deve considerar, ao menos, 2 grupos: médicos solicitantes dos procedimentos e clientes/pacientes. No que se refere ao primeiro grupo, é preciso reconhecer sua influência na demanda por exames. Também nesse caso, a formação do profissional o habilita a usar as ferramentas diagnósticas e terapêuticas de modo eficiente e eficaz, em benefício do paciente ou, por outro lado, a tornar-se um forte estimulador do consumo de tecnologias desnecessariamente.

Outra interferência possível reside no tipo de relação entre fornecedores de tecnologias e profissionais da saúde. Essa convivência tem um aspecto saudável de troca de conhecimentos e possibilidades de realização de projetos e pesquisas, mas pode se transformar, a depender dos interlocutores, em uma relação de subordinação do profissional, visando a favorecimentos pessoais.

Do ponto de vista do cliente/paciente, é indiscutível que aspectos demográficos, como o envelhecimento da população, têm incrementado o uso de SADT em quantidade e complexidade. De modo geral, o cliente dos tempos atuais tem mais conhecimento dos seus direitos como consumidor, é mais bem informado e tende a participar mais das decisões relacionadas com a sua saúde. Talvez o aspecto negativo da grande quantidade de informações a que o leigo é submetido seja a criação de demandas desnecessárias, especialmente por influência dos canais de comunicação.

No segmento da área pública, a restrição de oferta de serviços tem aberto oportunidade para alguns prestadores que, de alguma maneira, favorece o cliente/paciente, com a implantação de tabelas com preços reduzidos em relação à tabela para pacientes particulares em vigor no mercado (preços populares). No caso de um paciente do SUS, que precisa esperar meses por um procedimento, como ultrassonografia, a procura por tais serviços pode tornar viável a realização do exame em curto espaço de tempo e de modo financiado (pagamento em prestações).

Incorporação de tecnologias

Diante de tanta evolução, da variedade de tecnologias médicas produzidas por distintos fabricantes com diferentes funções, da rapidez com que esses itens atingem a obsolescência, da dimensão de investimentos feitos nessas aquisições, como uma instituição de saúde deve se organizar para evitar as frequentes experiências de efetuar uma compra de algo efetivamente desnecessário ou para o qual não tem condições de sustentar a manutenção?

Vale lembrar que, na saúde, o aparecimento de uma inovação não representa a substituição da tecnologia anterior. Há estudos que demonstram o rápido aumento de modalidades tecnológicas de alta complexidade, frente à estagnação do uso de modalidades mais básicas. O foco da discussão de incorporação tecnológica desenvolvida a seguir levará em conta equipamentos médicos.

O planejamento da tomada de decisão (adquirir ou não um equipamento médico, por exemplo) envolve um grande contingente de profissionais, que contempla a direção do serviço (é técnica e politicamente viável a aquisição?), os usuários (o equipamento é de fácil uso?; é prioridade, no momento?), a administração (há recursos para investimento nessa operação?). Falta nesse rol de integrantes do processo de decisão um profissional essencial, o engenheiro clínico. A importância de sua participação permeia a aquisição no momento antes, durante e após.

Aqueles que estudam tendências na área da saúde já têm divulgado que a engenharia clínica, atualmente de grande valia no gerenciamento de artigos e equipamentos médicos em serviços de saúde, em poucos anos deixará de ser uma atividade de apoio para atuar junto ao paciente, entendendo melhor o processo assistencial.

Fica claro, portanto, que a aquisição depende de um conjunto de pessoas e de informações de qualidade, a respeito do que se pretende comprar (ou alugar, ou fazer *leasing* ou comodato).

Existem agências de pesquisa de saúde que centralizam informações relacionadas com a tecnologia da saúde (descrições, avaliações, problemas encontrados com equipamentos médicos) e com a promoção de conceitos de segurança para seu uso mais eficiente e eficaz. O Emergency Care Research Institute (ECRI), um centro, sem fins lucrativos, colaborador da Organização Pan-Americana de Saúde, é a maior organização mundial dedicada a essa finalidade.

As etapas a serem percorridas para se alcançar uma boa escolha de equipamentos são:

- Planejamento
- Aquisição
- Gerência de equipamentos.

◢ Planejamento

Tem como objetivo principal distribuir recursos finitos para desejos quase sempre infinitos, ou seja, são necessárias análises com parâmetros tangíveis para uma tomada de decisão com a menor probabilidade de erro, nunca se esquecendo de variáveis que algumas vezes não são levadas em conta, tais como: necessidades de instalação, insumos, custos de manutenção e treinamento para a nova tecnologia.

A análise deve ser global, pois a tecnologia definida pode ter um custo proibitivo para os recursos existentes e o serviço seja obrigado a optar por uma tecnologia mais acessível financeiramente. Para ilustrar essa situação, pode-se mencionar a aquisição de um mamógrafo.

O rastreamento mamográfico em mulheres assintomáticas ainda é o único método eficaz para detecção precoce de lesões clínicas ocultas, demonstrando claras vantagens na redução da taxa de mortalidade. Houve, nos últimos anos, uma crescente preocupação com a melhora na tecnologia que envolve a qualidade de imagem em mamografia: a migração do sistema convencional para o sistema digital. No Quadro 20.3 estão descritas algumas especificações comparativas entre as distintas tecnologias.

Definidas as características dos distintos sistemas, podem-se, por exemplo, analisar alguns parâmetros de extrema importância para determinar a tecnologia a ser incorporada no serviço: custo-benefício (cba), custo-efetividade (cea) e custo-utilidade (cua). Essas são técnicas para a comparação das consequências positivas e negativas no uso de recursos. Na realidade, nada mais são do que tentativas de se pesar logicamente os prós e os contras de uma decisão.

Com os parâmetros mencionados no Quadro 20.3 e lançando-se mão das técnicas de análise já citadas, pode-se definir pela tecnologia mais eficiente e mais eficaz para determinado SADT. No caso de um grande serviço de imagem que seja referência, tenha uma alta demanda de pacientes e com posicionamento diferenciado de mercado, a conclusão será pela aquisição do mamógrafo digital.

◢ Aquisição

O objetivo da fase de aquisição é atender aos parâmetros exigidos pelo serviço com o menor custo, e isso somente será possível tendo em mãos um memorial descritivo ou um *request for proposal* (RFP), no qual todas as especificações técnicas estão descritas. Podem-se relacionar os seguintes detalhamentos:

- Características gerais do equipamento, incluindo sistemas de comunicação

◢ **Quadro 20.3** Comparativo das características dos sistemas convencional e digital.

Sistema convencional	Sistema digital
Necessidade de filmes e químicos	*Filmless*
Necessidade de limpeza de câmeras escuras/processadoras e das telas intensificadoras	Não há necessidade de câmeras escuras/processadoras e das telas intensificadoras
Perda de imagens, com consequente reconvocação de pacientes	Armazenamento da imagem
Menor custo de aquisição	Maior custo de aquisição
Menor produtividade	Maior produtividade
Impossibilidade de pós-processamento	Recursos de pós-processamento
Não existe recurso de integração direta com outros equipamentos	Integração digital com outros equipamentos
Maior exposição radiológica dos pacientes	Menor exposição radiológica dos pacientes
Risco de perda de posicionamento no mercado	Alto valor agregado

Fonte: Pereira, AJR. 2007.

- Condições de pagamento
- Valor de contrato de manutenção com peças e sem peças
- *Up-time*, ou seja, tempo útil de funcionamento do aparelho em um período mensal
- Condições de modernização do aparelho (*upgrade*)
- Treinamento do corpo clínico e técnico
- Prazo de garantia
- Instalação
- Manuais em português
- Formulário de análise do vencedor da concorrência de aquisição, considerando-se não apenas preço, mas também custo de insumos, manutenção, entre outros. Uso de peso e ponderação dos parâmetros.

Após essa etapa, haverá recebimento de propostas, avaliação, seleção do fornecedor, recebimento do equipamento e testes de aceite.

Gerência de equipamentos

O objetivo da gerência de equipamentos é estabelecer um controle rigoroso e eficiente do parque instalado de tecnologia médica, ou seja, seus equipamentos médico-hospitalares, desde a aquisição à obsolescência. Faz parte dessa atividade: inovar e aperfeiçoar as práticas de gestão e controle de equipamentos, dando ênfase aos processos de aquisição, manutenção corretiva e preventiva, controle de risco, comprovação metrológica, capacitação de recursos humanos, normalização, controle de patrimônio, obsolescência, controle de documentação e indicadores da qualidade. A metodologia usada evita a subjetividade, por meio de recursos computacionais, organização e métodos, confiabilidade aplicada ao controle de qualidade e centro de custos.

Exigências da legislação

Anteriormente, foi mencionado um dos aspectos da influência da ANS no mercado, considerando operadoras e beneficiários. Outra agência reguladora de forte impacto nas ações dos produtos e serviços de SADT é a Anvisa.

No que diz respeito a produtos relativos a SADT, a Anvisa é responsável pela implantação de regras de registro (ou isenção) de produtos (artigos médico-hospitalares, equipamentos médicos) e medicamentos no Ministério da Saúde, viabilizando o processo de comercialização no Brasil.

No tocante a serviços, por intermédio da Anvisa, são definidos os critérios mínimos de funcionamento, lembrando que as Resoluções estão disponíveis no *site* da agência, com destaque para a legislação referente a: normas de projetos físicos de estabelecimentos assistenciais de saúde; laboratórios; diretrizes básicas de proteção radiológica em radiodiagnóstico médico e odontológico; hospital-dia; serviços de medicina nuclear; serviços de hemoterapia; serviços de terapia renal substitutiva; serviços de terapia antineoplásica; serviços de atenção domiciliar.

A ação regulatória configura-se na criação de um conjunto de normas que tem por função orientar e proteger o mercado contra uma competição desigual. Sua influência é sentida nos custos do setor, por meio das atividades de monitoramento e da regulação do mercado.

Dadas as características gerais discutidas até o momento e considerando a impossibilidade de discorrer especificamente sobre todos os serviços, optou-se por abordar com maior detalhamento a gestão de 3 grandes serviços: laboratórios clínicos, diagnóstico por imagem e hemoterapia.

Referências bibliográficas

IBGE. Pesquisa de Assistência Médico-sanitária – PAMS. 2005.

Pereira, AJR, Cruz, LP. Incorporação tecnológica na área da saúde. Cadernos FGV Projetos, n. 3, p. 21, 2007.

GESTÃO DAS UNIDADES DE LABORATÓRIO CLÍNICO

Luiz Gastão Mange Rosenfeld

Conceito de unidades de laboratório clínico

As unidades de laboratório clínico fazem parte dos serviços de apoio diagnóstico (SAD) que, agrupados aos apoios terapêuticos, constituem um conjunto chamado SADT. Essa nomenclatura tem sido usada há muitos anos pela administração hospitalar, com o uso, no passado remoto, da palavra *auxiliar*, substituída por *apoio* nas últimas décadas. Englobam os serviços de laboratório clínico, anatomia patológica, imagem (radiologia, mamografia, tomografia, ressonância magnética e ultrassonografia), medicina nuclear, endoscopia, eletrofisiologia, cardiologia não invasiva (métodos gráficos – ECG, ecocardiografia, *tilt* testes etc.), cardiologia invasiva (às vezes tratada como terapêutica ou isoladamente) e outras, que dentro desse mesmo agrupamento, executam procedimentos sob solicitação do médico assistente do paciente, a quem entregam um laudo contendo o resultado de exames e muitas vezes, o parecer sobre a interpretação desse resultado.

Nos serviços terapêuticos estão os serviços de hemoterapia, quimioterapia, diálise, fisioterapia e reabilitação, cujas atividades atendem também à solicitação médica, mas em vez de resultados, executam procedimentos alterando física ou fisiologicamente o paciente.

A terminologia mais recente opta por unidade em substituição ao antigo serviço, que tem mais conotação de estrutura e organização completa e autônoma. Esses serviços tendiam a ter salas de espera, recepções e estrutura administrativa independente e focada em uma das atividades de diagnóstico e que se repetiam e ainda se repetem a cada especialidade diagnóstica.

Essas estruturas isoladas, principalmente em grandes hospitais universitários, chegavam a subdividir áreas como laboratório e imagem em segmentos como laboratório de microbiologia, laboratório de hematologia, laboratório de endocrinologia etc., e a área de imagem em serviço de radiologia, tomografia, ressonância magnética e ultrassonografia etc., divisão que ainda persiste. Essas divisões físicas nunca podem se refletir na multiplicação de estruturas de gestão, criando operações isoladas que somente multiplicam os custos. São consequências, na maioria das vezes, da tendência de profissionais especializados centrarem-se em suas atividades, com dificuldades em relacionarem-se, criando os seus próprios feudos.

Nos EUA, a maioria dos hospitais de pequeno e médio portes funde, há muitos anos, a patologia clínica (laboratório clínico) com a anatomia patológica (patologia) e hemoterapia (banco de sangue). Muitos equipamentos são comuns e os times técnico e administrativo podem exercer atividades multifuncionais nessas áreas.

Nas atividades ambulatoriais, a tendência atual é a união de todas as atividades diagnósticas em uma mesma unidade física e administrativa atendendo a todas as necessidades para diagnóstico dos pacientes ambulatoriais. Essa é a concepção focada no paciente e não no interesse de cada especialidade médica. A mesma tendência vem ocorrendo nas unidades de diagnósticos hospitalares em que a sinergia das estruturas de atendimento e de sistemas de tecnologia de informação (TI) ganha importância na busca de eficiência ao menor custo.

A atividade dessas áreas de diagnóstico também tem recebido uma nova denominação: *medicina diagnóstica*; quando somente na área laboratorial, o nome adotado é *medicina laboratorial*; e na área de hemoterapia (banco de sangue) o nome proposto é *medicina transfusional*.

Estratégia das unidades de laboratório clínico

A estratégia das unidades de laboratório clínico (ou simplesmente laboratório clínico) deve ser definida em função das *demandas* de uso de cada especialidade e de cada tipo de exame. Além da demanda em número de cada tipo de exame, *o tempo de resposta* esperado para cada tipo de exame depende do perfil proposto para essas unidades do ponto de vista epidemiológico, da especialização e do tipo de atendimento (ambulatorial; hospitalar; com urgência ou sem urgências) e do *benchmarketing* com a concorrência.

A análise cuidadosa das demandas em volume de exames e do tempo de resposta esperado é que definirá o modelo ideal para cada organização.

A tecnologia de execução de exames nas diversas áreas do laboratório clínico vem evoluindo rapidamente, disponibilizando automação para grandes volumes e mesmo para a execução unitária de cada exame de alta complexidade e que pode ter suas imagens (de células), como em hemogramas, mielogramas e resultados de citometria de fluxo em casos de leucemias, analisadas e liberadas a distância pelo médico especialista. Acrescentando a TI e comunicação centrada nos pacientes, é possível alimentar "prontuários eletrônicos" que resultam em maior eficácia de decisão médica.

Essas novas plataformas de execução e transmissão tornam possível definir o modelo para cada organização com base em várias formas de execução desses exames:

- Execução local com execução a distância (em laboratórios centrais de grande volume e/ou laboratórios de apoio para exames raros)

- Execução pelo médico (exames médico-dependentes – mielograma/biopsia)
- Atendimento e execução a distância (mediante transporte de paciente).

Certamente, cada solução tecnológica, seja de alto ou baixo volume (próximo ao paciente), seja dependente de equipamentos de alto custo, cuja viabilidade econômica depende do volume de pacientes, sempre implicará a *análise de custos* de cada solução, que é sempre volume-dependente.

O conhecimento das *demandas*, dos *tempos de resposta*; de todas as *tecnologias* disponíveis e do *custo* de cada solução é que determinará o *modelo de negócio* e seus respectivos *planos de viabilidade* para as unidades de laboratório clínico, que, por sua vez, passarão pela escolha de *gestão direta* da organização ou *gestão terceirizada* total ou parcialmente do laboratório clínico e de alguns tipos de exames de média e de baixa frequência.

Frequência de exames nos laboratórios clínicos

A base de planejamento de qualquer laboratório clínico será sempre a frequência prevista de cada tipo de exame considerando que o laboratório clínico atualmente, no Brasil, dispõe de mais de mil tipos de exames laboratoriais de alta e média frequência. Os de baixa frequência e raros atingem outros 4.000 tipos, considerando o uso de alguns laboratórios de apoio internacionais. O Quadro 20.4 representa o histórico e a disponibilidade de tipos de exames e o número de exames que figuram nas tabelas referenciais mais usadas no Brasil e no exterior.

Ao se considerar o movimento ambulatorial, a frequência de uso desses inúmeros tipos de exames laboratoriais, em uma curva ABC de uso, é de:

- 18 tipos de exames correspondem a 60% do movimento A
- 49 tipos de exames correspondem a 30% do movimento B
- 67 tipos de exames correspondem a 90% do movimento A+B
- Mais 900 tipos de exames correspondem aos outros 10% do movimento C.

Quadro 20.4 Tipos de exames de laboratório por período e diferentes tabelas.

Período	Tipos
Década de 1950	50 a 100
Década de 1960/1970	50 a 100
Década de 1980/1990	1.500 a 3.000
Década de 2000/2006	6.000
Tabelas	**Tipos**
Tabela AMB 1990	1.196
LPM da AMB	1.140
CBHPM 2009	1.524
Nichols Quest	5.600
DORA	4.600

AMB, Associação Médica Brasileira; LPM, lista de procedimentos médicos; CBHPM, Classificação Brasileira de Honorários de Procedimentos Médicos; Nichols Quest, lista do laboratório de apoio da Quest – Nichols Institute-USA; DORA, Diretory of Rare Analysis.

Existem diferenças nítidas nesses tipos de exame quando se considera o movimento ambulatorial ou hospitalar. As diferentes frequências ambulatoriais e hospitalares obtidas de um exemplo real para o grupo A da curva ABC (60%) estão representadas nos Quadros 20.5 e 20.6, ordenadas por frequência relativa para a base 1.000 do exame mais frequente.

Muitos desses exames e outros de menor frequência têm de ter seus resultados disponíveis em curto espaço de tempo nos hospitais (menos de 2 h). Outros, mesmo nos hospitais, podem ter seus resultados disponíveis em um ou mais dias. No ambulatório, a tolerância de tempo é maior e na maioria absoluta dos casos os tempos mínimos são de 24 h ou mais e, em raros casos, 8 ou 12 h em urgência.

É interessante notar que os tipos de exame e o número que constitui o grupo A (60% do movimento) tanto no ambulatório como no hospital são diferentes para o laboratório clínico. Já nos outros 30%, grupo B do ABC, a diversidade de tipos de exames é significantemente maior no laboratório, seja ambulatorial ou hospitalar. Esses números são relativos à experiência do autor desta seção em São Paulo e certamente são variáveis dependendo da especialização do ambulatório ou do hospital e até dos costumes médicos regionais.

A finalidade de apresentar esses números é apenas para ilustrar a variação e demonstrar a necessidade de se conhecer a frequência de cada tipo de exame no planejamento de unidades de diagnóstico.

◢ **Quadro 20.5** Frequência de exames de laboratório em ambulatório.

Descrição do exame	Número relativo na base de 1.000 hemogramas	Participação de cada item (%)	Participação acumulada dos itens (%)
Hemograma	1.000	5,8	5,8
Glicose	908	5,3	11,1
Triglicerídios	770	4,5	15,6
Colesterol total	701	4,1	19,7
TSH ultrassensível	685	4,0	23,7
HDL colesterol	665	3,9	27,5
LDL colesterol	636	3,7	31,2
Urina tipo I	581	3,4	34,6
VLDL colesterol	565	3,3	37,9
Creatinina	529	3,1	41,0
Transaminase glutamicopirúvica	486	2,8	43,8
Tiroxina livre (T_4 livre)	486	2,8	46,6
Transaminase glutâmico-oxalacética	465	2,7	49,3
Ureia	434	2,5	51,9
Acido úrico	365	2,1	54,0
Antibiograma	339	2,0	56,0
Potássio	290	1,7	57,7
Cultura de urina – jato médio	290	1,7	59,3

◢ **Quadro 20.6** Frequência de exames de laboratório em hospital.

Descrição do exame	Número relativo na base de 1.000 hemogramas	Participação de cada item (%)	Participação acumulada dos itens (%)
Hemograma	1.000	9,3	9,3
Potassio	618	5,8	15,1
Sódio	584	5,4	20,6
Creatinina	570	5,3	25,9
Urina tipo I	553	5,2	31,0
Antibiograma	548	5,1	36,1
Ureia	545	5,1	41,2
Proteína C reativa (PCR)	392	3,7	44,9
Cultura de urina – jato médio	313	2,9	47,8
Glicose	309	2,9	50,7
Bilirrubina total e frações	242	2,3	53,0
Transaminase glutamicopirúvica	232	2,2	55,1
Transaminase glutâmico-oxalacética	231	2,2	57,3
Magnésio	226	2,1	59,4

▌Recursos

Áreas físicas

As áreas físicas das unidades de diagnóstico têm de respeitar as exigências mínimas da RDC-50 da Anvisa, tanto na distribuição das áreas específicas para cada atividade, como na especificação de materiais, ventilação, iluminação etc.

Além dessas exigências, é muito importante a adequação da disposição das diversas unidades de diagnóstico, visando à sinergia da operação com o menor número possível de funcionários, fundindo áreas de recepção ao paciente, de espera, suporte de sanitários e de conforto de funcionários. A circulação de pacientes deve possibilitar a separação de pacientes ambulatoriais e seus acompanhantes dos pacientes graves hospitalares de pronto-socorro ou que chegam em ambulâncias. A criação de áreas específicas de espera e/ou de atendimento para subgrupos de pacientes como as crianças ou os idosos propicia maior conforto e satisfação dos pacientes. Corredores amplos e ausência de labirintos marcam a impressão inicial dos pacientes.

As áreas de execução de exames laboratoriais, de hemoterapia e de anatomia patológica devem ser contíguas em salões amplos para promover a fácil integração e o uso de recursos comuns (equipamentos e humanos). Esse conceito é válido desde pequenas unidades hospitalares até as grandes centrais de execução de exames. O uso dessas áreas (água, água purificada, eletricidade estabilizada e alimentação elétrica de emergência) deve ser devidamente planejada, com reservas de capacidade para evitar as múltiplas reformas típicas das instalações adaptadas.

O transporte de amostras laboratoriais, seja dentro da coleta ambulatorial ou dos diversos locais de um hospital para o laboratório, deve ser automatizado, com esteiras ou sistemas pneumáticos. A eficiência desses sistemas é comprovada e reduz significativamente o tempo de disponibilização de resultados além da redução do número de funcionários. Os sistemas pneumáticos devem ser simples, do tipo ponto a ponto, pois a incidência de problemas de manutenção e extravio são significativamente menores do que nos sistemas multipontos complexos com numerosas derivações.

A circulação isolada de pacientes graves em maca deve ser sempre prevista, inclusive nos serviços ambulatoriais, nos quais eventualmente podem-se ter intercorrências graves com os pacientes.

As áreas do laboratório clínico e de seus funcionários devem ser planejadas tendo em vista o bem-estar das pessoas e a promoção de um ambiente adequado e atrativo de trabalho.

Áreas físicas planejadas, amplas, bem iluminadas, decoradas com conforto e muito bem sinalizadas são fatores de sucesso em unidades de diagnóstico, pois muitas vezes essas unidades são verdadeiros labirintos, em porões nos quais os pacientes sentem-se oprimidos e desorientados, criando uma percepção negativa para os clientes (médicos e pacientes), mesmo aqueles com baixo nível de expectativa.

Equipamentos e materiais

As formas de obtenção de equipamentos nas diversas áreas de diagnóstico são variadas e devem ser, em cada situação, analisadas quais são as formas mais convenientes.

Os equipamentos podem ser comprados (à vista, a prazo, por financiamento interno ou externo ou por *leasing*), alugados por valores fixos mensais ou por exame realizado ou, ainda, cedidos em comodato quando está envolvida a aquisição de material de consumo específico para o equipamento.

Certamente, não existe modelo único para obtenção de equipamento e deve ser analisada caso a caso a solução mais conveniente. De maneira geral, quando um equipamento é de alto uso, de metodologia estável e longa durabilidade, é conveniente comprá-lo na forma financeiramente mais conveniente para o momento econômico da organização. Em caso de equipamento de baixo uso, metodologia, material restrito àquele fabricante e materiais de alto custo, certamente a melhor solução é o comodato. Nas compras de equipamentos, também deve-se prever a manutenção e a atualização ou troca por novos modelos e registrar essas condições nos contratos de aquisição.

O custo operacional de cada exame pode ter valores muito variados dependendo do tipo de equipamento e da forma de obtenção. Todas as possibilidades de modelo de negócio para determinado tipo ou grupo de exames devem ser analisadas antes da aquisição ou comodato de um equipamento.

Os materiais merecem atenção muito especial diante de suas variabilidades de custo, de desempenho técnico e da qualidade em geral. Não é preciso um desempenho técnico acima das necessidades nem materiais mais caros sem nenhum diferencial de desempenho. A necessidade de testar, buscar referência de uso e monitorar o desempenho é evidente para se decidir os tipos de materiais adotados.

As negociações devem ser intensas a fim de obter os melhores recursos com os menores custos finais e com desempenho adequado à necessidade e à expectativa dos brasileiros.

O conhecimento técnico e a experiência dos administradores e das lideranças técnicas e médicas da operação trazem grandes contribuições nas definições de materiais e equipamentos nas áreas de diagnóstico.

As negociações com base no conhecimento das necessidades e de todas as oportunidades dos diversos tipos de materiais e equipamentos existentes podem reduzir até pela metade o custo operacional de um laboratório clínico. O formato do sistema de aquisição da organização, com participação intensiva de pessoas com conhecimento técnico das áreas, é fundamental para um bom resultado nos custos.

Recursos humanos

As atividades nos laboratórios clínicos são multiprofissionais envolvendo recepcionistas, enfermeiros e auxiliares, técnicos, biomédicos, bioquímicos, médicos e administradores. A qualificação desses profissionais na área é extremamente variada e muito dependente da experiência anterior em laboratórios e outros serviços com níveis similares de equipamentos.

Apesar da grande evolução tecnológica dos equipamentos, as exigências de conhecimento e comportamentais na operação com o acompanhamento de rotinas operacionais, dos manuais técnicos e dos equipamentos e dos controles da qualidade, são muito mais rígidas do que na época dos métodos manuais. O comportamento dos pacientes também é cada vez mais de *clientes*, exigindo maior habilidade no relacionamento de todos os colaboradores.

O binômio competência técnica e comportamento são as bases atuais da seleção e avaliação dos funcionários.

A formação de times com alto nível de alinhamento com a operação, os objetivos da organização e relacionamentos interpessoais estáveis e maduros só se obtém após vários anos de amadurecimento. A expansão de novas unidades, seja de atendimento ou execução de exames, implica trazer sempre alguns profissionais já experientes para organizar novos times com os novos funcionários.

A manualização da organização seguindo os modelos tipo ISO 9000, PALC, ONA, CAP ou outros auxilia muito o treinamento, a avaliação e a correção dos desvios das pessoas com base na detecção de ocorrências do sistema da qualidade. A boa seleção e gestão das pessoas são indispensáveis para o sucesso operacional das unidades de laboratório.

Custos e modelos de operação

A proposta neste item sobre recursos é definir os grandes direcionadores que têm impacto nos custos dos exames nas unidades de laboratório.

Os processos dessas áreas podem ser definidos como:

- Informar e agendar (centrais de relacionamentos)
- Atender (unidades de atendimento de análises clínicas)
- Executar (unidades centrais de análises clínicas ou execução na própria unidade de atendimento)
- Disponibilizar laudos (nas unidades de atendimento ou a distância)
- Dar suporte, fornecer apoio aos clientes (pacientes e médicos) sobre indicação e interpretação de exames (presenciais ou a distância; individuais ou por meio de mídias).

Em maior ou menor grau de intensidade ou destaque, todos os laboratórios clínicos bem como as outras unidades de diagnósticos têm o seu macroprocesso fundamentado nessa descrição.

A modelagem e integração desses processos são fundamentais para o desempenho e a qualidade adequada dos serviços prestados.

Em um hospital ou em organizações ambulatoriais ou mesmo em um serviço focado em toda área de diagnóstico existe a oportunidade de sinergia de cada um desses processos nas várias unidades de diagnóstico, seja hospitalar ou ambulatorial, e é grande o impacto no custo. O paciente tem uma requisição médica com vários exames a serem realizados e em diferentes unidades de diagnóstico (laboratório + imagem + cardiologia, por exemplo). Caso seja atendido por 3 unidades (serviços) independentes de cada uma das áreas, terá de se submeter a 3 agendamentos, 3 preparos, 3 atendimentos administrativos, ir a 3 locais (endereços) diferentes e retirar os laudos nesses diferentes locais.

Certamente, haverá uma redução do custo e um aumento da satisfação do cliente caso ele consiga realizar todos os exames por meio de um único agendamento, atendimento administrativo, local de execução e retirada de laudos.

A centralização leva a aumento de volume de cada processo, o que constitui o 2º direcionador de custo. O alto volume possibilita melhor aquisição de insumos e de equipamentos de maior produtividade, além de melhor aproveitamento de mão de obra especializada, reduzindo consideravelmente os custos por exame realizado.

Isso é válido para a maioria dos métodos laboratoriais.

Por outro lado, essa centralização tem fatores negativos, como o custo da logística de transporte de amostras e aumento do tempo de resposta de resultados, o que pode trazer prejuízo de qualidade e insatisfações dos clientes.

O balanço entre execução local e centralização depende sempre do conhecimento das demandas e da análise cuidadosa das decisões para não ter impacto negativo nos clientes e obter a maior eficácia possível nos custos.

Como exemplo para ilustrar o impacto do volume nos custos de laboratório, apresenta-se no Quadro 20.7 uma análise de custos relativos de um laboratório central de grande volume (acima de 2 milhões/mês) e laboratórios hospitalares com vários níveis de volume/mês. Nesse exemplo foram rateados os custos dos mesmos equipamentos pelo número de exames (rateio da amortização), dos reagentes (considerando a produção exame a exame com seus controles, pequenas séries de exames e até grandes séries de exames), também o rateio dos custos de área física pelo número de exames e da mão de obra de coleta considerando a produtividade/hora em cada exemplo.

Em resumo, é possível relacionar os grandes direcionadores de custo das unidades de laboratório da seguinte maneira:

- Sinergia das estruturas de atendimentos com base em modelos de fluxo de alta produtividade, sistemas informatizados, pessoas habilitadas para atividade multifuncional e focadas no paciente
- Descentralização ou centralização de cada tipo de exame com base na demanda em volume e tempo de resposta buscando sempre o menor custo advindo de maior volume e automação
- Aquisição de equipamentos e materiais com base na disponibilidade de todo o mercado e a adequação a cada necessidade técnica e operacional de cada tipo de exame realizado.

Esses direcionadores não são estáveis e, a cada mudança de demandas e oportunidades proporcionadas por avanços tecnológicos, devem ser revistos os modelos de operação e os possíveis impactos de novas soluções metodológicas.

Quadro 20.7 Índices relativos de custo no laboratório ambulatorial *versus* hospitalar por porte.

	Ambulatorial Núcleo técnico +2 milhões por mês	Hospitalar 5 a 10.000 exames/mês	Hospitalar 10 a 20.000 exames/mês	Hospitalar 20 a 30.000 exames/mês	Hospitalar 30 a 50.000 exames/mês	Hospitalar 50 a 100.000 exames/mês
1. Equipamentos (bioquímica + hematologia)						
Índice relativo de custo	**1,0**	**15,7**	**7,8**	**4,6**	**3,0**	**3,0**
Amortização + manutenção/teste	(0,028)	(0,44)	(0,22)	(0,13)	(0,08)	(0,08)
2. Reagentes (bioquímica + hematologia)						
Índice relativo de custo	**1,0**	**9,3**	**7,3**	**6,4**	**5,8**	**3,0**
Custo médio/teste cobrado	(0,33)	(3,07)	(2,40)	(2,12)	(1,90)	(0,99)
3. Técnicos						
Índice relativo de produtividade	**1,0**	**5,3**	**3,1**	**2,2**	**1,5**	**1,2**
Exame/técnico/mês	(6.746)	(1.250)	(2.175)	(3.039)	(4.444)	(5.600)
4. Coleta						
Índice relativo de produtividade	**1,0**	**6,8**	**5,3**	**3,5**	**2,3**	**1,8**
Coleta/coletador/hora contratada	(6,1)	(0,9)	(1,15)	(1,75)	(2,6)	(3,4)
5. Área física						
Índice relativo de custo	**1,0**	**22,0**	**16,6**	**13,3**	**12,3**	**9,0**
Área ocupada	(7.000)	(100)	(150)	(200)	(300)	(400)
Custo/exame	(0,03)	(0,66)	(0,50)	(0,40)	(0,37)	(0,27)

Modelos de negócio das unidades de diagnóstico

A gestão e operação de cada laboratório clínico ou de todas as unidades de diagnóstico de uma organização podem ser propriedades dessa organização ou de outros (terceiros). Assim, as instalações e/ou equipamentos podem pertencer a uma organização de investimentos que aluga por valores fixos ou variáveis esses recursos. Essa alternativa é rara ou inexistente no mercado brasileiro. A situação mais frequente é a terceirização dos equipamentos, da gestão e operação de uma ou mais unidades de diagnóstico. Pode ser para uma organização específica que somente opera a instalação daquele hospital, como outras organizações que operam instalações em vários hospitais e ou ambulatórios. Todos esses modelos buscam os menores custos de operação com a melhor qualidade e tornam possível que a gestão dos hospitais mantenha o foco na sua atividade central.

A harmonização de interesses de clientes e negociações com pagadores deve somar-se aos custos e adequação dos *service level agreement* (SLA) para as decisões, mantendo sempre o objetivo de trazer vantagens para ambos os lados nas terceirizações.

As negociações realizadas com base em volume, preços, custos e níveis de exigências de desempenho mal interpretados levam a contratos de curta duração com perdas para ambos os lados.

A tendência de centralização e operação de grandes volumes é muito forte em todo o mundo, pois possibilita a manutenção de menores custos e maior acessibilidade a todos os níveis da população. O nível de qualidade também é adequado, como afirmou em 1998 o Institute of Medicine dos EUA (IOM), focado na qualidade da saúde daquele país: "em laboratório médico quem faz mais faz melhor."

Por outro lado, o desenvolvimento tecnológico de equipamentos à beira de leito, atualmente ligados a monitoração a distância, disponibiliza meios para executar rapidamente um exame com segurança de resultado, mas com alto custo quando comparado com a centralização, que além de alta qualidade técnica tem baixo custo.

A necessidade médica com base no real benefício ao paciente do resultado imediato é que pesará nessa decisão fundamentada na relação custo/benefício.

Monitoramento do laboratório clínico

Qualquer que seja a modelo de gestão é indispensável o monitoramento contínuo da operação.

Esse monitoramento deve ser planejado para medir o desempenho de atributos específicos de cada uma das diferentes áreas de atividade. O número de indicadores possíveis é muito amplo e alguns serão exemplificados aqui com fins ilustrativos. Como as unidades visam atender demandas de outros profissionais, os principais atributos são:

- Disponibilidade
- Confiabilidade
- Tempo de resultado
- Apoio na indicação e interpretação
- Acessibilidade.

Esses atributos estão dentro dos conceitos mais usados para definir *qualidade* na área de saúde, ou seja, "satisfação das necessidades e expectativas dos clientes".

Para cada um dos atributos citados cabem alguns indicadores genéricos para laboratório clínico.

Disponibilidade

- Tipos de exame executados/solicitados
- Porcentual de tipos de exame com disponibilidade diurna
- Porcentual de exames sem contrato com fonte pagadora
- Número de reclamações por indisponibilidade.

Esses indicadores dependem da adequação dos sistemas de TI para que possam ser obtidos de modo automático. A falha mais comum nos sistemas é a falta de local para registro de *informação negativa*, ou seja, no momento de lançar uma requisição de exame no sistema, deve haver espaço configurado (e não observação texto) onde se possa registrar o exame que não é realizado, seja por indisponibilidade ou por não ser aceito pelo contrato do convênio ou ainda pelo horário da solicitação.

Confiabilidade

Esse atributo é fundamental para as unidades de diagnóstico e de maior valorização pelos médicos solicitantes e de alta significância para a segurança do paciente.

Para garantir a confiabilidade de resultados, cada tipo de unidade tem metodologias específicas. No laboratório clínico existem sistemas da qualidade, geralmente certificados por organizações especializadas em qualidade, que dispõem de um conjunto de normas a serem seguidas e que são auditadas por organizações independentes. Muitos laboratórios têm certificação do Programa de Acreditação de Laboratório Clínico da Sociedade Brasileira de Patologia Clínica/Medicina Laboratorial (PALC) ou do Programa Nacional de Controle da Qualidade da Sociedade Brasileira de Análises Clínicas (PNCQ); poucos têm acreditação do Colégio Americano de Patologistas (CAP) e alguns, a certificação do Sistema da Qualidade ISO 9000 e ou da Organização Nacional de Acreditação (ONA). Os programas ISO e ONA também são aplicáveis aos hospitais.

Os programas específicos de laboratório exigem a participação, com resultados mínimos estabelecidos, nos programas de proficiência. Nesses programas, cada laboratório analisa amostras enviadas com resultados desconhecidos e envia seus resultados para uma central de processamento. Essa central compara os resultados devolvendo para cada laboratório a informação da posição relativa de seus resultados comparados à média dos participantes e se estão dentro da tolerância prevista. Esses resultados servem para a análise da *exatidão* de cada tipo de exame realizado por cada laboratório. É também obrigatória para essas certificações a realização de programas internos de controle de qualidade, analisando diariamente o mesmo material de controle, para aferir a *precisão* de cada método executado por cada laboratório. Essa precisão é expressa como o coeficiente de variação (CV) de cada método analítico.

Essas metodologias não eliminam o chamado erro aleatório ou isolado, no qual um interferente (medicamento ou estado pré-analítico do paciente) ou uma falha de equipamentos (entupimento por fibrina na amostra e outros) ou ainda inúmeras outras causas principalmente por erros humanos nas fases pré- e pós-analítica podem levar a um resultado inadequado. Esses "erros isolados" devem ser monitorados. Os sistemas da qualidade exigem o registro de qualquer queixa ou insatisfação com relação ao serviço prestado e esse registro é uma fonte de informação sobre os erros aleatórios quando eles chegam a ser liberados para médicos e/ou pacientes. Os sistemas internos de operação do laboratório têm mecanismos específicos no sentido de detectar esse tipo de erro como a comparação com outros exames; exames anteriores; análise de compatibilidade médica etc., mas nenhum deles é 100% eficiente. Portanto, a comunicação de insatisfações pelo médico e/ou paciente é indispensável, pois constitui o elo final da corrente da qualidade. Essa comunicação contribui para a segurança dos pacientes, pois a cada vez que o laboratório é informado de suspeitas de erros são realizadas ações de investigação e, se necessário, ações corretivas (até correções de resultados) e ações de melhoria nos processos, visando diminuir repetição dos mesmos tipos de falhas.

Cada unidade de diagnóstico deve ter pelo menos indicadores de insatisfação e queixas em sistemas com registros eletrônicos indeléveis para garantir o monitoramento adequado. O registro de monitoramento dos indicadores internos de controle da qualidade, com o objetivo de demonstrar a *confiabilidade* dos resultados, é dever de cada laboratório clínico.

Tempo de resultado

A afirmação de toda a literatura médica é de que cerca de 70% das decisões médicas são tomadas com base em resultados de exames de diagnóstico.

Algumas dessas decisões são a curto prazo como no atendimento de pacientes em urgências médicas e, portanto, os resultados para apoiar essas decisões devem ser obtidos em minutos e, no máximo, em poucas horas. Já as decisões sobre um paciente ambulatorial podem levar dias e haver tempo para execução de uma enorme gama de exames, de vários níveis de complexidade e que levam vários dias até a entrega de resultados.

Portanto, o atributo tempo de resultado depende do tipo de exame, tipo de paciente e tipo de organização. Alguns órgãos acreditadores/certificadores de sistemas da qualidade demandam que haja um acordo (contrato/SLA) entre os *demandantes* e *demandados*. Nesses acordos devem constar os tipos de exames e respectivos prazos para cada local de uma organização (p. ex., unidade de terapia intensiva, pronto-socorro, berçário, ambulatório etc.).

Os indicadores para esse atributo vão desde o monitoramento contínuo do tempo de atendimento total (TAT) de cada tipo de exame por horário, por unidade até o registro dos exames cujos tempos não cumpriram o acordo.

Apoio na indicação e interpretação

A disponibilidade de alguns milhares de tipos de exames de diagnóstico tornou imperativo que cada área técnica dessas atividades oriente os médicos usuários sobre os exames que podem ser mais eficazes e eficientes no diagnóstico diferencial de cada patologia e especialmente de cada paciente. Além disso, diante de resultados inesperados, conflitantes com hipóteses clínicas, ou entre si, é também importante a participação dos médicos dos laboratórios clínicos no auxílio dessas interpretações e/ou na busca de eventuais falhas.

Cada laboratório clínico adota métodos próprios para essa atividade, sendo o mais frequente o contato com o médico solicitante pessoalmente ou por telefone, ou ainda por meio de observações no resultado e por alguma outra modalidade de mídia. Não são incomuns as publicações de boletins, revistas, informativos nos quais as atualizações técnico-científicas sobre doenças e exames de diagnóstico mais recentes ou mais frequentes são abordadas. A forma eletrônica de mídia por *e-mails* e portais também tem sido usada pelos laboratórios clínicos para divulgar conhecimentos médicos sobre suas atividades. Esse atributo nos seus diversos formatos tem sido considerado importante por alguns segmentos de médicos e pouco usado por outros.

Acessibilidade

A acessibilidade física é fundamental na percepção do cliente. Como já se afirmou no início deste capítulo, instalações físicas iluminadas, com circulação planejada, conforto e limpeza são indispensáveis. O nível de exigência atual e os padrões da concorrência impossibilitam mais labirintos e instalações em porões abafados e mal iluminados.

A localização também é importante, seja para hospitais ou instalações ambulatoriais. Os pacientes preferem, e com bons motivos nas grandes cidades, buscar serviços de diagnósticos próximos à suas residências e, por isso, a localização deve ser orientada pela densidade de residência do público-alvo (*geomarketing*).

Outro fator de acessibilidade é o sistema pagador. A população brasileira depende do SUS (60 a 80%), do sistema suplementar (20 a 40%) e do seu próprio bolso para financiamento da saúde (< 1%). O sistema suplementar tem, ainda, diversas estratificações de preço das contribuições, proporcional à disponibilidade e aos preços pagos para os prestadores de serviço assistência à saúde.

Na área de diagnóstico, essa diversidade reflete-se em lista e tabela de exames diferentes com preços diferentes, sendo muitos deles inferiores ao custo e não disponibilizados por alguns laboratórios clínicos. Essas situações limitam a acessibilidade a alguns exames por estes não constarem na lista da ANS (rol de procedimentos) e/ou na tabela de pagadores. Outros constam nas tabelas, mas não são realizados por decisão do laboratório clínico em função de custo incompatível com o preço pago.

Os indicadores dessa situação, em porcentual de exames em cada situação e, se possível, com a listagem de cada tipo de exame, devem ser controlados, justificados ao cliente e continuamente negociados na busca de soluções.

▌ Considerações finais

O objetivo deste capítulo foi fornecer aos administradores de saúde uma visão geral da gestão do laboratório clínico, mas intensificando em alguns tópicos informações que podem ser importantes para apoiar decisões, seja na gestão das unidades de diagnóstico próprias de um hospital e até de um sistema de saúde. Em hipótese alguma, se poderiam esgotar esses assuntos, de enorme amplitude, buscando-se aqui apenas colaborar com informações, na sua maioria, oriundas da experiência do autor em mais de 40 anos de atividade de gestão nesse tipo de unidade.

▌ Bibliografia

Bonini, PA; Locatelli, M; Serafin, R et al. *Laboratory role as an information and knowledge provider to the electronic health record*. Amsterdam: AACC – Lab. Automation Conference; 2005.

Collins, J; Porras, JI. *Feitas para durar*. Rio de Janeiro: Rocco; 2000.

Gary, M. *The future of the clinical laboratory*. Chicago, EUA: Clinical Laboratory Management Association – CLMA; 2004.

Kaplan, RS; Norton, DP. *A execução premium*. Rio de Janeiro: Elsevier; 2008.

Prahalad, CK; Krishnan, MS. *A nova era da inovação*. Rio de Janeiro: Campus; 2006.

Robin, F. *Improving the medical process*. Amsterdam: AACC – Lab. Automation Conference; 2005.

Gestão de serviços de diagnóstico por imagem

José Marcelo Amatuzzi de Oliveira | Lucila Pedroso da Cruz

Introdução

Rapidamente após o descobrimento dos raios X no final do século 19, a radiologia tornou-se uma especialidade médica que se dedica a prover serviços de imagem para auxiliar o atendimento dos pacientes. Essa atividade gerou o domínio de uma *expertise* médica aplicada a um amplo espectro de doenças, que, por meio de diversas plataformas tecnológicas, possibilitam a realização de procedimentos diagnósticos e terapêuticos. Os compromissos dessa especialidade médica são a excelência no cuidado ao paciente e a qualidade na assessoria médica ao médico que assiste o paciente.

Planejamento estratégico

A gestão de um setor de diagnóstico por imagem é uma tarefa complexa. As principais atividades são desenvolvimento e acompanhamento de indicadores de desempenho financeiro, operacional e de qualidade; a coordenação de equipes médicas e técnicas altamente qualificadas; a negociação com fornecedores de equipamentos médicos e de insumos e, principalmente, o constante aprimoramento operacional nos diversos setores para atingir níveis elevados de eficiência. Como os equipamentos médicos mais modernos contam com tecnologia digital e são integrados em redes internas (intranets) com pontos de interface com a Internet, é necessário também o desenvolvimento de competência para a gestão de TI. Considerando-se a grande complexidade apresentada anteriormente e a alta competitividade do mercado de saúde, é necessário também que a gestão baseie-se nas melhores práticas, sendo altamente recomendável a elaboração do planejamento estratégico detalhado para o curto prazo (12 a 24 meses) e com um horizonte de objetivos de médio e longo prazos (acima de 24 meses). Esse planejamento deve ser desenvolvido nos serviços de imagem independentemente do tamanho e da complexidade da empresa ou serviço.

É importante observar que há diferenças no modelo de gestão quando se comparam as clínicas ambulatoriais com os serviços instalados em hospitais. Nestes últimos, a imprevisibilidade é muito mais frequente e desafia ainda mais a equipe em diversas etapas do ciclo de serviço, reduzindo significativamente a eficiência operacional.

Para que os objetivos de curto, médio e longo prazos de qualquer organização sejam atingidos, é importante que todos os colaboradores conheçam o direcionamento estratégico que rege as decisões nos diferentes níveis. No campo da saúde, ainda é pouco difundido o emprego de qualquer modelo para realização de um planejamento estratégico, mas essa é uma ferramenta de gestão bem poderosa, tornando possível que os colaboradores decidam com autonomia e agilidade as suas atividades diárias, resultando no desenvolvimento de toda a organização.

Em serviços, em geral, é muito importante que a equipe que se relaciona com o cliente tenha autonomia para resolver qualquer problema que surja no relacionamento com o paciente. Não há tempo para consultar supervisores para atender as demandas específicas de cada paciente. Após a elaboração do planejamento estratégico, é importante que as equipes se dediquem à sua execução, pois somente assim todas as equipes, mesmo as mais numerosas, atuarão de modo harmonioso, atingindo elevado desempenho.

O planejamento estratégico de uma organização é desenvolvido por meio da análise interna, identificando forças e fraquezas, e da análise do ambiente externo, identificando ameaças e oportunidades. Há vários modelos analíticos que possibilitam a elaboração do planejamento estratégico: as 5 forças competitivas (Michael Porter), a análise da cadeia de valor, a matriz de vantagem competitiva do Boston Consulting Group (BCG), entre outros. Após a conclusão do processo de análise, são definidos os objetivos de curto, médio e longo prazos e os respectivos indicadores de acompanhamento da implementação da estratégia. São definidos também os planos de ação para superar os objetivos escolhidos. A parte mais desafiadora desse processo de planejamento é a elaboração de cenários e visão de futuro, pois somente por meio de análises abstratas será possível antecipar tendências e identificar oportunidades de inovação. Outro aspecto importante é a preparação dos recursos humanos para o desenvolvimento da estratégia escolhida pela organização. Essa preparação significa reconhecimento de competências, treinamento e aquisição de habilidades diferenciadoras.

As principais tendências em diagnóstico por imagem a serem consideradas no planejamento estratégico são: mercado para serviços de imagem, ambiente mais competitivo, clientes, substituição de plataformas tecnológicas, e fornecedores.

Mercado para serviços de imagem

A informação sobre saúde está cada vez mais acessível ao leigo, fazendo com que o indivíduo se responsabilize cada vez mais pela sua saúde. Essa mudança aumentará a demanda por exames de imagem. Além disso, o aumento da demanda será decorrente de novas aplicações das tecnologias disponíveis e do desenvolvimento de novas plataformas tecnológicas, especialmente as relacionadas com a imagem molecular; do uso de métodos de imagem para diagnóstico precoce de doenças; e do maior uso de métodos de imagem por uma população que, progressivamente, aumenta a sua expectativa de vida.

O maior uso dos recursos diagnósticos implicará aumento de custo para todo o sistema de saúde, elevando as despesas dos pagadores (planos de saúde, seguradoras e grupos autogeridos). Esse custo, em última instância, será repassado às empresas que financiam os planos de saúde para seus colaboradores. A fim de interromper esse ciclo crescente de aumento de custos, o usuário será cada vez mais envolvido no processo decisório de uso dos recursos de saúde, avaliando os custos e a qualidade percebida nos serviços médicos. Dessa maneira, mais informações sobre qualidade devem estar disponíveis (certificações, treinamento das equipes multiprofissionais, tecnologia atualizada).

Ambiente mais competitivo

A ampliação das oportunidades de mercado na área de imagem atrairá, cada vez mais, a atenção de outras especialidades médicas para a prática de métodos diagnósticos, principalmente os métodos de imagem. Com isso, aumentará a autogeração de demanda por interesse econômico por parte dos especialistas que investem em serviços de imagem. Esses especialistas têm a vantagem de controlar a solicitação dos testes diagnósticos. É provável também que os métodos diagnósticos passem a ser realizados por equipes multiprofissionais com a participação de um radiologista, sendo este arranjo mais equilibrado que o anterior.

A redução do custo de aquisição de equipamentos aumentará a competição entre os serviços de imagem, que terão de buscar outros diferenciais de mercado, além da tecnologia, para obter maior visibilidade.

Clientes

Os clientes de um serviço de imagem são os pacientes e os médicos que solicitam os exames. Esses clientes, por terem mais acesso à informação, passarão a ter maiores expectativas dos serviços de imagem e demandarão mais evidências a respeito da qualidade do serviço prestado, mudando as características da concorrência entre os serviços. Além disso, com a difusão do uso da Internet, o usuário do sistema de saúde poderá pesquisar alternativas disponíveis em outras localidades. A busca pela eficiência se acentuará.

Substituição de plataformas tecnológicas

Com o avanço tecnológico, ocorre a potencial substituição de plataformas tecnológicas menos eficientes. Esse desenvolvimento é observado nas diferenças do crescimento de uso das diferentes modalidades de imagem. Um exemplo é o maior uso da ressonância magnética para o estudo do sistema nervoso e musculoesquelético, feito anteriormente pela tomografia computadorizada. Os princípios de imagem molecular trazem a informação funcional, além da informação estrutural macroscópica. Há a possibilidade de que, a longo prazo, esses princípios de imagem molecular migrem para procedimentos clínicos ofertados nos consultórios (medicina molecular), fato que viabilizaria o diagnóstico precoce de doença. Consequentemente, ocorreria uma considerável redução no uso dos métodos de imagem disponíveis atualmente empregados para o estadiamento e acompanhamento do tratamento. Esse cenário de mudança potencial ocorreria de modo lento, pois as inovações neste caminho são lentas e incrementais.

Fornecedores

Os fornecedores de equipamentos de imagem passaram por consolidação nos últimos 15 anos, resultando em menor número de empresas de grande porte atuantes no mercado de imagem com portfólios de produtos mais completos, indo além das metodologias diagnósticas. Mais recentemente, as aquisições tiveram como objetivo a fusão de métodos diagnósticos de análises clínicas com imagem ou com métodos terapêuticos.

No sentido de ampliar a participação de mercado para o fornecimento de equipamentos de imagem, os fornecedores de equipamentos intensificaram as ações de *marketing* e ampliaram as equipes de vendas. Ocorrerá também o desenvolvimento de mais serviços agregados à venda dos equipamentos, principalmente na área de manutenção e de TI.

Outra tendência entre os fornecedores é o desenvolvimento de equipamentos de baixo custo para atingir novas camadas do mercado, inclusive as clínicas de especialidades que atualmente referem exames para os serviços de imagem.

Aspectos estruturais

Especializações em diagnóstico por imagem

Os serviços de diagnóstico por imagem podem ser encontrados em diversas instituições, tais como hospitais, clínicas multidisciplinares ou clínicas especializadas em imagem. Esses serviços de imagem são compostos por um conjunto de modalidades médicas que são principalmente diagnósticas, mas que, eventualmente, podem ser usadas para guiar procedimentos terapêuticos minimamente invasivos. As especialidades de um serviço de diagnóstico por imagem baseiam-se em diversas modalidades: radiologia convencional e contrastada (RX), ultrassonografia (US), tomografia computadorizada (TC), ressonância magnética (RM), mamografia, densitometria óssea (DO) e medicina nuclear (MN). A tendência atual é a especialização das atividades diagnósticas por áreas do conhecimento médico, fazendo com que exames de modalidades diagnósticas distintas sejam analisados por uma equipe médica especializada. É necessário ressaltar que, para a adoção do modelo de divisão das atividades médicas com base em especialidades médicas, é preciso maior volume de exames e procedimentos, e a disponibilidade de médicos preparados para atuar de modo mais segmentado. As divisões por especialidades mais comuns são: neurorradiologia, cabeça e pescoço, tórax, abdome, musculoesquelética, medicina fetal. Entretanto, esses critérios de segmentação do conhecimento médico podem variar conforme as características das equipes médicas. É importante ressaltar que, se a equipe médica for composta por poucos profissionais, predomina a atuação do radiologista generalista ou especialista em uma plataforma diagnóstica (modelo tecnocêntrico), em vez da especialização por área de conhecimento médico.

Os exames dedicados ao sistema cardiovascular (cintigrafia do miocárdio, teste ergométrico e tomografia das coronárias) também podem ser concentrados em um setor multidisciplinar que analisa de modo integrado as informações obtidas. A radiologia atualmente é considerada uma especialidade muito promissora, pois o desenvolvimento tecnológico expandiu as suas indicações.

Força de trabalho

O desenvolvimento de novas metodologias diagnósticas e a ampliação do uso das tecnologias disponíveis aumentam a demanda por mão de obra médica e técnica especializada. Em paralelo, está ocorrendo o desenvolvimento de recursos de TI para elevar a produtividade das equipes médicas. Essa tendência se acentuará, pois os sistemas de TI estarão cada vez mais disponíveis. Um exemplo é o sistema computadorizado de auxílio para detecção de alterações em mamografias ou TC do tórax, o *computer-aided diagnosis* (CAD).

Área física

O planejamento para ocupação adequada da área física de qualquer operação é uma etapa muito importante, a ser analisada com bastante cuidado, pois influenciará diretamente a qualidade do serviço e a eficiência dos fluxos de trabalho. Além disso, é necessário que as instalações respeitem normas de segurança e as resoluções determinadas pela Anvisa e pela Comissão Nacional de Energia Nuclear (CNEN), esta última muito relacionada com os serviços de medicina nuclear. É conveniente envolver no planejamento uma equipe multiprofissional para definir a melhor distribuição das atividades no espaço. Essa equipe deve ser composta pelos profissionais atuantes na operação e que conheçam as peculiaridades de fluxo de trabalho, sendo recomendável também consultar uma equipe de engenharia e arquitetura especializada em instalações de saúde. A instalação de alguns equipamentos determinará a necessidade de grandes investimentos em aspectos específicos de infraestrutura. Os pré-requisitos de instalação de um equipamento de RM, por exemplo, incluem blindagem de radiofrequência (RF) e ar-condicionado dedicado. Já as salas de raios X, mamografia ou TC devem ter blindagens radiológicas com chumbo ou barita.

Materiais

A lista de materiais necessários para a realização dos exames de imagem é longa, porém os itens mais representativos, sob o ponto de vista de custo, são os meios de contraste e os filmes radiográficos.

Os meios de contraste são medicamentos usados para auxiliar a visualização de vasos ou vísceras sólidas, aumentando a eficiência do método para a detecção de alterações. Podem ser iodados, baritados ou com gadolínio na sua fórmula. Os meios de contraste iodados são usados na realização de urografias, angiografias e tomografias. Os baritados são empregados em exames radiológicos para investigação das alterações do tubo digestivo. Os que contêm gadolínio são usados para a realização de exames de RM. As indicações clínicas específicas para o uso de cada tipo de meio de contraste fundamentam-se em protocolos médicos suportados por trabalhos científicos, e essa discussão foge do escopo deste texto.

É comum a necessidade de uso de bombas injetoras automáticas para controlar a dose de meio de contraste e sua velocidade de injeção intravenosa. O custo das bombas injetoras é significativo, sendo importante considerar a possibilidade de comodato como alternativa à aquisição desse tipo de equipamento.

Os filmes radiográficos são usados para registro das imagens médicas geradas por diversas modalidades. Como mencionado anteriormente, o custo do filme radiográfico é significativo e seu uso é muito limitado quando comparado a alternativas digitais. Pela maior adesão ao *Picture Archiving and Communication Systems* (PACS), discutido mais à frente neste texto, observa-se uma diminuição no consumo de filmes, resultando em redução de custos nos processos de realização dos exames de imagem.

Outro conjunto de itens de impacto na operação de serviços de imagem são os cateteres, em especial os empregados em radiologia intervencionista. Em função do seu alto custo, há uma tendência internacional em reprocessar certos materiais. Há uma preocupação de que esse procedimento seja feito de modo a manter as características físicas e funcionais do artigo médico, com o objetivo de garantir a segurança e a eficácia dos produtos. Existe uma regulamentação nacional que trata desse assunto, estabelecendo uma lista de produtos médicos como de uso único, proibidos de serem reprocessados. Trata-se de uma lista negativa, portanto, o que não constar desse rol e não trouxer na rotulagem o termo *"proibido reprocessar"* poderá ser reprocessado.

Tecnologia de informação

Sistemas de TI serão cada vez mais acessíveis para os serviços de diagnóstico por imagem. Considerando-se que os equipamentos de imagem mais modernos são construídos em plataformas digitais, a integração desses equipamentos em redes será cada vez mais comum,

possibilitando a troca de informação entre as equipes médicas, inclusive envolvendo o médico que solicita os exames. Essa mudança gerará uma profunda alteração no fluxo de trabalho das equipes envolvidas na realização dos exames de imagem. O envio das imagens para equipes remotas fará com que etapas do processo de interpretação da informação e realização do relatório ocorram em centros especializados e mais eficientes, por meio de telerradiologia.

Processos em diagnóstico por imagem

A atividade médica é uma forma singular de serviço, pois é usada por pessoas que necessitam dela, mas não necessariamente querem dispor de seus recursos. Essa característica também está presente nos serviços de imagem. As principais características dos serviços em saúde baseiam-se em níveis de risco mais altos, visto que um serviço ruim pode pôr em risco a saúde ou a vida. Uma experiência desagradável com esses serviços pode ser muito assustadora, porque a maioria dos pacientes desconhece o funcionamento de um setor de imagem e não sabe a natureza dos procedimentos realizados.

Para que se obtenha o melhor resultado dos recursos empregados na realização dos exames de imagem, é recomendável a decomposição das diversas etapas do ciclo de serviço de um setor de imagem, promovendo o mapeamento das atividades e a construção de indicadores operacionais. As principais etapas do ciclo de serviço do setor de imagem, comuns para centros diagnósticos ambulatoriais e hospitalares, são descritas a seguir:

- Contato com o cliente (paciente ou médico): Internet, centrais de atendimento telefônico, unidades de atendimento
- Agendamento: Internet, centrais de atendimento telefônico, presença física do paciente na unidade de atendimento
- Recepção do paciente no setor de diagnóstico por imagem
- Preparação para realização do exame antes da entrada na sala de exames, por exemplo, instalação do acesso venoso para injeção do meio de contraste
- Realização do exame pelo médico e/ou técnico especializado
- Interpretação das imagens obtidas e elaboração do relatório médico. Nessa etapa do processo, geralmente o radiologista faz uso de uma estação de trabalho computadorizada para análise das imagens e eventualmente compara com exames anteriores
- Envio do relatório médico e das imagens para o cliente.

Para que seja possível o aprimoramento da operação e, principalmente, para superar a expectativa dos clientes médico e leigo, é necessária a revisão constante do ciclo de serviço, identificando as falhas mais frequentes e reconhecidas pela própria equipe envolvida na atividade. Essa verificação pode ser feita por meio da análise constante dos indicadores de satisfação de atendimento ao cliente, obtidos de modo simples por reclamações ou elogios registrados nos formulários de avaliação de satisfação, ou de modo estruturado por meio de pesquisas realizadas por empresas independentes.

Gestão dos recursos humanos

Grande parte das etapas envolvidas na realização de exames ou procedimentos de imagem apoia-se fortemente nas pessoas. A radiologia é uma especialidade na qual há grande contato dos profissionais médicos e auxiliares com os pacientes. A equipe de profissionais da saúde que atua em um serviço de imagem é composta por radiologistas e outros médicos especialistas envolvidos com métodos de imagem, tais como ginecologistas, mastologistas, cardiologistas, cirurgiões vasculares, entre outros, e também por enfermeiros, biomédicos e técnicos. É importante lembrar também que parte significativa da equipe é composta por profissionais de suporte: recepção, administração, limpeza, copa, manobra, entre outros.

A liderança da equipe é responsabilidade do médico, que detém o conhecimento técnico sobre os procedimentos e influencia os demais membros da equipe. Essa liderança é compartilhada com gerentes ou supervisores técnicos e de atendimento.

Observa-se que, nos últimos anos, aumentou o interesse dos estudantes de medicina pela carreira em radiologia ou pelos métodos diagnósticos das demais especialidades médicas. Parte dessa preferência baseia-se no estilo de vida dos médicos que se dedicam aos métodos diagnósticos, pois podem ter maior controle do tempo para o trabalho. Entretanto, cabe ressaltar que, durante a atividade profissional, o trabalho é intenso nas diversas etapas do processo de entrega do serviço médico e, principalmente, no relacionamento com o cliente e com o médico que solicitou o exame. É pertinente ressaltar que o desejo de ajudar pessoas e servir deve estar acima dos demais.

O aumento da carga de trabalho tem contribuído para a redução da satisfação profissional das equipes médicas atuantes na área de imagem. As causas principais para o aumento da demanda são: maior uso dos métodos de imagem pela ampliação das indicações médicas e pelo aumento da expectativa de vida da população, importância crescente da medicina preventiva na comunidade, desenvolvimento tecnológico e redução de custo para aquisição de tecnologia. Esse conjunto de fatores exerce pressão no sistema para se atingirem níveis superiores de produtividades das equipes, resultando em uma exaustiva jornada de trabalho. Além disso, o médico, tradicionalmente conhecido como um profissional autônomo, passa a se vincular diretamente a instituições de saúde, tais como hospitais ou centros diagnósticos multidisciplinares, e vê sua autonomia profissional reduzida, uma vez que essas organizações funcionam como uma empresa médica. O aumento da carga de trabalho e a redução da autonomia do médico são os principais fatores que diminuem a satisfação profissional. Essa questão é relevante para o sucesso de um serviço de imagem e deve ser monitorada.

A gestão da equipe técnica e da equipe de apoio dedicada ao atendimento direto ao paciente é muito importante para o sucesso do serviço. Muitas vezes, o paciente não conhece o médico que realizará o relatório do exame, conhecendo exclusivamente a equipe de técnicos e de apoio. A padronização dos procedimentos e o constante treinamento são fundamentais para a gestão da qualidade. Mais importante ainda é o recrutamento e a retenção de pessoas que gostam do relacionamento direto com o paciente ao longo de todo o fluxo de trabalho. A satisfação do colaborador com o trabalho resulta em maior valor entregue ao cliente, que consequentemente também fica mais satisfeito com o serviço e tende a retornar ou a recomendar a instituição na sua rede de influência.

Tecnologia de informação

Um setor de diagnóstico por imagem é extremamente dependente de recursos de TI para o atendimento dos clientes. Diversas etapas do ciclo de serviços dependem parcial ou integralmente de sistemas computadorizados. A seguir, são abordados os principais componentes de TI de um serviço de imagem, diretamente ligados ao processo de realização dos exames. Não serão alvo de discussão os sistemas dedicados ao gerenciamento administrativo e financeiro e ao relacionamento com o cliente.

Radiology Information System e Picture Archiving and Communication Systems

O PACS pode ser entendido como um sistema computadorizado capaz de substituir o filme radiográfico, eliminando diversas ineficiências no fluxo de trabalho dependente deste meio físico de registro das imagens médicas. As limitações de uso do filme residem no fato de que este meio físico pode estar apenas em um lugar em determinado instante, enquanto uma imagem em meio digital pode ser enviada para diversos locais simultaneamente. Além disso, a recuperação das imagens digitais é mais confiável que o arquivamento em filme, e este último pode ser perdido de modo definitivo.

Há diversos fornecedores de PACS no mercado nacional e o seu uso pelos serviços de imagem é crescente, com o objetivo de aumentar a produtividade da equipe médica, reduzir custos operacionais e aumentar a qualidade dos serviços prestados. A implementação desses complexos sistemas de informática é capaz de transformar todo o fluxo de trabalho de um setor da imagem, resultando na eliminação completa de documentos registrados em papel ou filme.

Os benefícios econômicos resultantes do PACS são variáveis e dependem do grau de reformulação dos fluxos de trabalho nos setores de diagnóstico por imagem.

A manutenção do PACS é um aspecto crítico no ciclo de serviços em diagnóstico por imagem, pois o efeito do mau funcionamento dessa ferramenta reduz a produtividade da equipe médica e impossibilita a entrega do resultado dos exames para o cliente final.

Além do PACS, é necessário considerar também o sistema de informações em radiologia, o RIS (*Radiology Information System*). O RIS é o banco de dados computadorizado que armazena todas as informações dos pacientes e gerencia as imagens. As principais funcionalidades do RIS são: o agendamento de exames, as ferramentas de elaboração e disponibilização de relatórios médicos, a rastreabilidade das informações dos pacientes e a elaboração de relatórios contendo indicadores de desempenho do ciclo de serviços. Em resumo, o RIS é uma ferramenta que promove o controle eletrônico de todos os passos no fluxo de trabalho da radiologia.

Sistemas de elaboração de relatórios médicos

Com o uso de diversos recursos computadorizados para obtenção das imagens médicas que possibilitam interfaces integradas por sistemas digitais, tem ocorrido também uma transformação no processo de elaboração dos relatórios médicos. As novidades nessa área são os sistemas de reconhecimento de voz e os sistemas de auxílio para a elaboração de relatórios estruturados. A adoção desses recursos resulta em maior qualidade, pois possibilita a revisão imediata do relatório pelo médico e a eliminação do digitador de textos, uma vez que o próprio médico digita o texto no relatório e o finaliza para entregá-lo ao paciente. Além da redução de custos pela otimização do processo, o tempo para entrega do resultado pode ser reduzido significativamente.

Internet

Os avanços dos meios de comunicação, incluindo a Internet, associados ao desenvolvimento dos equipamentos de imagem com tecnologia digital, tornam possível que os centros diagnósticos adotem mecanismos inovadores de relacionamento com os pacientes por meio da Internet.

O uso da Internet pelos serviços de imagem cresce porque as pessoas estão submetidas a diversas restrições: altos custos do transporte, congestionamento no trânsito das grandes cidades, problemas de estacionamento de automóveis, falta de tempo dos consumidores e filas nos caixas. Todos esses fatos incentivam o uso de recursos novos e mais convenientes. Além disso, a comunicação eletrônica cresce vertiginosamente.

Os serviços de imagem estabelecidos de modo isolado, ou como parte de uma instituição médica de maior complexidade, como um hospital, podem desenvolver *sites* para relacionamento com os pacientes, que podem ser incluídos em uma das 3 categorias apresentadas a seguir

- *Primeira geração: sites* que oferecem versões eletrônicas de textos impressos, sendo comuns e fáceis de serem desenvolvidos. Apesar de comuns, têm menor utilidade que os demais modelos
- *Segunda geração:* apresentam recursos interativos
- *Terceira geração:* personalizados para as características dos usuários.

Como a prestação de serviços tem risco alto, pode criar nos clientes necessidades de informações específicas, por isso a importância da caracterização do serviço médico. No processo de escolha, o comportamento de busca de informações é motivado, em parte, pelo risco percebido e pela capacidade do usuário de adquirir dados relevantes para lidar com a incerteza da escolha. O cliente usará as fontes de informações de maneira distinta para reduzir a incerteza associada à escolha de prestadores de serviços. É importante entender o processo de aquisição de informações usado por consumidores de serviços. Esse é um estágio inicial de análise, que influencia o processo de decisão.

Em geral, quanto maior o risco percebido, maior a propensão do paciente a procurar informações sobre o serviço. Os serviços são percebidos como oferecendo mais riscos que bens de consumo.

As principais características dos serviços são: impossibilidade de construção de estoques, intangibilidade, perecibilidade, simultaneidade de produção e consumo associado a grande intensidade de contato do cliente com o processo, necessidade da participação do cliente e consequente dificuldade para o controle do processo e padronização do resultado final percebido. O fato de os serviços não serem diretamente perceptíveis e serem frequentemente experimentais e imprevisíveis quanto a resultados para o consumidor poderia influenciar o comportamento de compra dos clientes.

Em saúde, os médicos exercem grande poder de influência na escolha de um prestador de serviços para medicina diagnóstica. É comum que o cliente recorra ao médico que solicitou um teste diagnóstico para buscar a indicação do melhor local para realizá-lo.

Considerando que os consumidores necessitam de informações para a escolha de fornecedores de serviços, é natural concluir que os formadores de opinião e membros de grupos de referência podem ser os primeiros a adotar determinados serviços. No caso da saúde, o médico é uma referência para o paciente e alguns médicos são formadores de opinião para toda a classe médica.

A oferta de informações pela Internet pode ser uma maneira de oferecer dados e facilitar o entendimento do serviço oferecido, aumentando a satisfação do consumidor ou diminuindo a sua insatisfação. Se o consumidor estiver informado, além de mais satisfeito, ele será o transmissor mais provável e eficaz de informações para outros potenciais clientes. As informações oferecidas devem enfatizar experiências adquiridas com o uso do serviço, e não somente oferecer conteúdo técnico e objetivo. Por fim, a Internet pode ser uma ferramenta para tornar a oferta do serviço tangível, fornecendo sugestões, ilustrações ou explicações que os consumidores possam usar para avaliar os benefícios e as qualidades do atendimento.

O paciente demonstra cada vez mais desejo de obter informações sobre saúde, participar do processo de decisão relativo à medicina e de envolver-se mais na administração de todas as questões relacionadas com o seu estado da saúde. O acesso à informação fará com que o paciente torne-se mais apto a se responsabilizar pelas decisões e até exercer um controle de qualidade do serviço prestado, modificando a relação atual na qual, geralmente, o paciente tem uma postura mais passiva.

Poucos *sites* médicos oferecem interatividade. A maioria divulga as credenciais dos médicos, suas habilidades, informações dos consultórios e material educativo para pacientes. Estudos indicam que menos de 2% dos *sites* oferecem endereço de *e-mail* para consultas ou sugestões.

Sites pouco desenvolvidos podem oferecer algum valor para o paciente, na perspectiva de apresentar os profissionais e as características do local no qual o atendimento é prestado. Algum valor também é constituído quando no *site* há *links* com outros *sites* de saúde e lembretes para manutenção da saúde em bom estado, entretanto, auxiliam pouco na ampliação da relação médico-paciente.

Para estabelecer uma relação médico-paciente minimamente eficiente, um *site* deve conter os itens apresentados a seguir:

- Informações sobre a instituição: horário de atendimento, número dos telefones, endereço, entre outras
- *Links* para material educacional
- Lembretes
- Credenciais, certificados e habilidades médicas
- Oferta de serviços especializados
- Artigos da área de saúde, publicados pelos médicos da equipe
- Informações sobre planos de saúde
- Mapas.

Existem barreiras a serem vencidas para que o uso da Internet seja ampliado. Um aspecto central parece ser a educação dos profissionais do setor para conscientizá-los de que *marketing* em saúde é um processo mais amplo que meramente estimular aumento no número de pacientes no consultório médico.

Os médicos terão de dedicar mais tempo para conhecer os recursos tecnológicos disponíveis para auxílio no processo de atendimento médico.

A criação de meios que supervisionem e validem o conteúdo dos *sites* médicos, que garantam a privacidade nas comunicações *on-line,* é importante. Diversos autores constataram que as informações contidas em *sites* médicos mantidos por organizações privadas ou pelo governo são pobres e tendenciosas, estimulando a realização de um procedimento, como uma mamografia para triagem de câncer de mama, sem advertir o internauta sobre as limitações do método. Apenas alguns *sites* informam corretamente os benefícios e as limitações do procedimento.

Monitoramento

Gestão da qualidade

Os serviços médicos de todas as naturezas atualmente se deparam com a necessidade de demonstrar objetivamente qualidade para diversos *stakeholders*: pagadores, usuários, médicos e instituições acreditadoras. Portanto, é necessário documentar de modo estruturado o monitoramento da qualidade no setor de imagem, pois é uma etapa crítica na prestação de serviços médicos à sociedade. A avaliação de desempenho é necessária para se obterem informações básicas para aprimoramento dos processos. Do ponto de vista da metodologia de avaliação da qualidade, os indicadores gerados tornam possível que os gestores respondam a questões fundamentais do ponto de vista da qualidade:

- Onde estou?
- Onde quero estar?
- Por que estou com determinado desempenho?
- O que já foi realizado para o aprimoramento dos processos?

Obter as respostas adequadas viabiliza a revisão periódica de processos médicos; a comparação com outros provedores dos mesmos serviços; a descrição detalhada dos procedimentos a partir da experiência das equipes envolvidas nos processos; o estabelecimento de um planejamento estratégico de desenvolvimento, identificando-se os responsáveis por cada etapa de cada processo; e, finalmente, a tomada de decisão específica de cada instituição. Os monitoramentos e avaliações devem estar formalizados de modo sistemático e abrangente. Os métodos de certificações e acreditações estão amplamente disponíveis na literatura médica: ONA, Norma ISO 9000, Joint Commission on Accreditation of Healthcare Organizations (JCAHO), Lean, Six Sigma, entre outros. A apresentação detalhada dessas metodologias está além dos objetivos deste capítulo.

Com o uso de metodologias de desenvolvimento da qualidade dos serviços médicos, é possível reduzir os custos com saúde, as não conformidades relacionadas com os procedimentos, promovendo grande benefício para a cadeia de saúde. Poucas instituições de saúde são certificadas; consequentemente, as métricas em saúde são escassas. Além disso, há grande resistência entre os profissionais de saúde para o desenvolvimento de indicadores de desempenho e para a adoção de metodologias estruturadas para análise de não conformidades. A padronização dos procedimentos diagnósticos e terapêuticos é inexistente e sofre grande variação regional. Somente a troca estruturada de informações entre as instituições tornará possível a resolução dos problemas básicos de qualidade.

É impossível aumentar a qualidade dos serviços de imagem sem investir em sistemas de informação para obtenção estruturada de dados que serão interpretados para elaboração dos indicadores de desempenho. Porém, os sistemas de TI são apenas ferramentas para desenvolvimento da qualidade e não a qualidade em si.

Com a maior eficiência dos serviços de imagem e a ampla troca de informações, haverá aumento da satisfação dos clientes (médicos e pacientes) com os serviços, redução do tempo para realização dos exames e procedimentos, diminuição do custo e, consequentemente, aumento da qualidade. O processo de melhoria da qualidade deve ser contínuo.

Indicadores

A definição de indicadores de desempenho é uma ferramenta de gestão fundamental para o desenvolvimento de um serviço de imagem. A análise periódica dos indicadores monitora o desempenho em relação a metas e objetivos da organização, tornando o processo de análise e decisão mais eficiente. Por isso, os indicadores devem estar alinhados com a missão, a visão e o direcionamento estratégico da organização. Essa informação deve ser compartilhada de modo claro com a equipe, para auxiliar no alinhamento estratégico.

Os indicadores podem ser divididos em: financeiros, de produtividade e de qualidade. Geralmente os indicadores financeiros são os mais usados, porém é importante expandir a análise para os aspectos qualitativos da operação. Alguns exemplos de indicadores não financeiros são:

- Resultados entregues dentro do prazo estabelecido com o cliente
- Intervalo entre a realização do exame e a entrega do resultado para o cliente
- Disponibilidade de agenda em cada uma das modalidades
- Pesquisa de satisfação dos clientes
- Quantidade de exames por setor, modalidade ou equipamento.

Comumente, os indicadores financeiros envolverão custos de realização dos exames, receita líquida, margem operacional ou lucro antes de juros ou imposto de renda (LAJIR). A contagem de exames, por ter uma relação direta com a receita, pode ser considerada como um indicador financeiro.

Os indicadores escolhidos devem ser validados e confrontados com as respectivas metas estabelecidas. Infelizmente, ainda não faz parte da cultura o compartilhamento setorial de informações estruturadas sob o formato de indicadores. Tal prática deveria ser empregada pelas organizações de classe para estimular o desenvolvimento de toda a especialidade, no sentido de se elevar o desempenho dos serviços de diagnóstico por imagem.

Bibliografia

Bhargavan, M; Sunshine, JH. Utilization of radiology services in the United States: levels and trends in modalities, regions and populations. *Radiology*, 234: 824-32, 2005.

Bittar, OJNV. Gestão de processos e certificação para qualidade em saúde. *Revista da Associação Médica Brasileira* , 45(4): 357-63, 1999.

Bottino, D. *Medicina na Internet – Guia da Saúde on line*. Rio de Janeiro: Campus; 1999.

Brown, JS. *Seeing differently – Insights on innovation*. Massachusetts, EUA: Harvard Business Review; 2001.

Chan, S. The importance of strategy for the evolving field of radiology. *Radiology*, 224: 639-48, 2002.

Corrêa, HL; Caon, M. *Gestão de serviços: lucratividade por meio de operações e de satisfação dos clientes*. São Paulo: Atlas; 2002.

Cruz, LP; Pereira, AJP. Incorporação tecnológica na área da saúde. *Cadernos FGV Projetos*, 3; 2007.

Ferreira, JHG. Tendências para atenção à saúde. *Revista do GV Saúde da FGV-EAESP*, 2: 7-11, 2006.

Forman, HP. The radiology job market: help wanted. *AJR. American Journal of Roentgenology*, 187: 1147-8, 2006.

Guilham, I; Rowland, T. Predictive medicine: potential benefits from the integration of diagnostics and pharmaceuticals. *Journal of Medical Marketing*. 2 (1): 18-22, 2001.

Gunderman, RB; Willing, SJ. Motivation in radiology: implications for leadership. *Radiology*, 225: 1-5, 2002.

Hendee, WR. An opportunity for radiology. *Radiology*, 238: 389-94, 2006.

Hillman, BJ; Neiman, HL. Radiology 2012: Radiology and radiologists a decade hence – A strategic analysis for radiology from the Second Annual American College of Radiology Forum. *Radiology*, 227: 9-14, 2003.

Horst, K; Gunderman, RB. There is more to life than lifestyle. *Radiology*, 238: 767-71, 2006.

Jorgensen, KJ; Gotzsche, PC. Presentation on websites of possible benefits and harms from screening for breast cancer: cross sectional study. *British Medical Association*, 328(7432): 148, 2004.

Kang, JO; Kim, MH; Hong, SE *et al.* The application of the six sigma program for the quality management of the PACS. *AJR. American Journal of Roentgenology*, 185: 1361-5, 2005.

Kotler, P. *Administração de marketing: a edição do novo milênio*. 10 ed. São Paulo: Prentice-Hall; 2000.

Malik, AM; Veloso, GG. Hospitais modernos são redes de empresas em colaboração. *Einstein*, 5(1):10-5, 2007.

Marroco, R. Making the case for entering a developing healthcare market. *Journal of Medical Marketing*, 5 (2): 137-45, 2005.

Meghea, CI; Sunshine, JH. Who's overworked and who's underworked among radiologists? An update on the radiologist shortage. *Radiology*, 236: 932-8, 2005.

Murray, KB. Um teste de teoria de marketing de serviços: atividades de aquisição de informações pelo consumidor. *In: Marketing de serviços*. 4 ed. São Paulo: Bookman; p. 95-111, 2001.

Novaes, HMD; Goldbaum M; Carvalheiro, JR. Políticas científicas e tecnológicas e saúde. *Revista USP*, 51: 28-37, 2001.

Porter, M; Teisberg, EO. *Redefining competition in the health care*. Massachusetts, EUA: Harvard Business Review, 2004.

Sanchez, PM. Refocusing website marketing: physician-patient relationship. *Health Marketing Quarterly*, 20: 37-50, 2002.

Siegel, E; Reiner, B. Work flow redesign. the key to success when using PACS. *AJR. American Journal of Roentgenology*, 178: 563-6, 2002.

Sociedade Brasileira de Cardiologia. Diretriz para a realização de exames diagnósticos e terapêuticos em hemodinâmica. *Arquivos Brasileiros de Cardiologia*, 82 (suplemento I): 1-6, 2004.

Thrall, JH. Reinventing radiology in the digital age. Part III. Facilities, work processes, and job responsibilities. *Radiology*, 237: 790-3, 2005.

Trusko, BE; Pexton, C; Harrington, HJ *et al. Improving healthcare quality and cost with Six Sigma*. New Jersey: FT Press; 2007.

Vecina Neto, G; Malik AM. Tendências na assistência hospitalar. *Ciência & Saúde Coletiva*, 12(4):825-39, 2007.

Wakefield, DS; Ward MM; Wakefield BJ. A 10-rights framework for patient care quality and safety. *American Journal of Medical Quality*, 22: 103-11, 2007.

Woodward, CA; Ostbye, T; Craighead, J *et al.* Patient satisfaction as an indicator of quality care in independent health facilities: developing and assessing a tool to enhance public accountability. *American Journal of Medical Quality*, 15 (3): 94-105, 2000.

HEMOTERAPIA

Nelson Hamerschlak

Introdução

A especialidade médica hemoterapia é considerada, no Brasil, parte da hematologia e o título de especialidade e a sociedade de especialidade são conjuntos. Ela é exercida por meio de estruturas organizacionais complexas que se assemelham a linhas de produção de fábrica manipulando a matéria-prima sangue e transformando-a em produtos finais que devem ter atributos de qualidade e segurança.

Essa atividade é regida por normas técnicas específicas e deve apresentar padrões de qualidade que possam ser avaliados, auditados e certificados. Muitos bancos de sangue de todo o mundo têm certificações com padrões ISO 9000, obedecem a normas da Joint Commission ou de organizações específicas, como a Associação Americana de Bancos de Sangue e de uma atividade conjunta desta com a Associação Brasileira de Hematologia, Hemoterapia e Terapia Celular.

A atividade hemoterápica pode se dar por meio de:

- Hemocentros caracterizados com órgãos públicos ou fundações de direito público ou privado ligados a universidades, autarquias ou secretarias da saúde. Estruturas complexas que normalmente aliam a hematologia à hemoterapia em todas as suas fases: da coleta do sangue, análise, processamento a distribuição e transfusão de sangue

- Bancos de sangue ou serviços de hemoterapia geralmente localizados em hospitais, mas que podem funcionar como centrais hemoterápicas. Exercem todas as etapas do atendimento hemoterápico

- Agências transfusionais: recebem o sangue e seus componentes processados de um hemocentro ou banco de sangue para prepará-lo adequadamente de forma compatível e transfundi-lo. Estão localizadas em hospitais ou pronto-socorros

- Postos de coleta: fixos ou móveis que podem apenas coletar o sangue para ser processado e analisado nas estruturas mais complexas

O presente capítulo pretende falar da legislação e sua evolução no Brasil, dos princípios das transfusões e da especialidade hemoterapia.

Legislação e sua evolução no Brasil

A história do uso do sangue em seres humanos caminhou, durante séculos, marcada por acontecimentos drásticos, tais como registrado em 1492, quando o Papa Inocêncio VIII, assim como seus doadores, vieram a falecer após o procedimento. Tantas foram as intercorrências que, em 1668, a Faculdade de Medicina de Paris proibiu a transfusão sanguínea. Essa decisão foi logo endossada pela Royal Society of Medicine na Inglaterra e pelo Vaticano.

A partir de 1818, os estudos e a prática da transfusão de sangue foram reiniciados na Inglaterra, por James Blundell (1790-1877), até que no século seguinte grandes descobertas científicas foram feitas, possibilitando a realização das transfusões com maior sucesso, sendo a principal delas a de Karl Landsteiner (1868-1943),

No Brasil, nas décadas de 1930, 1940 e 1950 o uso de sangue, em humanos, era praticado sem qualquer controle ou legislação, por bancos de sangue privados e governamentais, em vários estados do país.

A 1ª lei decretada no Brasil, sancionada pelo Presidente da República Eurico Gaspar Dutra, foi a Lei Federal nº 1075 de 27 de março de 1950, considerando a doação de sangue um serviço relevante à saúde, e dispensando o ponto do doador no dia da doação.

Em 1964 foi criado um "Grupo de Trabalho," para estudar e propor legislação disciplinadora sobre a hemoterapia e em 1965 surgiu a 1ª lei dispondo sobre o exercício da atividade hemoterápica, publicada em 28 de junho de 1965, a Lei Federal número 4.701. Esta lei em seu artigo 1º diz: a atividade hemoterápica no Brasil será exercida, de acordo com preceitos gerais que definem as bases da Política Nacional de Sangue e classifica o exercício dessa atividade hemoterápica em 3 órgãos: normativo e consultivo; fiscalização e executivo. Sob a denominação de Comissão Nacional de Hemoterapia (CNH) ficou criado no

Ministério da Saúde um órgão permanente, composto de 5 membros indicados pelo Ministro de Estado e nomeados pelo Presidente da República pelo prazo de 2 anos, diretamente subordinados ao Ministro de Estado, incumbido de promover as medidas necessárias ao fiel cumprimento em todo o território brasileiro dos postulados da Política Nacional de Sangue.

Resultou daí:

- A definição dos sistemas de organizações responsáveis pelo provimento de sangue, hemocomponentes e seus derivados
- O primado da doação voluntária de sangue
- O estabelecimento de medidas de proteção individual, ao doador e ao receptor
- A fixação do critério de destinação dos produtos sanguíneos, assegurada a disponibilidade permanente de sangue total, para a transfusão
- A constituição de reservas hemoterápicas à disposição do Estado para emprego, em casos de necessidade imperiosa e de interesse nacional
- O disciplinamento da atividade industrial, relativa à produção de derivados de sangue
- O incentivo à pesquisa científica e aos meios de formação e aperfeiçoamento de pessoal especializado na área.

A CNH, por ser um órgão governamental do Ministério da Saúde, durante toda a sua existência, sofreu várias modificações, devidas ao pensamento de cada um dos seus ministros, e só não foram maiores devido à presidente deste órgão, Dra. Maria Brasília Leme Lopes, que permaneceu até a última reunião em dezembro de 1979.

A partir de então foram publicadas várias Portarias da CNH regulamentando a exportação de sangue humano e derivados de sangue (nº 1, de 26/03/69), a importação de derivados (nº 2, de 26/03/69), rotinas de atendimento a doadores (nº 4, de 25/09/69), registro dos órgãos executivos das atividades hemoterápicas (nº 1, de 19/03/70) plasmaféreses (nº 5, de 12/10/69) e atividades de natureza não industrial (nº 2, de 19/03/70).

Independente de todas as normas, portarias, decretos e leis, os serviços privados com fins lucrativos proliferaram, principalmente aqueles que se dedicavam apenas a coletar plasma para indústria farmacêutica.

Na disputa por doadores para atender a contratos de fornecimento, esses serviços privados remuneravam os doadores e coletavam sangue, muitas vezes sem a menor preocupação com a saúde desses e dos receptores.

As modificações do Ministério da Saúde foram acontecendo desde 1975, quando a Lei nº 6229, de 17 de julho de 1975, instituiu o Sistema Nacional de Saúde, preconizando a definição e o estabelecimento de mecanismo de coordenação interministerial para aumentar a produtividade e o melhor aproveitamento dos recursos disponíveis, visando à perfeita compatibilização de objetivos, metas e ações em saúde.

Considerando o elevado risco de hepatite por vírus B pela transfusão de sangue, e havendo no mercado brasileiro o teste de detecção do vírus no sangue, a CNH determinou a Resolução nº 1, de 2 de maio de 1975, tornando obrigatória a realização desse teste em todo sangue coletado seja para uso transfusional profilático ou terapêutico, como para produção de derivados industriais. Nessa mesma Portaria determinou-se que o plasma fosse testado, individualmente, antes de se proceder à mistura para obtenção de *pool*.

Até então, era obrigatório testar o sangue doado apenas para sífilis e doença de Chagas.

De acordo com a nova organização do Ministério da Saúde, aprovada pelo Decreto nº 79.056 de 30 de dezembro de 1976, a CNH passou a constituir umas das Câmaras Técnicas do Conselho Nacional de Saúde, com funções apenas normativas e consultivas. Retornou para os órgãos de fiscalização sanitária, da Secretarias de Saúde dos Estados, Distrito Federal e Territórios, a função que sempre lhes pertenceu: de fiscalizar condições ambientais, instalações, equipamentos, meios de proteção, métodos e processos de trabalho e exercício das profissões e ocupações.

A Lei 6.437, de 20 de junho de 1977, veio configurar as infrações sanitárias, estabelecendo sanções penais de maneira mais extensa, revogando o Decreto-Lei 785, de 25 de agosto de 1969.

Nos últimos dias de dezembro de 1979, a CNH foi desativada.

Hemoterapia após a década de 1980

Em 1980, o então Ministro da Saúde, Waldyr Mendes Arcoverde, e o Ministro da Previdência Social, Dr. Jair de Oliveira Soares, editaram a Portaria Interministerial nº 2, de 11 de fevereiro de 1980, criando a Comissão de Articulação (COMART), composta pela Fiocruz e pela Central de Medicamentos (Ceme), por exercerem atividades correlatas nos campos da saúde pública, assistência social e ciências e tecnologia. Teve curta memória e foi substituída pela Portaria Interministerial MS/MPAS nº 5, de 11 de março de 1980, instituindo a Comissão Interministerial de Planejamento e Coordenação (CIPLAN).

No mês seguinte, foram aprovadas as diretrizes do Programa Nacional de Sangue e Hemoderivados – Pró-Sangue, um programa governamental, defendido pelo Dr. Luiz Gonzaga dos Santos, que criou o 1º hemocentro público, o Hemope de Pernambuco.

Dois dos 5 pontos básicos marcantes do Hemope eram operar com doador de sangue não remunerado e a sua plena autonomia jurídica, administrativa e patrimonial, dando-lhe uma qualidade de fundação de direito privado, com a desejável e inteligente flexibilidade administrativa, quase como uma entidade privada. Na mesma época, a Sociedade Brasileira de Hematologia e Hemoterapia (SBHH), por seu presidente Dr. Celso Carlos Campos Guerra, introduziu no Brasil a vitoriosa Campanha pela Doação Voluntária de Sangue.

A 8ª Conferência Nacional de Saúde, acontecida em Brasília em 1986, teve como objetivos: o controle de qualidade e vigilância sanitária, com revisão da legislação e padronização das normas técnicas; articulação com o Instituto Nacional de Controle de Qualidade em Saúde (INCQS) para controle de qualidade do sangue; fiscalização e orientação dos prestadores de serviço hemoterápico, com o objetivo de garantir a boa qualidade do sangue e a realização dos testes sorológicos para detecção de doenças transmissíveis pelo sangue.

O vírus da AIDS – doença identificada pela 1ª vez no Brasil em 1980 – espalhava-se consideravelmente e a epidemia estava fora do controle quando foi criado o 1º programa de AIDS no Brasil, em São Paulo. O clima gerado na sociedade, devido à pandemia da doença, assim como a preocupação com as doenças transmissíveis pelo sangue gerou a Lei Federal 7.649, de 25 de janeiro de 1988, estabelecendo a obrigatoriedade do cadastramento dos doadores de sangue e a realização do teste laboratorial para AIDS, assim como para hepatite B, doença de Chagas, sífilis e malária. As normas relativas ao controle de qualidade de doenças infecciosas transmitidas pelo sangue, em especial devido ao aumento da incidência da AIDS, foram publicadas na Resolução nº 9 CIPLAN – de 13 de outubro de 1987.

Até a publicação da Lei 7.649, de 25 de janeiro de 1988, a despeito da existência de mecanismos legais para o exercício do poder de polícia pelas vigilâncias sanitárias, os bancos de sangue continuavam trabalhando com liberdade, de acordo com suas conveniências, geralmente financeiras. O Instituto Nacional de Assistência Médica da Previdência Social (INAMPS) passou, então, a remunerar os testes anti-HIV, como estímulo para que o sangue fosse testado, pois não havia recursos para fiscalizar todas as unidades que desenvolviam atividades hemoterápicas.

A regulamentação da Lei 7.649/88, por meio do Decreto 95.721/PR, de 11 de fevereiro de 1988, deixou claro no seu Art. 10º § 4º que: "todos os testes sorológicos de triagem no que concerne a síndrome de imunodeficiência adquirida – AIDS, deveriam ser realizados em amostras individualizadas."

A disciplina, organização e sistematização da atividade hemoterápica foi publicada em 9 de agosto de 1989 pela Portaria 721 MS/GM, que permaneceu vigente até a publicação da Portaria 1376, de 19 de novembro de 1993.

No ano seguinte, foram publicadas as normas destinadas à elaboração e à aprovação de projetos físicos de estabelecimentos assistenciais de saúde, sendo descritas as estruturas necessárias aos diversos tipos de serviços de hemoterapia.

Dois anos após a Nova Constituição Brasileira, foi publicada a Lei 8.080, de 19 de setembro de 1990, incluindo no campo de atuação do SUS a Vigilância Sanitária, com sua definição: "Um conjunto de ações capaz de eliminar, diminuir ou prevenir riscos à saúde e de intervir nos problemas sanitários decorrentes do meio ambiente, da produção e circulação de bens e da prestação de serviços de interesse da saúde." Pela Lei 8.080, cabe à União, aos Estados, ao Distrito Federal e aos Municípios "definir as instâncias e mecanismos de controle e fiscalização inerentes ao poder de polícia sanitária".

O ano de 1995 foi marcante para a Vigilância Sanitária, que já contava com inúmeras legislações e instruções normativas. Com base em várias considerações inequivocamente pertinentes, tais como o direito ao acesso dos cidadãos aos serviços de transfusão de sangue, a necessidade da VISA, do Ministério da Saúde se fazer representar por técnicos dos órgãos de vigilância sanitária das unidades federadas, bem treinados e especializados, a Secretaria de Vigilância Sanitária do Ministério da Saúde institui o Programa Nacional de Inspeção em Unidades Hemoterápicas (PNIUH). Foram credenciados, após treinamentos específicos realizados entre 1995 e 1999, 244 técnicos de nível superior de todas as unidades federadas, para atuar como auditores representantes da Secretaria de Vigilância Sanitária do Ministério da Saúde nas inspeções do próprio Estado e em outras unidades federadas.

Esse programa alavancou consideravelmente as inspeções sanitárias em serviços de hemoterapia e, consequentemente, a qualidade de todas as unidades de hemoterapia do país.

Nesta mesma Portaria 127/SNVS, de 8 de dezembro de 1995, no anexo I definiram-se os diversos tipos de unidades hemoterápicas, permanecendo a denominação de agência transfusional, título que estabelecia analogia indesejável com o sistema bancário e pouco sugestivo do caráter técnico-científico da atividade transfusional. Essa denominação foi confirmada posteriormente pela Resolução – RDC nº 151, de 21 de agosto de 2001, e é mantida até hoje.

O cenário normativo de 1990 é marcado pelo desenvolvimento de programas de controle de qualidade dos *kits* e reagentes diagnósticos, usados em hemoterapia, de controle de qualidade externo em sorologia, credenciando o Pró-Sangue Hemocentro de São Paulo para produzir os painéis de soros compostos de amostras positivas e negativas. A Secretaria de Vigilância Sanitária do Ministério da Saúde ficou incumbida da distribuição dos painéis a todas as unidades hemoterápicas públicas e privadas, em todo o território nacional.

As várias irregularidades identificadas no Pró-Sangue de São Paulo levaram o Ministério da Saúde a publicar nova Portaria (1.544/MS, de 15 de outubro de 1977), sobre o Programa Nacional de Controle de Qualidade Externo (PNCQE), revogando os Artigos 2º e 3º da Portaria 1.840/MS de 13 de setembro de 1996, que credenciava a Fundação Pró-Sangue do Hemocentro de São Paulo como referência no país para o PNCQE.

Com a criação da Anvisa, o Programa Nacional de Sangue e Hemoderivados passou a ser executado pela Gerência Geral de Sangue e Hemoderivados (GGSH), transferida do Ministério da Saúde para a Anvisa.

Também na década de 1990, houve grande movimento na área de vigilância sanitária voltado para concretização do Mercosul. Após várias reuniões, o Subgrupo de Trabalho – SGT 11 –, com a tarefa de revisar o regulamento técnico de medicina transfusional apresentado pelo Brasil e Uruguai, chegou a um consenso e publicou a resolução nº 42/00 Mercosul/GMC (Grupo Mercado Comum). Os Estados Partes – Argentina, Brasil, Paraguai e Uruguai – deviam, no entanto, internalizar a Resolução aos seus ordenamentos jurídicos, antes de 1º de janeiro de 2001.

No sentido de diminuir a janela imunológica das doenças infecciosas transmissíveis pelo sangue, para cumprir com a Meta Mobilizadora Nacional – Sangue com Garantia de Qualidade em todo o seu Processo até 2003, o Ministério da Saúde publicou a Portaria nº 262 de 5 de fevereiro de 2002, determinando a realização do NAT – técnicas de ampliação de ácidos nucleicos – para vírus da imunodeficiência humana (HIV) e hepatite C (HCV). Essa decisão acabou não se cumprindo devido ao alto custo e ausência de laboratórios preparados para a realização dos testes. Reconhecendo que nem todos os estados estavam em condições de iniciar o procedimento na mesma data, a Portaria Federal nº 79, de 31 de janeiro de 2003, estendeu o início da implantação do NAT por mais 12 meses a partir da publicação desta Portaria. Apenas no final de 2013 o Ministro da Saúde Antonio Padilha publicou a obrigatoriedade deste teste, com atraso de mais de 10 anos.

Em 2002, a Câmara Técnica Nacional (CTN) ganhou nova denominação. A Anvisa institui a Câmara Técnica de Sangue, outros Tecidos e Órgãos (CATESTO), que elabora regimento interno publicado 10 meses após a sua criação.

Entrando em uma nova era tecnológica, a dos transplantes de células, tecidos e órgãos, tornou-se premente a publicação de legislações sobre as demais tecnologias desenvolvidas no país. Embora já tenha sido introduzido no Brasil, o uso de células-tronco para o tratamento de diversas patologias, o transplante de medula óssea, o transplante de córnea, pele, tecidos osteomusculares, células germinativas e válvulas cardíacas, a legislação teve de correr a jusante das técnicas para regular o setor.

Assim, as atividades legislativas da VISA nunca chegam a uma conclusão final, devido à evolução tecnológica galopante da medicina. A despeito de todo o treinamento especializado de inspetores de VISA, já realizado até o momento, novos conhecimentos são necessários para acompanhar o escopo das novas técnicas de hemoterapia e dos serviços de transplantes, passando pela oncologia, cardiologia, ortopedia, oftalmologia e tantas outras especialidades.

A VISA deveria correr a montante das novas tecnologias médicas, cujas especializações se adensam e se tornam mais complexas. As práticas iniciam-se antes que se possam controlar os riscos, o mau uso e o estudo do custo/benefício, tanto no aspecto financeiro, como principalmente no aspecto da saúde da população.

▌ Princípios da hemoterapia

A área de transfusão de produtos hemoterápicos teve grandes avanços nos últimos 30 anos. O advento das bolsas plásticas múltiplas, surgimento de equipamentos que garantem a esterilidade dos sistemas, de máquinas processadoras de sangue e o maior conhecimento da morfofisiologia e preservação dos componentes sanguíneos trouxeram um grande aporte de tecnologia e conhecimento consideráveis e contribuíram para o avanço da prática hemoterápica.

A ocorrência de efeitos adversos como a aloimunização, reações transfusionais e transmissão de doenças, principalmente hepatite e AIDS, fez com que o médico fosse cada vez mais criterioso na indicação do sangue e de seus componentes e que o especialista participasse cada vez mais da indicação e do controle dos pacientes.

O conhecimento das indicações precisas, concentrações e doses adequadas de sangue e seus componentes é imperioso em pacientes graves nos quais concentrações terapêuticas em volumes reduzidos diminuem alguns efeitos indesejáveis das transfusões e propiciam melhor aplicação clínica.

Os componentes do sangue são elementos sanguíneos obtidos em serviços de hemoterapia por processamento físico. Os derivados são elementos obtidos por métodos físico-químicos em indústrias de fracionamento plasmático.

Glóbulos vermelhos

◢ Coleta e armazenamento

O sangue coletado do doador voluntário deve ser fracionado por técnica clássica, em bolsas múltiplas ou por aférese, e esse último processo promove a obtenção de produtos mais concentrados a partir de um único doador de sangue. O concentrado de hemácias obtido pode ser armazenado por 35 a 42 dias.

As bolsas de plástico usadas hoje em dia para coleta, fracionamento e armazenamento do sangue tornam possível que o mesmo seja separado em ambiente fechado e estéril. O uso de soluções preservativas, como a citrato-fosfato-dextrose-adenina (CPDA), promove a manutenção da viabilidade das hemácias coletadas por até 35 dias. Além disso, soluções aditivas como o Sag-Manitol estendem a viabilidade de um concentrado de hemácias por até 42 dias.

◢ Indicações de transfusão

A transfusão de concentrados de glóbulos vermelhos é usada para aumentar o hematócrito de pacientes com anemia ou perda sanguínea importante. A indicação da administração de hemácias a um paciente deve depender, principalmente, do quadro clínico resultante de um estado anêmico.

Índices hematimétricos (hemoglobina, hematócrito) semelhantes podem produzir sintomas e sinais diferentes em pacientes portadores de anemias crônicas nas quais existe adaptação orgânica progressiva em comparação a pacientes com quadros de instalação mais aguda. Pacientes mais idosos também apresentam menor reserva fisiológica e menor tolerância a níveis baixos de hemoglobina que seriam bem tolerados por um paciente jovem. Dessa maneira, 2 pacientes com taxas de hemoglobina iguais podem se comportar de modo diferente com relação à necessidade de transfusão.

Em situações de hemorragia aguda, em que uma transfusão maciça possa estar indicada, reposição volêmica apropriada deve ser prioritária. Nessas situações, em que múltiplas variáveis estão envolvidas, o nível do hematócrito é muito pouco sensível como indicador da volemia. Essa sensibilidade decresce ainda mais com as sucessivas transfusões. O uso do monitoramento hemodinâmico invasivo tem auxiliado na determinação mais apurada do real estado volêmico. Cabe aqui, no entanto, ressalvar as limitações das pressões de enchimento em refletir com precisão a pré-carga definida como volume. Ressalte-se ainda a insensibilidade de outras variáveis que, nos pacientes graves, sofrem influência de inúmeros fatores: pressão arterial, frequência cardíaca, débito urinário, agentes anestésicos, estímulos dolorosos, substâncias vasoativas, estado inotrópico, tônus vasomotor etc.

Pode-se entender, portanto, que nos quadros hemorrágicos a preocupação inicial deve ser a reposição de volume (cristaloides ou coloides), deixando-se a transfusão para os pacientes que não compensarem com essas medidas.

Nos pacientes que se apresentam euvolêmicos, a necessidade de transfusão deve ser guiada pela necessidade de aumentar o aporte de oxigênio aos tecidos. Se a função precípua dos glóbulos vermelhos é a de carrear o O_2, entende-se que o principal propósito da transfusão seja o de melhorar a capacidade transportadora de oxigênio. Considerando que um indivíduo previamente saudável pode perder até 30% de seu volume sanguíneo em condições agudas, sem comprometimento significativo de sua capacidade transportadora de O_2, entende-se que a decisão de transfundir não pode e não deve se basear em um único valor como o do hematócrito, mas sim na avaliação da adequação circulatória transportadora de O_2 para os tecidos.

Classicamente, consideram-se sinais e sintomas clínicos de anemia, como cansaço aos esforços, dispneia, dor torácica e cefaleia, como indicadores clínicos da necessidade de transfusão. O exame físico é também importante, atentando principalmente para os sinais vitais como frequência cardíaca e pressão arterial.

Não há consenso na literatura sobre qual nível de hemoglobina/hematócrito é indicativo de necessidade transfusional. A experiência acumulada em pacientes submetidos a cirurgias cardíacas com circulação extracorpórea com hemodiluição demonstrou que mesmo com taxas de hemoglobina (Hb) baixas, a oxigenação tecidual se dá adequadamente. Atualmente, considera-se que na ausência dos sinais e sintomas descritos anteriormente, uma transfusão de concentrado de hemácias está indicada em pacientes com Hb em torno de 7,0 a 8,0 g/dℓ.

Outro aspecto a se considerar é a causa da anemia. Pacientes com anemias carenciais (como ferropenias ou por deficiência de folatos/vitamina B_{12}) costumam responder muito bem e rapidamente à administração desses elementos, economizando o uso de transfusões. Pacientes portadores de insuficiência renal crônica respondem adequadamente ao tratamento com eritropoetina recombinante e suplementação de ferro. Por outro lado, os pacientes com hemoglobinopatias (p. ex., anemia falciforme e talassemia) necessitam de transfusões de hemácias não apenas para aumentar o aporte de oxigênio, mas também para o fornecimento de glóbulos vermelhos que contenham hemoglobina saudável.

Logicamente, em pacientes que apresentem quadros de anemia decorrentes de anemia aplásica primária, pós-tratamento quimioterápico ou por invasão tumoral na medula óssea, a conduta transfusional deve ser menos conservadora.

Em pacientes críticos em regime de terapia intensiva, principalmente os sépticos e com distúrbios hemodinâmicos, o monitoramento com o uso do cateter de Swan-Ganz propicia medidas da extração de oxigênio pelo tecido, o que junto com os índices hematimétricos pode ser útil à indicação transfusional em pacientes anêmicos. Estudos clínicos mais recentes têm demonstrado que uma estratégia mais restritiva de transfusão é mais segura do que uma estratégia mais liberal. Já se conhecia o fato de que a maior viscosidade sanguínea prejudica a oxigenação tecidual. As hemácias armazenadas por mais tempo são menos deformáveis e podem piorar a perfusão tecidual. Portanto, devem-se avaliar outros parâmetros para decisão de quando transfundir esses pacientes.

◢ Componentes especiais de concentrados de hemácias

CONCENTRADOS DE HEMÁCIAS DELEUCOTIZADAS

Filtração

Os atuais filtros de deleucotização removem cerca de 99% dos leucócitos de uma unidade de concentrado de hemácias, reduzindo sua quantidade a níveis de 1×10^6. O procedimento pode ser realizado antes ou durante as transfusões, sendo mais eficaz quando realizado pré-armazenagem.

Os leucócitos, contaminantes naturais das transfusões de glóbulos vermelhos, podem liberar citocinas e fragmentar com o decorrer do tempo, o que pode causar reações febris não hemolíticas no paciente que recebe a tranfusão. A deleucotização evita essa complicação, especialmente se realizada logo após a coleta do sangue, e não à beira do leito.

A transfusão contaminada com leucócitos também provoca a formação de anticorpos contra antígenos leucocitários (antissistema HLA e antigranulocítico). A aloimunização a antígenos do sistema HLA é a principal causa de refratariedade plaquetária. Os linfócitos também têm sido implicados em mecanismos de imunomodulação, com trabalhos recentes descrevendo aumento de infecções bacterianas em pós-operatório de cirurgias abdominais, bem como maior recorrência de tumores sólidos em pacientes transfundidos. A leucodepleção parece prevenir essas complicações.

Por fim, alguns vírus habitantes de leucócitos, como o citomegalovírus (CMV) e o HTLV, podem ter sua transmissão evitada ou pelo menos reduzida com o uso de componentes sanguíneos deleucotizados.

Atualmente, a filtração de concentrados de hemácias é indicada principalmente em:

- Pacientes transfundidos cronicamente
- Pacientes com reações febris não hemolíticas prévias
- Pacientes CMV-negativos, na ausência de sangue CMV-negativo
- Pacientes que poderão vir a receber um transplante no futuro.

Lavagem

A lavagem de glóbulos vermelhos não constitui a metodologia mais eficiente para a remoção dos leucócitos, tendo eficácia de 80

a 90%. Sua maior indicação reside na remoção das proteínas plasmáticas a fim de evitar reações transfusionais de natureza alérgica, inclusive das formas mais graves de anafilaxia. É obrigatoriamente usada em pacientes com deficiência de IgA com anticorpos anti-IgA. Nesses casos o procedimento deve ser usado intempestivamente, em até 5 vezes para total remoção da IgA do doador. Em neonatologia, esse procedimento pode ser usado em crianças críticas, visando à diminuição dos níveis de potássio das unidades a serem transfundidas.

É importante lembrar que os hemocomponentes lavados têm maior taxa de contaminação bacteriana e devem ser usados em até 24 h após o seu preparo, devendo ser depois descartados.

Congelamento

O congelamento em glicerol a 40% e a desglicerolização em soluções salinas tornaram possível o armazenamento de hemácias a longo prazo (até 10 anos). A principal aplicação desse método é a preservação de fenótipos raros. Além disso, propicia a eliminação total das proteínas plasmáticas e de 80 a 95% dos leucócitos, podendo ser de valia em pacientes com anticorpo anti-IgA, pois leva à maior retirada de IgA do que a simples lavagem do componente.

IRRADIAÇÃO DE COMPONENTES SANGUÍNEOS

Está indicada para prevenir a doença de enxerto *versus* hospedeiro transfusional. Essa situação pode ocorrer em transfusões de elementos celulares com contaminantes linfocitários (sangue total, concentrados de hemácias e plaquetas) em pacientes imunocomprometidos como:

- Linfomas (especialmente linfoma de Hodgkin)
- Leucemias agudas
- Deficiências imunológicas congênitas
- Pacientes que receberam tratamento com análogos de purina (fludarabina, cladribina)
- Recém-nascidos prematuros
- Transfusões intrauterinas
- Transplantes de órgãos em geral e, particularmente, de medula óssea.

A dose de 2.500 a 3.000 cGy é suficiente e existem equipamentos próprios para bancos de sangue. Nenhuma parte da bolsa deve receber mais do que 5.000 cGy. Esse procedimento não traz qualquer risco ao transfusionista ou ao receptor das transfusões, descrevendose apenas leves alterações nos níveis de potássio nos concentrados de hemácias.

REJUVENESCIMENTO DE GLÓBULOS VERMELHOS

Soluções como ADSOL e Sag-Manitol têm sido empregadas como aditivos para aumentar de 35 para 42 dias a preservação de concentrados de glóbulos vermelhos coletados nas bolsas convencionais com CPDA1. Nesses casos, o hematócrito dos concentrados de hemácias, normalmente acima de 90%, passa para 55 a 60% pela adição de 100 mℓ dessas soluções.

Plaquetas

◢ Coleta e armazenamento

As plaquetas podem ser obtidas a partir de sangue coletado em doação voluntária que é fracionado, ou então a partir de procedimento de coleta de plaquetas por aférese, quando a doação é feita por uma máquina de aférese. O concentrado de plaquetas coletado por aférese apresenta diversas vantagens, pois vem de um único doador. Dessa maneira, a chance de levar a aloimunização e transmissão de doenças é menor. Além disso, uma única bolsa de aférese contém cerca de 3 a 6 × 10¹¹ plaquetas, enquanto cada bolsa obtida a partir de sangue fracionado contém apenas 0,5 a 0,8 × 10¹¹ plaquetas.

As bolsas de plástico usadas hoje em dia para armazenamento de plaquetas são de um plástico especial, que possibilita a troca de gases com o meio ambiente. Além disso, as plaquetas devem ser armazenadas em temperatura ambiente e constantemente agitadas para impedir que haja a formação de grumos plaquetários. A taxa de contaminação bacteriana também é relativamente maior com as plaquetas, especialmente após longos períodos de armazenamemto. Por todos esses fatores, o tempo de duração de uma bolsa de plaquetas é de apenas 5 dias em média.

Indicações de transfusão plaquetária

De modo geral, as transfusões de concentrados plaquetários estão indicadas em pacientes portadores de plaquetopenias (< 30.000/mm³) ou plaquetopatias na presença de sangramento. Além disso, recomenda-se transfusão plaquetária profilática com níveis < 10.000/mm³, especialmente nas seguintes situações:

- Aplasias primárias ou pós-quimioterapia
- Leucemias agudas ou tumores com invasão da medula óssea
- Transplantes de medula óssea.

O uso profilático de plaquetas também é indicado em pacientes que serão submetidos a procedimentos invasivos ou cirurgias e que tenham plaquetas abaixo de 50.000/mm³, dependendo da gravidade do procedimento e do tempo de sangramento.

A dose recomendada de transfusão de plaquetas para um paciente adulto é de 1 bolsa para cada 10 kg de peso no caso de plaquetas randômicas, ou 1 bolsa no caso de plaquetas por aférese. A transfusão de plaquetas não é indicada nas seguintes situações:

- Em casos de púrpura trombocitopênica idiopática e púrpura trombocitopênica trombótica (a menos que o sangramento coloque em risco a vida do paciente)
- Profilaticamente em transfusões maciças de sangue
- Profilaticamente em cirurgias com circulação extracorpórea
- Para pacientes com sangramentos de qualquer natureza e que tenham contagem e função plaquetárias normais.

A indicação de transfusão plaquetária deve ser considerada de modo criterioso, especialmente em pacientes plaquetopênicos sem sinais de sangramento ou infecção. O excesso de transfusão plaquetária carrega alto risco de refratariedade futura a transfusões, causada por anticorpos anti-HLA ou antiantígenos plaquetários (HPA), além da possibilidade de contaminação bacteriana e doenças transmissíveis.

Componentes plaquetários especiais

Deleucotização e irradiação plaquetária

A refratariedade plaquetária, a aloimunização e as reações febris transfusionais estão relacionadas com a contaminação leucocitária nos concentrados plaquetários, da mesma maneira que ocorre nos concentrados de hemácias. Vários métodos têm sido usados para reduzir os leucócitos em procedimentos de aféreses ou pelo uso de filtros especiais. A irradiação deve ser empregada nas mesmas indicações citadas para transfusões de hemácias para prevenir a doença do enxerto *versus* hospedeiro transfusional.

Plaquetas HLA-compatíveis

Pacientes com refratariedade plaquetária podem ser beneficiados pelas chamadas plaquetas *match* (pareadas). Trata-se de doadores de aféreses com determinação prévia de sua classificação no sistema HLA e com semelhança como compatibilidade completa ou semicompatibilidade com o paciente. Quanto maior o grau de compatibilidade, melhor o resultado, uma vez que a refratariedade plaquetária em geral é decorrente da presença de anticorpos anti-HLA. Na prática, muitos hospitais usam doadores familiares com essa finalidade.

Granulócitos

Coleta e armazenamento

O uso de transfusões preventivas de neutrófilos em pacientes neutropênicos foi descrito por alguns autores na década de 1970. No entanto, as taxas de sucesso eram bastante modestas ou até discutíveis. A maior barreira era a dificuldade de coleta de números elevados de granulócitos. Mesmo com uso de separadores modernos, tratamento dos doadores com corticosteroides e adição de hidroxietilamido para facilitar a separação das hemácias dos leucócitos, as doses de granulócitos coletadas eram ao redor 3 × 10¹⁰ células, o que não acarretava aumento significativo de granulócitos no receptor.

As transfusões de granulócitos começaram a obter melhores resultados com o surgimento dos fatores de crescimento de medula óssea, como o G-CSF e o GM-CSF.

O uso desses fatores de crescimento combinados a corticosteroides aplicados em doadores possibilita maior recuperação neutrofílica nas coletas por aféreses de granulócitos (até 8 × 10¹⁰ granulócitos em uma única sessão), abrindo a perspectiva de se vencer a barreira quantitativa e de rendimento, que constituíam fatores limitantes na obtenção desse componente sanguíneo, e redimensionar a aplicação das transfusões de granulócitos terapêuticas e mesmo profiláticas em situações específicas.

A primeira preocupação do hemoterapeuta na coleta de granulócitos por aféreses deve ser com a apropriada estimulação do doador para garantir rendimento adequado de células que possam estabelecer um objetivo quantitativo e funcional relevante. Idealmente, a última dose de G-CSF (5 mg/kg) e corticosteroide (p. ex., dexametasona 8 mg) devem ser aplicadas 12 h antes da coleta.

As bolsas coletadas de granulócitos devem ser sempre irradiadas, e não podem ser armazenadas por muito tempo, devendo idealmente ser infundidas pouco tempo após a coleta, lembrando que os granulócitos têm duração fisiológica de 10 a 12 h.

É importante também lembrar que pela curta duração no corpo humano, os pacientes necessitam, em geral, de transfusões diárias de granulócitos para que seja mantida a eficácia. O hemoterapeuta deve, então, organizar um grupo de doadores que serão chamados caso seja indicada a transfusão de granulócitos em determinado paciente.

Indicações de transfusão de granulócitos

As situações em que essas transfusões podem ser particularmente úteis são aquelas relacionadas com infecções bacterianas ou fúngicas não responsivas ao tratamento convencional em pacientes com neutropenia grave (< 1.000 neutrófilos/mm³) ou com disfunção neutrofílica.

Diversos trabalhos foram publicados mostrando evidências de que pacientes gravemente neutropênicos poderiam se beneficiar de transfusões de granulócitos na vigência de infecções graves.

Esses resultados, apesar de mostrarem índices de resposta adequados, baseiam-se em estudos não controlados, com pequeno número de casos avaliados em situações clínicas e doenças de base diferentes. Além disso, não há padronização dos antimicrobianos usados, do tipo de infecção e muito menos da dose e do momento da indicação das transfusões de granulócitos.

A análise de estudos controlados publicados na literatura também mostra resultados controversos, alguns deles apontando benefício enquanto outros demonstram ineficácia do uso de granulócitos com finalidade terapêutica. Também aqui a diversidade de situações e o protocolo antimicrobiano e transfusional escolhido devem impactar positiva ou negativamente os resultados. O fato é que até o momento, não se dispõe de estudos clínicos consistentes que documentem a eficiência das transfusões de granulócitos pelo menos nas infecções fúngicas nas quais se acredita existir um papel para esse tipo de procedimento, uma vez que estudos animais e mesmo relatos de casos e séries levam nesta direção. Certamente, a questão da dose é fundamental. Até que mais estudos clínicos randomizados e específicos sejam publicados, as transfusões de granulócitos devem ser indicadas cuidadosamente, em situações isoladas muito específicas, não devendo constituir recomendação para pacientes neutropênicos febris não responsivos a antimicrobianos de modo geral.

Além dos pacientes adultos, as transfusões de granulócitos no âmbito da neonatologia sempre despertaram um interesse especial. Sabe-se que a resposta neutrofílica desses pacientes é diferente da dos adultos. Há formação mais lenta, mobilização da medula óssea ao sangue periférico mais demorada e a função dos neutrófilos também é menor. Por esses motivos, diversos pesquisadores descreveram o uso dessas transfusões na septicemia neonatal.

Apesar de ser assunto muito controverso, ao contrário dos adultos em que as transfusões de granulócitos devem ser consideradas em contagens inferiores a 500 ou 1.000 neutrófilos/mm^3, neonatos com suspeita de septicemia e com 3.000 neutrófilos/mm^3 já devem ser considerados candidatos ao procedimento. No entanto, muitos neonatologistas têm explorado o potencial benefício do uso de imunoglobulina intravenosa e mesmo de fatores de crescimento de medula óssea como terapêutica adjuvante no manuseio da septicemia neonatal. Mesmo essas 2 alternativas também não apresentam contundente conclusão de seu benefício, podendo, inclusive, ter efeitos adversos nesses pacientes.

Fatores de coagulação

◢ Indicações de reposição de fatores de coagulação

A reposição de produtos de coagulação está indicada em caso de distúrbios ou deficiência dos fatores da coagulação associados à ocorrência ou ao alto risco de hemorragias. Dessa maneira, o uso profilático deve ser considerado apenas em caráter excepcional como em hemofílicos sob determinadas situações ortopédicas ou fisiátricas e em pacientes com alterações de crase sanguínea e que serão submetidos a procedimentos cruentos ou intervenções cirúrgicas.

◢ Produtos disponíveis

◢ **Plasma fresco congelado (PFC).** Contém todos os fatores da coagulação, inclusive os lábeis, V e VIII. O PFC é obtido a partir do fracionamento do sangue em doações voluntárias.

Pode ser útil nas seguintes situações:

- Deficiências congênitas da coagulação sanguínea em que não se dispõe de fatores específicos

- Hepatopatias
- Hipocoagulabilidade por uso de cumarínicos
- Coagulopatias por diluição pós-transfusões maciças
- Coagulação intravascular disseminada
- Púrpura trombocitopênica trombótica – síndrome hemolítico-urêmica (plasmaférese).

É importante frisar novamente que o PFC deve ser usado para reposição de fatores de coagulação nas situações descritas principalmente quando houver sangramento ou proposta de realização de procedimento invasivo, não sendo indicado apenas para reposição volêmica ou como uso profilático em casos de alteração laboratorial isolada.

Cada unidade de PFC contém 250 mℓ. Em adultos, a dose depende de cada situação clínica, do(s) fator(es) envolvido(s) e do volume a ser administrado. Em geral, para reposição de pacientes com sangramento recomenda-se um volume de 10 a 15 mℓ/kg. Em crianças, a dose de 20 mℓ/kg é a preconizada na maioria dos casos. A periodicidade das aplicações depende do quadro clínico e da vida média do(s) fator(es)-alvo.

O uso de PFC apresenta alguns efeitos colaterais importantes. Além do risco de doenças transmissíveis, há mais chance de se desenvolverem reações alérgicas, devido ao contato com proteínas estranhas. A quantidade de plasma necessária para reposição dos fatores de coagulação muitas vezes leva à sobrecarga volêmica em pacientes cardiopatas e hepatopatas. Muitos doadores (especialmente mulheres que já tiveram filhos) podem desenvolver anticorpos antileucócitos (leucoaglutininas) que podem reagir com leucócitos do receptor e levar a reações pulmonares (TRALI – *transfusion related acute lung injury*). Essa complicação, mais frequentemente encontrada quando anticorpos antileucócitos dos doadores são passivamente infundidos no receptor, é também descrita no modo inverso, quando o paciente imunizado reage contra as células infundidas. O quadro clínico é semelhante ao de um edema agudo de pulmão com correspondente imagem radiológica, levando a distúrbios respiratórios graves. No entanto, o paciente costuma responder rapidamente e muito bem à ventilação forçada.

◢ **Crioprecipitados.** São produtos obtidos pelo descongelamento lento e centrifugação do PFC. Contêm em concentrações terapêuticas: fator VIII, fator de von Willebrand, fibrinogênio, fator XIII e fibronectina. Cada bolsa de crioprecipitado contém cerca de 200 mg de fibrinogênio e 100 UI de fator VIII.

Não são usados no tratamento da hemofilia e na doença de von Willebrand e deficiência de fator XIII devido à existência de fatores industriais com métodos de inativação viral e muito bem padronizados. No entanto, são usados nas hipo- e disfibrinogenemias hereditárias e adquiridas e, ocasionalmente, em pacientes urêmicos com hemorragias.

▌ Conclusão

A análise das reais necessidades de um elemento sanguíneo deve basear-se no binômio risco-benefício, uma vez que as transfusões podem ocasionar, excepcionalmente, efeitos adversos. No paciente grave, as indicações devem ser muito mais criteriosas, à luz do seu estado volêmico, função renal, cardíaca etc.

A indicação de concentrados de hemácias em pacientes euvolêmicos deve levar em consideração sua necessidade de maior aporte de oxigênio, medida principalmente por sinais e sintomas. Em situações de perda sanguínea, a reposição volêmica se faz mais importante do que a mera reposição do hematócrito. Preparados especiais de concentrados de hemácias têm indicações restritas para diminuir o risco de complicações do procedimento.

Os demais componentes sanguíneos devem ser indicados de maneira precisa. É o caso das plaquetas em pacientes hematológicos e oncológicos e os fatores de coagulação nas coagulopatias graves. Os granulócitos são reservados a infecções graves, geralmente fúngicas de difícil controle.

Bibliografia

AABB. *Technical manual.* 15 ed. Maryland, EUA: American Association of Blood Banks, 2005.

American College of Physicians. Practice strategies for elective red blood cell transfusion. *Annals of Internal Medicine*, 116(5): 403-6, 1992.

Bishton, M; Chopra, R. The role of granulocytes transfusions in neutropenic patients. *British Jounal of Haematology*, 127: 501, 2004.

Chapler, CK; Cain, SM. The physiologic reserve in oxygen carrying capacity: studies in experimental hemodilution. *Canadian Journal Physiology and Pharmacolology*, 64(1): 7-12, 1986.

Christensen, RD; Rothstein, G; Anstall, HB *et al.* Granulocyte transfusions in neonates with bacterial infection, neutropenia and depletion of mature marrow neutrophils. *Pediatrics*, 70(1):1-6, 1982.

Coffin, C; Matz, N; Eich, E. Algorithms for evaluating the appropriateness of blood transfusion. *Transfusion*, 29: 298-303, 1989.

Comissão de Normas e Qualidade em Hemoterapia. *Manual de indicações de sangue, componentes, derivados, fatores de crescimento de medula óssea e de aférese terapêutica.* São Paulo: Hospital Israelita Albert Einstein; 1993.

Fraga Filho, C. *A implantação do Hospital Universitário da UFRJ (1974-1978).* Rio de Janeiro: Fundação Universitária José Bonifácio, 1990.

Goodnough, L. What is a transfusion medicine specialist. *Transfusion*, 39(9): 1031-3, 1999.

Gould, SA; Rosen, AI; Sehgal, LR *et al.* FluosolD A as a red cell substitute in acute anemia. *New England. Journal of Medicine*, 314: 1653-6, 1986.

Hébert, PC; Fergusson, D; Blajchman, MA *et al.* Clinical outcomes following institution of the Canadian Universal Leukoreduction Program for Red Blood Cell Transfusions. *Journal of the American Medical Association*, 289(15): 1941-9, 2003.

Hébert, PC; Tinmouth, A; Corwin, H. Anemia and red cell transfusion in critically ill patients. *Critical Care Medicine*, 31(12 Suppl): S672-7, 2003.

Hébert, PC; Van Der Linden, P; Biro, G *et al.* Physiologic aspects of anemia. *Critical Care Clinics*, 20: 187-212, 2004.

Hunter, S; Nixon, J; Murphy, S. The effect of agitation on platelet quality during storage for transfusion. *Transfusion*, 41(6): 809-14, 2001.

Junqueira, PC. *O essencial de transfusão de sangue.* São Paulo: Andrei, 1987.

Junqueira, PC. *O uso racional da hemoterapia.* Rio de Janeiro: Universidade Federal do Rio de Janeiro; 1978.

Klein, HG; Anstee, DJ. *Mollison's blood transfusion in clinical medicine.* 11 ed. Oxford: Blackwell; 2005.

Kordich, LC; Avalos, JCS; Vidal, HO *et al. Manual de hemostasia y trombosis.* 2 ed. Buenos Aires: Grupo CLAHT; 1990.

Landman, J. *A ética médica sem máscara.* Rio de Janeiro: Guanabara, 1985.

McCullough, J. Principles of transfusion support before and after hematopoietic cell transplantation. *In:* Blume, KG; Forman, SJ; Appelbaum, FR. *Thomas' hematopoietic cell transplantation.* 3 ed. Oxford: Wiley-Blackwell; 2004, pp.; 833-52.

McCullough, J. Research in transfusion medicine. *Transfusion*, 40 (9): 1033-5, 2000.

National Institute of Health Consensus Conference. Fresh frozen plasma: indications and risks. *Journal of the American Medical Association*, 253: 551, 1985.

National Institute of Health Consensus Conference. Perioperative red blood cell transfusion. *Journal of the American Medical Association*, 260(18): 2700-3, 1988.

Raghavan, M; Marik, PE. Anemia, allogenic blood transfusion and immunomodulation in the critically ill. *Chest*, 127: 295, 2005.

Schiffer, CA; Anderson, KC; Bennett, CL *et al.* Platelet transfusion for patients with cancer: clinical practice guidelines of the American Society of Clinical Oncology. *Journal of Clinical Oncology*, 19: 1519, 2001.

Silliman, CC; Ambruso, DR; Boshkov, LK. Transfusion-related acute lung injury. *Blood*, 105: 2266, 2005.

Simon, TL; Dzik, WH; Snyder, EL *et al. Rossi's principles of transfusion medicine.* 3 ed. Filadélfia, EUA: Lippincott Williams & Wilkins; 2002.

Strauss, RG. Granulocyte transfusion therapy. *In:* Mintz, PD. *Transfusion therapy:* clinical, principles and practice. Maryland: AABB Press; 1999. pp. 81-96.

Strauss, RG. Granulocyte transfusions. *In:* Mc Leod, BC; Price, TH; Drew, MJ. *Apheresis:* principles and practice. Maryland: AABB Press; 1997. pp.:185-209.

Vamvakas, EC; Pineda, AA. Meta-analysis of clinical studies of efficacy of granulocyte transfusions in the treatment of bacterial sepsis. *Journal of Clinical Apheresis*, 11: 1-9, 1996.

Welch, JG; Meelan, NR; Goodnough, LT. Prudent strategies for elective red blood cell transfusion. *Annals of Internal Medicine.* 116: 393, 1992.

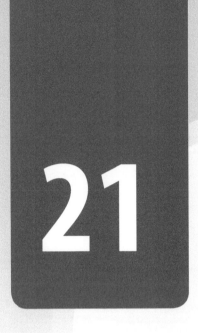

O Edifício do Serviço de Saúde

João Carlos Bross e Salim Lamha Neto

Considerações preliminares

Consolidam-se a cada momento, através de práticas recentes, as manifestações feitas de há muito por estudiosos da teoria da arquitetura, sobre as complexidades no conceituar, projetar, edificar e fazer funcionar edifícios de saúde.

Partindo-se do princípio de que edifícios abrigam atividades exercidas por pessoas, para pessoas e na companhia de outras tantas, e onde se manifestam distintas atitudes, percepções e emoções, os edifícios de saúde reúnem uma significativa diversidade de situações que os diferencia dos demais, tanto na compreensão dos comportamentos dos usuários, como na dos agentes que produzem os serviços e dos recursos físicos para tanto necessários.

Outro aspecto a ser considerado em profundidade quando da concepção arquitetônica e mesmo da operação de um edifício de saúde são as constantes mudanças que ocorrem no ambiente onde se inserem as atividades produtoras de serviços de saúde, e mais especificamente das populações que demandam por esses serviços, aliadas ao surgimento de novos conhecimentos, e a práticas e tecnologias médicas em constantes mutações.

Quando instituições ou profissionais de saúde se associam para realizar um empreendimento que virá a operar em uma edificação, seja a ser construída ou adequando uma já existente, costumeiramente têm sido convocados médicos especialistas para contribuírem com suas experiências em seus setores de atuação: neonatologistas solicitam berçários, intensivistas recomendam leitos, todos apontando para a qualidade da atividade; um programa físico, que é base para o trabalho do arquiteto, se traduz por um elenco de compartimentos, sem, contudo, se aprofundar na quantidade de serviços possíveis de serem prestados.

As contribuições dos profissionais de saúde em cada setor são importantes; no entanto, necessitam ser vistas como "unidades operacionais" em um modelo integral, dado que os componentes da cadeia de fornecimento têm interfaces com outros setores com ritmos e formas específicas de produção, o que exigirá uma análise do "*conjunto de processos pulsando integradamente*", procurando evitar congestionamentos ou ociosidades, estabelecendo um equilíbrio no processo de produção de serviços. Desta forma, constrói-se um "programa operacional", que quantifica as atividades: O que faz! E quanto faz! E, em decorrência do qual, se consolida o "programa físico", que define os setores com seus compartimentos, onde estes com suas dimensões indicam as metragens quadradas das partes e do todo!

Observa-se que grassa uma quase obsessão inicial por "cuidar do prédio", mascarando uma decisão que necessita ser estruturada desde o momento primeiro do empreender, ou seja, "*a definição do negócio*", visto que serão fundamentais conhecer e projetar as demandas: quem será e quantos provavelmente "consumirão" os serviços médico-hospitalares prestados, reconhecendo, retribuindo seus valores, reconhecendo suas competências e os recursos da instituição, aspectos que influem fortemente no recurso físico edificado, e que deverão estabelecer com clareza pelos empreendedores a missão e a visão estratégica do negócio considerado viável e sustentável e que ocupará o edifício a ser projetado ou adequado.

Enquanto, em passado não tão remoto, o edifício de um hospital se constituía no recurso central, incorporando todos os tipos de procedimentos e especialidades médicas – exceto os sanatórios!!! – identifica-se mais recentemente o surgimento de redes de estabelecimentos assistenciais de saúde (EAS), interconectados segundo níveis de complexidade nos cuidados médico-hospitalares, em que unidades geograficamente mais próximas dos consumidores atendem a demandas mais simples e de menor risco, promovendo a saúde e prevenindo a doença, procurando estimular e manter um relacionamento com os integrantes das comunidades. Neste relacionamento, desponta a utilização da tecnologia da informação para, estimulando as relações sociais, procurar monitorar os perfis epidemiológicos das mesmas. Em situações psicossomáticas adversas, os pacientes são referidos a unidades mais complexas e competentes, retornando às unidades de origem, procurando descongestionar demandas que pressionam os hospitais de maior complexidade, com significativa redução de custos operacionais.

Os EAS tendem a ser instalados configurando "redes" segundo "níveis de complexidade", e em condições de prover desde procedimentos mais simples, como consultas, acolhendo gradativamente aqueles mais complexos e específicos, formando um gradiente que remete até os hospitais universitários, que, como vértices, atuam na formação, na pesquisa e na extensão dos cuidados à saúde.

O edifício alinhado com a estratégia empresarial

Definamos claramente que um edifício de saúde deverá ser concebido, edificado ou mesmo adequado para ter seus espaços organizados de forma a propiciar que neles se produzam atividades desenvolvidas e permanentemente avaliadas por agentes de saúde que, dispondo de conhecimentos e através da utilização de tecnologias segundo diferentes processos, entreguem serviços de saúde a indivíduos ou pacientes.

Para que a configuração arquitetônica venha a ser solidamente concebida, as informações para tanto necessárias devem ser geradas a partir da estrutura organizacional e administrativa da organização, que assim definirá qual deverá ser o seu negócio "naquele momento!!!".

O planejamento empresarial da instituição de saúde que virá a ocupar um edifício determinará qual estratégia pretende adotar segundo sua missão e visão, seu posicionamento estratégico em relação aos consumidores, ao ambiente onde se insere e os seus atuais competidores, e que diretrizes estabelece como plataforma para construir, funcionar e procurar sustentar uma vantagem competitiva (Figura 21.1).

As definições que estão diretamente vinculadas às análises da localização urbana e a acessibilidade dos consumidores (onde no urbano!!!) deverão ser sucedidas por estudos socioeconômicos, demográficos e epidemiológicos, objetivando o estabelecimento do perfil do mercado consumidor (para quem!!!).

O esboço preliminar do perfil de consumidores deverá permitir o desenho dos processos de serviços a serem ofertados, tanto qualitativa como quantitativamente (o quê!!! – como!!! – quanto!!!), e que foi descrito como "programa operacional".

Com base nos serviços descritos no item que define as operações de serviços, competirá a arquitetos, que estejam familiarizados com a disciplina "programação arquitetônica", estruturar um *programa físico* com os setores, para uma adequação ou edificação, com seus

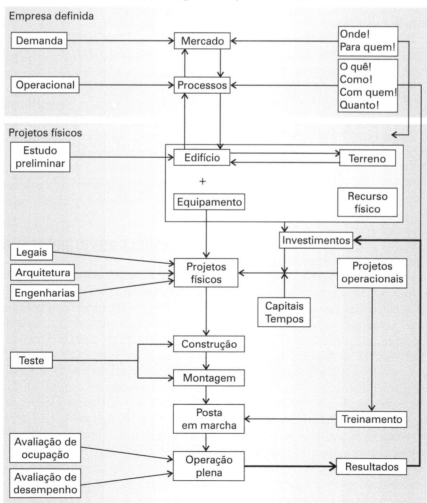

▲ **Figura 21.1** Metodologia de empreendimento. Fonte: elaborado pelo autor.

compartimentos dimensionados segundo as normas correspondentes, assim obtendo, pela somatória, as metragens das áreas a serem construídas ou reformadas.

Um exercício a ser realizado por arquitetos e engenheiros, e que se fará importante quando da estruturação do "programa físico", será prever prováveis futuras alterações nos espaços internos ou mesmo expansões de áreas que vierem a se fazer necessárias, em razão de alterações nas demandas ou da incorporação de novas técnicas ou tecnologias médicas. As adequações internas deverão ter programados seus prováveis compartimentos futuros, e, quando da setorização inicial, deverão ser previstos espaços contíguos, cuja utilização proposta inicialmente permita seu deslocamento para outra área fora ou dentro do edifício, passando a ser ocupada pela expansão: prevendo-se uma ampliação em uma atividade-fim, interfaciá-la com uma atividade-meio que poderá ser deslocada, ou mesmo prever áreas mantidas desativadas aguardando futura ocupação.

Vale lembrar que estas simulações e previsões focando futuros prováveis tornam-se fundamentais para instruir a concepção arquitetônica inicial, com arrojo e descortino, dado que a impossibilidade de uma adequação física ou mesmo uma expansão futura poderá se tornar fatal para a viabilidade sustentável do negócio de saúde.

Valendo-se das áreas a serem edificadas ou adequadas e de valores paramétricos de construção ou reforma, custos de investimentos obtidos segundo séries históricas de gastos efetivamente ocorridos em edificações similares!!! – arquitetos e engenheiros assessorados por engenheiros orçamentistas estarão estimando os tempos, os valores e a cadência de desembolso retratados em um cronograma físico-financeiro, elementos básicos para conhecimento pelos investidores, na disponibilização dos capitais de investimento para realização da construção, lembrando que, quando se tratar de um novo empreendimento, será necessária a eleição de um terreno para nele ser realizada a edificação.

Decisão anteriormente tomada sobre a região geourbana recomendada para implantação do negócio deverá contar com a consultoria de arquitetos e engenheiros para recomendar a localização e as dimensões, para o que os dirigentes empresariais deverão esclarecer as suas visões de futuro, com as eventuais estratégias de progressivas expansões, fatores de suma relevância para manutenção da viabilidade dos negócios, no presente e, mais que tudo, em cenários futuros.

Compete que se esclareça aos dirigentes que a configuração espacial de um edifício, com base no "programa físico", e qualquer que venha ser sua utilização, é nomeada como *partido arquitetônico*, que, por sua vez, retrata a estratégia eleita pelos dirigentes na ocupação imediata, ou mesmo futura, por seus negócios.

Os dirigentes estabelecendo que não pretendem ampliações que venham a ocupar mais áreas de terreno, sua geometria se pautará tão somente pela área de projeção prevista pelo partido arquitetônico do edifício, definida a posição e dimensão dos estacionamentos quando a céu aberto, e atendidas as diretrizes locais de uso do solo.

Se, no entanto, a estratégia firmada previr ampliações futuras, o partido arquitetônico concebido pelos arquitetos e engenheiros de projetos deverá demarcar no terreno as previsões de futuras ocupações e suas redes de instalações, o que exigirá um território com área geométrica e dimensões já preparadas para as expansões, contando com uma infraestrutura prevista para extensão das instalações prediais, como energia e saneamento.

Ainda nas iniciais do planejamento empresarial e agora como modelo e referencial do recurso físico, os arquitetos e engenheiros terão concebido e esboçado geometricamente um *edifício virtual* e que se assentará sobre um "terreno virtual" com informações sobre áreas métricas e que permitirão dar embasamento técnico à tomada de decisões e aos estudos de viabilidade econômica. O esboço do edifício virtual se apresentará graficamente por plantas dos pavimentos, organizados segundo os setores previstos no programa físico, com cortes esquemáticos e implantação em um terreno virtual, com dimensões mínimas desejáveis.

Conhecidas as estimativas de investimento em terrenos, projetos, custos de obra civis e instalações prediais e especiais, os empreendedores disporão de elementos que lhes permitirão simular e alterar variáveis na estruturação de um *esboço de viabilidade econômica*, enveredando na sequência por estudos voltados à captação de recursos financeiros de investimento.

Um esboço de viabilidade econômica simula, através do programa operacional, que informa a quantidade de serviços possíveis de serem prestados com suas respectivas remunerações representando as receitas, tendo, por outro lado, estimadas as despesas de custeio decorrentes da operação na produção dos serviços, incluídas depreciações, conservação, modernização e resultados, com isso identificando sobras financeiras que permitam a amortização do capital previsto a ser investido na construção.

No manejo das variáveis, simula-se o trinômio: investimento × resultados da produção de serviços × valor possível a ser destinado à amortização ou retorno, procurando-se tornar "viável" a operação do negócio.

Esta atividade deve envolver um conjunto de profissionais que, juntos, deverão procurar equilibrar investimento e retorno, evitando que os custos do terreno e da edificação venham a ser tão altos que a empresa não possa ter seus retornos financeiros garantidos, obrigando que sejam resultadas pelos projetistas outras configurações, estruturas, acabamentos e até mesmo instalações, de forma a permitir que seja sustentável o negócio esboçado.

Esta fase que consagra o negócio de saúde e o edifício onde se instalará deverá contar com a participação de uma equipe multiprofissional integrada por administradores de empresas hospitalares, economistas de saúde, analistas de mercado de saúde, epidemiologistas, arquitetos e engenheiros, e dirigentes do corpo de enfermagem. Em função de temas que demandem estudos mais aprofundados, outros profissionais deverão ser consultados para contribuições tópicas.

Do esboço aos projetos físicos

A sequência de etapas que um projeto percorre até ser tecnicamente consolidado para permitir a execução de uma construção inicia-se com sucessivos ensaios ou "esboços" contidos em um "projeto conceitual", procurando progressivamente consolidar as inúmeras variáveis em jogo até formatar o "projeto básico", que na sequência gerará os "projetos executivos".

Os projetos de urbanização, arquitetura e engenharias deverão atender rigidamente aos documentos e manifestações formais emitidas pela Anvisa – Agência Nacional de Vigilância Sanitária (www.anvisa.gov.br), em vigor desde 2002, principalmente aquelas provindas da gerência de infraestrutura em serviços de saúde (arquitetura.engenharia@anvisa.gov.br).

Este documento, consolidado através da Resolução RDC 50, de 21 de fevereiro de 2002, expõe as normas para projetos físicos de estabelecimentos assistenciais de saúde, tendo como itens principais: a metodologia de elaboração de projetos físicos, a programação físico-funcional e os critérios para concepção dos projetos, que abordam as circulações, as condições ambientais de conforto, as condições ambientais para controle das infecções com recomendações sobre instalações prediais e especiais, que deverão ser atendidas pelos projetistas, construtores, executores das instalações e operadores dos edifícios.

A produção dos projetos de arquitetura e engenharias que orientarão a adequação ou nova construção de um edifício de saúde tem três etapas sequenciais: projeto conceitual, projetos básicos e projetos executivos.

Projeto conceitual

Esta etapa se vale de forma marcante de conhecimentos sobre gestão empresarial em saúde, uma vez que define "a razão de ser" do negócio que ocupará o edifício, esclarecendo usuários, atividades e recursos, com os serviços a serem oferecidos pela empresa aos consumidores. Projeta os setores com seus compartimentos, mencionando as tecnologias médicas e de informação e comunicação a serem empregadas, resultando estimativas de áreas a serem construídas, dimensões dos terrenos quando couber, tempos prováveis de execução e montantes de investimentos, com sua cadência de desembolsos.

Os partícipes desta etapa conceitual deverão estimular ensaios estratégicos sobre o futuro da instituição, procurando identificar prováveis tendências que possam resultar em inovações e mudanças nos processos, analisando o ambiente externo com suas variáveis e o ambiente interno da própria empresa, com seus potenciais e recursos para a conquista e manutenção de vantagem competitiva. Estes cenários serão plataforma para a concepção da edificação, exigindo dos arquitetos e engenheiros de projeto uma antevisão da ocupação imediata e de adequações ou expansões que possam ocorrer a médio e longo prazos.

Os trabalhos realizados, ainda considerados "esboços do negócio", gerarão informações que serão base para progressivas consolidações, a primeira delas com a definição do setor urbano-alvo e nele a eleição do terreno adequado, escolha esta pautada nas dimensões recomendadas do "terreno virtual".

Esta definição deverá ser assessorada tanto por corretores de imóveis, como por arquitetos que deverão, anteriormente a qualquer compromisso pelo empreendedor, examinar as posturas municipais de uso do solo que se aplicam ao terreno, ao lado da verificação do sistema viário circundante e dos transportes de massa, de sorte a serem conhecidas as condições de acessibilidade ao futuro estabelecimento.

Aos engenheiros competirá, em concomitância, analisar os aspectos geológicos do solo e os suprimentos e coletas dos sistemas públicos, demandados pelo futuro edifício.

O edifício virtual deverá ser motivo de estudos sobre a sua sustentabilidade em relação à sua operação e ao ambiente onde se insere.

Arquitetos e engenheiros procurarão estabelecer "premissas de projetos" para, assim, dar condições para o edifício futuro:

- Incorporar tecnologias eficazes e dinâmicas
- Refletir práticas ambientais saudáveis
- Ser parte integral do desenvolvimento sustentável da comunidade onde se insere
- Ser reconhecido por seus benefícios finais nos negócios que abriga
- Ser projetado para segurança e simplicidade
- Ter custos menores para construir e operar.

Um dos mais importantes pilares de sustentabilidade segundo o Leed e USGC é o projeto integrado. O processo sustentável de projeto prevê, entre outros, a formação de equipe de projeto integrada

e multidisciplinar, em que a participação de todos os especialistas na operação dos serviços e na edificação é fator determinante desde o nascedouro do projeto.

Os projetistas deverão ter em conta que os aspectos de sustentabilidade de uma edificação de saúde percorrem diversos tópicos, tais como:

- Locais urbanos e territoriais sustentáveis, envolvendo:
  - Controle de erosão e sedimentação
  - Redesenvolvimento urbano
  - Transporte alternativo
  - Distúrbio local reduzido
  - Gerenciamento de água de chuva
  - Redução de ilhas de calor
  - Projeto externo e paisagístico
  - Redução de poluição visual e luminosa
- Uso eficiente de água, envolvendo:
  - Paisagismo com manutenção adequada
  - Minimização do uso de água
  - Introdução de tecnologias inovadoras de gasto com água
- Atmosfera e energia, envolvendo:
  - Comissionamento das instalações
  - Desempenho energético mínimo
  - Redução de clorofluorcarbono (CFC) em equipamentos de climatização e refrigeração
  - Otimização do desempenho de energia
  - Eliminação de hidroclorofluorcarbonos (HCFC) e halon (hidrocarboneto halogenado)
  - Implantação de reservas de medição e verificação.

Os projetistas deverão atentar nos projetos aos aspectos ligados ao manejo no canteiro de obras:

- Coleta e armazenamento de materiais recicláveis
- Gerenciamento de resíduos de construção
- Uso de materiais locais
- Uso de materiais rapidamente renováveis
- Uso de madeira certificada.

O projeto deverá propiciar condições e controles para:

- Garantir a qualidade do ar interno
- Permitir o monitoramento de gás carbônico
- Aumentar a eficácia de ventilação
- Controlar as fontes internas poluentes
- Propiciar o conforto térmico
- Proporcionar ao máximo o uso de iluminação natural
- Maximizar a visão do cenário externo.

Concomitante com as abordagens relativas à sustentabilidade e às recomendações para a concepção de *Green Buildings*, mais voltadas estas para a edificação "limpa" em sua relação com o ambiente onde se insere, deverão ser abordadas e definidas as configurações dos ambientes internos no tocante ao comportamento de seus usuários, sejam pacientes, acompanhantes ou mesmo profissionais de saúde e de apoio. Neste item, se fazem fundamentais as recomendações sobre a arquitetura focada no paciente, construídas por Peter Scher, que recomenda proporcionar:

- Cuidado à saúde
- Ergonomia
- Privacidade

- Suporte social
- Conforto
- Opções de controle
- Acesso ao ambiente externo
- Variedade de experiências
- Acessibilidade
- Comunicação e informação.

Uma vez definido o terreno, os arquitetos se valerão dos esboços do edifício virtual anteriormente estudado, fazendo sua adequação aos traçados geométricos do território e às posturas legais, sabedores que não só o partido arquitetônico como o próprio programa físico deverão sofrer adaptações, dado que, a partir do esboço virtual, se implanta em definitivo o edifício no terreno onde realmente será construído!

Em um trabalho conjunto de empreendedores, arquitetos e engenheiros de projetos, serão definidas e registradas as diretrizes relativas à *tipologia da construção* e descritos todos os sistemas de instalações prediais e especiais, competindo aos arquitetos incorporar as recomendações feitas ao projeto da edificação e de seu território circundante, onde a diversidade das instalações, a dinâmica da atualização de procedimentos médicos, tecnologias de equipamentos, além do desgaste e necessidade de manutenção dos sistemas que operam ininterruptamente, determinam características especiais para o projeto.

Como anteriormente exposto, o elemento de referência para os arquitetos partirem para a concepção do edifício de saúde é o *programa físico*, que deverá ser apreciado e analisado por profissionais de saúde atuantes em seus campos de especialização. Para maior participação desses profissionais na visão organizacional do edifício, deverão os arquitetos apresentar graficamente tanto os arranjos internos e interligações dos setores, como de seus compartimentos, utilizando esquemas nomeados "diagramas de bolhas" ou "fisiogramas", que permitem pelos operadores melhor compreensão dos espaços e dos fluxos, proximidades e inter-relações de forma mais simples, dado que todos conseguem interpretar "plantas".

A coordenação e a integração do estudo, desde o primeiro momento, determinam a qualidade e o conteúdo do projeto do edifício de saúde, que contará com a participação integrada de arquitetos e engenheiros de projeto, que realizarão o levantamento de dados e/ou informações que servirão de base para definição dos critérios de projeto. A consolidação e interpretação das informações obtidas em confronto com as normas, instruções e diretrizes locais e existentes levarão ao desenvolvimento de estudos e análises preliminares de alternativas de matriz energética, englobando sistemas de gás combustível, de energia elétrica, coleta e destino de efluentes, estudo de reaproveitamento de água (rebaixamento do lençol freático, poços artesianos, águas pluviais), prevendo caixa de reservação e rede independente para sistema de irrigação e vasos sanitários, e definirão os critérios de projeto.

Os engenheiros projetistas elaborarão esboços de desenhos que comporão os estudos preliminares de estrutura e instalações, de acordo com os desenhos de arquitetura. Serão definidos os principais elementos para o perfeito funcionamento das instalações prediais e especiais, indicando, quando aplicáveis, áreas e localização de máquinas, de ar-condicionado, áreas para medição e subestação elétrica, gerador de emergência, localização de reservatórios de água superior e inferior, localização de hidrantes, seccionadores de *sprinklers*, central de gás combustível. Paralelamente, determi-

nam-se áreas e localizações para encaminhamentos verticais, com as dimensões dos *shafts*, compatibilizados inicialmente com os anteprojetos de arquitetura e pré-forma de estrutura. Estas definições da infraestrutura serão motivo de reuniões preliminares com as concessionárias, para negociações e acordos iniciais para as necessidades dos suprimentos de utilidades.

Com estes informes, os arquitetos prepararão os *estudos preliminares arquitetônicos*, assentados sobre o terreno definido, que, por sua vez, quando aprovados pelos operadores e pelos empreendedores, permitirão a produção dos anteprojetos arquitetônicos.

Como produto desta fase nomeada "projeto conceitual", resultará um documento que define a empresa que irá ocupar as edificações, o anteprojeto arquitetônico e das instalações dos prédios, em desenhos de implantação, com plantas, cortes e vistas, devidamente preparados com seus memoriais explicativos de como funciona o prédio, memoriais descritivos e tabelas de acabamentos, para serem submetidos a análise e aprovação pelos poderes públicos, com ênfase na apreciação da Anvisa pela RDC 50.

Os conteúdos citados permitirão a confecção mais detalhada de uma "estimativa de custos de obras", já com detalhe e profundidade maior que as estimativas "paramétricas" obtidas no esboço anterior.

Tem sido comum haver discrepâncias entre o programa operacional que previa as atividades, o programa físico e a configuração arquitetônica resultante no anteprojeto, em função de dimensionamentos dos pisos dos andares, atendimento a itens de segurança, a recuos ou mesmo circulações internas e acessos ao prédio, momento em que se recomenda uma revisão, tanto do programa físico, como, principalmente, do programa operacional, uma vez que este será o referencial da capacidade de produção de serviços que será realizada na edificação.

Completa-se com os produtos anteriormente descritos na etapa "projeto conceitual", que terá permitido tantos ajustes quanto necessário para a consolidação do negócio, com suas atividades e recursos, bem como da edificação que abrigará o mesmo, instruindo assim a estruturação de um plano de negócio, documento básico para consolidação dos investimentos e apresentação a bancos de desenvolvimento e fundos de investimento.

Tratando-se da essência do negócio pretendido e do recurso físico que o abrigará, deverá seu conteúdo ser ampla e profundamente analisado, de forma a minimizar alterações no edifício concebido, durante a realização das obras.

Concluída esta etapa conceitual, vale afirmar que as complexidades características dos edifícios de saúde quanto às necessidades físicas, seus dimensionamentos e arranjos internos, movimentações e demais fatores críticos terão sido equacionados, desaguando em um novo tipo de complexidade: a edificação com seus detalhes construtivos específicos aos procedimentos e, mais que tudo, na compatibilização com os projetos das instalações prediais e especiais.

Projetos básicos

A partir do anteprojeto arquitetônico produzido na fase conceitual e das demais premissas e recomendações registradas, serão desenvolvidos em escalas adequadas os projetos básicos, que incorporam os projetos de arquitetura e os de engenharias como infra e superestruturas, instalações prediais e especiais, estas últimas específicas segundo utilização característica de edifícios de saúde.

O projeto conceitual gerou um descritivo da tipologia de construção, em que se delineia o perfil construtivo do edifício a ser construído, com propostas relativas a construção civil, instalações em geral, fechamentos e acabamentos.

A partir destas determinações, serão aprofundados os estudos relativos ao dimensionamento das cargas e forma das fundações e estruturas, das alternativas de fechamentos, com ênfase na eleição das mais convenientes, econômicas e de fácil manutenção, das energias (gás combustível, eletricidade, coletores solares etc.), bem como dos sistemas hidrossanitários, com definição das captações e reservas e com reaproveitamento das águas potáveis para utilização em vasos sanitários e com fins de lavagens e irrigação. Análise e desenvolvimento de alternativas para os sistemas serão realizados, levando em consideração os aspectos relacionados com as dificuldades e facilidades de construção e montagem das obras.

Definidos os sistemas de instalações prediais e especiais em que se incluem os equipamentos de condicionamento do ar, os arquitetos e engenheiros de projeto determinarão as localizações e dimensões das áreas de apoio às utilidades e os traçados das linhas-mestras com posicionamento dos ductos horizontais e verticais, procurando organizar um único setor destinado exclusivamente a estas facilidades, incluindo áreas para controles da automação predial e manutenção do edifício e de suas instalações.

Os produtos do *Projeto Básico* constarão de desenhos arquitetônicos contendo a implantação dos edifícios no terreno, com indicações das áreas circundantes, as plantas dos pavimentos com seus setores e circulações com todos os compartimentos, expressas suas funções e medidas, indicando posições dos fechamentos e configuração dos ambientes, indicando, ainda, elementos que compõem a ambientação, com posicionamento dos equipamentos médico-hospitalares e do mobiliário hospitalar. Os projetos básicos de estrutura e instalações apresentarão, de forma clara, a determinação dos parâmetros fundamentais do projeto com detalhamentos das infraestruturas necessárias, especificações e o pré-dimensionamento das diversas unidades e elementos principais dos sistemas, apresentados em plantas baixas, contemplando as distribuições das redes de ductos em unifilar, posicionamento dos difusores, distribuições dos pontos elétricos (luminárias, tomadas, quadros, telefonia, informática, detectores, alarmes, sonofletores, quadros de distribuição e comando etc.), trifilares, unifilar geral e/ou diagramas de blocos dos sistemas e redes de distribuições dos sistemas hidráulicos até os pontos de consumo.

Os memoriais descritivos de construção civil e das instalações que terão como base os documentos emitidos no projeto conceitual e as tabelas de acabamentos de todos os compartimentos informarão a produção de um orçamento das obras, com descrição dos materiais e serviços e um cronograma físico-financeiro, cujos montantes e tempos deverão acompanhar ou alterar a estimativa de custo apresentada no projeto conceitual.

Os conteúdos do *projeto básico* permitirão, se necessário, a realização de concorrência entre construtoras e/ou instaladoras, para determinação das empresas que executarão as obras.

Práticas recentes e de inteiro sucesso recomendam que o próprio detalhamento do projeto executivo a ser feito pelos arquitetos e engenheiros poderá ser concretizado durante a execução das obras, com a contribuição dos construtores e fornecedores, e aberto à adoção de novos materiais lançados no mercado durante a própria execução das obras.

Projetos executivos

Os projetos executivos são compostos pelo conjunto de informações técnicas que orientam a execução da edificação, abrangendo detalhes construtivos e de montagem das instalações, segundo cada sistema, devidamente compatibilizadas com o arcabouço e fechamentos do edifício. Os conteúdos destinados à construção esclarecem tanto execuções em áreas internas relativas aos compartimentos, como externas abrangendo coberturas, fachadas e áreas circundantes à edificação.

Os projetos executivos dos distintos sistemas de instalações esclarecem posições, traçados e orientam as montagens tanto dos equipamentos como das tubulações e seus controles, através do desenvolvimento completo dos sistemas, com detalhes complementares, construtivos e de montagem. Os desenhos dos projetos executivos mostrarão os sistemas gerais (localização), dimensionamento final, distribuição dos ductos em bifilar, fluxogramas, esquemas de comandos e elétricos, definição das cotas de nível e de locação, prumadas esquemáticas, diagramas trifilares dos quadros elétricos, fiações para alimentação e comando das luminárias, tomadas e demais pontos de consumo elétrico, distribuições das redes hidrossanitárias e especiais, distribuições por pavimento, detalhes das centrais das utilidades, detalhes específicos e cortes dos principais pontos de interferência.

Os projetos executivos, tanto da construção civil como do conjunto das instalações, especificados em capítulos da RDC 50, são acompanhados dos respectivos memoriais explicativos sobre os sistemas concebidos quanto a função, operação e diretrizes, apontando os critérios adotados no dimensionamento dos diversos sistemas com indicação dos padrões de desempenho, tais como seleção através de curvas de bombas, perdas de cargas em tubulações em geral, seletividade de equipamentos para os sistemas de ar-condicionado etc., as especificações dos equipamentos, materiais e serviços, os métodos construtivos e normas de execução e montagem, e o método operacional e funcional dos sistemas propostos para a supervisão predial, incêndio, climatização, elétricos e hidráulicos, anexando todos os formulários a serem preenchidos, para a comprovação do efetivo atendimento à sequência estabelecida pelos projetos, visando alcançar a *performance* desejada quanto a operação dos sistemas, sua manutenção e programa de ações preditivas e preventivas.

▌ Gerenciamento do empreendimento

Os trabalhos de planejamento e projetos físicos deverão se integrar a outros tantos projetos, de forma a compor as ações a serem desenvolvidas da decisão de realizar, até a efetiva posta em marcha e operação plena. Os projetos que se alinham com a execução e operação do recurso físico abordam a gestão empresarial com sua estrutura organizacional e administrativa, os recursos de pessoas e de materiais, as tecnologias médicas e de informação e comunicação, todos voltados diretamente à produção dos serviços médico-hospitalares a serem realizados no edifício de saúde.

Haverá, portanto, a necessidade de se estruturar o gerenciamento do empreendimento como um todo, criando mecanismo de execução e controles, tanto relativos às ações específicas a cada projeto, como pelo conjunto dos projetos que determinam que sejam as execuções controladas quanto à qualidade delas e nos tempos e gastos previstos no cronograma do empreendimento.

O gerenciamento na fase de contratação e elaboração dos projetos envolve as seguintes atividades de planejamento e desenvolvimento de projetos, que são:

- Identificação de potenciais projetistas e consultores para realização do projeto e serviços
- Análise e equalização orçamentária técnica e comercial de todas as propostas de projetos de arquitetura, complementares e consultorias
- Conhecimento e implementação das normas da Municipalidade, Vigilância Sanitária e concessionárias de serviços públicos
- Análise, emissão de pareceres, identificação de necessidades, interferências e compatibilizações técnicas de todos os projetos de arquitetura e de engenharia
- Promoção e coordenação de reuniões de esclarecimento de dúvidas, avaliações de interferências e necessidades junto às empresas projetistas contratadas, bem como gestão dos projetos e prazos estipulados
- Promoção e coordenação de reuniões para tomadas de decisões e avaliações
- Recebimento, avaliação, análise e confirmação de que os projetos apresentados estejam sendo elaborados de acordo com os itens e requisitos estabelecidos
- Verificação da compatibilização do projeto com as características do local
- Coordenação do recebimento de todos os projetos desde os estudos preliminares de arquitetura e engenharia, tais como: sondagem, fundação, estrutura, elétrica, hidráulica, gases medicinais, ar-condicionado, acústica, sistema de som, chamada de enfermagem, CFTV etc.
- Manutenção de arquivo técnico atualizado com relação completa de todos os documentos, número da revisão e eventuais pendências
- Análise e emissão de pareceres sobre documentação legal, licenças e alvarás
- Acompanhamento dos processos de aprovações legais (Prefeitura, engenharia sanitária, energia elétrica, Corpo de Bombeiros, telefonia, gás e outros).

O gerenciamento na fase de contratação e execução das obras envolve cinco conjuntos de atividades, que são: (a) planejamento, desenvolvimento, análise e equalização orçamentária de projetos, serviços ou obras; (b) acompanhamento e fiscalização de serviços e obras; (c) fiscalização de serviços e obras; (d) conclusão dos serviços e obras total ou por etapas; e (e) serviços executados acionados em garantia de obra.

Planejamento, desenvolvimento, análise e equalização orçamentária de projetos, serviços ou obras

- Elaboração da documentação técnica necessária para a tomada de preços, com base nas especificações e projetos elaborados e nas características particulares do local, contendo memoriais descritivos, levantamento dos quantitativos, detalhes técnicos, minuta de contrato, caderno de encargos, cronograma físico-financeiro e outros
- Identificação de potenciais fornecedores de equipamentos e serviços
- Atendimento aos participantes da concorrência
- Esclarecimento de dúvidas e acompanhamento das empresas ao local para vistoria durante o processo de orçamento

- Análise e equalização orçamentária técnica e comercial de todas as propostas
- Elaboração de relatórios para subsídio à negociação da obra pelo contratante
- Participação da negociação, elaboração de ata conforme condições técnicas e financeiras pactuadas
- Elaboração de "Caderno Resumo" do processo de concorrência, contendo toda a documentação técnica, análise orçamentária, descrição dos serviços a serem executados e eventuais justificativas.

Acompanhamento e fiscalização de serviços e obras

- Elaboração de todo o planejamento das obras, bem como rede de precedência em conjunto com empresa contratada, subcontratadas, órgãos públicos e concessionárias, apresentando tabela de *status* e de relação de pendências para cada processo
- Elaboração do planejamento das obras coordenando os diversos serviços envolvidos, inclusive aqueles específicos contratados diretamente pelo hospital
- Análise e aprovação de cronograma físico-financeiro
- Definição de metas de controle e acompanhamento, detectando os desvios e sugerindo alternativas para a recuperação de eventuais atrasos, otimização de prazos e custos
- Coordenação de cronogramas de entrega de materiais e equipamentos utilizados na obra
- Coordenação das interferências executivas
- Elaboração de relatórios técnicos, financeiros, fotográficos (fotos antes e depois) da evolução da obra, com gráficos elucidativos para aferição de adiantamentos ou atrasos
- Promoção e coordenação de reuniões com a construtora
- Liberação das frentes de serviços para atuação da construtora
- Apontamento nas reuniões das necessidades para o andamento dos serviços, confirmação de programações preestabelecidas, apresentação de futuras etapas buscando a minimização de interferências com setores do hospital
- Acompanhamento técnico especializado para serviços e equipamentos específicos (ar-condicionado, alarme/CFTV, audiovisual, gerador, transformador, incêndio, gases, parte elétrica, elevadores etc.)
- Na conclusão de etapas intermediárias da obra, deverão ser asseguradas as condições de limpeza e operacionalidade do ambiente liberado
- Análise e acompanhamento de serviços extracontratuais, sempre aprovados previamente
- Emissão de relatório técnico/financeiro de serviços extracontratuais
- Administração dos contratos da construtora e demais fornecedores, dentro das rotinas preestabelecidas.

Fiscalização de serviços e obras

- Gestão da documentação técnica, disponibilizando e garantindo que todos os envolvidos estejam trabalhando com as últimas versões homologadas de projetos, memoriais e especificações
- Controle da elaboração e emissão de desenhos *as built*
- Fiscalização dos serviços contratados e subcontratados, verificando e assegurando a qualidade e o fiel cumprimento dos projetos aprovados, especificações, normas técnicas e metas estabelecidas
- Fiscalização do cumprimento de normas estabelecidas pelo Ministério do Trabalho, com especial atenção da NR relativa à higiene, medicina e segurança do trabalho, entre outras

Solicitação, coordenação, análise e fiscalização técnicas, por equipe especializada, dos serviços e equipamentos específicos (fundação, partes elétrica, hidráulica, gases, ar-condicionado, alarme/CFTV, audiovisual, gerador, transformador, elevadores, sistema de incêndio etc.)
- Solicitação, coordenação e análise dos resultados de ensaios de controles tecnológicos especializados e pareceres técnicos, com ênfase na liberação de fundações, ensaios de concreto, das instalações elétricas e aterramento, telefonia, cabeamento estruturado, gases, ar-condicionado, sistema de incêndio e central de alarme e outros
- Encaminhamento de cópia dos ensaios de controles tecnológicos especializados e pareceres técnicos ao cliente
- Controle sobre os processos de aprovações legais e vistorias junto a órgãos públicos e concessionárias
- Fiscalização das condições utilizadas pela construtora para estocagem dos materiais, quanto a quantidade, qualidade e segurança
- Elaboração de medições dos serviços executados
- Apresentação, ao final de cada etapa, de relatório fotográfico com a situação antes e depois dos serviços executados.

Conclusão dos serviços e obras total ou por etapas

- Elaboração do *check list* antecipado durante a etapa/obra visando à identificação de qualquer correção que seja necessária antes da entrega definitiva da etapa dos serviços ou obra, focando todos os serviços incluídos conforme projetos, especificações, normas técnicas e memoriais descritivos, bem como aceite provisório da obra
- Coordenação da entrega definitiva da etapa/obra
- Elaboração de plano de comissionamento para realização dos testes com apresentação de relatório de desempenho dos sistemas (ar-condicionado, gerador etc.)
- Coordenação, elaboração e entrega de plano de operação e manutenção do edifício e equipamentos instalados
- Elaboração de caderno de entrega com o histórico da obra e manual do proprietário, incluindo: relação de fornecedores de materiais e equipamentos, condições para manutenção e/ou conservação dos revestimentos e equipamentos (pisos, forros, pintura, caixilhos, vidros, metais e louças sanitários, equipamentos, mobiliários, transformadores, entre outros) e certificados de garantia
- Aceite final da obra, mediante análise da documentação exigida em contrato e memorial descritivo (manuais e certificados de garantia, certidões, anotação de responsabilidade técnica [ART], documentos e aprovações em concessionárias e órgãos públicos etc.)
- Apresentação de relatório de avaliação dos diversos fornecedores envolvidos nas obras.

Serviços executados acionados em garantia de obra

A gerenciadora deverá ser responsável em acionar, coordenar, programar, fiscalizar os serviços a serem executados em garantia de obras já concluídas em relação a construtora, subcontratados ou fornecedores de equipamentos. Em caso de discordâncias entre as partes, a gerenciadora emitirá parecer técnico e conclusivo sempre respaldada por especificações técnicas, documentos de acompanhamento, contratos, relatórios fotográficos e outros. E, ao final dos serviços executados como garantia, emitirá relatório final com descritivo dos serviços executados, relatório fotográfico, com aceite do contratante.

Ao término das edificações, já com equipamentos médicos e de informação e comunicação instalados, será realizada a progressiva posta em marcha, em que o recurso de pessoas estará sendo integrado e entrosado de forma que a empresa possa se apresentar capacitada para atender, segundo uma estratégia definida, as demandas solicitadas pelos usuários.

As ações dedicadas a esta fase deverão selecionar e preparar pessoal para executar o gerenciamento das operações prediais.

Operações prediais

O edifício de saúde, qualquer que seja seu porte, tem uma acentuada movimentação tanto externa como interna, em que os espaços e vias de circulação são diuturnamente utilizados com diferentes densidades, horários e movimentações, seja de pessoas ou de bens, estes tanto no suprimento como em coletas e afastamento. Esta dinâmica, que retrata as *operações prediais*, exige que haja um gerenciamento da utilização do recurso físico por atividades, pessoas, tecnologias e suprimentos, empregados na produção de serviços de saúde.

Gerenciar uma *operação predial* tem como a mais ampla responsabilidade fazer com que o *recurso físico* aqui entendido pelos compartimentos do espaço construído atendendo a condições ambientais regulamentadas, devidamente guarnecidos com equipamentos médicos e mobiliários, atenda a todos os requisitos necessários à produção de atividades voltadas ao cuidado dos pacientes.

O atendimento ao exposto, quanto ao recurso físico, envolve tanto o setor de engenharia predial, que cuida do monitoramento da movimentação de pessoas, incluídos pacientes deslocados por meios específicos, e materiais, seja para utilização e consumo, ou para reciclagem ou descarte.

Ainda na gerência dos usos da edificação, incluem-se a segurança pessoal e patrimonial e os procedimentos da Cipa (Comissão Interna de Prevenção de Acidentes) e a Brigada de Incêndio, acrescidos da estruturação de procedimentos definidos e recursos de pessoas escaladas para contornar situações de turbulência ou caos provenientes do ambiente externo à unidade de saúde.

Esta atividade, que tradicionalmente se distribui por diversos responsáveis, visa gerenciar o edifício, de sorte a oferecer aos usuários e operadores o recurso físico em plenas condições de uso e dentro das especificações requeridas por cada atividade que se produz em cada compartimento. Com isso, cria-se uma visão integral e holística do edifício, evitando-se indefinição de responsabilidades, dado que um único comando abrange os espaços de sorte a torná-los corretamente produtivos.

Bibliografia

Agência Nacional de Vigilância Sanitária – Anvisa. *Normas para projetos físicos de estabelecimentos assistenciais de saúde*. Disponível em: http://www.anvisa.gov.br/servicosaude/arq/normas.htm

Hayward, C. *Healthcare facility planning: thinking strategically*. Chicago: Healthcare Administration Press, 2005.

High Performance Green Building Design and Operation (www.johnsoncontrols.com).

MHa Engenharia Ltda. (www.mha.com.br).

Scher, P. *Patient-focused architecture for health care. Facility of art and design*. The Manchester Metropolitan University, 1996.

Thomas, RK. *Health services planning*. Kluwer Academic/Plenum Plublishers, 2003.

U.S. Departament of Energy Sustainable Buildings Home Page (www.sustainable.doe.gov).

United States Green Buildings Council (www.usgbc.org).

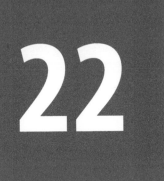

22 Gestão da Tecnologia de Informação

Lincoln de Assis Moura Júnior, Beatriz de Faria Leão e Antonio Carlos Onofre de Lira

▌ Objetivos do sistema de informação em saúde

A organização dos serviços de saúde, no Brasil e no mundo, tem passado por uma enorme mudança. A necessidade de oferecer atendimento de saúde à população tem desafiado governos tanto de países do Primeiro Mundo, quanto de países em desenvolvimento. Para atender a essa necessidade, a organização hospitalar tende a extrapolar as paredes do próprio hospital. A atenção básica, as especialidades e o atendimento hospitalar tendem a formar redes integradas de assistência, oferecendo um *continuum* de atenção integrada à saúde (Mendes, 2007).

Trata-se, portanto, de oferecer atendimento em saúde a grandes massas da população. Como em outras áreas do conhecimento e da atividade humana, na saúde também é impossível oferecer serviços de massa usando métodos artesanais; são necessários. métodos e ferramentas de organização de produção em massa (ou métodos industriais). É crença dos autores, justificada ao longo deste capítulo, que os sistemas de informação em saúde devam ser instrumentos de suporte à gestão e à operação dos serviços e sistemas de saúde e de redes de atenção à saúde, públicos e privados, melhorando a qualidade e a produtividade do atendimento, reduzindo custos e trazendo governabilidade para a organização de saúde.

A informatização dos processos na área de saúde encontra-se visivelmente atrasada em relação a outras áreas do conhecimento (Chaudhry, 2006). Os sistemas bancários, por exemplo, encontram-se em um nível tão elevado de automação, que são praticamente operados pelo próprio cliente. Ao usarmos a internet ou um caixa eletrônico para pagamento de contas ou saque, estamos efetuando uma atividade que até há pouco tempo era de competência exclusiva do caixa do banco, substituindo-o, portanto. Trata-se de uma relação claramente "ganha-ganha", para o cliente e para o banco. Para o cliente, porque se torna dono do processo, nos limites das suas atribuições e competências, podendo executar operações de qualquer ponto do país, até mesmo de sua casa. Para o banco, e para o sistema bancário, a economia é óbvia, com transações *on-line* reduzindo custos e pessoal, aumentando a produtividade, padronizando processos e possibilitando auditoria e rastreabilidade das transações e de sua autoria.

É difícil ignorar que os serviços de saúde raramente têm conseguido se aproximar desses conceitos e, naturalmente, perguntamo-nos: "por quê?" Uma das respostas óbvias é que a saúde é muito mais complexa do que a área bancária, mas esta não é a única resposta, nem é uma resposta absoluta.

Ao longo deste capítulo, tentamos explorar as características que definem o uso das tecnologias de informação e comunicação em saúde e, também, buscar caminhos para que os sistemas de informação em saúde liberem o seu potencial de transformação dos sistemas, serviços e redes de saúde.

▌ Operação e gestão dos serviços de saúde

O sistema de informação em saúde, segundo a Organização Mundial da Saúde (OMS), é definido como um mecanismo de coleta, processamento, análise e transmissão da informação necessária para se operarem os serviços de saúde, e, também, para a investigação e o planejamento com vistas ao controle de doenças, cujo propósito é selecionar os dados pertinentes a esses serviços e transformá-los na informação necessária para o processo de decisões, próprio das organizações e indivíduos que planejam, administram e avaliam os serviços de saúde (OMS, 2015).

Assim sendo, o sistema de informação deve armazenar, organizar e disponibilizar informação a todos aqueles que possam utilizá-la para melhorar a atividade institucional.

Ainda que a história da informação em saúde esteja muito ligada a avaliação, definição de políticas e tomada de decisão gerencial, a visão dos sistemas de informação, em organizações modernas, apresenta-os como o "motor da operação". Nesta visão, os diversos atores, como o colaborador interno, o cliente, o parceiro e o fornecedor, utilizam o sistema de informação de acordo com o mesmo conceito de *self-service* que é usado pelo sistema bancário e, assim, mantém a organização em movimento. Parte significativa da gestão pode ser feita a partir dos dados coletados diretamente da operação e, se "regras de negócio" (ou regras de produção) forem adotadas, grande parte dos processos de gestão pode ser automatizada ou semiautomatizada.

Essa visão surgiu com o advento da internet e se consolidou em diversos setores da atividade humana, da aquisição de livros à venda de passagens aéreas, e do rastreamento de encomendas ao leilão eletrônico reverso. As aplicações mais recentes dessas tecnologias e conceitos têm resultado em ambientes que implementam um nível ainda maior de colaboração, em que o usuário é não apenas consumidor, como também fornecedor de informações. É o caso de ambientes como o do Google Earth (earth.google.com/) ou Google Maps (http://maps.google.com/), em que a comunidade insere informações sobre locais de interesse, e da Wikipedia (http://en.wikipedia.org/wiki/Main_Page), em que o leitor pode, também, alimentar a enciclopédia, que organiza conhecimento em diversas línguas.

Existem hoje ambientes semelhantes para a área da saúde, ou seja, a Saúde 2.0, que possibilita que pacientes interajam com outros pacientes, com prestadores e com profissionais de saúde. A rede social www.patientslikeme.com é uma das mais bem-sucedidas e tem várias comunidades das mais diversas doenças em atividade. O conceito de " sabedoria das multidões", descrito por James Surowiecki (2006), repete-se aqui. Pacientes acreditam mais no que está escrito na internet do que nos seus próprios médicos (Sarasohn-Kahn, 2008). O que fascina na Saúde 2.0 são as redes voltadas para a avaliação de serviços de saúde (www.ratemeds.com/www.vitals.com), informação sobre doenças e seu tratamento (www.patientslike.com/ http://blog.trusera.com/), e medicamentos (http://doublecheckmd.com/DTHome.do), entre outros. O impacto da Saúde 2.0 nos serviços de saúde começa a ser descrito e tem se mostrado bastante promissor (Sarasohn-Kahn, 2008; Eysenbach, 2008; Economist, 2007; Giustini, 2006; Hughes, Joshi e Wareham, 2008; Crespo, 2007; Levy, 2007; Manhattan Research, 2007; Sandars e Haythornwaite, 2007).

Um dos melhores exemplos de uso de sistemas de informação como "motor da operação", em saúde, é a emissão de resultados de exames de laboratório via internet. Esse processo possibilita que o paciente e seu médico tenham acesso a laudos de exames de qualquer ponto do planeta, com um clique do *mouse*. Apesar de aumentar a produtividade e reduzir custos, esse processo é conceitualmente limitado, já que automatiza apenas a fase final, de entrega, dos laudos. À frente, veremos maneiras de se obterem níveis mais elevados de automação em processos semelhantes.

█ Complexidade da saúde e da informação em saúde

Quanto maior a complexidade das ações decorrentes de um processo decisório, mais complexo o sistema de informações necessário para apoiá-las.

Os atos de saúde, por mais simples que sejam, têm um alto grau de complexidade. A interação de um médico com o seu paciente, mesmo que a limitemos ao ato diagnóstico e terapêutico, por si só, é complexa.

As organizações hospitalares atendem a centenas ou milhares de pacientes diariamente, para os quais oferecem milhares de procedimentos distintos. Um encontro resulta, tipicamente, em um novo conjunto de procedimentos e encontros, que levam a novos procedimentos e encontros, sempre de maneira personalizada. Nenhuma outra área da atividade humana apresenta tal complexidade. Além disso, existe ainda pouca aplicação de melhores práticas e do conceito de "cadeia de valor" nas atividades de saúde. Esse mercado é muito fragmentado, principalmente no Brasil, com cerca de 6.400 hospitais e 1.100 operadoras de planos de saúde. São, em sua grande maioria, empresas pequenas com baixa capacidade de gestão (ANS, 2009).

Essa fragmentação leva a que pacientes sejam submetidos a procedimentos desnecessários ou redundantes, não necessariamente por má-fé, mas, principalmente, por desorganização dos atores do mercado de saúde e, definitivamente, por falta de informação sobre procedimentos solicitados, realizados e os resultados correspondentes.

A maior dificuldade, no entanto, advém da complexidade da informação em saúde. Por motivos históricos, cada grupo, escola ou organização envolvido com as ações de saúde tendeu a desenvolver conjuntos próprios de vocabulários, nomenclaturas e terminologias para atender a seus interesses imediatos e específicos, isoladamente. Ainda que legítimo e bem-intencionado, esse processo resultou em grande diversidade de termos e métodos para descrever os objetos presentes na atividade de saúde, como procedimentos, medicamentos e diagnósticos, para citar apenas alguns exemplos.

Como ilustração adicional, restrita à área de apresentação de contas médico-hospitalares em saúde suplementar, pode-se citar que o formato de apresentação de tais contas era, até maio de 2007, definido unilateralmente pela operadora de planos de saúde e por ela imposto ao prestador de serviços. Com isso, a comunicação de cada hospital, laboratório ou clínica com cada operadora era realizada em bases individuais. O trabalho repetitivo e redundante onerava o prestador, que era, assim, obrigado a manter equipes especializadas para atender a cada formato. Para o sistema de saúde como um todo, essa situação era ainda pior, por impossibilitar que autoridades e gestores pudessem avaliar o sistema de saúde suplementar, pela impossibilidade prática de comparar os dados advindos de mais de mil operadoras, por serem distintos e usarem vocabulários distintos.

 Essa situação começou a mudar, em 2007, com a adoção, pela Agência Nacional de Saúde Suplementar (ANS), do padrão TISS (Troca de Informação em Saúde Suplementar), que define um modelo único para a troca de dados de contas médico-hospitalares, solicitações de procedimentos e suas autorizações, bem como de consultas médicas e odontológicas.

De modo semelhante, as organizações possuem métodos próprios para identificar pacientes. Muitas vezes, dentro de um mesmo hospital ou operadora, o paciente é identificado e registrado diversas vezes e em formatos distintos, à medida que passa pelos departamentos da organização de saúde. Obviamente, esse tipo de dificuldade é incompatível com a criação de redes eficientes de atenção em saúde que, naturalmente, requerem que se acompanhe o paciente. Sem uma identificação única para toda a rede de serviços de saúde, é impossível acompanhar o paciente e, também, controlar ou monitorar o fluxo de pacientes.

Eixos para implantação de sistemas de informação em saúde

Dentro da filosofia de usar os sistemas de informação em saúde como "motor" da organização de saúde e de redes de serviços de saúde, propomos cinco eixos principais para a implantação desses sistemas.

Gestão do fluxo de pacientes

Nas situações em que o paciente de serviços públicos ou privados necessita de uma indicação para executar um encaminhamento, é, tipicamente, o profissional de saúde ou a recepcionista quem recomenda prestadores de serviços de sua confiança ou relacionamento. Em outras palavras, raramente os serviços de saúde incorporam modelos de atenção que desenhem caminhos ideais para o fluxo de pacientes no sistema, e assim, normalmente, deixam ao acaso, ou nas mãos de terceiros, a definição desse fluxo.

No Brasil, o Sistema Único de Saúde (SUS) definiu a regulação da atenção em saúde como sendo "a estratégia de gestão do SUS que tem como principal finalidade favorecer a universalidade e igualdade do acesso. "(...) a Regulação abrange aspectos em âmbitos que vão desde a regulamentação de legislações até aqueles que lidam diretamente com o acesso do usuário aos serviços de saúde (...). (a) Regulação é mais que uma Central de Regulação a qual é responsável pela disponibilização do recurso de saúde mais apropriado às necessidades do usuário, levando-se em conta a prioridade dos casos" (Brasil, 2008).

A regulação da atenção é definida por um conjunto complexo e extenso de conceitos que visam, em suma, a otimizar o uso dos recursos da saúde e garantir equidade de acesso dos pacientes a esses serviços.

Assim, bons sistemas de informação em saúde, aderentes às necessidades da organização, devem incorporar e operar o modelo de referência e contrarreferência.

Gestão das unidades de saúde

Esta é a utilização mais conhecida e mais desenvolvida do uso dos sistemas de informação em saúde. Sistemas de informação para a gestão de hospitais, clínicas e consultórios, bem como de operadoras de planos de saúde, têm sido desenvolvidos desde os anos 1960. A história desses sistemas teve início na informatização dos processos administrativos, contábeis e financeiros, e em um nível de complexidade que podia ser atendido pela tecnologia existente na época (Branco, 2001). Em particular, os sistemas de faturamento, pela sua relativa simplicidade e reconhecida importância, dominaram o cenário nos anos 1970, seguidos, nos anos 1980 e 1990, por sistemas de gestão de materiais e medicamentos, farmácia, e controle de leitos (Branco, 2001). Obviamente, o cadastro de pacientes e profissionais de saúde é uma condição essencial para a operação da unidade de saúde que foi contemplada desde as fases iniciais.

Como ilustração dessa fase, podemos citar os sistemas de processamento de dados que utilizavam terminais remotos, instalados em hospitais, para coletar os dados de internação hospitalar e emitir os relatórios de faturamento de AIH (autorização de internação hospitalar) a serem enviados ao SUS. A grande maioria desses sistemas sobrevive até hoje (Brasil, 2007). Pelos recursos envolvidos, o processo de informatização da saúde ocorreu primeiro nos grandes hospitais. O poder público, através do SUS ou mesmo antes da sua criação em 1988, tem sido um impulsionador do uso de sistemas de informação, principalmente pela proposição de padrões nacionais, como é o caso da AIH, que possibilita o processamento de cerca de 12 milhões de contas de internação hospitalar por ano.

É importante lembrar que, até meados dos anos 1980, a tecnologia digital existente era restrita às grandes empresas, tinha custo muito elevado e foco em "dados". Os conceitos de representação de informação e conhecimento ainda se encontravam em fase embrionária. Esses fatos nos ajudam a compreender as limitações do uso dos sistemas digitais em saúde e da ausência de aplicações clínicas, naquela época.

O advento dos microcomputadores, nos anos 1980, levou a uma grande fragmentação dos dados, já que cada departamento de cada organização de saúde passou a ter acesso à construção de seu próprio banco de dados, pequeno, vertical e isolado, usando terminologias e formatos de dados próprios. Até hoje, é comum que o paciente seja recadastrado em cada setor da organização de saúde, à medida que a percorre ao ser atendido. Assim, mesmo dentro de uma única entidade de saúde encontram-se dificuldades para integrar os dados e a informação, de modo a torná-la útil para a organização.

Registro eletrônico de saúde

De acordo com o documento ABNT – ISO/TR 20514 – Registro Eletrônico de Saúde – Definição, Escopo e Contexto, "o registro eletrônico em saúde (RES) é um repositório de informação a respeito da saúde de um ou mais indivíduos em uma forma processável eletronicamente.

O maior benefício do RES é a sua capacidade de ser compartilhado dentro da mesma instituição ou até mesmo fora dela (RES compartilhável)" (ABNT, 2008).

O RES é uma extensão do conceito de prontuário eletrônico do paciente (PEP), já que inclui os dados gerados por organizações de saúde externas à organização que o mantém.

Um bom sistema de RES deve ser capaz de, pelo menos: (a) disponibilizar toda a informação relativa a um indivíduo no ponto de atenção e ali coletar os dados gerados pelo encontro; (b) oferecer apoio à decisão, evidências e protocolos ao profissional de saúde, no ponto de atenção ou em outros momentos em que ela seja necessária; (c) favorecer a análise dos dados de conjuntos de pacientes com características semelhantes, para fins de investigação, protegendo a identidade dos pacientes contra uso indevido; (d) oferecer níveis de acesso à informação compatíveis com o perfil do profissional de saúde.

O exemplo a seguir ilustra algumas das propriedades que revelam a essência do RES. Em um ponto qualquer da rede de atenção, durante a consulta, o médico estabelece um diagnóstico, cujo código CID-10 é informado ao sistema de RES. Em consequência, o sistema de RES informa ao médico a existência de um protocolo recomendado para a conduta em relação àquela doença e pergunta ao médico se deseja adotá-lo. A concordância do médico significa que o sistema automaticamente indicará os passos do encaminhamento proposto, imprimindo etiquetas, solicitações de exames complementares e prescrições associadas. O médico pode, certamente, ignorar o protocolo e propor outra conduta. Ao final de uma grande quantidade de exames, as bases de dados do RES conterão informações que, devidamente analisadas, deverão permitir extrair conhecimento específico sobre a população atendida, os medicamentos e condutas utilizados e, até mesmo, sobre a eficácia e eficiência dos protocolos utilizados, ratificando-os ou propondo modificações destes. Alertas para interação medicamentosa, reações adversas e/ou alergia a medicamentos também podem ser incluídos como exemplos de uso do RES.

A informação assim coletada, no ponto de atenção, é centrada no paciente e abre as portas para a gestão clínica e administrativa. Para que essa diversidade de enfoques seja atendida, há que se superar a cultura prevalente hoje, em que predomina a coleta de dados clínicos orientada ao faturamento, o que afeta a qualidade dos dados, devido à tendência de se alinharem procedimentos e diagnósticos para evitar glosas (Barra, 2003).

Existem, hoje, diversos sistemas de RES em operação no mundo (HIMSS, 2008). Esses sistemas implementam importantes aspectos do RES, como alertas e apoio à decisão e à coleta multi-institucional de dados.

A grande complexidade do RES advém da necessidade de compatibilizar vocabulários, conjuntos de dados e sistemas existentes nas diversas organizações. A construção de sistemas de RES mais robustos e completos é dificultada pela ausência de padrões universalmente aceitos para a troca de informação, como veremos adiante.

Conexão dos atores da atividade de saúde

A expansão dos serviços de telefonia celular e da tecnologia que os acompanha abre as portas para que os atores da saúde se conectem de modo há pouco tempo impensável. Não apenas a troca de mensagens de texto, como também o acesso a serviços diversos via internet deixaram de ser fantasia. A perspectiva de acesso à internet, de qualquer ponto do país, é real e deve ser considerada como parte do arsenal estratégico das organizações de saúde e que, assim, devem considerá-la concretamente.

Atores conectados significam mais informação e maior alcance. Médicos e demais profissionais de saúde podem ter acesso aos dados de seus pacientes e à literatura; pacientes podem consultar seus médicos e contatar seu grupo de suporte; pacientes em tratamento domiciliar podem ser monitorados permanentemente a distância, com a queda constante do custo de equipamentos de beira de leito. Uma das aplicações realmente inovadoras e emblemáticas é a análise de amostras de fezes e urina diretamente da bacia sanitária das casas de pacientes, permitindo que certos exames laboratoriais sejam realizados automática e remotamente (Brook, 2002). A noção de saúde conectada possibilita antever maior nível de automação e maior alcance – em tempo e espaço – dos serviços de saúde, que poderão atingir locais remotos em tempo real.

Gestão estratégica e integrada de serviços ou redes assistenciais de saúde

Uma decorrência natural dos conceitos apresentados nos eixos anteriores é a possibilidade da gestão estratégica e operação integrada dos serviços de saúde. No momento, grande parte das organizações de saúde no Brasil e em outras partes do mundo gerencia de maneira fragmentada os serviços de saúde, mantendo foco em cada uma de suas unidades isoladamente, sejam hospitais, centros médicos, unidades básicas de saúde. Poucas organizações buscam a gestão do todo.

Com a tecnologia, os conceitos e a infraestrutura de comunicação instalada, é possível construir a gestão estratégica e a operação integrada dos serviços e das redes de serviços de saúde.

Assim, em vez de considerar apenas a gestão do hospital, por exemplo, o sistema de informação de saúde deve ser voltado para gerir o hospital e integrá-lo à comunidade à qual pertence, dentro de uma mesma organização ou fora dela. Dentro de uma mesma organização é mais simples, já que o controle da operação se encontra, em princípio, dentro da governança da própria organização. De qualquer modo, os processos de integração requerem a adoção de "padrões", como será visto a seguir.

Com a tecnologia e os modelos existentes hoje, deve-se considerar a possibilidade de que os diretores da organização de saúde possam acompanhar a evolução dos indicadores clínicos e administrativos da organização como um todo, buscando o seu detalhamento à medida que o julgarem necessário. Na sua alçada, cada diretor ou gerente deve, da mesma maneira, poder entender o desempenho da sua unidade por meio de relatórios gerenciais e de ferramentas como "painéis de bordo" ou "salas de situação" (Figura 22.1).

▌ Necessidade de padrões

A importância dos padrões para os sistemas de informação em saúde é permitir que se possa armazenar e recuperar a informação relevante sobre o indivíduo e seu atendimento, e trocá-la com outras organizações de saúde, de maneira ética, íntegra, segura e sem perda de conteúdo semântico. Este conceito se chama *interoperabilidade* de sistemas de informação e é um dos principais focos de atenção da comunidade internacional de padrões. O conceito fundamental espelhado pela interoperabilidade é que organizações de saúde distintas em geral utilizam sistemas de informação distintos, daí a necessidade de que tais sistemas possam operar de maneira integrada, ou seja, possam interoperar em benefício de todo o sistema de saúde. Para que sistemas possam interoperar, padrões são fundamentais.

Como o domínio da saúde é complexo, o desenvolvimento e a adoção de padrões para a área também o são. A fragmentação do mercado de saúde causa fragmentação no processo de criação e adoção de padrões para a saúde, no Brasil e no mundo.

Os esforços de padronização associados à informática em saúde se concentram, didaticamente, em quatro grandes áreas:

- *Modelos para representar a informação em saúde*, que se preocupam em elaborar e implementar modelos computacionais para representar a informação de saúde, de modo que os conjuntos relevantes de dados possam ser descritos de maneira que atendam a interesses universais. Ou seja, os modelos devem ser capazes de representar a informação em diferentes níveis de granularidade e especificidade, para atenderem desde necessidades gerais (p. ex., de faturamento) até as de especialidades clínicas, garantindo que a semântica dos dados capturados seja única
- *Comunicação entre sistemas e dispositivos*, que tem a preocupação central de garantir que os protocolos de comunicação e as sintaxes utilizadas para a troca de informações entre sistemas e dispositivos sejam efetivos
- *Terminologias*, uma das áreas mais tradicionais dos padrões para informação em saúde, incluem, ainda, nomenclaturas, classificações e ontologias, em todas as áreas do conhecimento de saúde
- *Segurança*, que inclui mecanismos físicos e lógicos para garantir não apenas sigilo, privacidade e confidencialidade dos dados, como também aspectos como disponibilidade, integridade da informação e processos de autenticação de usuários. Os conceitos de assinatura e certificação digital são abordados nesta área.

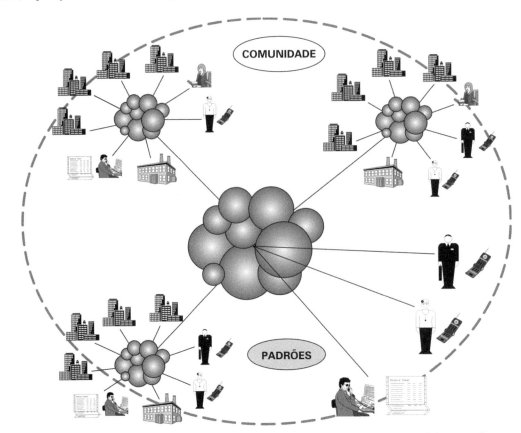

◢ **Figura 22.1** O sistema de informação deve atender à comunidade de saúde. Fonte: elaboração dos autores.

Do ponto de vista de padronização, a informação administrativa tende a ser muito mais simples de ser tratada do que a informação clínica, mas, mesmo assim, possui dificuldades que não devem ser desprezadas. Tanto assim, que o padrão TISS, definido pela ANS para apresentação de contas médico-hospitalares entre operadoras de planos de saúde e a sua rede credenciada, só foi estabelecido como obrigatório em 2007 e vem passando por implantação gradual. O grande benefício do padrão TISS é que, ao homogeneizar o conteúdo de informação e o processo de troca, ele permite que as operadoras e os prestadores se conheçam melhor, e que os processos de troca de contas médicas sejam mais simples, reduzindo o custo geral da saúde. Em suma, ele ajuda a organizar o mercado de saúde. O padrão TISS é bem ilustrativo das quatro áreas mencionadas, já que reúne aspectos importantes de representação da informação: as guias e seus conteúdos, comunicação (p. ex., XML e *web services*); terminologias: as diversas tabelas de vocabulários e de segurança (criptografia e autenticação).

A construção e a adoção de padrões para representar e processar a informação clínica é uma tarefa muito mais árdua, mas para a qual vêm surgindo modelos e métodos capazes de dar um salto de qualidade nessa área.

No mundo, há diversas organizações que desenvolvem padrões para a informática em saúde, frequentemente refletindo a fragmentação do próprio mercado de saúde. A OMS desenvolve diversos padrões, entre os quais se destaca a Classificação Internacional de Doenças (CID), hoje na sua 10ª versão (OMS, 2008). De maneira semelhante, no Brasil, o Ministério da Saúde, a Agência Nacional de Vigilância Sanitária (Anvisa) e a ANS desenvolvem padrões, como o próprio TISS, a AIH e o Sistema de Informações sobre Nascidos Vivos (Sinasc), para citar apenas alguns exemplos. Existem, no entanto, órgãos especializados no desenvolvimento de padrões para a área de saúde, entre os quais se destacam o Comitê ISO TC 215 – Health Informatics, o Comitê Europeu de Normalização em Informática em Saúde TC 251, Dicom, e a International Health Terminology Standards Development Organization (IHSTDO), responsável pelo desenvolvimento do mais completo vocabulário em saúde – o Snomed-CT.

O Comitê ISO TC 215 merece atenção especial, por ser a ISO, Organização Mundial de Padrões, uma congregação de países que são representados por organizações nacionais de padronização. O processo de padronização desenvolvido pela ISO é aberto, porque qualquer pessoa física ou jurídica pode participar dos processos de padronização, e o padrão é publicado na íntegra. O processo é voluntário e construído buscando-se o consenso entre consumidores do padrão, fabricantes ou fornecedores de solução, e neutros, tipicamente governos e institutos de pesquisa. Um dos fatores mais positivos que influenciam o universo do desenvolvimento de padrões é que existe uma iniciativa de harmonização de padrões, liderada pelo Comitê ISO e apoiada pelo HL7 (Health Level Seven) e pela Comissão Europeia (CEN). Essa iniciativa, à qual vêm se juntando outras organizações, tem como objetivo evitar o retrabalho no desenvolvimento de padrões, buscando unificá-los já ao se perceber a necessidade de sua criação. Esse esforço deve resultar em padrões de melhor qualidade, feitos de maneira mais rápida e atendendo a necessidades mais universais.

A Associação Brasileira de Normas Técnicas (ABNT) é a entidade que representa o Brasil na ISO. Em novembro de 2006, foi criada a Comissão Temporária Especial de Estudo em Informática em Saúde, que se tornou permanente em 2007 e que é membro participante do

Comitê 215 da ISO. A ABNT é um espaço que vem sendo reconhecido como importante para aglutinar os esforços de padronização.

Na verdade, a criação da CEE-IS foi uma iniciativa do Ministério da Saúde, em conjunto com a Universidade Federal de Santa Catarina, e hoje conta com o expressivo apoio e participação da ANS. Ao longo de 2008, o Ministério da Saúde se tornou sócio mantenedor da ABNT, o que evidencia o seu compromisso com o tema. As normas produzidas pela CEE-IS podem ser encontradas no *site* da ABNT (http://www.abntcatalogo.com.br/).

A Sociedade Brasileira de Informática em Saúde (SBIS – www.sbis.org.br) é uma sociedade fundada em 1986 e que tem como parte de seu ideário promover a adoção de padrões para melhorar os sistemas de informação em saúde e, assim, a própria saúde. Em seus esforços, a SBIS e o Conselho Federal de Medicina (CFM – www.cfm.org.br) – desenvolveram um processo de certificação de *software* para a saúde que tem como objetivo central estabelecer as condições em que um sistema de informação contendo dados clínicos pode substituir os sistemas manuais em papel. A certificação de sistemas de RES encontra-se em operação pela SBIS/CFM. Todos os documentos e explanações sobre o processo encontram-se disponíveis em www.sbis.org.br/certificacao. O processo de certificação de *software* de sistemas de RES produziu, em 2009, os seus primeiros certificados de qualidade a dois produtos de *software* do mercado brasileiro que, após auditoria, foram considerados aderentes aos requisitos de segurança, conteúdo e funcionalidades do Manual da Certificação (SBIS, 2009). Cabe lembrar que o processo não certifica empresas, mas sim o produto de *software* na versão auditada.

Pilares do sistema de informação em saúde

Para que os sistemas de informação em saúde sejam implantados com sucesso, devem-se considerar pelo menos quatro pilares que os sustentam, descritos a seguir.

Recursos de tecnologia da informação | Equipamentos, comunicações, software

Um componente essencial dos sistemas de informação é dado pela infraestrutura tecnológica. De todos os pilares do sistema de informação em saúde, este é o mais simples, uma vez que a tecnologia hoje é modular e padronizada. Ao mesmo tempo, a relação custo-benefício da tecnologia vem melhorando continuamente.

Entretanto, como mencionado desde o início deste capítulo, a arquitetura de internet é a que melhor se ajusta aos sistemas de informação voltados para a gestão e operação de redes de serviços de saúde.

Recursos metodológicos | Modelos, aderência a padrões, metodologias

Os recursos metodológicos são a parte técnica mais importante para a construção e implantação de um sistema de informação em saúde. Eles envolvem, entre outros itens, a identificação de padrões para representação e troca de informações em saúde. Bons recursos metodológicos devem garantir que as diversas partes do sistema de informação sejam naturalmente integradas entre si, que sejam facilmente integráveis a sistemas externos, que não haja retrabalho, que

haja unidade de conceitos entre todos os pontos do sistema e que, assim, o sistema de informação seja *uno* para toda a comunidade que ele assiste. Os recursos metodológicos devem garantir, por exemplo, que o conjunto de indicadores gerados pelo sistema seja compatível com os padrões adotados por outras organizações nacionais e internacionais, possibilitando assim a construção de mecanismos de *benchmarking*. Devem garantir, ainda, que os alertas emitidos pelo sistema sejam amplamente reconhecidos e entendidos pela equipe de saúde, resultando nas ações esperadas, como vacinação de bloqueio ou isolamento de áreas contaminadas, por exemplo.

Recursos humanos | Equipe de informática em saúde, equipe gerencial, usuários da informação

Formar e qualificar os recursos humanos para utilizar o sistema de informação em saúde é uma atividade essencial. Devem-se analisar os perfis profissionais e sua adequação às necessidades estratégicas da organização de saúde, com relação tanto à equipe de informática em si, que deve entender toda a complexidade da área de saúde, como aos gestores e aos membros da equipe de vigilância, que deverão utilizar o sistema em sua plenitude.

Recursos organizacionais | Políticas para manutenção de vocabulários, acesso e uso da informação em saúde

Os recursos organizacionais são o conjunto de culturas, práticas, métodos, relações de poder, recursos financeiros, materiais e emocionais que caracterizam a organização de saúde e a comunidade por ela atendida. Um dos componentes básicos dos recursos organizacionais é o modelo de atenção à saúde. Nesse sentido, o SUS apresenta a grande vantagem de incorporar um modelo de atenção à saúde que vem sendo construído ao longo das últimas décadas. Apesar de não ser homogêneo em todo o Brasil, o SUS define modelos claros que podem e devem orientar o desenvolvimento e a implantação de sistemas de informação que deem suporte a ele. Na área de saúde suplementar, os modelos são muito mais variados e, às vezes, as organizações de saúde, prestadores de serviços e operadoras de planos de saúde carecem de um modelo assistencial claro. Em outras áreas do conhecimento, a aderência dos sistemas de informação às organizações tem se valido de certas metodologias (Sessions, 2007) que ainda não se encontram difundidas nas organizações de saúde brasileiras.

Uma preocupação fundamental é que a adoção efetiva de qualquer sistema de informação em saúde depende essencialmente da capacidade de a organização de saúde se apropriar dele. Em outras palavras, o sistema de informação deve atender a prioridades organizacionais e, portanto, deve ser dirigido pela organização (e não pela equipe de informática, apenas para citar um exemplo frequente). Isso significa que ainda que aspectos técnicos devam ser definidos pela equipe de informática, as prioridades, a estratégia, as políticas de uso da informação devem ser definidas pela organização. Assim, recomenda-se, como recurso organizacional, a criação de fóruns de construção de consenso que envolvam todos os setores da comunidade atendida. Comunidades amplas e organizações de grande porte deverão ter diversos níveis de construção de consenso, enquanto as menores terão fóruns mais simples. No entanto, a existência desses fóruns é essencial para garantir que as prioridades estabelecidas sejam as organizacionais, mas que elas sejam entendidas, assumidas e apropriadas pelo conjunto de profissionais e setores que deverão torná-las realidade (Moura Jr. *et al.*, 1998).

Comprar ou desenvolver?

Uma pergunta que as organizações de saúde sempre fazem diz respeito à escolha entre desenvolver internamente ou adquirir de um fornecedor externo sistemas de informação em saúde. Na experiência dos autores, existem organizações públicas e privadas de saúde que tiveram sucesso (e outras que tiveram insucesso) seguindo qualquer um dos caminhos. Entretanto, um aspecto vem se consolidando: o processo de construção de sistemas de informação vem se tornando cada vez mais sofisticado, complexo e, portanto, caro. Assim, é praticamente impossível e desaconselhável para pequenas empresas desenvolverem seus próprios sistemas. Estas devem se concentrar menos em desenvolvimento de sistemas e mais nos pilares de recursos metodológicos, humanos e organizacionais, além, é claro, de manter a infraestrutura. Pequenas empresas devem se concentrar em dominar os conceitos, os padrões de informação em saúde e as suas próprias necessidades, para que sejam capazes de extrair de seus fornecedores aquilo de que mais necessitam: serviços de qualidade a preços justos.

Faz sentido que grandes empresas de saúde e hospitais de ensino e pesquisa sejam desenvolvedores de seus próprios sistemas, mas, ainda assim, é recomendável que concentrem seus esforços de desenvolvimento na atividade-fim, na informação clínica. Esta é a área mais complexa, mais difícil de ser contemplada por soluções de mercado e, frequentemente, apresenta problemas que se encontram na fronteira do conhecimento. O cenário mais encontrado no país é uma combinação de sistemas adquiridos no mercado com sistemas desenvolvidos internamente ou feitos sob medida por equipes externas.

O processo de escolha entre esses diversos caminhos está relacionado, essencialmente, aos recursos organizacionais. Infelizmente, em muitas situações os recursos organizacionais são ignorados ou mal avaliados, resultando em processos que não se completam ou se revertem por mudanças pontuais na direção das organizações. Em outras palavras, deve-se sempre buscar que a organização se aproprie do sistema em cada uma das fases de sua implantação para que ele se integre aos recursos organizacionais e, assim, torne-se mais permanente.

Integração dos sistemas de informação em saúde

Como mencionado ao longo deste capítulo, a noção de interoperabilidade é essencial para os sistemas de informação em saúde. Para que esse conceito fique mais claro, pode-se ilustrar a necessidade de interoperabilidade de sistemas através da integração de sistemas de laboratório de análises clínicas ao sistema de informação de uma operadora de planos de saúde, por exemplo. Imagine-se, então, que a operadora tenha uma rede própria de atendimento e que seus exames de laboratório (hematologia, por simplicidade) sejam feitos em quatro laboratórios diferentes. A noção de *interope-*

rabilidade nos diz que se deve esperar que a necessidade de coleta seja informada pelo sistema de informação da operadora, e que o resultado do exame seja fornecido pelo sistema de cada um dos laboratórios, de maneira automática e integrada, de modo que o resultado esteja disponível no registro eletrônico de saúde do paciente correspondente, para fins exclusivos de assistência. O conjunto de dados que precisa transitar entre os vários sistemas inclui identificação do paciente, do profissional solicitante, dos exames solicitados, dos resultados obtidos, do responsável pela emissão do resultado e assim por diante. Certamente, existem inúmeras maneiras de trocar essa informação. Pode-se até mesmo definir um modelo para cada um dos quatro sistemas de laboratório do exemplo. No entanto, é claro que isso não faz sentido. O que faz sentido é definir uma única maneira de esses sistemas *interoperarem*. Mais ainda, faz todo sentido que o *padrão de interoperabilidade* adotado seja tal que facilite o seu *reúso*, ou seja, tanto os laboratórios estarão aptos a se comunicar com outras organizações de saúde, como a operadora poderá se comunicar com novos laboratórios que adotem o mesmo *padrão de interoperabilidade*. Se os padrões adotados forem nacionais ou mesmo internacionais, os ganhos de escala e de capacidade de reutilização serão enormes! Essa constatação é a grande motivação para o esforço nacional e internacional de padronização, transmitido ao longo deste capítulo.

Sistema de informação em saúde e qualidade | Usos da informação em saúde

A *interoperabilidade semântica* é o conceito que exprime que a informação capturada por um sistema de informação e transmitida a outro mantém o seu significado original. É evidente que a interoperabilidade semântica pressupõe aderência aos padrões, como terminologias, por exemplo.

Se uma rede de sistemas de informação trabalha seguindo o conceito de interoperabilidade semântica, é possível construir grandes bases de dados clínicos que podem ser utilizados para fins de *benchmarking* – comparação consigo mesmo e com terceiros –, para o apoio à tomada de decisão e para a extração de conhecimento.

Ferramentas de apoio à decisão

Um conjunto de ferramentas de decisão bastante difundido em outras áreas do conhecimento recebe o nome genérico de *Business Intelligence Tools* (BI, ou ferramentas de inteligência de negócios). Essas ferramentas permitem que a informação coletada seja agregada em blocos lógicos (chamados "cubos"), que trazem dimensões específicas da atividade de saúde, como a rede prestadora da assistência, o profissional em saúde, o evento em saúde (consulta, internação, exames).

Os dados que formam a base do BI devem ser os mesmos coletados pelo uso do sistema de informação ao apoiar a operação dos serviços de saúde. A beleza do BI está em organizá-los de tal maneira, que seja possível estabelecer o cruzamento de dados para que se deem respostas tanto a perguntas do dia a dia, como àquelas que nunca tenham sido formuladas. Por exemplo, um bom sistema de BI deve não apenas oferecer um "painel de bordo" mostrando a evolução dos principais indicadores da organização de saúde, como deve, também, permitir que os dados sejam analisados de um modo que não se havia explorado ainda. Por exemplo, imagine que, em um plano de saúde, detecte-se que houve um aumento inesperado na solicitação de exames de ressonância magnética de coluna cervical por suspeita de trauma. A análise dos dados pode levar à conclusão de que o aumento dessas solicitações se deve à inclusão, no plano de saúde, de uma carteira de clientes cuja profissão tenha tendência a apresentar problemas de coluna cervical, como motoristas de ônibus, apenas para ilustração.

Estratégias de e-saúde

Em torno de 2011, o valor de uso da e-Saúde para melhorar a saúde das populações deixou de ser uma percepção exclusiva dos países desenvolvidos e passou a ser pauta de organizações como a ISO, a OMS e a ITU, dado o interesse global trazido pelo avanço das telecomunicações. Em maio de 2013, cerca de 220 países da Assembleia da Organização Mundial de Saúde aprovaram a Resolução 66.24 (OMS, 2013) que encoraja os países a buscarem parcerias e articular esforços internos para utilizar de forma consistente, sistemática e integrada os recursos da Tecnologia de Informação e Comunicação como instrumento de melhoria significativa da saúde das populações.

Como parte deste esforço, a Organização Mundial da Saúde e a União Internacional de Telecomunicações desenvolveram o National eHealth Strategy Toolkit (OMS, 2012), um conjunto de ferramentas capaz de auxiliar os países a desenvolverem sua Estratégia Nacional de e-Saúde. Países como Argentina, Gana, Irã, Irlanda, Quênia, Filipinas, Catar, Arábia Saudita, África do Sul, Suíça, Tanzânia e Zimbabwe desenvolveram suas estratégias utilizando o Toolkit ou ferramentas semelhantes a ele (Moura Jr., 2015). Apesar de ser um instrumento voltado para estratégias nacionais e regionais, o Toolkit pode ser utilizado para orientar a estratégia de uso de Tecnologia da Informação e Comunicação em organizações de saúde.

De forma semelhante à apresentada neste capítulo, o Toolkit explora sete pilares que sustentam a estratégia de e-Saúde:

- Liderança e governança
- Estratégia e investimento
- Legislação, políticas e regulação
- Serviços e sistemas
- Padrões e interoperabilidade
- Infraestrutura
- Recursos humanos.

No Brasil, entre 2012 e 2013, o Ministério da Saúde, através da Secretaria de Gestão Estratégica e Participativa (SGEP) e do Datasus, desenvolveu uma Visão Estratégica de e-Saúde para o Brasil, com a participação de cerca de 60 profissionais de organizações brasileiras dos setores público e privado. Este documento foi desenvolvido com a metodologia proposta pelo Toolkit, que se mostrou robusto e exaustivo. Sua utilização foi, ainda, um fator importante de legitimidade por ter sido proposto pela OMS.

Na experiência brasileira, os três primeiros pilares foram agrupados e abordados como recursos organizacionais, de modo semelhante ao apresentado neste capítulo.

O documento de Visão Estratégica de e-Saúde para o Brasil se encontra em discussão no âmbito do SUS e espera-se que seja submetido à consulta pública em breve.

Conclusão

Ao longo deste capítulo, procurou-se focar na comunidade atendida pelo sistema de informação, propondo-se, como paradigma, a gestão estratégica e a operação integrada dos serviços de saúde. O dado deve ser colhido apenas uma vez e reutilizado para diversos fins. A aderência a padrões nacionais e internacionais é essencial para evitar retrabalho e garantir interoperabilidade operacional e semântica. Dados colhidos utilizando-se esses conceitos podem ser reunidos em uma base de dados capaz de gerar conhecimento e auxiliar a tomada de decisão gerencial e estratégica. Esse conhecimento pode ser utilizado para reavaliar os protocolos, as evidências e o suporte à operação na ponta, fechando um círculo virtuoso.

É nossa convicção que sistemas de informação que tenham estes atributos, e apenas os que tenham estes atributos, contribuirão para melhorar os serviços de saúde. É nossa convicção, ainda, que a construção de uma visão estratégica para o uso da tecnologia da informação e comunicação é um instrumento essencial para garantir integração da informação e dos processos, otimizando recursos e melhorando a qualidade dos serviços de saúde.

Referências bibliográficas

ABNT. Associação Brasileira de Normas Técnicas. Comissão de Estudo Especial de Informática em Saúde. Disponível em: http://www.abnt.org.br/cb-78 Acesso em: 01/12/2015.

ABNT. Associação Brasileira de Normas Técnicas. TR 20514 Informática em saúde - Registro eletrônico de saúde – Definição, escopo e contexto. Publicada em: 23/06/2008.

Agência Nacional de Saúde Suplementar (ANS). Caderno de Informação da Saúde Suplementar. ANS, setembro de 2009. Disponível em: http://www.ans.gov.br/images/stories/Materiais_para_pesquisa/Perfil_setor/Caderno_informacao_saude_suplementar/2009_mes09_caderno_informacao.pdf.

Agência Nacional de Saúde Suplementar (ANS). TISS – Troca de Informação em Saúde Suplementar. Disponível em: http://www.ans.gov.br/prestadores/tiss-troca-de-informacao-de-saude-suplementar?highlight=WyJ0aXNzIl0=.

Barra, CMCM. *Modelo de similaridade entre conceitos médicos*. Escola Politécnica da USP, Tese de Doutorado, julho de 2003.

Branco, MAF. *Política nacional de informação em saúde no Brasil: um olhar alternativo*. Tese: Apresentada à Universidade do Estado do Rio de Janeiro. Instituto de Medicina Social para obtenção do grau de Doutor. Rio de Janeiro, 2001.

Brasil. Ministério da Saúde, Gabinete do Ministro. Portaria Nº 1.559, de 1º de agosto de 2008, Institui a Política Nacional de Regulação do Sistema Único de Saúde – SUS. Disponível em: http://bvsms.saude.gov.br/bvs/saudelegis/gm/2008/prt1559_01_08_2008.html.

Brasil. Ministério da Saúde. Secretaria de Atenção à Saúde. Departamento de Regulação, Avaliação e Controle. Manual técnico do Sistema de Informação Hospitalar/Ministério da Saúde, Secretaria de Atenção à Saúde, Departamento de Regulação, Avaliação e Controle. – Brasília: Editora do Ministério da Saúde, 2007. Disponível em: http://bvsms.saude.gov.br/bvs/publicacoes/07_0066_M.pdf

Brook, J. Japanese Masters Get Closer to the Toilet Nirvana. The New York Times. 2002 out 8. Global Action on Aging. Disponível em: http://www.globalaging.org/health/world/toilet.htm.

CEN TC 215 Health Informatics. Disponível em: http://www.cencenelec.eu/standards/Sectors/healthcare/Pages/default.aspx. Acesso em: 01/12/2015.

Chaudhry, B. Systematic Review: Impact of Health Information Technology on Quality, Efficiency, and Costs of Medical Care. Ann. Intern. Med., May 16, 144:742-52, 2006.

Comissão Europeia (CEN). Disponível em: http://www.cen.eu/Pages/default.aspx. Acesso em: 01 de dez. 2015.

Comitê ISO TC 215 – Health Informatics. Disponível em: http://www.iso.org/iso/iso_technical_committee?commid=54960. Acesso em: 01 de dez. 2015.

Crespo, R. Virtual Community Health Promotion. Preventing Chronic Disease, 4(3):75, 2007.

DICOM – *Digital Imaging and Communications in Medicine*. Disponível em: http://medical.nema.org/ Acesso em: 01/12/2015.

Economist, The 2007. Health 2.0: Technology and society: Is the outbreak of cancer videos, bulimia blogs and other forms of "user generated" medical information a healthy trend? The Economist, September 6:73-74.

Eysenbach, G. Medicine 2.0: Social Networking, Collaboration, Participation, Apomediation, and Openness. J. Med. Internet. Res., 2008;10(3):e22.

Giustini, D. How Web 2.0 is changing medicine: Editorial. British Medical Journal, 333:1283-4, 2006.

HIMSS – Healthcare Information and Management Systems Society. Electronic Health Records: A Global Perspective. August 2008. Disponível em: http://courses.ischool.berkeley.edu/i202/f08/lectures/EHRGlobalPerspective_USA.pdf.

HL7 – Health Level Seven INTERNATIONAL. Disponível em: http://www.hl7.org Acesso em: 01/12/2015.

Hughes, B; Joshi, I; Wareham, J. Health 2.0 and Medicine 2.0: Tensions and Controversies in the Field, Journal of Medical Internet Research, 2008:10(3):e23.

IHSTDO. International Health Terminology Standards Development Organisation. Disponível em: http://www.ihtsdo.org/. Acesso em: 01/12/2015.

Levy, M. Online Health. Assessing the Risk and Opportunity of Social and One-to-One Media. Jupiter Research, 2007.

Manhattan Research. White Paper: Physicians and Web 2.0: 5 Things You Should Know about the Evolving Online Landscape for Physicians, 2007. Manhattan Research, LLC. 2007. Disponível em: http://www.manhattanresearch.com/TTPWhitePaper.aspx. Acesso em: 20 de jan. 2008.

Mendes, E.V. Revisão Bibliográfica sobre as Redes de Atenção à Saúde. Secretaria de Estado de Saúde de Minas Gerais, 2007. Disponível em: http://antigo.saude.es.gov.br/download/REVISAO_BIBLIOGRAFICA_SOBRE_AS_REDES_DE_ATENCAO_A_SAUDE.pdf. Acesso em: 19 de jan. 2016.

Moura Jr, LA et al. Processo de Informatização do Hospital das Clínicas da FMUSP. Projeto vencedor do Prêmio Conip de Informática Pública de 1998.

Moura Jr, LA. Embracing Strategies for eHealth. President's Statement. IMIA Yearbook 2015. Disponível em: http://dx.doi.org/10.15265/IY-2015-024. Acesso em: 12 de jan. 2016.

Organização Mundial da Saúde (OMS). WHA Resolution. Resolution A66.24 on eHealth Standardization and Interoperability. 27 de maio de 2013. Disponível em: http://apps.who.int/gb/ebwha/pdf_files/WHA66/A66_R24-en.pdf

Organização Mundial da Saúde (OMS). WHO-ITU. National eHealth strategy toolkit. 2012. http://www.itu.int/pub/D-STR-E_HEALTH.05-2012. ISBN 978 92 4 154846 5 (WHO) (NLM classification: W 26.5). ISBN 978 92 61 14051 9 (ITU)

Organização Mundial da Saúde (OMS). Classificação Estatística Internacional de Doenças e Problemas Relacionados à Saúde – CID-10; tradução Centro Colaborador da OMS para a Família de Classificações Internacionais em Português. – 7. ed. São Paulo: Editora da Universidade de São Paulo, 2008.

Organização Mundial da Saúde (OMS). Health statistics and information systems. Disponível em: http://www.who.int/healthinfo/systems/en/. Acesso em: 23 de nov. 2015.

Sandars, J; Haythornthwaite, C. New horizons for e-learning in medical education: ecological and Web 2.0 perspectives. Med. Teach., May 2007; 29(4):307-10. Review. PMID: 17786742.

Sarasohn-Kahn, J. The Wisdom of Patients: Health Care Meets Online Social Media. California Health Care Foundation. April 2008. Disponível em: http://www.chcf.org/publications/2008/04/the-wisdom-of-patients-health-care-meets-online-social-media. Acesso em: 19 de jan. 2016.

Sessions, R. Comparison of the Top Four Enterprise Architecture Methodologies. Object Watch Group, 2007. Disponível em: https://dl.dropboxusercontent.com/u/97323460/WebDocuments/WhitePapers/4EAComparison.pdf.

Sociedade Brasileira de Informática em Saúde (SBIS). Manual da Certificação para Sistemas de Registro Eletrônico em Saúde (S-RES) 2009. SBIS, São Paulo, 2009.

Surowiecki, J. Sabedoria das Multidões, Editora Record, São Paulo, 2006.

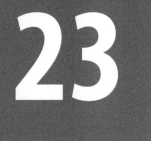

23 Gestão de Tecnologias Hospitalares

Saide Jorge Calil

Introdução

O desenvolvimento e implantação de um programa de gerenciamento de tecnologia requer uma abordagem sistemática. Tal programa deve conter não apenas os aspectos técnicos de manutenção de equipamentos médicos, mas também o desenvolvimento do planejamento institucional relativo a aquisição, uso, substituição e alienação de equipamentos (Müller; Pedroso, 2002). O principal objetivo de qualquer programa de gerenciamento de tecnologia é assegurar que métodos com custos reais sejam utilizados para garantir a operação adequada e segura do equipamento (Yadin; Thomas, 2002).

O estímulo para a implantação de programas de gerenciamento de tecnologia surgiu devido à pressão da sociedade e dos organismos regulamentadores, objetivando a melhoria da qualidade no tratamento de pacientes. Esta pressão tem provocado maior atenção nas atividades de gerenciamento da qualidade e gerenciamento do risco. Um outro fator para esse estímulo é a pressão financeira para que os hospitais reduzam gastos. A expressão da moda é "custo real". Em função dos aumentos contínuos de custos associados ao tratamento da saúde, muitos administradores de hospitais precisam avaliar a vantagem econômica entre comprar serviços ou adquirir e manter os equipamentos médicos. Um programa de gerenciamento bem elaborado pode auxiliar a administração das unidades de saúde nessas decisões.

Um programa de gerenciamento da tecnologia pode ser resumido nas etapas explicadas a seguir:

- *Avaliação pré-aquisição:* a necessidade de uma cuidadosa avaliação antes da incorporação é fundamental para evitar gastos desnecessários em tecnologias que poderão não atender às expectativas do pessoal de saúde e da administração. A falta dessa etapa ou se mal executada poderá trazer sérios problemas para as futuras etapas de gerenciamento da tecnologia

- *Aquisição:* enquanto a avaliação de pré-aquisição verifica quais tecnologias são mais adequadas à unidade de saúde e quais atendem às expectativas das equipes técnicas e de saúde dessa unidade, a etapa de aquisição deve definir exatamente todos os recursos que a tecnologia deve conter, assim como especificar com precisão todas as suas características técnicas e clínicas, tendo como princípio a qualidade e confiabilidade das tecnologias que são oferecidas no mercado

- *Recebimento:* a importância dessa etapa está na garantia de que toda a tecnologia que será utilizada na unidade de saúde tenha sua segurança e qualidade garantida através de procedimentos de controle e fiscalização desenvolvidos pelo pessoal técnico. É absolutamente fundamental que todas as tecnologias, recém-adquiridas, em comodato, doadas, emprestadas ou trazidas pelo corpo médico para uso temporário, passem pelos protocolos de inspeção e segurança antes de serem utilizadas pelo pessoal da saúde

- *Controle de equipamento e manutenção:* esta etapa envolve o desenvolvimento de metodologias para o controle e monitoramento do desempenho de equipamentos, incluindo rotinas de teste de desempenho, rotinas de inspeção, manutenção preventiva, calibração, reparos, ações em acidentes, e os procedimentos para a desativação e a remoção da tecnologia da unidade de saúde. Esta etapa envolve também o desenvolvimento de programa de gerenciamento de risco e treinamento do pessoal técnico e clínico.

Programa de gestão de tecnologias em saúde

Etapa de avaliação de pré-aquisição

A administração de uma unidade de saúde (US) recebe mensalmente diversas solicitações para a aquisição de novas tecnologias com a finalidade de substituir aquelas já tecnicamente obsoletas, para a melhoria e ampliação de serviços já existentes ou para investir na prestação de um novo serviço de saúde. De um modo geral, tecnologias utilizadas na área de saúde são de grande custo, diversidade e complexidade e requerem uma avaliação inicial da solicitação para verificar se realmente vale a pena prosseguir com o estudo para possível aquisição da tecnologia e, se aprovada a solicitação, outra avaliação para possível aquisição.

Dependendo da tecnologia, a avaliação de pré-aquisição pode ser uma tarefa extremamente complexa e difícil de ser executada, podendo exigir a participação de especialistas das áreas administrativa, financeira, técnica e de saúde. A criação de um grupo permanente de avaliação possibilita a centralização de todas as solicitações de aquisição de tecnologias com a finalidade de proporcionar o suporte técnico para a administração da US no processo de tomada de decisão.

As solicitações para avaliação de tecnologias pelo grupo de avaliação (GA) podem ser provenientes de reuniões para o planejamento estratégico, de serviços de saúde da US ou de indivíduos do corpo técnico ou clínico. Para os três últimos casos, seria importante que fossem criados procedimentos, como, por exemplo, o preenchimento de formulário que auxiliasse o GA a entender o motivo da solicitação da tecnologia, qual a sua finalidade (substituição, ampliação do serviço ou implantação de um novo serviço) e qual o real benefício técnico, clínico e financeiro que ela trará para a unidade de saúde. O preenchimento dessas informações por parte do proponente faz com que ele busque justificativas e informações que auxiliarão o GA a recusar ou priorizar as solicitações avaliadas.

Conforme já mencionado, a primeira parte dessa etapa de avaliação é fazer uma análise prévia de todas as solicitações recebidas. Para as solicitações aprovadas, um estudo mais aprofundado deve ser feito para verificar:

- A real necessidade da aquisição, tendo em vista o planejamento estratégico da unidade
- O estágio do ciclo de vida da tecnologia solicitada e o tempo de vida previsto até a sua desativação
- O impacto clínico para a unidade de saúde (mortalidade, morbidade)
- O impacto financeiro que essa tecnologia produzirá para reforma e construção da infraestrutura necessária para sua instalação
- O impacto financeiro para sua manutenção (treinamento, ferramental, pessoal e espaço físico)
- O impacto financeiro para sua operação
- A demanda real do serviço que a tecnologia deverá atender e
- A produtividade da tecnologia solicitada.

O resultado desse estudo deve ser apresentado para a administração para auxílio no processo de decisão entre adquirir e manter uma determinada tecnologia ou comprar os serviços de outro local onde a tecnologia esteja disponível.

Etapa de aquisição

Uma vez definido pela administração da US (com base no resultado da avaliação do GA) que a tecnologia deve ser adquirida, o processo de gestão da tecnologia passa para a segunda etapa, ou seja, a etapa de aquisição. Nessa etapa, o processo de avaliação é continuado, mas com uma visão mais focada nas características do equipamento e nos recursos materiais, de infraestrutura e financeiros que serão necessários para sua instalação e operação.

A etapa de aquisição requer a montagem de outra equipe de especialistas cuja função principal será a de preparação dos requisitos técnicos e administrativos para a elaboração de um projeto de aquisição a ser apresentado aos fornecedores da tecnologia. Esse projeto deve também conter a descrição do processo que será utilizado pela equipe, para a avaliação das propostas de fornecimento da tecnologia apresentadas por esses fornecedores. É importante salientar que o projeto para aquisição de uma tecnologia deve ser elaborado tanto por entidades públicas (edital) como privadas. Embora algumas exigências requeridas pelas legislações federal e estadual possam ser eliminadas pelas entidades privadas (elaboração de edital, cumprimento de prazos, limites de valor da tecnologia etc.), as fases de elaboração das exigências técnicas e administrativas, assim como a descrição do processo de avaliação, devem ser iguais para ambas as entidades.

A elaboração desse projeto tem diversas fases que devem ser cuidadosamente elaboradas, pois qualquer omissão em apenas uma dessas fases pode comprometer toda a futura utilização da tecnologia.

A primeira fase envolve a coleta de todas as informações (catálogos, livros, manuais e exigências da legislação) relativas à tecnologia a ser adquirida. Essas informações permitirão a definição das características técnicas da tecnologia, assim como a elaboração da listagem dos acessórios que deverão acompanhá-la. Este levantamento deve ser feito observando a real necessidade desses acessórios e quais são de fundamental importância para o bom funcionamento, tanto da tecnologia como do serviço onde será utilizada. É frequente a aquisição de materiais cujos acessórios indispensáveis ao seu funcionamento são esquecidos pela equipe de aquisição, causando, principalmente em setores públicos onde esse processo é bastante demorado, o descrédito da equipe perante a administração e o usuário. É recomendável que, antes de definir tanto as características técnicas como os acessórios acompanhantes, o responsável técnico da equipe de aquisição elabore um questionário a ser respondido pelo proponente da tecnologia. Esse questionário deve envolver questões técnicas e clínicas que auxiliarão a definir com maior precisão o que o proponente espera da tecnologia. As respostas auxiliarão na especificação das especificações fisiológicas em relação aos seus limites (faixa de temperatura, faixa de pressão, faixa de batimento cardíaco etc.) e às restrições de natureza médica (tipo e forma de atuação de um alarme, ambiente de utilização de um acessório etc.).

Com as informações reunidas (clínicas, técnicas e legais), na fase seguinte a equipe de aquisição deve consolidá-las e apresentar uma descrição das características que devem ser específicas para cada tecnologia a ser adquirida. Algumas características que devem ser descritas na elaboração do projeto são sugeridas a seguir, com os devidos significados.

◢ I – *Nome do material e, se possível, o código do equipamento.* Apresentar o nome que, de forma comum, identifica o equipamento desejado.

Dependendo do equipamento, o nome que o identifica pode variar de acordo com a região do país, o que torna importante a colocação do código do equipamento, se existente.

◢ II – *Características de utilização.* Especificar se o material é descartável ou reutilizável, implantável ou não implantável, invasivo ou não invasivo, esterilizável ou não esterilizável etc.

◢ III – *Tipo de montagem.* Especificar a forma na qual o material ficará montado para utilização. Exemplo: montado em bancada, piso ou sobre rodízios, portátil, fixo, transportável etc.

IV – Configuração física. Deve especificar as características físicas específicas do material ou de parte dele. Exemplo: sistema modular ou integrado, disposição física (vertical ou horizontal), tipo e forma de acesso físico, tipo e forma de conexão etc.

V – Princípio de funcionamento. Se aplicável, deve-se especificar o princípio de funcionamento. Exemplo: sistema Venturi, ultrassom, piezelétrico, elétrico, pneumático, hidráulico, mecânico, eletromecânico etc.

VI – Capacidade nominal. Indicar a quantidade de trabalho que o material pode processar por ciclo. Exemplo: volume de exames por hora, número de amostras processadas por hora etc.

VII – Dimensões físicas. Indicar dimensões físicas aproximadas internas e/ou externas do equipamento.

VIII – Faixa de funcionamento. Indicar os limites inferior e superior que o equipamento pode processar, medir, monitorar. Exemplo: faixa de temperatura, pressão, velocidade etc.

IX – Controles. Indicar todos os parâmetros que podem ser ajustados através de controles. Exemplo: volume corrente de mistura ar/O_2, temperatura do paciente, frequência respiratória etc.

X – Alarmes. Indicar quais os parâmetros que devem ser monitorados ou protegidos por alarmes, ajustes das faixas etc. Exemplo: faixa de alarmes de um monitor cardíaco.

XI – Modo de indicação e registro dos parâmetros. Especificar de que forma os parâmetros devem ser registrados ou indicados. Exemplo: tela de monitor, vídeo, registrador térmico, impressora etc.

XII – Exatidão. Este valor expressa qual o valor máximo do erro permitido para o equipamento. É calculado pela seguinte fórmula: (valor medido – valor real) × 100/valor medido. Exemplo: uma bomba de infusão infantil deverá ter, no máximo, um desvio do valor real de 2%, ou seja, uma exatidão de 2%.

XIII – Precisão. Especificar qual a precisão necessária para a finalidade a que o equipamento se destina, ou seja, o número de casas decimais após a vírgula, que são necessárias à utilização apropriada do equipamento.

XIV – Sensibilidade. É o incremento mínimo na entrada que produz uma alteração do valor na saída. Exemplo: um transdutor de pressão deverá ter uma resposta de 5,0 mV para uma variação de pressão de 1,0 milímetro de mercúrio.

XV – Resolução. É o valor mínimo da escala de medida ou registro que o material é capaz de fornecer. Exemplo: em uma escala de 1 a 100, cada subdivisão do indicador tem resolução de uma unidade, ou seja, resolução de uma unidade por divisão.

XVI – Saídas e entradas. Especificar quantas e quais devem ser as entradas e saídas, suas características e compatibilidade necessária. Exemplo: entrada e/ou saída isolada, saída padrão RS232C, USB etc.

XVII – Acessórios. Especificar quantos e quais os acessórios que devem acompanhar o equipamento, suas características e finalidades. Exemplo: cabos, eletrodos, transdutores, circuitos de paciente etc.

XVIII – Características de construção. Especificar as características de construção e acabamento do material. Exemplo: protegido contra corrosão, em aço inoxidável, biocompatível, cor etc.

XIX – Segurança. Especificar quais os requisitos que o material deve incorporar visando à segurança do paciente, do usuário e do ambiente nos aspectos elétrico, mecânico, de radiação, bacteriológico, químico etc.

XX – Alimentação. Especificar o tipo e características de alimentação que o material deve ter. Exemplo: elétrica 110 V e/ou 220 V, corrente contínua ou alternada, vácuo, gases, bateria etc.

XXI – Exigências técnicas ou normativas. Mencionar no projeto a norma a que o equipamento deve obedecer. Por outro lado, as exigências estabelecidas pelas normas devem ser cuidadosamente analisadas para verificar se estão em sintonia com aquelas estabelecidas pelo setor de saúde ou de manutenção.

A próxima fase para a elaboração do projeto é relativa à descrição do que pode ser chamado de cláusulas administrativas. Dentro de um processo de licitação, as exigências institucionais, assim como as exigências técnicas, nem sempre atendem àquelas necessárias ao grupo técnico e/ou de saúde. Desta maneira, é necessária a elaboração de exigências especiais e específicas para cada tipo de tecnologia, com a finalidade de evitar que tanto o grupo de manutenção como a equipe médica tenham longos e desgastantes conflitos com o fornecedor. Em muitos casos, se as exigências e as condições do comprador da tecnologia não forem estabelecidas previamente ao processo de licitação, os conflitos podem ser extremamente danosos para ambas as partes. Assim, são sugeridas e justificadas, adiante, algumas exigências que devem ser selecionadas pela equipe de elaboração do projeto, de acordo com o tipo de tecnologia e os recursos humanos e financeiros de que a unidade de saúde possa dispor no momento da aquisição.

Listagem de peças de reposição

Durante o processo de aquisição, é necessária a avaliação da melhor forma da manutenção no equipamento para o período de pós-garantia; se por contrato com o fornecedor ou se o setor de técnico interno assumirá a responsabilidade. Esta decisão é necessária, tendo em vista sua influência no tipo e no conteúdo da lista de peças de reposição a serem adquiridas e mantidas no estoque da unidade de saúde.

Garantia de peças de reposição

Qualquer que seja a forma de manutenção para a tecnologia em questão, deve ser vinculado ao processo de compra o compromisso de fornecimento de peças de reposição/material de consumo, por um período mínimo de 10 anos. Isso possibilita a utilização plena do equipamento, enquanto ele atender às necessidades do usuário dentro de padrões seguros, e independentemente da descontinuidade de sua fabricação. Em se tratando de equipamentos importados, é necessário tomar maior cuidado no tocante ao fornecimento de partes e peças, pois a forma como as peças futuramente necessárias deverão ser fornecidas poderá levar a uma manutenção com maior ou menor agilidade.

A finalidade básica dessa cláusula é a liberdade que o comprador terá em escolher o tipo de manutenção (contrato com o fornecedor, terceirizada ou interna) que ele fará durante o ciclo de vida da tecnologia.

Garantia de fornecimento de manuais técnicos

Todo processo de aquisição deve levar em conta que o setor técnico sem uma documentação adequada não poderá resolver os defeitos que o equipamento vier a apresentar, sem comprometer a qualidade dos resultados apresentados. Assim, não basta notificar que a empresa deve fornecer toda a documentação técnica, pois existe uma grande quantidade de empresas que possuem apenas o catálogo com as especificações técnicas, o que está longe de ser o suficiente para possibilitar a manutenção qualificada pela equipe interna à US. Documentação técnica deve ser entendida como o fornecimento de:

- Manual de serviço
- Manual de operação
- Esquemas mecânicos
- Esquemas eletrônicos
- Esquemas pneumáticos
- Procedimentos de calibração
- Lista de equipamentos de calibração
- Procedimentos de manutenção preventiva e
- Lista de peças de reposição e respectivo código.

Prazo de garantia

Para diversos tipos de equipamentos, principalmente aqueles que envolvem dispositivos de informática, é comum que o prazo de garantia oferecido pelos fornecedores/fabricantes seja menor do que 1 ano. Em caso de justificativa insatisfatória pelo fabricante/fornecedor dos motivos desta redução, é recomendada a solicitação, através de edital, de prazo mínimo de garantia igual a 1 ano. Um ponto de extrema importância a ser enfocado sobre garantia é o seu prazo real. Em muitos casos, embora a garantia dada seja de 1 ano, em caso de quebra o tempo de paralisação do equipamento pode ser bastante grande. Assim, é sugerida a inclusão de uma ou mais cláusulas que obriguem o fornecedor ou fabricante a estender o período de garantia por igual, caso o equipamento fique paralisado por mais de 15 (quinze) dias. Para o caso de equipamentos importados, esta negociação deve ser mais rigorosa, tendo em vista o longo tempo necessário para a importação de partes e peças.

Competência técnica do proponente

Mesmo que a unidade de saúde já disponha de equipes de manutenção, é necessário que o fabricante ou fornecedor possua uma equipe de manutenção própria, tecnicamente capaz de reparar o equipamento em um curto espaço de tempo e a um custo compatível àqueles praticados no mercado para um mesmo tipo de equipamento. Não é rara, principalmente para equipamentos importados, vendidos e mantidos por representantes nacionais, a falta de pessoal especializado na manutenção desses equipamentos. Embora em caso de conflitos seja possível uma ação judicial, nenhuma das partes sai vencedora, tendo em vista os prejuízos financeiro e social causados pela longa paralisação do equipamento.

Responsabilidades por falhas técnicas do equipamento

Para alguns fornecedores ou fabricantes menos idôneos, sua responsabilidade para com o equipamento termina no recebimento financeiro. Assim, do ponto de vista do proponente, não é sua responsabilidade quando equipamentos, após algum tempo de utilização, apresentam falhas de projeto, defeitos de fabricação ou desgaste excessivo de partes e peças. Esta situação onera ainda mais o comprador pela substituição ou alteração de partes do equipamento. É necessário que, no projeto de aquisição, o proponente saiba que, durante um determinado período de pós-aquisição (normalmente 2 anos), ele é totalmente responsável por estes tipos de problemas que venham a ocorrer.

Treinamento

Para unidades de saúde que já possuam equipes de manutenção ou em que estas se encontrem em fase de implantação, é de extrema importância que seja solicitada ao proponente a obrigatoriedade de treinamento de uma ou duas pessoas da equipe em cada aquisição. Esta cláusula é de suma importância para o bom funcionamento do grupo de manutenção, tendo em vista a grande dificuldade que a maioria dos proponentes irá impor para a execução do treinamento após o pagamento do material objeto da licitação. É importante lembrar que estes treinamentos envolvem custos extras para o fabricante ou fornecedor e que normalmente representam um adicional no valor total da proposta a ser apresentada pelo proponente.

Testes técnicos e clínicos do(s) equipamento(s)

Para o caso de modelos de equipamentos cuja unidade de saúde não tenha experiência quanto a qualidade e operação, é importante que estes sejam submetidos a uma série de testes clínicos e técnicos prévios à adjudicação do vencedor da licitação. Para os testes clínicos, o equipamento deverá permanecer em operação na área clínica durante 1 semana, no mínimo. Para os testes técnicos, o prazo deverá ser estabelecido pela equipe técnica, de acordo com os recursos disponíveis para o trabalho. Assim, no projeto de aquisição, devem constar cláusulas que obriguem os proponentes a cederem o equipamento para testes durante um determinado período, imediatamente após a abertura das propostas dos proponentes e identificação dos fornecedores classificados. Isso possibilita ao grupo de avaliação das propostas o acesso a um maior número de informações para julgamento das propostas. Nos casos em que os equipamentos são bastante sofisticados ou de alto custo, e a equipe técnica não tem suficiente conhecimento para exame das partes internas, é recomendável a presença de um representante técnico do fornecedor para abertura dos equipamentos.

Exigência de referências de outros clientes

Para a aquisição de equipamentos cujo fabricante seja desconhecido no mercado e cuja equipe de manutenção não se sinta segura para execução da avaliação, é importante que o proponente forneça uma lista de clientes que já trabalhem com este equipamento há algum tempo. De posse desta informação, a equipe de avaliação das propostas pode investigar o comportamento do equipamento, dos custos para sua manutenção e da qualidade de atendimento do proponente.

Outras

É sempre interessante no processo de avaliação, durante o período da licitação, a verificação da proximidade do representante técnico para manutenção do equipamento a ser adquirido. O custo de transporte e diárias de um técnico para execução de serviços de reparo, em outras cidades ou estados longe da oficina de manutenção, pode reduzir significativamente a disponibilidade do equipamento. Assim, para equipamentos que atendam às qualificações exigidas no projeto de aquisição, é aconselhável a escolha daquele cujo representante técnico esteja mais próximo. Dependendo do porte do equipamento a ser adquirido, mesmo que a unidade tenha um grupo de manutenção, é obrigatória a utilização de contratos de manutenção de pós-período de garantia. Nestes casos, seria interessante, para comparação na avaliação das propostas, solicitar aos proponentes o valor atual de seu contrato de manutenção, assim como uma cópia deste contrato para verificação das condições de manutenção. Não só devido a distância, mas também devido à mão de obra especializada, em casos de inexistência de um contrato de manutenção os representantes técnicos costumam cobrar preços que poderão paralisar o equipamento por um determinado período, até a obtenção de recursos financeiros. Desta maneira, é importante analisar as cláusulas contratuais para verificar:

- O número de visitas para manutenção corretiva
- O número de manutenções preventivas e o trabalho que será executado
- As responsabilidades do fabricante para com o equipamento
- Os custos extracontratuais envolvidos para a manutenção e
- As responsabilidades do contratante.

Determinação das cláusulas especiais para aquisição internacional

Além das cláusulas sugeridas para aquisição no mercado nacional, algumas exigências deverão ser adicionadas em caso de importação, as quais são peculiares a cada unidade de saúde e específicas para cada tecnologia. Como os critérios de avaliação das propostas podem variar de acordo com cada instituição, é fundamental que estes sejam declarados no projeto de aquisição, esclarecendo aos fornecedores o processo a ser utilizado para seleção das propostas. Em se tratando de concorrência internacional, torna-se necessário um cuidado ainda maior, pois erros de planejamento e aquisição poderão resultar em dificuldades futuras, tanto de ordem financeira como na manutenção do equipamento. Para minimizar estes tipos de problemas, a equipe de aquisição deverá estar atenta e exigir, através do projeto de aquisição, itens como:

- Observância da legislação federal em vigor
- Existência de representante no Brasil há alguns anos
- Declaração de que o preço praticado no Brasil é o mesmo que o praticado no mercado internacional, independente do país
- Fornecimento de uma lista de peças de reposição, com valor aproximado a 10% do valor do equipamento, e determinada pelo seu histórico de falhas
- Garantia de atualização do *software* ou partes cujas falhas sejam identificadas como falhas de projeto
- Identificação clara sobre as condições a que se refere o preço do equipamento (normalmente, as cotações são em "FOB." (*Free On Board*) que, por definição, é o preço, com todas as despesas incluídas, até o local de embarque para o país a que se destina, incluindo custos com seguro de transporte interno no país de origem, embalagem para transporte internacional e transporte até o ponto de embarque – porto ou aeroporto, sem quaisquer custos adicionais. Entretanto, algumas empresas, embora cotem o preço FOB., interpretam que este seja o preço na fábrica, o que difere da definição de preço FOB., ou seja, livre de despesas até o embarque no meio de transporte internacional utilizado)
- Definição clara pelo proponente do responsável pelo transporte dos equipamentos no Brasil até o local da entrega, envolvendo, também, a definição de cobertura e pagamento do seguro sobre o equipamento que está sendo adquirido, até chegada à instituição que o adquiriu
- Solicitação da inclusão na proposta de todos os impostos cabíveis no preço do equipamento, não restando para a instituição qualquer tipo de ônus além do previsto

- Esclarecimento ao proponente de qual é a fonte financiadora, o sistema de pagamento e quais os mecanismos a serem utilizados pelo proponente para o recebimento e aceite do equipamento, devendo ficar explícito sob quais condições o equipamento será considerado entregue e aceito, cabendo, só então, o direito ao recebimento por parte do fornecedor
- Especificar, no projeto de aquisição, a responsabilidade das despesas provenientes da instalação do equipamento
- Especificar, no projeto de aquisição, que o vencedor da licitação deverá fornecer, antecipadamente, as exigências técnicas de pré-instalação de cada equipamento, não sendo autorizado o pagamento do projeto enquanto não for confirmado o perfeito atendimento a estas exigências, identificado através de inspeção local realizada pelo próprio representante ou firma por ele credenciada. Deverá ser previsto o prazo máximo para o atendimento das exigências de pré-instalação, pois isso influirá na data de liberação do pagamento. O fornecedor não poderá ser penalizado pela não instalação do equipamento, quando o atraso for causado pelo proponente, e
- Necessidade de treinamento técnico de igual teor e profundidade àquele fornecido ao seu próprio corpo técnico, cabendo todas as despesas decorrentes do atendimento desta exigência ao próprio fornecedor, as quais, a seu critério, poderão ser incluídas no preço final do equipamento.

Tendo elaborado o projeto de aquisição e o apresentado aos fornecedores através de um processo de licitação pública (US públicas) ou chamada dos representantes ou fornecedores (US privadas), a próxima fase será a de avaliação das propostas apresentadas. Dependendo da tecnologia a ser adquirida, provavelmente existem diversas características técnicas e cláusulas contratuais oferecidas pelos proponentes que deverão ser avaliadas. Essa avaliação fica mais complicada se foi grande o número de propostas apresentadas. A sugestão aqui é a elaboração de uma tabela com pesos e notas a serem atribuídos para cada característica e cláusula administrativa atendida. Nesse caso, os pesos seriam previamente estabelecidos já na elaboração do projeto e refletem a importância que a equipe de avaliação dá para cada um dos itens (especificações e exigências administrativas) da tecnologia. Por exemplo, a importância (peso) dada à exigência administrativa sobre a necessidade de um representante próximo à unidade de saúde pode depender de região para região do país, considerando a distância entre o local de produção da tecnologia e o local de utilização da tecnologia. A tecnologia mais recomendada para a unidade de saúde será aquela que obtiver o maior número de pontos na soma de cada resultado obtido através do produto da nota atribuída na avaliação pelo peso previamente estabelecido para cada item.

A última fase da etapa de aquisição é a da consolidação dos resultados obtidos na avaliação das propostas e apresentação à administração, que decidirá pela viabilidade da compra da tecnologia.

Etapa de recebimento

A etapa de recebimento da tecnologia pode ser dividida em três fases: avaliação, aceitação e instalação.

Fase de avaliação

Na entrega da tecnologia, a avaliação da tecnologia deve sempre ser executada por um grupo composto de técnico(s) e médico(s), para que seja avaliado se todas as condições para a operação da tecnologia, impostas no projeto de aquisição, foram atendidas pelo proponente vencedor. Pode ocorrer a entrega de equipamentos com partes faltantes ou danificadas, material técnico faltante, fora das especificações técnicas, e sem os ajustes e calibrações necessários à operação. Nessa fase de avaliação, é fundamental a presença de um representante do fornecedor para o acompanhamento de abertura das embalagens e conferência com o comprador da entrega de todas as peças e acessórios adquiridos e de acordo com a nota fiscal. A ausência ou entrega com especificação incorreta de qualquer item deve ser imediatamente reconhecida por escrito pelo fornecedor. Esse procedimento pode reduzir a possibilidade de abertura de processos judiciais.

Neste mesmo processo de avaliação para o recebimento, deve ser exigido que o fornecedor verifique o local de instalação e reconheça, por escrito, que todas as exigências técnicas e ambientais previamente estabelecidas para a operação do equipamento foram atendidas. Em caso de não conformidade, a US deverá adequar o ambiente e novamente solicitar a verificação por parte do fornecedor. Este procedimento é de extrema importância para que não haja dúvidas quanto ao atendimento de todas as condições técnicas e ambientais para a operação adequada do equipamento. Pode também evitar futuros problemas de paralisação excessiva do equipamento, devido à falta de condições ambientais (refrigeração, umidade, estabilidade de rede elétrica etc.) adequadas, assim como reduz a possibilidade de afetar a garantia da tecnologia, caso ela venha a ser utilizada em condições que diferem daquelas exigidas pelo fabricante.

A fase de avaliação para o recebimento não deve se resumir somente às novas tecnologias. Além dessas, existem casos de tecnologias que devem ser utilizadas na unidade de saúde em regime de comodato, aquelas que são doadas (reformadas ou novas), aquelas que são alugadas ou emprestadas para uso temporário. Qualquer que seja o caso, sem exceção, todas as tecnologias devem ser vistoriadas com relação à segurança elétrica (se for o caso de equipamento elétrico) e de desempenho, para verificar se ela funciona dentro dos parâmetros estabelecidos pelas normas e pelo manual de operação.

Fase de aceitação

Para fins de instalação, é sugerido o desenvolvimento de um formulário destinado a registrar todas as ocorrências envolvendo o equipamento, desde sua chegada (recebimento) à instituição até sua efetiva instalação e início de funcionamento. Neste documento, devem ser informados todos os dados de identificação do equipamento, das partes e peças acompanhantes e do local onde ele será instalado. Antes de se contatar a empresa responsável pela instalação, o setor técnico da unidade de saúde deve se certificar de que todas as necessidades técnicas e ambientais de pré-instalação estão satisfeitas.

Fase de instalação

Atendidas as necessidades de pré-instalação, pode-se efetuar a instalação do equipamento, segundo o cronograma previamente estabelecido com o fornecedor. Nesta fase, é extremamente importante o acompanhamento por pessoal técnico capacitado, pois se trata da primeira oportunidade de aprendizado sobre o funcionamento da tecnologia, assim como a forma como ela foi instalada. É comum a apresentação de problemas técnicos ou necessidade de calibração logo após a instalação. Observações sobre a forma de execução da calibração serão futuramente utilizadas pela equipe interna de manutenção. Todas estas informações serão utilizadas futuramente na formação de um banco de dados, necessário ao acompanhamento da vida útil do equipamento, ou seja, na elaboração do histórico de manutenção da tecnologia. Além dos detalhes de aquisição, tais como custo, data de aquisição, forma de aquisição etc., devem ser anotadas informações sobre: fornecimento de documentação técnica e qual o seu tipo (se manual de operação, manual de manutenção corretiva e preventiva, lista de peças etc.), quais partes e acessórios acompanham o equipamento (anotar seus respectivos números de série e sua localização), tensão de alimentação, potência do equipamento, tipo e características de baterias quando presentes, tipos de fusíveis e dispositivos de proteção, tipos de lâmpadas, gases etc.

No final, devem ser realizados os testes de segurança elétrica, radiológica etc., conforme o tipo de equipamento, com o objetivo de efetuar a aprovação técnica e início dos testes clínicos, antes de se dar o aceite final e consequente liberação do pagamento. Estando a área técnica e clínica de acordo quanto ao funcionamento confiável do equipamento, deve ser encaminhado um parecer final à administração (ou setor de compras) informando que poderá autorizar seu pagamento, conforme as condições e prazos estabelecidos no contrato de fornecimento.

Etapa de gerenciamento da manutenção da tecnologia

Tudo o que foi descrito até o momento é uma preparação para que a tecnologia ofereça o menor número de problemas possível na fase de gerenciamento da tecnologia propriamente dito. Esse gerenciamento pode durar diversos anos, e, quanto maiores os cuidados adotados com relação ao desempenho e à qualidade da tecnologia, maior será a disponibilidade para utilização durante seu ciclo de vida.

A primeira tarefa de qualquer pessoa ou equipe que deseja desenvolver um programa de gerenciamento da manutenção de qualquer que seja a tecnologia é a elaboração de um fluxograma de atividades a serem desenvolvidas. Isso permitirá a identificação de cada atividade dentro do programa desde a solicitação da manutenção até a devolução da tecnologia para utilização pelo pessoal de saúde. Esse fluxograma também deve definir as pessoas responsáveis por cada atividade, a abrangência de suas responsabilidades, os controles e informações exigidas em cada uma das atividades e o caminho que cada item (equipamento, materiais e formulários) percorrerá durante o processo de manutenção. Para isso, é importante a execução de um cuidadoso planejamento em que deve ser perguntado "quais" são as atividades do programa de manutenção, "o que" é cada uma delas, "quem" as executará e "quando", "onde" e "como" cada uma delas será executada.

Manutenção corretiva

O gerenciamento da tecnologia após seu recebimento e instalação envolve diversas atividades e o desenvolvimento de diversos procedimentos para definição, controle e avaliação. A fase de definição se inicia na manutenção corretiva. Quais serão as tecnologias que serão mantidas pelo grupo interno e quais devem utilizar serviço externo (manutenção terceirizada)? Posteriormente, é necessário definir os tipos de contrato para controle dos serviços terceirizados que serão utilizados em função das características técnicas e de segurança da tecnologia. Em muitos casos, o grupo interno de manutenção sabe como reparar mas não tem a infraestrutura física e material para retornar o equipamento em uso dentro dos padrões de confiabilidade e segurança exigidas.

A seleção de quais tecnologias devem ser mantidas internamente e quais serão terceirizadas não é uma tarefa simples de ser elaborada. Depende de diversos fatores, tais como infraestrutura existente (ferramental, dispositivos elétricos, mecânicos, hidráulicos etc.), recursos humanos capacitados, disponibilidade de materiais de reposição (peças de reposição e insumos) e informações disponíveis para a manutenção (manuais técnicos, diagramas eletrônicos, normas, *software* de manutenção etc.). A equipe responsável pelo gerenciamento em função dos fatores mencionados, com base em critérios financeiros (custo-benefício da preparação da infraestrutura), contratuais (possibilidade de conseguir informações e material de reposição) e regionais (disponibilidade de recursos humanos capacitados), seleciona qual o local (interno ou externo) de manutenção corretiva a ser adotado.

No caso de adoção de manutenção corretiva terceirizada, cabe agora a definição de como serão selecionados os prestadores de serviço, o tipo de contrato a ser utilizado e as cláusulas que serão praticadas nesse contrato. A seleção de prestadores de serviço basicamente deve ser feita em função da qualidade do serviço oferecido. Existem diversos outros fatores a serem levados em consideração e que dependem da disponibilidade financeira, da região onde a unidade de saúde está localizada e da expectativa da administração quanto à disponibilidade do equipamento. Alguns fatores a serem levados em consideração são listados a seguir:

- Localização do pessoal de serviço
- Garantia de cumprimento do tempo de resposta estabelecido no contrato e penalidades pelo não atendimento
- Disponibilidade de peças (serviços internos e terceiros)
- Disponibilidade de manuais de serviços e *software* para diagnóstico (para serviços internos e de terceiros)
- Custo da hora técnica e padrão de horas que abrange
- Custo da hora de viagem e como ele é cobrado
- Horário de trabalho da empresa e valor de custos adicionais
- Número de visitas para manutenção preventiva (MP) e inspeções oferecidas e conhecimento prévio das atividades a serem executadas durante cada MP
- Número máximo de visitas para manutenção corretiva
- Possibilidade de empréstimo de equipamento similar durante a manutenção corretiva, o quão rápido este empréstimo é feito e qual a priorização adotada no caso de conflito entre os proponentes
- Número de anos de experiência no mercado
- Cobertura do seguro e responsabilidades pelo transporte do equipamento e
- Referência pelos serviços já oferecidos de, no mínimo, 10 clientes e indicação de quais destes possuem equipamento similar.

Uma vez selecionados os prestadores de serviços, é importante definir os tipos de contratos a serem praticados. Um ponto importante a ser lembrado na elaboração das cláusulas exigidas em um contrato é que, quanto mais rigorosa se torna a exigência, mais caro é o contrato. Assim, o responsável por essa elaboração deve saber equilibrar entre as exigências que são essenciais para atender às expectativas da administração e aquelas que não trariam grande impacto se não incluídas. Dentre os diversos tipos de contratos a serem praticados, podem ser destacados:

- *Serviço completo:* define um número específico de manutenções preventivas, realizadas em intervalos regulares, chamadas ilimitadas

para manutenção corretiva, incluindo todas as peças (exceto material de consumo), todo o trabalho e despesas de viagem e disponibilidade de 24 h por dia, 7 dias por semana, 365 dias por ano. Essa modalidade é bastante cara e deve ser praticada somente para tecnologias que, se paralisadas, gerem grande prejuízo financeiro à unidade de saúde
- *Serviço com hora limitada:* inclui um número específico de chamadas de MP em intervalos regulares, chamadas ilimitadas para reparo, incluindo todas as peças (exceto material de consumo), e todo o trabalho e despesas de viagem durante dias específicos da semana (normalmente, de segunda a sexta, das 8:00 às 16:00). Esse tipo de contrato é praticado para tecnologias complexas (normalmente, equipamentos de laboratório e de diagnóstico por imagem), em que a equipe de manutenção não possua recursos materiais para identificação, reparo e calibração do equipamento, assim como haja falta de capacitação técnica para execução da tarefa
- *Contrato sob demanda:* entre as modalidades de contrato de serviço sob demanda, podemos destacar duas práticas; aquela em que a empresa só é chamada quando ocorre a necessidade de manutenção corretiva, e o responsável pelo grupo deve sempre verificar o preço cobrado pelo serviço, comparando-o com o de outras empresas, e a qualidade do serviço prestado. Para grupos de manutenção pertencentes a estabelecimentos públicos, de acordo com o valor do serviço, pode ser necessária a abertura de edital, com cláusulas que prevejam o valor e a qualidade do serviço. Na segunda prática de contrato de serviço sob demanda, existe um contrato formal com um determinado prestador de serviço, em que a manutenção corretiva é paga somente quando ocorre a quebra do equipamento, não existindo a obrigatoriedade de um pagamento mensal, como é o caso de contratos de serviço por período. Esse tipo de contrato deve ser utilizado para equipamentos de média e baixa complexidade, que raramente quebram e que não estão incluídos no programa de manutenção preventiva. Embora pouco utilizado no Brasil, este tipo de contrato pode trazer algumas vantagens em termos de preço, tendo em vista a exclusividade, durante a vigência do contrato, do prestador de serviço que, em princípio, foi também escolhido em função do preço e da qualidade.

Para o acompanhamento e o monitoramento da execução dos serviços de manutenção corretiva (interno ou externo), é recomendável a criação de planilhas que gerem indicadores de produtividade, financeiros e de qualidade. Para isso, é necessária a criação de formulários de acompanhamento dos serviços executados (ordens de serviços) em que devem ser colocados todos os dados que posteriormente serão utilizados para a extração de informações, como:

- Número de ordens de serviços (OS) concluídas/OS abertas no período
- Tempo médio de reparo
- Tempo médio entre falhas
- Técnico executor do serviço
- Quantidade e tipos de peças de reposição utilizadas
- Tempo de resposta ao chamado etc.

Além da OS, outros formulários devem ser gerados para a manutenção corretiva e preventiva, tais como: formulário para o histórico do equipamento e formulário para o controle da manutenção terceirizada.

Manutenção preventiva

Para a manutenção preventiva, são necessárias as mesmas definições da manutenção corretiva, além da definição da periodicidade e do conteúdo das atividades preventivas para cada tipo de tecnologia e em função dos critérios de segurança e confiabilidade exigidas para a sua utilização.

A seleção de equipamentos que devem ser incluídos no programa de manutenção preventiva é objeto de discussão de diversos autores (Bronzino, 1992; Fenningkoh e Smith, 1989; Wang, 2000; Ramírez, 1996). As soluções apresentadas, entretanto, ainda são de relativa dificuldade para aplicação. O modelo ainda mais utilizado é aquele apresentado por Fenningkoh e Smith (1989), em que eles consideram três fatores: a função do equipamento (terapia, diagnóstico ou analítico), o risco físico que ele oferece ao paciente e a complexidade da manutenção que ele demanda (extensiva, média ou mínima). Para cada um dos fatores, é atribuída uma pontuação e, se o valor da soma dessa pontuação ultrapassar um valor limite, o equipamento deverá ser incluído no programa. Existem opções mais simples e menos precisas, mas que também podem auxiliar na seleção dos equipamentos para o programa de MP. Uma tabela proposta por Calil e Teixeira (1998) apresenta oito questões a serem respondidas. Se ocorrer a resposta afirmativa a apenas uma das questões, o equipamento deve ser incluído no programa.

Os serviços de manutenção podem ser classificados em três categorias:

- *Manutenção preventiva:* procedimento periódico para minimizar o risco e para assegurar uma operação contínua e adequada dos equipamentos. Isso inclui limpeza, lubrificação, ajuste e troca de certas peças, mas exclui manutenção operacional normalmente feita pelo usuário
- *Teste funcional, verificação de desempenho e calibração:* verificar se o equipamento está operacional dentro de limites especificados
- *Inspeção de segurança:* medidas da corrente de fuga e integridade do aterramento devem ser realizadas de acordo com a norma NFPA 99 – *Standards for Health Care Facilities* ou NBR 13534 – Instalações Elétricas em Estabelecimentos Assistenciais de Saúde – Requisitos para Segurança. Uma inspeção visual também deve ser conduzida para garantir que tanto o operador quanto o paciente estarão livres de perigo.

Gerenciamento dos recursos materiais e humanos

Uma outra definição necessária para o gerenciamento da manutenção da tecnologia é a forma de gerenciamento dos recursos materiais e humanos disponíveis para a manutenção das tecnologias. Quais serão os controles de produtividade a serem desenvolvidos e utilizados? Quais as peças e insumos que devem ser mantidos em estoque? Como montar e controlar o estoque?

Todas essas perguntas devem ser respondidas para possibilitar o controle material e consequentemente financeiro do estoque, assim como o acompanhamento e controle da produtividade do pessoal técnico. Grande parte desse controle pode ser feito através da geração de indicadores cujos dados são retirados das ordens de serviços. O controle de estoque pode ser executado com os dados sobre a quantidade e tipo de peças de reposição retiradas do almoxarifado. Um sistema de estoque mínimo deve ser criado para aquelas peças que definitivamente não podem deixar de existir no estoque.

O monitoramento da equipe técnica também pode ser feito exclusivamente com os dados retirados das OS através da geração de indicadores de produtividade, como:

- Número de OS concluídas dentro de um período de medição por técnico
- Tempo médio gasto por técnico na execução das manutenções corretivas e preventivas
- Tempo médio gasto por técnico na execução de outras atividades ligadas a sua função
- Número de OS concluídas pela equipe de manutenção
- Tempo gasto em atividades de treinamento etc.

O controle de estoque para tecnologias em saúde é uma das peças fundamentais para o gerenciamento da manutenção. É vital para evitar gastos desnecessários não acumular peças de reposição que serão pouco utilizadas na manutenção. Apenas aquelas peças que são de uso contínuo devem ser mantidas no estoque. Alguns parâmetros são sugeridos para auxiliar na determinação de quais as peças que irão para estoque:

- *Natureza crítica do equipamento:* a urgência de seu retorno para o hospital
- *Custo de parada do equipamento:* se o custo do tempo de parada para manutenção é maior ou menor que a manutenção de suas peças no estoque
- *Número de unidades disponíveis:* possibilidade de operação com outros equipamentos
- *Frequência de utilização:* se ocorre grande reposição de uma ou mais peças do equipamento, será recomendável manter estoque
- *Tempo para recebimento das peças:* dificuldade em termos de tempo para obtenção das peças
- *Custo das peças de reparo:* três fatores afetam este item: valor da peça, custo administrativo e número mínimo de unidades que o fornecedor obriga que sejam adquiridas
- *Tempo de validade:* peças com tempo de vida mais curto, por exemplo, baterias, células de oxímetro
- *Idade do equipamento:* o estoque de partes de equipamentos antigos deve ser cuidadosamente estudado, principalmente se o equipamento tem previsão de substituição por um mais novo
- Distância do hospital dos possíveis fornecedores e
- A perda de receita devido à parada do equipamento (provavelmente, a mais importante).

Controle do parque de equipamentos

O controle do parque de equipamentos tem como principal função o conhecimento da localização, da quantidade e da qualidade dos equipamentos em utilização dentro da unidade de saúde. O controle da localização auxilia basicamente os procedimentos de manutenção preventiva onde o técnico deve encontrar o equipamento para execução de seu trabalho. O conhecimento sobre a quantidade e a localização do equipamento pode auxiliar a equipe médica a encontrar um possível equipamento substituto, principalmente em casos de emergência, para equipamentos que indiquem alguma alteração (quebras ou imprecisões) durante a execução de um procedimento clínico.

Um outro fator importante no controle do parque é o conhecimento sobre o ciclo de vida dos diversos equipamentos da unidade. A redução da taxa de disponibilidade, normalmente causada pelo envelhecimento da tecnologia, é um importante indicador que auxilia nas decisões do grupo de planejamento das tecnologias a serem proximamente adquiridas. Esse conhecimento sobre a condição de funcionamento da tecnologia também auxilia no controle das peças de reposição, nas decisões sobre a desativação e no investimento para treinamento da equipe de manutenção. Utilizar recursos financeiros para treinamento em manutenção de tecnologias cujo ciclo de vida esteja terminando é recomendável somente em casos excepcionais, como, por exemplo, falta de previsão para substituição devido a recursos financeiros.

Treinamento

A velocidade com que a tecnologia tem se inserido na área médica é cada vez maior, e este fato tem provocado mudanças significativas em procedimentos médicos para terapia e diagnóstico, fazendo com que a educação continuada seja um constante foco de atenção dentro de um programa de gerenciamento de tecnologias.

Três argumentos básicos justificam a necessidade de educação continuada tanto para o pessoal técnico como para o pessoal clínico, são eles:

- Diversos levantamentos feitos por gerentes de manutenção mostram que 50% das chamadas para reparos de emergência envolvem erros do operador antes do aparecimento da falha do equipamento. Isso significa que é possível uma redução de até 50% no custo da manutenção com a redução dos erros de operação a partir do treinamento adequado do operador
- O uso inadequado do equipamento é tão grave quanto a própria falha do equipamento e pode levar a erros de procedimentos, causando danos, muitas vezes irreversíveis, ao paciente
- A maximização do uso dos investimentos é obtida através da aquisição de novos equipamentos, não em reparos ou troca indevida de partes ou peças de reposição.

Os programas estabelecidos de educação continuada podem ser oferecidos por fabricantes, vendedores, equipes externas de professores ou pelo pessoal técnico da equipe de manutenção. Estes programas podem ser desenvolvidos através de aulas expositivas ou aulas práticas, dentro ou fora da unidade de saúde, ou mesmo durante o desenvolvimento dos trabalhos de manutenção ou operação do equipamento. A participação em congressos e afins na área, além de visitas a outras equipes que gerenciam tecnologias, também são itens que devem fazer parte dos programas de educação continuada.

Uma das maiores dificuldades encontradas pelos gerentes de tecnologias é o convencimento dos integrantes das equipes de saúde sobre a necessidade de treinamento em operação e segurança dos equipamentos. Normalmente, esses funcionários não dispõem de tempo para treinamento (aulas, palestras e demonstrações de uso de equipamentos), por não considerarem esta atividade muito importante. Essa relutância pelo treinamento é reduzida e, consequentemente, deve ser aproveitada em ocasiões em que ocorrem problemas específicos causados por uso inadequado ou falha de um determinado equipamento. Neste caso, durante o tempo em que um equipamento está com problemas, geralmente o corpo clínico do hospital se interessará em saber o que causou o problema, como ele foi corrigido e o que pode ser feito para evitar a sua repetição. Uma outra oportunidade é no período de recebimento de uma nova tecnologia para a US quando o corpo clínico está interessado em obter informações sobre questões operacionais, de segurança e princípio de funcionamento.

Desativação

Diversas equipes de manutenção baseiam sua análise para a desativação de uma tecnologia puramente em fatores financeiros. Embora importantes, existem outros parâmetros que devem ser avaliados antes da tomada de decisão.

A desativação de uma tecnologia, dependendo de suas características técnicas e operacionais, pode significar vultosos gastos em desinstalação, remoção e transporte para a unidade de saúde que devem ser computados. Se a tecnologia utiliza materiais radioativos, critérios de segurança devem ser adotados, assim como autorização para transporte e armazenamento.

Outras razões que devem ser consideradas para analisar a possível desativação de uma tecnologia:

- Mudanças nos padrões de tratamento médico
- Fatores de segurança que resultam no aumento do risco de dano ao paciente, ao corpo clínico e aos visitantes
- Problemas de manutenção que podem causar reparos frequentes e caros, além do aumento do tempo de parada
- Não disponibilidade de peças de reposição
- Custos operacionais
- Equipamentos novos que incorporam um número de funções diferentes em um simples dispositivo e
- Alteração na legislação com o aumento dos níveis de segurança impossíveis de serem atendidos com a tecnologia atual.

Uma vez decidida pela desativação, a equipe de gerenciamento da manutenção deve elaborar um relatório para a administração, com as justificativas para a desativação e os custos e exigências que serão necessários.

▎ Referências bibliográficas

Bronzino, JD. *Management of medical technology: a primer for clinical engineers*. Stoneham: Butterworth-Heinemann, 452 p., 1992.

Calil, SJ; Teixeira, MS. *Série saúde & cidadania/Vol. 11: gerenciamento de manutenção de equipamentos hospitalares*. São Paulo: Faculdade de Saúde Pública da Universidade de São Paulo, 108 p., 1998.

Fenningkoh, L; Smith, B. *Clinical equipment management. JCAHO PTSM Series 2*, p. 5-14, 1989.

Ferreyra Ramírez, EF. *Metodología de priorização de equipamentos médicos para programas de manutenção preventiva em hospitais*. Dissertação (Mestrado em Engenharia) – Faculdade de Engenharia Elétrica e de Computação da Universidade Estadual de Campinas (FEEC-Unicamp), Campinas, 82 p., dez 1996.

Müller Jr., EL; Pedroso, JCL. Aquisição de equipamentos médicos. *In*: Calil SJ; Gomide, ET (Orgs.). Equipamentos médico-hospitalares e o gerenciamento da manutenção: Capacitação a distância/Ministério da Saúde, Secretaria de Gestão de Investimentos em Saúde, Projeto Reforsus – Brasília, DF: Ministério da Saúde. 720: 153-180, 2002.

Wang, B; Sevenson, A. *Equipment inclusion criteria: a new interpretation of the JCAHO'S medical equipment management standard*. Journal of Clinical Engineering; 25(1):26-35, 2000.

Yadin, D; Thomas, MJ. *Management and assessment of medical technology. In*: Clinical Engineering – Principles and Applications in Engineering Series. CRC Press, p. 13-31, 2003.

24 | Gestão de Risco | Controle de Infecção Hospitalar e Biossegurança em Serviços de Saúde

Antonio Tadeu Fernandes, Maria Olivia Vaz Fernandes e Alessandra Santana Destra

▌ Controle de infecção e incorporação tecnológica nos hospitais

O relatório Tenon, realizado durante a Revolução Francesa, pode ser entendido como abordagem inovadora; trouxe um diagnóstico preciso do ambiente insalubre que existia nos hospitais, ajudando-nos a entender sua evolução histórica e o papel fundamental de uma abordagem científica apoiada em um levantamento epidemiológico, gestão de riscos, trabalho em equipe e, principalmente, no controle de infecção. O Rei Luís XVI nomeou uma comissão de peritos da Academia Real de Ciências para analisar a situação, tendo como relator Jacques-René Tenon (1724-1816), que acabou por exercer uma nova modalidade de intervenção médica, baseada em tomar o hospital como objeto do seu diagnóstico e prescrição. Seu relatório nos fornece uma visão precisa da situação caótica em que se encontravam essas instituições (LaForce, 1997; Antunes, 1991).

"Os membros da comissão viram os mortos junto com os vivos; salas de estreitos corredores, onde o ar se corrompe por falta de renovação e a luz penetra apenas debilmente e carregada de vapores úmidos; os convalescentes misturados nas mesmas salas com os doentes, moribundos e os mortos. A sarna está generalizada e é permanente; os cirurgiões, os religiosos e os enfermeiros contraem-na ao cuidar dos enfermos ou ao manusear seus lençóis. Os doentes curados levam a sarna até suas famílias, por isso o Hôtel-Dieu é uma fonte inesgotável de doença, de onde ela se espalha por Paris. As mulheres grávidas (...) estão três ou quatro no mesmo leito em diferentes etapas de seus partos, expostas à insônia, ao contágio das vizinhas doentes e ao perigo de prejudicar seus filhos. Na sala de operações, onde se trepana, se corta, se amputa, estão aqueles a quem se opera, os que devem ser operados e os que já o foram (...) ali se ouvem os gritos dos supliciados (...) que recebem esses terrores, essas emoções, em meio aos acidentes da inflamação e da supuração, em prejuízo de seu restabelecimento e com risco da sua vida. É preciso ver esses horrores para se convencer que existem; mas seria preferível fugir deles e poder tirá-los do pensamento, caso não houvesse a obrigação de conhecê-los a fim de poder mostrar seus terríveis inconvenientes e preveni-los" (Antunes, 1991).

Nesse mesmo relatório, foi detectado que, em média, morriam um a cada quatro pacientes internados, sendo esse índice um pouco menor na maternidade (um a cada quinze) e no berçário (um a cada treze), mas febres epidêmicas puerperais elevavam esses índices e até obrigavam o fechamento dessas enfermarias por longos períodos. Não eram só os pacientes as vítimas dessas instituições, pois, anualmente, morriam de 6 a 12% de seus funcionários, atingindo indistintamente médicos ou atendentes. Esses resultados foram comparados com os dos hospitais londrinos e, por todos esses motivos, Tenon propunha, com a anuência da academia, que o Hôtel-Dieu fosse demolido, substituído por um local para os primeiros socorros, sendo construídos vários hospitais comunitários, edificados de acordo com as instruções e plantas elaboradas (Antunes, 1991).

O controle das infecções hospitalares começou com a abordagem epidemiológica feita por Semmelweis, em 1847, quando comprovou a importância das mãos na transmissão das infecções cruzadas em uma maternidade de Viena. Evoluiu com os trabalhos de Koch e Pasteur, comprovando a origem microbiológica das infecções. Teve em Lister o seu principal divulgador, através do desenvolvimento da assepsia cirúrgica (LaForce, 1993). Com a descoberta dos antimicrobianos no início do século passado, surgiu a falsa ideia de que as infecções seriam um problema do passado e vieram as teorias da assepsia interna, obtida com o uso indiscriminado de antibióticos em esquemas profiláticos e curativos. Dizia-se, de acordo com o citado por Robbins, "quando um paciente tem febre dê-lhe penicilina e, se ele não ficar bom em 2 dias, você o examine" (Robbins, 1975). Em decorrência disso, tivemos a emergência da resistência microbiana e a necessidade de instituição de políticas abrangentes de controle de infecções e do uso de antimicrobianos.

Principais infecções hospitalares

A grande maioria das infecções hospitalares é causada por um desequilíbrio da relação existente entre a flora humana normal e os mecanismos de defesa do hospedeiro. Isso pode ocorrer devido à própria patologia de base do paciente, a procedimentos invasivos e alterações da população microbiana, geralmente induzidas pelo uso de antibióticos. Virtualmente, qualquer infecção pode ser contraída no ambiente hospitalar, mas os germes que predominam nas infecções nosocomiais raramente causam infecções em outras situações. Eles apresentam baixa virulência, mas, em decorrência do seu inóculo e da queda de resistência do hospedeiro, desenvolve-se o processo infeccioso.

Os microrganismos que habitam o corpo humano estão em equilíbrio entre si e com o hospedeiro, e, em condições normais, uma espécie não aumenta indiscriminadamente seu número em relação às demais. Uma população bacteriana controla o crescimento da outra e também dificulta a invasão de microrganismos exógenos. Essa colonização está praticamente restrita ao tegumento e às mucosas, tendo uma composição característica de cada topografia. Os antimicrobianos exercem pressão seletiva diretamente, por eliminar germes sensíveis. Os resistentes rapidamente se multiplicam, colonizando os espaços deixados pelos germes eliminados, pois não enfrentam mais sua competição. Disso decorre uma alteração qualitativa da flora, por desequilíbrio de seus componentes, podendo levar à infecção. Como exemplo, citamos a colite pseudomembranosa por *Clostridium difficile* (McFarland *et al.*, 1989) ou monilíase oral em pacientes sob antibioticoterapia de amplo espectro (Boyd, 1995).

As infecções hospitalares resultam de interações complexas e múltiplos fatores causais, que interagem diferentemente em cada paciente, predispondo a infecções de diversos tipos. Geralmente, a identificação do evento desencadeador da infecção hospitalar é retrospectiva e difícil de ser estabelecida, pois, como vimos anteriormente, a maioria das infecções hospitalares tem uma etiologia multicausal e nem todas essas causas podem ser preveníveis. Brachman estima que aproximadamente 30% de todas as infecções hospitalares são preveníveis (Brachman, 1992). De certo modo, essa suposição foi confirmada pelo projeto SENIC (Study on the Efficacy of Nosocomial Infection Control), que identificou uma redução de 1/3 das infecções hospitalares em hospitais que tinham uma comissão de controle de infecção efetiva, com profissionais exclusivos para realizar um levantamento epidemiológico, propor e controlar as medidas profiláticas (Haley, 1986). Epidemias, especialmente as de fonte comum, se forem precocemente identificadas, são potencialmente preveníveis. Entretanto, devemos lembrar que, pelo próprio critério epidemiológico na sua identificação, essas infecções representam, no máximo, 5% do total.

Dentre as principais infecções hospitalares endêmicas, a infecção do trato urinário (ITU) é, na maioria das vezes, a mais comum. A instrumentação do trato urinário representa o fator de risco mais importante na aquisição de ITU, especialmente a sondagem vesical, precedendo-a em mais de 80% dos casos, e outras manipulações em 5 a 10% (Koziol e Henderson, 1994). Nos pacientes mantidos sob sondagem vesical, na qual a urina é drenada para reservatórios abertos

(sistema aberto), o risco de infecção pode atingir 100% após 4 dias. Quando se utiliza o sistema de drenagem fechado, aproximadamente 50% dos pacientes desenvolvem ITU após 10 a 14 dias (Mendonça, 1982), sendo possível uma prevenção de 70 a 85% desses episódios em relação ao sistema aberto (Burke e Riley, 1996).

Os fatores associados ao hospedeiro, que resultam em maior incidência de infecção relacionada com o cateter vesical, são: idade avançada, sexo feminino, gravidez, puerpério, colonização do meato uretral, urina vesical residual, doenças subjacentes graves e uso indiscriminado de antimicrobianos (Hooton *et al.*, 1981). O agente predominante das infecções do trato urinário é a *Escherichia coli*, seguida de outras enterobactérias, *Pseudomonas* e *Candida* (Warren, 1987), embora a prevalência desses agentes seja modificada em diferentes instituições.

A segunda topografia de infecção hospitalar em muitas instituições é a ferida operatória. O principal fator predisponente é o potencial de contaminação da cirurgia, mas a duração do procedimento e a condição pré-operatória do paciente também têm grande importância, tanto que esses três fatores determinam o índice de risco de infecção cirúrgica de acordo com a metodologia NNISS (National Nosocomial Infections Surveillance System) (CDC, 1994). Outros fatores podem influir na ocorrência de infecção, como a permanência pré-operatória do paciente, predispondo-o a infecção por cepas hospitalares mais virulentas e resistentes aos antibióticos, a presença de infecção concomitante, a utilização de corpos estranhos, como drenos e próteses, o estado nutricional dos tecidos operados e principalmente a técnica cirúrgica (Haley *et al.*, 1985).

A infecção do trato respiratório é geralmente a terceira principal topografia de infecção hospitalar. Fatores como idade, patologia de base, instrumentação do trato respiratório, colonização da orofaringe com flora intestinal favorecida pela neutralização do pH do estômago e pelo uso de sondas, endoscopia, equipamentos de terapia respiratória, broncoaspiração, posição inadequada do paciente e biopsia transbrônquica predispõem ao aparecimento dessas infecções (Craven e Steger, 1989).

As infecções primárias da corrente sanguínea ocupam muitas vezes o quarto lugar dentre as infecções hospitalares. O avanço tecnológico, contribuindo para maior sobrevida do paciente, introduziu também o uso de novas terapias mais invasivas e, entre elas, destaca-se o acesso vascular, favorecendo assim maior incidência de infecções da corrente sanguínea. Os fatores de risco associados a bacteriemias são: idade, alterações dos mecanismos de defesa locais ou sistêmicos (perda da integridade da pele, diminuição da função dos granulócitos, imunodeficiência ou imunodepressão), utilização de insumos contaminados, emulsões lipídicas, gravidade da doença de base, dentre outros (Maki, 1981).

Métodos de proteção anti-infecciosa

A variedade de materiais utilizados nos estabelecimentos de saúde pode ser classificada, segundo riscos potenciais de transmissão de infecções para os pacientes, em três categorias: críticos, semicríticos e não críticos (Spaulding, 1968; Ministério da Saúde, 1994). Os artigos destinados aos procedimentos invasivos em pele e mucosas adjacentes, nos tecidos subepiteliais e no sistema vascular, bem como todos os que estejam diretamente conectados com ele, que são habitualmente estéreis, são classificados em artigos críticos. Estes requerem esterilização para satisfazer os objetivos a que se propõem. Os artigos que entram em contato com a pele não íntegra (porém, restrito às camadas da pele) ou com mucosas íntegras colonizadas são chamados de artigos semicríticos e requerem desinfecção de médio ou de alto nível, ou esterilização, para ter garantida a qualidade do seu múltiplo uso. Os artigos destinados ao contato com a pele íntegra e também os que não entram em contato direto com o paciente são denominados *artigos não críticos* e requerem limpeza ou desinfecção de baixo ou médio nível, dependendo do uso a que se destinam ou do último uso realizado (Ministério da Saúde, 1994).

Limpeza é o procedimento de remoção de sujidade e detritos para manter os artigos em estado de asseio, reduzindo a população microbiana (Brasil, 1992). Constitui-se o núcleo de todas as ações referentes aos cuidados de higiene com os artigos hospitalares (Ministério da Saúde, 1995). A limpeza deve preceder os procedimentos de desinfecção ou de esterilização, pois reduz a carga microbiana pela remoção da sujidade e matéria orgânica presentes nos materiais e possibilita o contato indispensável entre o agente antimicrobiano e o material. Além do sabão desincrustante para lavar os artigos, podemos contar com produtos mais eficientes e que agem mais rapidamente, diminuindo o tempo gasto nesse procedimento, que são os agentes enzimáticos. Equipamentos desenvolvidos para a limpeza e até mesmo a descontaminação de artigos, como a lavadora ultrassônica, a lavadora esterilizadora, a lavadora termodesinfetadora, a sanitizadora e a pasteurizadora, também vêm oferecendo maneiras mais seguras e racionais para esse procedimento.

Esterilização é o processo de destruição de todas as formas de vida microbiana, ou seja, bactérias na forma vegetativa e esporuladas, fungos e vírus, mediante a aplicação de agentes físicos e químicos (Brasil, 1992). Convencionalmente, considera-se um artigo estéril quando a probabilidade de sobrevivência dos microrganismos que o contaminam é menor do que 1:1.000.000 (10^{-6}) (Bruch, 1971). O termo desinfecção deve ser entendido como um processo de eliminação ou destruição de todos os microrganismos na forma vegetativa, independentemente de serem classificados como patogênicos ou não, presentes nos artigos e objetos inanimados (Boyd, 1992; Rutala, 1996). A desinfecção também pode ser obtida mediante aplicação de agentes químicos e físicos. No seu espectro de ação, a desinfecção de alto nível deve incluir a eliminação de alguns esporos, o bacilo da tuberculose, todas as bactérias vegetativas, fungos e todos os vírus. Na desinfecção de nível intermediário, não é esperada ação alguma sobre os esporos bacterianos e ação média sobre vírus não lipídicos, mas que seja micobactericida, elimine a maioria dos fungos e atue sobre todas as células vegetativas bacterianas. Na desinfecção de baixo nível, não há ação sobre os esporos ou bacilo da tuberculose, podendo ter ou não ação sobre vírus não lipídicos e com atividade relativa sobre fungos, mas sendo capaz de eliminar a maioria das bactérias em forma vegetativa. Antissépticos são substâncias providas de ação letal ou inibitória da reprodução microbiana, de baixa causticidade e hipoalergênicas, destinados a aplicações em pele e mucosa (Ministério da Saúde, 1985; Brasil, 1988; Altemeier, 1991).

Para a esterilização de materiais termorresistentes, deve-se optar pela autoclavação; para materiais termossensíveis, deve-se optar por métodos automatizados, destacando-se o óxido de etileno, plasma de peróxido de hidrogênio, vapor a baixa temperatura associado a formaldeído ou processo automatizado utilizando agentes químicos. Os principais desinfetantes de alto nível empregados são glutaraldeído, que está sendo abandonado devido a sua toxicidade, ácido

peracético e ortoftaldeído. As autoclaves devem ser validadas regularmente, e seus processos de esterilização monitorados por indicadores químicos e biológicos. Dentre os desinfetantes de nível intermediário, destacam-se os derivados fenólicos, o cloro e o álcool e, dentre os de baixo nível, os quaternários de amônia.

Devem-se sempre preferir os métodos físicos de esterilização e desinfecção. Para a aquisição dos germicidas, devem-se observar os requisitos estabelecidos pela Portaria nº 15, de 23 de agosto de 1988 (Brasil, 1988), e solicitar os seguintes documentos ao fornecedor: certificado de registro do Ministério da Saúde e laudos de testes do Instituto Nacional de Controle de Qualidade em Saúde (INCQS) ou de laboratório credenciado (Ministério da Saúde, 1985).

Aspectos econômicos do controle de infecção hospitalar

Embora grande parte das infecções hospitalares seja de origem endógena e de difícil ação preventiva, o número de infecções hospitalares evitáveis é significante. A prevenção de 6% das infecções hospitalares equivale economicamente ao suficiente para manutenção de programa de controle de infecção hospitalar efetivo com profissional qualificado, de acordo com os dados do projeto SENIC (Haley, 1986). O sistema de vigilância epidemiológica representa a principal arma para avaliação das medidas de profilaxia, fornecendo pistas para diagnose das doenças e apresentando dados para verificação da consistência das hipóteses de causalidade, e é fundamental para o funcionamento das Comissões de Controle de Infecção Hospitalar (CCIHs).

No Brasil, dados obtidos por Zanon *et al.* (1987), recolhidos de 12 hospitais nacionais para pacientes internados em enfermaria de clínica médica, cirúrgica e obstetrícia, e extrapolando para o total de pacientes internados nos hospitais próprios, conveniados e contratados do Inamps para o ano de 1984, estimaram, em média, em 778.300 o total de pacientes com infecção hospitalar. Aplicando-se uma letalidade que oscilava de 10 a 20%, chegou-se a um número anual de óbitos de 78.830 a 155.660, colocando a infecção hospitalar como possível segunda causa de mortalidade no país, situação que se repete nos EUA, onde está em quarto lugar (National Center for Health Statistics, 1984). Os custos das infecções hospitalares dividem-se em diretos, preventivos e indiretos, e são arcados pelos prestadores de assistência, pelos financiadores do atendimento ou pelos próprios pacientes. Entretanto, não devemos subestimar os custos sociais da infecção hospitalar, particularmente importante em um país do terceiro mundo como o Brasil, onde somente uma pequena parcela do produto interno bruto é aplicada em saúde.

Custos diretos

O custo direto das infecções hospitalares é aquele gasto no diagnóstico e tratamento do paciente que adquiriu essa síndrome. Inclui diárias adicionais, novos exames subsidiários laboratoriais ou de radioimagem, pagamento dos profissionais de saúde, tempo de trabalho por eles despendido, inclusive no regime de isolamento, às vezes indicado quando identificamos germes multirresistentes, e, finalmente, os custos com medicamentos e insumos (Wakefield *et al.*, 1987). Em um compilado de trabalhos internacionais, em média cada paciente com infecção hospitalar fica 4 dias a mais internado, seus custos diretos elevam-se cerca de US$ 2.100,00 e o risco de falecer em decorrência dessa complicação é 3,6% (Haley, 1986; Martone *et al.*, 1992).

As infecções primárias da corrente sanguínea, do local cirúrgico e a pneumonia aumentam a internação de um paciente em 7,4, 7,3 e 5,5 dias, respectivamente. A pneumonia é a mais cara, US$ 5.683,00, seguida da corrente sanguínea e do local cirúrgico, com custos médios respectivos de US$ 3.517,00 e US$ 3.152,00. Destacam-se pela gravidade a pneumonia e a corrente sanguínea com 13,3% e 13% de letalidade, respectivamente. Um caso de infecção do local cirúrgico aumentou sua estada em 68 dias e outro de pneumonia em 44 dias. Em relação aos custos, um único caso de pneumonia despendeu US$ 41.628,00 e outro de local cirúrgico, US$ 26.019,00 (Haley, 1986).

Conforme o projeto SENIC, a infecção hospitalar ocupa, com diárias extras, em média 8 dias e custa US$ 4.000,00 de cada leito por ano. Considerando-se todos os hospitais americanos, perderam-se, em 1985, 8.700.000 diárias e US$ 4 bilhões. O valor pago pelos hospitais americanos para manter programas de infecção foi de US$ 240 milhões e, considerando-se a porcentagem de infecções preveníveis, o país deixou de gastar de US$ 1 a US$ 1,76 bilhão (Haley, 1986). Esses dados aplicados ao volume de internações do Brasil, considerando uma taxa de infecção de 8% e os custos americanos de uma infecção, representariam em nosso país uma economia anual de até 840 milhões de dólares, se todos os hospitais possuíssem programa de controle efetivo (Nettleman, 1993).

O reembolso dos custos hospitalares pode ser dividido em dois sistemas básicos, o retrospectivo e o prospectivo (Daschner, 1982; Boyce, 1988; Polakavetz et al., 1978). No retrospectivo, o hospital é reembolsado em tudo aquilo que comprova gastar. Teoricamente, a infecção hospitalar poderia ser considerada mais uma fonte de renda para a instituição. Entretanto, o retorno econômico para o hospital é muito maior nos casos de alta rotatividade, em que são vendidos basicamente serviços prestados e não produtos utilizados, que apresentam uma margem fixa de lucro. Logo, os hospitais perdem dinheiro com leitos ocupados com casos de infecção hospitalar. Além disso, as principais operadoras de saúde comparam os custos por patologia e tendem a direcionar os pacientes para instituições que tenham um melhor binômio custo-resultados positivos. Existe também uma tendência crescente, entre as principais operadoras, de fechar preços por pacotes, nos quais o investimento em profilaxia dá amplos resultados para a instituição. No sistema prospectivo, a instituição recebe um valor fixo, dependendo do diagnóstico principal do paciente. Esse valor pode ser modificado de acordo com outras patologias concomitantes, em que raramente é incluída a infecção hospitalar; logo, sua ocorrência contribui para o déficit hospitalar, e esforços para sua prevenção são vitais para a saúde financeira da instituição.

Os dados sobre eficácia das ações de controle obtidos pelo Projeto SENIC constataram um aumento relativo de 18% nas infecções nosocomiais nos hospitais sem CCIH, contra uma redução relativa de 32% naqueles que desenvolviam ações controladoras efetivas. A infecção do trato urinário, a mais frequente nos EUA, é a que melhor se reduz com o controle de infecção (até 38%), seguida da corrente sanguínea e do local cirúrgico, respectivamente em até 38% e 35%. Esse mesmo estudo comprovou que, para cada dólar investido no controle de infecção, deixa-se de gastar até quatro dólares com os custos diretos dessas infecções (Haley, 1986).

Estudo longitudinal, realizado durante 5 anos em um hospital-escola de São Paulo, revelou uma queda na taxa de infecção de 11,8% para 7,3%. A topografia que mais reduziu foi a do trato urinário (de 2,4% para 0,6%), devido principalmente à implantação de sistema coletor de urina fechado. Também foram observadas quedas nas infecções primárias da corrente sanguínea (1,5% × 0,7%) e na pneumonia (2,7% × 1,4%) em decorrência fundamentalmente da implantação de um serviço exclusivo para o controle de infecção e uma estratégia educativa envolvendo médicos, enfermeiros e os setores de apoio (Wey, 1991).

A grande maioria de publicações sobre gastos em infecção hospitalar aborda apenas os custos diretos obtidos comparando-se pacientes com ou sem infecção hospitalar. Sabemos que, quanto maior a gravidade de um paciente, maior o custo de sua internação, mesmo se ele não desenvolver infecção hospitalar. Logo, essa comparação tem que levar em conta a gravidade do paciente no grupo-controle, senão o tratamento da própria patologia de base estará sendo imputado à infecção hospitalar, uma vez que doentes graves são mais suscetíveis a essa patologia. Infelizmente, nem todos os artigos levam em conta esse fator (Freeman e McGowan, 1984).

O encarecimento progressivo do atendimento médico torna cada vez mais raro o paciente particular que reembolsa diretamente seus custos aos prestadores de assistência. A grande maioria é financiada por operadoras de saúde ou pelo próprio Estado. Em muitos países, inclusive aqui no Brasil, o pagamento, que era feito a partir dos custos totais da internação, foi progressivamente sendo substituído por um preço fixo por diagnóstico de entrada. Como, na maioria dos casos, isso não reembolsa os custos com a infecção hospitalar, eles são agora arcados pelos prestadores, tornando imperativo, até em termos econômicos, o controle de infecção efetivo.

É evidente que todos esses custos acabam sendo repassados para os pacientes, seja em uma mensalidade mais cara no seu plano de saúde, ou pela majoração ou criação de novos impostos. Os custos sociais diretos vão além dos anteriormente mencionados, uma vez que interferem na alocação de recursos financeiros, que, em vez de serem aplicados no nível primário, com repercussões diretas na saúde da população, acabam sendo sugados para o caro atendimento das complicações desenvolvidas pelos pacientes, muitas vezes preveníveis.

Custos preventivos

Referem-se às despesas incorridas para evitar, reduzir ou minimizar a ocorrência das infecções hospitalares. Para os prestadores da assistência, geralmente cabe o financiamento do seu programa de controle de infecções, o qual não pode ser repassado diretamente aos pacientes. Estes custos incluem os salários de um enfermeiro e médico especializados, respectivamente por seis e quatro horas diárias de trabalho exclusivo para cada 200 leitos hospitalares. Não deve ser esquecido o custo de um apoio administrativo adequado, incluindo secretária e uso de informática, que permitirão a racionalização do tempo e maior eficácia dos profissionais dedicados ao controle. Mesmo que portarias ministeriais ou de agências reguladoras venham a liberalizar essas exigências no Brasil, existe farta literatura científica que comprova a eficácia e os resultados positivos dessas intervenções profiláticas, resultantes de uma equipe multiprofissional bem estruturada na instituição.

Outros custos relacionados com as ações de controle devem ser incluídos. Padronizações de condutas podem implicar despesas – por exemplo, um sistema fechado de coleta de urina ou a de exames microbiológicos para se identificarem casos ou fontes de IH. As atividades educativas custam para seu planejamento e execução. A hora despendida pelos profissionais participando de treinamentos ou cobrindo os colegas que participam deve ser incluída. Não podemos esquecer que as próprias reuniões da CCIH têm um valor representado pela fração de hora-trabalho de seus integrantes na elaboração e divulgação de atas, relatórios, impressos etc. Dados americanos estimam um custo anual de controle de infecção em torno de US$ 100.000 para cada 150 leitos (Wakefield, 1993).

Geralmente, quando o controle de infecções padroniza condutas, há racionalização de despesas no hospital: cortando gastos indevidos, como indicações inadequadas de isolamento (p. ex., fechar sala cirúrgica por causa de uma cirurgia infectada, ou fechar uma ala do hospital como primeira medida para controlar um "surto" sequer confirmado); utilizando adequadamente os germicidas hospitalares; racionalizando o uso de antimicrobianos, principalmente os de última geração ou aqueles utilizados profilaticamente em cirurgia; aquisição de recursos tecnológicos com a pretensa finalidade de reduzir a incidência desses episódios em situações que não são prioridade da instituição ou sua clientela. Inúmeros trabalhos, inclusive nacionais, demonstram que somente essa economia financia com folga os investimentos em controle de infecções. Em um hospital de São Paulo, com a implementação de um programa de uso racional de antimicrobianos, foi possível diminuir o gasto com os principais antibióticos em 20,3%, representando uma economia anual de cerca de US$ 80.000,00 (Fernandes et al., 2000).

Dois novos aspectos devem ser ainda considerados nos custos do controle da IH arcados preferencialmente pelos prestadores: tecnologia e seguro do exercício profissional. Insumos e equipamentos estão sendo oferecidos como importantes para o controle de infecções. A CCIH deve saber avaliá-los, definir prioridades de investimento, auxiliando o administrador a não comprar evidentes exageros. As instituições e os profissionais de saúde começam a ser "bombardeados" pelo caro seguro profissional, em que, mediante pagamento mensal, eles seriam defendidos em uma ação por "erro médico", e até o valor da indenização poderia ser arcado pela seguradora. O seu custo proibitivo, associado à baixa remuneração dos profissionais, e o verdadeiro caráter nacional de passividade da população em lutas reivindicatórias têm adiado sua implantação no nosso meio, mas as associações de defesa do consumidor estão cada vez mais ativas, e surtos mal controlados nacionalmente, como o recente e prolongado episódio das infecções por micobactérias, colocam as instituições e profissionais de saúde na berlinda, tornando-os, cada vez mais, alvos de processos jurídicos.

Os prestadores de serviço podem, evidentemente, repassar indiretamente os seus custos com o controle de infecção para os preços, quando estes são arcados por operadores ou pacientes, os quais, ao procurarem qualidade, acabam pagando por isso. Esses gastos são diluídos nas várias despesas hospitalares. É evidente que o SCIH/CCIH deve racionalizar suas atividades para ter maior eficiência em seus propósitos.

Ao Estado compete a definição das diretrizes para o controle de infecção, por meio da edição de legislação própria e elaboração de estratégias para sua implantação, assegurando eficácia nas ações fiscalizatórias, cumprindo seu papel de gerenciar as ações de prevenção da saúde coletiva. Não devem ser esquecidos os recursos para a qualificação de profissionais para exercer atividades no controle de infecções, pois, apesar do interesse crescente destes, poucos cursos incluem essa matéria no seu currículo de graduação.

Custos indiretos

Estes são os mais imprevisíveis e mais difíceis de serem avaliados. Em um processo jurídico, o prestador de serviço julgado como culpado por um caso de infecção hospitalar civilmente pode ser obrigado a indenizar a família do paciente com um valor mensal equivalente à sua renda, fora eventuais danos morais. Pelo Código Penal, esse mesmo prestador pode sofrer reclusão na liberdade por um período de até 20 anos. A instituição pode perder seu alvará de funcionamento e seu credenciamento para alguns operadores, afetando diretamente sua clientela, lucratividade e até sua própria viabilidade. Os profissionais estão sujeitos às sanções dos seus códigos de ética e seus órgãos de classe, além de compartilharem os processos cíveis e penais.

Os sistemas de seguro-saúde, que não prestam diretamente assistência médica, apenas a financiam, vendem seu produto a partir da imagem pública dos serviços conveniados, criando uma parceria quase indissolúvel para o cliente. A tendência é credenciar bons hospitais, adequados ao custo de seu plano de saúde, e investir com critério para tornar o seu produto competitivo para a população em termos de valor pago × serviços oferecidos.

A dor e o sofrimento causados a um paciente e seus familiares por uma infecção hospitalar são incomensuráveis. O paciente que fica hospitalizado além do esperado e que não pode reassumir suas atividades profissionais perde em qualidade de vida. Como contabilizar uma morte prematura? Qual o custo social do falecimento do ex-presidente Tancredo Neves? As infecções hospitalares repercutem em um menor aproveitamento dos leitos hospitalares, pois aumentam o período de internação do paciente, diminuindo a rotatividade dos leitos, agravando sua demanda reprimida no país, evidentemente afetando a eficiência do sistema de saúde. O prolongamento de cuidados assistenciais na assistência domiciliar afeta toda a dinâmica familiar, além de levar a um provável risco de disseminação de germes hospitalares para a comunidade.

Como foi visto, o custo das infecções hospitalares transcende uma avaliação simplista do que é gasto no tratamento desta complicação. O investimento em ações de controle se impõe por motivos legais, morais, filosóficos (hospitais são instituições de saúde), éticos, econômicos e sociais.

O artigo intitulado "Método para avaliação do impacto econômico das infecções hospitalares e de seu controle", uma publicação da Sociedade de Epidemiologia de Serviços de Saúde dos EUA (SHEA), em 2001 (Saint et al., 2001) (esse texto está resumido em português no site www.ccih.med.br), colocou as seguintes metas fundamentais do controle de infecção e da epidemiologia hospitalar: proteger os pacientes; proteger outros ocupantes dos serviços de saúde; e, quando possível, fazer um gerenciamento custo-efetivo das ações. Segundo os autores, naquele país, houve um aumento acentuado dos custos com saúde nos últimos 35 anos (texto escrito em 2001), provocando nas últimas duas décadas o desenvolvimento do gerenciamento dos cuidados assistenciais, primariamente como um método para controle de custos. Isso vem causando frustração em muitos aspectos para pacientes, profissionais e gestores da saúde, mas a captação prospectiva de recursos (sistemas de pacotes por procedimentos) tem sido um grande incentivo para os hospitais aplicarem princípios custo-efetivos do controle de infecção.

Segundo Haley afirmou em 1987, "95% dos custos obtidos da prevenção do controle de infecção representam ganho financeiro para o hospital". Assim, justifica-se que o foco em custos e em considerações econômicas apresenta oportunidade para os controladores de infecção. Logo, é essencial que esses profissionais compreendam a linguagem da gestão dos serviços de saúde e, nesse aspecto, a análise de custo-efetividade deve subsidiar decisões. Isso é importante porque os recursos são escassos, escolhas devem ser feitas e a eficácia e a eficiência têm de ser avaliadas nas decisões.

Tradicionalmente, a avaliação de novas intervenções inclui: segurança (se os efeitos adversos são aceitáveis), eficácia (pode ser feito) e efetividade (resultado). Entretanto, segundo os autores, por motivos econômicos, não podemos aplicar todos os recursos disponíveis em cada paciente. Assim, o conceito de eficiência, baseado em aspectos econômicos, deve ser considerado para decisões sobre novas intervenções. A análise da eficiência de uma conduta auxilia na resposta se o seu custo adicional agrega benefício. Existem várias abordagens econômicas que podem ser empregadas, destacando-se redução do custo, custo-efetividade, custo-utilidade e custo-benefício.

De acordo com os autores, a avaliação econômica das intervenções em saúde depende de fortes evidências quanto à efetividade dos benefícios e dos riscos. Nesse aspecto, os ensaios clínicos multicêntricos, rigorosamente desenhados, são considerados o padrão-ouro. Porém, algumas avaliações econômicas necessitam de estudos de metanálise para calcular o efeito da intervenção. A metanálise é uma abordagem quantitativa que combina sistematicamente resultados de pesquisas prévias com o objetivo de chegar a novas conclusões. Para isso, são realizados cálculos estatísticos a partir do resultado dos estudos primários. Geralmente, esses estudos trazem em seu resumo a probabilidade do sucesso do tratamento em uma análise de custo-efetividade. Infelizmente, existem poucos exemplos de estudos de metanálise com avaliação de custo-efetividade para as intervenções de prevenção das infecções hospitalares.

Haley *et al.* (1985) concluem o artigo enfatizando a importância da análise econômica para a assistência à saúde e particularmente para o controle de infecção. Citam Wenzel: "o futuro dos programas de controle de infecção dependerá da inovação e criatividade constante daqueles que atuam na área (...) nós acreditamos na relação entre aqueles que estudam economia da saúde e as pesquisas em serviços de saúde". Finalizando, os autores afirmam: "a avaliação econômica e as pesquisas em serviços de saúde continuam a ter um papel crescente na assistência e será vital para os controladores de infecção realizar parcerias com profissionais de diversas áreas para fornecer informações aos gestores, apoiando as melhores escolhas. Nós e nossos pacientes dependemos disso."

Outra publicação sobre os custos do controle de infecção é da Organização Pan-Americana de Saúde (OPAS, 2003). Esse documento envolveu nove países da América Latina, que estudaram os custos das infecções mais frequentes em suas realidades. O anexo 1 da publicação citada contém o protocolo que foi utilizado para conduzir esses estudos. São estudos comparativos, entre pacientes com e sem infecção hospitalar, definir os indicadores de acordo com a classificação dos custos em diretos e indiretos. Todos os estudos devem produzir indicador econômico padronizado na moeda local e internacional.

Organização e programa do controle das infecções hospitalares

De acordo com a legislação brasileira (Ministério da Saúde, 1998), o Programa de Controle de Infecção Hospitalar (PCIH) é "um conjunto de ações desenvolvidas, deliberada e sistematicamente, com vistas à redução máxima possível da incidência e da gravidade das infecções hospitalares". Alguns termos dessa definição exigem uma especial reflexão, que pode ser feita a partir de definições estabelecidas no dicionário Aurélio (Ferreira, 1988). "Conjunto de ações" implica pluralidade de atividades; "deliberada e sistematicamente" relaciona-se

com a existência de uma metodologia voltada para a ação; "redução máxima possível" traz o conceito de aplicar o que é comprovadamente mais eficiente, e que, apesar dos esforços, é impossível eliminar o problema; "a incidência e gravidade" relaciona-se à ocorrência e às repercussões para a saúde individual e coletiva, pressupondo orientações para o uso adequado dos antibióticos. Segundo as definições referidas, esse programa deve ser entendido como uma série de ações conjugadas, praticadas intencionalmente, de modo a prevenir, dentro do conhecimento científico, a ocorrência de infecções hospitalares. Além da prevenção, o programa enfatiza a redução máxima possível da gravidade, que é determinada principalmente pela letalidade desses episódios. Ora, para minimizar sua gravidade, ou seja, a probabilidade de morte dos pacientes com infecção, deve-se interagir com a prescrição de antimicrobianos.

A pergunta que fazemos é: como implantar e implementar esse programa de modo a garantir a efetividade de suas ações? Devido à magnitude e à complexidade das infecções hospitalares, seu controle deve se estabelecer contínua e ativamente. Para isso, os profissionais que assumirem esse desafio devem se dedicar exclusivamente ao controle de infecções, ou, dependendo da complexidade do hospital, pelo menos parte de sua jornada de trabalho, desde que ininterruptamente (Haley, 1986).

A riqueza do controle de infecções hospitalares vem de sua abordagem multiprofissional, consequência das múltiplas facetas que envolvem a complexa interação do homem com os microrganismos. Nenhuma profissão ou mesmo especialidade detém o monopólio do saber na área. Interagem formuladores de políticas de saúde, administradores, infectologistas, microbiologistas, clínicos, cirurgiões, epidemiologistas, sanitaristas, enfermeiros de várias especialidades, farmacêuticos, biomédicos, fisioterapeutas, nutricionistas, advogados, engenheiros, arquitetos, entre outros, cada qual contribuindo, dando sua visão "especializada" do problema. Entendemos o controle de infecção hospitalar como um complexo problema de saúde pública, que foge da órbita restrita de uma única profissão ou especialidade.

A abordagem inicial desse tema no Brasil demonstrou isso com bons resultados em várias instituições, independentemente da formação básica dos profissionais que dirigiam seus programas de controle. As discussões multiprofissionais nos centros de treinamento credenciados pelo Ministério da Saúde muito contribuíram para enriquecer nossa visão e difundir o controle de infecções nos principais hospitais brasileiros, pois se preocupavam essencialmente com a formação de recursos humanos e o aprimoramento de abordagem científica e crítica em relação às práticas de saúde habituais em uma instituição de saúde. Foi criado assim um grupo informal que apoiava o trabalho da Divisão de Controle de Infecções Hospitalares do Ministério da Saúde, realizando treinamento em massa de recursos humanos, editando manuais e elaborando portarias orientadoras (Farias, 1991). Das discussões realizadas nos encontros anuais dessas instituições, surgiram as bases para a elaboração de regulamentações do Ministério da Saúde que recomendam a busca ativa de casos realizada pelo Serviço de Controle de Infecção Hospitalar (SCIH).

Na prática, as instituições que se preocupam com a problemática das infecções hospitalares estabelecem suas políticas de controle independentemente das obrigações legais. Uns poucos hospitais já tinham suas comissões internas antes da existência de portaria recomendando sua implantação. Anteriormente à Portaria 930, vinha crescendo entre os hospitais a metodologia ativa de vigilância das infecções hospitalares realizada por uma equipe específica, indepen-

Estrutura organizacional do controle de infecção

dentemente do que preconizava a legislação, a Portaria MS 196/83 (Ministério da Saúde, 1983). Tudo isso demonstra que, se o controle de infecção orientar-se pelos seus reflexos na qualidade do atendimento prestado, ele consegue se impor independentemente da legislação existente. Por outro lado, se a prioridade está em cumprir normas legais, fica difícil a manutenção de uma equipe própria no SCIH, apesar da obrigatoriedade da CCIH e do PCIH.

Estrutura organizacional do controle de infecção

Para a adequada execução do PCIH, os hospitais deverão constituir Comissão de Controle de Infecção Hospitalar (CCIH), órgão de assessoria à autoridade máxima da instituição e de execução das ações de controle de infecção hospitalar. Os membros da CCIH serão de dois tipos: consultores e executores. Os membros executores da CCIH representam o Serviço de Controle de Infecção Hospitalar (SCIH) e, portanto, são encarregados da execução programada de controle de infecção hospitalar.

Compete à CCIH:

- Elaborar, implementar, manter e avaliar programa de controle de infecção hospitalar adequado às características e necessidades da instituição, contemplando, no mínimo, ações relativas a:
  - ○ Implantação de um Sistema de Vigilância Epidemiológica das Infecções Hospitalares, de acordo com o Anexo III da Portaria
  - ○ Adequação, implementação e supervisão das normas e rotinas técnico-operacionais, visando à prevenção e ao controle das infecções hospitalares
  - ○ Capacitação do quadro de funcionários e profissionais da instituição, no que diz respeito à prevenção e ao controle das infecções hospitalares
  - ○ Uso racional de antimicrobianos, germicidas e materiais médico-hospitalares
- Avaliar, periódica e sistematicamente, as informações providas pelo Sistema de Vigilância Epidemiológica das infecções hospitalares e aprovar as medidas de controle propostas pelos membros executores da CCIH
- Realizar investigação epidemiológica de casos e surtos, sempre que indicado, e implantar medidas imediatas de controle
- Elaborar e divulgar relatórios, regularmente, e comunicar, periodicamente, à autoridade máxima da instituição e às chefias de todos os setores do hospital a situação do controle das infecções hospitalares, promovendo seu amplo debate na comunidade hospitalar
- Elaborar, implantar e supervisionar a aplicação de normas e rotinas técnico-operacionais, visando limitar a disseminação de agentes presentes nas infecções em curso no hospital, por meio de medidas de precaução e de isolamento
- Adequar, implementar e supervisionar a aplicação de normas e rotinas técnico-operacionais, visando à prevenção e ao tratamento das infecções hospitalares
- Definir, em cooperação com a Comissão de Farmácia e Terapêutica, política de utilização de antimicrobianos, germicidas e materiais médico-hospitalares para a instituição
- Cooperar com o setor de treinamento ou responsabilizar-se pelo treinamento, com vistas a obter capacitação adequada do quadro de funcionários e profissionais, no que diz respeito ao controle das infecções hospitalares
- Elaborar regimento interno para a Comissão de Controle de Infecção Hospitalar

- Cooperar com a ação do órgão de gestão do SUS, bem como fornecer, prontamente, as informações epidemiológicas solicitadas pelas autoridades competentes
- Notificar, na ausência de um núcleo de epidemiologia, ao organismo de gestão do SUS os casos diagnosticados ou suspeitos de outras doenças sob vigilância epidemiológica (notificação compulsória), atendidos em qualquer dos serviços ou unidades do hospital, e atuar cooperativamente com os serviços de saúde coletiva
- Notificar ao Serviço de Vigilância Epidemiológica e Sanitária do organismo de gestão do SUS os casos e surtos diagnosticados ou suspeitos de infecção associados à utilização de insumos e/ou produtos industrializados.

Caberá à autoridade máxima da instituição:

- Constituir formalmente a CCIH
- Nomear os componentes da CCIH por meio de ato próprio
- Propiciar a infraestrutura necessária à correta operacionalização da CCIH
- Aprovar e fazer respeitar o regimento interno da CCIH
- Garantir a participação do presidente da CCIH nos órgãos colegiados deliberativos e formuladores de política da instituição, como, por exemplo, os conselhos técnicos, independentemente da natureza da entidade mantenedora da instituição de saúde
- Garantir o cumprimento das recomendações formuladas pela Coordenação Municipal, Estadual/Distrital de Controle de Infecção Hospitalar
- Informar o órgão oficial municipal ou estadual quanto à composição da CCIH e às alterações que venham a ocorrer
- Fomentar a educação e o treinamento de todo o pessoal hospitalar.

Em resumo, a CCIH representa, através de seus membros, fortalecimento e apoio ao trabalho que o SCIH realiza continuamente. É um instrumento de integração do controle de infecção com os setores do hospital e a administração. Deve validar e divulgar suas deliberações, contribuindo, devido à diversidade de formação de seus integrantes, com a elaboração dos princípios gerais de atuação, adaptados à realidade de cada instituição. Um aspecto importante para que o controle das infecções hospitalares se torne efetivo é a existência de um trabalho de equipe, representando os diversos setores dentro da dinâmica hospitalar. A existência de uma CCIH favorece esse trabalho, tendo como função aglutinar interesses e esforços para atingir os propósitos estabelecidos, através de prioridades definidas pela própria comissão.

A CCIH deve ser nomeada pela direção do hospital, que, dessa maneira, estará formalizando e validando a existência da comissão. Deve ser composta por representantes dos serviços que direta e indiretamente prestam cuidados aos pacientes. São recomendados como membros da CCIH: serviços médico, de enfermagem, de farmácia, laboratório de microbiologia e administração. Além deles, podemos citar como de importância os serviços de nutrição e dietética, lavanderia, higiene, diagnóstico e imagem, manutenção, recursos humanos, entre outros. A composição da CCIH deve ser feita, portanto, de acordo com a estrutura do hospital, considerando seu porte, especialidades médicas e o quadro de pessoal, incluindo os serviços terceirizados. O seu presidente deve ter assento nos órgãos deliberativos da instituição, assegurando representatividade nos órgãos decisórios, procurando mudar uma característica de muitas comissões existentes: bem-intencionadas, mas distantes das decisões; consequentemente, reclamando muito, mas fazendo pouco. A maioria dos hospitais nomeia seu diretor clínico ou superintendente para exercer essa função.

A CCIH pode ser ampla, com a participação de muitos setores do hospital, como também pode ser restrita a profissionais que estão mais diretamente ligados aos pacientes. As vantagens de uma comissão ampla é tornar-se mais representativa e, com isso, as decisões, a divulgação e implantação das propostas e das medidas são, em geral, mais fáceis. As desvantagens estão geralmente relacionadas com a sua operacionalização, podendo ser uma tarefa complicada reunir todos os membros, e, em alguns locais, parece que é necessário "parar o hospital" para haver reuniões da CCIH. Também corre-se o risco de não haver interesse de todos os membros, quando o assunto é específico, desmotivando a participação no grupo (Haley, 1992). Uma alternativa é ter uma comissão menor e, adicionalmente, realizar reuniões setoriais periódicas em que se devem dar, em linhas gerais, as informações do controle das infecções e abordar os assuntos diretamente ligados aos setores envolvidos (Scholtes, 1992).

Outra consideração importante a fazer é sobre as reuniões, que custam caro para a instituição e para os seus membros e, se não forem bem organizadas e dirigidas, podem levar a verdadeira perda de tempo e frustração. Alguns cuidados são básicos: agendar reuniões com antecedência, geralmente não superior a 15 dias, caso contrário os convocados esquecerão dela. Se existe um calendário preestabelecido, é melhor "lembrar" os membros, quando estiver próximo do dia. Procurar marcar em horário e local acessível. A reunião deve ter horário para começar e terminar, pauta com os assuntos previamente definidos e um coordenador. Para toda reunião, é importante fazer uma ata, que deve ser lida ao início e conter data, membros que participaram e ausências justificadas, assuntos abordados, conclusões e tarefas, e validá-la, solicitando aprovação e ciência dos participantes (Scholtes, 1992).

▌ Principais atividades do controle de infecção

São prerrogativas básicas para que o SCIH possa atuar: ter livre acesso aos setores do hospital e prontuários; ter contato com o paciente e seu médico quando necessário; solicitar exames complementares que não tenham sido pedidos, a fim de esclarecimento do diagnóstico e da cadeia epidemiológica de infecção hospitalar, após comunicação com o médico responsável pelo paciente. Outros exames especializados também podem ser solicitados para detectar disseminadores, avaliar procedimentos, produtos e artigos.

Programa de Controle de Infecção Hospitalar

O Programa de Controle de Infecção Hospitalar (PCIH) deve ser elaborado e executado pelo grupo executivo da CCIH e submetido a avaliação e aprovação da comissão e da diretoria do Hospital. Sua equipe deve manter-se atualizada técnica e cientificamente sobre o controle de infecção, adequando seu trabalho às normas éticas e legais vigentes. Deve também avaliar as necessidades da equipe multiprofissional, por meio da interpretação de dados epidemiológicos obtidos, observação da execução das atividades prestadas direta ou indiretamente aos pacientes, além de atender às solicitações dos profissionais que atuam na instituição. O controle de infecção é sua meta máxima, e a equipe hospitalar, sua principal clientela (The Quality Indicator Study Group, 1996). Suas metas a curto prazo devem fazer parte do PCIH, obrigação legal, que deve ser elaborado, de preferência, anualmente, para ser discutido e aprovado pela CCIH. Para tanto, deve fornecer subsídios para essas tarefas e, após sua aprovação, executá-lo e submetê-lo periodicamente à avaliação da CCIH quanto ao cumprimento de seus principais objetivos, revisando continuamente sua estratégia.

Vigilância epidemiológica e determinação dos limites endêmicos

A vigilância epidemiológica deve ser entendida como a obtenção de informação para a ação (Fischmann, 1994). Inicialmente, devem ser definidos os parâmetros a serem avaliados epidemiologicamente no estudo das infecções hospitalares e de seus fatores de risco. Adicionalmente, devemos calcular esses indicadores por clínica/serviço e dados sobre a flora hospitalar, incluindo agentes isolados e sua suscetibilidade aos antimicrobianos. Sempre que possível, as infecções hospitalares devem ser relacionadas com fatores predisponentes para orientação das medidas de controle.

Na estruturação do sistema de vigilância, é muito importante que se avalie previamente a capacidade de fornecimento de informações da equipe de atendimento, registros médicos hospitalares e o sistema de informática implantado. Essa atividade deve ser realizada preferentemente em todos os pacientes internados, valorizando o contato direto com a equipe de atendimento e informações originadas da observação direta do paciente, análise de prontuário e resultados de exames laboratoriais e de diagnóstico por imagem. Essa pesquisa deve ser feita contínua e sistematicamente, e do modo mais abrangente possível, através do método de busca ativa de casos de infecção hospitalar (Perl, 1993).

As pistas para investigação de episódios são de grande utilidade para diagnosticar as infecções, pois complementam o trabalho e o tornam mais dinâmico, otimizando o tempo despendido para as ações de vigilância. As solicitações dos exames microbiológicos, bem como seus resultados, os laudos de exames de diagnóstico e imagem, as solicitações de liberação de antimicrobianos restritos, podem ser enviadas diariamente para o SCIH, onde essas informações seguem um fluxo que possibilita verificar se o paciente está sendo acompanhado pela vigilância, atualizar seus dados e confirmar casos de infecção hospitalar.

Outro aspecto que vale colocar aqui é a importância do contato diário com o laboratório, para que agentes que raramente ou nunca foram isolados no hospital sejam notificados prontamente ao SCIH, para serem imediatamente investigados, pois podem ser indícios da introdução de nova fonte de contaminação. Além disso, pacientes com germes multirresistentes necessitam de medidas especiais no seu atendimento, portanto, o laboratório de microbiologia deve comunicar imediatamente o SCIH, após a sua identificação (Pfaller, 1993). Pode também ser dada orientação quanto ao antibiótico prescrito, caso seja necessária adequação ao perfil de sensibilidade.

No prontuário, as prescrições e evoluções médica e de enfermagem fornecem informações sobre diagnóstico de entrada e/ou posterior mudança, procedimentos invasivos como cirurgia, cateteres vasculares, sondas, drenos, intubação, traqueostomia, procedimentos endoscópicos, febre, introdução, associação ou alteração de antimicrobianos na prescrição e outras terapêuticas pertinentes. São também informações importantes: data da internação, reinternação, transferência de outro serviço externo ao hospital e procedimentos invasivos lá realizados, transferência interna ao hospital, outras informações do tipo ficha de cirurgia, encaminhamentos, pedidos de interconsultas, relatório médico, resumo de alta. Ao anotar os dados de interesse do controle de infecção durante a vigilância, deve-se tomar cuidado para não esquecer datas de início e término das informações citadas anteriormente, a fim de relacionar e estudar os fatores de risco de infecção hospitalar. Além disso, o contato com a equipe de atendimento é bastante rico para completar essas informações.

Um passo fundamental para o levantamento epidemiológico é a uniformidade metodológica, que principia por uma definição precisa do objeto em estudo. Uma uniformização de critérios permite comparabilidade de dados e condutas, favorecendo o intercâmbio de informações. Os critérios diagnósticos de infecção hospitalar aceitos internacionalmente são os elaborados pelo CDC (Centers for Diseases Control, 1984) de Atlanta, em que se baseia a legislação brasileira (Garner *et al.*, 1988). Deve-se ressaltar que as definições são propostas sob o ponto de vista epidemiológico, que centraliza seus interesses em populações, podendo às vezes divergir do diagnóstico clínico do caso individual. Os casos de infecção hospitalar e seus fatores de risco devem ser notificados em ficha própria para serem consolidados mensalmente, com o objetivo de estabelecer o comportamento histórico e os limites endêmicos dos parâmetros avaliados no controle de infecção. A consolidação mensal deve ser realizada em relatório específico, interpretando seus principais achados através de gráficos, tabelas e comentários adicionais (Lee e Baker, 1996). O comportamento epidemiológico é determinado pelo cálculo de suas tendência e índices endêmicos, considerando como limite o intervalo determinado por 95% das observações esperadas (Ministério da Saúde, 1985).

Investigação epidemiológica

A investigação epidemiológica deve ser acionada imediatamente todas as vezes que for identificado um surto ou outro agravo inusitado. Em uma primeira etapa, essa alteração deve ser confirmada e o problema a ser investigado deve ser definido, na medida do possível, em termos clínicos, laboratoriais e microbiológicos. A sua distribuição deve ser determinada por parâmetros de tempo, lugar e fatores predisponentes. Deve-se realizar um estudo bibliográfico, incluindo a pesquisa de surtos semelhantes e dados microbiológicos sobre os agentes envolvidos. É muito importante estimular a participação da equipe multiprofissional de atendimento aos pacientes envolvidos, através da discussão do problema em estudo e na avaliação dos cuidados prestados.

Devem-se formular hipóteses sobre a cadeia epidemiológica envolvida, destacando-se a fonte ou reservatório do microrganismo, o meio de transmissão e a suscetibilidade dos pacientes atingidos. Essa hipótese pode ser testada por exames microbiológicos e indicadores epidemiológicos de correlação, como o teste do qui-quadrado e cálculos do risco relativo. As medidas de controle devem ser formuladas a partir da confirmação da hipótese ou de problemas detectados durante a investigação do surto, e sua eficácia deve ser avaliada por indicadores epidemiológicos. Sempre devem ser elaborados relatórios específicos descrevendo o surto, sua cadeia epidemiológica, as medidas de controle propostas e executadas, seus resultados e recomendações (Checko, 1996).

Vigilância sanitária/visitas técnicas

A vigilância sanitária é uma atividade que acompanha os bastidores do hospital, avaliando todas as ações desenvolvidas sob o ponto de vista do controle de infecção. Realiza uma abordagem proativa, pois detecta e corrige problemas antes mesmo que eles repercutam nos indicadores epidemiológicos. Observa os cuidados prestados direta ou indiretamente aos pacientes, identificando problemas em relação à estrutura física, aos insumos, aos equipamentos ou aos próprios procedimentos. Revisa rotinas e técnicas a partir de sua atualização científica e legal. Pela verificação, avaliação e orientação, define prioridades visando ao aprimoramento da qualidade assistencial.

Implantação de medidas de proteção anti-infecciosa

O controle de infecção deve estabelecer critérios para seleção e utilização dos métodos de proteção anti-infecciosa (limpeza, sanitização, desinfecção, esterilização e antissepsia) em áreas, artigos, pacientes e equipe de saúde. O processo aplicado deve estar de acordo com o risco de transmissão de infecção, que é classificado em crítico, semicrítico e não crítico. É importante que a instituição estabeleça uma política de germicidas, uma vez que os produtos são elaborados a partir de formulações químicas, que geralmente apresentam grau de toxicidade variado, espectros de ação específicos, indicação, riscos ocupacionais, reações com diferentes artigos, diluição/ativação, conservação, validade e outros aspectos que devem ser considerados antes de sua aquisição (Rutala, 1996). Os produtos adquiridos devem estar de acordo com as especificações oficiais, como registro no Ministério da Saúde, testes de irritabilidade e de espectro de ação; rótulo contendo: princípio ativo, data de fabricação, validade, preparo, precauções para manipulação, indicação/contraindicação e o próprio registro.

Outra medida importante para evitar a disseminação de microrganismos no hospital é o isolamento de pacientes com algumas patologias transmissíveis e a instituição das precauções padrão (Garner, 1996). Os controladores de infecção devem estar atualizados técnico-cientificamente em doenças infectocontagiosas e suas formas de transmissão para elaboração de medidas de isolamento e precauções padrão, e colaborar com a difusão dessas informações, elaborando um manual específico e supervisionando a sua aplicação. Deve colaborar com a detecção de casos suspeitos de doenças transmissíveis, durante as ações de vigilância epidemiológica das IH, indicando e suspendendo os isolamentos, resolvendo dúvidas do corpo clínico, enfermagem e outros serviços.

Política de prescrição de antimicrobianos

Atendendo às recomendações da Portaria MS 54/96 (Ministério da Saúde, 1996), todo hospital deve instituir um comitê visando à racionalização da prescrição de antimicrobianos correlacionados com o perfil de sensibilidade das cepas isoladas em casos de infecção hospitalar. Para isso, devem ser estudados e divulgados o padrão microbiológico das infecções hospitalares e o perfil de sensibilidade dos microrganismos isolados. Em conjunto com a farmácia, deve ser estudado o perfil de consumo de antimicrobianos e suas repercussões na microecologia hospitalar, consolidando informações obtidas na vigilância epidemiológica e os dados fornecidos pelos Serviços de Farmácia e Microbiologia Clínica. É fundamental definir em conjunto com a Comissão de Padronização de Medicamentos, com o aval da Direção e Comissão de Ética Médica, uma política de racionalização do consumo de antimicrobianos e avaliar seus resultados.

Saúde ocupacional

A partir da atualização técnico-científica em controle de riscos biológicos no ambiente hospitalar, o controle de infecção deve propor e colaborar com o Serviço Especializado em Engenharia de Segurança e Medicina do Trabalho (SESMT) e a Comissão Interna de Prevenção de Acidentes (CIPA) na elaboração de medidas de prevenção e transmissão de infecções entre pacientes e a equipe de saúde, com ênfase especial na análise e prevenção da ocorrência de acidentes com perfurocortantes, colaborando na elaboração de protocolos. Deve também colaborar na determinação das funções que estão sob risco aumentado de determinados agentes biológicos, para elaboração de campanhas profiláticas e medidas de controle específicas, incluindo imunização. Outra interação com a saúde ocupacional é a determinação do período de afastamento de funcionários com doenças transmissíveis suspeitas ou diagnosticadas pelo médico e intercambiar informações com o departamento médico sobre a ocorrência de infecções em profissionais no hospital (Sherertz *et al.*, 1993). A resolução conjunta NR 32, abordada posteriormente neste capítulo, trará informações adicionais sobre essa atividade.

Aprimoramento de recursos humanos

O controle de infecção é o responsável pela atualização científica dos profissionais de saúde no que se refere ao tema, repassando as informações para a equipe de saúde. É necessário levantamento bibliográfico sobre infecção hospitalar, legislações relacionadas e/ou de interesse e organizar um acervo para consultas da equipe e de toda a comunidade hospitalar. Pode levantar prioridades educativas a partir das ações de vigilância e cooperar com o setor de desenvolvimento e treinamento de recursos humanos na identificação das necessidades de treinamento, auxiliar na elaboração e execução desses projetos, atendendo também às solicitações da educação continuada, da administração e demais departamentos do hospital, fornecendo pareceres, subsídios técnicos, legais e éticos, auxiliando-os na tomada de decisões em assuntos relacionados com o controle das infecções hospitalares. Deve colaborar com a elaboração e revisão de manuais do hospital, no que estiver relacionado com as IH, seus fatores de risco e as medidas de controle (Hoffmann e Clontz, 1996).

Particularmente, deve difundir e supervisionar entre os profissionais de saúde o método de higiene das mãos, medida fundamental para o controle de infecção, mas frequentemente negligenciada, avaliando a execução pela equipe hospitalar das normas que visam limitar a disseminação de agentes infecciosos, estudando epidemiologicamente a ocorrência de transmissão cruzada de IH nas várias unidades hospitalares. Deve elaborar orientações sobre as várias técnicas de higiene das mãos e suas aplicações e cooperar com treinamento de recursos humanos, para difundir na equipe de saúde a importância e a execução correta dessa técnica. É importante verificar as condições facilitadoras para tal procedimento nas várias atividades executadas pela equipe de saúde, entendendo-se: pia, saboneteira adequada e toalheiro, além de elaborar, implementar e supervisionar a utilização de recursos alternativos à lavagem das mãos, como, por exemplo, álcool gel. Finalmente, deve supervisionar a aderência da equipe de saúde à higiene das mãos, observando, durante as atividades de vigilância, a aderência da equipe de saúde às recomendações, incluindo sua realização e técnica. Caso necessário, pode elaborar periodicamente campanhas educativas específicas para reforçar a necessidade de higiene das mãos.

Aprimoramento da qualidade

A abordagem da qualidade está presente no controle de infecção hospitalar desde os trabalhos pioneiros de Semmelweis, em 1847. A equipe do controle de infecção deve participar dos esforços institucionais para o aprimoramento contínuo da qualidade, intercambiando indicadores epidemiológicos, que fornecem parâmetros de avaliação e aprimoramento contínuo da qualidade, além da metodologia de análise de dados e de implementação de medidas corretivas, colaborando com as ações educativas e avaliação de resultados (The Quality Indicator Study Group, 1996).

O controle de infecção tem clientes externos e internos. Aos pacientes, deve fornecer subsídios, além de colaborar com a elaboração de material explicativo aos usuários do hospital sobre o risco de infecção hospitalar e os esforços desenvolvidos para o seu controle. Ao corpo clínico, deve divulgar informações sobre as IH e seu controle, além das principais referências bibliográficas sobre os avanços no tema, a fim de se obterem aprimoramento contínuo e maior integração. A divulgação direcionada de dados sobre a ocorrência de infecção hospitalar é um importante instrumento de aprimoramento profissional, com resultados comprovados na qualidade do atendimento (Conti e Jacobson, 1996).

Cumprimento de normas éticas e legais

A equipe de controle de infecção deve conhecer e divulgar as normas éticas e legais vigentes relacionadas com o controle da IH, estudando as suas implicações nos cuidados prestados aos pacientes, ouvindo o departamento jurídico e a Comissão de Ética, quando necessário. Deve também cooperar com as ações de fiscalização de órgãos oficiais, bem como fornecer prontamente as informações epidemiológicas solicitadas pelas autoridades sanitárias competentes, integrando-se com os demais setores do hospital para coordenar o atendimento às solicitações. É de sua responsabilidade a notificação ao Organismo da Gestão Estadual ou Municipal do SUS dos casos diagnosticados ou suspeitos de doenças sob vigilância epidemiológica, atendidos em quaisquer dos serviços ou unidades do hospital, e atuar cooperativamente com os serviços de saúde coletiva. Por isso, necessita conhecer e divulgar a relação das doenças sob vigilância epidemiológica, inclusive aquelas que requeiram notificação imediata, ou seja: os casos suspeitos de cólera, dengue, difteria, febre amarela, febre tifoide, leptospirose, meningite bacteriana, meningococcemia e poliomielite. Deve notificar à Vigilância Sanitária casos e surtos diagnosticados ou suspeitos de infecções ou outras contaminações associadas à utilização de insumos e produtos industrializados.

Como podemos observar, um programa de controle de infecção hospitalar efetivo, ou seja, quando sua existência não cumpre apenas formalidades, vai além da proposta de manter a níveis aceitáveis as infecções daquela instituição. Torna-se, com certeza, uma das bases estruturais para um atendimento de excelência, dando credibilidade ao hospital e aos profissionais que lá atuam e, o que é mais importante, segurança aos seus pacientes.

Apoio administrativo

O controle de infecção deve estar inserido na estrutura administrativa do hospital, fornecendo dados para suas decisões, no que se refere às infecções hospitalares. Para tanto, deve contribuir para a avaliação do impacto econômico das IH e da relação custo/benefício das ações de controle executadas, fornecendo subsídios para orientar investimentos em biotecnologia ligados ao controle de infecção. A sua participação nas Comissões de Farmácia e Terapêutica e na Comissão de Padronização de Materiais e Insumos são exemplos concretos de apoio administrativo.

Gerência de risco sanitário hospitalar

Diante dos avanços tecnológicos na área da saúde, a incorporação crescente e rápida de tecnologia diagnóstica e terapêutica por parte dos hospitais exige cada vez mais a utilização de produtos de saúde. Tornou-se imperativo estabelecer uma política de controle e monitoramento desses produtos, visando garantir qualidade e segurança para os clientes, e também viabilidade econômica e competitividade para o hospital. Isso implica a necessidade de se conhecer o que está ocorrendo a partir da notificação dos eventos, o seu monitoramento, análise e investigação, para subsidiar as ações de vigilância sanitária. A partir das informações obtidas, podem-se tomar medidas adequadas de controle, inclusive propor novas legislações sanitárias com ênfase nos produtos para a saúde e atualizar a legislação existente, ou mesmo ações com a retirada definitiva de produtos do mercado, seja quando da renovação do registro ou, dependendo da gravidade do evento ou da situação, a qualquer momento.

A compreensão da magnitude dessa questão vem demonstrando a necessidade de fortalecer a vigilância pós-comercialização (pós-mercado ou pós-registro) e pós-uso como vigilância de eventos adversos (EA, definidos como quaisquer efeitos não desejados, em humanos, decorrentes do uso de produtos sob vigilância sanitária) e de queixas técnicas (QT, definidas como quaisquer notificações de suspeita de alteração/irregularidade de um produto/empresa relacionadas com aspectos técnicos ou legais, e que poderão ou não causar dano à saúde individual e coletiva) de produtos sob vigilância sanitária. Entende-se por "produtos sob vigilância sanitária" todos os produtos passíveis de registro, notificação ou controle pelos órgãos de vigilância sanitária federal, estaduais, municipais e do Distrito Federal, tais como os medicamentos, dentre eles as vacinas e os hemoderivados, os produtos para a saúde, os produtos de origem biológica, como os hemocomponentes, outros tecidos, células e órgãos, os saneantes, os cosméticos, os alimentos e os agrotóxicos.

Três áreas agrupam os produtos de saúde:

- A *tecnovigilância*, que envolve equipamentos, materiais, artigos médico-hospitalares, implantes e produtos para diagnóstico de uso *in vitro*. É o sistema de vigilância de eventos adversos e queixas técnicas de produtos para a saúde na fase de pós-comercialização, com vistas a recomendar a adoção de medidas que garantam a proteção e a promoção da saúde da população
- A *farmacovigilância*, responsável por planejar, coordenar e supervisionar o processo de formulação e desenvolvimento das normas técnicas operacionais e das diretrizes sobre uso seguro e vigilância de medicamentos. A esta área, estão ligados os medicamentos e saneantes de uso hospitalar
- A *hemovigilância*, que controla sangue e derivados. É um sistema de avaliação e alerta, organizado com o objetivo de recolher e avaliar informações sobre os efeitos indesejáveis e/ou inesperados da utilização de hemocomponentes, a fim de prevenir seu aparecimento ou recorrência.

Com o objetivo de estabelecer uma rede de serviços integrada na informação de boa qualidade sobre eventos adversos e problemas técnicos relacionados com os produtos de saúde utilizados no Brasil, a Agência Nacional de Vigilância Sanitária (Anvisa), através da área de Vigilância em Eventos Adversos e Queixas Técnicas, criou a Rede Sentinela, da qual fazem parte hospitais, hemocentros, serviços de apoio diagnóstico e terapêutico, a Associação Médica Brasileira (AMB),

Vigilâncias Sanitárias estaduais e municipais. Nos hospitais, promoveu o desenvolvimento de ações de vigilância sanitária, por intermédio das gerências de risco, favorecendo melhoria da assistência prestada.

Nos hospitais que fazem parte da Rede Sentinela, há uma gerência de risco sanitário, formada por uma equipe multiprofissional, que inclui farmacêuticos, engenheiros e técnicos, enfermeiros, médicos e representantes de outras áreas relacionadas com os produtos sob vigilância sanitária. A coordenação dessa equipe é feita pelo gerente de risco sanitário hospitalar, que deve ser nomeado pelo diretor do hospital e gerir as informações para sua instituição, e a Anvisa, no que se refere aos produtos de saúde pós-comercialização/pós-uso. O gerente deve articular as diversas áreas de apoio à assistência: serviços de farmácia, hemoterapia, lavanderia, higiene e limpeza, engenharia clínica e manutenção; comissões de padronização de materiais e medicamentos, comissão de controle de infecção hospitalar, compras/licitações, prontuários/óbitos.

Ações desenvolvidas pela gerência de risco:

- Desenvolver e estimular ações de vigilância sanitária hospitalar, com conhecimento para auxiliar a seleção, o planejamento e a gerência dos produtos para saúde
- Auxiliar a identificar, investigar e enviar as notificações de eventos, incidentes, reações adversas, ou queixas técnicas associados a medicamentos, sangue e hemoderivados, equipamentos e artigos de uso médico, reagentes para diagnóstico de uso *in vitro* e materiais para desinfecção e esterilização em ambiente hospitalar com suspeita de envolvimento de produtos para a saúde à Anvisa
- Coordenar as ações requeridas em tecnovigilância, farmacovigilância, hemovigilância e vigilância de saneantes de uso hospitalar
- Participar da formação, disseminação dos conhecimentos e atualização de recursos humanos em tecnovigilância, farmacovigilância, hemovigilância e materiais para desinfecção e esterilização em ambiente hospitalar
- Coordenar a elaboração e implantação de planos de melhoria, produtos do contrato firmado entre a Anvisa e hospitais sentinela.

A iniciativa da Anvisa sobre o gerenciamento de risco sanitário nos hospitais precisa ser entendida pelos gestores dos serviços de saúde como um passo muito importante em direção à melhoria da qualidade da assistência aos clientes, isto é, os que compram seus serviços, à maior segurança aos profissionais que atuam na instituição e à própria saúde financeira do hospital. O monitoramento dos produtos de saúde requer envolvimento de toda a comunidade hospitalar, tendo como exemplo as lideranças do serviço, motivando as pessoas e avaliando as melhorias alcançadas.

Do ponto de vista do controle de infecção, uma política de gestão de risco apoiada pela alta direção e agora alinhada com órgão fiscalizador reforça em grande escala um dos pilares de sua sustentação, que é a interface e relacionamento horizontal com os diferentes setores. Faz parte da rotina da CCIH trabalhar em parceria com a farmácia, nutrição, lavanderia, higiene e limpeza, laboratório clínico, engenharia clínica e de manutenção, central de materiais, e demais áreas do hospital que assistem o paciente, direta ou indiretamente.

A interface com o serviço de farmácia é fundamental para o sucesso de uma política de controle de antimicrobianos, pois o trabalho deve estar alinhado na questão da dose, duração do tratamento, interação com outras drogas preservando alcançar seu efeito esperado no paciente, reações adversas aos antimicrobianos e outras drogas, custos, solicitação de antimicrobianos mais novos. Esse trabalho conjunto fortalece e direciona as ações de preservação da ecologia hospitalar, aumento da rotatividade dos leitos e redução dos custos assistenciais. Se, por outro lado, a CCIH, durante suas visitas nas unidades de internação, detecta que os medicamentos estão sendo dispensados em atraso, vai auxiliar na busca de alternativas no sentido de resolver o problema, pois a farmácia, parceira que é no controle de antimicrobianos, também responderá pelos resultados dessa política.

Em relação ao laboratório clínico, a microbiologia é outra parte importante na política de controle de antimicrobianos, a começar pelo Gram, que já identifica o tipo de microrganismo que está presente no material colhido do paciente. Se o laboratório é ágil na liberação do resultado, o médico assistente deve se orientar pelo Gram e, em conjunto com a CCIH, decidir a terapêutica antibiótica, até que o resultado final da cultura seja disponibilizado. Na indicação de medidas de precauções e isolamento, o laboratório também tem grande papel quando, ao identificar um germe multirresistente ou então pouco comum, comunicar isso à CCIH rapidamente. Alguns exemplos da interface com a CCIH: tempo de liberação dos resultados, perfil de sensibilidade está diferente do que habitualmente se encontra em literatura (o tal do erro de digitação), tempo de "espera" do material coletado nas unidades até pelo menos o local de acondicionamento das amostras, isolamento de um microrganismo, que vai necessitar de medidas adicionais em relação ao paciente ou esclarecimentos quanto à conduta; a CCIH procura corrigir os problemas e monitora a efetivação das melhorias.

De maneira geral, todas as práticas realizadas pelos setores do hospital interessam ao controle de infecção, pois, se não forem adequadas (denominadas más práticas), podem provocar danos aos pacientes, relacionados direta ou indiretamente com infecção hospitalar. Então, a CCIH, através de vigilância sanitária, visitas técnicas e vigilância epidemiológica, monitora tais práticas e propõe planos de melhorias, que geralmente passam por definição de rotinas, padronizações, protocolos, treinamentos, reformas e adequações de área física, manutenções preventivas e/ou aquisição de equipamentos, controles que assegurem a potabilidade da água para consumo e para uso em equipamentos, entre outras ações conjuntas.

Em relação à central de materiais e esterilização (CME), a interface é bastante estreita, pois, como falado anteriormente, as infecções hospitalares são detectadas pela CCIH, que vai investigar os possíveis fatores de risco relacionados. O reprocessamento de materiais cirúrgicos pode estar envolvido em um surto de infecção de local cirúrgico, caso haja falha no reprocessamento. Também nesse setor é discutida a polêmica do reúso de materiais que são de uso único, com participação da CCIH.

Outras áreas de grande interface com a CCIH: serviço de nutrição e lactário, uma vez que as diarreias em pacientes e funcionários podem estar relacionadas com a alimentação servida, desde a seleção dos gêneros (validade, embalagem, registros); preparo e cocção dos alimentos (higiene dos funcionários, limpeza e sanitização do local e dos utensílios); conservação e distribuição das dietas (tempo entre o preparo e o consumo, temperatura); confecção de mamadeiras. A lavanderia está ligada ao controle de infecções devido aos produtos utilizados no reprocessamento da roupa, acondicionamento, coleta e transporte da roupa suja, bem como a rouparia, que deve acondicionar e transportar a roupa limpa de modo que ela chegue ao paciente sem risco de contaminação. O serviço de higiene e limpeza hospitalar deve ter seus produtos avaliados pela CCIH, no que se refere a registros, diluição, riscos ocupacionais e toxicidade ambiental. As técnicas de limpeza, bem como os treinamentos dos auxiliares de limpeza, têm que ser referendados pela CCIH.

Outro aspecto que envolve a CCIH é a terceirização dos serviços de apoio. A necessidade de redução de custos e baixas margens de lucros têm levado as organizações a optarem por essa modalidade de terceirização, buscando reduzir custos de mão de obra e de encargos trabalhistas. E, mais recentemente, devido principalmente às regras de competitividade do mercado, os hospitais estão sendo pressionados a definirem sua vocação, concentrando-se no que sabem fazer de melhor. Contratam prestadores de serviços que se dedicam a um determinado segmento e se especializam nele. Assim, em setores como lavanderia, higiene e limpeza, nutrição, o controle de infecção deve servir de apoio à gestão hospitalar, colaborando na elaboração e supervisão dos controles que devem ser exigidos do prestador para assegurar à instituição as melhores práticas.

Pela legislação brasileira, quem trabalha em serviços terceirizados com empresas que não cumprem suas obrigações trabalhistas pode acabar respondendo pelos seus passivos. Sem contar a falta de motivação dos colaboradores terceirizados que, em alguns casos, não têm seus direitos respeitados – o que pode afetar a qualidade da prestação de serviços.

Risco ocupacional

Os profissionais da área da saúde estão constantemente expostos aos mais diversos grupos de riscos ocupacionais, incluindo riscos biológicos, químicos, físicos e ergonômicos.

O termo profissional da área da saúde (PAS) refere-se a todas as pessoas, remuneradas ou não, que trabalhem em serviços de assistência à saúde e que tenham o potencial de se expor a materiais infectantes, artigos ou equipamentos contaminados, superfícies ambientais ou a ar contaminados (p. ex., profissionais de unidades de emergência, de serviço odontológico, laboratórios, serviço de necropsia, pessoal de enfermagem, médicos, técnicos, estudantes e estagiários, *staff* contratado mesmo que não empregado pela instituição, e pessoas não diretamente envolvidas na assistência ao paciente, mas que poderão potencialmente se expor a agentes infectantes, como as administrativas, de nutrição, higiene, manutenção e voluntárias).

Neste capítulo, iremos destacar o risco biológico.

Risco biológico

Em geral, o PAS que tem contato com pacientes, fluidos corporais ou materiais contaminados apresenta maior risco de adquirir ou transmitir infecções do que a população em geral. O risco pode depender de diversas variáveis, como, por exemplo, a prevalência das doenças transmissíveis na população atendida, os tipos de procedimentos realizados, o acesso às informações adequadas sobre os mecanismos de transmissão e prevenção, as condições de segurança no ambiente de trabalho e a adesão a essas práticas.

O risco ocupacional com agentes infecciosos é conhecido desde o início dos anos 1940, porém, somente no início da década de 1980, com o surgimento do HIV/AIDS, as medidas de prevenção e o acompanhamento dos trabalhadores expostos passaram a ser considerados.

É importante destacar as vias de transmissão das doenças; são elas: transmissão por contato direto ou indireto, transmissão por gotículas, transmissão por aerossóis e transmissão por veículo comum.

- Contato direto refere-se ao contato entre superfícies corporais (pele-pele, ou pele-mucosa) e à transferência física de microrganismos entre um hospedeiro suscetível e uma pessoa colonizada ou infectada
- Contato indireto refere-se ao contato entre indivíduos, intermediado por objeto contaminado (p. ex., mãos, instrumentos)
- Transmissão por gotículas refere-se ao contato da mucosa conjuntival, nasal e oral com gotículas contendo microrganismos geradas por pessoa infectada (por tosse, canto, espirro, fala alta, ou durante certos procedimentos como aspiração e broncoscopia) e que se propagam no ar a curtas distâncias
- Transmissão por aerossóis refere-se ao contato com núcleos goticulares contendo microrganismos que podem permanecer suspensos no ar por longos períodos de tempo, ou em partículas de pó contendo o agente infeccioso, que pode se disseminar largamente através de correntes de ar
- Transmissão por veículo comum refere-se ao contato com itens contaminados, como alimentos, água, medicamentos, dispositivos e equipamentos.

Com o objetivo de minimizar os riscos ocupacionais, todas as instituições de saúde devem estruturar um programa de biossegurança e garantir a sua implantação em todas as áreas de atuação dos PAS.

Programa de biossegurança relacionado com o risco biológico

É fundamental a integração dos diversos serviços que atuam direta ou indiretamente na promoção da segurança dos profissionais de saúde. Destacamos alguns setores imprescindíveis para a realização de planejamento, implantação e desenvolvimento do programa de biossegurança, como o serviço de medicina ocupacional, o serviço de controle de infecção hospitalar, a segurança do trabalho, o pronto-socorro, o laboratório, a farmácia e a direção clínica e administrativa da instituição.

A organização do serviço de saúde ocupacional pode ser influenciada pelo tamanho da instituição, número de funcionários e serviços oferecidos. Destacamos que é imprescindível que os acordos contratuais com os serviços terceirizados contemplem as ações de um programa de biossegurança a ser oferecido pelo contratado ou pelo contratante, para que a proposta seja efetiva.

Os objetivos básicos de um programa de biossegurança incluem:

- Monitorar e investigar as exposições aos agentes infecciosos potencialmente perigosos e os casos de surtos de doenças infecto-contagiosas entre PAS
- Identificar riscos de infecção relacionados com o trabalho e instituir medidas preventivas apropriadas
- Educar os PAS sobre os princípios do controle de infecção, salientando a responsabilidade individual e coletiva
- Prover assistência aos profissionais em casos de exposições ou doenças relacionadas com o trabalho
- Conter custos prevenindo doenças infecciosas que resultem em absenteísmo e incapacidade.

Esses objetivos não podem ser alcançados sem o apoio da administração e do envolvimento dos PAS que atuam na instituição.

Os elementos básicos para a estruturação de um programa de biossegurança estão descritos a seguir.

Avaliação médica do profissional de saúde e do ambiente de trabalho

Avaliações médicas do trabalhador antes do início das atividades na instituição podem assegurar que o profissional não seja colocado em funções que iriam impor riscos indesejáveis de infecção a ele, a outros funcionários, a pacientes ou a visitantes. É importante avaliar as informações referentes ao *status* vacinal e a obtenção de história de quaisquer condições que possam predispor o PAS a adquirir ou transmitir doenças relacionadas com o trabalho, como: história de varicela, rubéola, sarampo, caxumba, hepatite, imunodeficiências, condições dermatológicas (incluindo lesões drenantes abertas ou mesmo feridas abertas), e fatores de risco ou tratamento para tuberculose.

O exame físico, outro componente da avaliação médica, pode ser usado para triagem de pessoal para condições que possam aumentar o risco de transmitir ou adquirir doenças relacionadas com o trabalho, e pode servir como avaliação de base para se determinar se doenças futuras seriam ou não relacionadas com o trabalho. A triagem para algumas doenças preveníveis por vacina, como hepatite B, sarampo, caxumba, rubéola ou varicela, pode ser custo-efetiva. Avaliações periódicas poderão ser realizadas, como, por exemplo, pela necessidade de remanejamento do profissional ou para avaliação de problemas relacionados com o trabalho.

Essas informações devem ser documentadas, pois oferecerão suporte para a tomada de quaisquer decisões acerca de imunizações ou manejo pós-exposição.

Manutenção de registros

Estabelecer e manter um registro atualizado de todos os profissionais e conservar essas informações em sigilo, especialmente diante do atendimento após exposição a doenças transmissíveis, a fim de preservar a privacidade e evitar constrangimentos para o profissional.

Assegurar que, quando dados sobre PAS forem abertos ao público, o sigilo acerca da identidade de cada indivíduo seja garantido.

Manter um banco de dados sobre as informações dos profissionais, permitindo o rastreamento de vacinações, triagens e avaliações de tendências de doenças e para determinar a necessidade de ação.

Recursos

É dever do contratante oferecer um ambiente seguro de trabalho, disponibilizando os recursos necessários para a proteção dos profissionais, como, por exemplo, recursos para a higiene das mãos e os equipamentos de proteção individual (EPI) e coletiva (EPC).

O profissional contratado deve utilizar os recursos disponíveis conforme as orientações referentes às normas de precauções e isolamento, que devem ser simples, objetivas e aplicáveis, respaldadas em evidências científicas, com a finalidade de prevenção da disseminação de patógenos epidemiologicamente importantes, protegendo os profissionais da saúde e os pacientes.

Imunização

A imunização é uma medida de prevenção recomendada com excelentes repercussões. Os benefícios incluem: a proteção individual, a interrupção da disseminação de doenças infecciosas e de alguns surtos intra-hospitalares e a proteção indireta de pessoas não vacinadas da comunidade. Além disso, quando parte de um programa de saúde para profissionais, reduz perdas com dias de afastamento das atividades e várias outras despesas relacionadas com o diagnóstico, tratamento e controle da infecção.

A prevenção de doenças por intermédio de plano abrangente de imunização representa custo-efetividade superior ao controle de surtos. Programas de vacinação obrigatória são mais efetivos que programas voluntários para assegurar que pessoas suscetíveis sejam vacinadas.

A imunização pode ser ativa, por meio de vacinas, que oferecem uma proteção duradoura, ou passiva, pelo uso de imunoglobulinas, que oferecem curto período de proteção.

O PAS recém-contratado deve ter, em sua ficha médica admissional, dados precisos quanto ao seu estado imunológico. Na ausência desses dados, ou constatada uma inadequada proteção, deve contar imediatamente com um plano de imunização a ser executado.

O momento ideal para recomendar a imunização ativa é antes do início do contato com os pacientes. Decisões acerca de quais vacinas incluir nos programas de imunização devem ser realizadas, considerando o seguinte: probabilidade de exposição do profissional a doenças preveníveis por vacina e as potenciais consequências de não se vacinar; a natureza do cargo (*i. e.*, o tipo de contato com pacientes e seus ambientes); as características da população de pacientes na instituição de saúde.

As vacinas geralmente recomendadas aos profissionais da área da saúde são:

- Hepatite B
- Difteria e tétano
- Rubéola, sarampo, caxumba
- Influenza (gripe)
- Varicela.

Em condições especiais, outros imunobiológicos podem ser indicados aos PAS. Nas situações com risco aumentado de exposição relacionado com o tipo de atividade que o profissional exerce, a imunização para tais doenças deve ser considerada. A imunização passiva pode estar indicada aos profissionais suscetíveis diante de algumas exposições de risco.

Educação dos profissionais

O profissional irá aderir a um programa de biossegurança e controle de infecção com mais facilidade se compreender as suas bases. Assim, a educação continuada constitui um elemento fundamental para a efetivação desse programa. Recomendações e procedimentos atualizados claramente descritos auxiliam na promoção da uniformidade, eficiência e coordenação efetiva das atividades. É importante destacar que é necessário alcançar a todos os profissionais da instituição. O conteúdo e o vocabulário utilizado nos treinamentos e nos materiais educativos precisam ser apropriados de acordo com o nível educacional, escolarização e língua falada pelo empregado.

É importante estimular os profissionais a notificarem prontamente o Serviço de Medicina Ocupacional, caso apresentem sinais e sintomas de doença infecciosa transmissível, problemas imunológicos ou tratamento médico que os torne mais suscetíveis às infecções.

Serviço de atendimento aos profissionais expostos ao risco biológico

As instituições devem disponibilizar em tempo integral um serviço de atendimento aos funcionários para aconselhamento em casos de exposição aos agentes causadores de doenças infectocontagiosas e para a notificação de profissionais que possam transmitir essas doen-ças. Caso a instituição não disponha desse serviço, o funcionário deve ser encaminhado para uma unidade de referência, onde receberá o atendimento adequado.

As principais funções de um serviço de atendimento aos funcionários são: providenciar o pronto diagnóstico e manejo dessas doenças e prover apropriada profilaxia pós-exposição ocupacional.

É necessário desenvolver protocolos escritos e atualizados para o manejo das exposições ocupacionais, assim como devem ser realizados o registro e o acompanhamento dessas ocorrências. Reforçamos que a notificação do acidente ocupacional envolvendo material biológico deve ser realizada, o mais rápido possível, para o serviço responsável pela orientação e indicação de profilaxias. No caso de acidentes com material contaminado com o HIV, a introdução da quimioprofilaxia com antirretrovirais deve ser realizada preferencialmente nas primeiras duas horas após o acidente.

O risco de adquirir uma infecção pós-exposição ocupacional é variável e depende do tipo de acidente e de outros fatores, como gravidade, tamanho da lesão, se há sangue e seu volume, tempo de trabalho e aderência às precauções padrão, que são fatores que interferem diretamente na ocorrência de simples até graves acidentes.

O funcionário atendido deve ter sua identidade preservada, a fim de preservar-lhe a privacidade e evitar-lhe constrangimentos. Uma opção simples é a codificação do acidente e das amostras de sangue para a realização de exames laboratoriais. Para efeitos legais, o funcionário deve registrar o Comunicado de Acidente de Trabalho (CAT) no departamento pessoal ou em outro setor responsável da instituição. Diante de uma exposição ocupacional, é importante avaliar as possíveis causas, a fim de que sejam realizadas as condutas ou orientações necessárias para que novos casos não ocorram.

A instituição de saúde é responsável por implementar medidas para prevenir outras transmissões de infecção, ocasionando o afastamento do profissional das atividades de trabalho na instituição ou do contato com pacientes e orientando o profissional a evitar o contato com pessoas suscetíveis. Decisões acerca de restrições ao trabalho deverão se basear no modo de transmissão e epidemiologia da doença. O profissional deve ser encorajado a notificar sua doença ou exposições e não deve ser penalizado com perda dos vencimentos, benefícios ou posição de trabalho. Além disso, diretrizes de afastamento deverão ser reforçadas, e todo o pessoal, especialmente os chefes de departamento, supervisores, encarregados de enfermagem, deve saber quais infecções poderão demandar afastamentos do trabalho e onde deve relatar essas doenças. O pessoal da área da saúde que tiver contato com indivíduos com infecções, fora dos hospitais, também precisa ser incluído no programa pós-exposição.

Aconselhamento do profissional da área da saúde

O acesso ao aconselhamento adequado do PAS é outro elemento crucial de um serviço efetivo. Ele permite ao pessoal receber informação individualizada sobre: risco e prevenção de infecções ocupacionais; risco de doença ou outro resultado adverso após exposições; manejo de exposições, incluindo os riscos e benefícios dos esquemas de profilaxia pós-exposição; potenciais consequências de exposições ou doenças transmissíveis para membros da família, pacientes ou outros funcionários, tanto dentro quanto fora da organização.

Legislação | NR-32

Em novembro de 2005, foi publicada no Diário Oficial da União a Norma Regulamentadora nº 32 (NR-32), que tem por finalidade estabelecer as diretrizes básicas para a implementação de medidas de proteção à segurança e à saúde dos trabalhadores dos serviços de saúde, bem como daqueles que exercem atividades de promoção e assistência à saúde em geral. Para fins de aplicação desta NR, entende-se por serviço de saúde qualquer edificação destinada à prestação de assistência à saúde da população, e todas as ações de promoção, recuperação, assistência, pesquisa e ensino em saúde em qualquer nível de complexidade.

Esta é a primeira norma trabalhista voltada especificamente para o setor da saúde. Ela estabelece que o empregador deve fornecer aos trabalhadores instruções escritas e, se necessário, afixar cartazes sobre os procedimentos a serem adotados em caso de acidente ou incidente grave. Além disso, o empregador deve informar os trabalhadores sobre os riscos existentes, as suas causas e as medidas preventivas a serem adotadas, e deve garantir ao trabalhador o abandono do posto de trabalho quando da ocorrência de condições que ponham em risco a sua saúde ou integridade física. Os serviços de saúde brasileiros estão se adequando à NR-32 e, em diversas instituições, grupos de trabalho estão sendo formados para cumprir esta norma regulamentadora.

Destacamos a seguir os pontos fortes advindos com esta NR:

- Estímulo às discussões sobre o tema e a interação das equipes: diretoria, SESMT, SCIH, SND, radiologia, quimioterapia, radioterapia, serviço de higienização, chefia médica e de enfermagem, engenharia, arquitetura, educação continuada, entre outros
- Valorização da segurança do trabalhador
- Valorização da estrutura física e equipamentos/EPI
- Valorização da educação continuada
- Valorização da documentação escrita
- Inventário dos produtos químicos
- Registro de treinamento
- Acesso do PAS aos riscos existentes
- Profissionais mais "conscientes" sobre os riscos existentes no ambiente de trabalho
- "Estímulo forçado" à mudança cultural e de hábitos (obrigatoriedade).

As principais dificuldades encontradas para implantação desta norma foram:

- Diferentes níveis de complexidade e recursos para as várias realidades brasileiras
- Fatores operacionais – aplicabilidade
- Interpretação da norma
- Texto incompatível com legislações já existentes
- Reunir todos os profissionais envolvidos nas reuniões da comissão e obter consenso
- Treinamento do corpo clínico
- Mudança cultural/hábitos
- Cumprimento dos prazos.

▌ Referências bibliográficas

Altemeier, WA. Surgical Antiseptics. *In*: Block, SS. *Disinfection, sterilization and preservation*. 4 ed., Philadelphia: Lea & Febiger, 1991. Chap. 26, 493-504.

Antunes, JLF. *Hospital. Instituição e história social*. São Paulo: Letras & Letras, 1991. p. 141-50.

Boyce, J. Reimbursement for nosocomial infections. *Ann. Intern. Med.*, 108:(5):776, 1988.

Boyd, RF. *Basic medical microbiology*. 5 ed., Boston: Little Brown, 1992. Chap. 3: Sterilization and disinfection, p. 93-103.

Boyd, RF. *Basic medical microbiology*. Boston: Little, Brown and Company, 1995, p. 536-7.

Brachman, PS. Epidemiology of nosocomial infections. *In*: Bennett JV, Brachman PS, Sanford JP (ed.). *Hospital infections*. Boston: Little, Brown and Company, 1992, p. 6.

Burke, JP, Riley, DK. Nosocomial urinary tract infections. *In*: Mayhall CG (ed.). *Hospital epidemiology and infection control*. Galveston: Williams and Wilkins, 1996, p. 139.

Brasil. Portaria nº 15, de 23 de agosto de 1988. Dispõe sobre o regulamento para o registro de produtos saneantes domissanitários com ação antimicrobiana. *Diário Oficial da União*, Brasília, 5 set. 1988. Seção 1, p. 17041-3.

Brasil. Portaria nº 930, de 27 de agosto de 1992. Dispõe sobre normas para controle das infecções hospitalares. *Diário Oficial da União*, Brasília, 4 set. 1992, Seção 1, p. 12279-81.

Bruch, CW; Bruch, MK. Sterilization. *In*: Martin, EW; Easton, P. *Husa's pharmaceutical dispennsing*. Marck Publish, 1971.

Centers for Disease Control. National nosocomial infection surveillance system (NNIS). Coordenação de Controle de Infecção Hospitalar. Ministério da Saúde, Brasília. 1994, p. 47-56.

Checko, PJ. Outbreak investigation. *In*: Olmsted, RN (ed.). *Infection control and applied epidemiology*. St. Louis: Mosby, p. 4.1-4.10, 1996.

Conti, MT; Jacobson, JT. Quality concepts. *In*: Olmsted, RN (ed.). *Infection control and applied epidemiology*. St. Louis: Mosby, p. 125.1-125.12. 1996.

Craven, DE, Steger, KA. Pneumonia nosocomial no paciente intubado. Novos conceitos sobre patogenia e prevenção. *In*: Weber DJ, Rutala WA (ed.). *Clínicas de doenças infecciosas da América do Norte*. Interlivros, Rio de Janeiro. 1989, p. 875-7893.

Daschner, F. Economic aspects of hospital infections. *J. Hosp. Infect.*, 3:1, 1982.

Farias, MEG. Política de control de las infecciones hospitalarias en el Brasil. *In*: Paganini, JM; Novaes, HM. *La garantía de calidad*. El control de infecciones hospitalarias. Washington: Organizacion Panamericana de la Salud, p. 39-55, 1991.

Fernandes, AT; Ribeiro Filho, N; Barroso, EAR. Conceito, cadeia epidemiológica das infecções hospitalares e avaliação custo-benefício das medidas de controle. *In*: Fernandes, AT; Fernandes, MOV; Ribeiro Filho, N. *Infecção hospitalar e suas interfaces na área da saúde*. São Paulo: Atheneu, 2000.

Ferreira, ABH. *Dicionário Aurélio básico da língua portuguesa*. Rio de Janeiro: Editora Nova Fronteira, 1988, 704 p.

Freeman, J; McGowan, JE Jr. Methodologic issues in hospital epidemiology. III. Investigating the modifying effects of time and severity of underlying illness on estimates of cost of nosocomial infection. *Rev. Infect. Dis.*, 6(3), 285-300, 1984.

Fischmann, A. Vigilância epidemiológica. *In*: Roukuayrol, MZ. *Epidemiologia & Saúde*. Rio de Janeiro: Medsi, 1994, p. 421.

Garner, JS; Jarvis, WR; Emore, TG; Horan, TC; Hughes, JM. CDC definitions for nosocomial infections, 1988. *Am. J. Infect. Control.*, 16:28-40, 1988.

Garner, JS. Guideline for isolation precautions in hospitals. *Infect. Control. Hosp. Epidemiol.*, 17:53-80, 1996.

Haley, RW. *Managing hospital infection control for cost-effectiveness*. Atlanta: American Hospital Publishing, 1986, p. 1-79.

Haley, RW. *Managing hospital infection control for cost-effectiveness*. Chicago: American Hospital Publishing, 1986, 91 p.

Haley, RW. The development of infection surveillance and control programs. *In*: Bennett, JV; Brachman, PS (ed.). *Hospital infections*. Boston: Little Brown and Company, 1992, 69 p.

Haley, RW; Culver, DH; White, JW; Morgan, Emori TG. The nationwide nosocomial infection: a simple multivariate index of patient susceptibility and wound contamination. *Am. J. Epidemiol*. 1985; 121:159-67.

Haley, RW; Culver, DH; White, JW *et al*. *The efficacy of infection survillance and control programs in preventing nosocomial infections in US hospitals*. Am J Epidim. 1985; 121:182-205.

Hoffmann, KK; Clontz, EP. Education of health care workers in the prevention of nosocomial infections. *In*: Mayhall, CG (ed.). *Hospital epidemiology and infection control*. Baltimore: Williams & Wilkins, 1996, p. 1086-94.

Hooton, TM *et al*. The joint association of multiple risk factors with the occurrence of nosocomial infections. *Am. J. Med.* 70:960, 1981.

Koziol, DE, Henderson, DK. Nosocomial infections. *In*: Hoeprich PD; Jordan, MC; Ronald AR. *Infectious diseases*. J. B. Lippincott, Philadelphia. 1994, p. 33-4.

LaForce, FM. The control of infections in hospital: 1750 to 1950. *In*: Wenzel R (ed.). *Prevention and control of nosocomial infections*. Baltimore: Williams and Wilkins, 1993. p. 1-11.

LaForce, FM. The control of infections in hospitals: 1750-1950. *In*: Wenzel RP (ed.). *Prevention and control of nosocomial infections*. Baltimore: Willians & Wilkins, 1997. p. 9.

Lee, TB; Baker, OG. Surveillance. *In*: Olmsted RN (ed.). *Infection control and applied epidemiology*. St. Louis: Mosby. 1996. p. 5.1-5.18.

Maki DG. Nosocomial bacteriemia. *Am. J. Med.* 1981; 70:183.

Martone, W; Jarvis, W; Culver, DH; Haley, RW. Incidence and nature of endemic and epidemic nosocomial infections. *In*: Bennett, JV; Brachman, PS; Sanford, JP (ed.). *Hospital infections*. Boston: Little, Brown and Company, 1992, p. 593-4.

McFarland, LV, Mulligan, ME, Kwok, RY, Stamm, WE. Nosocomial acquisition of Clostridium difficile infection. *N. Engl. J. Med.* 320:204, 1989.

Mendonça PP. Infecção urinária. *In:* Ferraz EM (ed.). *Manual de controle de infecção em cirurgia*. São Paulo: Editora Pedagógica e Universitária, 1982, p. 128.

Ministério da Saúde (BR). *Curso de introdução ao controle de infecção hospitalar*. Cadernos 1-4, 1985.

Ministério da Saúde (BR). *Manual de controle de infecção hospitalar*. Brasília: Centro de Documentação do Ministério da Saúde, 1985 (Série A: Normas e Manuais Técnicos, 16).

Ministério da Saúde (BR). Portaria nº 54, de 18 de abril de 1996. *Diário Oficial da União*, Brasília, 19 abr. 1996.

Ministério da Saúde (BR). Portaria nº 196, de 24 de junho de 1983. *Diário Oficial da União*, Brasília, 28 jun. 1983.

Ministério da Saúde (BR). Portaria nº 2.616, de 12 de maio de 1998. *Diário Oficial da União*, Brasília, 13 mai. 1998. p. 133-5, seção I.

Ministério da Saúde (BR). *Processamento de artigos e superfícies em estabelecimento de saúde*. 2 ed., Brasília: Coordenação de Controle de Infecção Hospitalar, 1994.

Ministério da Saúde (BR). *Segurança no ambiente hospitalar*. Brasília: Secretaria de Assistência à Saúde, 1995.

Nettleman, MD. The global impact of infection control. *In*: Wenzel RP (ed.). *Prevention and control of nosocomial infections*. Baltimore: Williams and Wilkins, 1993, p. 14.

Organización Panamericana de la Salud. Costo de la infeccion nosocomial em nueve países de América Latina. Washington DC: OPS, 2003. Editora Roxane Salvatierra-Gonzales.

Perl, TM. Surveillance, reporting, and the use of computers. *In*: Wenzel, RP (ed.). *Prevention and control of nosocomial infections*. Baltimore: Williams & Wilkins, 1993, p. 139-76.

Pfaller, MA. Microbiology: the role of the clinical laboratory. In hospital epidemiology and infection control. *In*: Wenzel, RP (ed.). *Prevention and control of nosocomial infections*. Baltimore: Williams & Wilkins, 1993, p. 385-405.

Polakavetz, SH; Dune, ME; Cook, JS. Nosocomial infection: The hidden cost in health care. *Hospitals*, 52:101, 1978.

Robbins SL. *Patologia estrutural e funcional*. Interamericana, Rio de Janeiro. 1975, p. 327.

Rutala, WA; Shafer, KM. General information on cleaning, desinfection, and sterilization. *In*: Olmsted, RN (ed.). *Infection control and applied epidemiology*. St. Louis: Mosby, 1996, p. 15.1-15.17.

Rutala, WA. Selection and use of disinfection in health care. *In*: Mayhall, CG. *Hospital epidemiology and infection control*. Baltimore: Williams and Wilkins, 1996. Chap. 69, p. 913-54.

Saint, S; Chenoweth, C; Fendrick, AM. The role of economic evaluation in infection control. *Am. J. Infec. Control.*, 2001; 29:338-44.

Spaulding, EH. Chemical disinfection of medical and surgical materials. *In*: Lawrence, CA; Block, SS. *Disinfection, sterilization and preservation*. Philadelphia: Lea & Febiger, 1968. Capítulo 32, p. 517-31.

Scholtes, RP. Times da qualidade – como usar equipes para melhorar a qualidade. Rio de Janeiro: Qualitymark, 1992, p. 4.1-4.44.

Sherertz, RJ; Marosok, RD; Streed, SA. Infection control aspects of hospital employee health. *In*: Wenzel, RP (ed.). *Prevention and control of nosocomial infections*. Baltimore: Williams & Wilkins, 1993, p. 295-332.

The Quality Indicator Study Group. An approach to the evaluation of quality indicators of the outcome of care in hospitalized patients, with a focus on nosocomial infection indicators. *In*: Olmested RN (ed.). *Infection control and applied epidemiology*. Saint Louis: Mosby, 1996, p. 124.1-124.9.

National Center for Health Statistics (EUA). Advanced report of final mortality statistics, 1982. NCHS Monthly Vital Statistics Report. Hyattsville. *National Center for Health Statistics*, 1984, 33:1-3.

Wakefield, DS. Understanding the cost of nosocomial infections. *In*: Wenzel, RP (ed.). *Prevention and control of nosocomial infections*. Baltimore: Williams and Wilkins, 1993, p. 27.

Wakefield, DS; Pfaller, M; Hammonds, GT; Massanari, RM. Use of the appropriateness evaluation protocol for estimating the incremental costs associated with nosocomial infections. *Med Care*, 25(6):481-488, 1987.

Warren JW. Catheter-associated urinary tract infections. *In:* Moellering RC (ed.). *Infectious disease clinics of North America*. Philadelphia: WB Saunders, 1987, p. 823-54.

Wey, SB. Comentarios generales sobre el problema de las infecciones hospitalarias en el hospital. São Paulo, Brasil. *In:* Paganini JM; Novaes HM (ed.). *La garantía de calidad: el control de infecciones hospitalarias*. Washington: Organización Panamericana de la Salud, 1991, p. 74-6.

Zanon, U; Azevedo, AC; Neves J. A realidade sanitária brasileira e o controle de infecções hospitalares. *In*: Zanon U; Neves J (ed.). *Infecções hospitalares. Prevenção, diagnóstico e tratamento*. Rio de Janeiro: Medsi, 1987, p. 7-10.

25 Conceito de Segurança em Serviços de Saúde

Antonio Carlos Cascão

Considerações iniciais

De uma forma geral, as organizações de saúde têm tratado as questões de segurança patrimonial com certo descaso, buscando, muitas vezes, resolver problemas a curto prazo.

É de conhecimento geral que qualquer "desastre", não importando sua magnitude, afeta as funções críticas, financeiras e a imagem de uma organização, mas as ações corretivas e preventivas são, em sua maioria, paliativas neste meio.

Existem vários fatores que explicam este resultado desastroso que traz prejuízos ao setor de saúde. Como referência, estudos mostram que a fraude e os desvios de mercadorias dentro das organizações de saúde causam impactos financeiros da ordem de 3 a 20% das despesas.

Este capítulo foi escrito para servir de referência aos gestores de serviços de saúde que desejam estruturar adequadamente um departamento de segurança patrimonial, buscando minimizar os impactos maléficos que um "desastre" pode provocar.

Organização

Em geral, o departamento de segurança patrimonial é responsável pelo gerenciamento de riscos e pelos recursos utilizados na minimização de eventos adversos ligados à segurança patrimonial.

Conceitualmente, a segurança patrimonial utiliza-se de recursos tecnológicos para criar barreiras físicas e eletrônicas e de vigilância, ou seja, barreiras humanas.

As aplicações de todos estes recursos só terão eficácia quando houver conhecimento da causa-raiz que é obtida através de levantamento e análise dos riscos.

A aplicação correta dos recursos tecnológicos e de vigilância baseada no resultado da análise de riscos é também parte importante deste processo.

A seguir, destacaremos cada um dos itens deste processo.

Vigilância | Barreira humana

A barreira humana consiste em:

- Seleção e formação
- Treinamento e logística
- Supervisão
- Compensação e segurança.

A equipe de segurança é parte fundamental de todo o sistema de segurança patrimonial, pois, através dela, obteremos os resultados desejados de reação e apoio.

Corretos dimensionamento, seleção e treinamento destes profissionais fazem toda a diferença.

O esforço destes profissionais, juntamente com suas qualificações e experiências, faz com que áreas que não estão bem avaliadas pelo ponto de vista de segurança tenham seus quadros revertidos.

Além dos profissionais que atuam diretamente na segurança patrimonial, é imprescindível a formação de equipes bem treinadas, como as da Brigada de Incêndio, que devem passar periodicamente por processos de reciclagem e simulados.

A barreira humana mais eficiente é a conscientização das pessoas que estão dentro das dependências de uma determinada organização. O trabalho de conscientização deve ter prioridade máxima. Somente desta maneira, será possível criarmos uma barreira humana eficaz.

Tecnologia | Barreira eletrônica

Basicamente, a barreira eletrônica é composta por:

- Monitoramento e controle de acesso
- Sistema de detecção e alarmes
- Vigilância por imagem (CFTV)
- Iluminação
- Comunicação.

Monitoramento e controle de acesso

O sistema de controle de acesso tem como objetivo principal proporcionar segurança através do monitoramento do acesso de pessoas e/ou veículos às instalações de uma organização, conforme as informações contidas no seu banco de dados.

O procedimento de controle de acesso se dá mediante apresentação do cartão de proximidade/magnético/código de barras, leitura biométrica ou cartões inteligentes com informações pessoais devidamente codificados em um leitor para a verificação de seu limite de acesso pela edificação, e, a partir daí, liberar ou não a passagem.

A tática mais comum, empregada na área da segurança das instituições, a fim de evitar os riscos, é a de controlar o acesso para o interior das áreas semicríticas e críticas, inibindo-se pela ostensividade dos meios, e monitorar a situação, estando-se pronto para agir no caso de suspeita ou concretização do risco.

O controle de acesso é, sem dúvida alguma, o aspecto e o conceito mais importante da segurança, principalmente na luta contra os atos antissociais, levando-se em conta que a intrusão é a linha fundamental para a materialização dos riscos antissociais, tais como o furto, o roubo, a agressão, o vandalismo, a fraude, o atentado, entre outros. O controle de acesso é, por definição, o "cavalo de batalha" da segurança contra atos antissociais.

O controle do acesso deve autorizar pessoas, veículos e materiais tanto a entrarem como a saírem dos pontos considerados chaves, e não somente "registrar," como a maioria dos programas de acesso.

Sistema de detecção e alarmes

O sistema de sensoriamento é mais uma ferramenta da segurança a ser integrada aos demais sistemas, tendo como função detectar eventos quando da ausência de pessoas autorizadas ou de áreas isoladas (detectores de intrusão) e quando da rendição em áreas públicas (sensores de pânico).

A implantação de sistemas de alarme do tipo botão de pânico deverá ser feita em todas as recepções e portarias, sempre atreladas à central de segurança. O objetivo deste sistema será alertar a central de segurança de que algo de anormal está acontecendo em uma destas áreas. Através da integração ao circuito interno de televisão, a central poderá gerenciar a crise, tomando as medidas estipuladas. Este tipo de alarme só soará o alerta na central e será silencioso no local do sinistro.

Deverão ser previstos, também, alarmes de intrusão associados aos bloqueios das portas e cancelas controladas e às áreas sensíveis e/ou isoladas, que avisarão à central de segurança os seguintes eventos: portas deixadas abertas inadvertidamente ou forçamento por alguma pessoa com acesso negado.

Vigilância por imagem

O sistema de circuito fechado de televisão (CFTV) é, na sua versão mais simples, constituído por câmara(s), meio de transmissão e monitor. Esta transmissão era e é apenas destinada a algumas pessoas, por se tratar de um sistema fechado. As câmeras deverão estar também integradas ao sistema de alarme, pois, quando este for acionado, elas focarão o local sinistrado e a imagem aparecerá na central de segurança.

O CFTV encontra-se em estado de grande evolução, quer em termos de tecnologia quer em termos aplicacionais. Em termos tecnológicos, hoje é possível ter todo o sistema em formato digital, usufruindo das mais-valias da era digital. Em termos aplicacionais, o CFTV já não é apenas um sistema simples de monitoramento de segurança, tendo evoluído para áreas como reconhecimento facial, reconhecimento de matrículas, vigilância rodoviária, entre outras.

A gravação das áreas monitoradas deverá acontecer de forma contínua e sistemática, mesmo sem a imagem aparecer na tela do computador e/ou monitor.

Iluminação

A iluminação de proteção nas áreas externas serve para desencorajar e dissuadir possíveis intrusos.

Este sistema deverá ser um meio de continuar, durante o período noturno, um nível de proteção aproximado daquele mantido durante as horas de total claridade.

Diversas condições devem existir a fim de que as atividades nas áreas sob vigilância sejam prontamente detectadas e a ação rapidamente identificada.

Comunicação

É imprescindível um sistema permanente de comunicação entre todos os postos e áreas.

O correto envio e recebimento de instruções de ações e informações é vital para uma correta e rápida resolução.

Simulados provocando falha no sistema de comunicação são fundamentais para que, em uma ocorrência real, as equipes voltem a se comunicar rapidamente.

O sistema tem de oferecer meios eficazes para:

- Comunicar acidentes, atividades suspeitas ou qualquer emergência
- Avisar ou alertar toda a equipe em qualquer lugar da edificação
- Receber informações ou enviar instruções à equipe.

O sistema de comunicação deve ser independente, não sendo aconselhada sua utilização para outros fins, e ele terá como posto diretor da rede a central de segurança, que tem por missão a coordenação de todas as equipes.

Tecnologia | Barreiras físicas

As barreiras físicas consistem no seguinte:

- Pesquisas e análises técnicas
- Engenharia
- Blindagens
- Bloqueios.

A busca por barreiras físicas, como um muro, se faz necessária em vários momentos. É de responsabilidade do departamento de segurança patrimonial pesquisar e analisar estas necessidades e, quando aplicável, implementar o bloqueio, blindando fisicamente a organização contra agressores.

Levantamento e análise de risco

Conceitualmente, o risco é definido como condição que possa causar dano ao patrimônio tangível e/ou intangível de uma organização, podendo ser considerado uma incerteza, e está relacionado diretamente com a probabilidade de ocorrência de um evento.

Quanto mais alta for a probabilidade de ocorrer um evento adverso, maior será o grau de risco que a organização sofrerá. A probabilidade de ocorrência pode ser calculada matematicamente (pelo histórico dos eventos) e subjetivamente, utilizando, por exemplo, o método de Mosler.

Todo risco possui uma origem. O combate eficaz da diminuição da probabilidade de ocorrer o evento só é conseguido através de estudo e compreensão do risco.

Os riscos podem ser classificados em:

- Humanos (p. ex., furto, sabotagem)
- Técnicos (p. ex., falta de manutenção)
- Incontroláveis (p. ex., raios).

É extremamente importante mapear estes riscos, possibilitando gerar ações que protejam a organização com recursos otimizados.

Considerações finais

Todos os trabalhos a serem desenvolvidos pela segurança patrimonial têm o objetivo de atender ao triângulo da segurança, formado por: evento, detecção e ação.

O objetivo da segurança patrimonial será alcançado quando se mapearem os eventos adversos; ao ser *detectado* um *evento*, existirá uma *ação* estruturada anteriormente em resposta. A rapidez da resposta ditará o nível de operacionalidade desta área.

Se a segurança patrimonial alcançar este objetivo, terá cumprido seu papel dentro da organização.

Bibliografia

Associação dos Profissionais de Segurança. *Plano diretor de segurança para a Irmandade da Santa Casa de Misericórdia de São Paulo*. 1ª ed., São Paulo: 2007.

Godoy, JE de. *Técnicas de segurança em condomínios*. 1ª ed., São Paulo: SENAC, 2005.

Guzmán, AV; Neves, JTC. *Manual de planejamento de emergência*. 1ª ed., São Paulo: CN, 2001.

Sêmola, M. *Gestão da segurança da informação, uma visão executiva*. 1ª ed., São Paulo: Campus, 2002.

Sento-Sé, JT. *Prevenção da violência: o papel das cidades*. 1ª ed., São Paulo: Civilização Brasileira, 2005.

Websites

ABSEG. Disponível em: www.abseg.com.br. Acesso em: 02 nov. 2007.

ASIS International. Brasil. Disponível em: www.asisbrasil.org.br. Acesso em: 05 nov. 2007.

Brasiliano & Associados. Disponível em: www.brasiliano.com.br. Acesso em: 09 nov. 2007.

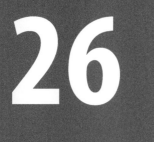

26 Manutenção de Edifícios e Equipamentos

Antonio Gibertoni Junior

Introdução

Atualmente, há um conceito equivocado de que a manutenção predial e de equipamentos é um mal necessário e pode ser feita, inclusive sem nenhum critério ou controle, somente quando ocorre a "quebra" do equipamento.

A principal causa de perdas financeiras em diversos setores do setor produtivo é ter equipamentos parados; isso faz com que o setor de saúde também sofra as consequências.

Como vantagem as tecnologias médicas tiveram melhoria expressiva na redução do número de falhas o que aumenta a segurança para o paciente e melhora o desempenho e a disponibilidade para uso (*uptime*).

Em contrapartida, temos o aumento significativo dos custos, pois sabemos que o custo de componentes eletrônicos gira em torno de dezenas de reais, placas em centenas de reais e módulos em milhares de reais.

Nesse momento cabe uma reflexão em termos de manutenção: o que é caro?

Algumas perguntas que podem ajudar na resposta e decisão da implantação de um plano de gerenciamento de tecnologias médicas:

- Qual o custo de um equipamento parado, por exemplo, um ultrassom ou tomógrafo ou mesmo um ventilador pulmonar? Normalmente lembramos sempre dos custos diretos de sua manutenção, ou seja, qual o valor do reparo; porém, este é o menor custo que temos, pois os custos indiretos são até 10 vezes maiores. Citaremos alguns pontos que justificam esse custo:
  - Receita perdida diretamente com aquele exame
  - Receitas perdidas com outros procedimentos decorrentes do diagnóstico/tratamento
  - Pacientes que não realizam seus procedimentos devido ao cancelamento e procuram outras Instituições de Saúde e não retornam
  - Influência deste paciente na divulgação do fato para colegas e parentes, os quais podem ser influenciados a não vir a ser cliente
- Quais são as perdas de receita com o equipamento parado? Para responder esta pergunta basta multiplicar o número médio de paciente/dia pelo valor do *ticket* médio cobrado pela Instituição
- Quais são os riscos envolvidos no tratamento a pacientes quando não tenho um plano de manutenção preventiva? Um plano de manutenção preventivo bem implantado diminui o risco de falhas e consequentemente aumenta a qualidade do exercício da medicina elevando o nível se segurança para usuários e pacientes; não há como calcular a perda de uma vida devido a uma falha de um equipamento
- Qual o risco de perdas com processos judiciais? Esta é resposta mais difícil a ser dada, pois dependendo do processo o prejuízo financeiro facilmente chegará a milhares de reais. Além disso, vale a pena mencionar que todas as unidades hospitalares devem ter muita atenção, pois os casos de processos judiciais envolvendo área médica aumentam a cada ano no Brasil
- Qual o impacto na imagem da instituição no caso de estar envolvido com acidentes em pacientes? A imagem de uma instituição é algo incalculável em termos financeiros bem como seus reflexos indiretos, mas podemos facilmente imaginar que a empresa poderá ver suas receitas despencarem ao ponto de ter de fechar as portas.

As significativas mudanças no mercado global, bem como a rápida evolução das tecnologias em saúde, têm exigido das unidades assistenciais uma busca constante pela qualidade em que somente uma gestão efetiva de ativos pode garantir o sucesso através de planejamento, organização e controle de processos.

Quando citamos gestão de ativos, é fortemente recomendado desenvolver o plano de gerenciamento de manutenção para utilidades e tecnologias médicas, o qual deve compreender os seguintes pontos:

- Inventário
- Seleção e aquisição
- Recebimento e instalação
- Treinamento de usuários
- Manutenções corretivas
- Manutenções preventivas e calibrações
- Avaliação tecnológica
- Desativação.

Plano de gerenciamento de manutenção

Inventário

Embora exista uma cultura de se atribuir pouca importância, mesmo nos serviços que possuem equipe de engenharia clínica, o inventário deve ser a primeira etapa do plano de gerenciamento, pois é neste momento que há oportunidade de conhecer com profundidade a base instalada, as condições dos equipamentos, bem como de uso dos mesmos. Com o objetivo de garantir uma gestão empresarial, é fundamental conhecer seu parque de equipamentos instalados, tendo informações ágeis e confiáveis através do sistema informatizado de gerenciamento de ativos, tais como:

- Descrição, marca e modelo
- Quantidade
- Localização
- Histórico de falhas e reparos
- Gastos com manutenção
- Treinamentos realizados
- Histórico de manutenções preventivas
- Melhorias, reformas e atualizações
- Tempo de vida dos equipamentos.

O inventário é o levantamento de todos os equipamentos instalados e seu cadastramento em um sistema informatizado de gerenciamento de ativos, onde são cadastradas principalmente as seguintes informações:

- *Descrição do equipamento*: recomenda-se padronizar a descrição de equipamentos, bem como os relatórios extraídos do sistema informatizado, e criar tipos de equipamentos; este formato facilita todo o processo de cadastro. Exemplo:
  - *Errado* — cada cadastro de um novo equipamento é feito de uma maneira, por exemplo, aparelho de ECG; eletrocardiógrafo; aparelho de eletro; aparelho de eletrocardiografia.
  - *Correto* — manter o tipo definido para cadastro de cada novo equipamento: eletrocardiógrafo.
  - Observação: se o cadastro não tiver sido feito com este cuidado, sempre que for necessário conhecer o número de aparelhos de eletrocardiografia será necessário fazer uma planilha para identificar se os equipamentos são do mesmo tipo e mesma marca
- *Marca, modelo e número de série*
- *Número do registro do equipamento* na Agência Nacional de Vigilância Sanitária (Anvisa)

- *Descrição dos acessórios*: relacionar todos os acessórios (p. ex., bobinas de ressonância magnética, transdutores de ultrassom, monitores, módulos e *softwares*)
- *Valor do equipamento*: sempre inserir o valor em Reais com todas as taxas e impostos, porém, para equipamentos importados, também é recomendado inserir o valor de compra *free on board* (FOB)
- *Tempo de garantia*
- *Propriedade do ativo*: identificar se o equipamento é próprio, alugado, comodato, demonstração ou emprestado
- *Localização*: informar o prédio, andar e sala onde o equipamento está instalado, bem como o centro de custo no qual serão lançadas as despesas de manutenção
- *Manutenção*: informar as manutenções preventivas do equipamento, bem como a descrição das mesmas, periodicidade e os recursos necessários para a realização destes serviços, tais como mão de obra e peças de reposição. Devemos lembrar que um hospital é uma empresa e cada área dela tem particularidades de operação e que deverão ser consideradas nas ações futuras. Exemplo: se o laboratório clínico ou o pronto-atendimento mantém suas atividades 24 h, 7 dias por semana, como faremos a manutenção preventiva nos seus equipamentos sem prejudicar sua operação?
- *Identificação*: o cadastro de equipamentos deve ainda ter uma codificação padronizada, a qual é estabelecida de acordo com as necessidades de cada unidade assistencial, e deve ser fixado nos equipamentos com etiquetas. Será através do número fixado no equipamento em local de fácil visualização pelo usuário. Essa identificação será útil para fazer solicitação de reparo via sistema.

  Não há uma norma que padronize o código de identificação e por isso cada unidade hospitalar pode definir o seu modelo, porém é recomendado conter pelo menos:
  - Código que identifique a unidade: aplica-se quando houver mais de uma unidade com endereços diferentes
  - Código que identifique o prédio: aplica-se quando no mesmo endereço houver mais de um prédio.
- *Plano de contingência*: deve-se definir o plano de contingência, ou seja, no momento em que ocorre a falha de um equipamento e não há como resolver o problema imediatamente, quais são as ações a serem tomadas?

  Primeiramente é importante estar definido se haverá equipamentos reserva e, em caso positivo, onde o mesmo está localizado; a equipe de assistência deve ter com facilidade a informação se há equipamento reserva e sua localização.

  Se não houver equipamentos reserva qual encaminhamento será dado? O paciente será transferido para outro estabelecimento assistencial de saúde (EAS) ou o procedimento será reagendado? Estas definições devem estar alinhadas com a gestão da área para que não tenhamos dúvida no momento da falha.

  É importante lembrar que o melhor momento para a definição do plano de contingência é no momento da compra.

  Nos atuais sistemas informatizados de gerenciamento de ativos é possível à enfermeira abrir uma solicitação de serviço qualquer, por exemplo, troca de uma lâmpada de sua unidade, abrindo uma ordem de serviço em seu posto de enfermagem. O sistema automaticamente gera um número da ordem de serviço, o qual será seu comprovante de ação tomada, bem como o acompanhamento da realização do serviço até sua conclusão. A abertura da ordem de serviço é evidência suficiente nos processos de qualidade como ISO 9001, Joint Commission e ONA, de que o setor tem controle de seus ativos e, além disso, acompanha sua solução.

Novas tecnologias de controle e rastreamento de ativos têm surgido a cada dia e com custos mais acessíveis; uma delas é o sistema chamado *RFID – Radio-Frequency Identification* ou, em português, *identificação por radiofrequência*. Trata-se de um método de identificação automático através de sinais de rádio, que recupera e armazena dados remotamente através de dispositivos denominados etiquetas ou TAG RFID.

A tecnologia de RFID tem várias outras aplicações. É recomendado que cada hospital faça os estudos de viabilidade e adequação para cada realidade a fim de identificar a melhor solução em termos de necessidades × disponibilidade orçamentária.

Finalizando, em uma gestão avançada de ativos o inventário é a principal ferramenta para as seguintes atividades:

- Planejamento estratégico de substituição de equipamentos
- Planejamento de estoque de peças
- Planejamento dos treinamentos necessários para médicos, enfermeiros e técnicos, bem como a própria equipe de engenharia
- Planejamento do orçamento anual da instituição
- Planejamento estratégico de contratação de serviços de terceiros: renovação e novos contratos.

Seleção e aquisição

Com o inventário atualizado é possível estabelecer o plano estratégico de substituição dos equipamentos, ou seja, de acordo com a disponibilidade de orçamento de cada instituição definimos os equipamentos a partir das respectivas prioridades. Este seria o modelo ideal, porém as demandas de solicitações de equipamentos podem surgir de diversas maneiras, inclusive da necessidade de compra de novos equipamentos devido ao caráter de inovação, isto é, incorporação de novas tecnologias (ver Capítulo 23, Gestão de Tecnologias Hospitalares).

Neste momento começa a fase de seleção e aquisição, muito conhecida na área da saúde como a fase de "comprar equipamentos". Infelizmente, muitas vezes essa atividade é encarada como simplesmente comprar um eletrodoméstico, quando se vai a lojas, *sites* ou feiras e compra-se aquilo que é mais atrativo ou que tem apelo comercial melhor (p. ex., preço).

Em uma gestão empresarial de tecnologia médica, a fase seleção e aquisição é a fase mais relevante, pois neste momento temos a oportunidade de definir e comprar o melhor equipamento de acordo com a necessidade do usuário e na melhor condição técnica comercial.

Deve-se levar em conta o mote: "Comprar o que é preciso e não o que quero."

O processo de compras é complexo e requer cuidados com muitos detalhes, porém mencionaremos as principais atividades no processo de seleção e aquisição.

◢ **Especificação do equipamento.** Definir a especificação de uma tecnologia médica requer conhecimento, cuidado e paciência entre os envolvidos nesta atividade, sendo as principais partes o usuário e o departamento de engenharia clínica. O processo de seleção e aquisição poderá envolver profissionais de arquitetura, utilidades, suprimentos, enfermagem e controle de infecção hospitalar. Esses profissionais serão importantes para a coleta de informações, as quais serão usadas na montagem das especificações.

O objetivo é descrever todas as características técnicas relevantes e que são fundamentais para o desenvolvimento da atividade assistencial de tal forma a garantir o uso seguro do equipamento com a melhor produtividade.

Os principais aspectos a serem considerados nas especificações são:

- Local de instalação: informar e fornecer o desenho do local onde será instalado, com todos os detalhes de dimensões, acessos e serviços de apoio
- Demanda do serviço quando necessário para o dimensionamento do equipamento ideal
- Acessórios: informar nas especificações o tipo de acessório (p. ex., bobinas, impressoras, monitores, transdutores e etc.), bem como a quantidade
- *Software*: atualmente nos equipamentos de imagem, como ressonância magnética e tomografia computadorizada, o *software* é um dos itens que pode elevar o custo em até 30% do valor do equipamento
- Manutenção: normalmente 12 meses é a garantia padronizada, entretanto pode-se adotar no edital que a garantia será de 24 meses
- Atualizações: solicitar ao fabricante que informe qual será a nova plataforma da tecnologia e seu respectivo custo
- Treinamento: definir com precisão o número de técnicos ou operadores que serão treinados e seus respectivos custos. Incluir também o treinamento para a equipe de técnicos e engenheiros do departamento de engenharia clínica.

Com as especificações bem estabelecidas, bem como definido o local onde será instalado o equipamento, buscam-se os principais fabricantes e fornecedores de equipamentos que possam atender sua necessidade. É recomendado criar edital de licitação ou solicitação de proposta, relacionando todas suas exigências de tal forma a garantir o perfeito funcionamento do equipamento sem prejuízo às atividades da unidade.

Após o recebimento de pelo menos 3 (três) propostas, iniciamos o trabalho de análise das mesmas; uma forma fácil é usar os recursos de planilhas eletrônicas para lançar todas as características técnicas, bem como todas as informações importantes que julgar necessário. Todo este cuidado facilitará a tomada de decisão e esta sistemática é eficaz para minimizar falhas ou esquecimentos de itens fundamentais, tais como os detalhes dos custos de manutenção com peças, tempo de garantia e respectiva cobertura, treinamento de usuários, registro do equipamento na Anvisa e outros.

A decisão da marca e do modelo do equipamento deve primeiramente atender às especificações técnicas e posteriormente deve ser feita uma análise estratégica da instituição dos seguintes aspectos:

- Avaliação clínica ou do usuário: o usuário avalia todas as condições referentes ao uso do equipamento em seu ambiente; avalia a exatidão e a repetitividade dos resultados alcançados com o equipamento; além disso, avalia as condições de ergonomia, facilidade de usar os controles, alarmes, limpeza, preparo e armazenamento. Caso isto não seja possível, é fundamental a participação do usuário no processo e se necessário fazer visitas técnicas em outras Instituições que já utilizam o equipamento
- Padronização de equipamentos: diante da grande variedade de marcas, modelos e acessórios, é altamente recomendável uma política de padronização de equipamentos em que haja ganhos devido a aspectos operacionais, ou seja, padronização das técnicas e procedimentos assistenciais, treinamento da equipe bem como a logística de compras, distribuição e estoque de cabos, acessórios,

insumos e materiais. Por exemplo: ventiladores pulmonares em uma unidade de tratamento intensivo

- Estabilidade das empresas no mercado e qualidade dos serviços de manutenção tendo sempre em mente o nível de serviço entregue. As empresas normalmente garantem um nível de serviço de 95% de disponibilidade de equipamentos na condição de efetivar contrato de manutenção contemplando mão de obra de manutenção corretiva e manutenção preventiva, bem como a inclusão de peças de reposição. Tendo em vista que 5% de equipamentos parados em 1 ano representa aproximadamente 18 dias, para determinados equipamentos de imagem como, por exemplo, ressonância magnética, isto pode representar um alto prejuízo para a unidade. Assim recomenda-se fazer uma cláusula de nível de serviço contemplando 98% de disponibilidade do equipamento sendo calculado trimestralmente por meio da seguinte fórmula:

$$DE = \frac{A - B}{2.160} \times 100$$

Em que: DE (disponibilidade do equipamento) = total de horas de disponibilidade do equipamento para a realização de exames; A = total de horas de disponibilidade do equipamento para realização de exames durante 3 (três) meses, ou seja, 2.160 h; B = tempo de equipamento parado, ou seja, o tempo total contado do início da abertura do chamado na CONTRATADA até a liberação do equipamento para uso; 2.160 = 24 h multiplicado por 90 dias.

Caso a disponibilidade do equipamento for inferior a 98%, o CONTRATANTE terá direito de pleitear uma multa

- Aspectos comerciais: normalmente a primeira coisa a ser feita é verificar os valores de compra do equipamento, mas não podemos nos iludir, pois o ditado "o barato sai caro" é fato; para evitar e sair dessa cilada devemos calcular o custo total do investimento (TCO, do inglês *total cost of ownership*):
  - Custo do equipamento
  - Custo de obras/reformas
  - Custo de insumos
  - Custo de energia elétrica
  - Custo de água
  - Custo de manutenção
  - Custo de software
  - Atualizações necessárias
  - Treinamento
  - Impacto ambiental
  - Seguro
  - Padronização
- Com ajuda de planilha eletrônica deve-se listar os custos do equipamento e somar a eles os custos de insumos, manutenção e de possíveis atualizações. Esse estudo deve estar alinhado pelo período de tempo da vida útil da tecnologia, por exemplo: um equipamento de tomografia computadorizada cuja vida útil foi estabelecida em 8 anos, o estudo deverá ser feito por um período de 5 a 8 anos. Neste momento você terá o valor correto do que está comprando. Com a preocupação com a preservação do meio ambiente, não podemos deixar de lembrar que na linha insumos devem ser considerados os itens: energia elétrica, água e gases.

Finalizando, uma vez definidos a marca, o modelo e o fornecedor do equipamento, parte-se para a efetivação da compra, sendo o momento de fazer o contrato de compra e venda entre as partes descrevendo-se todas as condições previamente acordadas.

Recebimento e instalação

Recebimento e instalação de equipamentos estão intimamente ligados ao planejamento inicial com a preparação adequada do local de instalação. Isso quer dizer que, uma vez atendidas estas condições, facilmente ocorrerá a instalação do equipamento. Um detalhe importante no recebimento técnico é a confirmação pelo grupo de engenharia de se todas as condições solicitadas no edital foram plenamente atendidas. Uma vez instalado o equipamento, procede-se aos testes de aceitação, com os quais são confirmadas as características técnicas e de segurança e comprova-se que aquele equipamento está em perfeitas condições de uso. Assim sendo, o equipamento é liberado para uso, sua garantia tem início, e o termo de aceitação deve ser assinado.

Nos equipamentos de maior complexidade, como nos equipamentos de imagem, deve haver um cuidado especial na elaboração do projeto da sala, atendendo a todas as especificações do fabricante. Os testes de aceitação podem ser realizados por terceiros, os quais possuem o domínio em física médica, bem como os procedimentos específicos.

Treinamento de usuários

O desafio deste século na área de tecnologias médicas é treinar as equipes médicas e assistenciais na velocidade em que novos equipamentos e materiais são adquiridos. É comum lermos e ouvirmos sobre a importância de treinamento de usuários, mas, na prática, há um enorme desentendimento tanto de quem planeja os treinamentos como das pessoas que os recebem.

O planejamento do treinamento deve contemplar alguns pontos comuns:

- Definição dos assuntos que formam o programa é o primeiro ponto e deve estar alinhado com o perfil do profissional que receberá o treinamento
- Agendamento de data e local
- Avaliação de aproveitamento e arquivo: é fundamental fazer uma avaliação de aproveitamento dos participantes do curso; esta avaliação pode ser através de perguntas ou através de aplicações práticas, como, por exemplo, realização do procedimento sob supervisão.

Para finalizarmos este item, convém lembrar que, dentro de uma equipe assistencial, temos diferentes níveis de profissional, sendo, portanto, recomendado desenvolver determinados programas "avançados" que contemplem tópicos de treinamento de ferramentas avançadas; este cuidado evita que toda equipe tenha de passar por um programa cujo conteúdo contempla itens básicos e já vistos anteriormente. Como os treinamentos são caros e demandam uma logística cada dia mais difícil, deve haver um bom planejamento.

Manutenções preventivas, calibrações e inspeções

Devemos estar atentos para que o objetivo do plano de gerenciamento seja garantir o uso seguro de equipamentos médicos no ambiente hospitalar, sendo, por este motivo, o grande ponto que trataremos neste capítulo, ou seja, manutenções preventivas, calibrações e inspeções, que visam minimizar os riscos associados ao uso dos equipamentos. Para facilitar, definiremos as principais diferenças entre manutenções preventivas, calibrações e inspeções.

- *Manutenções preventivas:* consistem em realizar atividades (reparos, limpeza, trocas de componentes e inspeções), em intervalos de tempos predeterminados
- *Calibrações:* medem grandezas e as comparam com padrões rastreáveis
- *Inspeções:* verificam o estado, ou as condições, de determinado ponto do equipamento ou sistema, comparando-o com o exigido ou especificado.

Primeiramente, é importante definir dentro do plano de gerenciamento de manutenção quais serão os equipamentos que farão parte do plano de calibração; uma sugestão é utilizar o critério de risco, ou seja, adotar o critério em que os equipamentos de maior risco devem estar contemplados, por exemplo, os equipamentos de alto risco. De acordo com a Portaria da Agência Nacional de Vigilância Sanitária, equipamentos de alto risco são todos aqueles que representam alto risco intrínseco à saúde do paciente ou do usuário. São todos os equipamentos de diagnóstico e de tratamento que tenham contato direto com o paciente. Os exemplos mais comuns são: tomógrafos, equipamentos de radiologia, cardioversores, bombas de infusão, termômetros, aparelhos de pressão arterial, oximetria, equipamentos de anestesia, unidades eletrocirúrgicas, monitores multiparâmetros etc.

Quanto aos equipamentos de apoio e infraestrutura predial (utilidades), há a seguir alguns que necessariamente devem estar incluídos no programa de manutenção preventiva:

- Sistemas de tratamento de água para geração de vapor e caldeiras
- Sistema de água gelada e sistema de ar-condicionado
- Sistema de água: limpeza e sanificação de reservatórios de água potável
- Sistemas de energia elétrica: disjuntores e cabines de alta tensão, painéis elétricos, geradores de energia e *no-breaks*
- Sistemas de aterramento e de para-raios
- Compressores e bombas de recalque
- Sistemas de ar medicinal e vácuo.

Com o plano criado, há necessidade de definir a rotina que irá nortear as atividades de calibração e a manutenção preventiva, bem como criar os procedimentos específicos de calibração e manutenção preventiva de cada equipamento.

Rotina

Pode-se definir rotina como o documento que especifica a sequência de atividades que devem ser executadas, com seus respectivos agentes. Estabelece o que deve ser feito, quando deve ser feito, quem deve fazer e onde deve ser feito. Já o procedimento é o documento que orienta minuciosamente como devem ser executadas determinadas atividades consideradas essenciais em termos de controle, acompanhamento e monitoramento, ou seja, sistematiza os passos a serem dados para a realização das ações componentes dessa atividade. Essa documentação descreve o que e como deve ser feito, quais materiais, equipamentos e documentos devem ser utilizados e como a atividade deve ser controlada e registrada. Normalmente, é executado por uma pessoa e pode ser o detalhamento das atividades de uma ou mais rotinas.

Para criar uma rotina, os seguintes itens devem ser seguidos: objetivos, definições e normas aplicadas, descrição detalhada e responsabilidades.

Objetivos

Garantir mecanismos que proporcionem registros, avaliações e ações preventivas, corretivas e calibrações adequadas que minimizem os riscos associados à utilização de equipamentos médicos.

Definições e normas aplicadas

Definir de forma clara todos os termos desconhecidos ou que possam gerar dúvidas no entendimento da rotina. Citar, quando aplicadas, todas as normas usadas na rotina.

Descrição detalhada

Devem ser descritos procedimentos para os equipamentos cadastrados que necessitam de calibração. As calibrações devem estar baseadas no próprio manual do equipamento e, quando for o caso, em normas nacionais e/ou internacionais específicas, que exigem além do recomendado pelo próprio manual do equipamento. Pode haver casos em que é considerado o histórico do equipamento, bem como a experiência da equipe de engenharia e manutenção.

As manutenções preventivas e calibrações devem ser cadastradas no sistema de gerenciamento de manutenção, que irá gerar um cronograma anual das atividades a serem realizadas. Ao gerar a ordem de serviço, o grupo de engenharia clínica e engenharia de manutenção deve agendar com usuário a data definitiva para realização da manutenção preventiva ou calibração do equipamento (quando necessário, a disponibilidade do equipamento pelo usuário).

Todas as vezes em que as calibrações não forem executadas nas datas preestabelecidas, nova data deverá ser replanejada para sua execução, em comum acordo entre os envolvidos.

Os equipamentos devem ser disponibilizados pelos usuários na data prevista para execução.

Quando forem encontrados desvios de tolerância de quaisquer parâmetros especificados para calibração, serão tomadas as devidas ações corretivas e será comunicado à unidade usuária do equipamento quanto ao desvio encontrado.

Os instrumentos padrão devem ser calibrados por laboratórios que utilizem padrões rastreáveis na RBC (Rede Brasileira de Calibração).

Quando da impossibilidade da realização da calibração de qualquer equipamento pela equipe interna de engenharia clínica e engenharia de manutenção, será contratado laboratório especializado ou serviço terceirizado.

Responsabilidades

Do usuário

- Disponibilizar os equipamentos para manutenção preventiva e calibrações dentro das datas pré-agendadas
- Monitorar as datas das calibrações de acordo com as identificações das etiquetas
- Executar inspeções e manutenções preventivas de sua responsabilidade.

Da engenharia clínica

- Elaborar e executar plano de manutenção preventiva e calibração

Parte 3 | Organização e Funcionamento dos Serviços de Saúde

- Elaborar procedimentos específicos e notificar as tarefas que o usuário deve realizar periodicamente (quando aplicado)
- Elaborar cronograma e notificar o setor com antecedência sobre as datas em que serão realizadas as manutenções preventivas e calibrações
- Realizar desativações de equipamentos e respectivos procedimentos
- Notificar o departamento sobre os problemas ocorridos, quando estes impedirem a realização da manutenção preventiva programada
- Manter registro atualizado das ordens de serviço
- Analisar os relatórios de calibração de padrões, bem como registrar nos mesmos o nome do responsável pela análise e a data
- Analisar os relatórios de calibração efetuados por terceiros, bem como registrar o nome do responsável pela análise e a data.

Uma vez definido como será a rotina de calibração, podemos partir para a criação dos procedimentos específicos de calibração de equipamentos.

Procedimentos específicos de calibração de equipamentos

São compostos pelos seguintes pontos: objetivos, definições e normas aplicadas; descrição detalhada; equipamentos de calibração e materiais; tolerância; periodicidade; responsabilidades; registros e arquivos de documentação; equipamentos de teste.

Objetivos, definições e normas aplicadas

O objetivo define de forma clara e precisa o que será realizado no procedimento, enquanto nas normas aplicadas relacionamos todas as normas que se aplicam no procedimento. Exemplo: norma IEC 601-01 – Norma Geral de Segurança Elétrica para Equipamentos Médicos.

Descrição detalhada

Fornece, de maneira simples, todos os passos das atividades que devem ser executadas, como: limpeza, inspeções e verificações, calibração, tolerâncias.

Tolerância

A tolerância é definida de acordo com o processo em que o equipamento está inserido, com as normas, os regulamentos técnicos ou as portarias, e, por último, com o histórico de calibração e experiência técnica.

Equipamentos de calibração e materiais

Informar os instrumentos de testes, simuladores e ferramentas necessários para a execução da atividade.

Periodicidade

Definir o período de tempo ou intervalo de tempo entre as manutenções/calibrações. Um dos principais critérios para isso são as recomendações do fabricante, pois elas, normalmente, definem em manual o tipo e o período mínimo para as manutenções preventivas. Além desse critério, o histórico do equipamento constitui um dos principais pontos a ser considerado, visto que, através dele, pode-se conhecer a tendência das medições, sendo possível tomar decisão de reduzir ou ampliar os prazos de calibração e manutenção preventiva.

Responsabilidades

No procedimento, é fundamental estarem definidos os responsáveis pela execução de cada atividade ou do procedimento, por exemplo, a unidade disponibiliza o equipamento na data prevista, conforme calendário de manutenções preventivas, e o técnico eletrônico executa a manutenção preventiva, bem como o registro e arquivo da atividade no sistema informatizado de gerenciamento de manutenção.

REGISTROS E ARQUIVOS DE DOCUMENTAÇÃO

Em qualquer sistema de qualidade, tanto nos padrões ISO 9001 quanto nos órgãos de acreditação como ONA e Joint Commission, é fundamental manter os registros atualizados, pois são as evidências de que o processo está implantado e ativo. Desta forma, todo procedimento deve ter um sistema de documentação e arquivo, em que é recomendada atenção para os seguintes pontos:

- Nome do documento: ordem de serviço gerada pelo sistema informatizado
- Forma: papel ou eletrônico
- Local de armazenamento: sala/armário/CPD
- Forma de proteção: pasta de arquivo
- Tempo mínimo de disposição: um ano em arquivo/10 anos em arquivo eletrônico
- Disposição após tempo mínimo: destruir.

EQUIPAMENTOS DE TESTES

Os principais equipamentos de testes utilizados na calibração de equipamentos médicos são: analisador de segurança elétrica; analisador de bisturi elétrico; analisador de ventiladores pulmonares; analisador de desfibriladores e cardioversores; simulador de sinais (eletrocardiograma, temperatura, eletroencefalogrma); simulador de oximetria; multímetros; medidores de temperatura, fluxo e pressão.

Além dos equipamentos citados, deve-se planejar a aquisição de ferramentas básicas como jogo de chaves Philips, de fenda, de boca etc.

Avaliação tecnológica

Todo plano deve ser avaliado com o objetivo de medir sua eficácia e é, portanto, necessário à definição de alguns indicadores. Na área de gestão de manutenção, existem diversos indicadores, entretanto devemos ter em mente pelo menos três:

- *Disponibilidade de equipamentos:* informa a quantidade de horas em que o equipamento ou o parque completo de equipamentos está disponível para uso em determinado período de tempo. Pode-se calcular a disponibilidade de determinado equipamento em um trimestre, por meio da seguinte fórmula:

$$Disponibilidade\ do\ equipamento = THD \times 100/2.160$$

Em que: THD = total de horas de disponibilidade do equipamento para realização de exames; isso representa 2.160 h se considerarmos 24 h por dia vezes 90 dias menos o tempo de equipamento parado; tempo de equipamento parado é o tempo total contado do início da abertura do chamado até a liberação do equipamento para uso.

A meta para este indicador deve ser agressiva, buscando a excelência dos serviços; portanto, o ideal é 100% de disponibilidade.

Obviamente, sempre teremos equipamentos com problemas, entretanto a busca pela meta deve ser permanente

- *Número de manutenções preventivas planejadas* versus *número de manutenções preventivas realizadas:* devido à complexidade da implementação do programa de manutenção preventiva bem como da sua realização, este indicador é fundamental para o acompanhamento mensal e, se necessário, para aplicar ações que possam facilitar atingir a meta, a qual, para equipamentos de alto risco, deve ser de 100%
- *Manutenção corretiva*, ou seja, acompanhamento mensal do número de reparos ou quebras. Este indicador é importante no sentido de comprovar se efetivamente as manutenções preventivas estão tendo o resultado de diminuir os problemas. Assim sendo, a meta para este indicador deve ser o número histórico de reparos com o desafio de diminuir em, pelo menos, 5% a cada ano. Através deste indicador, torna-se fundamental o desenvolvimento da cultura na instituição da prevenção, bem como a melhoria contínua de processos.

Todo o plano de gerenciamento de manutenção, ou seja, desde o processo de seleção e aquisição, passando pelas fases de instalação, treinamento, manutenção corretiva, manutenção preventiva e desativação, somente terá sucesso se estiver integrado a um plano de substituição de tecnologias. "Quando compramos e instalamos um equipamento, pelo fato de ser novo, normalmente nos sentimos confortáveis no sentido de imaginar que teremos muito tempo para pensar novamente em sua substituição, porém é um equívoco; este é o momento ideal para estabelecer a vida útil como referência e, assim, não ter surpresas no futuro".

Todas as informações geradas ("histórico") desde o cadastro do equipamento, as manutenções corretivas e preventivas até os gastos com manutenções serão úteis para o plano de substituição, ou seja, não adianta ter um belo sistema de gestão com milhares de dados se isso não for usado no plano de substituição.

Finalmente, esta metodologia permite um avanço importante na qualidade, segurança e sustentabilidade das instituições de saúde.

PARTE 4

Fronteiras da Assistência à Saúde

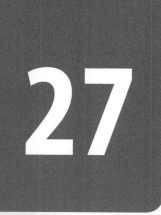

27 Qualidade e Acreditação

Ana Maria Malik e Laura Maria Cesar Schiesari

Por que qualidade em serviços de saúde?

Embora todos os atores envolvidos na área da saúde tenham certeza de que fazem o melhor possível, desde os primeiros livros de Deming (Deming, 1990) está claro que fazer ou dizer que se faz "o melhor possível" não é mais suficiente, não é adequado, não garante qualidade. Uma das primeiras evidências para justificar a preocupação com qualidade em saúde é a variação na prática assistencial, mais ainda que nos seus resultados. O diagnóstico de um mesmo problema de saúde pode ser feito de diversas maneiras, dependendo de quem o faz, dos seus interesses e da metodologia utilizada. O mesmo pode ser dito sobre uma organização ou mesmo sobre diversas unidades pertencentes a redes de serviços de saúde, mais diversificadas e, portanto, mais complexas. No que diz respeito ao tratamento, também se verifica a utilização de distintos procedimentos, com maior ou menor grau de intervenção, com utilização de mais ou menos medicamentos, procedimentos e *devices*. Há um limite para aceitar essas diferenças, sobretudo em um ambiente onde se trabalha com a pretensão de ter como guia as evidências científicas. Fala-se não só em medicina baseada em evidências, mas também em enfermagem e até em administração com as mesmas características.

Uma vez constatada a variação na prática assistencial, cabe observar se os resultados obtidos pelas diferentes alternativas empregadas são equivalentes. O que se convencionou chamar de "qualidade" tem a ver com evitar variações desnecessárias, principalmente se levam a um resultado pior do que o habitual (ou desejado). Há variações incontroláveis, principalmente aquelas devidas às pessoas, a suas formas de agir e reagir. Comportamentos podem ser treinados, como garantir um sorriso ou uma palavra de acolhimento. No entanto, a forma pela qual o sorriso será dado ou a palavra dita dependerão, certamente, do humor e do momento de quem o faz. Cada vez mais se reconhece que a atitude dos colaboradores tem a ver com a maneira pela qual são gerenciados. Inaceitável é a variação devida ao desconhecimento sobre a forma correta de fazer, ou seja, à insuficiência de conhecimento técnico, ou à falta de determinado material para a realização de algum procedimento ou ainda à inexistência da rotina ou procedimento escrito sobre processos críticos para consulta em caso de necessidade. Para comparar duas ações, atividades ou procedimentos é necessário, ao menos, que seus resultados sejam equivalentes (permitindo verificar se os processos têm maior ou menor eficiência).

Para poder garantir melhoria nos resultados assistenciais, seria necessário ser capaz de assegurar respostas individuais similares aos esquemas terapêuticos propostos. É possível eliminar algumas variações conhecidas e esperadas nos processos, mediante treinamento intensivo e implantação de protocolos clínicos, além de garantir disponibilidade dos insumos necessários, mas sabe-se que o aforismo médico "Cada caso é um caso", embora não justifique fugir da padronização, explica parte das variações observadas nos resultados. Há pacientes que seguem as orientações dos profissionais e não obtêm bons resultados, outros que as seguem e os obtêm; há os que não as seguem e não ficam satisfeitos e há os que não as seguem e terminam curados. Mas mesmo diante de tratamento adequado, instituído no momento certo e seguido à risca pelo paciente, há casos em que os resultados obtidos não são os melhores. Pode ocorrer ainda de o paciente nem sempre ficar satisfeito com o tratamento instituído, independente do resultado clínico ou laboratorial obtido.

A rigor, o objetivo de iniciativas da qualidade em um dado sistema de saúde seria garantir um nível homogêneo de qualidade nos estabelecimentos, independente do modelo de remuneração utilizado (Minvielle, 2005). De modo geral, quando se pensa em organizações isoladas, há grande preocupação quanto ao aumento de custos relacionado com a qualidade de modo geral (Fleming, 2011). Além disso, vem sendo discutida na área da saúde a implantação da filosofia *lean* (Radnor *et al.*, 2012), que na indústria existe, pelo menos, desde os anos 1990.

Os estabelecimentos partem de patamares iniciais diferentes. Portanto, seus avanços devem ser valorizados de maneiras distintas: há aqueles que são melhores e que terão mais dificuldade em superar os indicadores que já atingem e aqueles cuja dificuldade maior será para começar, mas, uma vez iniciado o processo, conseguirão melhorar com mais facilidade, principalmente se aproveitarem as experiências dos que já avançaram em vez de começarem do zero.

O que preocupa em uma realidade como a brasileira é a disparidade entre os inúmeros serviços de saúde existentes. Utiliza-se com alguma frequência o *benchmarking*, definido como um método para comparar o desempenho de algum processo ou produto de uma organização com o de similares, que estejam sendo executados em outra unidade ou em organização diferente, para conseguir identificar como se classifica o serviço em relação a outros. Outra justificativa para aplicar este método é conhecer as chamadas melhores práticas. Algumas associações, no Brasil e internacionais, têm como prática a sua divulgação.

▎ Preocupação com a qualidade e avaliação externa

Desde o final dos anos 1980 começou a se tornar mais intensa internacionalmente uma percepção que já existia nos EUA desde as primeiras décadas do século 20: em princípio, não era mais suficiente o próprio serviço de saúde ou hospital (seus profissionais, seus dirigentes) estarem satisfeitos com a qualidade daquilo que ofereciam à comunidade. Passou a ser importante haver um atestado externo de que valia a pena buscar assistência naquela organização ou, em alguns casos, mais raros, financiar os cuidados ali prestados. Dispor de um atestado de organização reconhecida afirmando que o hospital é adequado passou a ser considerado uma necessidade por muitos grupos de interesse (*stakeholders*), cada um dos quais definindo seus critérios (Donabedian, 1988). Para alguns, é preciso ter mais de um atestado, pois o adequado não é suficiente, precisa ser muito bom, excelente, internacional (Shaw, 2000).

Além dos atestados, passou-se a tentar ouvir os usuários – pacientes e familiares – utilizando-se questionários de satisfação. Este tipo de iniciativa se baseava em algumas afirmações aceitas no setor: cada vez mais, os pacientes passaram a ser ouvidos e considerados, porque eles se tornavam mais reivindicativos inclusive no fato de querer saber mais sobre as condutas a serem tomadas em função dos seus problemas, quando não de discuti-las.

Também começaram a se formar ou se expandir organizações profissionais que se legitimaram como avaliadoras externas de hospitais e serviços de saúde, com diferentes origens. Há diferentes modelos, nacionais e internacionais, todos eles praticamente vindos da mesma fonte, a *Joint Commission* norte-americana que começou a operar no final da primeira metade do século 20.

No Brasil, voltados especificamente para a saúde há alguns atores nacionais, como a Organização Nacional de Acreditação (ONA), que é uma acreditadora, o Controle de Qualidade Hospitalar (CQH), que dá um selo de qualidade e que é uma examinadora do Prêmio Nacional de Gestão em Saúde (PNGS, um braço específico para a saúde do Prêmio Nacional da Qualidade [PNQ], baseado nos prêmios *Deming*

japonês e *Baldrige* americano), e internacionais. Além da *Joint Commission International* (JCI) cujo representante no país é o Consórcio Brasileiro de Acreditação (CBA), encontram-se estabelecidos no Brasil desde o final da primeira década do século 21, o *Accreditation Canada* representado pelo Instituto Qualisa de Gestão (IQG) e ainda o *National Integrated Accreditation for Health Care Organizations* (NIAHO), modelo ligado ao *Det Norske Veritas* (DNV). Depois de quase 20 anos do início do processo, mal chega a 4% do total o número de hospitais brasileiros acreditados. Considerando toda gama de serviços de saúde, eram cerca de 492 certificados no final de 2014. No entanto, o modelo vem sendo cada vez mais aplicado a outros tipos de organizações no setor (mesmo que também ainda muito reduzidas em número, cerca de 229 no final de 2014). O mercado da acreditação ainda tem muito espaço para ocupar no país, por isso vem atraindo tantos aspirantes a fornecer estes certificados quase sempre em regime de concorrência comercial. Chama a atenção que alguns serviços comecem por se fazer avaliar em um modelo e depois se submetam a outro, de maneira a se qualificar perante um grande número deles. Em outubro de 2014, a ONA lidera este mercado com ampla vantagem (quase 80%). A concentração de hospitais acreditados ocorre na região Sudeste (cerca de 70%). Dentre os hospitais acreditados, cerca de 15% são públicos, basicamente administrados em modelos de administração indireta.

Observa-se que todas essas propostas de avaliação externa enfatizam organização e estrutura, no entanto poucas chegam a discutir resultados (Griffith *et al.*, 2002). Mesmo assim, observa-se aprimoramento nos processos de gestão, planejamento estratégico, liderança e até mesmo na construção e utilização de indicadores, além de incipiente trabalho em equipe e, ainda, real preocupação com o adequado preenchimento dos prontuários e com sua transformação em multiprofissional (Schiesari, 2004).

Uma das consequências de um processo de acreditação bem-sucedido é a melhoria dos sistemas de informação, porque é necessário ter como comprovar as afirmações relacionadas com as mudanças dos serviços. Para comparar duas situações, é importante conhecer o antes e o depois. A existência de séries históricas longas ainda é rara, mas para a gerência dos serviços a disponibilidade de dados que permitem fornecer os indicadores necessários permite aprimorar o processo de tomada de decisões.

Além dos pacientes e daqueles que trabalham internamente nos hospitais, podem-se observar outros interessados nas avaliações externas. Por exemplo, as operadoras de saúde, que com frequência não sabem o que compram. O modelo assistencial brasileiro lhes permite saber aproximadamente pelo que estão pagando, mas não conseguem ter clareza quanto à adequação dos procedimentos realizados. Esta é uma das razões que levou a Agência Nacional de Saúde Suplementar (ANS, 2014) a desenvolver o programa Qualiss (Programa de Qualificação de Prestadores de Serviços de Saúde), cujo objetivo era estimular a qualificação dos prestadores de serviços na saúde suplementar e aumentar a disponibilidade de informações. Seu intuito era ampliar o poder de avaliação e escolha de prestadores de serviços por parte das operadoras e dos beneficiários de planos de saúde.

Menos informações ainda têm as empresas, que são as reais financiadoras da assistência médica suplementar. Estas sabem pouco, sobre o que, como, quanto deve ser contratado e para quê, deixando os custos dos benefícios que fornecem a seus funcionários na mão de profissionais que, por sua vez, podem ter diferentes interesses. Estas também podem se sentir mais seguras comprando serviços de alguém que tenha sido avaliado por *experts* reconhecidos.

O SUS, maior responsável pelo financiamento da assistência médica no país, dispõe de uma série de áreas que se ocupam de avaliação de partes diferentes da assistência, mas ainda não é um sistema integrado. Neste caso, porém, uma das avaliações mais cabíveis seria a da necessidade e oportunidade das ações empreendidas, reiterando a necessidade de utilização da epidemiologia para avaliação. Neste caso existe mais um programa governamental voltado para a sua melhoria: o PMAQ (Programa de Melhoria do Acesso e da Qualidade da Atenção Básica), cujo principal objetivo é induzir a ampliação do acesso e a melhoria da qualidade da atenção básica, com garantia de padrão de qualidade comparável nas instâncias nacional, regionais e locais, permitindo maior transparência e efetividade das ações governamentais direcionadas à Atenção Básica em Saúde (Departamento da Atenção Básica, 2014).

Em relação à acreditação, o Estado optou por não ser o responsável por ela, nem por tornar o processo obrigatório, pelo menos até o final de 2014. Sua opção foi deixar o mercado aberto e, a rigor, incentivar iniciativas de melhoria, de uma forma ou de outra, com a possibilidade de financiar algumas destas.

Melhoria contínua

Obter um certificado de avaliação externa, qualquer que seja ele, está longe de ser suficiente para qualquer organização. Faz-se necessário um processo de aprimoramento contínuo, principalmente porque há sempre novas exigências, novos conhecimentos que aparecem no setor e novos interessados.

O aprimoramento dos sistemas de informação, obtido a partir das experiências de avaliação externa, permitiu que se conhecesse a situação anterior à da implementação de qualquer programa. Afinal, a avaliação pode pressupor como metodologia a comparação entre duas situações, para mostrar se houve melhora. No entanto, a discussão de um novo modelo de informações pode ser paralisante para uma organização, pois esta área costuma não ser prioridade na organização, ou é considerada um problema, muito mais que um instrumento útil para a gestão. Seja em função dos indicadores buscados, seja em função dos custos para ter um sistema de informação que responda às relevantes questões da direção do serviço ou do sistema de saúde, há momentos em que os custos e a complexidade do sistema não permitem realizar o que se pretendia (Ganz et al., 2007). Um requisito que deveria ser levado em conta para a seleção de um sistema de informação é que ele não seja mais caro que a operação do serviço.

Pensando na lógica da organização como um todo e na necessidade de se obterem resultados, foram desenvolvidos alguns modelos de projetos de melhoria rápida da qualidade, também chamados breakthrough series. Está por trás destes modelos a percepção de que é possível melhorar qualquer processo de forma simples. Por exemplo, para melhorar a gestão da dor de um paciente, podem-se usar métodos sofisticados para descobrir como seus terminais nervosos reagem e lidam com diferentes níveis de estímulo. Outra possibilidade seria usar as escalas de dor que respaldam a dor como quinto sinal vital, que muda a forma pela qual se acolhem queixas dos pacientes. A partir daí, é possível tomar medidas cabíveis e fazer o seguimento do processo, voltando a perguntar se o estado de dor se mantém, se está melhor ou pior (Maguerez, 2012).

Isso pode parecer muito singelo para aqueles acostumados a procurar soluções complexas para problemas simples, com medo de errar; no entanto, torna factíveis algumas ações, a curto prazo,

e exemplifica sucessos passíveis de serem obtidos. Esses modelos são muito adequados para situações pontuais, em serviços restritos, porque funcionam quando ocorre contato direto com pessoas e com os grupos envolvidos nos processos a conhecer e modificar. Não substituem análises de processos, as complementam, ou seja, dão informações diferentes, a curto prazo, e permitem intervenções rápidas e visíveis para os envolvidos e para os próximos a elas.

Um problema na busca pela contínua melhoria é a falta de persistência quando não se observam resultados ou quando não se percebem mudanças. Já se verificou que ligar os conceitos de qualidade apenas a processos específicos, associados a avaliações externas permanentes, é pouco eficaz. Esta forma de trabalhar o cotidiano tem como consequência que só se busca melhorar ou fazer o certo às vésperas de processos de avaliação. Quando eles passam, desaparecem os esforços investidos em se sair bem.

Os ensinamentos da cultura organizacional e da gestão da mudança podem ser muito úteis nesse contexto. Há quem fale de cultura da organização e há quem fale da cultura das pessoas da organização. Não se deve imaginar que a cultura dos dirigentes seja igual à dos operadores. De fato, cada um desses grupos – bem como todos os demais que conformam o serviço de saúde – tem sua própria cultura, seus valores, suas crenças e suas premissas. Garantir a difusão da cultura faz parte da tarefa comunicar, que compete aos diretores da organização (entendidos como aqueles que dão direção). O resultado financeiro não deveria ser o seu único foco, nem eles deveriam imaginar que podem mudar as organizações sozinhos. No entanto, muitos dirigentes ainda não enxergam a comunicação como uma de suas funções (Berwick, 2003).

Em hospitais, que funcionam 24 h por dia, 7 dias por semana, mesmo na era da informação constante, é muito difícil garantir a mesma informação transmitida para todos os funcionários da mesma maneira, embora isso faça parte da preocupação de garantir melhoria contínua. Várias estratégias são utilizadas, sendo o treinamento e a educação continuada elementos essenciais para aprimorar a difusão da informação e reduzir a variabilidade das práticas.

Com o intuito de ritmar o esforço de melhoria, muitos serviços passaram a ter pelo menos um evento anual relacionado com a qualidade, que permita a troca de informações sobre como todos vêm solucionando seus problemas e como conseguem melhorar suas condições de trabalho e/ou a prestação de serviços. Não raro a participação neste tipo de evento leva a algum tipo de premiação de reconhecimento institucional. O termo todos é, certamente, otimista, mas o evento também é uma forma de chamar a atenção para o assunto.

O paciente é a razão de ser do serviço de saúde?

Teoricamente, o paciente é a razão de ser do hospital e dos serviços de saúde. A rigor, as atividades de vigilância sanitária e epidemiológica deveriam ser destinadas à assistência à saúde, à comunidade e não aos pacientes individuais, mas a assistência médica individual é um dos motivos pelos quais as pessoas acorrem aos serviços de saúde.

A mudança de terminologia, passando a chamar o antigo prontuário médico, de enfermagem, da equipe, de prontuário do paciente, levou a facilitar o reconhecimento – legal e processual – de que o prontuário pertence ao paciente e não ao médico, à equipe ou ao serviço, sendo esta mais uma razão para que ele seja adequadamente preenchido. Infelizmente até 2014 ocorreram inconsistências entre o que era decidido à beira do leito e as informações que os serviços de logística e infraestrutura recebiam. Até hoje, uma prescrição modificada na unidade de internação pode não interferir com a anterior já disponível na farmácia, se o prontuário eletrônico não é (ainda que seja paradoxal) *online*.

Qualidade tem a ver com quais informações o serviço é capaz de fornecer ao paciente, uma vez definidas quais são as mais relevantes, úteis e compreensíveis para eles (e que podem ser revisadas nesse sentido periodicamente). Entram neste inventário desde instruções sobre como chegar aos locais, folhetos educativos contendo pelo menos as dúvidas mais frequentes, preparações para procedimentos até aquilo que é perguntado nos instrumentos sobre satisfação.

No entanto, com muita frequência o paciente é lembrado como alguém em função de quem a rotina deve ser alterada *a posteriori* (e não desenhada corretamente *a priori*), alguém cujas reclamações não procedem (apesar de serem as que se referem de fato a como o serviço é prestado). Se a prestação de assistência médica não costuma ser questionada nas pesquisas de satisfação, isso se deve ao fato de que isso é raramente perguntado aos pacientes ou acompanhantes. Se o estacionamento é alvo de reclamações, é porque se trata de um assunto sobre o qual há questões específicas nos instrumentos de avaliação. O ar-condicionado pode ser visto como um assunto da manutenção, mas no fundo se refere ao paciente.

Sabe-se que satisfação, em qualquer área, se mede em relação às expectativas do cliente. Diz a literatura da área de qualidade em saúde que os usuários tendem a ser muito generosos em sua avaliação dos serviços de saúde, seja por medo de represálias, seja por agradecimento por terem sobrevivido, seja por terem expectativas baixas. A satisfação acima de 70% é a norma e acima de 90% não é exceção. O que se pode sugerir não é ficar feliz com a positividade das avaliações, mas, sim, investigar as causas de insatisfação, que é onde residem as oportunidades de melhoria. O NHS (*National Health Service*) britânico tem uma série de publicações sobre como inspirar melhoria. O volume 18 fala sobre como medir a experiência do paciente (The Health Foundation, 2013).

A expressão "oportunidade de melhoria" é vista como um dos grandes eufemismos da gestão e até do relacionamento interpessoal. No entanto, no assunto qualidade, assumindo que nada pode ser de fato considerado suficiente, é fundamental descobrir onde se percebem possibilidades de aprimoramento sob o ponto de vista do usuário. Cada gerente reivindica recursos para sua área, pensando com frequência nos seus funcionários ou nos resultados que entrega... para a organização. Não necessariamente os critérios dos avaliadores externos – ou acreditadores – mesmo que indiretamente beneficiem os pacientes, são percebidos por eles como relevantes.

Finalmente, não basta ter questionários de avaliação para obter a opinião dos usuários dos serviços. As respostas a esses questionários precisam ser analisadas por um tomador de decisões, e alguma ação precisa ocorrer, gerando consequências para os envolvidos, sejam elas mudanças em processos, premiação dos elogiados e/ou acompanhamento dos criticados.

▌Os hospitais são seguros?

A resposta para esta pergunta é não! Os pacientes raramente sabem disso, porque têm a expectativa de que os serviços de saúde sejam seguros, que os profissionais sejam motivados, competentes e em número suficiente e que todos os insumos necessários estejam presentes em quantidade adequada e no momento oportuno. Quem trabalha nos hospitais pode perceber que a segurança é um desejo que está longe de ser realidade. Observam-se, com frequência, passagens de plantão atribuladas, falhas de comunicação, falta de notificação de eventos adversos, medo de punições por parte dos funcionários eventualmente faltosos e cultura de segurança inexistente, evitando que se fale sobre erros e sobre a implantação de práticas mais seguras nos hospitais (no Brasil, claro, mas nos demais países não é muito diferente).

Em hospitais universitários, onde se formam os profissionais de saúde em atuação, iniciativas da qualidade e segurança ainda não são práticas comuns. Em alguns hospitais de alto padrão, parece ofensivo a alguns médicos de alta patente ouvir que os procedimentos por eles realizados podem ser mais seguros do que normalmente o são. O quadro com relação ao assunto parece o cenário de mais de 20 anos atrás, quando se começou a discutir qualidade em organizações de saúde. Todos acreditam fazer o que é possível; o grande problema sempre foi trazer os médicos para o âmago da questão. Duas décadas de trabalho permitiram observar mudanças nessa situação: há todo tipo de profissionais – inclusive médicos – engajados na melhora dos processos, em avaliações e até liderando iniciativas da qualidade. O mesmo pode ocorrer com o assunto segurança, mas os primeiros passos ainda precisam ser dados com mais vigor.

Há hospitais que já implantaram pulseiras de identificação com código de barras e barreiras de acesso a unidades críticas, como berçários, por exemplo. No entanto, a norma ainda é a resistência à utilização de outros mecanismos. Por isso, se observam com frequência profissionais sem identificação adequada ou falta de utilização de equipamentos de proteção individual. Frequentemente, as barreiras existentes são ineficazes. Em quadros de avisos cirúrgicos ou em prontuários escritos à mão, ocorrem dificuldades para a compreensão da letra dos profissionais, propiciando a ocorrência de medicações equivocadas. Quando não há manutenção preventiva, aumenta a probabilidade de incêndios ou de queda de elevadores, ou até de queda de eletricidade, como noticia a imprensa, com mais frequência do que seria tolerado.

Segurança pode ser vista como um conceito antagônico ao de risco, e serviços de saúde estão repletos de fatores de risco: desde a concentração de agentes patogênicos até a quantidade de equipamentos elétricos de suporte à vida, passando por substâncias potencialmente de risco e por profissionais que são, acima de tudo, humanos e, portanto, passíveis de erro. Frente a estas condições, não se pode pensar na ausência de risco. O importante é a redução dos fatores que conduzem a situações indesejáveis. Quando elas ocorrem, há que assumi-las e gerenciar suas consequências. Escondê-las não conduz a bons resultados, exceto talvez no curtíssimo prazo e certamente não para o paciente.

Trabalho realizado no estado de São Paulo mostrou que funcionários de hospitais acreditados consideravam trabalhar em locais seguros, entre outros motivos porque os índices de notificação de ocorrências encontrados eram muito baixos. No entanto, estes índices costumam ser muito subestimados, porque poucos entre os trabalhadores consideram necessário relatar seus próprios equívocos (Clinco, 2007). Para eles, erros não percebidos são os melhores. Se e quando percebidos, o ideal seria não descobrir a quem atribuí-los. Desta forma, não se consegue aprimorar qualquer processo. No decorrer do tempo, passou-se a estimular o relato de eventos adversos.

Com isso, passou-se a estudar a situação dos trabalhadores que de fato são responsáveis por erros, embora quase sempre sem a intenção de cometê-los. Estes funcionários recebem a denominação de "segunda vítima", evidenciando a existência de uma tentativa de entender sua situação (Scott *et al.*, 2009).

A mesma autora estudou um tema atualmente difundido, que se refere à participação do paciente no seu cuidado, mostrando que no Brasil ainda se trata de processo incipiente (Clinco, 2013). Trata-se tanto de mudar o relacionamento dos profissionais e dos serviços com seus usuários quanto à responsabilidade destes (e/ou de seus acompanhantes) com os serviços os profissionais, dando-lhes uma responsabilidade muito mais ativa do que o termo paciente pressupõe.

Em busca de um caminho para a qualidade em hospitais

Se no Brasil o intuito ainda é garantir acesso universal mais homogêneo – em termos de qualidade e segurança – nos cuidados recebidos por todos quando se trata de assistência médico-hospitalar e não de tornar a qualidade um diferencial de mercado, é preciso ter clareza de que não se trata de iniciativa sem custos e de que se faz necessário um papel regulador, do Estado, no sentido de garantir esse padrão. Internacionalmente, há iniciativas que preconizam pagar pela qualidade (p. ex., o *paying for quality* ou o *pay for performance* do sistema inglês) (Lindenauer *et al.*, 2007). Há quem sugira penalizar os que não atingem os índices considerados pré-requisitos, mas parece mais adequado diferenciar os distintos pontos dos quais partem os serviços. Aquele que tem indicadores melhores do que o nível considerado mínimo precisa continuar a melhorar, e quem está pior precisa ser estimulado a atingir novos patamares, mas cabe a pergunta quanto à pertinência de ligar o financiamento à qualidade da assistência prestada ou se este pode servir de estímulo e, desta forma, repartir equidade. Há autores que discordam desta postura (Porter e Teisberg, 2007), porque consideram que a competição por resultados e por financiamento é o melhor estímulo que existe, mas isso depende do sistema de saúde em que se está.

Trata-se de um debate longo e sem resposta, induzido por um raciocínio de caráter econômico: do que é necessário abrir mão para ter qualidade? Não se pode ter tudo ao mesmo tempo (e é possível atribuir o nome de qualidade ao que se quiser, pois o termo carece de uma única definição). Não se pode abrir mão do que é realmente necessário para sempre, portanto se trata de ordenar prioridades, o que já tem a ver com gestão. Afinal, se tudo é prioridade, nada pode ser considerado prioritário de fato. Cada vez mais se fala de qualidade relacionada com eficiência (Jha *et al.*, 2009). E tudo tem custos.

Qualidade é o que se convenciona chamar de qualidade. É atender (ou superar) as expectativas do cliente, é aquilo pelo que se está disposto a pagar, é diminuir o risco para os pacientes, é sentir-se bem tratado. Qualidade deveria ser resultado de um esforço para fazer a coisa correta no momento mais adequado e da maneira certa, não ser vista como mais uma obrigação (pontual) ou o cumprimento de um requisito sem sentido.

Não é possível atribuir a responsabilidade pela qualidade apenas ao médico, à equipe, ao financiador, ao gestor, ao paciente, à organização, ao indivíduo, à comunidade ou ao Estado. Trata-se de um atributo a ser sempre buscado, cada vez mais, porém de maneira organizada, coletiva e sinergicamente, diferentemente do que se observa no cotidiano da prestação de serviços de saúde, em que cada um faz o que considera mais adequado mas sem o resultado desejado. No entanto, o conhecimento sobre gestão por parte dos responsáveis pela organização, seu envolvimento simultâneo com a sustentabilidade organizacional e com a assistência pode ajudar a mudar essa situação, além do aumento da divulgação das informações sobre os serviços.

Referências bibliográficas

ANAHP. Observatório ANAHP. São Paulo, 2014. Disponível em: http://anahp.com.br/produtos, acesso em 2014.

ANS. Programa Qualiss. Disponível em: www.ans.gov.br/prestadores/qualiss-programa-de-qualificacao-de-prestadores-de-servicos-de-saude, acesso em 2014.

Berwick, D. Disseminating innovations in health care. *JAMA, 289*(15), 1969-75, 2003.

Clinco, SD. *O hospital é seguro? Percepções de profissionais de saúde sobre segurança do paciente.* Dissertação (Mestrado). Escola de Administração de Empresas de São Paulo da Fundação Getúlio Vargas, 2007.

Clinco, SD. *Participação do Usuário no seu Cuidado: realidade ou ficção?* Tese (Doutorado) Escola de Administração de Empresas de São Paulo da Fundação Getúlio Vargas, 2013.

Consórcio Brasileiro de Administração. Disponível em: www.cbacred.org.br. Acesso em 2014.

Deming, WE. *Qualidade: a revolução na administração.* São Paulo, Marques-Saraiva, 1990.

Departamento da Atenção Básica. Disponível em: http://dab.saude.gov.br/sistemas/pmaq/faq.php. Acesso em 2014.

Donabedian, A. The quality of care: how can it be assessed. *Journal of the American Medical Association, 260*(12): 1743-8, 1988.

Fleming, C. Reducing health care costs while improving care. *Health Affairs Blog,* 9 nov. 2011.

Ganz, DA *et al.* The effect of a quality improvement initiative on the quality of Other aspects of health care: The law of unintended consequences? *Medical Care,* 45(1): 9-17, 2007.

Griffith, JR; Knutzen, SR; Alexander, JA. Structural versus outcomes measures in hospitals: A comparison of Joint Commission and Medicare outcomes scores in hospitals. *Quality Management in Health Care,* 10(2): 29-38, 2002.

Instituto Qualisa de Gestão. Disponível em: www.igq.com.br. Acesso em 2014.

Jha, AK; Orav, EJ; Dobson, A *et al.* Measuring efficiency: the association of hospital costs and quality of care. *Health Affairs,* 28 (3):897-906, 2009.

Lindenauer, PK *et al.* Public Reporting and Pay for Performance in Hospital Quality Improvement. *New England Journal of Medicine,* 356(5): 486-96, 2007.

Maguerez, G. *A melhora rápida da qualidade nas organizações de saúde.* RJ, Hucitec, 2012.

Minvielle, E. Financer la qualité des soins hospitaliers: jusqu'où aller? *Gérer et comprendre,* 8: 74-84, 2005.

Organização Nacional de Acreditação. Disponível em: www.ona.org.br. Acesso em 2014.

Porter, ME; Teisberg, EO. Repensando a saúde: estratégia para melhorar a qualidade e reduzir os custos. Porto Alegre, Bookman, 2007.

Radnor, ZJ; Holweg, M; Waring, J. Lean in healthcare: The unfilled promise? *Social Science & Medicine,* 74: 364-71, 2012.

Schiesari, L. *Resultados de iniciativas de qualidade em hospitais brasileiros.* Tese (Doutorado em Saúde Pública) – Faculdade de Medicina da Universidade de São Paulo, São Paulo, 2004.

Scott, SD; Hirschinger, LE; Cox, KR *et al.* The natural history of recovery for the healthcare provider "second victim" after adverse patient events. *Qual Saf Health Care* 18: 325-330, 2009.

Shaw, C. External quality mechanisms for health care: summary of the ExPeRT project on visitatie, accreditation, EFQM and ISO assessment in European Union countries. *International Journal for Quality in Health Care,* 12(3):169-75, 2000.

The Health Foundation. Inspiring Improvement, 18. *Measuring Patient Experience.* Evidence scan, June. Disponível em: 2013 http://www.health.org.uk/public/cms/75/76/313/4300/Measuring%20patient%20experience.pdf?realName=7qM8Wm.pdf

Segurança do Paciente

Laura Maria Cesar Schiesari e Ana Maria Malik

O que é?

Segurança do paciente é hoje vista de diferentes maneiras. Para os atuantes na área de qualidade em saúde, é tida como uma das suas dimensões e encontra-se implícita na definição de qualidade de 2001 do Institute of Medicine dos EUA (IOM): "(...) a que ponto os serviços de saúde aumentam a probabilidade de resultados de saúde desejáveis para os indivíduos e as populações, em conformidade com os conhecimentos profissionais atuais."

Apesar de alguns profissionais considerarem segurança algo que abrangeria a qualidade, parte significativa dos estudiosos situa a segurança do paciente como parte integrante do tema, aqui evidenciando a complexidade desse campo. Essa visão é respaldada por aquela do IOM, que apresenta a segurança do paciente dentre as dimensões da qualidade. São elas (Institute of Medicine, 2001; Brasil, 2013d):

- Efetividade do cuidado
- Segurança do paciente
- Cuidado centrado no paciente
- Cuidados prestados no momento certo
- Eficiência
- Equidade.

De onde veio e onde está

A preocupação com qualidade na saúde é antiga e vários são os autores que contribuíram para o desenvolvimento do tema. Dos registros existentes, o mais distante parece ser o Código de Hammurabi, que data de 1.700 a.C, com destaque para o artigo 218: "Se o médico fizer uma grande incisão com um bisturi e matar o paciente, ou se ao abrir um tumor com um bisturi, ele perfurar seu olho, suas mãos serão cortadas." A Hipócrates, considerado o pai da Medicina, que viveu de 460 a 370 a.C., é atribuída a frase *Primum non nocere* ou *First do no harm*, muito provavelmente derivada do juramento a ele atribuído e praticado até hoje no momento da formatura de médicos, ao menos no Brasil. Ambas as citações evidenciam o reconhecimento da existência do dano associado ao exercício da Medicina (CREMESP, 2014).

A segurança do paciente e do profissional de saúde consta das discussões iniciais sobre qualidade, sobretudo daquelas feitas nos primórdios da acreditação hospitalar, que manifestavam a preocupação com a segurança do ambiente da prática assistencial para o médico (Roberts *et al.*, 1987). No entanto, a ênfase dada mundialmente à segurança do paciente como ramo do conhecimento e tema prioritário é mais recente. No final da década de 1990, o aumento das despesas com erros médicos e a exploração pela mídia de alguns casos de pacientes que vivenciaram eventos adversos em hospitais contribuíram para o reconhecimento da importância do tema, fazendo com que governos e políticas públicas se preocupassem com o assunto (Correa, 2009; Clinco, 2007).

No final do século 20 e início do 21, duas publicações quantificaram de maneira clara e absolutamente assustadora a magnitude das falhas existentes nos sistemas de saúde, inaugurando oficialmente a abordagem mais estruturada da segurança do paciente. Em 1999, o IOM publicou o livro *To err is human: Building a safer health care system*. Nesse livro são apresentados, entre outros, dois estudos de incidência de eventos adversos. O estudo realizado em hospitais de Nova York em 1984 apontou 3,7% de incidência de eventos adversos, enquanto o outro, realizado em hospitais em Utah e no Colorado em 1992, apontou 2,9% de incidência. Considerou-se evento adverso, então, o dano causado pela assistência à saúde, não relacionado com a doença de base, tendo prolongado o tempo de permanência do paciente ou ainda tendo resultado em incapacidade presente no momento da saída hospitalar. Segundo essa publicação, 1 milhão de danos e quase

100 mil mortes ocorrem anualmente nos EUA como resultado de erros médicos, ou melhor, de eventos adversos. Essa alta incidência de eventos adversos leva a uma elevada taxa de mortalidade nos EUA, "maior do que as atribuídas aos pacientes com AIDS, câncer de mama ou atropelamentos" (Kohn, 2000). Em 2000, uma edição especial do *British Medical Journal* intitulada "Reducing error, improving safety" difundiu ainda mais as preocupações em torno do tema junto aos profissionais da área da saúde, sobretudo médicos (BMJ, 2000).

Estudos semelhantes foram posteriormente realizados em diversos países, confirmando ou até mesmo reforçando a ordem de grandeza relacionada com a ocorrência de eventos indesejáveis (Quadro 28.1). Tais estudos apontaram que, em média, 1 em cada 10 pacientes atendidos em um hospital sofre pelo menos um evento adverso como queda, administração incorreta de medicamentos, falhas na identificação do paciente, erros em procedimentos cirúrgicos, infecções, mau uso de dispositivos e equipamentos médicos. Desses eventos adversos, 50 a 60% são passíveis de prevenção (Daud-Gallotti, 2004; de Vries *et al.*, 2008; Mendes *et al.*, 2005, 2009; Michel *et al.*, 2007; Ministerio de Sanidad y Política Social, 2010).

A relevância do tema e a magnitude do impacto dos eventos adversos na saúde das populações levou a Organização Mundial da Saúde (OMS) a discuti-lo em suas assembleias de 2002 e 2004, culminando com o lançamento da World Patient Safety Alliance (Aliança Mundial para a Segurança do Paciente) em 2004. O objetivo era propor medidas para reduzir e mitigar os riscos associados aos cuidados em saúde, além de sistematizar as diferentes nomenclaturas usadas em torno do tema (Chang *et al.*, 2005; WHO, 2005). No 1º ano, a prioridade escolhida foi prevenção e redução de infecções relacionadas com o cuidado em saúde. A noção do "cuidado limpo" foi considerada passo fundamental para o "cuidado seguro". Assim sendo, o 1º desafio global para a segurança do paciente e em torno do qual ampla campanha mundial foi desenvolvida foi "Uma assistência limpa é uma assistência mais segura" (*Clean care is safer care*). Em 2007, o 2º desafio estabelecido foi "Cirurgias seguras salvam vidas" (*Safe surgery save lives*), disponibilizando listas de verificação de segurança, *check-lists* e manuais de boas práticas (Brasil, 2011; Brasil, 2013d).

Ao longo da 1ª década do século 21 ocorreu certo amadurecimento sobre o tema, com aumento da tomada de consciência sobre a relevância do problema. Os altos custos relacionados com esses eventos referem-se não somente às ações judiciais mas, sobretudo, aos tratamentos e às diárias extras geradas, sem contar os custos de difícil mensuração para os indivíduos. Muitos pacientes sentem dor, têm deficiências físicas, traumas psicológicos ou falhas de tratamento decorrentes de eventos adversos. Há, ainda, consequências importantes para os profissionais de saúde envolvidos em tais eventos (Vincent *et al.*, 2000; Watcher, 2010).

As publicações do IOM, assim como aquelas de instituições equivalentes da Austrália e Inglaterra, auxiliaram na difusão do tema e de dicas sobre possíveis soluções (Vincent, 2010). O estudo de incidentes em outras áreas do conhecimento aprofundou o entendimento de suas causas, com foco progressivo nos fatores organizacionais que favoreceram sua ocorrência (Vincent *et al.*, 2000).

O destaque dado à temática levou ao desenvolvimento de novas iniciativas. Diferentes institutos e associações dedicados à segurança surgiram, como é o caso da Fundação Nacional de Segurança do Paciente nos EUA (National Patient Safety Foundation), do Instituto Canadense para a Segurança do Paciente (Canadian Patient Safety Institute) etc.

O momento atual pode ser caracterizado como a etapa inicial para que o tema possa ser posteriormente discutido nos diferentes contextos da saúde, de maneira que, um dia, integre de modo efetivo as práticas de cuidado.

Metas internacionais de segurança do paciente

A World Patient Safety Alliance, ou Aliança Mundial para a Segurança do Paciente, identificou como prioridade e como um dos desafios globais o combate à infecção nosocomial, que tem como mote o já citado *slogan Clean Care is Safer Care*. Campanhas de lavagem de mãos, com cartazes incentivando o uso de álcool gel, foram estimuladas em todo o mundo. Posteriormente, 6 áreas de atuação foram identificadas como prioritárias com o objetivo de serem transformadas em metas mundiais (WHO, 2005, 2009). São elas:

- Identificação correta do paciente
- Comunicação efetiva
- Segurança do processo medicamentoso
- Cirurgia segura
- Redução do risco de infecções associadas aos cuidados de saúde
- Prevenção de quedas.

A escolha desses aspectos deve-se, primeiramente, à magnitude dos incidentes decorrentes de falhas nesses processos, e, ainda, do investimento relativamente pequeno para a implantação de tais estratégias. Além desses tópicos, a OMS ainda destacou a importância de algumas soluções para reduzir o risco de incidentes:

- Medicação com grafias e sons parecidos (*looks alike sounds alike*)
- Comunicação durante a transmissão do caso (*handovers*)
- Procedimento e local do corpo corretos
- Controle de soluções eletrolíticas concentradas
- Garantia da medicação correta em transições dos cuidados (*handovers*)
- Evitar má conexão de tubos, cateteres e seringas
- Uso de seringas descartáveis

A seguir, são descritas cada uma das metas internacionais (Joint Commission International, 2011).

Quadro 28.1 Incidência e evitabilidade de eventos adversos segundo diferentes estudos.

Estudo	Ano	Incidência (%)	Evitabilidade (%)
Austrália	1992	16,6	51
Nova Zelândia	1998	11,2	46
Inglaterra	1999-2000	10,8	48
Canadá	2000	7,5	37
França	2002	16,0	40
Espanha	2005	9,3	43
Holanda	2004	5,7	40
Brasil	2009	7,6	67
Portugal	2009	11,1	53
Tunísia	2010	10,10	60

Fonte: PROQUALIS.

Identificar os pacientes corretamente

O cuidado correto deve ser prestado ao paciente certo. Para tanto, é necessário que o paciente seja adequadamente identificado, tanto por meio do uso de pulseiras de identificação, quanto por meio da validação de sua identidade antes de todo procedimento ou ato assistencial. Ressalta-se a importância do uso de pelo menos dois modos de identificação do paciente: o nome completo é verificado e, para evitar falhas em caso de homônimos, outros dados devem ser verificados, como registro, data de nascimento, nome da mãe etc. Exemplos de procedimentos que requerem conferência da identificação: administração de medicamentos ou de sangue ou de dieta, coleta de amostras para exames, realização de exames etc.

Melhorar a eficiência da comunicação entre os profissionais da assistência

A comunicação constitui o maior desafio das equipes de saúde e uma das principais causas de eventos adversos. A comunicação da equipe relacionada com a assistência ao paciente envolve as passagens de plantão, a discussão de casos com especialistas, o planejamento do cuidado, a transferência do paciente, além das orientações efetuadas por vezes de modo verbal, presencial ou não.

Melhorar a segurança de medicações de alta vigilância

Os medicamentos são a principal fonte de eventos adversos nas organizações de saúde. O monitoramento desses eventos revelou que algumas medicações são fonte constante de eventos adversos, muitas vezes graves, com consequências significativas para os pacientes. É o caso das soluções eletrolíticas concentradas injetáveis, como cloreto de potássio, fosfato de potássio, cloreto de sódio, sulfato de magnésio etc. Tais medicamentos devem ser restritos às unidades de cuidados críticos ou similares, com maior controle na quantidade armazenada e no seu uso. Atualmente, em todo o mundo, recomenda-se que essas substâncias sejam apresentadas em concentração baixa e padronizada, por meio de ampolas ou embalagens suficientemente claras e distintas, facilitando identificação e uso adequados.

Outros medicamentos integram a lista da alta vigilância, tais como insulina, trombolíticos etc.

Assegurar cirurgias com local de intervenção correto, procedimento correto e paciente correto

Cirurgias ou procedimentos invasivos devem ser realizados no paciente certo e no local apropriado. Para tanto, é preciso verificar a identificação do paciente, confirmar o procedimento a ser realizado e identificar adequadamente o membro ou lado da intervenção. A OMS recomenda o ritual praticado por algumas instituições e profissionais, denominado *time out*, que corresponde ao uso de um *check-list* de todos os aspectos citados anteriormente antes do início de todo ato assistencial invasivo (Organização Mundial da Saúde, 2009a e b; Gawande, 2009).

O *check-list* contém vários aspectos a serem verificados nos diferentes tempos do processo cirúrgico (Figura 28.1), dentre eles:

- Pré-indução: reserva de sangue, disponibilidade de exames de imagem, classificação do ASA[1] cirúrgico e permeabilidade das vias respiratórias
- Pré-incisão: procedimento a ser realizado, equipe cirúrgica, tempo estimado, nome do paciente e local da operação
- Pós-cirurgia: contagem de compressas e instrumental, necessidade de reparação de equipamentos etc.

---

[1]ASA: escala para avaliar o estado físico do paciente visando à avaliação do risco e à adequação do procedimento anestésico.

Antes da indução anestésica ▶▶▶▶▶▶▶▶▶ Antes da incisão cirúrgica ▶▶▶▶▶▶▶▶▶▶▶▶ Antes de o paciente sair da sala de operações

IDENTIFICAÇÃO

☐ PACIENTE CONFIRMOU
- IDENTIDADE
- SÍTIO CIRÚRGICO
- PROCEDIMENTO
- CONSENTIMENTO

☐ SÍTIO DEMARCADO/NÃO SE APLICA

☐ VERIFICAÇÃO DE SEGURANÇA ANESTÉSICA CONCLUÍDA

☐ OXÍMETRO DE PULSO NO PACIENTE E EM FUNCIONAMENTO

O PACIENTE POSSUI:

ALERGIA CONHECIDA?
☐ NÃO
☐ SIM

VIA RESPIRATÓRIA DIFÍCIL/RISCO DE ASPIRAÇÃO?
☐ NÃO
☐ SIM, E EQUIPAMENTO/ASSISTÊNCIA DISPONÍVEIS

RISCO DE PERDA SANGUÍNEA > 500 ml (7 ml/kg EM CRIANÇAS)?
☐ NÃO
☐ SIM, E ACESSO ENDOVENOSO ADEQUADO E PLANEJAMENTO PARA FLUIDOS

CONFIRMAÇÃO

☐ CONFIRMAR QUE TODOS OS MEMBROS DA EQUIPE SE APRESENTARAM PELO NOME E FUNÇÃO

☐ CIRURGIÃO, ANESTESIOLOGISTA E A EQUIPE DE ENFERMAGEM CONFIRMAM VERBALMENTE:
- IDENTIFICAÇÃO DO PACIENTE
- SÍTIO CIRÚRGICO
- PROCEDIMENTO

EVENTOS CRÍTICOS PREVISTOS
☐ REVISÃO DO CIRURGIÃO: QUAIS SÃO AS ETAPAS CRÍTICAS OU INESPERADAS, DURAÇÃO DA OPERAÇÃO, PERDA SANGUÍNEA PREVISTA?
☐ REVISÃO DA EQUIPE DE ANESTESIOLOGIA: HÁ ALGUMA PREOCUPAÇÃO ESPECÍFICA EM RELAÇÃO AO PACIENTE?
☐ REVISÃO DA EQUIPE DE ENFERMAGEM: OS MATERIAIS NECESSÁRIOS (P.EX., INSTRUMENTAIS, PRÓTESES) ESTÃO PRESENTES E DENTRO DO PRAZO DE ESTERILIZAÇÃO? (INCLUINDO RESULTADOS DO INDICADOR)? HÁ QUESTÕES RELACIONADAS A EQUIPAMENTOS OU QUAISQUER PREOCUPAÇÕES?

A PROFILAXIA ANTIMICROBIANA FOI REALIZADA NOS ÚLTIMOS 60 MINUTOS?
☐ SIM
☐ NÃO SE APLICA
AS IMAGENS ESSENCIAIS ESTÃO DISPONÍVEIS?
☐ SIM
☐ NÃO SE APLICA

REGISTRO

O PROFISSIONAL DA EQUIPE DE ENFERMAGEM OU DA EQUIPE MÉDICA CONFIRMA VERBALMENTE COM A EQUIPE:

☐ REGISTRO COMPLETO DO PROCEDIMENTO INTRAOPERATÓRIO, INCLUINDO PROCEDIMENTO EXECUTADO

☐ SE AS CONTAGENS DE INSTRUMENTAIS CIRÚRGICOS, COMPRESSAS E AGULHAS ESTÃO CORRETAS (OU NÃO SE APLICAM)

☐ COMO A AMOSTRA PARA ANATOMIA PATOLÓGICA ESTÁ IDENTIFICADA (INCLUINDO O NOME DO PACIENTE)

☐ SE HÁ ALGUM PROBLEMA COM EQUIPAMENTO PARA SER RESOLVIDO

☐ O CIRURGIÃO, O ANESTESIOLOGISTA E A EQUIPE DE ENFERMAGEM REVISAM PREOCUPAÇÕES ESSENCIAIS PARA A RECUPERAÇÃO E O MANEJO DO PACIENTE (ESPECIFICAR CRITÉRIOS MÍNIMOS A SEREM OBSERVADOS. P. EX., DOR)

_____
Assinatura

ESTA LISTA DE VERIFICAÇÃO NÃO TEM A INTENÇÃO DE SER ABRANGENTE. ACRÉSCIMOS E MODIFICAÇÕES PARA ADAPTAÇÃO À PRÁTICA LOCAL SÃO RECOMENDADOS.

◢ **Figura 28.1** Lista de verificação de segurança cirúrgica. Fonte: adaptada de Organização Mundial da Saúde, 2009a e b.

Reduzir o risco de infecções associadas aos cuidados de saúde

A campanha inicial da OMS recomendando a higienização das mãos para o combate à infecção ainda é estratégia prioritária. Esse esforço merece atenção especial dos governos e das organizações de saúde, que devem promover campanhas e treinamentos periódicos a esse respeito. Além disso, o uso adequado dos antimicrobianos, tanto na profilaxia cirúrgica quanto no controle para evitar o aumento da resistência microbiana, é uma ação importante a ser desencadeada pelas instituições, além do monitoramento das infecções de local cirúrgico, sanguíneas etc. Em outras palavras, é importante que a Comissão ou o Serviço de Infecção Hospitalar estejam atualizados e sejam atuantes na redução desse risco, com apoio institucional efetivo.

Reduzir o risco de lesões decorrentes de quedas

O monitoramento de quedas dos pacientes é um dos indicadores da qualidade da assistência, mas monitorado por apenas pequena parte dos serviços de saúde. Esse acompanhamento deve ser feito de modo mais abrangente, e um programa de identificação do risco de queda dos pacientes deve fazer parte da gestão do risco assistencial.

Desse modo, desde a admissão do paciente, no momento da sua avaliação e ao longo de sua permanência, verifica-se o risco de queda, que pode estar associado à idade, a seu estado de saúde ou ao uso de determinadas medicações, entre outros fatores. Essa avaliação deve resultar na formulação de orientações diferenciadas ou, ainda, de cuidados especiais.

Apesar de recente, a adesão a essas metas tem levado diferentes organizações de saúde a reduzir significativamente a ocorrência de eventos adversos relacionados com o processo assistencial. Nesse contexto, destaca-se a promoção da cirurgia segura, o 2º desafio global, que por meio da adoção do uso do *check-list* cirúrgico, mostrou impacto expressivo na redução das taxas de mortalidade cirúrgica e de complicações, na maior adesão à antibioticoprofilaxia e na redução de erros por falha de comunicação (Haynes *et al.*, 2009; Freitas *et al.*, 2014).

▍ Acreditação e segurança do paciente no Brasil

O processo da acreditação teve início no Brasil em 2000 (Schiesari, 1999). Os órgãos acreditadores no Brasil, em contraste dos demais, são diversos e aplicam modelos diferentes de avaliação, têm em seu discurso e no seu cardápio de processos e indicadores a segurança como item relevante. Seus manuais de acreditação incorporaram, desde meados da década de 2000, padrões de qualidade relacionados com a segurança do paciente, como a existência de sistema de gerenciamento do risco e de sistema de dispensação de medicamentos, a prevenção de quedas, a promoção da cultura de segurança etc. (IQG e CCHSA, 2008; Organização Nacional de Acreditação, 2010; Joint Commission International, 2011).

A Joint Commission International (JCI) tem promovido as metas internacionais por meio de seu processo de acreditação. A Accreditation Canada (AC), por sua vez, lançou o Programa Brasileiro de Segurança do Paciente, e a Organização Nacional de Acreditação (ONA) enfatiza o gerenciamento de riscos no nível 1. Sem dúvida alguma esses modelos de avaliação externa constituem importante incentivo

às práticas seguras nas organizações de saúde e têm aprimorado, a cada nova edição de seus padrões, a visão de segurança do paciente. Apesar disso, o avanço desses programas ainda é tímido, com apenas 3 a 4% de hospitais acreditados pelas diversas metodologias (IQG e CCHSA, 2008; Organização Nacional de Acreditação, 2010; Joint Commission International, 2011). Destaca-se, ainda, a concentração de serviços acreditados na região Sudeste (75%), sendo a maior parte deles situados no estado de São Paulo, com elevado percentual de instituições privadas.

Apesar de alguns hospitais brasileiros colocarem-se em patamares internacionais, apresentando suas experiências em fóruns de organizações internacionais citadas anteriormente e participando de pesquisas, a maioria ainda não estabilizou suas iniciativas na área. Entre as justificativas para esse atraso há cerca de 15 anos estava a falta de resultados evidentes, o alto custo monetário (embora muitos também negassem ter sistemas de custos) e aumento de competitividade interna (Malik e Telles, 2001). Há cerca de 10 anos não se conseguiam obter evidências sólidas de melhora na assistência em hospitais com iniciativas de qualidade, apenas indícios (Schiesari, 2003). Atualmente, muitas organizações hospitalares apresentam indicadores assistenciais que evidenciam cuidados mais efetivos, mas ainda com indicadores relacionados com situações clínicas específicas, havendo poucos estudos que comprovem essa tendência de maneira explícita (Associação Nacional de Hospitais Privados, 2014).

Correa (2009) estudou a segurança em hospitais de pequeno porte brasileiros a partir de dados do Programa Nacional de Avaliação de Serviços de Saúde (PNASS), cujo instrumento de avaliação de serviços de saúde é originário de versões anteriores de manual da ONA (Quadro 28.2). Seu trabalho evidencia a falta de segurança em pontos considerados críticos para a atenção à saúde, como infraestrutura dos serviços, atendimento de urgência e atendimento ao parto, além do risco de infecção hospitalar. Os resultados confirmam a grande variabilidade entre as regiões do Brasil.

▍ Segurança do paciente no Brasil

A Agência Nacional de Vigilância Sanitária (Anvisa) trabalha, desde os seus primórdios, com a noção de risco em saúde, sobretudo do risco gerado pelos serviços e produtos aos usuários. Com isso, desenvolve desde sua criação, dando continuidade às ações iniciais

◢ **Quadro 28.2** Elementos essenciais para garantir a segurança nos hospitais brasileiros de pequeno porte, variação regional, Programa Nacional de Avaliação de Serviços de Saúde (PNASS), 2009.

Elemento essencial	Variação entre as regiões brasileiras (%)
Programa de infecção hospitalar com ações deliberadas e sistemáticas	25 a 52
Central de material esterilizado monitorando processos de limpeza, desinfecção e esterilização	38 a 54
Infraestrutura, equipamentos e medicamentos para o atendimento imediato	42 a 65
Médico exclusivo e enfermeiro disponível em tempo integral	20 a 30

Fonte: Correa, 2009.

das vigilâncias sanitárias nacionais, estaduais e municipais, atividades voltadas para a proteção dos cidadãos por meio da garantia da qualidade dos serviços e produtos de saúde. A segurança do paciente insere-se nesse contexto e discussão.

Destaca-se a iniciativa da Rede Sentinela da Anvisa, formada pelo projeto lançado em 2002 e que reúne hospitais que trabalham com o gerenciamento de risco, tendo como pilares a busca ativa de eventos adversos, a notificação dos mesmos e o uso racional das tecnologias em saúde. Gerentes de risco foram capacitados para a identificação e notificação de eventos relacionados com farmacovigilância, hemovigilância e tecnovigilância. Foi implantado o Sistema de Notificação em Vigilância Sanitária – Notivisa (Brasil, 2011), sistema informatizado de notificações de eventos adversos relacionados com os produtos mencionados anteriormente, no qual os profissionais dos serviços de saúde registram informações que tornam possível que o Sistema Nacional de Vigilância Sanitária (SNVS) acompanhe os eventos e possa desencadear as ações necessárias (Brasil, 2013c).

Nos últimos anos, maior ênfase tem sido dada à segurança do paciente e aspectos específicos do cuidado passaram a ser monitorados, como a infecção de corrente sanguínea adquirida na unidade de terapia intensiva, o uso de medicamentos, de hemocomponentes e de produtos como órteses e próteses. Foram desenvolvidas ações específicas frente aos desafios globais para a segurança do paciente, tendo a rede papel de destaque na implantação de medidas inovadoras em torno da gestão do risco e da segurança do paciente no Brasil. A rede sentinela representa hoje um laboratório vivo de experiências que visam reduzir o risco ao paciente.

Um dos marcos da discussão em torno da segurança do paciente no Brasil foi um dos primeiros estudos publicados em revista internacional. À semelhança do que foi feito em outros países, ele apresenta a incidência de eventos adversos em hospitais brasileiros, tornando ainda mais concreta a importância do tema. Esse estudo foi realizado por Mendes *et al.* (2009), em 3 hospitais-escola do Rio de Janeiro, e apontou incidência de 7,6% pacientes com eventos adversos, ou uma densidade de incidência de 0,8 evento adverso por 100 pacientes/dia. Desses eventos, 66,7% foram considerados preveníveis e 48,5% ocorreram no quarto do paciente. No entanto, os eventos adversos cirúrgicos foram os mais frequentes, contabilizando 35,2%.

Se considerado o Quadro 28.1, a incidência de tais eventos no estudo brasileiro está dentro da faixa encontrada nos demais países, mas a proporção de eventos preveníveis é maior. O método usado no estudo brasileiro seguiu parâmetros internacionais, mas há quem questione o fato de a qualidade do registro talvez não ser semelhante. O estudo foi feito em hospitais universitários, nos quais se pressupõe que a qualidade dos registros se situe habitualmente acima da média nacional. O percentual mais elevado de eventos preveníveis aponta a possibilidade de ação concreta ter resultados efetivos, mas, ao mesmo tempo, denota prestação de cuidados provavelmente menos seguros. Cálculo feito pelo Proqualis apontou que, no Brasil, cerca de 1.140.000 pacientes sofreriam eventos adversos no decorrer de 1 ano, considerando a incidência do estudo em uma rede de 7.543 hospitais que geraram 15 milhões de internações no ano de 2006.

Apesar do crescimento do número de publicações relacionadas com esse tema no Brasil, a produção do conhecimento nessa área ainda é escassa. Uma das dificuldades refere-se à baixa qualidade do registro no prontuário do paciente, o que limita seu uso para avaliação e transição do cuidado, assim como para a realização de estudos epidemiológicos. É importante aprimorar a qualidade do prontuário do paciente, tornando-o uma evidência da assistência prestada, e um instrumento para avaliação e melhoria do cuidado (Pavão *et al.*, 2011).

Programa Nacional de Segurança do Paciente

Em 2013, o Ministério da Saúde criou o Programa Nacional de Segurança do Paciente (PNSP) por meio da Portaria nº 529, de 1º de abril. Seu objetivo geral é contribuir para a qualificação do cuidado em todos os estabelecimentos de saúde do país, além de definir a terminologia relacionada com o tema e estratégias para a implementação do programa (Brasil, 2013a).

A Resolução da Diretoria Colegiada (RDC) nº 36 de 2013 da Anvisa estabeleceu a obrigatoriedade da criação de Núcleos de Segurança do Paciente nos serviços de saúde e da notificação de eventos adversos associados à assistência ao paciente. A Anvisa publicou, ainda, um edital de chamamento público do setor produtivo da saúde para propor medidas de ampliação da segurança dos pacientes em serviços de saúde (Brasil, 2013b). Para a implantação dos Núcleos de Segurança do Paciente nos serviços de saúde, apontam-se situações de risco e descrevem-se as estratégias e ações para a gestão de risco visando à prevenção e à mitigação de incidentes em todas as fases de assistência ao paciente (Brasil, 2013b, 2014).

Seis protocolos de segurança do paciente foram priorizados:

- Identificação do paciente
- Prática de higiene das mãos em serviços de saúde
- Cirurgia segura
- Prevenção de úlcera por pressão
- Prevenção de quedas
- Segurança na prescrição, no uso e na administração de medicamentos.

Um comitê de implementação e monitoramento foi estruturado com representação do governo, entidades de classe, sociedade civil e universidades, buscando a articulação do Ministério da Saúde com estados, municípios, conselhos e sociedades profissionais para (i) aperfeiçoar e concluir protocolos de segurança do paciente, disponibilizando-os para consulta pública; (ii) criar um comitê nacional para apoiar a implementação e o monitoramento do andamento do programa; e (iii) montar um plano de capacitação de profissionais de saúde, com base nos protocolos e nas demandas dos serviços.

Alguns subcomitês foram estruturados em torno dos eixos do programa – estratégia e investimento, capacitação e pesquisa, protocolos, implantação e notificações, disseminação e publicação.

Nos 2 primeiros anos do programa, várias foram as ações desencadeadas, sobretudo de sensibilização e disseminação do tema, desenvolvimento de capacitações de diferentes naturezas, disponibilização da notificação de eventos adversos no Notivisa, entre outras. Algumas ações merecem destaque:

- A segurança do paciente passou a integrar as diretrizes curriculares do Ministério da Educação e Cultura para os cursos da área da saúde
- A realização de vários eventos nacionais ou com participação de especialistas estrangeiros promoveu o desenvolvimento do conhecimento sobre o tema e melhor delineamento das prioridades nacionais

A agregação, ao longo desse período, de instituições e profissionais que discutiram intensamente a temática e apontaram caminhos para o programa
- A dedicação da Anvisa e do Ministério da Saúde ao fortalecimento e à concretização das estratégias sugeridas
- O sistema de notificação disponibilizado poderá instrumentalizar a ação dos atores da saúde rumo ao aumento da segurança do cuidado.

Alguns conceitos em torno da segurança do paciente

Há grande heterogeneidade de termos para tratar de segurança do paciente. Apesar das definições hoje propostas por diferentes órgãos e da crescente padronização existente, perdura grande confusão no emprego dos mesmos.

Para que seja possível comparar o que se passa nas diferentes realidades e garantir a evolução do tema nesses contextos, é de grande importância buscar certa uniformização de conceitos e terminologias. Afinal, essa temática aos poucos integrará a rotina da saúde de modo universal, atingindo desde os cursos técnicos aos de pós-graduação, passando por todos os tipos de serviços relacionados com a área, e integrando de modo crescente os usuários do sistema de saúde nessa discussão.

Do Quadro 28.3 constam os conceitos preconizados pela OMS e reforçados pelo PNSP.

Incidentes relacionados com o cuidado

A segurança do paciente, tal como vista hoje e do modo como vem sendo debatida, guarda estreita relação com a melhoria da qualidade. Para reduzir os incidentes e eventos adversos relacionados com

Quadro 28.3 Conceitos-chave relacionados com a Classificação Internacional de Segurança do Paciente da Organização Mundial da Saúde.

Segurança do paciente	Reduzir a um mínimo aceitável o risco de dano desnecessário associado ao cuidado de saúde
Dano	Comprometimento da estrutura ou da função do corpo e/ou qualquer efeito dele oriundo, incluindo-se doenças, lesão, sofrimento, morte, incapacidade ou disfunção, podendo ser físico, social ou psicológico
Risco	Probabilidade de um incidente ocorrer
Incidente	Evento ou circunstância que poderia ter resultado, ou resultou, em dano desnecessário ao paciente
Circunstância notificável	Incidente com potencial dano ou lesão
Near miss	Incidente que não atingiu o paciente
Incidente sem lesão	Incidente que atingiu o paciente, mas não causou dano
Evento adverso	Incidente que resulta em dano ao paciente

Fonte: Brasil. Agência Nacional de Vigilância Sanitária. Fundação Oswaldo Cruz. *Documento de referência para o Programa Nacional de Segurança do Paciente*. Brasília: Ministério da Saúde; 2013c.

o cuidado, é preciso melhorar a qualidade da assistência globalmente, ao mesmo tempo que se atua em áreas consideradas críticas. Para que os processos causadores de tais eventos sejam aprimorados, eles devem ser analisados e redesenhados (Berwick, 1991).

Segurança envolve várias disciplinas, como engenharia, organização do trabalho, modelos de teoria de segurança, comportamento humano etc. Todas as questões de segurança são questões de qualidade, mas o inverso não é verdadeiro. As melhores práticas devem ser empregadas, mas quais os critérios para determinar quais são elas? Promover a cultura da segurança representa um 1º passo. A segurança na aviação não foi estabelecida a partir de práticas que reduzissem problemas, mas uma série de pequenas modificações foram introduzidas nos diferentes procedimentos, equipamentos, treinamento e organização e, juntas, elas promoveram o desenvolvimento de uma forte cultura da segurança. Isso se baseou em princípios sólidos, teorias, técnicas ou, ainda, na experiência. Poucos foram os experimentos controlados. O mesmo ocorreu em relação à anestesia – a segurança não foi decorrente de uma prática única, tampouco a introdução de novas substâncias, mas o conjunto de ações como mudanças no processo, nos equipamentos, na organização, supervisão, treinamento e trabalho em equipe. Isso mostra o valor de outros tipos de evidência, como recomendado por especialistas em melhoria de desempenho (Leape *et al.*, 2002):

- Práticas com base em princípios do fator humano, isto é, o valor de práticas fundamentadas em princípios compensadores de falhas humanas cognitivas, como a padronização, a simplificação, o uso de protocolos e de listas de verificação
- Práticas com base na relação entre processo e eventos adversos. Segurança é quase sempre um problema do sistema e não dos indivíduos. Sistemas mais bem desenhados devem ser desenvolvidos para prevenir erros
- Práticas aceitas nas indústrias
- Senso comum.

Sistemas de notificação e tratamento de eventos adversos

Para a gestão dos incidentes, costuma-se usar um sistema de notificação com o intuito de monitorar os eventos que ocorrem na organização a fim de que se possa agir sobre os mesmos. O uso da notificação existe há muito tempo nas organizações de saúde, sobretudo hospitalares, graças às boas práticas da enfermagem. Somente recentemente essa prática passou a ser valorizada mundialmente pelos demais profissionais.

Os primeiros sistemas desenvolvidos nas organizações de saúde correspondem normalmente a um formulário de notificação de eventos adversos, muitos dos quais têm sido aos poucos transformados em sistemas de registro eletrônico, promovendo melhor visão estatística e epidemiológica dos mesmos. Algumas instituições de saúde certificadas pelas normas ISO dispõem desse tipo de iniciativa há mais tempo, isto é, os sistemas de ocorrências ou de não conformidades de alguns estabelecimentos foram os precursores de sistemas de monitoramento de eventos adversos.

Os formulários de notificação variam de acordo com a realidade em questão. Podem ser mais ou menos detalhados, a depender do grau de maturidade do processo da qualidade institucional e, ainda, de sua cultura. Muitas organizações começam com um formulário mais genérico e posteriormente adotam documento mais completo (Quadro 28.4).

De modo geral, as organizações tratam os eventos de acordo com sua gravidade, isto é, eventos considerados mais graves, denominados eventos adversos, carecem de investigação e análise mais aprofundadas, enquanto incidentes sem consequências importantes são tratados como não conformidades do sistema da qualidade. A depender de sua potencial gravidade ou ainda de seu volume, podem também receber tratamento diferenciado.

O simples registro dos eventos não constitui em si garantia de aumento da segurança do paciente. Dessa maneira, o que vale são as ações desencadeadas a partir da análise desses eventos, inicialmente de modo isolado e aos poucos por meio da análise de vários eventos similares. Para que a análise seja adequada é interessante escolher uma metodologia apropriada e treinar um grupo de pessoas para avaliar tais eventos.

Alguns princípios relacionados com a investigação e análise de eventos adversos clínicos (Vincent *et al.*, 2000) são apresentados a seguir.

- A análise de eventos adversos clínicos deve ater-se, sobretudo, a fatores organizacionais e não aos indivíduos
- O uso de protocolo ou procedimento institucional garante que a investigação seja sistemática, abrangente e eficiente
- O protocolo e/ou procedimento, quando usados, reduzem a possibilidade de explicações simplistas e desencorajam a caça a culpados
- A análise de incidentes é um método poderoso de aprendizagem sobre as organizações de saúde
- A análise desses eventos no nível organizacional leva ao desenvolvimento de estratégias para aumentar a segurança do paciente.

Vincent *et al.* (2000) recomenda que se faça a análise dos fatores que influenciam a prática clínica e que podem levar a falhas no processo assistencial, sobretudo para os eventos adversos. São eles: contexto institucional, fatores organizacionais e gerenciais relacionados com o ambiente de trabalho, com a equipe, os indivíduos, as tarefas e o paciente (Quadro 28.5).

Muitos são os exemplos de eventos adversos que podem se beneficiar dessa análise, como os relacionados com medicação, falhas de equipamentos, identificação inadequada do paciente, administração do tratamento errado etc.

Para Vincent *et al.* (2000), o processo de investigação pode ser conduzido da seguinte maneira:

- Verifique se o evento adverso ocorreu de fato e garanta sua notificação formal. Alternativamente, identifique um incidente como potencialmente rico em termos de aprendizagem organizacional
- Desencadeie o procedimento de investigação, notificando os profissionais mais experientes, que foram treinados para conduzir tais investigações
- Estabeleça as circunstâncias tal como elas inicialmente ocorreram e preencha um resumo inicial. Decida qual a parte do processo assistencial necessita de investigação, faça a sequência cronológica dos eventos e identifique problemas relacionados com a gestão da assistência que pareçam óbvios

◢ **Quadro 28.5** Fatores que influenciam a prática assistencial.

Tipo de fator	Fatores contributivos	Exemplos
Contexto institucional	Contexto econômico e de regulação, direção do sistema de saúde, negligência dos prestadores	Políticas inconsistentes, problemas de financiamento
Fatores organizacionais e gerenciais	Recursos financeiros, estrutura organizacional, padrões e metas institucionais, cultura da segurança e prioridades	Ausência de política de redução de risco envolvendo a alta direção
Fatores relacionados com o ambiente de trabalho	*Mix* das competências dos profissionais, carga de trabalho e esquema de plantões, equipamentos (ergonomia, disponibilidade, manutenção), suporte administrativo e de gestão	Elevada carga de trabalho, falta de pessoal, acesso limitado a equipamentos essenciais
Fatores relacionados com a equipe	Comunicação verbal e escrita, supervisão e suporte de ajuda, organização da equipe	Comunicação deficiente
Fatores relacionados com os indivíduos	Conhecimento e habilidades, competências, saúde física e mental	Falta de conhecimento ou de experiência de alguns profissionais
Fatores relacionados com as tarefas	Desenho da tarefa e clareza da estrutura, disponibilização e uso de protocolos, disponibilização e acurácia dos resultados dos testes	Ausência de resultados de testes ou protocolos
Fatores relacionados com o paciente	Condição (complexidade e gravidade), idioma e comunicação, personalidade e fatores sociais	Paciente tenso ou problema de idioma

Fonte: Vincent *et al.*, 2000.

◢ **Quadro 28.4** Conteúdos de formulários de registro de eventos adversos.

Tópicos	Formulário genérico	Formulário detalhado
Dados gerais	Data Colaborador envolvido (facultativo) Local	Data/hora Colaborador envolvido (facultativo) Local
Evento adverso	Descrição do evento adverso	Pessoas envolvidas Classificação do evento adverso Tipologia (classificação internacional para a segurança do paciente)
Descrição do evento adverso	Campo aberto	Identificação de fatores de risco e causas Classificação das consequências
Ações de melhoria	Sugestões	Plano de ação

- Prepare e estruture uma entrevista com os profissionais envolvidos; obtenha a cronologia dos eventos e pergunte a respeito de cada problema identificado na fase inicial. Use um roteiro ou *check-list* para fazer perguntas complementares a respeito dos motivos de cada um dos problemas identificados
- Acrescente à lista inicial novos problemas que surgirem ao longo das entrevistas e entreviste outras pessoas, se necessário
- Associe entrevistas e a análise realizada a cada problema identificado. Identifique fatores contributivos gerais e específicos de acordo com a necessidade
- Compile os relatórios dos eventos, liste causas de problemas associados à gestão e recomendações para a prevenção de recorrências
- Submeta o relatório a clínicos e gestores mais experientes, segundo a realidade local
- Implemente as ações corretivas ou preventivas sugeridas no relatório e monitore o progresso.

Os sistemas de monitoramento de incidentes/eventos adversos foram concebidos para uso voluntário, muitas vezes protegidos por confidencialidade e anonimato, com o objetivo de se construir um aprendizado com as falhas, sobretudo dos processos e sistemas, evitando-se culpar apenas os indivíduos e visando melhorar a qualidade dos cuidados. Na prática, muitos desses sistemas evoluíram e correspondem hoje ao grande sustentáculo de sistemas da qualidade em algumas organizações, sobretudo na Europa. Outros se tornaram um fim em si mesmos, nem sempre capazes de estimular melhorias sistêmicas. Essas ideias, se não aplicadas adequadamente, perdem sentido e valor, daí o risco do mau uso dessas iniciativas. Portanto, é importante não apenas conceber tais sistemas, mas planejar sua sustentabilidade e perenização a partir da sua simplificação. Sem isso, a integração desses na prática diária das organizações de saúde fica comprometida.

Há instituições que dispõem de um grupo central único que avalia todos os incidentes; outras, de grupos centrais dedicados à investigação e análise de eventos adversos, enquanto os demais incidentes são analisados localmente, onde ocorreram. Até recentemente, a tendência era que essas estruturas estivessem próximas às da qualidade, mas ainda não há consenso. Com a obrigatoriedade de constituição dos núcleos de segurança do paciente, a partir da RDC 36, muitas organizações optaram por instituir os núcleos, muito embora seja necessária, sobretudo, a existência de estrutura responsável pela elaboração do plano de segurança e demais atividades, o que pode ocorrer em outros serviços ou comissões já existentes.

A transparência frente à ocorrência de incidentes ou eventos adversos não é prática comum nos serviços de saúde, uma vez que requer abertura para encarar as consequências de tais fatos e humildade para admitir as falhas. Pode-se dizer que a maior parte dos incidentes deve-se a problemas sistêmicos, mas é claro que há casos de má prática profissional. Nesses casos, é importante que os conselhos profissionais tenham acesso a tais eventos e sejam capazes de atuar adequadamente.

Até aqui foi abordado o monitoramento de eventos passados, com alguns poucos exemplos de ferramentas. A tendência hoje é avaliar os riscos relacionados com os processos principais, com vistas a evitar a ocorrência de eventos adversos, lançando mão do uso de instrumental específico.

Cultura da segurança do paciente

Não se pode falar em cultura da segurança sem se considerar a cultura organizacional. O conceito de cultura não é universal, tendo diferentes abordagens até mesmo na antropologia. Para Schein, cultura organizacional é "o modelo dos pressupostos básicos, que determinado grupo tem inventado, descoberto ou desenvolvido no processo de aprendizagem para lidar com os problemas de adaptação externa e integração interna. Uma vez que pressupostos tenham funcionado o suficiente para serem considerados válidos, são ensinados aos demais membros da organização como a maneira correta para se perceber, se pensar e sentir-se em relação àqueles problemas" (Schein *apud* Freitas, 2007). São elementos da cultura organizacional: valores; crenças e pressupostos; ritos, rituais e cerimônias; sagas e heróis; histórias e tabus. Cada organização tem sua cultura própria, considerando o papel dos indivíduos na construção da realidade em questão e no "desenvolvimento de interpretações compartilhadas para suas experiências" (Freitas, 2007).

De modo mais simplista, cultura pode ser traduzida como "o jeito como as coisas são feitas por aqui" (Dixon-Woods, 2013). As organizações que associam tolerância a baixos padrões de qualidade e à falta de responsabilização da liderança podem ser consideradas inseguras. Atualmente há a sensação de crise nas organizações de saúde de vários países, dados os sinais de alerta existentes: sistemas de gestão frágeis, incapacidade de responder às preocupações do paciente, cultura do segredo e protecionismo, fragmentação do conhecimento sobre os problemas e responsabilidade para resolvê-los etc. (Dixon-Woods, 2013).

Segundo estudo sobre cultura e comportamento organizacional realizado no sistema de saúde inglês, as organizações de saúde anseiam por prover cuidado da melhor qualidade, apresentam vários pontos de alta qualidade e excelência ao lado de muitas falhas, como metas pouco claras, sobreposição de prioridades, gestão burocratizada visando cumprir objetivos e padrões definidos. O estudo apontou, ainda, a existência de muitas organizações com diferentes funções ou funções sobrepostas, com sistemas de gestão e de informação falhos, grande variação na qualidade dos profissionais e dos gestores. O estudo sugere a importância de ter metas claras e desafiadoras em termos de qualidade, a necessidade de posicionar o paciente no centro do cuidado e de tudo o que é feito na organização, a ênfase em sistemas de melhoria organizacional, o incentivo à cultura do cuidado por meio da valorização dos profissionais, do respeito, do comprometimento e do apoio (Dixon-Woods, 2013).

Para o PNSP, a cultura de segurança perpassa os eixos elencados a seguir (Brasil, 2014):

- Estímulo a uma prática assistencial segura por meio de protocolos assistenciais, planos de segurança do paciente nos estabelecimentos de saúde, núcleos de segurança do paciente, sistema de notificação de incidentes e sistema de notificação de eventos adversos no Brasil
- Envolvimento do cidadão no cuidado, visando aumentar sua segurança
- Inclusão do tema segurança do paciente no ensino: educação permanente, graduações e pós-graduações em saúde
- Incremento de pesquisa em segurança do paciente.

Na prática, diferentes instrumentos para avaliar a cultura da segurança nas organizações de saúde estão disponíveis atualmente.

O mais disseminado no Brasil é o HSOPSC da Agency for Healthcare Research and Quality (AHRQ). Tal questionário avalia a percepção dos profissionais sobre a segurança do paciente na organização, considerando aspectos como trabalho em equipe, carga de trabalho, respeito mútuo, empenho dos indivíduos e da organização em melhorar a segurança do paciente, cultura da punição, erros como fonte de mudanças positivas, organização do processo de trabalho, segurança dos processos, atitudes da chefia, comunicação etc. (Clinco, 2007; Reis, 2014; Proqualis, 2014). Tal questionário tem sido empregado em diferentes organizações, sobretudo hospitalares, mas ainda são poucas as que divulgam a evolução da cultura ao longo dos anos.

Perspectivas da segurança do paciente

A alta incidência de eventos adversos deve-se, entre outros fatores, à evolução do cuidado em saúde, com a maior complexidade dos casos e maior concentração tecnológica.

O momento atual corresponde à tomada de consciência sobre a importância da falta de segurança existente nos cuidados à saúde. Há países com políticas claras e consolidadas em prol do cuidado seguro e outros que sequer se atentam ao tema. Em outras palavras, essa sensibilização está em andamento e é desigual nos 4 cantos do mundo.

Os dados referentes à incidência dos incidentes e, sobretudo, dos eventos adversos são alarmantes. Os primeiros estudos sensibilizaram o mundo, dada a inegável magnitude do problema. Para desânimo geral, esses números não foram o suficiente para reverter o quadro. As ações existentes ainda não são suficientes para uma guinada importante, mas há pequenos indícios de que algumas estratégias adotadas auxiliam a melhorar situações específicas. É o caso do *check-list* cirúrgico ou da segurança do processo medicamentoso.

Apesar de a falha maior se encontrar no sistema, as mudanças introduzidas ainda são localizadas. A educação continuada e a reverberação da importância do trabalho em equipe parecem estar adentrando o cotidiano de parte dos profissionais, sobretudo os entrantes no mercado de trabalho, talvez mais sensíveis à premência das mudanças necessárias.

Em termos de Brasil, há vários novos elementos que propiciam certo otimismo. A evolução e implantação do PNSP, com suas estratégias várias, sobretudo as de capacitação dos profissionais e de implantação dos núcleos de segurança do paciente, ao lado da consolidação das políticas, programas e estratégias do Sistema Único de Saúde (SUS) e ainda de algumas iniciativas do setor privado, tais como o QUALISS (Programa de Qualificação dos Prestadores de Serviços de Saúde, da Agência Nacional de Saúde Suplementar), também apontam um cenário muito mais favorável ao florescimento dessas propostas.

Apesar da lenta evolução da melhoria global do desempenho dos serviços de saúde no Brasil, não parece exagero afirmar que há número crescente de instituições fazendo a gestão de processos de modo mais adequado, que o monitoramento de indicadores evolui, que o uso de ferramentas da qualidade em saúde, da gestão de risco e da segurança do paciente também avança e que os serviços de saúde estão menos avessos às noções aprendidas junto às indústrias de alta confiabilidade. Isso é verdadeiro, sobretudo, para organizações hospitalares, mas é fato que a OMS e alguns países buscam caracterizar e estudar a ocorrência de incidentes em outros serviços de saúde, a começar pela atenção primária.

Talvez o avanço mais audacioso tenha sido a participação do paciente e do familiar no cuidado. Essa ação ainda é tímida, sobretudo no Brasil, mas há exemplos promissores oriundos de outros países (Clinco, 2013). Compartilhar com o usuário as preocupações dos funcionários da saúde quanto à falta de segurança do cuidado é, isoladamente, o elemento mais promissor dentre os vários citados. São necessários o incentivo e apoio destes para envolver um número crescente de profissionais e de organizações de saúde nessa discussão.

Referências bibliográficas

Associação Nacional de Hospitais Privados. *Observatório Anahp 2014*. Disponível em: http://www.anahp.com.br [Acesso em 01 dez 2014].

Berwick, D. *Qualidade dos serviços médicos, hospitalares e da saúde*. São Paulo: Makron; 1991.

Berwick, DM, Leape, LL. Reduzing errors in medicine. BMJ. 17; 319(7203):136-7, 1999.

BMJ. Reducing error, improving safety. *British Medical Journal*, 2000 Mar 18;320(7237).

Brasil. Agência Nacional de Vigilância Sanitária. *Boletim Informativo Segurança do Paciente e Qualidade em Serviços de Saúde*. Volume 1, Número 1. Brasília: Ministério da Saúde; 2011.

Brasil. Ministério da Saúde. Gabinete do Ministro. *Portaria MS/GM nº 529, de 1 de abril de 2013*. Disponível em: http://bvsms.saude.gov.br/bvs/saudelegis/Gm/2013/prt0529_0104_2013.html, 2013a.

Brasil. Agência Nacional de Vigilância Sanitária. *Resolução da Diretoria Colegiada da Anvisa – RDC nº 36, de 25 de julho de 2013*. Institui ações para a segurança do paciente em serviços de saúde e dá outras providências. Brasília: Diário Oficial da União; 2013b.

Brasil. Agência Nacional de Vigilância Sanitária. Fundação Oswaldo Cruz. *Documento de referência para o Programa Nacional de Segurança do Paciente*. Brasília: Ministério da Saúde; 2013c.

Brasil. Agência Nacional de Vigilância Sanitária. *Assistência Segura*: Uma reflexão teórica aplicada à prática. Série Segurança do Paciente e Qualidade em Serviços de Saúde. Caderno 1. Brasília: Ministério da Saúde; 2013d.

Brasil. Agência Nacional de Vigilância Sanitária. *Investigação de eventos adversos em serviços de saúde*. Série Segurança do Paciente e Qualidade em Serviços de Saúde. Caderno 5. Brasília: Ministério da Saúde; 2013e.

Brasil. Agência Nacional de Vigilância Sanitária. *Implantação do núcleo de segurança do paciente em serviços de saúde*. Série Segurança do Paciente e Qualidade em Serviços de Saúde. Brasília: Ministério da Saúde; 2014.

Chang, A; Schyve, PM; Croteau, RJ et al. The JCAHO patient safety event taxonomy: a standardized terminology and classification schema for near misses and adverse events. *International Journal for Quality in Health Care*. 17(2): 95-105, 2005.

Clinco, S. *O hospital é seguro?* Percepções de profissionais de saúde sobre segurança do paciente. [dissertação de mestrado] São Paulo: Escola de Administração de Empresas de São Paulo da Fundação Getúlio Vargas; 2007.

Clinco, SD. *Participação do usuário no seu cuidado*: realidade ou ficção? [tese de doutorado] São Paulo: Escola de Administração de Empresas de São Paulo da Fundação Getúlio Vargas; 2013.

Correa, LCR. *Os hospitais de pequeno porte do Sistema Único de Saúde brasileiro e a segurança do paciente*. [dissertação de mestrado] São Paulo: Escola de Administração de Empresas de São Paulo da Fundação Getúlio Vargas; 2009.

Conselho Regional de Medicina do Estado de São Paulo (CREMESP). *O juramento de Hipócrates*. Disponível em: https://www.cremesp.org.br, 2014.

Daud-Gallotti, RM. Eventos adversos – o que são? *Revista da Associação Médica Brasileira*, 50(2): 109-26, 2004.

de Vries, EM; Ramrattan, MA; Smorenburg, SM et al. The incidence and nature of in-hospital adverse events: a systematic review. *Quality & Safety in Health Care*, 17(3): 216-223, 2008.

Dixon-Woods, M; Baker, R; Charles, K et al. Culture and behaviour in the English National Health Service: overview of lessons from a large multimethod study. *BMJ Quality & Safety*, 23(2): 106-15, 2014.

Freitas, MR. Cultura organizacional: evolução e crítica. São Paulo: Thomson Learning, 2007. 108p.

Freitas, MR; Antunes, AG; Lopes, BNA et al. Avaliação da adesão ao checklist de cirurgia segura da OMS em cirurgias urológicas e ginecológicas em dois hospitais de ensino de Natal, Rio Grande do Norte, Brasil. *Cadernos de Saúde Pública*, 30(1): 137-48, 2014.

Gawande, A. *The checklist manifesto*. How to get things right. Nova York: Metropolitan Books; 2009.

Haynes, AB; Weiser, TG; Berry, WR *et al*. A surgical safety checklist to reduce morbidity and mortality in a global population. *New England Journal of Medicine*, 360: 491-9, 2009.

Institute of Medicine. *Crossing the quality chasm*: A new health system for the 21st Century. Washington, EUA: National Academy Press; 2001.

IQG; CCHSA International. *Manual de Acreditação Internacional* – Programa de Acreditação Canadense; São Paulo: IGQ&CCHSA International, 2008.

Joint Commission International. *Padrões de acreditação da Joint Commission Internacional para hospitais*. Rio de Janeiro: Consórcio Brasileiro de Acreditação de Sistemas e Serviços de Saúde; 2011.

Kohn, LT; Janet, M; Corrigan, DM; Committee on Quality of Health Care in America, Institute of Medicine. *To Err is human:* Building a safer health system. Washington, EUA: National Academy Press; 2000.

Leape, LL; Berwick, DM; Bates, DW. What practices will most improve safety? Evidence-based medicine meets patient safety. *Journal of the American Medical Association*. 288(4): 501-7, 2002.

Malik, AM; Telles, JP. Hospitais e programas de qualidade no estado de São Paulo. *Revista de Administração de Empresas*. 41(3): 51-9, 2001.

Mendes, W; Travassos, C; Martins, M *et al*. Revisão dos estudos de avaliação da ocorrência de eventos adversos em hospitais. *Revista Brasileira de Epidemiologia*, 8(4): 393-406, 2005.

Mendes, W; Martins, M; Rozenfeld, S *et al*. The assessment of adverse events in hospitals in Brazil. *International Journal for Quality in Health Care*. 21(4): 279-84, 2009.

Michel, P; Quenon, JL; Djihoud, A *et al*. French national survey of inpatient adverse events prospectively assessed with ward staff. *Quality & Safety Health Care*. 16: 369-77, 2007.

Ministerio de Sanidad y Política Social de España. Informes, Estudios e Investigación. Estudio IBEAS. *Prevalencia de efectos adversos em hospitales de Latinoamérica*. Madrid: Ministerio de Sanidad y Política Social; 2010.

Organización Mundial de la Salud (OMS). *Lista de verificación de la seguridad de la cirugía*. Ginebra: OMS, 2009a.

Organización Mundial de la Salud (OMS). *Manual de aplicación de la lista OMS de verificación de la seguridad de la cirugía 2009* – La cirugía segura salva vidas. Ginebra: OMS, 2009b.

Organização Nacional de Acreditação. *Manual das organizações prestadoras de serviços de saúde*. Brasília: Organização Nacional de Acreditação; 2010.

Pavão, ALB; Andrade, D; Mendes, W *et al*. Estudo de incidência de eventos adversos hospitalares, Rio de Janeiro, Brasil. *Revista Brasileira de Epidemiologia*. 14(4): 651-61, 2011.

Proqualis. www.proqualis.net

Reis, CT. Cultura em segurança do paciente. *In:* Sousa, P; Mendes, W (orgs.). *Segurança do paciente:* criando organizações de saúde segura. Rio de Janeiro: Editora Fiocruz, EAD/ENSP; 2014. pp. 75-99.

Roberts, JC; Coale, JG; Redman, MA. A history of the Joint Commission on Accreditation of Hospitals. *Journal of the American Medical Association*, 258(7): 936-40, 1987.

Schiesari, LMC. *Cenário da acreditação hospitalar no Brasil:* evolução histórica e referências externas. [dissertação de mestrado] São Paulo: Faculdade de Saúde Pública da Universidade de São Paulo, 1999.

Schiesari, LMC. *Resultados de iniciativas de qualidade em hospitais brasileiros*. [tese de doutorado] São Paulo: Faculdade de Medicina da Universidade de São Paulo; 2003.

Schiesari, L; Petrolino, HMBS; Santos, L *et al*. *Qualidade e segurança no cuidado ao paciente:* caderno do curso 2014. São Paulo: Instituto Sírio-Libanês de Ensino e Pesquisa, Ministério da Saúde; 2014.

Sousa, P; Mendes, W (orgs.). *Segurança do paciente*: conhecendo os riscos nas organizações de saúde. Rio de Janeiro: EAD/ENSP; 2014.

The Code of Hammurabi. Hammurabi's Code. Disponível em law.yale.edu/ancient/hamframe.asp

Vincent, C; Taylor-Adams, S; Chapman, EJ *et al*. How to investigate and analyse clinical incidents: Clinical Risk Unit and Association of Litigation and Risk Management protocol. *British Medical Journal*, 320: 777-81, 2000.

Vincent, C. *Segurança do paciente* – Orientações para evitar eventos adversos. São Paulo: Yendis; 2010.

Watcher, RM. Compreendendo a segurança do paciente. Porto Alegre: Artmed; 2010.

World Health Organization. *World Alliance for Patient Safety*: forward programme. Genebra: WHO; 2005.

World Health Organization. World Alliance for Patient Safety. *Taxonomy*: The conceptual framework for the International Classification for Patient Safety: final technical report. Genebra: WHO, 2009.

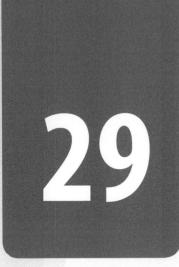

Gestão do Cuidado

Denise Schout

Introdução

A situação de saúde da população brasileira no século 21 apresenta desafios crescentes ao gestor, em especial no que tange à qualidade da assistência médica hospitalar. Um país com extrema heterogeneidade estrutural e com crescimento rápido da expectativa de vida ao nascer e aos 60 anos impõe à organização da assistência médico-hospitalar problemas complexos para gestão do cuidado ofertado nos serviços de saúde, em especial na rede hospitalar. A incorporação crescente de novas tecnologias para diagnóstico e tratamento das patologias mais prevalentes em nosso meio exige, frente a recursos limitados, gestão acurada destes recursos. Isso implica avaliação das indicações e do uso adequado de todos os recursos existentes, além de acompanhamento dos resultados e do impacto sobre a saúde da população. Para tanto, o sistema de serviços de saúde deve construir sistemas de monitoramento com as principais dimensões que permitam acompanhamento e regulação para garantir boas práticas na assistência. Experiências internacionais demonstram que, utilizando diretrizes clínicas desenvolvidas a partir das melhores evidências científicas disponíveis e com critérios e padrões extraídos destas, pode-se avaliar, de forma abrangente e, ao mesmo tempo, crítica, e com estes subsídios, implementar melhorias nos serviços de saúde. Desenvolver esses sistemas de monitoramento depende de registros clínicos detalhados e informatização da parcela clínica dos prontuários. Esse processo é ainda incipiente em muitas organizações de saúde e no nosso sistema de saúde, mas vem crescendo rapidamente, atendendo as pressões dos usuários e financiadores. A demonstração por meio de dados, informações e indicadores de efetividade, qualidade e segurança no processo assistencial passou a estar no debate do setor. O sistema proposto e implementado em vários países e que tem servido de base para desenvolvimento de alternativas nacionais está centrado no monitoramento de agravos traçadores, os quais servem com sentinelas para identificação de não conformidades no processo assistencial. A gestão do cuidado e o acompanhamento da linha assistencial passam pela implantação de sistema de monitoramento dos indicadores assistenciais, que subsidiam a avaliação da estrutura, dos processos e resultados da assistência médica nos diversos níveis de prestação de serviço. Nesse tipo de investimento, é essencial, ainda, além do sistema de avaliação, a definição clara de responsabilidades para viabilizar quando e como implementar ações transformando de fato o sistema de saúde.

Agenda de saúde no século 21

Perfil de morbimortalidade da população brasileira e modelo assistencial

A agenda de saúde do século 21 é diversa daquela dos anos 1990. A expectativa de vida das populações vem aumentando em uma velocidade crescente, mesmo nos países de economias emergentes. A expectativa de vida no Brasil em 1991 para ambos os sexos era de 66,9 anos e em 2007 passou para 72,5 anos (Figuras 29.1 e 29.2). Os homens têm *menor* esperança de vida do que as mulheres. Para elas, a expectativa de vida é de 76,4 anos. Aos 60 anos, a expectativa de vida para os homens é de 19 a 20 anos, dependendo da região analisada; para as mulheres, de 23 anos (Figuras 29.3 e 29.4). A região Sudeste apresenta os melhores índices quando comparada com o estado de São Paulo e o Brasil nos últimos 10 anos, tanto para homens quanto para mulheres. Pode-se observar que as expectativas de vida ao nascer para o estado de São Paulo e para a região Sudeste são maiores que os dados brasileiros, evidenciando as disparidades regionais socioeconômicas que se expressam na expectativa de vida ao nascer, porém de forma mais importante para o sexo feminino. A principal

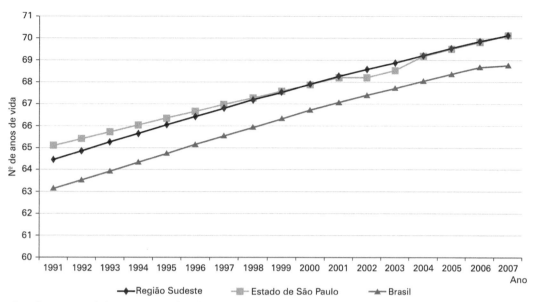

Figura 29.1 Distribuição anual da expectativa de vida ao nascer para o sexo masculino. Estado de São Paulo, região Sudeste e Brasil – 1991 a 2007. Fonte: Datasus – Indicadores de Saúde.

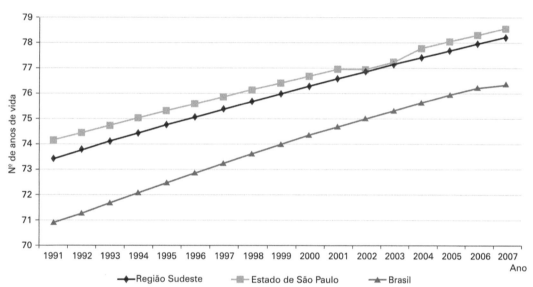

Figura 29.2 Distribuição anual da expectativa de vida ao nascer para o sexo feminino. Estado de São Paulo, região Sudeste e Brasil – 1991 a 2007. Fonte: Datasus – Indicadores de Saúde.

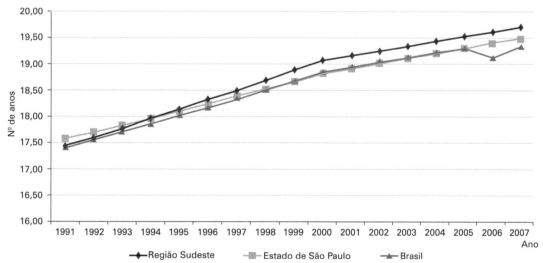

Figura 29.3 Distribuição da esperança de vida aos 60 anos para o sexo masculino. Estado de São Paulo, região Sudeste e Brasil – 1991 a 2007. Fonte: Datasus – Indicadores de Saúde.

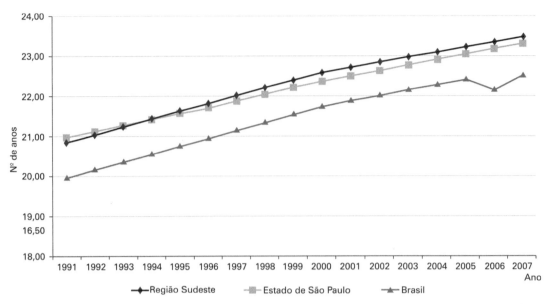

▲ **Figura 29.4** Distribuição anual da esperança de vida aos 60 anos para o sexo feminino. Estado de São Paulo, região Sudeste e Brasil – 1991 a 2007. Fonte: Datasus – Indicadores de Saúde.

explicação está na diferença de risco de morrer por causas externas. Os homens têm 11 vezes maior risco de morrer de homicídios do que as mulheres, na faixa de 20 a 29 anos.

A fecundidade e a natalidade vêm diminuindo drasticamente. Esse fenômeno é antigo nos países desenvolvidos, mas, no Brasil, mesmo nas regiões com índice de desenvolvimento mais baixo, observa-se queda da natalidade e da fecundidade, relacionada principalmente com o intenso e acelerado processo de urbanização (Figuras 29.5 e 29.6). A expectativa de vida está relacionada com a diminuição dos coeficientes de mortalidade infantil. Verifica-se queda significativa da mortalidade infantil, principalmente decorrente da diminuição da mortalidade pós-neonatal, associada à extensão de cobertura da rede de água, que chegou a atingir cerca de 82% em 2007. As diferenças regionais são significativas, como pode ser visto na Figura 29.7, mas a extensão da cobertura de saneamento, durante os últimos 20 anos, determinou queda na incidência de diarreia em menores de 1 ano. O controle das doenças imunopreveníveis a partir de meados dos anos 1980 colaborou ainda mais para modificar o perfil de necessidades da população brasileira.

Essas mudanças conformam necessidades e demandas de serviços sociais com novas exigências. Em especial, diante de um "país jovem de cabelos brancos" como denominou Veras (1994), o sistema de serviços de saúde tem novos desafios para sua organização, exigindo um modelo assistencial inovador, diferenciado e com complexidade crescente.

Ainda que muitas conquistas tenham sido alcançadas, a heterogeneidade estrutural permanece, determinando diferenças locorregionais e intraterritoriais de monta. Essas diferenças se expressam em riscos de adoecimento e morte muito distintos, dependendo da situação socioeconômica e de acesso a serviços de infraestrutura urbana e social, tais como educação, lazer e condições de habitação. Portanto, devem ser consideradas no planejamento e organização do sistema.

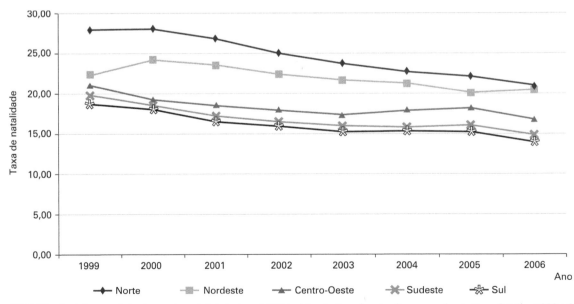

▲ **Figura 29.5** Distribuição anual das taxas de natalidade (por 1.000 habitantes) padronizadas segundo região – Brasil – 1999 a 2006. Fonte: Datasus – Indicadores de Saúde.

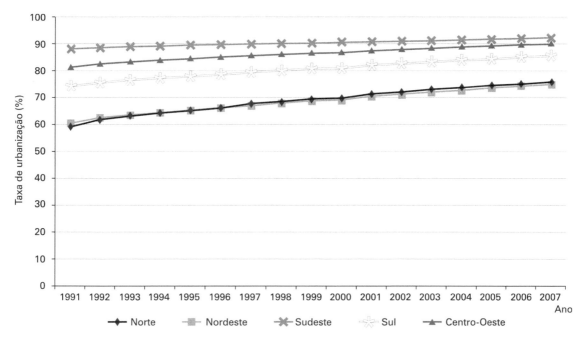

▲ **Figura 29.6** Distribuição anual da taxa de urbanização de acordo com a região do país – Brasil – 1991 a 2007. Fonte: Datasus – Indicadores de Saúde.

A criação do Sistema Único de Saúde (SUS) e a extensão de acesso à rede de serviços de saúde também determinaram impacto significativo, seja na possibilidade de diagnósticos de agravos, seja nas alternativas de tratamento disponíveis e que passaram a ser essenciais na prevenção secundária e terciária de vários agravos crônicos degenerativos.

O perfil de morbimortalidade mudou de tal maneira que o tipo de organização dos níveis de atenção e a definição de prioridades deveriam ser outros. Se o foco do planejamento e da organização dos serviços de saúde estivesse de fato voltado para o perfil de necessidades de saúde da população, este deveria refletir-se nas prioridades assistenciais. No entanto, os interesses econômicos e políticos dos diversos atores presentes no mercado têm sido, muitas vezes, preponderantes na definição de prioridades.

Um dos aspectos de difícil enfrentamento tem sido traduzir em políticas públicas esse diagnóstico de saúde e direcionar ações de forma a estruturar os serviços locorregionalmente para atender demandas heterogêneas nos territórios. Algumas secretarias estaduais têm sido pioneiras em iniciativas bem-sucedidas, implementando modelos assistenciais mais adaptados às necessidades locorregionais e aumentando assim o controle e participação dos usuários na gestão dos serviços.

Nas Figuras 29.8 e 29.9, apresenta-se a série histórica das principais causas de morte no país. Pode-se perceber como doenças do aparelho circulatório, neoplasias, causas externas, doenças do aparelho respiratório, doenças endócrinas e metabólicas, doenças infecciosas e parasitárias, doenças do aparelho digestivo e afecções perinatais contribuem com cerca de 85% de todas as causas no país. No Quadro 29.1 e na Figura 29.10, com dados de 2007,

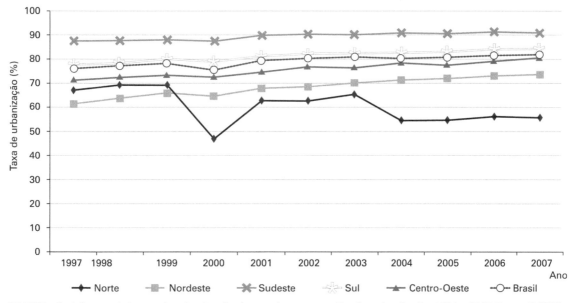

▲ **Figura 29.7** Distribuição anual da taxa de urbanização de acordo com a região do país – Brasil – 1991 a 2007. Fonte: IBGE/Censos Demográficos 1991 e 2000 e Projeções da População. Notas: 1. Método utilizado: AiBi; 2. Dados populacionais: Projeção Revisão 2004.

Parte 4 | Fronteiras da Assistência à Saúde

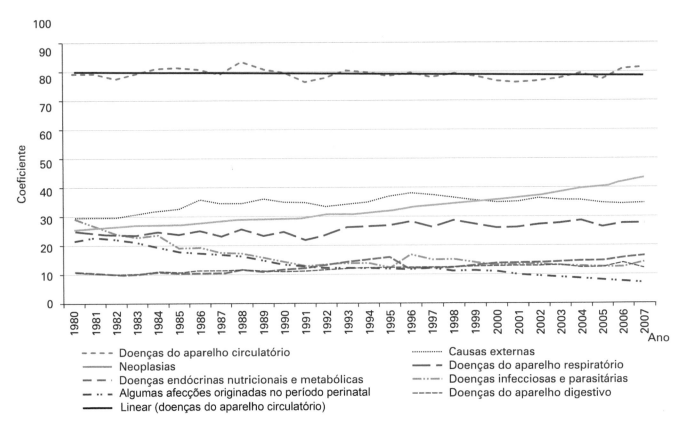

▲ **Figura 29.8** Distribuição anual dos coeficientes de mortalidade (por 100.000 habitantes) de acordo com as principais causas, CID 10ª revisão – Brasil – 1980 a 2007. Fonte: Datasus.

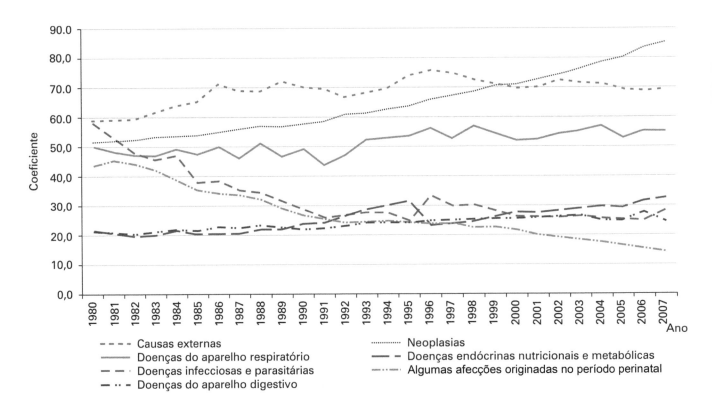

▲ **Figura 29.9** Distribuição anual dos coeficientes de mortalidade (por 100.000 habitantes) de acordo com as principais causas, CID 10ª revisão, excluídas as doenças do aparelho circulatório – Brasil – 1980 a 2007. Fonte: Datasus.

◢ Quadro 29.1 Distribuição dos óbitos, coeficiente de mortalidade (por 100.000 habitantes) e mortalidade proporcional (%) segundo capítulo da CID 10ª revisão e região – Brasil – 2007.

	Região																	
	Norte			Nordeste			Sudeste			Sul			Centro-Oeste			Brasil		
Capítulo CID-10	Nº	Coef.	%	Nº	Coef.	%	Nº	Coef.	%	Nº	Coef.	%	Nº	Coef.	%	Nº	Coef.	%
Doenças do aparelho circulatório	12.591	82,1	22,2	78.653	150,7	30,0	147.393	182,8	29,7	51.269	185,5	30,3	18.560	137,3	29,0	308.466	162,9	29,4
Neoplasias	6.910	45,0	12,2	33.326	63,9	12,7	79.838	99,0	16,1	32.041	115,9	19,0	9.376	69,4	14,6	161.491	85,3	15,4
Causas externas	9.272	60,4	16,3	36.431	69,8	13,9	54.726	67,9	11,0	20.062	72,6	11,9	10.541	78,0	16,5	131.032	69,2	12,5
Doenças do aparelho respiratório	4.968	32,4	8,8	20.836	39,9	7,9	53.674	66,6	10,8	18.685	67,6	11,1	6.335	46,9	9,9	104.498	55,2	10,0
Doenças endócrinas	2.882	18,8	5,1	19.035	36,5	7,3	27.627	34,3	5,6	8.840	32,0	5,2	3.476	25,7	5,4	61.860	32,7	5,9
Doenças do aparelho digestivo	2.567	16,7	4,5	13.099	25,1	5,0	26.227	32,5	5,3	8.455	30,6	5,0	3.376	25,0	5,3	53.724	28,4	5,1
Doenças infecciosas e parasitárias	3.301	21,5	5,8	12.152	23,3	4,6	21.118	26,2	4,3	6.201	22,4	3,7	3.173	23,5	5,0	45.945	24,3	4,4
Afecções originadas do período perinatal	3.198	20,8	5,6	9.802	18,8	3,7	9.348	11,6	1,9	2.714	9,8	1,6	1.836	13,6	2,9	26.898	14,2	2,6
Doenças do sistema nervoso	675	4,4	1,2	3.688	7,1	1,4	10.984	13,6	2,2	3.852	13,9	2,3	1.214	9,0	1,9	20.413	10,8	1,9
Doenças do aparelho geniturinário	924	6,0	1,6	3.782	7,2	1,4	9.820	12,2	2,0	2.689	9,7	1,6	1.086	8,0	1,7	18.301	9,7	1,7
Transtornos mentais	279	1,8	0,5	3.242	6,2	1,2	5.036	6,2	1,0	1.685	6,1	1,0	706	5,2	1,1	10.948	5,8	1,0
Malformações congênitas	991	6,5	1,7	3.110	6,0	1,2	3.893	4,8	0,8	1.446	5,2	0,9	822	6,1	1,3	10.262	5,4	1,0
Doenças do sangue	388	2,5	0,7	1.808	3,5	0,7	2.577	3,2	0,5	623	2,3	0,4	323	2,4	0,5	5.719	3,0	0,5
Doenças do sistema osteomuscular	195	1,3	0,3	818	1,6	0,3	1.939	2,4	0,4	609	2,2	0,4	228	1,7	0,4	3.789	2,0	0,4
Doenças da pele	134	0,9	0,2	645	1,2	0,2	1.335	1,7	0,3	268	1,0	0,2	93	0,7	0,1	2.475	1,3	0,2
Gravidez, parto e puerpério	195	1,3	0,3	584	1,1	0,2	528	0,7	0,1	205	0,7	0,1	103	0,8	0,2	1.615	0,9	0,2
Doenças do ouvido	6	0,0	0,0	28	0,1	0,0	57	0,1	0,0	12	0,0	0,0	15	0,1	0,0	118	0,1	0,0
Doenças do olho	5	0,0	0,0	7	0,0	0,0	10	0,0	0,0	1	0,0	0,0	3	0,0	0,0	26	0,0	0,0
Afecções mal definidas (sintomas e sinais)	7.250	47,3	12,8	21.147	40,5	8,1	39.747	49,3	8,0	9.347	33,8	5,5	2.753	20,4	4,3	80.244	42,4	7,7
Total	56.731	369,8	100,0	262.193	502,3	100,0	495.877	614,9	100,0	169.004	611,4	100,0	64.019	473,6	100,0	1.047.824	553,4	100,0
População	15.342.561			52.193.847			80.641.101			27.641.501			13.516.181			189.335.191		

Fonte: Datasus.

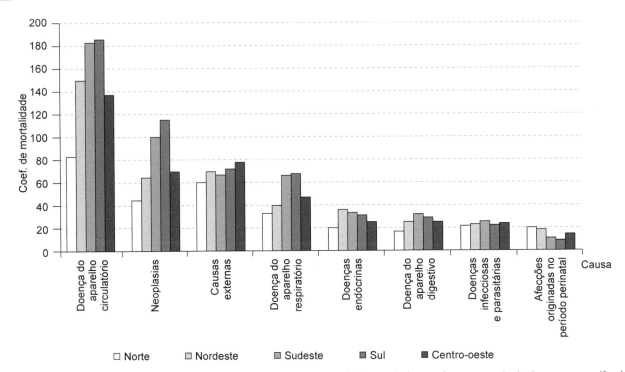

◢ **Figura 29.10** Distribuição dos coeficientes de mortalidade (por 100.000 habitantes) de acordo com as principais causas e região do país – Brasil – 2007. Fonte: Datasus.

últimos dados disponíveis de mortalidade, pode-se observar como existem diferenças de risco de morte entre as regiões brasileiras. Essa diversidade deve configurar estruturas assistenciais compatíveis ou mais bem voltadas para atender perfis de necessidade heterogêneos.

A análise das informações de morbidade disponíveis enfatiza as diferenças e permite melhor dimensionamento das necessidades e na medida dos recursos da oferta e demanda dos serviços.

Duas fontes básicas de informação de morbidade estão rotineiramente disponíveis: (a) a incidência e a prevalência das doenças de notificação compulsória e (b) os dados dos registros de câncer de base populacional. Além dessas, os dados dos inquéritos de saúde, seja de morbidade referida, mais abrangentes, seja de morbidade diagnosticada, investigações mais localizadas, permitem conhecer além da prevalência de algumas doenças crônicas, frequência sobre fatores e comportamentos de risco.

A incidência de câncer de mama e câncer de colo de útero, pulmão e cólon nas mulheres, assim como de pulmão, estômago, esôfago, próstata e cólon em homens, tem grandes variações entre as regiões (Quadro 29.2). Excluindo-se o câncer de pele não melanoma, entre as mulheres, o câncer de mama é o mais incidente em todas as regiões brasileiras, com exceção da região Norte, onde está em segundo lugar após o câncer de colo de útero. Para os homens, o câncer de próstata é o mais frequente em todas as regiões, seguido do câncer de pulmão nas regiões Sudeste, Sul e Centro-Oeste, e câncer de estômago nas regiões Norte e Nordeste (Brasil, 2005). São expressão de características genéticas, exposições e comportamentos sociais e culturais peculiares a cada região e que se traduzem em riscos de adoecimento.

Tabagismo, alcoolismo e obesidade são fatores determinantes no risco de câncer (Danaei et al., 2005) e doenças crônicas. Estudo nacional promovido pelo Instituto Nacional de Câncer para 15 capitais e Distrito Federal permitiu identificar essas diferenças.

A prevalência de tabagismo encontrada em Porto Alegre neste levantamento foi de 25% com intervalo de confiança (95%) de 22,4 a 28,1, a maior entre as capitais estudadas. Obtiveram-se maiores prevalências de tabagismo e de obesidade nas populações com menor escolaridade, indicador indireto de situação socioeconômica (Brasil, 2004).

Esses dois fatores de risco isoladamente têm grande contribuição para o aparecimento e agravamento de doenças crônicas cardiovasculares e para os principais tipos de câncer. A prevalência de diabetes neste estudo variou de 6 a 8%; São Paulo apresentou o maior índice com 9,4% (IC95% de 6,9 a 11,8%) e Belo Horizonte, 5,4% (4,0 a 6,8%), um dos menores. A prevalência de hipertensão aferida neste inquérito aumentou na comparação entre as faixas etárias mais jovens e aquelas acima de 60 anos. Em Porto Alegre, encontraram-se 15,7% (11,9 a 19,6%) na faixa de 25 a 39 anos, a maior entre as cidades analisadas. São Paulo e Rio de Janeiro tiveram as maiores taxas de prevalência na faixa de 40 a 59 anos. A prevalência acima de 60 anos variou de 39 a 59% neste grupo etário (Brasil, 2004).

Essas informações evidenciam a relevância das doenças crônicas e do câncer na demanda dos serviços de saúde e reforçam a ideia de que a gestão acurada destes casos na rede de serviços de saúde é essencial. Gestão acurada quer dizer manejo padronizado por meio de recomendações técnicas custo-efetivas. Recursos técnicos e humanos com melhor qualidade e qualificação, com racionalidade na sua utilização, portanto direcionados, para aqueles grupos populacionais que têm maior risco de adoecimento. O que ainda tem sido um desafio para os gestores é implementar ações para ampliar a equidade no acesso, aumentar a efetividade, segurança e qualidade no ambiente assistencial e incorporar tecnologias mais adequadas ao sistema de serviços de saúde. Este tipo de problema exige organização e integração dos serviços e sistemas de informação que deem suporte ao gerenciamento dos casos e monitoramento da linha assistencial.

Quadro 29.2 Distribuição dos coeficientes de incidência de câncer* (por 100.000 habitantes) nas regiões brasileiras de acordo com as principais localizações e o sexo – Brasil – 2005.

| Localização | Sexo | Região | | | | | Coeficiente de incidência (Brasil) |
		Norte	Nordeste	Sudeste	Sul	Centro-Oeste	
Pulmão, traqueia e brônquio	M	7,75	7,67	23,09	35,93	14,95	18,88
	F	4,91	4,55	11,14	15,74	8,48	9,31
Esôfago	M	1,81	3,52	11,15	18,3	6,46	8,99
	F	0,55	1,27	2,9	5,75	1,91	2,61
Estômago	M	10,74	8,97	21,06	23,75	13,53	16,73
	F	5,8	5,06	10,79	11,6	6,48	8,62
Cólon e reto	M	2,76	4,14	19,83	21,78	10,16	13,69
	F	3,89	5,29	20,88	21,76	10,1	14,6
Mama feminina	F	15,52	27,23	72,74	70,76	37,91	52,93
Colo do útero	F	23	18,09	21,57	30,65	22,95	22,14
Próstata	M	20,32	33,86	63,09	68,77	46,04	51,12
Lábio e cavidade oral	M	3,21	5,2	15,73	14,54	6,94	10,99
	F	1,85	3,1	5,35	4,58	3,07	4,18
Pele – Melanoma	M	0,6	0,72	3,99	6,6	1,83	3,04
	F	0,41	0,91	4,3	6,95	1,89	3,27
Pele – Não melanoma	M	27,34	21,22	79,26	112,81	51,93	61,95
	F	28,4	39,15	99,96	92,39	36,45	71,96

M = masculino; F = feminino. Fonte: Instituto Nacional de Câncer. *Dados estimados a partir das informações dos registros de base populacional e dos dados de mortalidade.

Conceitos-chave para a gestão assistencial

As diretrizes para a prática clínica são a referência básica para a definição das linhas de cuidado ou da boa prática assistencial. Diretrizes clínicas são modelos/padrões/recomendações desenvolvidos de forma sistemática, com o objetivo de auxiliar profissionais e pacientes na tomada de decisão em relação à alternativa mais adequada para o cuidado de sua saúde em circunstâncias clínicas específicas (Field e Lohr, 1990).

As diretrizes são a evidência científica que sistematiza o conhecimento técnico produzido mais atual e que estabelece a base para a definição das condutas mais eficazes e de mais efetividade. Considera-se que esses documentos tenham validade de no máximo 4 anos. Estudos evidenciam maior validade àquelas produzidas e/ou patrocinadas por agências governamentais (Cluzeau, 2003; Burgers et al., 2003a; Burgers et al., 2004).

Frente ao grande volume de diretrizes disponíveis, foi elaborado um instrumento (www.agreecollaboration.org) testado e aprovado internacionalmente para avaliação daquelas mais bem desenvolvidas (Cluzeau, 2003). É um questionário a ser aplicado pelos profissionais que estão selecionando diretrizes desenvolvidas e que possui cinco dimensões de avaliação, as quais discriminam quais têm maior validade científica, melhor aplicabilidade, maior participação multiprofissional, e menor influência de interesses da indústria de medicamentos e equipamentos. A vantagem de sua utilização na prática dos serviços brasileiros é que, além da validade externa, este documento é acessível em português, o que potencialmente aumentaria seu uso em nosso meio.

Existem vários portais para consulta a essas diretrizes. Os mais utilizados são www.guidelines.gov e aqueles dos Ministérios da Saúde de alguns países com programas de gestão da prática clínica bem desenvolvidos, como pode ser visto no Quadro 29.3. O grupo de pesquisadores do AGREE avaliou os programas de desenvolvimento de diretrizes de vários países e apresentou os pontos fortes e os fracos desses programas (Burgers et al., 2003b).

No Brasil, o Ministério da Saúde já produziu várias normas técnicas especialmente voltadas eventualmente para diagnóstico mas principalmente para tratamento de agravos. Neste caso, não são diretrizes no sentido rigoroso da definição, e sim protocolos padronizados para tratamento de determinadas doenças, como tuberculose, hanseníase, câncer, AIDS e hepatites, entre outros problemas de saúde.

A diferença entre uma diretriz e este tipo de documento é que no caso da diretriz seu objetivo principal é sistematizar os conhecimentos científicos e fornecer um documento técnico abrangente e com maior validade possível, fornecendo recomendações para subsidiar a melhor escolha de métodos de prevenção, diagnóstico e tratamento dirigido para profissionais de saúde e usuários. E, desta feita, subsidiar políticas públicas de abrangência nacional e sistemas de monitoramento. A equipe de elaboração é, em geral, multiprofissional e formada por profissionais de saúde, em especial médicos e enfermeiras especializados – lideranças técnicas e acadêmicas –, especialistas em análise de estudos epidemiológicos, avaliação econômica e gestão clínica, enquanto grupos técnicos vinculados a programas de desenvolvimento de diretrizes dos respectivos Ministérios de Saúde.

No caso do sistema de saúde brasileiro, o objetivo das publicações ou normas técnicas é definir e padronizar o que será fornecido diretamente ou financiado pelo ministério para diagnóstico e/ou tratamento. Não constitui uma revisão da literatura nem um documento de consenso com profissionais da área, mesmo que no processo de elaboração tenha sido feita consulta a especialistas. Pode estar desatualizado frente às evidências científicas, mas tem o mérito de garantir acesso a determinado tipo de diagnóstico e/ou tratamento para o conjunto da população. Além disso, em geral está acoplado aos programas de saúde para prevenção e controle dessas afecções no país, como, por exemplo, no caso da AIDS, tuberculose e hanseníase.

Quadro 29.3 Lista de programas de desenvolvimento de diretrizes para prática clínica e respectivos portais.

País	Nome da organização	Website
Austrália	National Health and Medical Research Council (NHMRC)	http://www.health.gov.au/
Canadá	Cancer Care Ontario Practice Guidelines Initiative (CCOPGI)	http://www.cancercare.on.ca
Dinamarca	Danish College of General Practitioners	http://www.dsam.dk/flx/english
Inglaterra	National Institute for Health and Clinical Excellence	http://www.nice.nhs.uk
	Centre for Health Services Research, University of Newcastle-upon-Tyne (norte da Inglaterra)	http://www.ncl.ac.uk/
	Royal College of Physicians London (RCP London)	http://www.rcplondon.ac.uk
Finlândia	Finnish Medical Society Duodecim	http://www.duodecim.fi
França	Agence Nationale d'Accréditation et d'Evaluation en Santé (ANAES) (até 1997 ANDEM)	http://www.anaes.fr
	French Federation of Comprehensive Cancer Centres (FNCLCC)	http://www.fnclcc.fr
Alemanha	Arbeitsgemeinschaft der Wissenschaftlichen Medizinschen Fachgesellschaften (AWMF)	http://www.awmf.de
Itália	Agency for Regional Health Services (ARHS)	http://www.assr.it/le_linee_guida.html
Holanda	Dutch Institute for Healthcare Improvement (CBO)	http://www.cbo.nℓ
	Dutch College of General Practitioners	http://www.artsen.net
Nova Zelândia	New Zealand Guidelines Group (NZGG)	http://www.nzgg.org.nz
Escócia	Scottish Intercollegiate Network (SIGN)	http://www.sign.ac.uk/guidelines/published
Suécia	Swedish Council on Technology Assessment in Health Care (SBU)	http://www.sbu.se
Suíça	Swiss Medical Association	http://www.fmw.ch
EUA	Centers for Disease Control	http://www.cdc.gov
	Agency for Health Research and Quality	http://www.ahrq.gov www.guideline.gov
	US Preventive Service Task Force	http://www.ahrq.gov/clinic/uspstfix.htm
	National Institutes of Health Consensus Development Program (NIHCDP)	http://consensus.nih.gov

Fonte: www.agreecollaboration.org; http://www.agreecollaboration.org/comparison/index2.php.

A Associação Médica Brasileira e o Conselho Federal de Medicina elaboraram, desde 1999, um programa denominado "Diretrizes" que, a partir das sociedades de especialistas e coordenado por um grupo de profissionais especializados em epidemiologia, elaborou condutas para um grande leque de agravos. Sua seleção foi baseada na escolha das sociedades e os documentos são heterogêneos. Embora sujeito a críticas, trata-se de um esforço significativo que produziu material extenso que tem sido gradativamente atualizado. O material pode ser consultado no *site* http://www.projetodiretrizes.org.br/index.php ou www.amb.org.br. Este material, diferente do que ocorre em outros países, não tem sido utilizado de forma significativa para fornecer parâmetros e critérios de avaliação do cuidado para esses agravos.

Entre as sociedades de especialistas, a Sociedade Brasileira de Cardiologia foi precursora no desenvolvimento de documentos chamados de consensos. Estes não utilizaram a orientação metodológica do "Projeto Diretrizes – AMB", mas seguiram a tendência da especialidade, de sistematização e padronização das intervenções frente aos principais diagnósticos da área, oriundos principalmente da literatura norte-americana. Os documentos elaborados são considerados consistentes, estão muito difundidos, costumam ser atualizados, e os profissionais que atuam na área de cardiologia costumam tê-los como referência e possuem alta aderência às recomendações preconizadas. Podem ser consultados nos arquivos brasileiros de cardiologia (www.arquivosonline.com.br), no portal da sociedade (www.cardiol.org.br) ou indo diretamente a www.publicacoes.cardiol.br/consenso.

Fica evidente na consulta aos portais e no levantamento da literatura sobre o tema que a maior parte dos países tem utilizado parâmetros extraídos das diretrizes para gerenciar o cuidado de de-

terminadas patologias, as quais são definidas como traçadores do processo assistencial e utilizadas para gerenciar linhas de cuidado e para regular e coordenar os diversos níveis de atenção. As referências apontam para os seguintes agravos: infarto agudo do miocárdio, acidente vascular cerebral isquêmico e insuficiência cardíaca congestiva, na área cardiovascular; prevenção, diagnóstico e tratamento de câncer de mama, próstata e cólon, com ênfase ultimamente nas diretrizes para cuidados paliativos e controle da dor, uma vez que as recomendações de prevenção e tratamento nos países desenvolvidos já estão implementadas; diagnóstico e tratamento da pneumonia adquirida na comunidade; diagnóstico precoce e tratamento dos casos de sepse, afecção de alta letalidade e grande impacto em custo nos sistemas de serviços de saúde; prevenção, diagnóstico e tratamento da osteoporose, prevenção de queda em idosos e diagnóstico e tratamento de fratura de fêmur em pacientes acima dos 60 anos. Nas literaturas americana e canadense, mais do que na de outros países, verificam-se orientações para o cuidado perinatal com ênfase na indicação de cesariana em primigestas e prevenção de traumas de parto.

Esses documentos técnicos podem ser considerados úteis e têm sido muito utilizados para determinar fluxos de assistência, critérios de indicação de encaminhamento, e subsidiar a definição de indicadores para avaliação do funcionamento dos sistemas de saúde e dos serviços envolvidos no itinerário diagnóstico e terapêutico (Field e Lohr, 1992; Cretin *et al.*, 2001). Vale ressaltar que, em geral, estão também integrados, especialmente nos agravos traçadores, na perspectiva de comparação de resultados entre as análises do grupo de países desenvolvidos (Marshall *et al.*, 2004).

O sistema canadense é um exemplo bem estruturado com grande investimento em avaliar em várias dimensões a situação de saúde e o desempenho do sistema a partir de uma matriz de avaliação dividida em: situação de saúde, determinantes de saúde não médicos, *performance* do sistema de saúde, características da comunidade e do sistema de saúde (www.cihi.ca). Analisando o sistema de mensuração da *performance*, apresentam-se as dimensões e, para algumas delas, os respectivos indicadores acompanhados em 2008:

- Aceitabilidade
- Acessibilidade – tempo de espera para tratamento cirúrgico de fratura de fêmur
- Adequação – taxa de cesariana
- Competência
- Continuidade
- Efetividade
  - Taxa de hospitalização por condições sensíveis à assistência ambulatorial (grande mal ou outras convulsões epilépticas, doença pulmonar obstrutiva crônica, asma, insuficiência cardíaca ou edema pulmonar, hipertensão, angina e diabetes)
  - Taxa de mortalidade hospitalar em 30 dias após admissão por infarto agudo do miocárdio
  - Taxa de mortalidade hospitalar em 30 dias após admissão por acidente vascular cerebral isquêmico
  - Taxa de readmissão por infarto agudo do miocárdio
  - Taxa de readmissão por asma
  - Taxa de readmissão por histerectomia
  - Taxa de readmissão por prostatectomia
- Eficiência
- Segurança
  - Taxa de hospitalização de fratura de fêmur
  - Taxa de fratura de fêmur intra-hospitalar.

Nos EUA, a Agência do Ministério da Saúde – Agency of Health Care Research and Quality (AHRQ, 2002) tem tido papel de liderança na produção de documentos técnicos para avaliar os processos e resultados dos serviços de saúde com o intuito de garantir segurança e qualidade na assistência. A AHRQ introduziu o debate sobre a associação entre volume de procedimentos e taxa de mortalidade. O trabalho da Universidade da Califórnia – São Francisco (UCSF) – *Stanford Evidence-based Practice Center (EPC)* – resultou no *Agency for Healthcare Research and Quality (AHRQ) Quality Indicators* publicado em 2002. Definiu para o sistema de saúde americano três grupos de indicadores: indicadores sensíveis à assistência ambulatorial; indicadores de qualidade hospitalar; e indicadores de segurança assistencial.

O primeiro grupo é constituído de uma lista de condições de assistência ambulatorial "sensíveis" tais como admissões hospitalares cuja evidência sugere que podem ser evitadas através de assistência ambulatorial de alta qualidade ou que refletem condições que podem ser menos graves se tratadas oportunamente e de forma adequada ambulatorialmente, portanto as taxas de internação refletem a qualidade ou capacidade de adequação do atendimento dos serviços ambulatoriais. São taxas de internação para os seguintes diagnósticos: pneumonia bacteriana, desidratação, gastrenterite pediátrica, infecções de trato urinário, apendicite perfurada, angina sem procedimentos, insuficiência cardíaca congestiva, hipertensão, asma em adultos, asma pediátrica, doença pulmonar obstrutiva crônica, diabetes descompensado, diabetes com complicações de curta duração ou de longa duração, taxa de amputação de extremidades inferiores entre pacientes com diabetes e taxa de nascimentos de baixo peso.

Entre os indicadores de qualidade e segurança, a AHRQ introduz padrões baseados em volumes mínimos para os prestadores hospitalares abaixo dos quais existem evidências de aumento da taxa de mortalidade. Os procedimentos selecionados e respectivos volumes foram:

- Ressecção esofágica (6 a 7/ano)
- Ressecção pancreática (10 a 11/ano)
- Cirurgia cardíaca pediátrica (100/ano)
- Cirurgia de reparação de aneurisma de aorta abdominal (20 a 32/ano)
- Cirurgia de revascularização de miocárdio (100 a 200/ano)
- Angioplastia coronariana (200 a 400/ano)
- Endarterectomia carótida (50 a 101/ano).

Associadas aos volumes, as taxas de mortalidade para os agravos listados anteriormente. Além destes indicadores, taxas de mortalidade para procedimentos nos quais costuma ocorrer inadequação na utilização, tais como: craniotomia, cirurgia de prótese de quadril, infarto agudo do miocárdio, insuficiência cardíaca congestiva, acidente vascular cerebral isquêmico, hemorragia gastrintestinal, fratura de quadril e pneumonia.

No Brasil, um grupo de pesquisadores das principais universidades do país publicou um extenso estudo sobre modelos de avaliação utilizados nos sistemas de saúde e pelos sistemas de serviços de saúde existentes no mundo. Este projeto, denominado "Avaliação de desempenho do sistema de saúde brasileiro", também criou um portal de acesso muito rico e propôs uma matriz de avaliação para o sistema de saúde brasileiro com indicadores, similar ao observado em vários países desenvolvidos. O portal www.proadess.cict.fiocruz. br condensa também referências bibliográficas sobre o tema e *links* interessantes dos sistemas de saúde, inclusive no âmbito nacional (Viacava *et al.*, 2004).

Os sistemas de saúde de todos os países têm se deparado com o aumento da expectativa de vida de suas populações e seus efeitos, a pressão por intervenções médicas menos invasivas, mais seguras e com impacto mais positivo na qualidade de vida das pessoas. Como fator de conflito, a incorporação tecnológica crescente e não substitutiva tanto nos métodos diagnósticos quanto nos terapêuticos; portanto, considerando recursos limitados frente à demanda e aos custos crescentes. Todos os sistemas de saúde no século 21 aspiram aumentar, de um lado, a segurança nas intervenções médicas e buscar políticas públicas que diminuam a iniquidade no acesso e, de outro, propiciar maior custo-efetividade nos programas. Para implementar essas metas ambiciosas, a gestão da prática assistencial e o seu monitoramento passaram a ter papel de destaque na gestão dos serviços de saúde. Vale ressaltar que se espera que a gestão dê conta de problemas cuja abrangência está para além da capacidade de responsabilidade dos gestores e para outros setores sociais fora da competência dos serviços de saúde.

O sistema deve ter a rede de serviços primária, secundária e terciária integrada e seu uso bem regulado. A existência de níveis diferenciados de responsabilidade, nos diferentes sistemas de saúde, aumenta a complexidade da gestão para garantir coordenação, articulação e integração na implementação das ações.

No sistema público de saúde brasileiro, a rede primária é gerenciada pelo município. A rede secundária varia de estado para estado, mas, em geral, é composta de serviços voltados para atender demandas regionais, por isso mais propensas a serem gerenciadas por consórcios intermunicipais ou por comissões tripartites, ou estão sob gestão e/ou com regulação estadual. O nível terciário concentrado nos hospitais de ensino está, em geral, sob controle das secretarias estaduais. Estes serviços respondem ainda a exigências de ensino e pesquisa nem sempre alinhados a necessidades regionais. Quanto ao Ministério da Saúde, responde pelas diretrizes políticas e regulação dos diversos serviços de saúde, controle social e gestão em âmbito nacional. Mas a articulação entre os diversos atores no âmbito locorregional ainda é um obstáculo a ser enfrentado. O Ministério da Saúde vem procurando incentivar a organização de Territórios Integrados de Assistência à Saúde (TEIAS) como estratégia para planejamento e organização segundo as especialidades médicas mais críticas e nas quais esse tipo de organização determinará prioridade de investimentos para aquisição tecnológica e impacto para a resolução de entraves assistenciais existentes em várias regiões. Muito se avançou nos últimos anos, mas muito ainda há que se buscar para viabilizar nas redes microterritoriais serviços integrados e articulados de forma resolutiva que garantam acesso diferenciado a quem mais precisa e solução dos problemas com intervenções seguras e sem sequelas adicionais do contato com os serviços de saúde. O aumento da capacidade de resolução dos problemas de atenção à saúde na rede primária pressupõe maior aporte de recursos humanos e maior acesso a métodos diagnósticos, portanto maior investimento, o que já vem se observando em vários municípios brasileiros.

No setor privado do sistema de saúde brasileiro, denominado por vários autores assistência médica supletiva, a criação da Agência Nacional de Saúde Suplementar interferiu de forma significativa por meio de regulação e revisão de várias orientações normativas na organização e transparência de informações das operadoras de planos de saúde. O programa de qualificação das operadoras tem contribuído para estimular a coleta de dados e informações que têm fornecido apoio significativo e poderão transformar os sistemas de gestão, melhorar os serviços ofertados especialmente aos planos básicos e imprimir novos modelos assistenciais.

As operadoras, segundo o grupo a que pertencem (autogestão, medicina de grupo, seguradoras, cooperativas médicas), já dispunham de informações apresentadas em portais ou revistas direcionadas para os afiliados e/ou prestadores, com volume de produção e dados financeiros, mas quase nada relacionado com a avaliação da qualidade do cuidado ofertado ou à apresentação de indicadores ou informações assistenciais mais detalhadas.

Os prestadores hospitalares, a partir da criação da Associação Nacional de Hospitais Privados (ANAHP), é que passaram a ter preocupação em diferenciar os hospitais associados dos demais, de forma a evidenciar os melhores resultados obtidos nesses serviços. O Sistema Integrado de Indicadores Hospitalares (SINHA) e o projeto "Melhores Práticas" são exemplos deste tipo de iniciativa.

A implantação de protocolos clínicos sempre foi no discurso um interesse de operadoras e prestadores. No entanto, ainda há enorme desconfiança dos processos de elaboração deste tipo de estratégia assistencial e, ainda que saibam por experiência internacional da propalada diminuição de custos, não têm segurança na utilização em nosso meio. A razão apresentada por parte das operadoras é que os prestadores não têm sistemas de custos implementados e assim estimam acima do real o preço do procedimento protocolado. De outro lado, os prestadores alegam que as operadoras não querem acompanhar o reajuste de materiais e medicamentos que não está sob controle dos prestadores. Nesse sentido, ambos apresentam justificativas para limitar o uso deste tipo de estratégia para procedimentos eletivos e de menor complexidade, portanto já com menor variabilidade esperada, porém, mesmo assim, poucos aderiram a este tipo de estratégia para um número significativo de procedimentos.

A discussão de resultados do atendimento não era uma das perspectivas mais privilegiadas na negociação entre operadoras e prestadores, sejam estes médicos, serviços de apoio diagnóstico, hospitais ou clínicas. Ganhou valor recentemente, considerando as mudanças epidemiológicas da população coberta por assistência suplementar e a crise de financiamento do setor.

A utilização adequada do recurso hospitalar é um problema dos sistemas de serviços de saúde. É um equipamento de vultoso investimento, envolve grande volume de recursos humanos capacitados, depende de logística bem gerenciada e de suporte financeiro adequado para funcionamento eficiente. Os sistemas de saúde destinam grande parte dos recursos existentes na organização e manutenção da rede hospitalar. Os hospitais concentram os procedimentos de maior risco aos pacientes e exigem grande habilidade dos profissionais. Portanto, a gestão deste recurso é essencial para um bom manejo de qualquer parte do sistema de saúde, seja este público ou privado.

As referências bibliográficas são ricas em oferecer sistemas de monitoramento do uso dos hospitais com enfoques variados. Donabedian, como um precursor da avaliação da qualidade da assistência hospitalar, tem vasta produção sobre o tema nos anos 1970/80. Mas é no início dos anos 1990 que aparecem várias iniciativas para construção de sistemas de avaliação, a maior parte com participação voluntária. O motor principal sempre foi evidenciar como fazemos bem e melhor que os outros serviços similares. Muito associado ao movimento de transparência das organizações e maior controle dos usuários sobre os serviços (Fung *et al.*, 2008).

Um dos aspectos determinantes também é a maior disponibilidade de informações clínicas nos hospitais. A tradição de registro clínico mais detalhado e com maior rigor está nos hospitais. Os indicadores hospitalares, assim como o registro dos diagnósticos na entrada e no momento da alta do paciente, são atividades clássicas, em geral desenvolvidas por equipes treinadas nos serviços de arquivo médico nos hospitais. Tanto nos hospitais públicos como nos privados, a atividade de consolidação das estatísticas hospitalares assim como o processo de codificação dos diagnósticos principal e secundário foram prejudicados pela estruturação das unidades de faturamento hospitalar. A informatização também trouxe a ideia de que não seria mais necessário este tipo de recurso. Nos últimos 5 anos, esta situação veio sofrendo grandes mudanças, de forma a resgatar o papel do arquivo médico e de suas atividades enquanto atividade essencial para a gestão do prontuário médico e da qualidade das informações assistenciais (Schout e Novaes, 2007).

O uso da Classificação Internacional de Doenças, que originalmente foi construída para padronizar e comparar as causas de óbito e passou a incorporar uma lista de morbidade a partir da sexta revisão adotada em 1948, veio sendo aprimorado, e na sua 10ª revisão implantada a partir de 1996 essa classificação define claramente os cuidados na seleção do diagnóstico principal e secundário, assim como reforça o sistema cruz–asterisco, o qual diferencia e possibilita a indexação pelo quadro sintomatológico e pelo diagnóstico etiológico.

Esses recursos, ainda que historicamente muito utilizados em pesquisas acadêmicas, ganham nova potência com o processo de informatização em meados de 1980. É desse período o surgimento do *Diagnosis Related Group* (DRG). O DRG é até hoje a base do sistema de remuneração dos prestadores no setor de saúde americano. Muitos países utilizam o sistema, porém a grande maioria já tem como base a Classificação Internacional de Doenças, 10ª revisão. O sistema americano ainda utiliza a CID, nona revisão, clinicamente modificada. De qualquer sorte, a grande limitação para sua utilização em nosso meio são os registros das comorbidades e a tabela de procedimentos. O sistema DRG valoriza e pontua a presença de comorbidade no sentido de maior complexidade. No nosso meio, esse registro é pouco valorizado e menos preciso. Em relação aos procedimentos, a tabela americana é muito detalhada e a nossa, voltada para pagamento de honorários, o que novamente implica viés de registro.

Estas limitações de utilização poderiam ser superadas se os prestadores hospitalares valorizassem os registros clínicos. Isso tem acontecido nos últimos anos e veio crescendo impulsionado, entre outras causas, graças ao movimento de acreditação dos serviços e à maior exigência dos usuários, em que a conformidade de preenchimentos de vários documentos dos prontuários, em especial o resumo de alta, assim como a rastreabilidade do prontuário, têm determinado maiores investimentos nos serviços de arquivo médico, unidades-chave na gestão e armazenamento do patrimônio clínico das instituições e histórico dos eventos assistenciais dos pacientes.

A experiência das organizações sociais no estado de São Paulo demonstrou a possibilidade de valorização do registro clínico de qualidade no contrato de gestão. A exigência de presença de 100% dos diagnósticos principais e 80% dos secundários registrados nas autorizações de internação hospitalar no momento da saída hospitalar contribuiu para viabilizar monitoramento de outros dados e indicadores para gestão clínica. A contratualização dos hospitais de ensino, coordenada pela Secretaria de Estado da Saúde no Estado de São Paulo, definiu a conformidade com preenchimento de prontuários como critério para monitoramento incluído nos planos operativos dos hospitais.

No setor privado, a ANAHP veio, por meio do projeto Melhores Práticas, aprimorando a qualidade dos registros clínicos, evidenciada na diminuição de registros com diagnóstico ignorado nas bases dos hospitais associados (ANAHP, 2008). Além disso, como é exigência da Associação a acreditação dos hospitais associados, todos monitoram a conformidade em relação a preenchimento dos prontuários médicos, o que consolida indiretamente maior transparência e segurança na assistência.

Essas iniciativas, ainda que representem parcela pequena dos serviços de saúde brasileiros, denotam a possibilidade real de gestão da prática clínica e a possibilidade de gestão baseada em indicadores clínicos para agravos traçadores do processo assistencial.

O caso das doenças do aparelho circulatório

As doenças do aparelho circulatório apresentam comportamento diferente nas regiões brasileiras. Nas regiões Norte e Nordeste, observa-se crescimento dos indicadores de mortalidade para essas doenças, enquanto, nas regiões Sudeste, Sul e Centro-Oeste, queda dos coeficientes de mortalidade (Souza *et al.*, 2006; Brasil, 2005). No entanto, o risco de morte nas regiões mais desenvolvidas é cerca de 2 a 3 vezes maior que na região Norte e Nordeste (Quadro 29.1 e Figura 29.10, apresentados anteriormente).

Entre as doenças do aparelho circulatório, as cerebrovasculares são o primeiro componente nas regiões menos desenvolvidas, enquanto as doenças isquêmicas do coração predominam nas mais desenvolvidas. O terceiro grupo em importância são as outras doenças do aparelho circulatório, em que a insuficiência cardíaca congestiva é o agravo mais relevante (Figura 29.11).

Para as doenças cerebrovasculares, o diagnóstico precoce, o controle e manejo adequado dos casos de hipertensão têm impacto na diminuição da incidência de casos de acidente vascular cerebral. A letalidade nesses casos está muito relacionada com a rápida procura aos serviços de saúde, quando do início do quadro, e ao pronto atendimento nas unidades de emergência, à utilização adequada de recursos tecnológicos para diagnóstico e tratamento oportuno.

Para os dois grupos predominantes entre as doenças do aparelho circulatório, a prevenção secundária está no atendimento rápido e oportuno nas unidades de emergência e no acesso adequado às novas modalidades de tratamento. O cuidado bem protocolado (acesso a métodos diagnósticos, internação imediata em unidade de terapia intensiva, tratamento em conformidade com as melhores práticas e tempo de permanência hospitalar de 6 a 8 dias) determina as chances de complicação e de sequelas e, portanto, a qualidade de vida para o paciente e seus familiares.

A heterogeneidade estrutural também é fator condicionante para que nas populações mais carentes a incidência de hipertensão seja mais elevada. O inadequado controle contribui para ocorrência de casos de acidente vascular cerebral isquêmico (mais frequente, em cerca de 2/3 dos casos) ou hemorrágico em faixas etárias mais jovens, contribuindo para um custo social maior. Em relação ao padrão de consumo esperado para a assistência a este tipo de agravo, os casos são atendidos de forma predominante nas unidades de emergência da rede hospitalar com alta complexidade. A existência de equipamentos como tomografia e ressonância magnética, assim como equipe neurológica, é essencial para o atendimento, considerando bons padrões de qualidade. Em paralelo, e essencial na prevenção primária e secundária, a rede básica de serviços de saúde funcionando com equipe clínica capacitada para manejo dos casos de hipertensão e angina. Ações voltadas para a promoção de saúde, cessação de tabagismo, incentivo à atividade física rotineira, controle do excesso de peso, nutrição equilibrada e cessação de consumo de álcool em excesso contribuem de forma radical para a prevenção primária destas afecções. Se a rede primária fosse eficaz com equipe qualificada e suficiente, acesso a métodos diagnósticos e garantia de fornecimento de medicamentos, a probabilidade de ocorrência de casos de acidente vascular cerebral seria minimizada.

O seguimento nos serviços de saúde, especialmente as orientações no momento da alta hospitalar, o vínculo com um serviço de saúde e profissionais que deem suporte rotineiro ao paciente, garantia de tratamento medicamentoso e acesso ao programa de reabilitação são aspectos em geral pouco considerados na organização da assistência e com efeito determinante no resultado da assistência. Ou melhor, todo o investimento realizado no momento agudo de tratamento pode ser e em geral é perdido se o seguimento do caso não for estruturado e garantido. Esse tipo de desperdício de recurso contribui para o alto custo social com impacto na expectativa de vida desses pacientes e na qualidade de vida do indivíduo e da sua família.

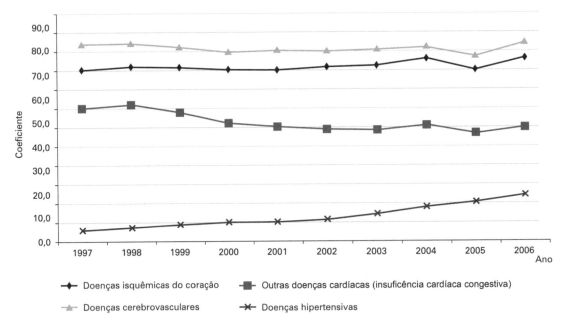

▲ **Figura 29.11** Distribuição anual dos coeficientes de mortalidade (por 100.000 habitantes) de acordo com a causa – Doenças do aparelho circulatório – Brasil – 1997 a 2006. Fonte: Datasus.

Os sistemas de serviços de saúde público e privado estão atualmente mais sensibilizados para o atendimento na fase aguda e em geral esta etapa da atenção é mais padronizada e com acesso mais efetivo. No entanto, o seguimento dos pacientes ainda é muito inadequado nos dois sistemas, por motivos diversos. Só é mais efetivo eventualmente no setor privado, decorrente da escolaridade dos pacientes e do acesso particular a serviços isolados, do que efetivamente relacionado com um programa voltado a este objetivo.

A organização da linha assistencial de forma estruturada e transparente com acompanhamento deste tipo de paciente na perspectiva de linha assistencial ainda é incipiente.

Nos sistemas de saúde dos países da Europa, existem programas bem desenvolvidos para garantir a linha assistencial, ou melhor, uma rota de atenção que potencialize o uso racional dos recursos e que permita equidade e desempenho da assistência mais homogêneo. Esta estratégia está voltada para que os pacientes sejam "obrigados" a seguir um itinerário – caminho crítico – com foco na prevenção secundária e terciária, minimizando o uso aleatório de recursos e disponibilizando recursos essenciais para todos e, desta feita, buscando resultados com maior custo-efetividade. É um modelo que pode ser interessante para diminuir o custo direto da assistência, melhorar a qualidade de vida dos pacientes, e em última instância, garantir melhores resultados no médio e longo prazo.

Referências bibliográficas

Associação Nacional de Hospitais Privados (ANAHP). A busca da excelência assistencial, *Revista Melhores Práticas*, 2008.

Brasil, Ministério da Saúde. *Saúde Brasil 2005, uma análise da situação de saúde no Brasil*. Secretaria de Vigilância em Saúde, Departamento de Análise da Situação de Saúde – Brasília: Ministério da Saúde, 2005, 822 p.

Brasil, Ministério da Saúde, Instituto Nacional de Câncer. *Estimativa 2006: Incidência de câncer no Brasil*. Rio de Janeiro: Inca, 2005, 94 p.

Brasil, Ministério da Saúde, Instituto Nacional de Câncer. *Inquérito domiciliar sobre comportamento de risco e morbidade referida de doenças e agravos não transmissíveis: Brasil, 15 capitais e Distrito Federal, 2002-2003*. Rio de Janeiro: Inca, 2004, 186 p.

Burgers, JS; Cluzeau, FA; Hanna, SE et al. Characteristics of high-quality guidelines: evaluation of 86 clinical guidelines developed in tem european countries and Canada. *Int. J. Technol. Assess. Health Care*, 19(1):148-57, 2003a.

Burgers, JS; Fervers, B; Haug, M et al. International assessment of the quality of clinical practice guidelines in oncology using the appraisal of guidelines and research and evaluation instrument. *J. Clin. Oncol.* 22:2000-7, 2004.

Burgers, JS; Grol, R; Klazinga, NS et al. Towards evidence-based clinical practice: an international survey of 18 clinical guideline programs. *Int. J. Qual. Health Care*, 15(1):31-45, 2003b.

Cluzeau, FA. Development and validation of an international appraisal instrument for assessing the quality of clinical practice guidelines: the AGREE project. *Qual. Saf. Health Care* 12:18-23, 2003.

Cretin, S; Farley, DO; Dolter, KJ; Nicholas, W. Evaluating and integrated approach to clinical quality improvement: clinical guidelines, quality measurement, and supportive system design. *Med. Care*, 8(Suppl 2):II-70-84, 2001.

Danaei, G; Hoorn, SV; Murray, CJL; Ezzati, M. Causes of cancer in the world: comparative risk assessment of nine behavioural and environmental risk factors. *Lancet*, 366:1784-93, 2005.

Donabedian, A. Criteria and standards for quality assessment and monitoring. *QRB, Qual. Rev. Bull.* 12:99-108, 1986.

Field, MJ; Lohr, KN. *Clinical practice guidelines: directions for a new program*. Washington DC: National Academy Press, 1990.

Field, MJ; Lohr, KN. *Guidelines for clinical practice: from development to use*. Washington DC: National Academy Press, 1992.

Fung, CH; Lim, YW; Mattke, S et al. Systematic rewiew: the evidence that publishing patient care performance data improves quality of care. *Ann. Intern. Med.*, 148:111-23, 2008.

Hoelzer, S; Fremgen, AM; Stewart, A et al. Evaluating the implications of clinical practice guidelines for patient care. *Am. J. Med. Qual.*, 16(1):9-16, 2001.

Marshall, M; Therman, SL; Ttke, SM. *Selecting indicators for the quality of health promotion, prevention and primary care at the health systems level in OECD countries*. OECD Health Technical Papers, no. 16, 2004.

Schout, D; Novaes, HMD. Do registro ao indicador: gestão da produção da informação assistencial nos hospitais. *Ciência & Saúde Coletiva*. 12(4):935-44, 2007.

Souza, MFM; Alencar, AP; Malta, DC et al. Análise de séries temporais da mortalidade ou doenças isquêmicas do coração e cerebrovasculares, nas cinco regiões do Brasil no período de 1981-2001. *Arq. Bras. Cardiol.*, 87(6):735-40, 2006.

USA, Department of Health and Human Services Agency for Healthcare Research and Quality. *Guide to Inpatient Quality Indicators: Quality of Care in Hospitals – Volume, Mortality and Utilization*. AHRQ Pub. No. 02-RO204, 2002.

Veras, RP. *País jovem de cabelos brancos: a saúde do idoso no Brasil*. Rio de Janeiro: Editora Relume-Dumará/UnATI/Uerj, 1994, 224 p.

Viacava, F; Almeida, C; Caetano, R et al. Uma metodologia de avaliação do desempenho do sistema de saúde brasileiro. *Rev. C. S. Col.*, 9(3):711-24, 2004.

Breve Reflexão Ética sobre os Aspectos da Gestão de Serviços de Saúde

Paulo Antonio de Carvalho Fortes

Introdução

O interesse pela reflexão e discussão ética nos diversos espaços sociais, inclusive no campo da saúde, vem sendo crescente nas últimas décadas. Tal fato deve-se, entre outros, ao momento histórico-social de transformação, de substituição de tradicionais valores éticos, constituindo-se uma sociedade pluralista, onde coexistem diferentes compreensões e interpretações sobre os princípios e valores éticos.

No campo da saúde, contribuiu fortemente para a retomada e o desenvolvimento da reflexão ética a progressiva dessacralização da medicina, ao lado da apreensão resultante do expressivo avanço tecnológico ocorrido nas últimas décadas, possibilitando consequências outrora inexistentes de ação sobre o corpo humano, principalmente nas fases limítrofes da vida – o nascimento e a morte, assim como ações cujos resultados não se esgotam no presente, mas podem trazer repercussões para as gerações futuras, como é o caso da engenharia genética. Também foi motivador da discussão e da reflexão ética a presença de novas formas de relacionamento entre pacientes/clientes/usuários e profissionais de saúde, mediadas por agentes e instituições públicas ou privadas.

Apesar das diversas concepções do que seja ética, a entendemos como um dos instrumentos utilizados para garantir a coesão social, regulando as relações do homem dentro da comunidade, tentando estabelecer a harmonia entre os interesses individuais e coletivos. Instrumento social criado para orientar aquilo que se deve fazer para se conseguir uma convivência social, pacífica, feliz e justa (Cortina e Menendez, 2005).

Atos éticos são livres, voluntários e conscientes. Para que um ato humano seja julgado eticamente é preciso que se caracterize por afetar pessoas, o meio ambiente e/ou a coletividade e que existam alternativas de ação àquela que foi tomada. Além da existência de alternativas é preciso que seja possibilitada ao agente a escolha entre as opções existentes e que tenha liberdade para agir conforme a decisão e a alternativa escolhida. Quando se tem apenas uma alternativa de escolha ou o agente somente pode agir segundo uma determinada alternativa, o ato não pode ser julgado eticamente.

Para atender às suas finalidades, a ação do gestor de saúde deve levar em conta os princípios da eficácia, efetividade e da eficiência. Porém, outros princípios éticos são importantes a serem considerados, tais como o respeito à dignidade humana, à autonomia das pessoas envolvidas nas atividades da instituição, a beneficência, a não maleficência, a utilidade social, a equidade e a justiça, entre outros.

Esses princípios e seus derivados estão imersos nas decisões cotidianas do gestor de saúde. A intensidade e a qualidade dos conflitos entre os princípios variam em conformidade ao posicionamento do gestor dentro da estrutura das instituições.

As decisões tomadas no âmbito de uma instituição de saúde não afetam somente sua vida própria. Os que dela participam, como os trabalhadores, os usuários, os mantenedores, assim como a comunidade, são igualmente atingidos. A ação do gestor comporta dilemas éticos para os quais as leis e os regulamentos administrativos nem sempre fornecem respostas, deixando considerável margem de liberdade para sua tomada de decisão, pois a aplicação dos princípios éticos requer avaliação caso a caso e não o seguimento de regras fixas (Garrafa, 1995).

A reflexão ética sobre gestão de instituições e serviços de saúde envolve múltiplas questões. Todavia, pela dimensão deste texto, ensejamos restringi-la aos temas da alocação de recursos, humanização e incorporação tecnológica.

Ética, gestão e alocação de recursos

No caso específico da gestão pública, como as necessidades de saúde suplantam frequentemente os recursos existentes em qualquer dos níveis do sistema de saúde, é preciso que se estabeleçam prioridades na alocação e distribuição de recursos. Enfrenta-se a desafiadora e difícil tarefa de atender o princípio constitucional da universalidade de acesso de todos os cidadãos às ações e serviços de saúde e, ao mesmo tempo, garantir o princípio da equidade que reconhece não terem as pessoas as mesmas chances, distinguindo-se não apenas pelas diferenças biológicas e psicológicas, mas também cultural, econômica e socialmente. As ações orientadas pela equidade visariam diminuir as desigualdades, atendendo a cada pessoa conforme suas próprias necessidades de saúde.

Todavia, em não existindo recursos para dar resposta à totalidade das necessidades de saúde que apresentam as pessoas e tendo que estabelecer prioridades na alocação e na distribuição dos recursos, quais os valores éticos a serem levados em conta na tomada de decisão? Certo é que as decisões tomadas pelos gestores são submetidas a interesses político-partidários, corporativos e econômicos, administrativos, preferências pessoais ou de grupos e imposições legais ou regulamentares, mas também são baseadas em valores éticos, apesar disto não ser claramente percebido ou revelado, pelos gestores como pelos próprios usuários.

Cabe lembrar que as decisões políticas, para serem eficazes, têm que levar em conta os valores éticos prevalentes na sociedade em determinado momento histórico. E, se em parte, o conflito apresentado pode ser resolvido pelas normas jurídicas em vigor – administrativas, civis ou penais – que fundamentam legalmente as atividades e a organização dos serviços de saúde, estas não são suficientes para dar conta da totalidade dos conflitos postos no cotidiano do gestor.

Eliminar desperdícios e diminuir o consumo da assistência médico-sanitária, tornando-a, assim, suportável para os orçamentos, é moralmente válido, todavia os estímulos para se gastar menos não podem se tornar perigosos para os usuários, principalmente se não houver a contrapartida equivalente para a melhoria da qualidade da assistência prestada. Como afirmam Zoboli e Fortes (2002): "a viabilidade econômico-financeira dos serviços e sistemas de saúde não pode ser conseguida a qualquer preço. O gestor precisa ter presente que o propósito primário do setor sanitário está no cuidado às pessoas. O desafio consiste em encontrar o ponto médio ideal entre a super e a subutilização, pois ambas são potencialmente maléficas aos usuários."

A dificuldade ética do gestor de alocar recursos financeiros deve ser observada com a devida cautela. A opção de não dispensar recursos financeiros para casos menos frequentes ou custosos, por exemplo, baseando-se em análises fundamentadas em noções exclusivas de custo/benefício, pode levar a práticas discriminatórias, iníquas e injustas, fugindo da missão das instituições de saúde de cuidar das pessoas.

Ética, humanização e incorporação tecnológica

A humanização dos serviços de saúde é a compreensão de cada pessoa em sua singularidade, e de suas necessidades específicas, criando-se, assim, condições para que tenha maiores possibilidades de exercer sua vontade de forma autônoma. Segundo Rech (2003), é tratar as pessoas levando em conta seus valores e vivências como

únicos, evitando quaisquer formas de discriminação, de perda da autonomia, enfim, contribuindo para a preservação da dignidade do ser humano.

A reflexão humanística não enfoca somente problemas e necessidades biológicas, mas abrange as circunstâncias sociais, éticas, educacionais e psíquicas presentes nos relacionamentos humanos existentes nas ações ocorrentes na atenção em saúde (Fortes, 2004).

Humanizar refere-se à possibilidade de uma transformação cultural da gestão e das práticas desenvolvidas nas instituições de saúde, assumindo uma postura ética de respeito ao outro, de acolhimento do desconhecido, de respeito ao paciente/cliente/usuário, que deve ser entendido como um cidadão e não apenas como um consumidor de serviços de saúde. Se diferencia da noção de hospitalidade, pois esta tem foco fundamentalmente comercial, visando à fidelização e ao encantamento da clientela, mediante a utilização de medidas padronizadas, roteiros e treinamento.

Conforme assinala Deslandes (2004), humanização "designa a forma de assistência que valoriza a qualidade do cuidado do ponto de vista técnico, associada ao reconhecimento dos direitos do paciente, de sua subjetividade e cultura, além do reconhecimento do profissional".

A humanização dos serviços de saúde requer uma organização sensível e um trabalhador sensível a respeitar os direitos humanos e princípios e valores éticos que orientam as instituições de saúde. Envolve o trabalho dos diferentes profissionais que atuam em todos os níveis de atendimento (do primeiro contato à gerência) e deve almejar benefícios mútuos para a saúde do usuário, de sua família e dos profissionais envolvidos nos cuidados.

As ações de saúde devem se orientar pelo fundamento ético que afirma ser o ser humano um fim em si mesmo, não podendo ser transformado em simples meio de satisfação de interesses de terceiros. Além de não instrumentalizar as pessoas e não lhes causar danos, caberia a obrigação moral de empoderar as pessoas, ampliando suas capacidades básicas, para que possam realizar seus projetos de vida.

Assim, nos últimos tempos vem sendo propalada a noção de *stakeholder*, que entende que as empresas e as instituições, entre elas, as que atuam no campo da saúde, têm o dever de satisfazer os interesses dos diversos atores sociais a elas relacionados, dentro de uma cultura de cooperação (Cortina, 2005).

Propõe-se que as ações humanizadoras em instituições de saúde levem em conta: a ambiência acolhedora, os processos de informação e de comunicação, a defesa dos direitos dos usuários, o cuidado com os diversos agentes que atuam na função de "cuidadores" institucionais, a ampliação da autonomia do usuário e dos trabalhadores, o cuidado em melhoria da interface com diferentes níveis de gestão e atenção à saúde, assim como ações orientadas pelos princípios da justiça e da equidade.

Para tanto, por exemplo, entre outros instrumentos, os gestores podem lançar mão de Comissões de Ética (de composição multiprofissional) ou bioética, comissões ou grupos de trabalho de humanização, conselhos gestores ou comunitários, grupos de avaliação de qualidade ou instituição de ouvidorias. O cuidar dos "cuidadores" pode envolver o atendimento psicossocial para trabalhadores, o funcionamento de equipes multiprofissionais, a existência de espaços de reflexão coletiva sobre o trabalho, de canais de comunicação permanente entre administração e trabalhadores, de instrumentos de avaliação da satisfação do trabalhador e uma política de realização de atividades de lazer e entretenimento.

No Brasil, também cabe ser lembrado, diversos princípios éticos foram incorporados nas normas legais vigentes. As normas legais, constitucionais e infraconstitucionais, expressam, por exemplo, que os usuários devam ter um atendimento digno, atencioso e respeitoso; serem identificados e tratados por seu nome ou sobrenome, lhes garantindo a individualidade; não serem identificados ou tratados por números, códigos ou de modo genérico, desrespeitoso, ou preconceituoso. A confidencialidade das informações prestadas também é outro princípio lembrado, devendo ser resguardado o segredo sobre os dados pessoais, desde que não acarrete riscos a terceiros ou à saúde pública.

Para que possam manifestar sua vontade autônoma, os pacientes devem identificar as pessoas responsáveis por sua assistência; receber delas informações claras, objetivas e compreensíveis sobre hipóteses diagnósticas, exames solicitados e ações terapêuticas Deve-se também criar-se condições adequadas para que se dê o consentimento ou a recusa, de forma livre, voluntária e esclarecida, com adequada informação. Tudo isto independentemente se o serviço é de natureza pública ou privada.

O respeito ao consentimento da pessoa vem se contrapor às práticas paternalistas e autoritárias prevalentes nas relações dos pacientes com os profissionais e as instituições de saúde. Entende-se que o consentimento deva ter como características ser "livre, esclarecido, renovável e revogável", não podendo ser obtido mediante práticas de coação física, psíquica ou moral ou por meio de simulação, manipulação de informações ou práticas enganosas.

Lembremos que em nosso país há políticas públicas voltadas à humanização dos serviços de saúde. Em 2001, o Ministério da Saúde lançou o Programa Nacional de Humanização da Assistência Hospitalar (PNHAH) que propunha um conjunto de ações visando alterar os padrões de assistência aos usuários no ambiente hospitalar público. O PNHAH enfocava a necessidade de uma transformação cultural no ambiente hospitalar orientado pelo atendimento humanizado ao usuário, entendendo que resultaria em maior qualidade e eficácia das ações desenvolvidas (Brasil, 2001).

Posteriormente, em 2004, institui a Política Nacional de Humanização, denominada "HumanizaSUS" que tinha como objetivo efetivar os princípios do Sistema Único de Saúde (SUS) no cotidiano das práticas de atenção e de gestão, assim como estimular trocas solidárias entre gestores, trabalhadores e usuários para a produção de saúde e valorização dos diferentes sujeitos constantes deste processo, tais como usuários e trabalhadores (Brasil, 2004).

Ainda, quanto à reflexão ética sobre a humanização dos serviços de saúde, atenção especial deve ser dada à questão da incorporação tecnológica nas instituições de saúde. Tecnologia é aqui entendida enquanto instrumental derivado do conhecimento científico humano, utilizado para a transformação intencional de uma realidade concreta (Pitelli da Guia, 1995).

As inovações tecnológicas das últimas décadas no campo das ciências médicas e biológicas resultaram em importantes benefícios para o ser humano, como a possibilidade de redução de doenças imunopreveníveis através da imunização em massa, a diminuição da mortalidade por doenças infectocontagiosas devido ao uso de antibióticos, o prolongamento da vida de diabéticos, a possibilidade de maior sobrevida aos portadores de neoplasias etc. Porém, ao mesmo tempo a tecnologia possibilitou ao homem atuar nas fronteiras da vida e da morte – identificação das características pessoais através de exames genéticos, reconhecimento antenatal das condições de viabilidade do feto e na terapêutica intrauterina, manipulações do patrimônio genético, inseminação artificial e outras técnicas de reprodução assistida. No tocante à fronteira da morte foram desenvolvidos diversos e complexos sistemas tecnológicos e também foram aperfeiçoados os transplantes, visando prolongar a vida.

Isto tem resultado em novos problemas e dilemas partilhados pelos gestores e profissionais de saúde. Dilemas para os quais a ética pode servir como instrumento profilático, preventivo, para mediar os possíveis confrontos entre os valores da sociedade e o desenvolvimento técnico-científico.

A utilização da tecnologia envolve reflexão relativa aos princípios éticos da justiça e da autonomia e seus derivados. Com referência ao princípio da justiça, coloca-se a questão da busca da equidade e da não discriminação das pessoas na utilização das novas tecnologias contrapondo-se com os altos custos delas resultantes. Preocupados com a matéria, importantes autores, de diferentes tendências, desde os anos 1990 consideravam ser o progresso da biomedicina um dos fatores tendentes ao agravamento das desigualdades já existentes nos sistemas de saúde (Berlinguer, 1993).

A influência da indústria de insumos e equipamentos ocorre, em geral, por meio de algumas práticas comuns, como financiamento de pesquisas; gasto de grandes somas de dinheiro na promoção de produtos; subsídios para a participação de profissionais em congressos, simpósios, cursos e outros eventos; distribuição de incentivos e presentes; interferência nas publicações através do pagamento de anúncios; ligações com os formadores de opinião e propagandas.

O uso em excesso da tecnologia, além de sofrer influência de interesses lucrativos, da busca de aumento de prestígio ou mesmo do prazer em poder manipular, receitar, prescrever "mercadorias novas", também pode ser motivado pelo sincero desejo dos profissionais de saúde de ajudar as pessoas. Quanto a este último aspecto, o desafio ético que se apresenta é como conciliar a visão tradicional de fazer o melhor pelo usuário com a realidade de perseguir cada último procedimento disponibilizado pela tecnologia. O imperativo ético de agir no melhor interesse do usuário, se encarado em um único sentido, pode incluir esforços e tentativas caras e pouco específicas, com um modesto benefício a um grande custo, levando a consequências institucionais e à atuação do gestor.

A demanda por tecnologia é expansiva, devendo-se, em parte, à ação da tecnologia sobre o "imaginário" dos indivíduos, dos profissionais de saúde e da coletividade, sendo concebida como instrumental racionalizador, eficaz e capacitado à resolução de todas as necessidades de saúde. Concorre ainda o receio em estar descumprindo obrigações legais, o que resultaria em promoção de sua responsabilidade jurídica e/ou deontológica.

A demanda pelo instrumental tecnológico disponível por parte tanto de profissionais de saúde quanto dos usuários muitas vezes, tem como consequência situações conflituosas entre eles e os gestores, em virtude da necessidade de carreamento de maiores recursos para seu atendimento e as restrições administrativas existentes, obrigando à redefinição da distribuição de recursos. Frequentemente ocasiona uma série de transformações institucionais, nem sempre claras e precisas, das quais as instituições só se conscientizam durante e após o processo de incorporação (Pitelli da Guia, 1995).

Conclusão

Os serviços de saúde não podem ser entendidos como organizações cujas preocupações econômicas ou políticas sejam empecilhos para o desenvolvimento de suas funções essenciais de cuidar das pessoas, lhes fazendo o bem (princípio da beneficência), neste sentido, considera-se que, além das obrigações individuais dos diversos profissionais de saúde envolvidos na instituição, há a responsabilidade moral do gestor por implementar políticas e ações orientadas pelos valores e princípios éticos, na busca do aperfeiçoamento dos padrões de qualidade institucional.

Referências bibliográficas

Berlinguer, G. *Questões de vida*. Salvador: APCE-Hucitec-CEBES; 1993.

Brasil, Ministério da Saúde. Secretaria de Assistência à Saúde. Programa Nacional de Humanização da Assistência Hospitalar (PNHAH), 2001.

Brasil, Ministério da Saúde. 2004. Política Nacional de Humanização. Disponível em: [http://portal.saude.gov.br/saúde/área.cfm?id_area=390]. Acesso em: 20 novembro 2013.

Cortina, A. *Cidadãos do mundo*. São Paulo: Loyola; 2005.

Cortina, A, Martinez, E. *Ética*. São Paulo: Loyola; 2005.

Deslandes, SF. Análise do discurso oficial sobre a humanização da assistência hospitalar. *Ciência & Saúde Coletiva*. 9(1):7-14, 2004.

Fortes, PAC. Ética, direitos dos usuários e políticas de humanização da atenção à saúde. *Saúde e Sociedade*. 13(3): 30-35, 2004.

Garrafa,V. *A dimensão ética da saúde pública*. São Paulo: Faculdade de Saúde Pública; 1995.

Pitelli da Guia, RG. *O elo partido: relacionamento médico-paciente na era tecnológica*. São Paulo, 1995. Dissertação de Mestrado – Faculdade de Saúde Pública USP.

Rech, CMF. *Humanização hospitalar: o que pensam os tomadores de decisão a respeito?* São Paulo 2003. Dissertação de Mestrado – Faculdade de Saúde Pública USP.

Zoboli, ELCP, Fortes, PAC. Ética e gestão em serviços de saúde. In: Cianciarullo, TI, Cornetta, VK. *Saúde, desenvolvimento e globalização*. São Paulo: Ícone; p. 305-20. 2002.

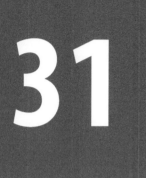

Ensino e Pesquisa nos Hospitais

Roberto de Queiroz Padilha

Introdução

O contexto atual, de conformação da denominada "era do conhecimento", se caracteriza por mudanças aceleradas nas tecnologias e nos mercados, tendo em vista a emergência do paradigma das tecnologias de informação e comunicação, o acirramento da competição econômica e a aceleração do processo de globalização. A rapidez com que as atuais mudanças ocorrem e sua penetração e difusão por todos os setores econômicos produzem significativos impactos no desenvolvimento das organizações. Assim, é cada vez mais crucial a aquisição de capacidade para gerar e absorver conhecimentos e inovações para uma organização se tornar ou manter competitiva, exigindo, por sua vez, novos e maiores investimentos em pesquisa, desenvolvimento, educação e capacitação (Porto e Régnier, 2003).

Neste cenário, a gestão do conhecimento coloca-se como um fator essencial para vincular ciência e tecnologia ao desenvolvimento. Torna-se necessário considerar a revolução em curso nos processos de produção de conhecimento. Se antes o desenvolvimento científico associava-se, em grande medida, ao aumento do conhecimento inerente a cada disciplina, atualmente o contexto socioeconômico em que o conhecimento é gerado e aplicado emerge como um fator determinante. As necessidades sociais, do meio ambiente, do setor produtivo, entre outras, passam a ter um peso decisivo na orientação da pesquisa, deixando mesmo de haver uma divisão nítida entre pesquisa básica e aplicada. A sociedade, o Estado e a economia passam a ser elementos essenciais para a definição dos focos das investigações, se somando aos requerimentos internos à própria ciência e tecnologia.

Neste processo, novos requisitos se impõem tanto no que se refere a relações de trabalho, mais flexíveis e pautadas em hierarquias mais fluidas, quanto aos formatos organizacionais, consubstanciados em redes de instituições, envolvendo desde a comunidade científica e tecnológica até os fornecedores, consumidores, empresas, organizações sociais, Estado, entre outros, para a geração e difusão do conhecimento.

Na área de saúde, o papel do Estado, das corporações e do aparelho formador e certificador está sendo questionado intensamente e não se sabe qual forma assumirá. No Brasil, a atividade de ensino e pesquisa em hospitais destaca-se historicamente e em grande escala nos Hospitais Universitários e, mais recentemente e de forma potencial, em um grupo de hospitais filantrópicos, considerados de excelência. Os desafios que se colocam para uma organização como o hospital, de reconhecido acúmulo no que tange ao desenvolvimento científico e tecnológico, são imensos. Antigas e ainda dominantes formas de gestão do conhecimento presentes no Brasil mostram-se completamente obsoletas e restritivas aos avanços requeridos ao conhecimento e à inovação.

A centralidade da geração de conhecimentos nos elementos cognitivos e informacionais tem colocado em questionamento as instituições responsáveis pela produção e socialização do conhecimento, especialmente as instituições de pesquisa e ensino. Embora não haja certeza sobre o novo paradigma de gestão do conhecimento que irá estabelecer-se e consolidar-se ao longo do século 21, estudos e pesquisas disponíveis têm indicado um amplo conjunto de tendências e forças de mudanças em andamento, como a intensificação da competição, o surgimento da "indústria" do conhecimento, a desverticalização das universidades, a formação de parcerias, o reconhecimento de conhecimentos produzidos pelos serviços de saúde e a utilização de ferramentas de ensino a distância (Hargraves, 2003; Newman e Couturier, 2001; Porto e Régnier, 2003).

Considerando-se que o debate sobre mudanças na formação de profissionais de saúde seja relativamente recente, cabe ressaltar que a revolução tecnológica associada às transformações da sociedade contribuem para aumentar as incertezas dos processos inovadores.

Neste contexto, as visões de futuro construídas pelos profissionais estão em desenvolvimento e, como essa construção é social e coletiva, as percepções acerca da realidade se mostram muito distintas, gerando áreas de constantes conflitos derivadas de visões parciais que dificultam – pela sua subjetividade e redução – o delineamento adequado das decisões a serem tomadas. Quanto mais complexo o objeto sobre o qual se busca intervir, provavelmente maior é o espaço para a produção de divergências oriundas destas visões parciais de seus contextos.

Tais desafios têm encontrado as organizações de ensino e pesquisa ainda desaparelhadas para enfrentar a gestão do conhecimento. Internacionalmente, o modelo organizacional de gestão ainda permanece na era industrial em que as pessoas dentro da organização são tratadas segundo uma lógica mecanicista. Paralelamente, entramos na era da comunicação que passou a exigir uma capacidade de gerenciar o fluxo de informações como base para um novo modelo organizacional (Porto e Régnier, 2003). Entramos em uma era em que a conectividade entre os componentes, no tocante à capacidade de conectar-se a outros e de transferir informação, passou a ser a regra. E isso exige a construção de um modelo de organização com características mais afinadas com o observado nos sistemas vivos: capacidades de tranformação e de adaptação.

Nesse cenário, o principal desafio com que as organizações se defrontam é o de sua transformação mais do que sua adaptação ou adequação. E a transformação é o principal desafio para a área de ensino e pesquisa dos hospitais, e tarefa dos líderes dessas organizações.

Tendências da prática médica

Diante das transformações no setor da educação vinculadas diretamente à instabilidade dos grandes eixos econômicos mundiais que afetam diretamente a formação médica e consequentemente a prática médica, a Organização Pan-Americana da Saúde (OPAS) enumera grandes "tendências" norteadoras da prática médica para este século, as quais são definidas a seguir.

Redefinição do modelo de atenção à saúde

Entre as tendências mais importantes na reforma dos sistemas de saúde da América Latina, figuram (Rovere, 1993):

- Implementação de sistemas gerenciados de atenção
- Implementação de sistemas da atenção integrados (vertical e horizontal)
- Melhoria da atenção médica na atenção primária dando ênfase à prática de médicos gerais e médicos de família
- Descentralização dos serviços, formação de redes de atenção à saúde.

Explosão tecnológica

Este fenômeno se expressa tanto na incorporação da tecnologia biomédica como na base de conhecimentos médicos, de maneira que tecnologia e conhecimento tornam-se obsoletos com relativa rapidez. As novas tecnologias impulsionam a atenção médica para o âmbito da atenção ambulatorial (cirurgias, tratamento oncológico, doenças mentais etc.), e o hospital do futuro poderá se parecer, em muito, com as "unidades de terapia intensiva" vistas hoje em dia. A informática passa a ocupar um lugar de "pedra angular" tanto de um sistema integrado de saúde eficiente como do exercício profissional médico, permitindo o acesso aos bancos de dados bibliográficos e clínicos, ao arquivo de prontuários clínicos, assim como o uso de "sistemas inteligentes" de diagnóstico.

Relevância dos aspectos psicossociais

Os aspectos psicossociais da atenção médica são cada vez mais importantes. Existe uma alta prevalência de problemas psicossociais (mais de 50% estão presentes no âmbito da atenção primária), a adesão do paciente às prescrições médicas constitui um enorme desafio para a prática médica, e uma alta porcentagem da população recorre a terapias alternativas e à automedicação antes da intervenção médica propriamente dita.

Prevenção das doenças e promoção da saúde

A prática da medicina preventiva é cada vez mais importante. A transição epidemiológica da incidência de doenças infectocontagiosas para enfermidades crônico-degenerativas implica uma estratégia preventiva diferente. Esta inclui a identificação de fatores de risco individuais e familiares, mudanças no estilo de vida e hábitos de saúde, e uma relação médico-paciente longitudinal em um processo dentro do qual cada consulta constitui uma oportunidade preventiva.

Saúde baseada em evidências

É cada vez mais importante que as intervenções médicas diagnósticas e terapêuticas estejam baseadas em evidências científicas rigorosas.

O objetivo é a otimização da equação custo/qualidade e, para isso, as normas e protocolos de atenção médica devem estar baseados na evidência correspondente.

Acreditação de instituições de prática e formação médica e certificação e recertificação dos médicos

Esta tendência busca melhorar a qualidade da atenção médica, mediante melhoras na estrutura dos serviços de saúde (mais voltados para prática hospitalar) e no produto formado pelas escolas médicas.

Tendências na educação médica

As principais tendências no âmbito da educação médica apontadas pela OPAS são as descritas a seguir.

Prática clínica precoce

Desde o início do processo de formação no curso médico, ou seja, durante os anos em que se priorizam os conhecimentos nas ciências básicas, busca-se que o participante tenha experiências clínicas que ocorram no primeiro nível de atenção inserido na comunidade.

Pode-se, com isso, demonstrar ao participante a complexidade sistêmica dos problemas de saúde, evitando-se o modelo reducionista de "saúde-doença", assim como a seleção viciosa dos problemas vivenciados no hospital terciário.

Descentralização das experiências clínicas

As mudanças tecnológicas que estimulam a atenção ambulatorial em vez da prática intra-hospitalar implicam que o aprendizado clínico no período de formação deve ocorrer cada vez mais no âmbito ambulatorial e comunitário.

Ensino-aprendizagem baseado em problemas

A aprendizagem baseada em problemas (ABP) (Venturelli, 1997) exige mais ênfase na busca e na análise de informação para solucionar problemas clínicos e na aprendizagem de princípios em vez de conhecimentos enciclopédicos, e na utilização efetiva da informática médica.

Ênfase em novos temas do ensino médico

◢ **Medicina baseada em evidências.** Seus princípios podem ser compreendidos principalmente por meio da epidemiologia clínica, das ciências das decisões clínicas e da análise e avaliação crítica da literatura médica.

◢ **Modelo biopsicossocial.** Seu ensino deve ser teórico-prático e enfatizar a relação médico-paciente.

◢ **Atenção primária orientada à comunidade.** Compreende a avaliação das necessidades sanitárias de uma comunidade, o planejamento de intervenções comunitárias e a vinculação da escola médica–comunidades, no sentido de se alcançarem mudanças concretas dos níveis de saúde e qualidade de vida.

◢ **Prevenção clínica.** Deve compreender a maneira de exercer a prevenção no âmbito dos consultórios médicos na prática cotidiana, de ajudar os pacientes a mudar hábitos e estilos de vida nocivos e de envolver a comunidade na prevenção de doenças e na promoção da saúde.

◢ **Ética médica.** Podem-se ensinar princípios e métodos para enfrentar e resolver problemas éticos no exercício da profissão, além de se "modelarem" ações e atitudes.

Currículos orientados por competência

As mudanças atuais nos currículos de graduação e pós-graduação terão efeito sobre o "produto educacional" daqui a alguns anos. Há que se preverem programas de recapacitação e formação em serviço do atual e futuro contingente de profissionais que atuam no âmbito da atenção primária. A melhoria na capacitação desses profissionais para um patamar mais elevado de competência implicará uma prática mais efetiva e eficiente e um novo sistema de atenção à saúde (Lima, 2005).

▌ Institutos de ensino e pesquisa

Diante das tendências apresentadas, a proposta de criação de institutos de ensino e pesquisa (IEP) em hospitais se apresenta como uma solução educacional no sentido da reorientação da capacitação de profissionais de saúde, especialmente em relação a atualização, especialização e produção de conhecimentos de modo orientado à demanda gerada por um modelo de atenção de melhor eficácia na atenção à saúde.

A criação dos institutos é o passo inicial para que se possa considerar o conhecimento como instrumento para o alcance de quatro grandes objetivos:

- Contribuir para o avanço do conhecimento científico e tecnológico
- Oferecer atualizações, aperfeiçoamentos e especializações de excelência com uma visão diferenciada de prestação de serviços e de relacionamento com a sociedade
- Apoiar o desenvolvimento do corpo docente e de profissionais da organização
- Disseminar conhecimentos científicos e tecnológicos, inserindo-se em uma ampla rede de troca de saberes.

Os institutos nascem voltados tanto para a capacitação dos quadros próprios, associada à promoção do desenvolvimento institucional, quanto para criar uma atividade comprometida com a capacitação de profissionais das organizações e da política de ciência e tecnologia em saúde, partindo do reconhecimento de que a pesquisa e a educação permanente – que tem como objeto de transformação o processo de trabalho, orientado para a melhoria da qualidade dos serviços e para a equidade no cuidado e no acesso aos serviços de saúde – são variáveis centrais para a geração e aplicação dos conhecimentos em saúde.

De modo mais abrangente, a missão dos IEP é:

- Contribuir para a construção de capacitações para a gestão do conhecimento científico e tecnológico em medicina, com foco nas necessidades do hospital e dos profissionais de saúde das organizações de ensino e saúde
- Promover intervenções no processo de trabalho, desenvolvendo e utilizando novos métodos e ferramentas para a promoção, o acompanhamento e a avaliação de inovações no campo da medicina
- Capacitar profissionais comprometidos com processos dinâmicos de transformação institucional e inovação e aplicação dos conhecimentos em saúde.

A partir desses objetivos, pode-se observar que as propostas de criação de IEP baseiam-se na:

- Flexibilidade de estruturação e atuação
- Dinâmica aberta para a ação interdisciplinar e multiprofissional, com amplas possibilidades de intervenção no sistema de formação de recursos humanos em saúde.

A ideia estruturante dos institutos está relacionada com a sistematização dos estágios de desenvolvimento de cada organização, de modo articulado ao processo formal de pós-graduação na área de saúde, servindo, assim, como um novo cenário de ensino-aprendizagem e capacitação no âmbito da pós-graduação, possibilitando, inclusive, interfaces com a graduação.

A criação dos institutos de ensino e pesquisa obedece a uma concepção inovadora e abre amplo leque de atividades criativas, já que a regulamentação junto aos órgãos oficiais, como institutos de ensino e pesquisa, possibilita maior faixa de atuação em relação aos centros de estudos comumente encontrados nos hospitais. A instalação do Instituto permite a integração das áreas entre si e com a comunidade científica, leiga e de profissionais do setor, de maneira profunda e abrangente, abrindo possibilidades para o desenvolvimento de atividades não convencionais, ensejando condições para a evolução das áreas da saúde e sua inter-relação com outros campos (humanístico, tecnológico etc.) do saber.

A implantação dos institutos representa abertura para amplas realizações com perspectiva de trazer às organizações um alto valor agregado. Através dos institutos, podem-se desenvolver programas de todos os tipos, variando do aprimoramento de pessoal à formação de novos elencos de disciplinas no âmbito da especialização, extensão, aperfeiçoamento e pós-graduação, à criação de grupos interdisciplinares novos, indo da complementação humanística e/ou técnica dos profissionais ao oferecimento de habilitação específica. E tudo isso planejado e executado sem ameaças, com possibilidades, porém, de avaliação constante dos resultados.

As áreas de atuação compreendem as seguintes atividades fins:

- Processo de ensino-aprendizagem e desenvolvimento de habilidades
- Produção do conhecimento por meio da pesquisa experimental e clínica.

O eixo comum dessas atividades é a produção do conhecimento e de novas práticas. Do ponto de vista de planejamento e crescimento organizacional, este eixo representa aquelas atividades que são a própria razão de ser dos institutos. Tais atividades disponibilizarão o conhecimento gerado e acumulado pelos diversos profissionais, pertencentes ou não ao quadro da organização.

Características das atividades

O universo institucional do setor saúde é fortemente demarcado, assim como suas necessidades de conhecimento, e, na concepção geral da educação permanente, o acúmulo de conhecimento das organizações é o elemento central para a formação profissional, eficaz e eficiente. Neste sentido, o conhecimento médico acumulado e a excelência tecnológica em medicina tornam-se centrais para a iniciativa, aproximando o âmbito de atuação dos profissionais destas organizações para as necessidades particulares da sociedade na área da medicina.

Assim sendo, a dinâmica dos projetos de capacitação/cursos deve contribuir para a capacitação de recursos humanos comprometidos com processos dinâmicos de transformação institucional e de inovação, absolutamente essencial ao avanço científico e tecnológico na área da medicina, e deve responder aos desafios atuais colocados pela sociedade do conhecimento que demandam um profissional com perfil aberto, criativo, questionador e capaz não apenas de adaptar-se mas de gerar e propor mudanças, motivado e instrumentalizado a se capacitar em caráter permanente e consciente dessa necessidade. Este profissional deve se preparar para atuar como formador e indutor da difusão do conhecimento em seus espaços de trabalho, mediante a adoção de novas competências de ensino-aprendizagem e profissionais que abarquem os três grandes universos nos quais a proposta se insere:

- Universo da ciência e tecnologia
- Universo da medicina e saúde
- Universo da gestão do conhecimento.

Na formação de um perfil profissional adequado à sociedade do conhecimento, valorizam-se o papel e a experiência do profissional-aprendiz, integrando questões da prática ao processo de aprendizagem e vice-versa. Isto é, o profissional-aprendiz é valorizado por sua experiência e pelos seus conhecimentos, mesmo ainda não sistematizados, e pode utilizar/aplicar, na prática de resolução de problemas e tomada de decisões em seu cotidiano, os conceitos e procedimentos estudados, observando e analisando as atividades envolvidas no trabalho do profissional docente-médico com base nas teorias, nos fenômenos e nos exemplos de casos do curso, bem como nas experiências e visões compartilhadas de professores e colegas no processo de ensino-aprendizagem.

Como principal resultado do processo de formação, esperam-se profundas mudanças nos modelos de práticas profissionais das instituições cujos quadros estejam se capacitando nestes cursos, bem como a conformação de modelos paradigmáticos neste campo,

fundamentados e descritos, que sirvam de exemplo para outras organizações. Em função disso, a definição e adoção de critérios de seleção estratégica de participantes, compromissados com processos de mudança e que atendam primordialmente aos novos desafios de suas unidades, são peças-chave no processo de construção dos cursos.

Neste sentido, identifica-se a necessidade imperiosa de um processo de qualificação de alto nível, conforme um modelo de formação flexível e inovador, dirigido às diferentes necessidades dos profissionais da área de saúde e das organizações, nas suas diversas áreas de atuação: pesquisa, ensino, desenvolvimento tecnológico, produção de bens, informação, serviços de referência e desenvolvimento institucional.

Deste modo, o programa de trabalho dos cursos objetiva promover a integração da teoria com a prática, permitindo repensar o significado do conhecimento médico não apenas como um recurso, um meio, uma técnica ou um instrumento auxiliar, mas como um conhecimento em processo que envolve pessoas, procedimentos, ideias, dispositivos e cujo propósito maior é a condução do corpo discente nas tarefas de analisar, planejar, implementar, avaliar e gerenciar soluções para a instituição e suas unidades.

Estas perspectivas estão presentes na proposta pedagógica que orienta a estrutura curricular dos cursos e que tem os seguintes princípios:

- Garantir que os participantes desenvolvam autonomia de pensamento para o diagnóstico, a análise e a busca de informações para a tomada de decisões, bem como para continuar aprendendo ao longo de toda a vida
- Propor novos formatos para o processo educativo, envolvendo atividades presenciais e virtuais, estudos de caso, visitas técnicas e fóruns de discussão
- Integrar as atividades didáticas com as questões institucionais, possibilitando que a formação gere conhecimentos que contribuam para mudanças efetivas nas práticas e nos contextos de trabalho dos participantes
- Incentivar sistemática e permanentemente a busca de informações, a análise crítica e a proposição de práticas inovadoras contextualizadas no processo de trabalho e nas áreas de atuação da medicina e
- Refletir sobre e compartilhar as experiências e os conhecimentos no processo de formação, por meio de trabalhos práticos e teórico-práticos em equipe.

Por se tratar de uma estrutura com perspectiva multidisciplinar, consubstanciada na articulação intrínseca de diferentes campos de conhecimento, deve-se contar, para tanto, com professores de formação e experiência de trabalho a eles relacionadas.

Conclusão

A proposta dos institutos de ensino e pesquisa concebida em consonância com as novas tendências do ensino médico e das ciências em saúde vem ao encontro dos modelos organizacionais matriciais e de estruturas ágeis e flexíveis que permitam a organização de equipes de trabalho multidisciplinares e voltadas para a resolução de problemas com eficiência, efetividade e eficácia. A introdução sistemática de formas de pensar o futuro e de definição de focos e de estratégias em modelos interativos, sem a rigidez dos sistemas tradicionais de planejamento, impõe-se como uma necessidade. A ciência e a inovação não podem ser tratadas com os modelos burocráticos rígidos ainda existentes. As inovações organizacionais e a gestão estratégica emergem como requisitos essenciais para geração, disseminação e uso do conhecimento humano. Nesse novo contexto, a criação de institutos de ensino e pesquisa vinculados a hospitais pode ser considerada uma tentativa de resposta às novas necessidades educacionais presentes no campo da saúde.

▌ Referências bibliográficas

Hargraves, A. *Enseñar en la sociedad del conocimiento*. Barcelona: Ediciones Octaedro, 2003. 244 p. (Colección Repensar la Educación, nº 8.)

Lima, VV. Competência: distintas abordagens e implicações na formação de profissionais da saúde. *Interface* (UNI/Unesp), v. 9, p. 369-80, 2005.

Newman, F; Couturier, L. *The new competitive arena: market forces invade the academy*. Brown University. The Futures Project: Policy for Higher Education in a Changing World. Future Policy Scenario. February, 2001.

Organización Panamericana de la Salud. *Hacia el logro de equidad y calidad de la respuesta social en salud: intervenciones en la interfase de la práctica y la educación médicas: propuesta de cooperación entre países*. Washington, DC, 1998. 46 p. (Serie Desarrollo de Recursos Humanos, nº 17.)

Porto, C; Régnier, K. *O ensino superior no mundo e no Brasil – condicionantes, tendências e cenários para o horizonte 2003-2025*. Uma Abordagem Exploratória. Dezembro, 2003.

Rovere, MR. *Planificación estrategica de recursos humanos en salud*. Washington, DC: Organización Panamericana de la Salud, 1993. 226 p. (Serie Desarrollo de Recursos Humanos, nº 96.)

Venturelli, J. *Educación médica: nuevos enfoques, metas y métodos-imminencia y necessidad del cambio en el camino de la equidad, calidad y eficiencia de una salud para todos*. Washington, DC: Opas, 1997. 295 p. (Serie PALTEX salud y sociedad 2000; nº 5.)

O Futuro dos Serviços de Saúde no Brasil

Gonzalo Vecina Neto e Ana Maria Malik

Desenho do problema

O sonho de muitos profissionais brasileiros da área de saúde pública é construir um sistema de saúde universal, com acesso, equidade, filas transparentes e aceitáveis. Desde o processo de discussão da criação de um novo modelo de atenção à saúde no pós-Inamps (no pós-modelo de seguridade social que foi o modelo brasileiro desde a construção do Estado Novo na década de 1930), tentou-se construir um modelo que superasse as deficiências do modelo da seguridade em um país em desenvolvimento. Mesmo nos momentos em que o Brasil se aproxima de uma situação de pleno emprego, da mesma forma que quase todos os países do mundo ocidental seu modelo de seguridade gera exclusão e aprofunda as desigualdades existentes.

Durante as décadas de 1970 e 1980, construiu-se um modelo brasileiro de Serviço Nacional de Saúde, baseado no modelo inglês (National Health Service – NHS). O SUS (Sistema Único de Saúde), definido constitucionalmente em 1988 e regulamentado em lei a partir de 1990, é um sistema universal, integral, com equidade, descentralização e participação social. Mas aparentemente inalcançável.

O SUS, nestes 25 anos, caminhou, mas ainda sofre de um conjunto de problemas para cuja solução está sendo investida a criatividade dos administradores e formuladores de política do país.

Financiamento

Em uma sociedade em que o bolo sempre tem menos fatias do que comensais, este é um problema de difícil equacionamento. Ou a carga tributária é escorchante, ou existe subfinanciamento, em particular do setor social. Esperar o bolo crescer é possível em uma ditadura, mas em uma democracia há mais interesses que devem ser ouvidos. Tem-se que buscar novas soluções. A partilha tem que ser revista e deve ser construído um novo entendimento. O setor saúde, sob qualquer tipo de abordagem, está subfinanciado no Brasil. Além disso, o modelo de organização da atenção, seja ela pública ou privada, também está fracionado. Não se tenta realmente criar sinergias entre os dois (sub)sistemas. Embora a promulgação da EC-29, em 2000, tenha sido um avanço, em setembro de 2011 o projeto de Lei Complementar 306 de 2008 que regulamenta a Emenda foi aprovado pela Câmara dos Deputados, e sancionado em janeiro de 2012. A partir dele, já após uma série de vetos, pode variar entre 12 e 15%, dependendo da fonte de receita. Mesmo em caso de variação negativa do PIB não é possível reduzir o valor do investimento. Só é possível usar os recursos para a saúde, incluindo controle sanitário e epidemias, compra de medicamentos e equipamentos médicos, reformas de unidades de saúde e capacitação de pessoal. Foi vetada a inclusão de pagamentos com aposentadorias e pensões, merenda escolar, preservação ambiental e assistência social.

Integralidade

A integralidade horizontal (promoção, proteção e recuperação da saúde) e a vertical (atenção básica, média e alta complexidade) são incompletas, na maneira como são colocadas no país. Na horizontal, existe uma concentração nas ações de recuperação; na vertical, os problemas vão da insuficiência da atenção básica e da incapacidade de atender a demanda espontânea à falta de capacidade para regular o acesso a média e alta complexidade. Parte dos problemas é devida a questões de financiamento, porém ocorre simultaneamente falta de capacidade de assumir a necessidade, de atender a demanda e de incorporá-la no processo de atenção. Outra deficiência está em entender e implantar a regulação como tarefa estratégica. Nesse sentido, criar modelos que entendam as clientelas dos setores público e privado dentro de um mesmo contexto e articular, por meio da organização de redes, um processo de construção de escalas que aumentem a eficiência de todo o sistema é um desafio para os tomadores de decisão. Não é cabível compreender a ação do Estado de maneira maniqueísta: ao olhar para o privado, vê lucro e exploração e, para o público, saúde pública e bem comum. Ambos os setores são responsabilidade do mesmo Estado, pois a população se remete a eles. Finalmente, não se constrói integralidade sem transversalidade, e no Brasil a saúde tem sido um setor estanque.

Universalidade

No contexto desse início de século 21, a universalidade parece impossível. Seja como consequência do financiamento, seja da organização, seja ainda da heterogeneidade estrutural do país, o acesso universal tem se mostrado a face mais evidente da fragilidade conceitual por trás do SUS.

Equidade

Um dos sentidos mais atribuídos a este termo tem sido tratar de forma diferente os diferentes – dar mais a quem tem menos. Do ponto de vista da lei, o termo é claro – a lei fala em igualdade, tratar todos da mesma maneira. Em uma sociedade excludente, em que a área social é subfinanciada, pretender dar a todos de maneira igual é desenhar o impossível. Por outro lado, tratar de maneira diferente os diferentes exige capacidade de construir o conceito de necessidade em saúde e de entrega, que a sociedade brasileira não tem. A epidemiologia é o instrumento fundamental para vencer este desafio, mas ainda existem alguns dogmas a serem vencidos. O temor do excesso de focalização, por um lado, e da exclusão, por outro, deve promover um novo modelo de ação do Estado em que a participação do indivíduo seja mais criativa, usando instrumentos de moderação da demanda (e não de cofinanciamento), como o copagamento.

Eficiência

A gestão sempre é lembrada, em particular por aqueles que querem fazer crer que gestão possa solucionar os problemas da saúde sem abordar o financiamento. Há um desafio fundamental a enfrentar, tanto no público como no privado. Após a estabilização econômica, a partir de 1994, e com o fim do imposto inflacionário, a gestão passou a ocupar um novo espaço (e a desempenhar um novo papel). Junto com ela, foi introduzido um conjunto de instrumentos como tecnologia da informação, desenvolvimento de pessoas, técnicas de planejamento, de controle, de avaliação (interna e externa). Enfim, a busca pela eficiência obriga a que se tome uma série de medidas para a preparação do novo modelo. Além disso, ainda cabe considerar nesse item o assunto da utilização adequada do conhecimento e dos procedimentos disponíveis, evitando a subutilização, a utilização equivocada e a excessiva, devidas a diversos interesses e circunstâncias.

Federalismo

A diretriz da descentralização do SUS está correta frente ao modelo federativo brasileiro, que exibe três autonomias, vinculadas uma à outra pela hierarquia das leis. Sessenta por cento dos municípios brasileiros têm menos de cinquenta mil habitantes. Sessenta e cinco por cento dos hospitais têm menos de cinquenta leitos. Apenas oito por cento dos leitos do Brasil são de UTI (CNES, 2013).* O Brasil tem 44 regiões com características de regiões metropolitanas. Esse conjunto de dados indica que o desafio é criar instrumentos de gestão de políticas públicas regionais. No caso do SUS, as comissões bipartites estaduais e a tripartite nacional têm tentado preencher esta lacuna, porém a solução ainda está longe. O desafio de criar polos articulados para desenhar políticas, para além da de saúde, está intocado.

Qualidade

Aqui entendida de maneira ampla, esta é uma das questões trazidas pela modernidade. Os cidadãos têm um conceito de qualidade socialmente construído, que é um misto de acesso à tecnologia, conforto e, sobretudo, uma aversão natural a filas. Cada um destes componentes traz consequências econômicas importantes e apresenta alternativas para construir um modelo de operar escolhas bastante complexo. O acesso à tecnologia pode se dar via construção de consensos (como, por exemplo, na área de acesso a medicamentos na AIDS), embora estes possam ser contestados na justiça. Filas existem em todo o mundo, mas as que interessam ao SUS são democráticas (para todos), respeitam critérios de gravidade e, sobretudo, são transparentes. Filas assim ajudam a construir eficiência alocativa, apesar de sempre significarem uma indesejável espera, mas são inevitáveis se o desejo é administrar melhor os recursos disponíveis. Quanto ao conforto, ele passa por uma leitura que considere o constructo da necessidade. Para além desse passo, as pessoas devem pagar elas próprias, segundo suas capacidades financeiras e seus desejos. O recurso à judicialização deveria ser restrito às necessidades.

Medicalização

Este é um dos problemas mais delicados desta lista, pois tem a ver com a construção que as pessoas (tanto os profissionais de saúde quanto os seus consumidores) fazem do que significa o consumo de ações e serviços de saúde. A necessidade de consumir produtos e serviços e seu consumo real têm consequências tanto do ponto de vista do custo quanto da produção de iatrogenias. Neste caso, o desafio remete ao uso da informação, lembrando que a medicalização também é filha dileta da informação. Por exemplo, durante uma epizootia de febre amarela no centro-oeste brasileiro, com consequências sobre a saúde humana, tomou-se a decisão de promover uma campanha de vacinação. Um indivíduo morreu vítima de uma reação à vacina, pois decidiu tomar três doses em um único dia e teve acesso a elas. A campanha teve sucesso e a forma de a informação ser transmitida e utilizada tem que ser revista. A velocidade com a qual a informação fica disponível e a forma como ela atinge diferentes públicos (entre os quais as crianças) tornam obrigatório revisitar seu uso e acesso a ela. Novas disposições devem ser adotadas, sempre respeitando o direito ao acesso à informação. Certos setores da economia, por outro lado, têm sugerido falsos dilemas em relação à propaganda de produtos como fumígenos, álcool, medicamentos e, mais recentemente, alimentos. A saúde pública não pode se esconder perante a afronta à promoção de hábitos saudáveis: tem que se colocar de maneira clara e defender o uso adequado da informação e do potencial do *marketing* com a adoção de medidas socialmente responsáveis, como o consumo moderado de sal, entre outras.

---

*CNES – Cadastro Nacional de Estabelecimentos de Saúde. *Relatórios: leitos.* Disponível em: <http://cnes.datasus.gov.br/Mod_Ind_Tipo_Leito.asp>. Acesso em: 07 maio. 2013.

Setor privado

O papel do Estado sempre gerou muita controvérsia no Brasil. Ele é parte do instrumental de que cada um tenta se valer para criar a sua visão de sociedade. Para o bem e para o mal, confunde-se o público com o estatal e o particular com o privado. A principal consequência é o empobrecimento do rol de soluções que a sociedade pode ter a sua disposição. Setenta por cento da rede hospitalar brasileira é privada. Portanto, assistência à saúde no Brasil passa necessariamente pelo setor privado. Não se trata do "o quê" e sim do "como", sendo que importa a entrega. Nesse sentido, a sociedade tem se enredado em uma estéril discussão sobre a propriedade e/ou a gestão de serviços de saúde. Na verdade, quem se interessa por essa discussão são algumas corporações (de forma legítima). Mas, se essa é uma pauta das corporações, não o é da sociedade. A solução para este problema deve passar pela construção de relações, dada uma eficácia comparável, baseadas na busca da eficiência e parametrizadas pela transparência.

Assistência médica supletiva

A assistência médica supletiva (AMS) pode ser entendida como parte do problema anteriormente citado, mas com *nuances* particulares. A Constituição coloca o setor privado como complementar ao sistema estatal e declara que a assistência à saúde seria suplementar ao SUS. Em 2014, a AMS cobre 25% da população brasileira, e, em algumas regiões (como no ABC paulista ou na região de Belo Horizonte), esse índice chega a 70%. Ignorar essa realidade significa aceitar sobreposições geradoras de ineficiências e iniquidades. A ânsia de construir um serviço nacional estatal tem impedido a construção de sinergias racionalizadoras, fundamentais para o funcionamento do setor no país.

Nesse sentido, o modelo chileno conseguiu avançar e gerar uma proposta mais estruturada que a brasileira. No Chile, o sistema se constitui de um setor privado ao qual se afiliam os trabalhadores que optam por ele, cofinanciado pelo empregador. Esta parte privada abarca também o sistema de previdência e constitui as Isapres (*Instituciones de Salud y Previdencia*). Este setor tem sua própria rede de prestação de serviços contratada e/ou própria, podendo contratar serviços estatais de saúde onde não dispõe de rede. Cobrindo cerca de 70% da população, está o Fonasa (*Fondo Nacional de Salud*), gerido pelo Ministério de Saúde. Este recebe as cotizações dos trabalhadores que não conseguem/optam por não pagar as Isapres e são atendidos pelo setor público. Problemas existem e a solução chilena não pode ser simplesmente transposta para o Brasil.

Tampouco é possível continuar fazendo de conta que o SUS é universal e que a iniciativa privada é suplementar. Ela tem que ser entendida como complementar, e devem ser discutidos claramente os subsídios cruzados ao seu funcionamento (renúncia fiscal ao recolhimento do imposto de renda, contratação de assistência médica para empregados públicos, renúncia fiscal das filantrópicas etc.) que perfazem cerca de dez bilhões de reais ao ano. O desafio é conseguir reescrever o modelo de relacionamento estatal-privado na esfera do público, com transparência.

Cenário brasileiro atual

O desenho de cenários, na segunda década do século 21, é importante, pois, desde o final dos anos 1980, o país passou por transformações muito radicais, nem sempre adequadamente percebidas. Como a ideia é evidenciar as transformações ocorridas no cenário, serão apresentados cinco conjuntos de eventos nominados de revoluções (algumas das quais tiveram influência não somente no Brasil), tal seu impacto na construção da cena.

Revolução demográfica

O cenário demográfico está sofrendo rápidas transformações nos últimos anos. Pelo menos três eventos desenham seus contornos: (a) a queda da natalidade é um fenômeno importante e fruto da incorporação da mulher no mercado de trabalho, da redução da mortalidade infantil devido a melhores condições de vida e ao acesso a métodos anticoncepcionais, entre outros; (b) o aumento da expectativa de vida ao nascer, com profundas consequências no padrão de consumo de serviços de saúde; (c) o processo de urbanização pelo qual o país vem passando e que leva a uma população urbana de 85% (no estado de São Paulo, são 96%). A urbanização, embora pouco valorizada nas análises atuais, considerada um fenômeno do século passado, cria uma nova relação dos homens com seu ambiente e os transforma em consumidores do que a urbe oferece, como os serviços de saúde.

Essas transformações, ocorridas ao longo de mais de 30 anos, são fundamentais para entender o Brasil que emerge nos anos 2010 em um quadro que países da Europa levaram quase um século para atingir.

(R)Evolução epidemiológica

Bastante referida, mas deve ser mencionada. É basicamente composta por quatro movimentos: (a) redução da mortalidade por enfermidades infectocontagiosas (melhoria das condições de vida, acesso à água tratada, imunizações, antibióticos); (b) aumento da ocorrência de doenças e agravos não transmissíveis (envelhecimento, violência, exposição a agentes frutos da degradação e/ou do mau uso do meio ambiente, estilo de vida); (c) aparecimento de novas enfermidades, as chamadas enfermidades emergentes (AIDS, novas viroses); e (d) reaparecimento de velhas enfermidades, cujo perfil de ocorrência era decrescente (dengue, cólera, hanseníase, tuberculose). Suas consequências sobre a demanda por serviços e consumo de tecnologia são diretas, exercendo imensa pressão sobre os custos do sistema de saúde.

Revolução econômica

Seu primeiro momento no Brasil foi, sem dúvida, a Revolução de 1930 que tardiamente buscou introduzir o Brasil na Revolução Industrial, ao criar uma lei que regulava as condições de trabalho, instituir um sistema de previdência social com um modelo de atenção à saúde, criar as bases da indústria siderúrgica nacional, fundamental para o momento econômico seguinte, modernizar a administração pública com a criação do DASP (Departamento da Administração do Serviço de Pessoal), entre outros movimentos transformadores. O segundo momento foi representado pelas ações do golpe de 1964: a modernização do Estado via Decreto-lei 200/67, a centralização dos IAPs no INPS em 1966, a criação do FGTS em 1967, implicando o término da estabilidade no emprego, a política de substituição de importações, o investimento na Petrobras e no desenvolvimento da tecnologia de prospecção em águas profundas, a liberalização da abertura de cursos superiores, o financiamento da expansão da rede hospitalar privada via Fundo de Apoio ao Desenvolvimento Social da CEF (Caixa Econômica Federal), o ato de suspensão do respeito a patentes, em particular na área farmacêutica, o endividamento externo do país para comprar petróleo, e que alimentou o processo inflacionário no momento seguinte. O terceiro momento é o atual, representado pelos governos Collor, Fernando Henrique, Lula e Dilma. Pode ser chamado de momento de consolidação da economia brasileira. No governo Collor, ocorreu o teste do modelo de produção industrial criado pelos militares, resultando em um desastre. A abertura econômica destruiu boa parte da capacidade industrial construída à sombra protetora do Estado, a indústria brasileira queimou ao sol do livre mercado. O governo Fernando Henrique, a partir do Plano Real (na verdade, iniciado durante o governo Itamar), estabilizou a economia, criou condições de desenvolvimento da capacidade exportadora, principalmente na agricultura, promoveu a privatização dos dinossauros estatais na área de infraestrutura, criou um marco regulatório moderno para mediar as relações entre estes setores, o Estado e a sociedade (a EC-19), instituiu as agências reguladoras da área da saúde (Anvisa – Agência Nacional de Vigilância Sanitária e Agência Nacional de Saúde Suplementar). O governo Lula representou a consolidação do país na nova era, pois este passou no teste da estabilidade e transforma o Brasil em uma nação com uma economia dinâmica e resistente às crises externas, com capacidade interna de consumo que gera excedentes competitivos no mercado mundial. Durante o primeiro governo Dilma continuou a ser observado aumento de acesso da classe baixa à renda, apesar da redução do crescimento econômico; neste início de segundo período a economia está mostrando um encolhimento nos seus indicadores.

O Brasil se tornou, em menos de 20 anos, em um dos maiores produtores mundiais de proteína animal e vegetal, autossuficiente em petróleo e desenvolvendo capacidade exportadora por intermédio do pré-sal, um dos maiores produtores de aço, vendedor de aviões a jato competitivos. O país começou a desenvolver uma capacidade de produção de ciência, tecnologia e inovação. Este último movimento ainda está em fase embrionária, mas tem todos os elementos para ser exitoso. Imaginar este cenário há parcos 20 anos seria impossível. Naquele momento, somente se falava da década perdida (os anos 1980), e sequer se arriscavam previsões a respeito dos anos 1990, com a inflação galopante no início da década e as seguidas crises econômicas internacionais a abalar a economia brasileira. Em 2009, o país era credor do FMI, mas em 2015 os dados referentes à economia do país frente ao cenário internacional permitem menos otimismo.

Revolução política

A redemocratização ocorreu após os anos de chumbo, quando o país começou seu movimento em busca da reconstrução de sua democracia (pode-se dizer que o país experimentou uma democracia de 1946 a 1964). Apesar da morte de Tancredo Neves (primeiro governante civil pós-1964, embora eleito por Colégio Eleitoral), o país foi capaz de manter a normalidade institucional, eleger e afastar democraticamente um presidente e realizar mais cinco eleições e estabelecer um clima de quase normalidade política. Reescreveu-se a Constituição em 1988 e se está lentamente reformando o estamento jurídico. Muito existe por fazer, e um capítulo em aberto é o da reforma política, muito necessária para criar condições de construir maiorias no legislativo de maneira mais transparente. Este talvez seja o problema mais

urgente desta democracia: como construir maiorias que permitam a governabilidade e diminuam a corrupção, sem esquecer as reformas tributária, fiscal e administrativa.

Em 2013 recomeçou a mobilização popular, por diferentes causas. O início apontado foi em relação ao custo do transporte público; depois houve reivindicações por educação e saúde. Algumas assumiram caráter mais violento, outras têm sido organizadas e pacíficas. Seja como for, o povo reaprendeu o caminho das ruas.

Revolução tecnológica

Os anos 1970 viram o início da vulgarização da tecnologia da informação, inicialmente por meio das máquinas e depois dos programas, passando do *hardware* ao *software* ou aquilo que empresas chamam de "soluções". As consequências desta revolução na ciência, permitindo o manuseio de quantidades fantásticas de dados, trouxeram à luz o tomógrafo computadorizado, a automação, a robotização, a engenharia genética, a medicina nuclear, a ressonância magnética nuclear. Muitas destas conquistas foram também fruto de outros desenvolvimentos simultâneos, mas a TI foi fundamental. A revolução da comunicação, inicialmente por meio da televisão e depois por intermédio da rede mundial de computadores, transformou os homens e o mundo em algo que não está ainda adequadamente conhecido nem medido.

No aspecto medição se processou outra revolução. Medir é fundamental para aferir a qualidade e esta foi uma área que também explodiu no mundo todo. Cada vez estão disponíveis máquinas mais perfeitas e tecnologia de informação para medir e registrar medidas de maneira minuciosa. O desenvolvimento da biotecnologia, da nanotecnologia e da biogenômica são os movimentos em foco e que devem levar à próxima onda já em formação. As consequências desta revolução são imediatas – na capacidade de conhecer e demandar por parte dos cidadãos e na incorporação de novos custos ao processo de atenção, seja pelo aumento da demanda, seja pelo custo intrínseco da tecnologia. Isso cria uma agenda a mais: a do desenvolvimento científico e tecnológico. O país tem que conseguir surfar nas novas ondas que estão se formando. Isso exige planejamento por parte do Estado, legitimação por parte da sociedade e capacidade de investimento.

No aspecto da saúde cada vez mais se utiliza a chamada telemedicina, que amplia o acesso a serviços, inclusive especializados, e a formação. A robótica tem sido usada tanto na assistência quanto na educação.

▌ Consequências | Desafios da contemporaneidade

O principal desafio da sociedade brasileira hoje é o da inclusão social. O país delineado não pode dar o próximo passo de seu desenvolvimento sem levar consigo todos os brasileiros.

Na área da saúde, inclusão se traduz por acesso universal, integral (horizontal e vertical) e com qualidade. Esses desafios têm como consequência a necessidade do enfrentamento da equação do financiamento, o que deverá ser feito com mais recursos, mas, acima de tudo, com inovações.

A seguir, será desenvolvido em dois tópicos (macro e microações) um conjunto mínimo de atividades que devem pressionar a sociedade brasileira nos próximos anos.

Macroações

⊿ **Reforma política.** Tem sido também chamada de a mãe das reformas. Seu resultado é garantir a gestão política do processo de governar, Ou seja, definir como o poder é exercido na democracia. Como os governos fazem para gerar maiorias e o que ocorre quando estas, em clima de transparência, não se viabilizam. Não se tem a ilusão de acabar com a corrupção no processo político, mas é necessário dar o passo civilizatório de tornar mais transparentes as relações da política com o Estado e com a sociedade.

⊿ **Reforma fiscal.** Esta é a mais incompreendida e ignorada das reformas. Trata-se, à luz da Constituição, de redesenhar as funções e obrigações dos três entes da federação. A Constituição de 1988 criou algumas quimeras, como a autonomia dos municípios, sem oferecer instrumentos políticos para a gestão, por exemplo, das diferenças entre as realidades regionais. Isso deve ser urgentemente reformulado; a sociedade deve dizer no debate qual sua opção de modelo de organização para o Estado.

⊿ **Reforma tributária.** A mais falada de todas, que deve ser decorrente das anteriores. Ela é resultante do novo modelo de organizar o Estado e deverá sanar alguns dos graves problemas do atual sistema, principalmente sua regressividade e a forma indireta de taxação (paga mais quem ganha menos e a taxação ocorre sobre os gastos e não sobre os ganhos). O poder público, principalmente nas áreas sociais, tem que ser preponderante no financiamento. Nas outras áreas, como na infraestrutura, devem-se buscar modelos que criem mais oportunidades de participação do setor privado. O Estado deve estar mais bem financiado para induzir as ações que geram inclusão, lembrando que financiar não pode ser confundido com executar diretamente as ações.

⊿ **Reforma administrativa.** A mais confusa delas. Há um conjunto de utopistas que acreditam que o socialismo será alcançado por meio da transformação do Estado em um grande prestador de serviços para a sociedade. Existem também os fãs do Estado mínimo, em que nada deve ser realizado por ele, tudo deve ser privado e motivado pelo lucro. Mais uma vez, deve-se buscar a virtude, que se encontra próxima do meio. O Estado é necessário, e seu papel é regular as relações do privado com a sociedade e delimitar o espaço do particular. No mais, existem as tarefas típicas das quais não pode abdicar e que deve realizar diretamente: distribuição da justiça, segurança nacional, coleta de impostos, garantia da entrega dos serviços essenciais e dos direitos inscritos na Constituição (não fazendo, mas garantindo, a entrega) por meio do desenvolvimento de sua capacidade regulatória (função do Estado moderno voltada para construir bem-estar social e que merece uma discussão por si só).

Para que estas funções se cumpram, esta reforma deverá atualizar os instrumentos de gestão do Estado, em particular os ainda vigentes do Decreto-lei 200/67, os do artigo 37 da CF e os da EC-19. Deve-se criar um modelo de Estado mais dinâmico, com uma burocracia estável e reconhecida pela sociedade. Não existe Estado moderno com uma burocracia esfacelada como a brasileira. Não há por que o Estado dirigir diretamente escolas e hospitais, se ele pode fazê-lo de forma desconcentrada, terceirizando a gestão por meio de instituições privadas, como já vem sendo feito há mais de 10 anos em alguns estados e municípios.

⊿ **Reforma sanitária.** Ainda não é um consenso. Alguns profissionais da saúde coletiva creem que a reforma está feita e não aceitam falar de reforma da reforma. O cenário, os custos e a superposição dos sistemas público e privado exigem repensar o modelo brasileiro. Não é possível rever o financiamento do sistema sem buscar mais racionalidade na convivência dos dois subsetores. Ainda é necessário resolver ou propor novos modelos de regulação das atividades sanitárias, como, por exemplo, as relativas à segurança alimentar, à gestão da incorporação de novas tecnologias, aos modelos de financiamento das unidades sanitárias (pagamento por ato, por população assistida) etc.

Microações

A proposta aqui é desenhar um conjunto de ações de caráter mais operacional e voltadas para gestão de unidades sanitárias, o que as caracteriza como micro. Não se trata de desafios menores, simplesmente, daqueles que têm caráter mais local. Seu enfrentamento é tão necessário quanto o das macroações, mas certamente exigem uma qualidade de esforço distinta. Elas compõem um conjunto, não exaustivo, de 20 instrumentos/ações descritos a seguir.

⊿ **Autonomia de gestão.** Não se discute mais que o atual modelo de gestão, no qual há muitas amarras que impedem a ação do dirigente, é ineficiente e ineficaz. Essas amarras são legais, organizacionais, culturais e até de conhecimento. Não há, porém, consenso quanto a qual o modelo mais adequado, exceto em relação à necessidade de autonomia. Não se trata de se cumprirem os rituais da gestão e da subordinação. Trata-se de obter resultados na área administrativa, de forma a que eles se reflitam na assistência.

⊿ **Barreiras ao clientelismo.** A profissionalização da gestão auxilia a que se tenham menos oportunidades de ceder às tentações do clientelismo. Saber quem são os clientes de uma organização, conhecer sua missão e sua visão, ter clareza dos requisitos para preenchimento de posições e transparência com relação às carreiras são barreiras que ajudam a evitá-lo.

⊿ **Profissionalização.** Este termo tem muitos significados, mas aqui se está considerando que todos os atores dos serviços de saúde têm sua missão. Seu cumprimento requer conhecimento adquirido e informação sobre as mudanças técnicas e organizacionais. Não é à toa que a gestão do conhecimento tem sido cada vez mais enfatizada nas organizações. Nos serviços de saúde, é comum os trabalhadores pressuporem ter conhecimento de sua tarefa e considerar que isso é suficiente. Esta atitude pode facilmente ser taxada de pouco profissional. O trabalho em saúde deveria deixar de ser ato de vontade.

⊿ **Busca contínua da eficiência.** No século 21, aparece como contrária à busca por resultados a procura pela eficiência. Na verdade, esta sempre tem que ser perseguida, principalmente se for levado em conta que se trata de um conceito relativo e dinâmico, cujos resultados são obtidos em comparações com a mesma organização e/ou com organizações semelhantes ou com dados da literatura. Falar em eficiência significa conhecer os processos dos quais derivam os resultados. Estes não melhoram sem o aprimoramento daqueles. Eficiência não se limita à utilização de recursos, como se costuma falar. Nos serviços, como já dizia Donabedian nos anos 1960, ela pode ser técnica e política, além de gerencial, desmistificando ainda mais a tentativa de considerá-la um conceito absoluto.

⊿ **Aferição de resultados e disposição para avaliação.** Em épocas de discussão do valor real dos serviços, inclusive para seus usuários e para a sociedade, não se pode prescindir da redefinição de resultados para indicadores que tenham significado. Na segunda década do milênio ainda não se consegue obter os dados habituais e confundem-se indicadores de processos com os de resultados. Novas definições exigem empenho e disponibilidade organizacional, porque resultados serão buscados apenas caso exista a intenção de descobrir que eventualmente se está aquém do que se gostaria.

Humanização, acolhimento, novos modelos de organização do trabalho, reduzindo a fragmentação da assistência. Por infeliz que seja o termo humanização, pois uma das definições de assistência à saúde tem a ver com "pessoas cuidando de pessoas", entende-se seu significado, que se transformou em palavra de ordem no Brasil, após os primeiros 15 anos do SUS. Trata-se de uma tentativa de oferecer aos cidadãos mais do que cuidados com qualidade técnica (embora isso já seja bastante!). Uma das premissas por trás dessa afirmativa é que o modelo atual, que deveria ser de trabalho em equipe, acaba sendo uma justaposição de saberes, que não potencializa a assistência oferecida por cada detentor de saber.

Modelo de incorporação de tecnologia baseado em evidências. Medicina baseada em evidências tem sido uma terminologia (quando não um conhecimento) utilizada há pelo menos duas décadas. No momento, já se fala em enfermagem baseada em evidências, gestão baseada em evidências e questiona-se, naturalmente, todo tipo de evidência apresentada. Com o constante aumento dos custos no sistema de saúde, com a busca pela eficiência e pelos resultados, é fundamental saber se é ou não justificável a incorporação de tecnologias, tanto assistenciais quanto administrativas.

Capacitação permanente. Já há tempos se sabe que o que se aprende nos cursos formais, pelo menos na área da saúde, envelhece antes de terminado o curso. Portanto, a capacitação permanente se torna indispensável. Cabe apenas perguntar se é o trabalhador da saúde ou a organização o responsável por isso. A resposta, provavelmente, é ambos. A rigor, ainda se torna pertinente discutir qual o melhor modelo: no século 21, as simulações têm ganhado terreno entre as formas mais bem-sucedidas.

Valorização da criatividade e da inovação. Considerar que a existência de um conhecimento o justifica não é mais válido. Tentar – como dizem os profissionais de recursos humanos – "sair da caixa" e olhar para velhos problemas com novos olhos é cada vez mais bem-vindo, desde que as novas maneiras de olhar se comprovem adequadas. Aceitar o novo não é fácil, em uma área conservadora como a gestão da saúde, mas deve ser estimulado (e não apenas como uma questão de isomorfismo).

Planejamento contínuo e a longo prazo. O planejamento não é garantia de bons resultados mas, certamente, ele ajuda a compreender onde se está e aumenta a probabilidade de êxito, desde que seja uma atividade contínua e não esporádica, recomeçada praticamente do zero a cada vez. A visão a longo prazo é fundamental para desenhar os rumos da organização. Para que a organização conheça e cumpra seus propósitos, ou gere valor a longo prazo, é necessário saber o que fazer em todos os passos intermediários.

Flexibilidade e capacidade adaptativa. Como decorrência do planejamento a longo prazo, consegue-se identificar o que não está sendo atingido e onde se está falhando, seja por deficiência na definição de objetivos, seja por inadequada percepção do ambiente e de suas necessidades. Trata-se de uma oportunidade de exercer a capacidade de adaptação, sem a qual nenhuma organização pode sobreviver em tempos de grandes mudanças.

Transparência e accountability. Na era da globalização e da internet, torna-se cada vez mais difícil para as organizações tentarem se esconder. Por isso, pode ser mais interessante preparar-se para ser visto da maneira como interesse à organização, sem falsear dados, mas lembrando que eles estarão à disposição dos diferentes interessados. A credibilidade das organizações, posta em cheque nos anos 2000 a partir de uma série de escândalos, precisa ser recuperada.

Capacidade de desenvolver parcerias e sinergias, em particular entre o estatal e o privado dentro do espaço público. A área da saúde, mesmo quando se fala em setor privado, é fundamentalmente de interesse público e coletivo. Por isso, ambos os setores – público e privado – não devem se ignorar mutuamente; pelo contrário, devem se conhecer, dialogar e ter (algumas) propostas em comum para atingir o objetivo de oferecer saúde (e não apenas prestação de serviços) para a população.

Capacidade de negociar. A quantidade de partes interessadas na área da saúde obriga a que, para tornar o sistema de saúde de fato um sistema, ou seja, com objetivos pelo menos semelhantes, se desenvolvam capacidades de negociação. Entende-se por isso a compreensão de sua tarefa e de seus objetivos, do papel do outro e como ele pode interferir (ajudando ou não) no seu atingimento dos objetivos, e como trazê-lo para uma posição mais próxima da que lhe interessa. Faz parte desse processo reconhecer que todos os envolvidos têm objetivos, legítimos, mesmo que sua organização discorde deles ou não os compreenda.

Uso intensivo de TI. A utilização da tecnologia de informação é muito mais do que contar com computadores, eventualmente até dispostos em rede. Tampouco é suficiente dispor de internet e de intranet, ou dispor de um *site*, embora até hoje haja profissionais de saúde cujo e-mail institucional não existe. A tecnologia de informação é um poderoso coadjuvante para realização de diagnósticos, para a implementação de tratamentos, para a prestação de cuidados e/ou para a comunicação com os pacientes (não apenas por *e-mail marketing*, no envio da conta hospitalar ou no SAC/Fale conosco). Já há inúmeros mecanismos disponíveis para se conectarem os serviços às operadoras de saúde, que ainda geram resistências.

Desenvolvimento da capacidade de gerenciar a complexidade. Há uma frase, atribuída a diversos autores, segundo a qual todo problema complexo tem uma solução imediata, simples e, frequentemente, equivocada. Os serviços de saúde são complexos, eles não se comportam da mesma forma que todas as organizações. Lidam com pessoas em situação de necessidade, por intermédio de profissionais que interagem com essas pessoas, utilizando recursos sofisticados e valorizados. Trata-se de uma organização que trabalha 24 h por dia, 365 dias por ano, cujo funcionamento e desempenho é diferente (embora não devesse sê-lo) dependendo de em que dia e que horário se está. A capacidade para lidar com esta contingência deve ser desenvolvida.

Inovação na prestação do cuidado. Do serviço de saúde ao qual o paciente recorria para morrer, ao serviço ao qual se vai para dar à luz, tirar dúvidas, fazer controles e ficar mais bonito, já se caminhou muito. Nestas décadas do século, há uma série de modelos já em uso, ao menos no discurso, que pretendem deslocar o local da assistência, tanto para organizações de saúde com tecnologia menos complexa ou com menor concentração de recursos, quanto para a residência dos pacientes. Há outras modalidades de utilização nas quais é preciso mudar o conceito habitual que se tem do paciente, acreditando que ele pode cuidar de si próprio, aprender e tomar decisões, como nos modelos de gerenciamentos de casos (ou pacientes) e de doenças (*case* e *disease management*). Para utilizar qualquer dessas formas de prestação de assistência, necessita-se de preparação específica de trabalhadores e mudanças na organização.

◢ **Utilização de modelos modernos de relacionamento com a força de trabalho.** Contratos de trabalho com remuneração fixa são os mais comuns nas organizações de saúde, mas não necessariamente as cargas horárias conhecidas e usuais no país são as mais adequadas para o que se necessita. São necessários novos modelos de contratação, de remuneração, de estímulo ao trabalho, dentro da legalidade (muitos dos mecanismos utilizados costumam ser questionados, seja por questões legais, seja por questões corporativistas, seja ainda para evitar mudanças, assumindo que o mundo é igual ao que era em 1970). Cabe aí lembrar todas as ações e discussões referentes a criatividade, flexibilidade e inovação.

◢ **Desenvolvimento do espírito do trabalho em equipe e a capacidade de liderar.** O trabalho em equipe nos serviços de saúde não deveria ser apenas aquele voltado à assistência, embora nem mesmo esse já tenha sido conseguido. Para ter sucesso nessa empreitada, é necessário desenvolver habilidade de liderança, para além dos cargos ocupados.

◢ **Compromisso com a qualidade.** Poucas coisas têm tantas definições quanto qualidade e, complementarmente, qualidade em saúde. Chega a parecer ofensivo, em organizações e para profissionais de saúde, levantar a hipótese de que se pode fazer mais e melhor, pois todos costumam estar convencidos de estar fazendo o melhor possível. Um dos mecanismos atualmente utilizados tem a ver com a avaliação externa. Em hospitais, isso vem se traduzindo como acreditação. No Brasil, em 2014, não mais que 3% dos hospitais se submeteram a esse (voluntário) processo, seja por que mecanismo tenha sido. Uma organização de saúde comprometida com a qualidade olha para seus processos, analisa seus resultados e não se satisfaz com o que já alcançou.

▌Afinal, que futuro virá?

Este texto tentou mostrar a impossibilidade de a área da saúde continuar como está. Existe crise no financiamento, no modelo de atenção, na gestão do sistema e nas expectativas por parte da sociedade. Portanto, é inexorável um conjunto de movimentos para gerar novas acomodações ou soluções.

Demonstrou-se, por outro lado, o estágio atual da evolução do país no qual nos encontramos e em que existem demandas por soluções e acúmulo para propô-las. O projeto do SUS criou esse acúmulo e dele se deve partir.

O modelo está em discussão. A proposta atual insinua mais do mesmo, ou seja, tenta aprofundar o modelo atual e busca, com algumas alterações de caráter perfunctório, manter o sistema funcionando como ele se apresenta, alterando apenas o projeto de financiamento para obter mais recursos. É uma proposta bem-intencionada, mas sem possibilidade de avançar, pois não resolve a equação da relação entre o público e o privado e tampouco consegue dar concretude para a proposta de financiamento. Em contrapartida, existe uma proposta velada de aprofundar o modelo vigente, porém pelo lado oposto – não resolver a questão do financiamento público e separar totalmente o setor privado, recriando uma condição anterior ao SUS, de dois Ministérios e de uma assistência médica resolutiva, da Previdência, com contornos privados, e de uma assistência pobre para os pobres, no âmbito do Ministério e das Secretarias Estaduais e Municipais da Saúde.

Há uma terceira via, que tem suas contradições. Ela exige ser construída e enfrentada, pois está fora da zona de conforto. Exige luta política e o enfrentamento do fato de a brasileira ser uma sociedade de arranjo capitalista em que se quer construir inclusão social a partir da ação do Estado a serviço dessa sociedade. Essa dialética exige uma capacidade de compreensão e de proposição difíceis de serem construídas. Esse é o desafio para a realização do futuro.

PARTE 5

Casos

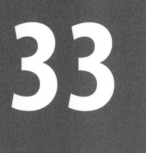

Desafios da Logística Hospitalar

Rodrigo Almeida de Macedo

Introdução

O balanceamento dos estoques de materiais e medicamentos nos hospitais é fundamental para garantir o equilíbrio entre custos e qualidade no serviço prestado. Desde o final da década de 1990, os hospitais vêm implantando sistemas de informação e incorporando boas práticas difundidas em outros setores da economia. Os principais avanços concentraram-se na logística intra-hospitalar, observados na melhoria dos controles e fluidez dos processos internos. Contudo, a sincronização de informações entre fabricantes, distribuidores e hospitais deve estender-se a ganhos de eficiência no futuro próximo.

Desafios da logística hospitalar

Materiais médicos, medicamentos e demais insumos hospitalares representam 20 a 30% dos custos dos hospitais, enquanto a qualidade do serviço hospitalar está diretamente relacionada com sua integridade e a prontidão da entrega.

A disponibilidade de materiais hospitalares e medicamentos adequados tem impacto na saúde dos pacientes e, em casos extremos, está atrelada à sua sobrevivência. Essa característica torna o planejamento e a gestão de estoques decisivos para a finalidade social dessas organizações.

Hospitais gerais mantêm cerca de 2.000 diferentes itens de estoque e, para garantir que o item esteja disponível no momento e na quantidade necessários, é preciso planejar adequadamente a compra. Em geral, hospitais privados dispõem de 20 a 40 dias de estoque, que geram custos adicionais de manutenção. Excedentes de estoque aumentam a incidência de quebra por manuseio e perda de validade, que pode representar 0,5% do valor em estoque.

Assegurar disponibilidade desses insumos influi diretamente na eficiência operacional dos hospitais. Por isso, a melhoria da logística hospitalar tornou-se imprescindível para aprimorar o atendimento aos clientes e reduzir os custos. Nesse cenário, a gestão adequada de estoque é um diferencial competitivo importante para as instituições hospitalares. Portanto, é necessário superar os desafios das equipes de compras e armazenamento dos hospitais, com destaque para os pontos descritos a seguir.

Baixa previsibilidade da demanda

A quantidade de pacientes atendidos e de tratamentos disponibilizados varia muito nos hospitais gerais, que estão sujeitos a epidemias e a doenças sazonais. O perfil dos estoques deve ser permanentemente ajustado à demanda.

Baixa tolerância a faltas e erros

A natureza do serviço hospitalar requer a disponibilidade do insumo pertinente, no momento e no local do atendimento. A não disponibilidade traz consequências para o paciente e, em casos extremos, pode comprometer sua própria vida. Equipes multiprofissionais, por sua vez, estão treinadas e condicionadas ao uso de determinados produtos, apresentando baixa tolerância a sua falta e a adaptações não planejadas.

O modelo da assistência centrada no paciente, que estimula envolvimento dele e de seus familiares, aumenta os níveis de exigência e educação, impondo ainda mais transparência dos processos internos.

Restrição de área de armazenagem

O crescimento da demanda por serviços de saúde na atenção secundária ou terciária tem pressionado as instituições hospitalares a reavaliarem o uso de áreas físicas para atividades de apoio e administrativas. Áreas de armazenagem são remanejadas para fora das unidades centrais, promovendo a expansão das áreas assistenciais e produtivas.

É importante ressaltar que construções hospitalares dispõem de infraestrutura com instalações e acabamentos adequados à prestação de serviço, o que torna o custo da edificação superior ao das construções convencionais (comerciais, residenciais etc.). Estima-se que a construção hospitalar tenha um custo 50% maior que o das instalações comerciais (centros logísticos, *shoppings*, escritórios, escolas etc.).

Dificuldade na previsão das compras (programação)

A programação de compras consiste em uma série de pedidos, distribuídos ao longo de um período de tempo. A programação trimestral, por exemplo, apresenta pedidos para um período de 3 meses, com parcelas de entrega semanais, quinzenais ou mensais. Nesse contexto, os fornecedores conseguem se organizar para atender à programação proposta, garantindo o fornecimento. No entanto, quando a demanda não se confirma, há necessidade de readequar as parcelas desses pedidos, desde que com antecipação mínima de 7 a 15 dias, em negociação com os fornecedores.

Dificuldades logísticas dos fornecedores e falta de conformidade nas entregas

Há rupturas de fornecimento decorrentes da ausência de colaboração, falhas de planejamento e comunicação na cadeia de abastecimento (indústria, canais de distribuição e hospitais). Por exemplo, há inconsistências entre o pedido de compra e o pedido efetivamente entregue, seja por falhas tipo "o que", "quanto", "qual preço" e "qual origem".

Essas divergências são apontadas por auditorias de processo, que identificam riscos de fraude nessas ocorrências. Para ajustar a conformidade dessas entregas, é preciso recorrer à alçada de verificação de um supervisor/coordenador, o que obstrui o fluxo contínuo de entrega e recebimento de mercadorias e compromete os níveis de armazenagem e atendimento.

Diante desses obstáculos à eficiência da logística hospitalar, diversas instituições vêm buscando soluções com foco em tecnologias, processos e pessoas. Desde o final da década de 1990, os hospitais vêm implantando sistemas de informação e incorporando boas práticas difundidas em outros setores. Os principais avanços concentraram-se na logística intra-hospitalar, observados na melhoria dos controles e da fluidez dos processos internos. Contudo, a sincronização externa, entre os elos da cadeia de suprimentos, deve estender-se a ganhos de eficiência no futuro próximo.

▌ Busca de eficiência

Nos *últimos 15 anos*, os hospitais avançaram na implantação de boas práticas de gestão, com destaque para a informatização dos processos de negócio e de apoio, por meio de sistemas integrados (sistemas de informação hospitalar – SIH) capazes de transacionar as informações operacionais, assistenciais e financeiras. O controle informatizado de entrada e saída de insumos, inerente à implantação dos sistemas de informação integrados, viabiliza a identificação do nível de estoque, por local de armazenagem, categoria de produto, prazo de validade e curva de classificação por custo. Por outro lado, a prática de contagem sistemática de estoque confronta o estoque em sistema com o nível de estoque real.

A rastreabilidade dos insumos (entrada, movimentação e saída) também contribui para orientar a dispensação por ordem de validade (sistema FEFO – *first expire, first out*). O sistema de informação pode alertar quando há itens com validade crítica e evitar a perda de insumos por vencimento. A informatização e boas práticas de armazenagem e manuseio trouxeram melhorias sensíveis na qualidade dos inventários.

Os principais indicadores de gestão neste contexto eram *qualidade de inventário* (estoque físico/estoque virtual), *qualidade dos lançamentos no prontuário do paciente* (itens prescritos em prontuário físico/itens lançados em prontuário eletrônico), *perdas* (perdas por validade ou quebra/estoque) e *giro de estoque* (estoque/consumo).

Na interface entre hospitais e fornecedores, foram criadas soluções de comércio eletrônico, com redução expressiva de custos e tempo para aquisições, além de maior transparência em todas as transações comerciais. Pela Internet é possível acessar um universo maior de fornecedores, o que proporciona maior competitividade e melhores possibilidades de negociação e redução de preços.

O histórico auditável de transação surgiu após a informatização do cadastro de produtos e pedidos de compra, viabilizando os indicadores de *inflação de compra* (evolução de custo do produto ou cesta por período) e *rentabilidade de venda* (preço de venda médio/custo de compra médio por período), além do volume de *compras por contrato de fornecimento* (compras atreladas a contratos de fornecimento de 12 meses/compras totais) e de *compras conduzidas pelo departamento de suprimentos* (compras negociadas pelo departamento de suprimentos/compras totais).

Na área de logística hospitalar, diversas iniciativas voltadas para melhoria dos processos e qualificação dos profissionais complementaram a implantação dos sistemas integrados (ERP) e comércio eletrônico. Ferramentas como métodos de análise e solução de problemas, e PDCA (*plan – do – check – act*), além de fluxogramas e círculos da qualidade, passaram a ser usadas nas áreas de planejamento, compras, armazenagem e distribuição de insumos.

Contudo, a incorporação de boas práticas de gestão por processos não foi suficiente para que as organizações hospitalares atingissem a excelência no planejamento e na gestão de demanda e estoques.

Nos *últimos 8 anos*, iniciativas de *Lean e Six-Sigma* começaram a fazer parte do cotidiano dos hospitais, impulsionando novos ciclos de melhoria e otimização de processos.

O conceito *Lean* de produção/processo/sistema enxuto baseia-se na redução de desperdício, com ênfase na redução no número de erros e no tempo de processamento. A aplicação desse conceito envolve ferramentas para a organização dos espaços (5S), produção "puxada" (*kanban*), análise contínua de processos (*kaizen*) e processo à prova de falhas (*poka-yoke*).

O 5S corresponde à 1ª letra de 5 palavras japonesas: *seiri* (uso), *seiton* (arrumação), *seiso* (limpeza), *seiketsu* (normalizar) e *shitsuke* (disciplina). Seu objetivo é mobilizar e conscientizar toda a empresa para a importância da organização e da disciplina no local de trabalho (Quadro 33.1).

A ferramenta *kanban* propõe que o cliente final puxe a produção, em detrimento de sistemas que empurram a produção para o cliente. Para tanto, a cadeia de suprimentos e produção deve ser orientada para a demanda real a curto prazo. O *kanban* faz uso de parâmetros visuais que estabelecem o fluxo de suprimentos dos estoques para os setores assistenciais. Tempo de espera, superprodução, gargalos de

Quadro 33.1 5S – Conceitos e objetivos.

Português	Japonês	Conceito	Objetivo particular
Uso	*Seiri*	Separar o necessário do desnecessário	Eliminar do espaço de trabalho o que seja inútil
Arrumação	*Seiton*	Colocar cada coisa em seu devido lugar	Organizar o espaço de trabalho de modo eficaz
Limpeza	*Seiso*	Limpar e cuidar do ambiente de trabalho	Melhorar o nível de limpeza
Normalização	*Seiketsu*	Criar normas/*standards*	Criar normas claras para triagem/arrumação/limpeza
Disciplina	*Shitsuke*	Todos ajudam	Incentivar melhoria contínua

transporte e excesso de inventário tornam-se visíveis com a redução de estoques e devem ser revertidos para fluidez do processo.

A metodologia *Six-Sigma* complementa a abordagem *Lean*, na medida em que introduz conceitos de controle estatístico da conformidade e medição de tempos dos processos. A mensuração contínua do processo aliada à prática de gestão à vista possibilita a identificação de defeitos ou falhas e gargalos nos processos. A metodologia propõe, então, que por meio de métodos de análise e solução de problemas, os gestores de materiais consigam melhorar a produtividade de sua equipe e a qualidade na gestão dos estoques.

Em 2008, o Hospital e Maternidade São Camilo de São Paulo foi pioneiro na implantação da metodologia *Lean* em alguns processos do hospital (Centro Cirúrgico e nos Serviços Auxiliares de Diagnóstico e Terapia da Unidade Pompeia). O método apresentou resultados em economia, aumento de produtividade, além de diminuição de erros de cobrança e aumento de disponibilidade das salas cirúrgicas. Conforme relato da gestora de qualidade do hospital, foi realizado um levantamento da operação da sala de cirurgia e verificaram-se baixo uso, erros de contagem, retrabalhos, movimentações desnecessárias, gestão visual deficiente e demora no preparo do material e do local. A implantação do *Lean* envolveu a sensibilização das pessoas – da alta administração às equipes de campo, monitoramento do tempo *takt* (horas disponíveis *versus* demanda), *lead time* do processo (arrumação da sala) e melhorias na gestão visual.

O impacto do *Lean* estendeu-se à área de suprimentos. Com a introdução do *kanban*, a previsão da demanda foi substituída pela demanda real a curto prazo. Os níveis de estoque das diversas unidades produtivas (descentralizadas) foram balanceados conforme a demanda. Na central de estoques de medicamentos, o uso de cartões de identificação dos pontos de ressuprimento e de nível de segurança tornou a gestão mais visual e participativa. Quando se atinge o ponto de ressuprimento, o cartão é retirado para sinalizar à equipe de logística que o item deve ser atendido. Já o cartão de nível de segurança sinaliza ação de ressuprimento imediata, sob risco de falta.

Os parâmetros dos níveis de ressuprimento e segurança são calculados com base no histórico de uso e na importância do item. A capacidade física dos estoques e da equipe de reabastecimento deve ser considerada, pois representa uma restrição da logística. Pode se estabelecer, por exemplo, o parâmetro de 3 dias de estoque para itens críticos e 2 dias de estoque para itens não críticos, o que deve ser ponderado com a capacidade da equipe em reabastecer subestoques/por período.

A Unidade Pompeia obteve economia de R$ 1,2 milhão em redução de estoque, além de melhorar significativamente o fluxo da farmácia com as áreas assistenciais do hospital. Embora seja notável o avanço da gestão de estoques com a introdução dos conceitos *Lean* e *Six-Sigma*, ainda há oportunidade de aperfeiçoar a previsão de compras. Os estoques centrais são mais complexos e críticos, englobando as variações de demanda de todo o hospital, a sazonalidade e o risco de entregas pelos fornecedores.

É comum o estoque central ser reabastecido conforme previsões fundamentadas em médias aritméticas dos Sistemas de Informação Hospitalar (SIH). Porém, a média aritmética para fins de previsão de compras é limitada, ainda mais se incorporar no cálculo situações de demanda fora da curva (consumos atípicos e demandas reprimidas).

As técnicas adotadas pela maioria dos hospitais também não dimensionam com assertividade o *lead time* de reposição – ciclo que se inicia na identificação da necessidade de compras e termina com a entrada e armazenagem do material.

A maioria dos sistemas de informação hospitalar disponíveis no mercado oferece módulos básicos de previsão de demanda por estar focada nas funcionalidades assistenciais. A limitação dos módulos de previsão de demanda poderia ser minimizada com a implementação de ferramentas especializadas e complementares.

Caso do Hospital XYZ

O plano de obras definiu que o hospital dobraria seu número de leitos e limitou as áreas de armazenagem às existentes, sem ampliação prevista para atender à duplicação de leitos. Essa decisão implicava reformulação do modelo logístico, apoiado em estudos de viabilidade para redução dos níveis de estoque, compactação da armazenagem (armários deslizantes com eliminação de corredor), implantação de estoques externos ou terceirização da operação de armazenagem.

Diante das limitações do módulo de planejamento de estoque do SIH e da exigência por elevados níveis de serviço, foram avaliadas as soluções endereçadas por outros hospitais (Quadro 33.2).

As soluções para armazenagem não são excludentes e devem ser avaliadas conforme as condições específicas de cada hospital. Perfil epidemiológico da população atendida, características da infraestrutura e modelo de operação assistencial são fundamentais para a decisão do modelo logístico da instituição.

A incerteza quanto aos níveis reais de estoque não assegura bases sólidas para a integração da cadeia. Falhas no controle (ocasionam excesso ou falta) e reposição ineficiente (alto *lead time* entre recebimento e armazenamento), bem como fornecedores voltados somente para o atendimento de pedidos e com logística fragmentada, realmente limitam a redução dos níveis de estoque. É imprescindível obter conformidade dos processos e controles para alavancar a integração da cadeia de suprimentos.

Na relação entre hospitais e fornecedores prevalece o foco em preço, sem horizonte de planejamento, nem discussão qualitativa quanto ao acordo de nível de serviço. O viés do fornecedor é empurrar o produto, enquanto o hospital faz a gestão da demanda do dia a dia.

A discussão do modelo logístico abrange a distribuição intra-hospitalar, entre o estoque central, as unidades assistenciais e a administração do medicamento/uso do material junto ao paciente. A logística intra-hospitalar pode atender diretamente ao paciente, em modelo centralizado, conforme a prescrição médica e agendamento de pro-

Quadro 33.2 Soluções para armazenagem.

Solução para armazenagem	Conceito	Análise crítica	Referências
Redução de estoque a partir da metodologia de *Vendor Managed Inventory* (VMI)	Inventário gerido pelo fornecedor; é um sistema em que o fornecedor participa da gestão dos níveis de estoques dos itens únicos (*stock keeping unit* – SKU)	Fornecedor deve ter acesso aos dados relativos ao estoque e à demanda do cliente e assume a ação sobre os reabastecimentos, respeitando os limites e as políticas previamente estabelecidos	Piloto no Hospital Santa Casa de Maceió
Redução de estoque a partir de metodologia de gestão de estoques e inteligência estatística	Sincronização precisa da demanda com os níveis de estoque a partir de dimensionamento estatístico	Adoção de métodos estatísticos sofisticados para previsão de demanda e classificação da base de SKU conforme curvas de criticidade e confiabilidade de entrega	Hospital Sírio-Libanês Hospital Nove de Julho Hospital Moinhos de Vento
Compactação da armazenagem	Eliminação de corredores e aproveitamento máximo do pé direito com a adoção de soluções mecânico-eletrônicas	Implementação de armários e dispensários eletrônicos para armazenagem e lançamento de medicamentos e materiais nas contas dos pacientes	Hospital Samaritano Hospital do Coração Hospital Bandeirantes
Estoques externos	Remanejamento de estoques para áreas externas e intensificação de logística de abastecimento diário	Organização do espaço de trabalho de modo eficaz e adoção de rotina de distribuição com logística interna entre as unidades	Hospital Israelita Albert Einstein Hospital Rede D'Or
Terceirização da operação de armazenagem	Terceirização de atividades de planejamento, recebimento, armazenagem e atendimento a partir da contratação de empresa especializada	As entregas de materiais pelos fornecedores são efetuadas diretamente no centro de distribuição da empresa contratada. Esta é responsável pela conferência, armazenagem, separação e entrega dos materiais nas unidades hospitalares	Hospital das Clínicas SP Hospital Lifecenter Hospital Santa Casa de São Paulo

cedimentos/exames e/ou abastecer estoques satélites ou unidades assistenciais, em modelo descentralizado, que posteriormente atenderiam o paciente.

Entre os hospitais de grande porte, verificou-se que o Hospital Moinhos de Vento e o Hospital do Coração aderiram ao modelo descentralizado, com adoção da tecnologia de "dispensário eletrônico" nas unidades assistenciais, referenciada nos hospitais norte-americanos.

No modelo descentralizado, os dispensários eletrônicos instalados em diversas farmácias e postos de atendimento visam: oferecer disponibilidade e rapidez para atender materiais e medicamentos necessários para a assistência, controle e rastreabilidade do medicamento dentro do hospital; e evitar o descarte e a movimentação desnecessária de produtos. O equipamento viabiliza a definição dos níveis de acesso ao estoque, liberando aos usuários apenas os medicamentos prescritos e validados pelo farmacêutico.

O modelo de estoque descentralizado deve ser flexível para atender às especificidades dos pacientes, com perfil de estoque adequado à unidade de internação e à necessidade de reabastecimento diário. O Hospital Samaritano adota modelo descentralizado híbrido, com fornecimento de medicamentos de alto risco, via área de preparo central e qualificada, e com logística de atendimento dedicada.

O modelo centralizado é caracterizado pelo atendimento das necessidades de materiais e medicamentos dos pacientes via farmácia central, associado a rotinas de distribuição ao longo do dia e entregas de urgência se necessário. O nível de serviço da entrega deve ser extremamente alto, de modo a manter a equipe da assistência segura quanto ao envio dos materiais e medicamentos dos pacientes, seja nos horários de rotina ou urgências. Estipula-se que as urgências devem ser atendidas em até 30 min e, em situações mais críticas, deve-se recorrer aos medicamentos do carro de emergência.

Nesse modelo as unidades de internação dispõem de estoques mínimos, reduzindo áreas de armazenagem, rotinas diárias de ressuprimento e controle de estoque. A centralização encontra resistência da equipe de enfermagem, que fica inteiramente dependente da logística da farmácia central.

Em hospitais de grande porte observa-se, ainda, o modelo híbrido de suprimento hospitalar, com a centralização da rotina (insumos definidos com antecedência na prescrição médica) e descentralização das urgências, medicamentos controlados e prescrição de admissão (1ª dose), como no Hospital Israelita Albert Einstein.

Independentemente do modelo (descentralizado, centralizado e híbrido) há diferentes soluções de automação dos processos, seja no recebimento, na separação por unidade e etiquetagem, na armazenagem, no transporte e na separação de insumos (Figura 33.1).

O processo de *recebimento (1)* abrange a conferência dos documentos fiscais e respectivas ordens de compra, além da verificação das condições de armazenagem e dos volumes entregues. A automação para esse processo visa à antecipação e ao confronto entre o pedido de compra (SIH) e a nota fiscal eletrônica, além de verificar a aderência do fornecedor à programação de entrega (calendário de entrega prevista *versus* data/hora de chegada) e o tempo médio de espera e movimentação de carga. A equipe de campo será responsável pela conferência física e pela produtividade das docas de carga/descarga.

Os processos de *separação por unidade e etiquetagem (2)* são fundamentais para a segurança do paciente, pois asseguram que os medicamentos sejam reembalados e identificados de modo unitário. Há equipamentos disponíveis no mercado para automatizar esse processo, mesmo diante da diversidade de apresentações de medicamentos.

O Sistema Nacional de Controle de Medicamentos (SNCM/Anvisa) está avançando na implantação da codificação e rastreabilidade de medicamentos. Até 2016 as embalagens dos remédios deverão conter uma identificação única, para que o usuário seja capaz de saber todo o histórico e a localização da caixa do produto (RDC 54/2013). Contudo, a legislação ainda não obriga a codificação da unidade do medicamento, o que eliminaria o retrabalho de separação por unidade e etiquetagem nos hospitais.

A *armazenagem (3)* conta com modelos de armários deslizantes mecânicos e elétricos, além de tecnologias de carrossel que movimentam o estoque até o operador que realiza a entrada ou saída

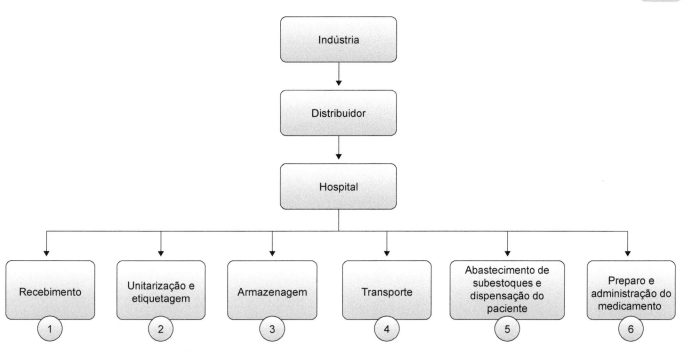

▲ **Figura 33.1** Etapas da logística hospitalar. Fonte: elaboração do autor.

de itens. Também existem soluções de armazenagem em carrossel (horizontal ou vertical) voltadas principalmente para separação de insumos para o paciente.

Finalmente, a eficiência no *transporte (4)* assegura a sustentação do modelo centralizado. Agilidade e rapidez são imprescindíveis para a distribuição, em que o tempo é determinante para a qualidade do serviço. A tecnologia de transporte pneumático (rede de ductos que interliga as unidades de internação à farmácia central e laboratório) é mais eficiente que a distribuição feita por equipe de mensageiros, sendo bastante disseminada nos hospitais. A restrição é a carga máxima permitida no sistema, limitada a 1 kg.

Com foco na segurança do paciente e na produtividade da operação logística, o Hospital XYZ decidiu implantar tecnologia pioneira no Brasil, com a *automação robótica dos processos de separação por unidade e etiquetagem (2), armazenagem (3) e separação dos insumos (5) em um único equipamento*, integrado ao sistema de informação hospitalar.

Os principais desafios foram remanejar a área de estoque para execução das adequações físicas e a instalação do equipamento, além da força-tarefa para integração do sistema de informação hospitalar. O imóvel identificado para abrigar o depósito externo, localizado nas imediações do hospital, não possibilitou a ampliação da área de armazenagem. Dessa maneira, a redução de estoque manteve-se imperativa para a sustentação da operação logística.

Entre a decisão de aquisição do equipamento e o início de operação do novo modelo logístico passaram-se 15 meses. Os resultados iniciais apontam para maior segurança do paciente a partir da universalização da separação por unidade/etiquetagem executada com precisão robótica e para redução de 50% da equipe e do tempo de separação.

Entre compactar ou terceirizar, melhor é reduzir!

A decisão do modelo logístico resultou na incorporação de *software* especializado no planejamento e gestão de estoques. O *software* diferencia-se pela adoção de métodos estatísticos capazes de identificar comportamentos de tendências e sazonalidades, além de realizar um pré-tratamento dos dados históricos, com a limpeza automática de momentos de altos e baixos de demanda. Além disso, consegue categorizar os produtos em curvas por representatividade seguindo diversos critérios como: financeiro, criticalidade no atendimento, complexidade de aquisição e popularidade (ou frequência de requisição). A sincronização dos processos de previsão de demanda, estoques e compras em tempo real promove uma gestão dinâmica, com acompanhamento diário do painel de indicadores (dias em estoque por categoria de produtos) e listas críticas (itens em excesso e itens em falta).

Esse modelo aprimora a qualidade da informação e reduz os efeitos chicote na cadeia logística. Quando há falta material, a tendência é se pedir em excesso. Por outro lado, pedidos são cancelados quando se reduz a demanda. O efeito chicote acontece principalmente por falha no planejamento da demanda.

As mudanças constantes nas previsões geram incertezas e levam empresas a criarem estoques de segurança. O estoque de segurança de um cliente passa a compor a previsão de demanda de seu fornecedor. Em momentos de crise, cada empresa tenta proteger seus interesses, em detrimento do bem comum da cadeia.

As novas metodologias adotadas para contornar o problema foram:

- Categorização dos produtos em 4 curvas de classificação ABC com base nos seguintes critérios: financeiro, aquisição, popularidade e criticalidade
- Adoção de métodos estatísticos de previsão de demanda que identificam comportamentos de tendência e sazonalidade e realizam pré-tratamento da base histórica com a limpeza de momentos de altos e baixos de demanda
- Organização dos calendários de entrega com fornecedores para aprimoramento do processo de recebimento de materiais e melhor organização das rotas de entrega pelo próprio fornecedor
- Monitoramento de painéis de indicadores de estoque com alertas de faltas (rupturas de estoque) e excessos
- Avaliação do desempenho dos fornecedores.

Os resultados vieram rapidamente com o engajamento da equipe de planejamento de compras do hospital combinado às novas funcionalidades da ferramenta. Em 4 meses o *Hospital reduziu 25% do inventário e atingiu o patamar de 22 dias de consumo em estoque (estoque total = central + periférico), sem ruptura.*

A ferramenta promove a gestão à vista de indicadores por meio de um *painel de controle*. Os principais indicadores monitorados são: gráfico de equalização (ou balanceamento) dos estoques, excessos financeiros, níveis de atendimento e exposição à ruptura, cobertura e giro de estoque.

A ferramenta identifica e prioriza as atividades por analista de estoque: sugestões de compras, acompanhamento de pedidos pendentes, análise de listas críticas e excessos de estoque. As principais situações de excesso e falta passam a ser acompanhadas diariamente pelos analistas de estoque.

Novos modelos estatísticos de previsão de demanda foram adotados para identificação de tendências e sazonalidades e a gestão passou a ser visual.

A previsão a longo prazo possibilita a projeção dos estoques e identificação dos melhores momentos de compra (Figura 33.2). Esse modelo aumenta o potencial de negociação (menos compras fracionadas) e garante melhores condições para consolidação de contratos e fidelização no relacionamento entre cliente e fornecedor.

O acompanhamento das parcelas é automático e também visual. Existem alertas sobre necessidades de ajustes nas parcelas de compras: cancelamentos ou complementos.

Essas soluções evidenciam que a visibilidade do processo, a gestão de indicadores e a sincronização dos processos internos são fundamentais para a racionalização dos estoques hospitalares. Por outro lado, sugerem o potencial de sincronização entre os elos da cadeia de suprimentos – indústria, distribuidores e hospitais.

Fortalecimento da parceria com bons fornecedores

Nesse cenário de melhoria, a boa gestão dos estoques torna-se muito dependente do desempenho e entrosamento com o fornecedor. O foco no estreitamento dos laços de parceria entre fornecedores e clientes tem sido uma das questões primordiais das organizações, tendo tanta importância quanto as metas almejadas em relação ao atendimento no hospital. Por isso, a avaliação e o monitoramento dos processos de compras e recebimento são essenciais para medir o nível de dedicação e de comprometimento desses fornecedores/parceiros.

Nesse contexto, sistemas e processos de avaliação de fornecedores tornam possível a avaliação e classificação dos fornecedores por meio da composição de diversos critérios de avaliação, como qualidade, prazo de entrega, acurácia nas quantidades faturadas, preços, condições de pagamento, além de outros.

O resultado é disponibilizado pela Internet aos fornecedores, possibilitando a análise crítica detalhada das condições de cada entrada de produtos e documentos pelo processo de recebimento de mercadorias do hospital.

É possível reduzir mais?

Empresas distintas, em diversos setores, buscam se aproximar e trabalhar em conjunto com foco no cliente. O paradigma é compartilhar informação entre os elos da cadeia e aperfeiçoar o sistema como um todo, tornando os elos mais eficientes e fortes. Com a transmissão de dados por radiofrequência, a transmissão de informações em altíssima velocidade e capacidade por fibra óptica e toda a integração das diversas plataformas e tecnologias de computação e armazenamento de dados levaram as organizações a ampliarem sua visão de negócio. Conectividade e mobilidade alavancaram inovações intraorganizacionais na relação com clientes e fornecedores.

Projetos de Inventário Gerido pelo Fornecedor (VMI – *vendor managed inventory*) foram testados e aprovados na indústria, com casos de sucesso em setores como vestuário, automobilismo, computadores, entre outros. Fornecedores com acesso aos dados de estoque e demanda dos clientes sugerem os níveis de reabastecimento, respeitando os limites e as políticas de inventário previamente estabelecidas. Essas sugestões de compras são, então, analisadas e aprovadas pelo cliente. A efetivação do plano de reposição torna-se uma atividade colaborativa.

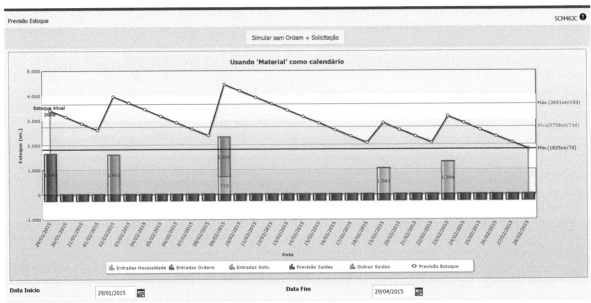

▲ **Figura 33.2** Projeção de estoque. Fonte: http://www.gtplan.com.br/.

Serviços de oncologia já incorporaram *tecnologias de identificação via radiofrequência para controle de inventário. Adotando etiquetas com sensor é possível saber a localização dos medicamentos e automatizar o ciclo de reposição do insumo, envolvendo o distribuidor e a indústria.* A tecnologia de radiofrequência também é usada para controle de equipamentos com elevada mobilidade, identificação de materiais de risco usados em uma cirurgia, entre outras aplicações em hospitais.

Mesmo com a tecnologia sustentando todos esses processos e vencendo os desafios existentes, as políticas internas e de relacionamento entre cliente e fornecedor continuam se mostrando fundamentais para a evolução da sincronização completa da cadeia. Para tanto, há pré-requisitos para o processo de colaboração:

- Objetivos e riscos de negócios compartilhados
- Sólida estrutura tecnológica, transparência e credibilidade nos processos e sistemas de informação
- Monitoramento de indicadores e visibilidade dos resultados.

Já existem resultados expressivos em projetos de colaboração no varejo. O setor de vestuário está aderindo a etiquetas de radiofrequência para monitoramento de toda a cadeia de suprimentos – da contagem de peças nos centros de distribuição à reposição das peças e redução do número de funcionários nas lojas para organização dos estoques e formalização dos pedidos. Resultados quantitativos apontam para redução de estoque na cadeia de até 30% e aumento dos níveis de atendimento na ordem de 5 a 10%. Resultados qualitativos também podem ser observados, como transparência no relacionamento entre cliente e fornecedor, melhoria das análises, agilidade na ação e reação frente a mudanças de mercado. Fornecedores beneficiam-se com a visibilidade da demanda (aumento da assertividade das suas previsões de vendas e melhor atendimento ao cliente), fidelização do cliente e redução dos custos operacionais.

Contudo, neste momento, a colaboração na cadeia de suprimentos para hospitais é apenas um conceito. Somente resultados expressivos obtidos por empresas pioneiras na colaboração serão capazes de transformar a gestão compartilhada de inventário em realidade. *Cloud computing*, processadores *big date*, radiofrequência e aplicativos para *tablets* e *smartphones* deverão contribuir na consolidação desses conceitos em boas práticas.

34

Implantação do Programa de Qualidade no Hospital do Coração | Uma Longa Jornada

Bárbara do Nascimento Caldas

Desde a hora em que acordara, Dra. Jaqueline pensava na longa manhã de trabalho que teria pela frente. O hospital tinha sido mal avaliado na última visita para acreditação e, então, Dra. Jaqueline, Dra. Estela e Enf. Laura decidiram trabalhar em um plano de ação para apresentar ao diretor justificando a necessidade de se continuar com o projeto.

Porém, Dra. Jaqueline sabia que isso não seria uma tarefa fácil. A trajetória do programa de qualidade tinha altos e baixos, o que lhe causava sentimentos conflitantes. Se por um lado percebia que a instituição não conseguia aproveitar a presença de um técnico de educação para acreditação para melhorar o cuidado prestado, por outro, pensava nos últimos 3 anos do seu próprio trabalho, inteiramente dedicados a esse projeto. Pensava também que qualquer progresso, mesmo que lento, era melhor do que nada, e que a presença de um consultor externo poderia manter o tema na agenda da instituição, com maior possibilidade de que um dia os pacientes viessem a se beneficiar de melhor assistência.

▍ O Hospital do Coração

O Hospital do Coração (HC) é uma instituição pública especializada em cardiologia. Desde o seu surgimento, na década de 1970, o hospital adotou esse escopo, tendo inaugurado o programa de residência médica na década de 1980. Por ser relativamente pequeno, o hospital sempre despertou muita afeição, e consequente dedicação, dos médicos, o que fez a instituição ser reconhecida como referência na área.

No começo dos anos 2000, a unidade esteve sob a direção do Dr. Rocha, que conseguiu ampliar o hospital e projetá-lo nacionalmente. A instituição passou a receber mais recursos e melhorar a sua estrutura, passando a ter 170 leitos (50 deles de unidade de terapia intensiva),

e aproximadamente 1.300 funcionários. Em 2005, foram contabilizadas 4.262 internações, 1.045 cirurgias e 3.901 procedimentos hemodinâmicos. O HC atualmente é considerado uma unidade importante no sistema de saúde local, prestando atendimento a pacientes adultos e pediátricos.

Dra. Jaqueline fora aprovada no concurso e estava feliz por ir trabalhar no HC. O hospital gozava de boa fama não só junto aos pacientes, mas também aos profissionais de saúde. Por conta de sua experiência na área de gestão hospitalar, a direção do hospital decidiu lotá-la na Diretoria de Planejamento. Nos primeiros meses, a Dra. Jaqueline participou de alguns projetos que estavam em curso, mas não tinha responsabilidade direta por nenhum deles. Por isso, quando a direção decidiu preparar-se para a acreditação pela metodologia da Joint Commission International (JCI), em dezembro de 2006, ela foi nomeada responsável pelo projeto.

▍ Acreditação e educação para acreditação

Acreditação é um processo de avaliação externa, de caráter voluntário, por meio do qual uma organização, em geral não governamental, avalia organizações de saúde para determinar se elas atendem a um conjunto de padrões concebidos para melhorar a qualidade do cuidado ao paciente. Existem metodologias de acreditação nacionais e internacionais.

A metodologia de acreditação internacional da JCI é representada no Brasil pelo Consórcio Brasileiro de Acreditação (CBA). Além de certificar as organizações conjuntamente com a JCI, o CBA desenvolve ações de educação para acreditação com o objetivo de criar uma cultura de qualidade e segurança que se empenha em aperfeiçoar continuamente os processos de cuidado ao paciente e os resultados obtidos.

Foi dado início no HC a um projeto de educação para acreditação com duração de 1 ano. O hospital contaria com um assessor dedicado à unidade, um técnico de educação, que nos encontros semanais desenvolveria atividades de educação sobre a metodologia, seu manual e os padrões que se aplicassem ao perfil da instituição. O projeto também contava com 2 visitas externas de educação, uma nos meses iniciais (visita diagnóstica) e outra ao final do 1º ano. O trabalho de educação continuaria, renovando-se o contrato inicial, até que o hospital atingisse alto grau de conformidade com os padrões, quando, então, agendaria a visita certificadora com avaliadores externos americanos e brasileiros.

A Dra. Jaqueline tinha algum acúmulo teórico sobre qualidade e acreditação, mas nunca havia trabalhado nessas atividades. Sua 1ª ação foi procurar saber mais sobre o tema e o modelo de acreditação a ser adotado no hospital. No nível institucional, as atividades iniciais incluíram a preparação do material para divulgação interna da acreditação e a realização de diversas reuniões de apresentação. Posteriormente, foram definidos pela direção os membros dos grupos de trabalho (GT) para desenvolver temas distintos segundo os capítulos do manual (Quadro 34.1), como Direção e Liderança, Gestão da Qualidade, Direitos do Paciente e Atenção ao Paciente.

Entretanto, como diversas organizações de saúde, o HC era uma instituição fragmentada. Havia diversos "hospitais" dentro dele. Alguns muito bem organizados, com lideranças comprometidas, outros nem tanto. A Farmácia, por exemplo, já havia recebido um prêmio de qualidade; e a Pediatria já tinha estabelecido a prática do consentimento informado para cirurgias e procedimentos percutâneos. A acreditação trazia o desafio de implantar em nível organizacional conceitos e práticas relacionados com a qualidade no cuidado de saúde. Os princípios do gerenciamento pela qualidade e as ações para assegurar uma prestação de cuidados efetiva, segura e ética deveriam estar sistematizados no que diz respeito a cada processo e/ou setor. Além disso, os profissionais deveriam guiar-se pelas diretrizes institucionais e pelos protocolos dos seus departamentos. Sistematização e consistência, essas eram as palavras-chave.

Organização da estrutura e das ações para acreditação

Para saber como outros hospitais públicos organizavam-se e preparavam-se para a acreditação e, mais que isso, saber também como foi a manutenção dessa estrutura, Dra. Jaqueline e Luísa (também profissional da Diretoria de Planejamento) visitaram 2 unidades já acreditadas. Elas sabiam que a descrição e sistematização dos processos de trabalho dentro do hospital eram um ponto fundamental de qualquer trabalho orientado para a qualidade. Como as unidades visitadas já eram acreditadas, elas apresentavam uma área bem definida com os diversos protocolos e procedimentos. Porém, as médicas observaram que o processo de construção fora diferente em cada uma das unidades. No Hospital São Leopoldo, o mapeamento e a descrição dos processos com sugestões de readequação foram feitos por profissionais da própria unidade. No Instituto de Neurologia, foi contratada uma consultoria para realizar esse trabalho. Uma das funcionárias da consultoria foi posteriormente contratada pelo hospital para continuar gerenciando esses documentos.

Luísa e Jaqueline aprenderam que o hospital precisava, antes de tudo, criar um documento que definisse as regras para os documentos

Quadro 34.1 Padrões de Acreditação da Joint Commission International para hospitais.

2ª edição – Janeiro de 2003
Funções:
Aceso e continuidade do cuidado – ACC
Direitos de paciente e familiares – DPF
Avaliação do paciente – AOP
Cuidados ao paciente – COP
Educação de paciente e familiares – EPF
Melhoria da qualidade e segurança do paciente – QSP
Prevenção e controle de infecções – PCI
Governo, liderança e direção – GLD
Gerenciamento do ambiente hospitalar e segurança – GAS
Educação e qualidade de profissionais – EQP
Gerenciamento da informação – GI

3ª edição – Em vigor a partir de janeiro de 2008
Metas internacionais de segurança do paciente – MIS
Capítulos funcionais
Seção I: Padrões com foco no paciente
Acesso ao cuidado e continuidade do cuidado – ACC
Direitos de pacientes e familiares – PFR
Avaliação dos pacientes – AOP
Cuidados aos pacientes – COP
Anestesia e cirurgia – ASC
Gerenciamento e uso de medicamentos – MMU
Educação de pacientes e familiares – PFE
Seção II: Padrões de administração de instituições de saúde
Melhoria da qualidade e segurança do paciente – QPS
Prevenção e controle de infecções – PCI
Governo, liderança e direção – GLD
Gerenciamento e segurança das instalações – FMS
Educação e qualificação dos profissionais – SQE
Gerenciamento da comunicação e da informação – MCI

de qualidade que seriam descritos, uma "norma zero". E foi o que fizeram. Com o avanço do projeto, sabiam que muitos documentos deveriam ser elaborados e que essa documentação teria um fluxo de elaboração e validação interna, o que incluiria membros da direção, divulgação e controle dos prazos para revisão. Por isso, solicitaram ao Diretor de Planejamento um funcionário para dedicar-se a isso e acompanhar o trabalho desde o início para se familiarizar com a lógica proposta. Porém, não havia ninguém disponível e elas teriam de ser responsáveis por essa parte.

Meses depois, em abril de 2007, uma nova médica chegou para trabalhar na Diretoria de Planejamento. Dra. Estela trabalhava na unidade de terapia intensiva pediátrica do hospital há mais de 20 anos, no entanto, teve de ser realocada em função de um problema de saúde. Foi muito natural que ela, assim como Dra. Jaqueline, se dedicasse exclusivamente ao projeto de acreditação.

Dra. Jaqueline considerou essa uma boa notícia. Mesmo sem experiência na área da gestão ou experiência em acreditação, Dra. Estela conhecia bem os profissionais e os fluxos da assistência, o que poderia facilitar o acesso às equipes de saúde do hospital, além de ser uma companhia para dividir a responsabilidade por tal empreendimento.

Parte 5 | Casos

No mês de maio, passados 6 meses do início do projeto, foi realizada a 1ª visita no hospital. A preparação e a disponibilização dos documentos e o agendamento das visitas nos setores demandou muito trabalho. Toda a Diretoria de Planejamento participou desse momento, mesmo os integrantes não diretamente ligados à acreditação.

A visita transcorreu sem grandes problemas. Todos os diretores participaram da reunião inicial, apresentando o histórico da unidade e suas características físico-funcionais. Além de outros encontros específicos ao longo dos 2 dias de avaliação, os diretores também estiveram presentes na reunião de encerramento, recebendo o *feedback* da visita feita pelos avaliadores.

Para Jaqueline, Estela e Luísa foram dias de muito aprendizado. Acompanhar os avaliadores em suas idas aos setores, assim como nas reuniões, promoveu maior compreensão de alguns dos padrões do manual. Além disso, foi possível entender como as coisas de fato funcionavam no hospital.

De acordo com a avaliação, o hospital atendeu a aproximadamente 70% dos padrões do manual (Quadros 34.2, 34.3 e 34.4) e alguns setores, como a Comissão de Controle de Infecção Hospitalar (CCIH), o Hemonúcleo, a Farmácia e o Arquivo Médico, foram muito

Quadro 34.2 Avaliação de educação (2ª ed.) – maio/2007.

	Conf. (%)	Parc. Conf. (%)	Não Conf. (%)
ACC	80,6	6,4	13,0
DPF	58,6	12,9	28,5
AP	78,2	10,0	11,8
CP	66,7	15,0	18,3
EPF	45,8	33,4	20,8
QSP	68,6	3,0	28,4
PCI	96,4	1,8	1,8
GLD	80,6	9,0	10,4
GAS	46,8	11,6	41,6
EQP	69,3	12,0	18,7
GI	86,4	2,5	11,1
Global	71,6	10,1	18,3

Fonte: dados internos.

Quadro 34.3 Avaliação de educação (2ª ed.) – dezembro/2007.

	Conf. (%)	Parc. Conf. (%)	Não Conf. (%)
ACC	76,6	14,1	9,3
DPF	57,8	20,6	21,6
AP	65,5	17,2	17,3
CP	52,5	23,7	23,8
EPF	50,0	25,0	25,0
QSP	11,6	33,3	55,1
PCI	89,1	9,1	1,8
GLD	43,3	35,8	20,9
GAS	15,4	23,1	61,5
EQP	37,3	33,4	29,3
GI	48,7	28,2	23,1
Global	52,0	23,0	25,0

Fonte: dados internos.

Quadro 34.4 Avaliação de educação (3ª ed.) – julho/2009.

	Conf. (%)	Parc. Conf. (%)	Não Conf. (%)
ACC	59,3	18,7	22,0
PFR	53,3	21,9	24,8
AOP	33,3	25,6	41,1
COP	35,1	12,2	52,7
ASC	52,2	30,4	17,4
MMU	41,3	11,3	47,5
PFE	46,4	25,0	28,6
QPS	15,3	22,1	62,6
PCI	79,0	13,6	7,4
GLD	65,6	15,6	18,9
FMS	20,0	28,2	51,8
SQE	48,9	17,4	33,7
MCI	56,0	12,0	32,0
MIS	14,3	14,3	71,4
Global	44,1	19,4	36,5

Fonte: dados internos.

bem avaliados. Esse resultado animou a todos e, apesar de o hospital mal ter começado o projeto e não parecer faltar muito para ser acreditado, o recém-nascido Comitê de Acreditação (Jaqueline e Estela) ganhou um espaço separado, ainda vinculado à Diretoria de Planejamento, para atender à evidente necessidade de espaço para a guarda da documentação e para a realização de reuniões.

Pedras no caminho

Dois meses após a visita, quando a situação parecia estar caminhando bem, todos foram surpreendidos com a mudança do diretor geral. O Dr. Xavier, à frente da Direção Geral da unidade desde 2003, responsável pela agenda de melhoria da qualidade e que trouxera a assessoria em educação para a acreditação da unidade, foi substituído pelo Dr. Romano.

O Dr. Romano era cardiologista, mas nunca havia trabalhado no HC, tinha uma trajetória muito vinculada à iniciativa privada. Por ter sido um processo de substituição inesperado, os profissionais do hospital ficaram apreensivos. O mesmo aconteceu com Jaqueline e Estela, pois o projeto no qual estavam trabalhando era muito recente e corria o risco de ser descontinuado. Todos entraram em um compasso de espera e qualquer iniciativa que demandasse definição ou participação da direção estava suspensa.

Após algumas semanas, o Dr. Romano convidou o chefe de uma das unidades de terapia intensiva, Dr. Carlos Augusto, para o cargo de Diretor Técnico e o Diretor Administrativo foi substituído por um profissional de fora do hospital. Apenas o Diretor de Planejamento não foi substituído.

Por conta da mudança na direção, muitas chefias envolvidas com a acreditação e indicadas pelo Dr. Xavier para integrar os GT foram substituídas e aquelas que não o foram arrefeceram a sua participação, talvez por não terem o mesmo compromisso que tinham com o ex-diretor.

Durante a nova composição da Diretoria Técnica, o Dr. Carlos Augusto substituiu a gerente de enfermagem. A enfermeira Laura, pessoa de confiança do Dr. Xavier, estava no comando do corpo de enfermagem da instituição havia 8 anos. Por isso, não era esperado que ela voltasse para o plantão ou para a rotina. A parceria desenvolvida com os colegas da Diretoria de Planejamento possibilitou que ela integrasse o Comitê de Acreditação. Dessa maneira, a equipe teria uma pessoa para acompanhar as atividades que envolvessem, principalmente, os serviços de enfermagem.

O trabalho junto aos GT era complicado. Assim como se passava com os setores, alguns grupos desenvolveram-se bem e outros não, aliás, a maior parte. Não se reuniam, ou quando o faziam discutiam problemas como se não fizessem parte da solução. A principal dificuldade era que muitas das questões abordadas pelos GT eram questões institucionais e a maioria dos profissionais não conseguia compreender o hospital para além dos seus próprios setores.

Em dezembro, houve uma nova visita. A preparação da documentação já não demandou tanto trabalho quanto na 1ª visita, mas o agendamento das reuniões com membros da direção foi um pouco mais difícil, pois a Diretoria de Planejamento e o Comitê de Acreditação não tinham mais tanto acesso aos Diretores e às suas agendas.

A 2ª visita foi mais longa. Foram 3 dias com os avaliadores no hospital. Dra. Jaqueline, Dra. Estela e a Enf. Laura acompanharam as avaliações nos setores, que incluíam entrevistar profissionais e pacientes. Elas perceberam que dessa vez os avaliadores foram mais minuciosos nas observações e mais assertivos em alguns comentários. Durante a visita, o Diretor Geral participou apenas rapidamente da reunião inicial e na reunião de encerramento ele foi representado pelo Diretor Técnico.

O ano de 2008 começou com uma notícia não tão boa para o Comitê. O resultado da avaliação de dezembro foi um tanto desanimador: dessa vez apenas 52% dos padrões foram integralmente cumpridos. Elas sabiam que o hospital não havia investido nas melhorias apontadas na 1ª visita, mas a queda de 20% de padrões em conformidade foi pior do que o imaginado. Será que o hospital tinha piorado tanto assim o seu atendimento? Jaqueline achava que não. Acreditava que, como os avaliadores já conheciam a unidade, eles retomaram os pontos que necessitavam de melhorias e tiveram mais tempo para explorar aspectos avaliados superficialmente na visita anterior.

O 1º ano da assessoria terminou com a entrega do relatório da 2ª visita. A Diretoria de Planejamento solicitou à direção a renovação do contrato, o que, após meses de procedimentos administrativos, foi efetivado. Apesar de a direção ter renovado o contrato, ela não parecia ter abraçado o projeto.

Tanto o Comitê de Acreditação quanto a Diretoria de Planejamento tinham pouco acesso à direção e, por isso, a Dra. Jaqueline e suas colegas decidiram investir em ações que não demandassem definições ou a participação da direção. Dessa maneira, elas, com o apoio do técnico de educação para acreditação, organizaram e conduziram encontros de capacitação dos membros dos GT. Juntos procederam também à revisão da norma zero e à realização de uma visita simulada (como uma auditoria interna), incluindo ida aos setores, análise de prontuários e análise de pastas funcionais. O Comitê investiu diretamente na implantação das pulseiras de identificação dos pacientes – consultando os diversos setores de internação e procedimentos, fazendo o pedido de compra e descrevendo o protocolo de uso – e capitaneou a elaboração da Política do Consentimento Informado, composta junto às chefias dos setores de internação e apoio diagnós-

tico e terapêutico. Apoiou o GT dos Direitos do Paciente, um dos mais atuantes, na elaboração e na validação do guia de orientação aos pacientes, publicação destinada aos pacientes internados no hospital e seus familiares.

Era rotina que o hospital procedesse, ao final de cada ano, ao levantamento de cursos e congressos para quais os setores julgavam importante enviar seus profissionais ao longo do ano seguinte. Em 2006 e 2007, a Dra. Jaqueline pleiteou eventos sobre qualidade e acreditação na cota da Diretoria de Planejamento, tendo sido beneficiada com 2 congressos tanto em 2007 quanto em 2008. Porém agora ela percebia que deveria formalizar a solicitação de cursos tanto para os profissionais envolvidos diretamente com a acreditação quanto para aqueles cuja revisão dos processos de trabalho (assistencial, administrativo ou gerencial) fosse vital para o sucesso da acreditação. Assim, mesmo sem haver previsão de solicitação de capacitações para outros setores que não o demandante, no fim de 2008, Dra. Jaqueline, Dra. Estela e Enf. Laura incluíram no rol do Comitê de Acreditação treinamentos sobre: melhoria da qualidade, prontuário, auditoria interna, indicadores de desempenho, liderança, levantamento de fluxos e congressos na área de qualidade e acreditação.

Novas mudanças na direção

No começo de 2009, o Dr. Romano saiu da Direção Geral do HC para assumir a Secretaria Municipal de Saúde, indicando como substituto o Diretor Técnico, Dr. Carlos Augusto. A única grande alteração no grupo diretor ocorreu na área administrativa, com a chegada de Paulo Santos, administrador de confiança do Dr. Carlos Augusto, cuja trajetória profissional não perpassava a área da saúde.

O técnico de educação solicitou uma reunião com o novo diretor para, junto com o Comitê de Acreditação, apresentar as premissas do projeto, as atividades realizadas e o progresso do projeto. Colocou-se à disposição para auxiliar a direção em qualquer ponto específico. Informou que o contrato vigente incluía uma nova visita, a ser realizada até o fim do 1º semestre. No final da reunião, o Dr. Carlos Augusto solicitou à equipe um panorama das grandes ações necessárias para que a acreditação fosse uma realidade. Pensou que essa poderia ser uma marca da sua gestão.

Dra. Jaqueline, Dra. Estela e a Enf. Laura ficaram animadas. Viram a oportunidade de apresentar de modo claro e conjunto as ações que julgavam fundamentais para o amadurecimento do hospital no processo da qualidade, a maioria delas apontadas nos relatórios das visitas. Viram uma oportunidade de fazer com que a direção enxergasse o hospital como elas o viam. O documento preparado, com o apoio da Diretoria de Planejamento, incluía os seguintes tópicos:

- Reorganização da estrutura funcional para acreditação, com a legitimação do Comitê de Acreditação, dos profissionais dos GT atuantes e nomeação de novos profissionais para os GT inoperantes
- Estabelecimento de instâncias na estrutura organizacional para a Gestão de Pessoas (o hospital contava apenas com um Departamento Pessoal) e para Comunicação Interna
- Viabilização do cumprimento das normas do Ministério do Trabalho e da RDC 50
- Contratação de consultoria para o mapeamento dos processos e auxílio na descrição dos procedimentos operacionais padrão (POP)

- Estabelecimento de um núcleo para catalogar, emitir e controlar os documentos do sistema de gestão da qualidade
- Elaboração e/ou implantação das políticas e dos planos institucionais exigidos pelo manual da acreditação. Neste item frisaram que o verdadeiro desafio era a implantação, pois requer que cada profissional envolvido não só conheça o documento como acredite que aquela é a maneira mais correta de agir
- Início do funcionamento das comissões obrigatórias: das 11 nomeadas apenas 3 realizavam reuniões mensais com atas e relatórios
- Instituição de um plano de capacitação para a qualidade, incluindo os treinamentos solicitados
- Revitalização do sistema de monitoramento via indicadores.

Na reunião seguinte, elas apresentaram o documento para o Dr. Carlos Augusto e o Diretor Administrativo e todos os tópicos foram considerados pertinentes. O Diretor nomeou outras pessoas para compor os GT esvaziados e orientou:

— Mantenham um registro das reuniões com os GT e me enviem mensalmente um relatório das atividades desenvolvidas. Estabeleçam prazos para que o pessoal cumpra as tarefas. Foi por isso que o processo esfriou, vocês deixaram as coisas correrem soltas.
— Carlos Augusto, a gente cobra as tarefas, mas ninguém é subordinado a nós. Os chefes dos serviços também têm que cobrar — comentou Jaqueline.
— Bom, se necessário, falem comigo que eu mesmo cobro — respondeu ele.

Paulo Santos disse que o estabelecimento de uma instância para a Gestão de Pessoas já estava aprovado pela direção, faltava apenas a chegada de uma profissional para isso. Ele acompanharia pessoalmente a criação do Guia de Atribuições Funcionais do hospital. Com relação aos planos e às políticas da instituição, Paulo perguntou por que o técnico de educação não poderia escrevê-los. Disse não entender, se pagavam uma organização para ajudar o hospital na acreditação, por que eles não produziam alguns documentos? Dra. Estela lembrou que se tratava de um contrato de assessoria, de maneira que o técnico deveria orientar na elaboração, mas não era responsável por ela. Paulo compreendeu, apesar de não concordar com aquela posição.

A 3ª visita foi marcada para o começo de julho. A retomada do trabalho com os GT e a realização de reuniões quinzenais do Comitê de Acreditação com todos os coordenadores dos GT deu novo fôlego ao projeto. Dessa vez, os GT contribuíram bastante na organização da visita e no preparo da documentação. A direção também apoiou o Comitê de Acreditação. A visita transcorreu sem problemas. Todos os diretores participaram das reuniões de abertura e de encerramento. O Diretor Administrativo participou também da reunião sobre gerenciamento do ambiente e gestão dos profissionais. O Diretor Técnico esteve presente apenas na reunião de encerramento e foi perceptível que ele não estava muito familiarizado com o trabalho de educação em desenvolvimento no hospital.

Semanas depois, Dra. Estela soube que o grupo diretor tinha começado a fazer cafés da manhã com os setores como uma maneira de diminuir a distância entre a direção e as equipes. Estela comentou com Jaqueline, que logo disse:

— Nós tínhamos que participar também! Assim, caso alguma decisão seja tomada estaremos presentes para fazer considerações sob a lógica da qualidade e das orientações do manual.

Ela saiu da sala e foi até o Gabinete fazer esse pedido ao diretor, que não viu nenhum problema de elas participarem. Querendo aproveitar o momento de grande mobilização, como as demandas do Comitê de Acreditação e dos GT vinham tendo respostas da direção, Dra. Jaqueline procurou o núcleo de Gestão de Pessoas, instalado na Diretoria de Administração, para saber se algum dos treinamentos solicitados no fim de 2008 havia sido aprovado. Ela acreditava que os coordenadores e membros dos GT sentiriam-se valorizados se lhes fosse oferecido um curso ou a participação em algum congresso na área da qualidade, além disso, essa participação também contribuiria para o trabalho em curso na unidade. Porém, para sua surpresa, nenhuma das participações foi aprovada. Ela perguntou como foi o processo de seleção e foi informada de que a escolha fora feita pelo Dr. Carlos Augusto e Paulo Santos. Pediu para ver a lista dos eventos selecionados e, de caráter gerencial, havia apenas diversos cursos de gerenciamento de projetos. Nesse momento, teve dúvida quanto ao apoio da direção.

Quando Dra. Jaqueline, Dra. Estela e a Enf. Laura receberam o relatório com o resultado da 3ª visita, mais uma decepção, o percentual

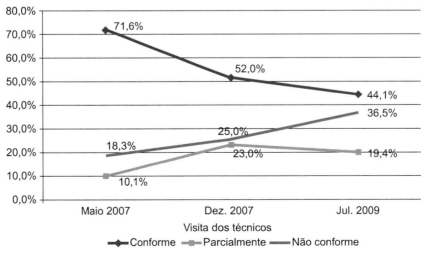

Figura 34.1 Evolução do resultado das avalições de educação para acreditação.

de padrões em conformidade caíra ainda mais (44,1%), como se vê na Figura 34.1. As áreas que tiveram as piores avaliações foram Atenção ao Paciente, Gestão da Qualidade e Gestão do Ambiente.

"Elas decidiram que no dia seguinte iniciariam a elaboração de um novo plano de ação para apresentar ao Diretor junto com o resultado da última visita. Como forma de animar as colegas para a tarefa, Dra. Estela ponderou:

— *Pelo menos o Carlos Augusto tem reconhecido a importância do nosso trabalho e nos tem dado muita visibilidade na reunião mensal com as chefias.*

— *Pois é, mas mesmo assim ele não acha que temos condições de auxiliar nas decisões, em breve vão inaugurar uma nova UTI sendo que o projeto não atende aos requisitos da RDC 50!* Lembrou Laura.

— *Para ele tudo é simples, nós é que complicamos. Ele não percebe que para "acreditar" o hospital é necessário modificar a forma como as pessoas, inclusive os gerentes, trabalham na instituição.* Disse Jaqueline enquanto desligava o computador.

A análise da situação já tinha começado..."

Questão para discussão

Imagine que você também é um membro do Comitê de Acreditação. Faça uma análise da trajetória do projeto de acreditação, destacando fatores facilitadores e obstáculos, e elabore um plano de ação, oferecendo alternativas para aumentar as chances de sucesso da implantação do programa de gerenciamento da qualidade, possibilitando a acreditação do HC.

Um Novo Modelo de Pesquisa de Satisfação de Clientes em um Hospital Público

Vanessa Meirelles Pereira Danzini, Tin Hung Ho e Marcos Fumio Koyama

Pesquisas de satisfação como ferramenta de gestão

A avaliação da satisfação de clientes como ferramenta de gestão já é consagrada no mercado. Métodos de pesquisa quantitativos e qualitativos são aplicados nos diversos segmentos do mercado, usando abordagens de busca ativa ou manifestação espontânea de clientes. O objetivo é captar informações que auxiliem os gestores a direcionar ações de melhoria na empresa em que trabalham ou em seu próprio negócio. Dentre os canais de comunicação consagrados, podem-se destacar como método de busca ativa as pesquisas de satisfação, sejam próprias ou realizadas por terceiros. Já para as manifestações espontâneas, existem os canais de ouvidoria e os serviços de atendimento aos clientes (SAC).

Os métodos de busca ativa e as manifestações espontâneas podem ser considerados complementares. Os métodos de busca ativa procuram avaliar a satisfação dos clientes a partir de uma amostra representativa e tradicionalmente parte de questionários semiestruturados, usando perguntas com alternativas e perguntas abertas para melhor qualificar a análise por meio de métodos quantitativos e qualitativos. As manifestações espontâneas ocorrem pelos clientes ao relatarem suas opiniões sem serem entrevistados ou questionados. Nesse caso existe o viés de obter informações de clientes muito satisfeitos ou dos muito insatisfeitos. Elas são ricas para identificar eventos sentinelas, mostrando pontos fortes e pontos fracos que requerem intervenções a curto prazo.

No mercado competitivo, o intuito final é a disputa pela fidelização dos clientes. Estudos mostram que os custos para fidelizar novamente um cliente insatisfeito, e perdido para a concorrência, chegam a ser 10 vezes maiores quando comparados àqueles para atrair um novo cliente. Isso decorre do *marketing* negativo que o cliente insatisfeito deflagra desde o boca a boca até as redes sociais. Quanto ao número de novos clientes, ele não é tão expressivo assim.

Mas como discutir a fidelização de um cliente em um serviço público? Caso fique insatisfeito, ele pode escolher o serviço de algum concorrente? A resposta é sim. Cada vez mais os gestores públicos têm se preocupado com a qualidade dos serviços e com a avaliação de seus usuários. A insatisfação das pessoas em serviços públicos pode gerar desde resultados eleitorais negativos, passando por trocas de gestores dentro da estrutura da administração pública, até grandes manifestações populares, como as que ocorreram em 2013 no Brasil. O efeito *snow ball* ficou evidente no exemplo desses eventos, que tiveram início por uma manifestação de um grupo de estudantes contra o aumento de tarifa de ônibus em algumas capitais do país, chegando a grandes movimentos populares com atos de repúdio a partidos políticos e reivindicação por melhores serviços públicos de saúde, transporte e educação, além da reforma política.

Pesquisas de avaliação em saúde

No campo da avaliação de serviços de saúde, é importante procurar converter os conceitos em estratégias, critérios e padrões de medição contribuindo para a tomada de decisão e aprimoramento dos serviços prestados (Espiridião e Trad, 2006).

Trata-se de um campo amplamente estudado, sendo o termo satisfação uma das frentes de pesquisa, que é usado em larga escala na literatura internacional e nacional, entretanto se mostra relativamente vago, reunindo múltiplas realidades (Espiridião e Trad, 2006).

Os estudos sobre satisfação ganharam destaque internacionalmente nos EUA e na Inglaterra na década de 1970, construídos com base em pilares da qualidade e do paradigma do consumismo. No Brasil, os estudos desenvolveram-se na década de 1990 por conta do fortalecimento do controle social no âmbito do Sistema Único de Saúde (SUS), contando com a participação da comunidade nos processos de planejamento e avaliação dos serviços. O interesse pela temática foi reforçado na área da saúde uma vez que estudos mostraram a correlação entre a satisfação do usuário e aspectos como continuidade de uso do serviço de saúde, fornecimento de informações relevantes, adesão ao tratamento e propensão a melhor qualidade de vida (Espiridião e Trad, 2006).

Em um serviço hospitalar, Chang et al. (2013) destacam que 3 condições são suficientes para trazer fidelização dos pacientes: altos índices de satisfação do paciente, participação do paciente no processo de diagnóstico e participação do paciente no processo de tomada de decisão no tratamento. Somente altos índices de satisfação não seriam suficientes.

Histórico e contextualização | O caso

É com esta temática que o diretor do hospital "especializadíssimo" (ver edição anterior do "Gestão em Saúde", caso "O Hospital Especializadíssimo") depara-se em 2011, ao assumir um complexo hospitalar. Dr. João Nogueira sabia que estava diante de um grandioso complexo público, afinal, eram 2.009 leitos instalados, uma média de 1.400.000 atendimentos ambulatoriais por ano, 64.000 internações, 224.000 atendimentos de urgência e emergência, 34.000 cirurgias e 12.000.000 de exames de patologia.

Após meses de reuniões com os responsáveis por cada uma das unidades do complexo hospitalar parecia-lhe que algo estava faltando:

— Certo, vamos analisar os indicadores financeiros...
— Índice de faturamento SUS... Ok, dentro da meta.
— Agora, dados de produção...
— Taxa de ocupação da enfermaria infantil... Dentro da meta.
— Índice de rotatividade... Vamos elaborar um plano de ação.
— Falemos agora sobre clientes...
— Clientes?

E assim começa a história do Dr. João Nogueira e sua equipe em um hospital de ensino com seu grande porte e grandes sonhos. A equipe estava disposta a encarar um de seus tantos outros desafios: falar sobre seus clientes. Afinal, o objetivo de todas as ações tomadas, obras de expansão e melhorias, contratação de recursos humanos, dentre outros são itens, é levar à prestação de atendimento aos usuários e, indiretamente, seus acompanhantes. O Dr. João Nogueira refletiu a respeito do que os usuários estariam pensando sobre sua experiência no hospital. Afinal, de que adiantam as inúmeras ações de melhoria rotineiras se não houver impacto nos clientes? Pois bem, vamos atrás de indicadores. E a medição está lá, ou melhor, os resultados, o Índice de Satisfação no Ambulatório e o Índice de Satisfação na Internação. Os resultados apontam 95, 98 e 93% de satisfação. Dr. João percebeu que os resultados estavam superestimados e não refletiam a realidade do hospital. Como é possível os pacientes estarem tão satisfeitos se andando pelos corredores era possível perceber que havia muito a avançar?

Paralelo a isso, havia um objetivo a ser alcançado. O Dr. João já havia sido diretor de um hospital "especializadíssimo", que ficou por 2 anos consecutivos entre os 3 melhores hospitais públicos do estado em uma pesquisa de satisfação realizada pela Secretaria de Estado da Saúde com os usuários do SUS. Agora, frente ao novo desafio de assumir o Complexo Hospitalar, ele buscava um objetivo audacioso: estar entre os 10 melhores hospitais públicos do estado, por meio da avaliação dos pacientes. Porém, como alcançar tal feito?

Diante do desafio e da oportunidade de contribuir para o aprimoramento das práticas de gestão e saúde, Dr. João e sua equipe estreitaram o alinhamento entre a área clínica e administrativa do hospital na busca pela identificação do perfil dos pacientes atendidos e suas percepções quanto às experiências vividas no hospital. Esses subsídios dariam força para as melhorias a serem conquistadas pelo Complexo Hospitalar para concretizar o sonho de obter umaa posição entre os 10 melhores hospitais públicos do estado.

Neste contexto, em 2011, a equipe optou por aprofundar o conhecimento da metodologia da pesquisa de satisfação realizada pela Secretaria de Estado da Saúde. Esse diagnóstico expandiu-se para uma análise interna da pesquisa de satisfação do complexo hospitalar vigente desde 2004. Nessa pesquisa, questionários eram colocados em todos os institutos do complexo com o intuito de avaliar tanto serviços ambulatoriais quanto de internação. Entre os itens avaliados estavam os atendimentos das equipes de saúde (médicos, enfermeiros etc.) e a infraestrutura (espaço físico, recepção, hotelaria etc.).

A equipe averiguou que a pesquisa passou por algumas modificações desde o seu início, em 2004. Em 2008 ela foi aprimorada, com a modificação da escala do questionário, que antes se baseava em notas de 1 a 10 e evoluiu para uma escala *Likert* de 3 pontos: acima da expectativa, dentro da expectativa e abaixo da expectativa. No mesmo ano foi desenvolvido um sistema na *intranet* do Complexo Hospitalar para a tabulação das respostas e emissão de relatórios com dados quantitativos e comentários dos usuários. A partir disso, os gestores tinham acesso aos indicadores de satisfação com base na pergunta: De modo geral, como você avalia o hospital? Esses indicadores ficavam disponíveis no sistema para que os gestores desenvolvessem planos de ação de melhoria (Figuras 35.1 e 35.2).

As perguntas que pairavam no ar eram: Por que, com estes índices, o Complexo Hospitalar não é avaliado entre os 10 melhores hospitais do estado? Quais são os pontos fortes e as oportunidades de melhoria com base nas experiências dos pacientes e acompanhantes?

Passos

Uma das primeiras medidas tomadas pela equipe responsável pelo projeto foi realizar um diagnóstico interno. Durante essa etapa, a equipe deparou-se com itens que interferiram nos resultados da pesquisa. Alguns deles são descritos a seguir.

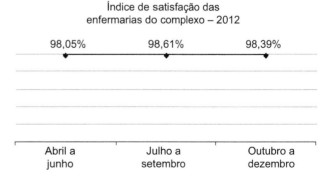

▲ **Figura 35.1** Índice de satisfação das enfermarias do Complexo Hospitalar no ano de 2012.

Índice de satisfação dos ambulatórios do complexo – 2012

Abril a junho	Julho a setembro	Outubro a dezembro
99,59%	99,59%	99,55%

▲ **Figura 35.2** Índice de satisfação dos ambulatórios do Complexo Hospitalar no ano de 2012.

Erros de medição

A pesquisa contemplava 8 unidades do Complexo Hospitalar, ocorrendo de modo espontâneo na maioria dos locais. Entretanto, era possível observar que em algumas unidades, profissionais como os da recepção e da enfermagem entregavam o formulário da pesquisa ao paciente e, em alguns casos, chegavam a aplicá-lo. Nessas situações, o Dr. João ressaltou que pode ocorrer o "efeito jaleco branco" ou quando o paciente e/ou acompanhante sentem-se inibidos em responder à pesquisa e em relatar fatos negativos vivenciados no hospital, com medo de sofrer represálias.

Outra diferença encontrada entre as unidades referia-se ao momento em que o paciente respondia à pesquisa, tanto no ambulatório quanto na internação. No serviço ambulatorial havia pacientes que respondiam à pesquisa enquanto aguardavam para serem atendidos pelo médico, e outros no momento em que estavam indo embora. Na internação, podia variar entre os primeiros dias da internação até a alta administrativa.

Por fim, identificaram-se questionários não completamente respondidos. Isso dificultava o rastreamento do local do serviço avaliado e o estabelecimento do perfil do paciente. As perguntas do questionário não estavam claras, acarretando dificuldades em respondê-lo adequadamente.

Erros de amostragem

Primeiramente ocorria um erro de amostragem pelo perfil dos respondentes que se limitavam aos muito satisfeitos ou muito insatisfeitos. Além disso, a pesquisa não era aleatória, pois não havia critérios nem metodologia no processo de entrega dos formulários aos pacientes ou nas entrevistas realizadas com os mesmos.

Outro fator é que a amostra variava entre as unidades. Para isso foi realizado um levantamento do número de pesquisas respondidas no mês em cada unidade e elas foram segmentadas por internação e ambulatório e de fato constatou-se que em alguns casos o número não era estatisticamente significativo (Figura 35.3).

O questionário da pesquisa era o mesmo usado em todas as unidades, com as diferenças e peculiaridades de um instrumento para avaliação do serviço de internação e outro para o ambulatório. A princípio a escala do questionário revelou-se um problema, uma vez que a escala com 3 opções (acima da expectativa, dentro da expectativa e abaixo da expectativa) criava uma margem de 33,3% entre um critério e outro, o que dificultava a análise do grau de satisfação.

Falhas no processo de análise dos dados da pesquisa

Os dados da pesquisa eram disponibilizados sem tratamento metodológico prévio. Os indicadores de satisfação das unidades apresentavam resultados altos – entre 90 e 100%, em uma escala de zero a 100 – contando ainda com um alto índice de recomendação do hospital.

Sem os tratamentos analíticos adequados nos dados qualitativos, havia uma percepção superestimada com relação à satisfação dos pacientes e acompanhantes. Isso dificultava o acompanhamento por indicadores pelas médias das gerências e da administração superior das unidades.

Por fim, não havia uma sistemática de elaboração de planos de ação com base nos resultados da pesquisa de satisfação. Além disso, havia falhas de *feedback* aos pacientes que solicitavam um retorno quanto às suas manifestações.

Com o diagnóstico apresentado, a equipe reuniu-se com Dr. João para discutir a possibilidade de reformular e aprimorar a pesquisa de

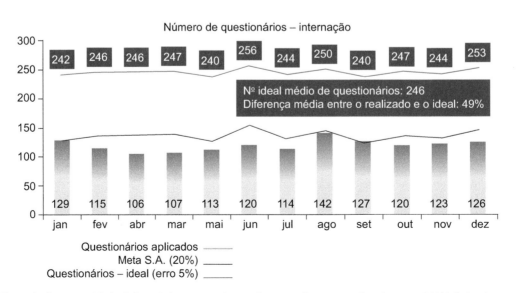

▲ **Figura 35.3** Exemplo de uma unidade do hospital com um número de respondentes aproximadamente 50% inferior do que o esperado, considerando uma margem de erro de 5%. * *S.A. era o sistema estratégico utilizado pelo Complexo Hospitalar para o monitoramento de seus indicadores.*

satisfação. O objetivo definido era não somente reformular a pesquisa, mas conduzi-la de modo padronizado em todas as unidades hospitalares.

Novo modelo de pesquisa e análise

Dr. João Nogueira orientou sua equipe a realizar as mudanças necessárias para o aprimoramento da pesquisa de satisfação. Era necessário aprimorar o processo, estabelecendo uma ferramenta de gestão que identificasse as oportunidades de melhoria por área, por profissional e por processo. A nova ferramenta possibilitaria ao gestor a tomada de decisões estratégicas. Além disso, eram esperados a melhoria da qualidade dos serviços e o estreitamento da relação entre pacientes e acompanhantes com a instituição. Um plano de comunicação visual, como modo de *feedback* aos pacientes e acompanhantes, também foi alvo do projeto, reconhecendo a importância de informar o paciente do esforço do hospital para a melhoria do atendimento.

Para a concretização desse projeto foi necessária a definição do seguinte escopo:

- Análise do questionário da pesquisa de satisfação
- Verificação e padronização da metodologia de aplicação, tabulação e análise dos dados
- Dimensionamento dos recursos direcionados para a pesquisa
- Dimensionamento dos recursos necessários para aumentar a confiabilidade da pesquisa
- Cálculo da amostragem da população (base estatística)
- Elaboração de proposta de um novo formato da pesquisa de satisfação.

Com a etapa de diagnóstico, a equipe percebeu a necessidade de executar uma pesquisa de satisfação de modo ativo e, para tanto, necessitaria de recursos humanos para a coleta de dados. Além disso, havia necessidade de um sistema para agilizar a tabulação dos dados. Portanto, a pesquisa deveria ser preferencialmente coletada por meio eletrônico, com o uso de *tablets*. Ao verificarem-se os recursos humanos disponíveis para tal tarefa, observou-se mais um desafio: não havia profissionais disponíveis para se dedicarem exclusivamente a isso, sendo necessária a contratação de um serviço externo.

Outro fator que colaborou para a contratação de um serviço externo foi a vantagem do *know how* de uma empresa especializada em medir a satisfação de clientes e que pudesse contribuir na construção da metodologia adequada e do questionário de acordo com o perfil dos pacientes do hospital e na análise dos dados.

Com a parceria estabelecida entre o hospital e a empresa, a pesquisa de satisfação passou por diversas mudanças. De espontânea, a pesquisa passou a contar com 20 entrevistadoras responsáveis pela coleta dos dados. Anteriormente realizada em papel, a pesquisa passou a ser em *tablet*, evitando a digitação das respostas.

O questionário da pesquisa foi alinhado ao questionário da Secretaria de Estado da Saúde com o acréscimo de 2 perguntas específicas para cada unidade do complexo. Além disso, criou-se um questionário específico para a avaliação da Farmácia Central, que, pelo seu volume de atendimento, foi considerada uma unidade à parte. A escala do questionário foi alterada, passou a ser um *mix* entre uma escala de 5 opções (ótimo, bom, regular, ruim e péssimo) e a de notas 1 a 10.

Algumas questões também abrangiam respostas com opções sim, não, satisfeito ou insatisfeito.

Houve uma padronização do momento da entrevista com os pacientes e acompanhantes: no ambulatório a entrevista passou a ser realizada após o paciente ter sua experiência completa no dia e na internação após a alta administrativa (que pode ocorrer algumas horas após a alta médica). Padronizou-se também os relatos coletados nas entrevistas admitindo-se aqueles com base nas experiências vividas no dia da entrevista e não no histórico de experiências anteriores. Esse foi um ganho com as entrevistadoras, já que na pesquisa espontânea este controle não é possível.

Foi realizado um cálculo estatístico para o número de pacientes e acompanhantes a serem entrevistados, com o objetivo de representar a opinião dos clientes. A margem de erro foi de 5%, com nível de confiabilidade de 95%, o mais comumente utilizado em pesquisas. A periodicidade de análise dos dados e do cálculo da amostragem passou a ser trimestral em vez de mensal, pois foi o período considerado adequado para um tempo de elaboração e execução de planos de ação e visualização dos resultados. A empresa ficou responsável por realizar os cálculos estatísticos e a análise dos dados quantitativos e qualitativos.

A mudança final foi relacionada com a medição da satisfação dos pacientes e acompanhantes. Anteriormente o indicador baseava-se em apenas uma pergunta do questionário: De modo geral, como você avalia o hospital? O índice de satisfação agrupava as respostas acima da expectativa e dentro da expectativa, desconsiderando apenas o abaixo da expectativa.

Para a pesquisa atual foi realizado o agrupamento de temáticas para a composição dos indicadores. As temáticas relacionavam-se com: avaliação do espaço físico por meio de itens como limpeza geral, limpeza do banheiro, acessibilidade, iluminação, ventilação, dentre outros; avaliação do atendimento das equipes de segurança, portaria e recepção, médica, enfermagem e multiprofissionais; avaliação da nutrição (para os casos de pacientes e acompanhantes internados) e da farmácia (quando pertinente).

A definição dos indicadores baseou-se no agrupamento de 2 escalas complementares (Figura 35.4).

A equipe do projeto, junto à empresa contratada, construiu o índice de excelência com base na média das respostas ótimo e das notas 9 e 10. Na medição, desconsiderou-se o intervalo de bom e notas 7 e 8. Esse fato foi fundamentado em estudos que demonstram que clientes que respondem "bom" na verdade estão parcialmente satisfeitos, o que poderia ser considerado um "mais ou menos", ou clientes

Ótimo	Índice de excelência	10 9
Bom	+	8 7
Regular		6 5
Ruim	Índice de insatisfação	4 3
Péssimo		2 1

◢ **Figura 35.4** Escalas agrupadas para definição dos indicadores.

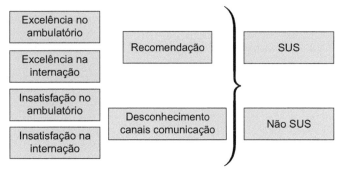

▲ **Figura 35.5** Os 6 indicadores estratégicos.

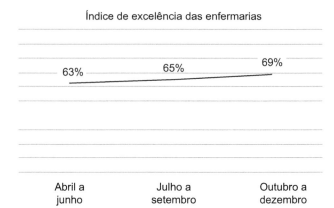

▲ **Figura 35.7** Resultado trimestral – índice de excelência das enfermarias.

não fidelizados. Essa decisão foi estratégica, seguindo os níveis de exigência da gestão e do caminho a ser alcançado pelo Complexo Hospitalar: estar entre os 10 melhores hospitais públicos do Estado.

O índice de insatisfação é acompanhado como um indicador estratégico com meta 0% a ser alcançada, afinal se considera estado de alerta máximo quando um entrevistado responde que alguma área do serviço está regular, ruim ou péssima, assim como notas abaixo de 7.

Para o acompanhamento dos indicadores foram elencados 6 indicadores estratégicos, como pode ser visto na Figura 35.5.

Primeiros resultados

Em 2013, Dr. João Nogueira e sua equipe puderam visualizar os primeiros resultados da pesquisa. Entre abril e dezembro foram realizadas 24.691 entrevistas com pacientes e acompanhantes do Complexo. Os resultados comparativos entre um trimestre e outro nos serviços de ambulatório e internação são apresentados nas Figuras 35.6 e 35.7.

Com o novo modelo de pesquisa, foi possível categorizar as respostas abertas em oportunidades de melhoria para o complexo (Figuras 35.8 e 35.9).

Com os resultados em mãos, os responsáveis por cada unidade do Complexo e seus gestores puderam ter uma atuação direcionada. Esse mecanismo de controle dos indicadores da qualidade prestada pelo hospital viabiliza ações de impacto direto aos pacientes.

Assim, o Dr. João Nogueira e sua equipe conseguiram direcionar melhor as ações de melhoria, buscando atender melhor às expectativas de seus clientes.

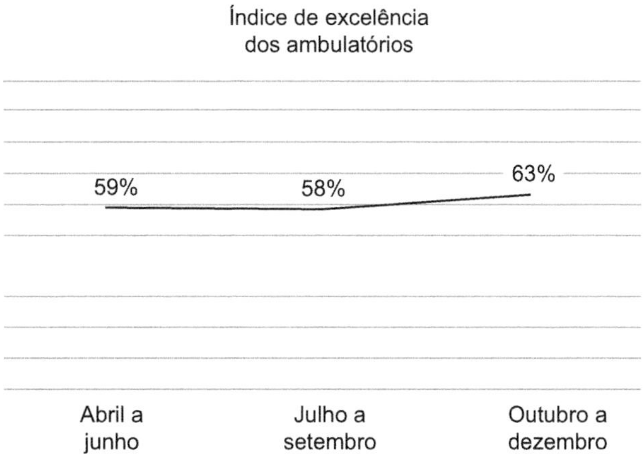

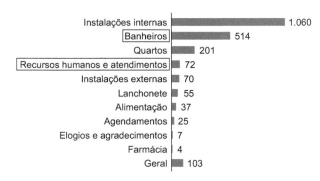

▲ **Figura 35.8** Sugestões de melhorias de conforto/instalações internas.

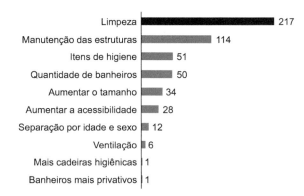

▲ **Figura 35.9** Quantidade de menções a respeito do banheiro.

▲ **Figura 35.6** Resultado trimestral – índice de excelência dos ambulatórios.

Referências bibliográficas

Chang, CW; Tseng, TH; Woodside, AG. Configural algorithms of patient satisfaction, participation in diagnostics, and treatment decisions' influences on hospital loyalty. *Journal of Services Marketing*, 27(2): 91-103, 2013.

Freitas, H; Oliveira, M; Saccol, AZ *et al*. O método de pesquisa survey. *Revista de Administração, São Paulo*, 35(3): 105-12, 2000.

Esperidião MA; Trad, LAB. Avaliação de satisfação de usuários: considerações teórico-conceituais. *Cadernos de Saúde Pública, Rio de Janeiro*, 22(6): 1267-76, 2006.

Silva, LMV. Conceitos, abordagens e estratégias para a avaliação em saúde. In: Hartz, ZMA; Silva, LMV (orgs.). *Avaliação em Saúde: dos modelos teóricos à prática na avaliação de programas e sistemas de saúde*. Salvador: EDUFBA; Rio de Janeiro: Fiocruz, 2005. pp. 15-39.

36 Formação de uma Rede Qualificada de Prestadores de Serviços na Área da Saúde | Como Garantir um Melhor Serviço ao Cliente?

Daniela Camarinha

Cenário atual

A área da saúde vem passando por pressões importantes provenientes do mercado externo relacionadas com mudanças significativas no perfil de compra do consumidor, cada vez mais exigente e empoderado, que, apoiado pelo movimento de judicialização por parte das coberturas de tratamentos questionáveis e pela própria consolidação da indústria marcada por novos entrantes, exige um novo olhar às práticas de gestão das empresas. As ferramentas de *marketing* nesse contexto podem minimizar os efeitos preocupantes existentes nesse cenário, uma vez que trazem um olhar mais crítico e elaborado sobre as necessidades desse novo cliente e a melhor maneira de relacionar-se com ele. O foco então está na necessidade de um conhecimento maior sobre as regras impostas pelas entidades reguladoras e em um maior envolvimento entre os *stakeholders* prestadores de serviço aos clientes.

No intuito de melhor regular a qualidade do serviço prestado aos usuários de planos de saúde, algumas iniciativas concretas têm sido implementadas pela Agência Nacional de Saúde (ANS) que vem, inclusive, suspendendo a comercialização de alguns planos de saúde por estarem fugindo de suas obrigações junto aos clientes (RN 259 – Garantia de Acesso Assistencial Prazos e Rede). Dentre as iniciativas, algumas visam tornar o processo de escolha do cliente pelo prestador de serviço mais transparente. Além de regras claras relacionadas com prazos de consultas e periodicidade de reajustes junto aos prestadores, faz parte a questão da qualidade oferecida ao cliente e, por mais que essa premissa exista no momento de contratação, exige um cuidado diário de atualização dessa base de prestadores que chega ser imensa para algumas operadoras de saúde (mais de 5 mil prestadores de serviços).

Faz parte dessas iniciativas o Programa de Divulgação e Monitoramento da Qualidade dos Prestadores de Serviços na Saúde Suplementar (Qualiss), desenvolvido pela ANS em parceria com Representantes dos Prestadores de Serviços de Saúde, dos Consumidores de Planos de Saúde, das Operadoras, das Universidades Brasileiras, da Agência Nacional de Vigilância Sanitária (Anvisa) e do Ministério da Saúde. Por meio da divulgação pública dessa qualificação, pessoas e instituições terão informações sobre os prestadores que investem na melhoria da qualidade, proporcionando melhor escolha de onde buscar atendimento em saúde. Poderão participar hospitais, prestadores de serviços de apoio diagnóstico e terapêutico (SADT), clínicas ambulatoriais e profissionais que atuam em consultório e, para participar, é preciso fazer parte da rede de alguma operadora de planos de saúde. A divulgação é feita por meio do *website* ou do livro da operadora disponibilizado aos clientes e tem como atributos de qualificação os tópicos listados na Figura 36.1.

A participação é voluntária, exceto para os serviços que compõem as redes próprias das operadoras de planos de saúde (todo e qualquer serviço de saúde de propriedade da operadora ou de sociedade controlada pela operadora, ou, ainda, de sociedade controladora da operadora).

Esse programa, aliado a outras premissas amparadas pelas exigências a seguir, reforçam a necessidade de melhor controlar e interagir com os prestadores de serviço.

Novas demandas a serem atendidas pelas operadoras de saúde

É possível verificar que nos últimos anos as operadoras de saúde tiveram um grande número de exigências legais voltadas à melhor gestão da rede de prestadores de serviços. A seguir estão listadas as principais, com as quais o cliente final (paciente) pode ser beneficiado.

418 Parte 5 | Casos

APALC	Padrão nacional de qualidade
ADICQ	Padrão nacional de qualidade
AONA	Padrão nacional de qualidade
ACBA	Padrão internacional de qualidade
AIQG	Padrão internacional de qualidade
N	Comunicação de eventos adversos
P	Profissional com especialização
R	Profissional com residência
E	Título de Especialista
Q	Qualidade monitorada

◢ **Figura 36.1** Atributos de qualificação dos prestadores. Fonte: ANS, 2013.

◢ **RN nº 139 (24/Nov/2006).** Institui o Programa de Qualificação da Saúde Suplementar.

◢ **RN nº 267 (24/Ago/2011).** Institui o Programa de Divulgação da Qualificação de Prestadores de Serviços na Saúde Suplementar.

◢ **RN nº 275 (01/Nov/2011).** Dispõe sobre a instituição do Programa de Monitoramento da Qualidade dos Prestadores de Serviços na Saúde Suplementar (Qualiss).

◢ **RN nº 277 (04/Nov/2011).** Institui o Programa de Acreditação de Operadoras de Planos Privados de Assistência à Saúde.

◢ **RN nº 278 (17/Nov/2011).** Institui o programa de conformidade regulatória e altera a Resolução Normativa nº 159, de 3 de julho de 2007, que dispõe sobre a aceitação, registro, vinculação, custódia, movimentação e diversificação dos ativos garantidores das operadoras e do mantenedor de entidade de autogestão no âmbito do sistema de saúde suplementar, e a Resolução Normativa nº 227, de 19 de agosto de 2010, que dispõe sobre a constituição, vinculação e custódia dos ativos garantidores das Provisões Técnicas, especialmente da Provisão de Eventos/Sinistros a Liquidar.

◢ **RN nº 259 (17/06/2011).** Dispõe sobre a garantia de atendimento dos beneficiários. Garantia de acesso assistencial (prazos e rede) de plano privado de assistência à saúde e altera a Instrução Normativa – IN nº 23, de 1º de dezembro de 2009, da Diretoria de Normas e Habilitação dos Produtos (DIPRO).

◢ **RN nº 285 (23/Dez/2011).** Dispõe sobre a obrigatoriedade de divulgação das redes assistenciais das operadoras de planos privados de assistência à saúde nos seus Portais Corporativos na Internet; e altera a Resolução Normativa – RN nº 190, de 30 de abril de 2009 e a RN nº 124, de 30 de março de 2006, que dispõem, respectivamente, sobre a criação obrigatória do portal corporativo na Internet pelas operadoras de planos privados de assistência à saúde e sobre a aplicação de penalidades para as infrações no setor da saúde suplementar.

◢ **IN nº 49 (17/Maio/2012).** Contratualização. Regulamenta o critério de reajuste, conforme disposto na alínea "c" do inciso VII do parágrafo único do artigo 2º das Resoluções Normativas – RN nº 42, de 4 de julho de 2003; nº 54, de 28 de novembro de 2003; e nº 71, de 17 de março de 2004.

◢ **Lei 13.003.** O inciso I e o § 1º do art. 1º dessa lei implicam compromisso com os consumidores quanto à sua manutenção ao longo da vigência dos contratos, permitindo-se sua substituição, desde que seja por outro prestador equivalente e mediante comunicação aos consumidores com 30 dias de antecedência.

Necessidade da formação de uma rede de prestadores de serviços de confiança

A prestação de serviços à saúde demanda vários participantes, e controlar cada uma das etapas desse processo faz parte da garantia do melhor serviço ao cliente. Infelizmente o grande número de profissionais e empresas responsáveis pela entrega de serviços aos clientes exige melhor gestão da rede de prestadores de serviços. Uma operadora de saúde chega a ter mais de 5 mil prestadores de serviços atuantes e disponíveis aos clientes. Garantir que os mesmos cumpram com todas as responsabilidades do contrato e aquelas impostas recentemente exige grandes mudanças com base na proximidade e comunicação frequente. Criar valor passou a ser uma tarefa de todos. Por isso, formar uma rede de prestadores de confiança realmente engajada e comprometida com essa realidade é fundamental. Quanto mais próximos eles forem, melhor será a mensuração e o ajuste do nível de qualificação, além de ser melhor para comunicar novas exigências e, por fim, entregar melhores serviços aos clientes. O desafio para os gestores desse mercado (hospitais, operadoras, laboratórios, indústria, empresas, governo e usuários) está concentrado na importância do trabalho integrado entre os *stakeholders* do setor, de modo a cocriar valor ao cliente em conjunto.

O estudo de caso a seguir demonstra como uma operadora de saúde localizada em São Paulo conseguiu qualificar sua rede de prestadores elegendo, a partir de alguns critérios específicos, aqueles que melhor se enquadravam ao perfil de seu novo plano de saúde. Além disso, por esse processo a operadora conseguiu estabelecer um canal de comunicação ativo, capaz de ser usado com mais frequência.

Escopo do projeto

Atualização e qualificação da rede médica para o lançamento de um novo plano de saúde.

Data

Projeto iniciado em março de 2013 e concluído em junho 2013.

Principais etapas do projeto

- Etapa 1: Atualização dos dados cadastrais da base de prestadores (pesquisa para a coleta dos dados faltantes)
- Etapa 2: Contratação e treinamento da equipe especializada
- Etapa 3: Desenvolvimento do roteiro de abordagem e treinamento da equipe
- Etapa 4: Pesquisa qualitativa com uma amostra de 1.500 contatos
- Etapa 5: Inserção dos dados no sistema
- Etapa 6: Verificação de possíveis desdobramentos relacionados com o crdenciamento ou não do prestador de acordo com o *feedback* recebido
- Etapa 7: Desenvolvimento de uma planilha controle com a sinalização dos prestadores (médicos) que se enquadram no perfil do novo plano de acordo com os critérios preestabelecidos.

Principais desafios

Atualização dos dados cadastrais (pesquisa para a coleta dos dados faltantes)

A base de dados estava incompleta e desatualizada, o que exigiu a consulta em bases de dados como a do Conselho Regional de Medicina do Estado de São Paulo (CREMESP) e de outros *websites* específicos como: consulte.me, helpsaude.com, boaconsulta.com, cadastronacionalmedico.org, doctoralia.com.br, procuramed.com e maisdoutor.com.

Outra questão crítica foi a quantidade existente de profissionais pertencentes a hospitais com cadastros na base de dados feitos pelo hospital e não pelo consultório e, nesses casos, a atualização foi mais difícil.

Compilação dos dados

A compilação dos dados foi realizada de acordo com o perfil previamente definido e com a criação de novos cadastros a partir da atualização de profissionais antes inexistentes. Por mais que a base fosse atualizada no passado, o que se verificou foram clínicas com várias especialidades com alto *turnover* de profissionais, especialidades e procedimentos.

Contato telefônico (amostra de 1.531 contatos)

A pesquisa qualitativa foi feita pelo telefone e levou em consideração um rastreamento inicial dos horários de atendimento dos profissionais e a resistência e o receio das secretárias e médicos em compartilhar os dados. Como os dados de contato também eram algo a ser respondido, às vezes gerando mais de um contato, foi necessário realizar adaptação da pesquisa para um formulário via *e-mail*. Isso resolvido, outras questões desencadearam a necessidade de novos ajustes, uma vez que as dúvidas em relação às particularidades do contrato como o preço da consulta e a finalidade de tantas perguntas acabavam fazendo parte da maioria das ligações. Embora o objetivo inicial fosse atualizar a base de prestadores e qualificá-los para a inclusão ou não no novo plano de saúde da operadora, muitas perguntas ajudaram a segmentar essa base para, no futuro, servir de filtro para a formação de uma rede de confiança.

Preparação da equipe

No intuito de tornar a comunicação mais objetiva e assertiva, foi elaborado um treinamento prévio da equipe após a realização de um teste piloto inicial com alguns prestadores, tornando possível a readequação de um roteiro com *script* específico capaz de tornar esse processo mais eficiente. Esse roteiro foi desenvolvido a partir dos critérios de elegibilidade dos profissionais e também levou em consideração as informações técnicas dos mesmos na operadora. Como documentos de apoio foram usados o próprio *script*, os arquivos técnicos sobre a operadora e o novo plano, a ficha curricular do profissional e o *checklist* para a visitação.

Conforme ilustrado na Figura 36.2, pouco mais da metade dos cadastros (804) estava completa e válida, ou seja, as ligações puderam ser realizadas diretamente, o que possibilitou a atualização geral e a avaliação da elegibilidade para a inclusão no novo plano (credenciamento). Aproximadamente 15% dos médicos não tiveram interesse em atender o novo plano, preferindo não responder a pesquisa. Outros 20% estavam sem número de telefone ou com o número incorreto, o que impossibilitou o contato inicialmente.

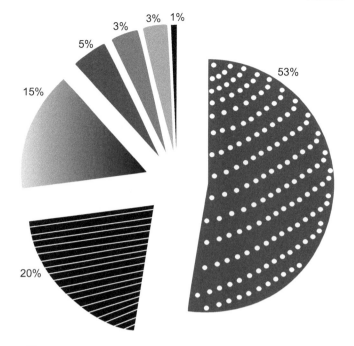

- Completos
- Sem nº ou nº errado
- Sem interesse/não passam os dados
- Não retornou o *e-mail*
- Telefone de hospital
- Não atendem o telefone

Figura 36.2 Perfil da base de dados.

Critérios de elegibilidade

Como critérios de elegibilidade, foram consideradas as características tangíveis e mensuráveis relacionadas com o perfil de clientes a serem atendidos pelo novo plano, bem como os critérios técnicos previamente avaliados com base no histórico do profissional na operadora quando aplicado. Dentre as principais perguntas realizadas e que levaram à elegibilidade do profissional podem ser citadas:

- Dados completos para cadastro (nome, CRM, especialidade, endereço)
- Hospital de maior atuação do médico
- Laboratório de diagnósticos que costuma recomendar
- Operadoras de saúde (convênios) em que o profissional atende
- Valor da consulta particular
- Se há atendimento com hora marcada
- Tempo médio de duração das consultas
- Tempo médio para o agendamento de consultas
- Procedimentos realizados pelo profissional no consultório
- Cordialidade no atendimento (empatia, desdobramentos positivos, resolutividade etc.).

Essa análise contribuiu muito para a seleção da nova rede de prestadores que não apenas estivesse adequada aos critérios predefinidos, mas também pudesse no futuro fazer parte de uma rede de confiança capaz de trabalhar em conjunto para melhor garantir a entrega dos serviços aos clientes. Sendo assim, apenas 35% dos profissionais abordados cumpriram os critérios de:

- Consultas particulares de aproximadamente R$ 400,00
- Atendimento a, no máximo, 5 operadoras de saúde
- Disponibilidade para agendamento de consultas em até 3 dias úteis.

Algumas das dificuldades encontradas

O processo de efetividade do credenciamento gerou algumas dúvidas por parte dos médicos, que alegaram ter tido dificuldade em se comunicar com a operadora e conseguir suporte imediato para sanar as dúvidas relacionadas com a confirmação de que realmente seriam credenciados ou se a operadora havia recebido a documentação. Além disso, queriam saber alguns detalhes sobre as regras de atendimento. Ambas as colocações foram rapidamente solucionadas em função do diálogo frequente entre os envolvidos.

Principais ganhos

Dentre os principais ganhos desse processo, pode ser citada a iniciativa da operadora em buscar novos prestadores de serviços a partir de uma qualificação preestabelecida. Além disso, o envolvimento de outras pessoas e empresas especializadas para tornar esse processo eficaz, ou seja, garantir o sucesso da formação de uma nova rede de prestadores de serviços alinhada ao perfil dos clientes e capaz de cumprir as novas exigências impostas para esse mercado com intuito de melhorar a entrega de serviços aos clientes.

Conclusão

O estudo revela a importância de as empresas investirem no diálogo permanente com os *stakeholders* do setor da saúde no intuito de melhorar a interação entre eles e buscar a entrega de melhor serviço ao cliente. Para isso, é preciso propiciar o acesso às informações necessárias com transparência naquilo que é contratado por meio de dados atualizados e permissão para que novos contatos possam ser estabelecidos. Tudo isso tende a reduzir os riscos de insucesso e insatisfação de ambos os envolvidos. É importante ressaltar que mesmo quando simples, o diálogo ajuda as empresas a compreender melhor os contextos emocionais, sociais e culturais que moldam as experiências dos clientes, provendo-as de conhecimentos para a inovação. O diálogo vai muito além do ouvir e reagir, exige envolvimento profundo, interatividade, empatia e disposição de ambos os lados de agir mesmo em conflito.

A partir de uma rede de prestadores de serviços de confiança é possível melhorar a interação entre os envolvidos e o que antes era de responsabilidade exclusiva da operadora de saúde passa a ser dos prestadores e do cliente. É nesse momento que se vê o processo da cocriação de experiências e todos acabam assumindo mais responsabilidade. São justamente a comunicação e o gerenciamento proativo dos riscos que trarão novas oportunidades para as empresas se diferenciarem. Finalmente encontra-se a necessidade de as empresas investirem em tornar o processo de entrega do serviço mais transparente, o que favorecerá ainda mais os ganhos do envolvimento dos clientes e a consequente melhoria contínua dos produtos e serviços.

O envolvimento de profissionais especializados externos foi essencial não apenas por favorecer que a operadora mantivesse seu foco nas necessidades do dia a dia, como também garantir a formação de uma nova rede de prestadores de serviços e o que pode ser chamado de desenho de uma rede de confiança, ou seja, que não apenas cumpra com os critérios preestabelecidos em contrato como também se comprometam a tratar de modo diferenciado os clientes da operadora.

Nomenclaturas

◢ **Prestadores de serviços de saúde (ao paciente).** São denominados credenciados, cooperados ou referenciados das operadoras de planos de assistência à saúde.

◢ **Operadoras de planos de saúde (operadoras).** Constitui um seguro de proteção das pessoas contra o risco de terem de vir a incorrer em despesas médicas. Estimando o risco geral das despesas de saúde de um grupo-alvo, a seguradora pode desenvolver uma estrutura financeira que assegure fontes de rendimento (como prêmios ou taxas) de modo a disponibilizar o dinheiro necessário para pagar os benefícios médicos especificados na apólice de seguro. O seguro pode ser administrado pelo governo, por uma entidade particular sem fins lucrativos ou por uma empresa privada.

◢ **Cocriação.** É um conceito de *marketing* e negócios e é um modo de inovação que acontece quando pessoas de fora da empresa (como fornecedores, colaboradores e clientes) associam-se com o negócio ou produto agregando inovação de valor, conteúdo ou *marketing*, e recebendo em troca os benefícios de sua contribuição, seja pelo acesso a produtos customizados ou pela promoção de suas ideias.

◢ **ANS.** Agência Nacional da Saúde.

◢ **PALC.** Programa de Acreditação de Laboratórios Clínicos.

◢ **DICQ.** Sistema Nacional de Acreditação.

◢ **ONA.** Organização Nacional de Acreditação.

◢ **CBA.** Acreditado pelo Consórcio Brasileiro de Acreditação (CBA), por meio do manual da Joint Commission International.

◢ **IQG.** Instituto Qualisa de Gestão.

Bibliografia

Brasil. Agência Nacional de Saúde. *Instrução Normativa nº 49, de 17 de maio de de 2012.* [Internet] [Acesso em 20 Setembro 2015] Disponível em: http://www.ans.gov.br/index2.php?option=com_legislacao&view=legislacao&task=PDF Original&format=raw&id=2115

Brasil. Agência Nacional de Saúde Suplementar. *Lei 13003/14 | Lei nº 13.003, de 24 junho de 2014.* [Internet] [Acesso em 20 Setembro 2015] Disponível em: http://presrepublica.jusbrasil.com.br/legislacao/124801248/lei-13003-14

Camarinha, D; Costa, BK; Vieira, SF. *Relações entre stakeholders no prcesso de cocriação de valor:* um estudo de casos múltiplos no setor da saúde. XXXV Encontro da Anpad. Rio de Janeiro: Editora da ANPAD, 2011. http://www.ans.gov.br/index.php/espaco-dos-prestadores/qualiss

Bibliografia Complementar

Anvisa. *Curso Básico de Controle de Infecção Hospitalar. Caderno C: Métodos de Proteção Anti-infecciosa.* Brasília, 2000.
Anvisa. *RDC 50 – Regulamento Técnico para Planejamento, Programação, Elaboração e Avaliação de Projetos Físicos de Estabelecimentos Assistenciais de Saúde.* Brasília, DF, 21/02/2002.
Attkisson, CC et al. *Administración de Hospitales – Fundamentos y Evaluación del Servicio Hospitalario.* Mexico, DF: Trillas, 1993.
Barrionuevo, AF et al. *Atención Gerenciada de La Salud.* Buenos Aires: Ed. Edi-Ser, 2000.
Brasil. Conselho Nacional de Secretários de Saúde. *CONASS Debate – A crise contemporânea dos modelos de atenção à saúde.* Brasília: CONASS, 2014.
Carvalho, APA et al. *Temas de Arquitetura de Estabelecimentos Assistenciais de Saúde.* Salvador: Universidade Federal da Bahia – Faculdade de Arquitetura, 2002.
Castelar, RM et al. *Gestão Hospitalar – Um Desafio para o Hospital Brasileiro.* Rio de Janeiro: Ed. École Nationale de La Santé Publique, 1993.
Fajardo, DG. *Dirección de Hospitales.* México: Ed. El Manual Moderno, 2008.
Graban, M. *Hospitais Lean: melhorando a qualidade, a segurança dos pacientes e o envolvimento dos funcionários.* Tradução: Raul Rubenich. Porto Alegre: Bookman, 2013.
Graziano, KU et al. Limpeza, Desinfecção, Esterilização de Artigos e Antissepsia. In: Fernandes, AT. *Infecção Hospitalar e suas Interfaces na Área da Saúde.* São Paulo: Ed. Atheneu, 2000, vol. 1.
L´Abbate, Solange (Org.). *Análise institucional e saúde coletiva no Brasil.* 1. ed. São Paulo: Hucitec, 2013.
Malagón-Londoño, G. *Administración Hospitalaria*, 2ª ed. Bogotá: Ed. Médica Panamericana, 2000.
Mello, MA et al. *Planos de saúde: aspectos jurídicos e econômicos.* Rio de Janeiro: Forense, 2012.
Montes, JLT e Torres, MM. *Gestión hospitalaria.* 5. ed. Madrid: Mcgraw-Hill Interamericana, 2011.
Opas. *Los Servicios de Rehabilitacion.* Washington DC: Opas, 1993.
Paim, JS e Almeida-Filho, N. *Saúde Coletiva: teoria e prática.* 1.ª ed. Rio de Janeiro: MedBook, 2014.
Priest, V e Speller, V. *Fatores de risco em saúde: o manual de gerenciamento.* Tradução: Marina de Castro Frid. 1ª ed. Rio de Janeiro: E-papers, 2014.
Rodrigues, PH e Santos, IS. *Saúde e cidadania: uma visão histórica e comparada do SUS.* 2ª ed. São Paulo: Editora Atheneu, 2011.
Rumel, D e Santos AAM. *Saúde que funciona: a estratégia saúde da família no extremo sul do município de São Paulo.* 1 ed. São Paulo: Hucitec, 2014.
Siqueira, ILCP, Petrolino, HMBS e Sallum, AMC (Org.). *Modelo de Desenvolvimento de Profissionais no Cuidado em Saúde.* São Paulo: Editora Atheneu, 2014.
Souza, P e Mendes, W. *Segurança do paciente: criando organizações de saúde seguras.* Rio de Janeiro: EAD/ENSP, 2014.
Temes, LJ et al. *Gestión Clínica.* Madrid: MacGraw-Hill – Interamericana de España S.A., 2001.
Varo, J. *Gestión Estratégica de la Calidad en los Servicios Sanitarios.* Madrid: Ed. Díaz de Santos, S.A., 1994.

Índice Alfabético

A
Accountability, 395
Aceitação, 320
Acessibilidade, 283
Acesso, 28
Ácido peracético, 266
Acolhimento, 395
Acompanhamento de serviços e obras, 304
Aconselhamento do profissional da área da saúde, 337
Acreditação, 406
- ações para, 407
- de instituições de prática e formação médica, 386
- e segurança do paciente no Brasil, 361
Administração
- da contribuição dos funcionários, 172
- da infraestrutura, 171
- de estratégias de gestão de pessoas, 170
- direta, 161
- indireta, 161
Administradoras de benefícios, 86
Aferição de resultados e disposição para avaliação, 394
Agência(s)
- executiva, 161
- reguladora, 161
- - de saúde, 225
Agência Nacional de Saúde Suplementar, 84
Agenda
- de saúde no século 21, 368
- Global Hospitais Verdes e Saudáveis, 270
Agendamento, 237
Agente de transformação, 173
Água, 270
Álcool, 265
Alienação compulsória de carteira e leilão, 99
Alimentos, 271
Alocação de recursos, 381

Ambiguidade nas novas relações público-privadas, 104
Ambulatório, organização do, 230
Ameaça
- de bens ou serviços substitutos, 120
- de novos entrantes, 120
Análise
- da situação de saúde, 22
- das demonstrações financeiras, 179
- de projetos, serviços ou obras, 304
- do ambiente, 113, 117
- situacional, 117
- SWOT, 117
Apego às próprias crenças e aos hábitos, 108
Apoiador institucional, 78
Apoio
- administrativo, 333
- institucional, 78
- matricial especializado, 81
- na indicação e interpretação, 283
Aprimoramento
- da qualidade, 333
- de recursos humanos, 333
Apropriação de custos por centros de custos, 184
Aquisição, 276, 316, 345
Ar-condicionado, 237
Área(s)
- física(s), 279, 285
- críticas, 268
- não críticas, 268
- semicríticas, 268
Arena
- política, 105
- social e organizacional, 105
- sociopsicológica, 106
Armazenamento, 207, 208
Artigo
- crítico, 264
- não crítico, 264

- semicrítico, 264
Aspectos
- estruturais, 285
- psicossociais, 386
Assistência
- à saúde no mundo, 3
- ambulatorial, 228
- centrada no paciente, 164
- direta ao paciente, 227
- farmacêutica, 231
- médica supletiva, 392
Atenção
- à saúde, 17
- - básica, Brasil, 18
- domiciliar, 246
- primária à saúde, 17
- - orientada à comunidade, 387
Atendimento
- da demanda, 231
- extra-hospitalar, 245
Atestados, 263
Atividades do controle de infecção, 331
Ativo, 178
Ator(es)
- da atividade de saúde, 309
- social, 74
Atribuição distorcida da causalidade, 108
Auditoria, 140
- clínica, 141, 222
Autarquia, 161
Autoconfiança excessiva, 108
Autogestão, 92
Autonomia, 162
- de gestão, 394
Autorizações, 230
Avaliação
- da qualidade, 24
- de pré-aquisição, 315
- de risco e vulnerabilidade, 80
- de serviços, 24

424 Índice Alfabético

- dos cuidados à saúde, 23
- econômica, 24, 193-197
- tecnológica, 24, 348

B

Balanced Scorecard (BSC), 124, 150, 151
Balanço patrimonial, 178
Barreira(s)
- ao clientelismo, 394
- eletrônica, 340
- físicas, 341
- humana, 340
Bias (viés), 19
Biofilme, 264
Biossegurança, 336

C

Cadeias produtivas, 103
Calibração(ões), 346
- de equipamentos, 348
Calor seco, 265
Campo, 82
Cancelamento de registro, 99
Capacidade
- adaptativa, 395
- de controle, 164
- de liderar, 396
- de negociar, 395
Capacitação, 268
- permanente, 395
Capitação
- global, 64
- parcial, 64
- revertida ou por contato, 64
Carcaças, 269
Carga de trabalho, 250
Central de material esterilizado, 266
Centro
- cirúrgico (CC), 233
- de material esterilizado, 264
- obstétrico, 237
Certificação e recertificação dos médicos, 386
Cirurgia ambulatorial, 236
Cláusulas especiais para aquisição
  internacional, 319
Clientes, 275, 285
Cobertura de despesas de acompanhante, 97
Cocriação, 420
Cogestão, 77
Competência técnica do proponente, 318
Complexidade da saúde e da informação
  em saúde, 307
Compra(s), 271
- e contrato, 166
- e venda de serviços, 61
Compromisso com a qualidade, 396
Comunicação, 125, 341
Concentrados de hemácias deleucotizadas, 294
Concepções sobre gestão, 72
Conclusão dos serviços e obras total
  ou por etapas, 305
Confiabilidade, 27, 282
Conhecimento, 19
Conjunto de indicadores, 27
Conselhos populares de saúde, 224
Consequências do regime do
  direito privado, 165
Consistência interna, 27
Consórcio público, 161
Construção da curva ABC de valor, 203
Contabilidade, 68

Contratação, planejamento e, 79
Contrato de gestão, 166
Controle
- da estratégia, 113, 125
- da infecção hospitalar, 234, 326, 329
- de acesso, 341
- de infecção e incorporação tecnológica
  nos hospitais, 324
- de ocupação e da permanência hospitalar, 219
- de produção e distribuição, 261
- de reajustes de preços, 95
- do parque de equipamentos, 322
- e fiscalização, 166
- microbiológico, 261
- orçamentário, 190
Convênio, 161
Cooperativas
- médicas, 86, 90
- odontológicas, 86
Coordenação da atenção clínica, 79
Coortes, 20
Copagamentos, 65
Coprodução de sujeitos autônomos, 76
Crioprecipitados, 296
Cuidados
- intensivos, 250
- intermediários, 250
- mínimos, 251
- semi-intensivos, 250
Cultura da segurança do paciente, 365
Cumprimento de normas éticas e legais, 333
Currículos orientados por competência, 387
Curva de oferta quebrada por serviços de
  saúde, 68
Custeio
- baseado em atividade, 187
- direto, 185
- por absorção, 183
Custo(s)
- diretos, 326
- dos procedimentos hospitalares, 185
- e modelos de operação, 280
- fixo, 185
- indiretos, 328
- na saúde, reflexos no hospital, 133
- preventivos, 327
- total, 185
- variável, 185
Custo-efetividade, 27

D

Débito de materiais e serviços na conta
  paciente e/ou baixa no estoque, 236
Decisão pública, 103
Declarações, 263
Deduções, 65
Definição de problemas, 109
Deleucotização e irradiação plaquetária, 295
Demanda, 23
Demarcação de lateralidade, 236
Demonstração(ões)
- de resultados do exercício, 179
- financeiras, 178
- - projetadas, 189
Desativação, 323
Descentralização
- das experiências clínicas, 386
- e democratização das decisões, 142
Descontaminação, 265
Desenvolvimento
- de projetos, serviços ou obras, 304
- em enfermagem, 253

Desinfecção, 264
Desospitalização, 243
- causas da, 245
Despesa, 179
Detecção precoce, 17
Determinação dos limites endêmicos, 331
Diagnosis related groups (DRG), 135
Diagnóstico
- precoce, 17
- situacional, 74
Dimensionamento
- de pessoal, 250
- do quadro de pessoal, 267
Direito de permanência como beneficiários, 97
Diretrizes clínicas, 46, 81, 141
Disponibilização da informação, 25
Distribuição, 208
- por dose unitária, 209
Doença(s)
- do aparelho circulatório, 379
- origem da, 15
- preexistente, 97
Dose individualizada, 209

E

Economias de escala, 40
Edifício alinhado com a estratégia
  empresarial, 299
Edifícios, 271
Educação, 221
- continuada, 140
- dos profissionais, 337
- médica, 386
- para acreditação, 406
Efetividade clínica, 140, 219
Eficiência, 29, 163, 391
- busca de, 400
- busca contínua da, 394
- gerencial, 164
Emergências, 97
Empresa pública, 161
Empresas e entidades similares, 55
Enfermagem, 248
Enfermarias, 240
Enquetes (*surveys*), 224
Ensino-aprendizagem baseado
  em problemas, 387
Epidemiologia
- analítica, 20
- na gestão de serviços e de sistemas
  de saúde, 18
Equalização orçamentária de projetos,
  serviços ou obras, 304
Equidade, 28, 391
Equipamentos e materiais, 280
Era do conhecimento, 385
Erro(s), 19
- de amostragem, 414
- de medição, 414
Esboço, 300
Escala de prestação de cuidados, 252
Escassez dos recursos, grau de, 40
Escola austríaca, 116
Especializações em diagnóstico
  por imagem, 285
Especificidade, 19
Espírito do trabalho em equipe, 396
Estatística, 263
Esterilização, 264
Estratégias
- adaptativas, 120
- de e-saúde, 313

Índice Alfabético

- de entrada, 120, 122
- de posicionamento, 120, 123
Estrutura, 24
- de capital, 182
- operacional, 42
- organizacional, 166
- - do controle de infecção, 330
- - do sistema de materiais, 210
Estudo(s)
- de coortes, 20
- de casos e controles, 20
- de corte transversal, 20
- de efetividade, 19
- descritivos, 19, 20
- ecológicos, 21
- epidemiológicos, 19
- etiológicos, 19
- experimentais, 21
Ética, 381, 382
- médica, 387
Evento sentinela, 27, 223
Evolução epidemiológica, 392
Exames nos laboratórios clínicos, frequência de, 278
Execução
- da estratégia, 113, 123
- *premium*, 124
Exigência de referências de outros clientes, 318
Explosão tecnológica, 386

F

Fabricantes, 274
Falácia ecológica, 21
Falhas no processo de análise dos dados da pesquisa, 414
Famílias, 58
Farmacovigilância, 334
Fatores
- de coagulação, 296
- de risco ou de proteção, 21
- externos à gestão hospitalar, 68
Fecundidade, 370
Federalismo, 391
Fenólicos, 265
Ferramentas de apoio à decisão, 312
Financiadores, 52
- escolhas por sistemas de remuneração de hospitais e, 65
Financiamento, 162, 390
Fiscalização, 98
- de serviços e obras, 304
Flexibilidade, 395
Fluxo de saída (alta e óbito) do paciente, 262
Força de trabalho, 285
Formaldeído, 265
Formulação estratégica, 113, 120
Fornecedores, 285
Fragmentação, 36
- da atenção à saúde, 38
Fundação(ões)
- de apoio, 161
- de direito público, 161
- pública de direito privado, 161

G

Garantia(s)
- da cobertura e dos direitos dos consumidores, 96
- de acesso à acomodação privativa, 97
- de fornecimento de manuais técnicos, 317
- de peças de reposição, 317
- de reembolso, 97
- e provisões técnicas, 98
Genchi genbutsu, 137
Gerência
- de equipamentos, 277
- de risco sanitário hospitalar, 334
Gerenciamento
- da manutenção da tecnologia, 320
- da qualidade no serviço de alimentação, 261
- de custo, 260
- de resíduos, 269
- de riscos, 140
- do empreendimento, 303
- do serviço de enfermagem, 248
- dos recursos materiais e humanos, 322
Gestão
- ambiental, 270
- assistencial, 375
- colegiada e as unidades de produção, 77
- compartilhada, 76
- da clínica, 45, 46, 140, 141
- da condição de saúde, 46
- da qualidade, 289
- das pessoas, 163
- das unidades
- - de laboratório clínico, 277
- - de saúde, 308
- de caso, 47, 141
- de crônicos, 220
- de doenças, 141
- de pessoas
- - administração de estratégias de, 170
- - funções, 169
- de processos, 136
- de projetos, 124, 139
- de recursos, 381
- de riscos, 141
- de serviços de diagnóstico por imagem, 284
- do cuidado, 368
- do fluxo de pacientes, 308
- do hospital, 143
- do serviço de alimentação em uma instituição de saúde, 258
- dos recursos humanos, 286
- dos riscos, 218
- dos serviços de apoio diagnóstico e terapêutico, 273
- e análise de custos hospitalares, 183
- e atenção à saúde, 76
- estratégica, 113
- - e integrada de serviços ou redes assistenciais de saúde, 309
- - na área de saúde, 116
- financeira de uma instituição de saúde, 177
- nos setores público e privado, 75
- participativa, 77
Giro
- de estoques, 181
- do ativo, 181
- - circulante, 181
- - fixo, 181
Glóbulos vermelhos, 293
Glutaraldeído, 265
Governança, 162
- clínica, 45, 140, 217
Granulócitos, 295
Grupos
- com comportamento de risco, 22

- de risco, 22
- relacionados de diagnóstico (GRD), 63

H

Habilidades gerenciais, 68
Hemoterapia, 290
- após a década de 1980, 291
- princípios da, 293
Hemovigilância, 334
História natural da doença, 16
Hospital
- como estrutura empresarial, 144
- no Brasil, origem do, 132
Hospital-dia, 245
Humanização, 231, 382, 395

I

Ideação, 110
Iluminação, 341
Impedimento
- à recusa de beneficiários na admissão, 97
- de cláusula de agravo, 97
Implantação de medidas de proteção anti-infecciosa, 332
Imunização, 336
Incidentes relacionados com o cuidado, 363
Incorporação tecnológica, 74, 276, 382
Indicador(es), 19, 27, 289
- de desempenho, 24, 149
- de produtividade, 29
- em saúde, 27
- financeiros, 179
- hospitalares, 29
Índice
- de liquidez, 180
- - corrente, 181
- - geral, 181
- - imediato, 181
- - seco, 181
- de endividamento, 181
- de rentabilidade, 182
Infecções hospitalares, 325
Informação, 19, 68
- ao paciente, 232
- e gestão da qualidade assistencial, 99
- em saúde, 312
- para a tomada de decisão, 26
Infraestrutura tecnológica, 311
Inovação, 120
- na prestação do cuidado, 395
Inscrição
- assegurada ao recém-nascido, 97
- de filho adotivo, 97
Inserção no SUS, 163
Inspeção(ões), 346
- da qualidade, 207
Instalação, 320, 346
Instituições
- de seguridade social, 54
- filantrópicas, 56, 86
Institutos de ensino e pesquisa, 387
Integração, 36
- dos sistemas de informação em saúde, 312
- horizontal, 40
- público-privada, 98
- vertical, 41
Integralidade, 390
- do cuidado no hospital, 141
Integridade, 27, 120
Internação, 238, 239
Internet, 288

426 Índice Alfabético

Intervenção(ões), 15
- de saúde, 44
Inventário, 344
Investigação epidemiológica, 332
Irradiação de componentes sanguíneos, 294

K

Kaizen, 136, 137
Kits de linhas arteriais, intravenosas, dialisadores, 269

L

Lactário, 260
Lean system, 137
Legalidade, 164
Lesão, 97
Levantamento, 27
- e análise de risco, 341
Liderança, 270
- organizacional, 224
Líderes, 224
- e médicos do sistema de saúde, 225
Limitação da invalidez ou do dano, 17
Listagem de peças de reposição, 317
Logística hospitalar, 399
Longa permanência, 220
Lucro, 179

M

Macroações, 394
Macroproblemas, 117
Manutenção
- corretiva, 320
- de registros, 336
- preventiva, 322, 346
Marcadores de risco, 21
Margem
- bruta, 182
- de contribuição, 186
- líquida, 182
- operacional, 182
Marketing
- conceito, 212
- - aplicação, 213
- e saúde, 212
Materiais, 286
Medicalização, 391
Medicina
- baseada em evidências, 75, 387
- de grupo, 86, 88
- preventiva, 16
Membros de conselhos de organizações, 224
Mensurabilidade, 27
Mensuração, 27
Mercado, 274
- para serviços de imagem, 284
Metanálise, 21
Metas internacionais de segurança do paciente, 359
Metodologia
- 5W2H para elaboração de planos de ação, 125
- DMADV, 138
- DMAIC, 138
- epidemiológica, 18, 19
- para classificação de pacientes hospitalares, 135
Métodos de proteção anti-infecciosa, 325
Microações, 394
Ministério da Saúde, 225
Missão, 120

Mix de financiamento dos hospitais, 66
Modelo(s)
- administrativos de decisão pública, 104
- assistencial, 243, 249, 273, 368
- - e enfermagem, 249
- biopsicossocial, 387
- da Kaiser Permanente, 44
- da seguridade social, 4
- das cinco forças, 119
- de atenção à saúde, 43
- de estoque
- - máximo, 202
- - mínimo, 202
- de incorporação de tecnologia baseado em evidências, 395
- de negócio das unidades de diagnóstico, 282
- de trabalho, 258
- do serviço nacional de saúde, 4
- modernos de relacionamento com a força de trabalho, 396
- simplificados, 107
Monitoramento, 289, 341
- do laboratório clínico, 282
Morbimortalidade da população brasileira, 368
Mortalidade materna, 238
Mudança
- cultural, 218
- organizacional, 173

N

Natalidade, 370
Necessidade(s), 23
- de padrões, 309
Normatização e a padronização dos contratos, 97
Nós críticos, 117
Novos modelos de organização do trabalho, 395
Novos temas do ensino médico, 387
Núcleo, 82
- de competência, 80

O

Obesidade mórbida, 97
Objeto da epidemiologia, 21
Ocorrência de internação do titular, 97
- ambiental, 218
- estrutural, 218
- institucional, 218
- ocupacional, 218
Odds ratio, 20
Odontologia de grupo, 86
Oferta, 23
- de atendimento extra-hospitalar, 245
Operação(ões), 98
- e gestão dos serviços de saúde, 306
- prediais, 305
Operacionalização do serviço, 268
Operadoras, 274
- de autogestão, 86
- de planos de saúde, 53, 420
- de saúde, 417
Orçamento
- de investimentos, 189
- empresarial, 187
- financeiro, 188
- operacional, 188
Organização(ões), 340
- da agenda cirúrgica, 236
- da estrutura, 407
- da sociedade civil de interesse público, 161

- de saúde, 74
- do ambulatório, 230
- do cuidado, 163
- do processo assistencial, 232
- hospitalar, 130
Organograma, 258
Otimização da alocação, 72
Óxido de etileno, 266

P

Pacientes, classificação de, 250
Padronização, 201
Pagamento(s), 230
- e remuneração dos serviços hospitalares, 59
- por diagnóstico, 62
- por procedimento, 62
- retrospectivo, 62
Parceria(s), 395
- com bons fornecedores, 404
Participação
- do capital de terceiros, 182
- do capital próprio, 182
Passagem de plantão, 251
Pensamento grupista, 108
Perfilização da clínica, 223
Período médio
- de cobrança, 181
- de pagamento, 181
Pesquisa(s)
- de avaliação em saúde, 412
- de satisfação, 412
- e análise, 415
- e desenvolvimento, 222
- e ensino, 163, 222
Planejamento, 139, 187, 276
- contínuo e a longo prazo, 395
- de compras, 260
- de projetos, serviços ou obras, 304
- e contratação, 79
- e execução da assistência de enfermagem, 252
- estratégico, 284
Plano(s)
- de contas padrão e publicação de balanços, 98
- de gerenciamento
- - de manutenção, 344
- - de resíduos de serviço de saúde, 269
- de recuperação, 98
- odontológicos, 93
Plaquetas, 294
- HLA-compatíveis, 295
Plasma
- de peróxido de hidrogênio, 265
- fresco congelado, 296
Poder de barganha
- dos clientes, 120
- dos fornecedores, 120
Política de prescrição de antimicrobianos, 332
Ponto de equilíbrio, 185
População, 41, 44
Prática
- baseada em evidências científicas, 24
- clínica precoce, 386
- médica, 386
Prazo(s)
- de abastecimento, 201
- de garantia, 318
- máximos de carências, 97
Pré e pós-anestésico, 237
Pré-patogênese, 16
Prestadores, 274
- de serviços de saúde, 420

Índice Alfabético

Prevenção
- clínica, 387
- das doenças e promoção da saúde, 386
- primária, 16
- secundária, 17
- terciária, 17
Príons, 266, 269
Procedimentos
- específicos de calibração
  de equipamentos, 348
- vinculados a transplantes, 97
Processo(s), 24
- de atenção, 241
- de gestão estratégica, 117
- de trabalho, 249
- - da enfermagem, 251
- em diagnóstico por imagem, 286
Produção de refeições, 259
Produtos
- e meios
- - desinfetantes, 265
- - esterilizantes, 265
- farmacêuticos, 271
Profissionalização, 162, 394
Programa
- de biossegurança relacionado com
  o risco biológico, 336
- de controle de infecção hospitalar, 331
- de gestão de tecnologias em saúde, 315
- do controle das infecções hospitalares, 329
- físico, 232
Programa Nacional de Segurança
  do Paciente, 362
Proibição à suspensão do contrato, 97
Projeto(s)
- básicos, 302
- conceitual, 301
- executivos, 303
- físicos, 300
- terapêutico singular, 80
Promoção
- da saúde, 16
- e proteção da saúde, 230
Pronto-atendimento, 17
Pronto-socorro, 231
Prontuário
- do paciente, 230
- médico, 263
Proteção específica, 16
Protocolos, 81
- clínicos, 46, 219
- - baseados em evidências científicas, 24
Público e o privado no Estado e na saúde, 157

Q

Qualidade, 24, 40, 120, 138, 163, 391
- aprimoramento da, 333
- de um indicador, 27
- e avaliação externa, 354
- em hospitais, 357
- em serviços de saúde, 353
Quantidade, 40
- de consultas, 97
- de salas, centro cirúrgico, 234
Quartos, 237
Quaternários de amônia, 265

R

Radiação, 265
Radiology Information System e Picture
  Archiving and Communication Systems, 287

Razão de chances, 20
Reabilitação, 17
- na rede de serviços, 256
- nos hospitais, 257
Recebimento, 319, 346
- de doações, 56
Receita
- não operacional, 179
- operacional, 179
- total, 185
Recepção, 262
Recursos, 279, 336
- de tecnologia da informação, 311
- humanos, 72, 259, 280, 311
- - aprimoramento de, 333
- metodológicos, 311
- organizacionais, 311
Rede(s), 103
- de prestadores de serviços de confiança, 418
- de atenção à saúde, 32, 35, 38, 39
- político-sociais, 104
Redefinição do modelo de atenção
  à saúde, 386
Reforma
- administrativa, 394
- fiscal, 394
- política, 394
- sanitária, 394
- tributária, 394
Regime(s)
- de pessoal, 166
- especial, 98, 161
Registro
- de operadoras, 98
- de pacientes, 262
- eletrônico de saúde, 308
Regulação, 230
Regulamentação do setor suplementar
  de saúde, 94
Rejeitos radioativos, 269
Rejuvenescimento de glóbulos vermelhos, 294
Relatório Flexner, 16
Relevância, 27
Reposição de fatores de coagulação, 296
Reprocessamento, 267
Rescisão unilateral do contrato, 97
Resíduo(s), 270
- biológico, 269
- comum, 270
- de animais, 269
- perfurocortantes, 270
- potencialmente infectantes, 269
- químicos, 269
Respeito, 137
Responsabilidades, 347
- por falhas técnicas do equipamento, 318
Ressuprimento, nível de, 201
Retorno
- do investimento, 183
- do patrimônio líquido, 183
Revisão
- de eventos
- - adversos, 224
- - sentinela, 223
- do uso, 223
Revolução
- demográfica, 392
- econômica, 392
- epidemiológica, 392
- política, 393
- tecnológica, 393
Risco, 80, 218
- absoluto, 22

- assistencial, 218
- atribuível, 20, 22
- biológico, 335, 336
- ocupacional, 335
- relativo, 20, 22
Rivalidade entre os concorrentes atuais, 120

S

Sala
- de anatomia patológica, 235
- de equipamentos e apoio da engenharia
  clínica, 235
- de laboratório clínico, 235
- de recuperação, 237
- de recuperação pós-anestésica/cirúrgica, 235
- de cirurgia especializadas, 235
- de pré e pós-anestesia, 235
Saúde, 15
- baseada em evidências, 386
- e a economia, 192
- ocupacional, 332
- pública no Brasil a partir do século 20, 4
Secretarias estaduais e municipais
  de saúde, 225
Segmentos de atuação, 258
Segregação de circulação limpa e suja, 234
Seguradoras especializadas em saúde, 86
Segurança
- do cuidado, 252
- do paciente, 358
- - no Brasil, 361
- - perspectivas da, 366
- patrimonial, 235
Seguridade social, 54
Seguro-saúde, 91
Seguros de saúde, 65
Seis Sigma (Six Sigma), 137
Seleção, 345
- de indicadores, 25
Sensibilidade, 19
Serviço(s), 120
- de alimentação, 258
- de arquivo médico e estatística, 262
- de atendimento aos profissionais expostos
  ao risco biológico, 337
- de higiene e limpeza hospitalar, 267
- de nível quaternário, 17
- de reabilitação, 256
- de saúde na determinação das
  condições de saúde, 16
- executados acionados em garantia
  de obra, 305
- públicos de saúde, 225
- social autônomo, 161
Setor, 147
- de produção de fórmulas lácteas e dietas
  enterais, 260
- privado, 392
- - de planos de saúde, 85
- público, 52
Sinergias, 395
Sistema(s)
- baseado em ordens de produção, 209
- de atenção à saúde, 36
- de avaliação de desempenho, 147
- de cadastro de operadoras (Cadop), 99
- de complementação da previsão, 208
- de detecção e alarmes, 341
- de elaboração de relatórios médicos, 287
- de informação(ões)
- - em saúde, 306
- - - e qualidade, 312

Índice Alfabético

- - - pilares do, 311
- - de beneficiários (SIB), 99
- - de produtos (SIP), 99
- de materiais, 199
- de notificação, 363
- de orçamentos globais, 60
- de pagamento(s)
- - baseados em incentivos e resultados (SPR), 68
- - baseados em orçamento(s)
- - - tradicional (SOT), 67
- - - globais (SOG), 67
- - e remuneração dos serviços hospitalares, 59
- - por capitação (SPC), 64, 67
- - por incentivos a resultados, 65
- - por seguro (SPS), 65, 68
- - retrospectivo, 62
- - - remunerados por procedimentos (SPR[p]), 67
- de registro de produtos (RPS), 99
- de unidades móveis, 208
- documento de informações periódicas (Diops), 99
- enxuto ou magro, 137
- fragmentados de atenção à saúde, 37
- orçamentário tradicional, 59
- organizados por diagnóstico (SPR[d]), 67
- tradicionais de compra e venda de serviços (STC), 61, 67
- Único de Saúde, 68
Situação de saúde, 35
Situação epidemiológica, 36
Stakeholders, 224
Subcapitação, 64
Subordinação à política de saúde, 164
Subsistema
- de aquisição, 206
- de armazenamento, 207
- de controle, 201
- de normalização, 200
Substâncias químicas, 270
Substituição de plataformas tecnológicas, 285
Sujeição ao direito público, 165

Surveys, 224
Sustentabilidade, 29

T

Tamanho das salas, centro cirúrgico, 234
Tecnologia(s), 340, 341
- da informação, 163, 286, 287, 395
- de gestão, 46
Tecnovigilância, 334
Teoria(s)
- clássica da administração, 72
- da nova organização industrial, 114
- das capacidades dinâmicas, 116
- dos recursos, 115
- no campo da estratégia, 114
Terceirização, 266
Terceirizar, 403
Termo de compromisso de ajuste de conduta, 98
Território, 23
Teste
- das hipóteses, 20
- técnicos e clínicos do(s) equipamento(s), 318
Time-out, 236
Tipo de sistema de ar-condicionado, centro cirúrgico, 234
Tomada de decisão baseado em evidências, 25
Trabalho
- em equipe, 120, 137
- médico, 74
Transferência
- de carteira, 98
- de controle, 98
Transfusão
- de granulócitos, indicações de, 295
- indicações de, 293
- plaquetária, indicações de, 295
Transparência, 224, 395
- ao público, 225
- com a comunicação, 140
- e informação aos usuários, 68
- entre as organizações, 225
- entre médicos, CEO e outros líderes, 225
- entre médicos e pacientes, 225

Transporte, 270
- de materiais, 207
Tratamento
- de eventos adversos, 363
- imediato, 17
Treinamento, 221, 318, 323
- de usuários, 346
"Tríade epidemiológica (ecológica)", 15

U

Unicausalidade, 15
Unidade(s)
- de internação, 240
- de tratamento intensivo (UTI), 237, 241, 242
- de laboratório clínico, 277, 278
Universalidade, 391
Urgências, 97
Utilização da força de trabalho, 72

V

Validade, 19, 27
- externa, 19
- interna, 19
Valor(es), 120
- máximo de consultas, 97
- preditivo, 19
Valorização
- da criatividade e da inovação, 395
- da produtividade, 72
Vedação a limitação de prazos, 97
Vestiários e área de conforto, 235
Vigilância, 340
- epidemiológica, 23, 331
- por imagem, 341
- sanitária, 332
Violação da utilidade e probabilidade, 107
Visão, 120
Visita(s)
- conjunta, 81
- técnicas, 332
Vulnerabilidade, 22, 80